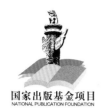

"十三五"国家重点出版物出版规划项目

心律失常规范化防治
——从指南到实践

Standardized Prevention and Treatment of Arrhythmias
——From Guideline to Practice

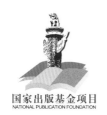

国家出版基金项目
NATIONAL PUBLICATION FOUNDATION

"十三五"国家重点出版物出版规划项目

心律失常规范化防治
——从指南到实践

Standardized Prevention and Treatment of Arrhythmias
——From Guideline to Practice

丛书主编　霍　勇
主　　审　王方正　黄从新
主　　编　方丕华　张　澍

北京大学医学出版社

XINLÜ SHICHANG GUIFANHUA FANGZHI——CONG ZHINAN DAO SHIJIAN

图书在版编目（CIP）数据

心律失常规范化防治——从指南到实践/方丕华，张澍主编.
—北京：北京大学医学出版社，2016.6
ISBN 978-7-5659-1401-0

Ⅰ. ①心⋯　Ⅱ. ①方⋯②张⋯　Ⅲ. ①　心律失常—防治
Ⅳ. ①R541.7

中国版本图书馆 CIP 数据核字（2016）第 114262 号

心律失常规范化防治——从指南到实践

主　　编：方丕华　张　澍
出版发行：北京大学医学出版社
地　　址：(100191) 北京市海淀区学院路 38 号　北京大学医学部院内
电　　话：发行部 010-82802230；图书邮购 010-82802495
网　　址：http://www.pumpress.com.cn
E - mail：booksale@bjmu.edu.cn
印　　刷：北京佳信达欣艺术印刷有限公司
经　　销：新华书店
责任编辑：高　瑾　　责任校对：金彤文　　责任印制：李　啸
开　　本：889mm×1194mm　1/16　印张：43　字数：1235 千字
版　　次：2016 年 6 月第 1 版　2016 年 6 月第 1 次印刷
书　　号：ISBN 978-7-5659-1401-0
定　　价：328.00 元

方丕华简介

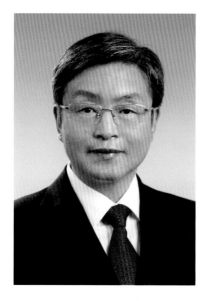

　　方丕华，男，1958 年生，籍贯湖南、医学博士、主任医师、教授、博士生导师。国家心血管病中心、中国医学科学院阜外医院心律失常诊治中心病房主任。兼任中国医疗保健国际交流促进会心律与心电分会主任委员，中华医学会心电生理和起搏分会左心耳封堵工作委员会副主任委员，中华医学会心电生理和起搏分会无创心电学组副组长，中国心电信息学分会副主任委员。同时担任多份全国心血管病核心期刊，如《中国心血管杂志》《实用心电图杂志》《中国心脏起搏与电生理杂志》和《临床心电学杂志》等的副主编或编委。1982 年毕业于湖南医科大学医学系，获医学学士学位。毕业后一直从事临床医疗工作，先后在中国协和医科大学获得硕士和博士学位。自 1993 年开始，先后对冷凝消融治疗心肌梗死后顽固性室性心动过速和激光消融治疗心律失常进行了深入研究，填补了国内在这一领域的空白。1998 年 10 月至 2001 年 9 月先后在意大利著名的 Insubria 大学和美国的 Wake Forest 大学医疗中心从事博士后研究 3 年，主攻心律失常的标测和介入治疗。2001 年底学成回国后专门从事心脏起搏和心律失常的介入治疗，在国内率先应用先进的 CARTO 三维标测系统指导不适当窦性心动过速、反复单形性室性心动过速及心房颤动的射频消融，在国内率先开展冷冻消融的基础研究并采用冷冻导管消融室上性心动过速及心房颤动，首先开展了 Watchman 左心耳封堵植入术，均达到国际先进水平。先后承担国家自然科学基金，首都医学发展基金，北京自然科学基金，国家教育部、人事部和科技部等国家和省部级科研任务 10 余项。发表在国内外医学杂志的专业论文近百篇，主译和主编专著 10 部，如《心律失常规范化防治——从指南到实践》《临床心脏起搏、除颤和再同步化治疗》《冷冻消融治疗心律失常》《心血管介入治疗手册》《中国心电图经典与进展》《阜外心电图运动试验》《阜外心电图图谱》《心电学新进展》《最新国际心血管病临床试验》和《美国最新临床医学问答——心血管学》。获得北京市科学技术进步奖一等奖、三等奖及国家科学技术进步奖二等奖各一项。

张澍简介

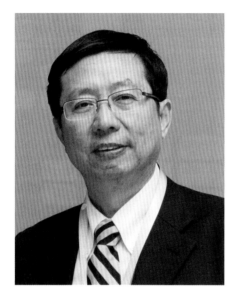

　　1959 年 5 月生，江苏人，著名心血管病专家，国家心血管病中心、中国医学科学院阜外医院心内科主任，心律失常中心主任、博士生导师。

　　长期从事心血管疾病、疑难复杂心律失常的诊断和治疗。牵头完成多项包括国家十五、十一五等重大课题，发表文章 200 余篇，主编该领域重要专著 9 部。获中华医学奖和国家科技进步奖等多个奖项。目前兼任：中国医学科学院学术委员会委员、北京协和医学院内科学系副主任、国家心血管病临床研究中心副主任、国家心血管病专家委员会秘书长、中华医学会心电生理和起搏分会前任主任委员、中国医师协会心律学专业委员会主任委员、中国老年保健医学研究会理事兼老年康复分会副会长、北京市医学会心电生理和起搏分会主任委员、中华医学会心电生理和起搏专科医师培训中心主任、国家卫生和计划生育委员会心血管介入诊疗管理专家工作组组长、国家卫生和计划生育委员会心律失常介入治疗质控中心主任、国家医学考试心血管病医师考试委员会主任、《中华心律失常学杂志》总编辑；并为《International Journal of Heart Rhythm》主编，美国心律学会院士（Fellow）、欧洲心脏学会院士（Fellow）、亚太心律学会（Asia-Pacific Heart Rhythm Society）第一副主席，世界心律失常学会（World Society of Arrhythmias）候任主席，欧洲心脏起搏杂志（Europace）、亚太心律学会杂志《Journal of Arrhythmia》、美国《Journal of Electrophysiology》国际编委。第十、十一届北京市政协委员，第十一、十二届全国政协委员。

编者名单

主　审　王方正　黄从新
主　编　方丕华　张　澍
副主编

华　伟　中国医学科学院阜外医院　　　　李毅刚　上海交通大学附属新华医院
周胜华　中南大学湘雅二医院　　　　　　张　萍　北京清华长庚医院
方　全　中国医学科学院北京协和医院　　侯月梅　上海交通大学第六医院
李广平　天津医科大学第二医院　　　　　刘　俊　中国医学科学院阜外医院

编　委　（按姓名汉语拼音排序）

白　融　首都医科大学附属安贞医院　　　郭成军　首都医科大学附属安贞医院
曹　江　上海长海医院　　　　　　　　　郭　帅　哈尔滨医科大学附属第一医院
车京津　天津医科大学第二医院　　　　　郝素芳　中国医学科学院阜外医院
陈良华　山东省立医院　　　　　　　　　何　榕　北京清华长庚医院
陈　琪　中国人民解放军总医院　　　　　贺　嘉　中国医学科学院阜外医院
陈太波　中国医学科学院北京协和医院　　洪　葵　南昌大学第二附属医院
陈雄彪　北京大学深圳医院　　　　　　　侯翠红　中国医学科学院阜外医院
陈旭华　中国医学科学院阜外医院　　　　侯　煜　内蒙古蒙医国际医院
陈元禄　泰达国际心血管病医院　　　　　侯月梅　上海交通大学第六医院
程　宽　复旦大学附属中山医院　　　　　胡创加　汕头大学医学院第一附属医院
储慧民　浙江省宁波市第一医院　　　　　华　伟　中国医学科学院阜外医院
楚英杰　河南省人民医院　　　　　　　　黄从新　武汉大学人民医院
崔俊玉　中国人民解放军陆军总医院　　　贾　娜　卫生部北京医院
丁立刚　中国医学科学院阜外医院　　　　贾玉和　中国医学科学院阜外医院
杜　鑫　中国人民解放军总医院　　　　　江　洪　武汉大学人民医院
樊晓寒　中国医学科学院阜外医院　　　　焦占全　天津医科大学第二医院
范　平　新疆医科大学第一附属医院　　　雷　森　重庆医科大学附属第一医院
方丕华　中国医学科学院阜外医院　　　　李广平　天津医科大学第二医院
方　全　中国医学科学院北京协和医院　　李　健　中国医科大学附属第一医院
冯　莉　首都医科大学附属安贞医院　　　李金苗　卫生部北京医院
耿小红　同济大学附属第十人民医院　　　李　莉　上海长海医院
巩　燕　厦门大学附属中山医院　　　　　李　威　上海交通大学附属新华医院
谷云飞　郑州大学附属洛阳中心医院　　　李小梅　清华大学第一附属医院

李晓枫	中国医学科学院阜外医院	田　颖	首都医科大学北京朝阳医院
李学斌	北京大学人民医院	汪　芳	卫生部北京医院
李毅刚	上海交通大学附属新华医院	王　斌	汕头大学医学院第一附属医院
李　煜	厦门大学附属中山医院	王方正	中国医学科学院阜外医院
梁兆光	哈尔滨医科大学附属第一医院	王红宇	山西医科大学第二医院
刘德平	卫生部北京医院	王建德	中国医学科学院阜外医院
刘　俊	中国医学科学院阜外医院	王祖禄	沈阳军区总医院
刘俊鹏	卫生部北京医院	吴龙梅	中国人民解放军陆军总医院
刘启明	中南大学湘雅二医院	吴永全	首都医科大学附属北京友谊医院
刘书旺	北京大学第三医院	吴岳平	厦门大学附属中山医院
刘　彤	天津医科大学第二医院	夏瑞冰	中国医学科学院阜外医院
刘文玲	北京大学人民医院	夏云龙	大连医科大学附属第一医院
刘　霞	上海交通大学附属瑞金医院	熊琴梅	南昌大学第二附属医院
刘兴鹏	首都医科大学北京朝阳医院	徐亚伟	同济大学附属第十人民医院
刘　铮	中国医学科学院阜外医院	许　纲	天津医科大学第二医院
刘志敏	中国医学科学院阜外医院	许　静	天津市胸科医院
马　薇	天津市胸科医院	杨　兵	南京医科大学江苏省人民医院
孟凡琦	厦门大学附属中山医院	杨德彦	中国医学科学院北京协和医院
牛国栋	中国医学科学院阜外医院	杨东辉	大连医科大学附属第二医院
牛红霞	中国医学科学院阜外医院	杨平珍	南方医科大学珠江医院
浦介麟	中国医学科学院阜外医院	杨　庆	四川大学华西医院
曲秀芬	哈尔滨医科大学附属第一医院	杨绳文	中国医学科学院阜外医院
任　岚	中国医学科学院阜外医院	姚　青	第三军医大学西南医院
荣　冰	山东大学齐鲁医院	易　忠	北京航天中心医院
单兆亮	中国人民解放军总医院	殷跃辉	重庆医科大学附属第二医院
商丽华	清华大学第一附属医院	于海波	沈阳军区总医院
施海峰	卫生部北京医院	张　成	泰达国际心血管病医院
石　亮	首都医科大学北京朝阳医院	张承宗	天津医科大学第二医院
宋治远	第三军医大学西南医院	张海澄	北京大学人民医院
苏　晞	武汉亚洲心脏病医院	张竞涛	中国医学科学院阜外医院
孙景奕	大连医科大学附属第二医院	张梅静	北京航天中心医院
孙英贤	中国医科大学附属第一医院	张　萍	北京清华长庚医院
孙玉杰	北京大学人民医院	张　澍	中国医学科学院阜外医院
孙源君	大连医科大学附属第一医院	张树龙	大连医科大学附属第一医院
孙志军	首都医科大学附属北京友谊医院	张锡兰	厦门大学附属中山医院
谭　琛	中国人民解放军陆军总医院	郑良荣	浙江大学附属第一医院
唐　恺	同济大学附属第十人民医院	郑志涛	首都医科大学北京朝阳医院
唐　闽	中国医学科学院阜外医院	钟敬泉	山东大学齐鲁医院
		周　虹	天津医科大学第二医院
		周　菁	北京大学第一医院
		周胜华	中南大学湘雅二医院
		周　洲	中国医学科学院阜外医院
		朱文青	复旦大学附属中山医院

序

根据我国卫生行政部门和疾病控制中心 2013 年 8 月发布的我国心血管病患病率和病死率的流行病学调查，我国心血管病病死率占全人口总死亡率的 47％左右。据这个统计，大概每 10 秒钟左右就有一个患者因为心血管病死亡，需要进一步加强这方面的防治工作。中华医学会心血管病学分会牵头制定了心血管病的各种指南与专家共识，包括高血压、心力衰竭、冠心病介入等等。在国外，像美国几乎每年都有新的指南经实践后修订补充发布，根据每年发病的情况、临床的进展不断地更新指南，据此指导具体临床医疗活动。所以，近年来，美国的病死率已经有所下降。在这方面，我国仍需要加强。

目前我国的传统医疗模式仍重治轻防，大量的财力物力和时间投入到已经得病患者的救治和疾病终末期治疗，所出版的书籍也大多针对于某一治疗技术或方法的应用与进展。为改变这一现状，需要临床工作者重视预防，有浓厚的预防意识，推动政府的预防措施。我国目前缺乏成体系的高水平心血管防治一体的相关书籍，临床医生迫切需要预防-治疗-康复的连贯知识体系和技能培训。国家出版基金项目、"十三五"国家重点出版物出版规划项目"心血管疾病规范化防治——从指南到实践"丛书的出版，将提高我国心血管病医生的整体防治意识与技能，并解决随个体经验及技术水平不同，治疗存在随意性，缺乏规范化指导的现状，对于临床医生的决策提供一个来自指南的比较规范化的意见，在指南、专家共识与具体临床防治实践之间架起一座桥梁，从而提高指南的利用效力，对于当前我国心血管事业的发展来说，对于改善我国广大群众心血管疾病的高发生率、高死亡率的现状来说，都具有非常重要的意义。

本丛书的作者团队由我国心血管疾病防治领域的顶级专家组成，具有先进的防治理念与丰富的临床实践经验，在我国心血管疾病防治事业的发展中做出了卓越的贡献。本丛书将进一步对他们多年来的防治经验进行总结、升华，并传播于读者，将会成为推动我国心血管医生全面提高防治技能的一笔宝贵财富。

2016 年 6 月

前　言

　　《心律失常规范化防治——从指南到实践》是霍勇教授任丛书主编的国家出版基金项目、"十三五"国家重点出版物出版规划项目"心血管疾病规范化防治——从指南到实践"系列丛书的分册之一。该书的目的是将国内外有关心律失常的最新指南或专家共识与中国临床医疗的具体实践结合起来，汲取和挖掘指南或专家共识的先进理念与指导思想，将其细化落实为指导临床具体工作的实用内容，对于我国心律失常防治工作的规范化起到积极的推动作用。

　　我们邀请来自全国主要重点大学的一百多位知名专家教授和其团队共同完成了这一涉及心律失常主要领域的专著。内容尽量以当前相关领域最新发布的国际与国内指南或专家共识为出发点，以循证医学为基础，在对各家指南进行整理、比较、精确解读的基础上，帮助读者将众多指南"合并、提炼、用活"，与具体临床实践联系起来，真正起到"从指南到实践"的桥梁作用。写作中各位专家注重预防与治疗并重的主旨思想，力争体现当前国内最高水平。

　　本书分为十篇八十二章，每章基本包含国外指南概述、国外指南各个版本之间的变迁和依据、国外指南与我国指南的差异、国外指南在我国的实际应用状况和指南在预防-治疗-康复一体化中的作用等内容。但因为部分章节内容可能存在特殊性，如有些国外指南是首次发表、国内并无与之对应的指南或专家共识等，书中各章的段落结构很难完全一致；有些国外指南主要适合于西方发达国家的先进医疗水平，可能并不适合我国目前的国情和现状，但仍然予以简要介绍，供国内同行借鉴和学习。

　　由于编者才疏学浅，加上时间紧迫，谬误之处在所难免，敬请广大同仁批评指正。

方丕华　张　澍

2016 年 5 月 16 日

目　　录

第三篇 心肌病和原发性心律失常综合征

第四篇　起搏器装置及模式选择

第五篇　埋藏式心脏复律除颤器和心脏再同步化治疗

第六篇　心血管植入型电子器械远程遥控和监测

第七篇　室上性心动过速和特殊心动过速综合征

第八篇　晕厥

第一篇

电生理介入导管室的标准和建议

第一章 现代心脏电生理室的国外现状概述

一、引言

现代心脏电生理室（electrophysiology laboratory，EPL）是诊断与治疗心脏节律性疾病的工作场所（国内习惯性称为电生理介入导管室）。过去30余年电子与医学的革命性进展，使场所的内外环境日趋复杂。为使医院管理人员、医务工作者，及协调和协同人员更好地了解心脏电生理室，充分发挥心脏电生理室的作用，优化心律失常的治疗效果，降低治疗风险，有必要推荐心脏电生理室的现行标准。由于我国专门研究心脏电生理室标准的文献较少，本文主要参考美国心律协会（HRS）《电生理导管室的建设和标准专家共识》[1]，重点介绍目前国外心脏电生理室建立的基本要求和相关标准，供国内同行参考。

二、心脏电生理室的发展历程

心脏电生理室最初用于研究心律失常的电生理机制，现可提供各类心脏节律性疾患的精确诊断和治疗。心脏电生理室发源于20世纪60年代。20世纪70年代开始引入心脏电生理学员的正规培训制度，心脏电生理室从此具备一定的规模。其发展历程大致分为四个阶段：

一代心脏电生理室：空间小，常与冠心病介入治疗与血流动力学检查共用空间与设备；X线透视设备简单，为可移动的C-型臂系统；只进行心律失常的诊断性检查和评价药物作用的试验。

二代心脏电生理室：成形于20世纪80年代。随着心血管植入型电子器械（cardiac implantable electronic devices，CIED）与导管消融技术的发展，心脏电生理室逐渐与冠状动脉和血流动力学检查的导管室分离。随着心脏起搏器的植入由心外科医生为主导，变为心内科医生为主导，心脏电生理室的设备不断更新，空间逐渐扩大，一些现代化的设备开始被引入心脏电生理室。

三代心脏电生理室：进入新世纪，一些心电学高级标测系统的应用，确认了心律失常的准确机制和精确起源的解剖学位置。消融治疗的成功率越来越高，消融治疗心律失常的种类由简单的室上性心动过速（室上速），扩展到心房颤动（房颤）和室性心动过速（室速）、心室颤动（室颤）。现代化的CIED可提供多模式、多部位心脏起搏治疗，以及快速性心律失常的精确诊断和治疗。心脏电生理室的设备日趋复杂，心脏电生理室进行的手术操作难度越来越高，病种越来越多，危险性越来越大，花费越来越高，对心脏电生理室的环境和工作人员的要求越来越高。

四代心脏电生理室：随着设备的现代化，人员高度专业化，社会和经济效益的提高，使许多国外投资者敏感地意识到了心脏电生理室潜在的商业价值。一些社会集团投资建设了不隶属于医院的商业化心脏电生理室（中心）。大的医学中心也建立了对外开放的心脏电生理中心，为多个医生集团提供服务。

三、心脏电生理室的环境

电生理室环境推荐标准

- 不隶属医院的自主心脏电生理室，不能实行高度复杂的操作，不能对高危患者操作，不能进行高风险操作。
- 在有致命性出血并发症时，胸心外科的急诊支持应立刻到位。如经心包途径的复杂标测和消融操作，取出起搏器的长期植入导线等，均有致命性出血并发症的风险，建议有胸心外科后备。

- 在高危患者进行的高风险操作，如室速的射频消融需有体外循环支持，建议只在能组织电生理专家、心外科医生、监护专家和麻醉师共同参与的机构中实施。

（一）心脏电生理室的类型

有多种类型的心脏电生理室可供选择。选择何种类型的心脏电生理室取决于医疗机构对自身能力、操作复杂程度、建筑与手术花费及事业发展的权衡结果。

1. 独立心脏电生理室

在独立的心脏电生理室，职员办公室与操作室不与心导管室或放射科合用。职员办公室与操作室多在同一区域。准备室与恢复室常与其他介入治疗专业共用。开展的操作包括诊断性电生理检查，消融治疗操作，植入心脏电子器械，取出心脏植入物，临时心脏起搏，三维（3D）电生理标测，心腔内超声检查（intracardiac echocardiography，ICE），使用机器人装置等。独立心脏电生理室的优势在于人员训练有素，装备只限于电生理手术操作，降低每个导管间都装备电生理设施的总体费用。

2. 电生理和其他介入操作共用导管室

共用导管室常与心脏冠状动脉介入手术和外周放射介入操作合用房间。不同的专业共用相同的设备，如X线影像设备、记录系统、急救装置、麻醉装置和共同房间。适合介入患者总量不多的医院，节省空间和设备。

3. 器械专用电生理室

在病员量足够大的医疗机构，设立了此类电生理室，专用于心脏电子器械的植入。通常进行的操作包括植入单腔、双腔或双心室心脏起搏器与除颤器。也进行其他一些类型的操作，如植入临时起搏器，植入循环类心电记录器，导线与器械取出。经所在医疗机构的同意，器械与导线的取出，也常在外科手术室中进行。此类电生理室的重要优势是无需装备高级的心电标测和电生理仪，价格低廉。在病员充足、已有全功能心脏电生理室的单位，适合设立器械专用电生理室。

4. 标测与消融的高级杂交电生理室

这类操作室的设立，既要符合外科手术室的强制要求（正压气流，医用气体，外科照明，无菌手术消毒区等），又要装备高质量的固定X线影像系统、全套的心电生理标测和导管介入设施。通过开胸或微创外科手术，杂交完成导线拔出术时，此类电生理室是理想的场所。无杂交手术时，或用作外科手术室，或用作全功能电生理或心导管室。常进行的操作包括需外科与电生理专家联合实施的复杂射频消融术、左心耳封堵术、二尖瓣微夹术、心外膜导线植入以及微创心脏瓣膜置换术。

5. 特殊操作室

某些医疗机构在临床实践中设立了非创伤性的特殊操作室。这类操作室不装备X线影像系统及其他特殊设备，常进行一些简单的操作，如心律电转复、倾斜试验、非创伤性的程控除颤阈值测试等。用倾斜试验测试自主神经功能，需装备头部倾斜70°的倾斜台、心电监护记录仪、无创血压监护仪、供氧设备及其他基础抢救用药等设施。在业务繁忙的电生理科室，可设立此类操作室大大改善患者的服务，而省去装备一个全功能电生理室的花费。

6. 儿科心脏电生理室

儿科心脏电生理室的空间与设施标准与成人心脏电生理室相同。其独特之处在于要有儿科抢救复苏设施，适合儿童的药物剂型，及充足的小型号介入导管。儿童患者与先天性心脏病（先心病）患者常同时进行电生理检查、心导管检查与介入治疗的操作。因此，儿科心脏电生理室最好同时也符合儿科心导管室的标准。儿童电生理操作，应在儿童医院或具备儿科和电生理服务能力的医疗机构进行。

（二）自立心脏电生理室

不隶属于医院的心脏电生理室定义为自立（freestanding）实验室（中心）。自立心脏电生理室，常为私人拥有，如果由医生拥有，关乎利益冲突。自立心脏电生理室由医院的心脏电生理室分出，面临许多挑战。在遇到致命性并发症，如心脏压塞或拔出导线导致心血管内膜撕裂时，常需要医院的某些部门如心外科行急救处理，以挽救患者生命。在自立心脏电生理室中，对高危患者实施电生理操作是相对禁忌证。这类高危患者包括晚期心力衰竭（心衰）、严重的左心室功能障碍、近期心肌梗死、脑血管意外、慢性肾病、严重的慢性阻塞性肺疾病、肺动脉高压、严重的病态肥胖、严重的瓣膜功能障碍、人工心脏瓣膜、先心病（包括房间隔缺损修补术后）、口服抗凝药、高龄或儿童。在邻近冠状动脉处的操作，如主动脉窦内的消融操作或心外膜消融操作，具有术中发生心肌梗死的风险，不应在医院外实施。术前的协议书中，应告知患者无外科现场后备。为保障患者安全，自立心脏电生理室应具备功能完备和经过实践验证的应急系统。一旦遇有不可预测的并发症，可迅速将患者转至医院的外科科室，迅速救治。自立心脏电生理室与接收医院应有长期协议，避免转院过程中不必要的迟滞。

（三）医院与心脏电生理室

医院环境对心脏电生理室的结构和功能有重要影响。在研究所或大学附属的学术性医疗机构，心脏电生理室常是封闭的，仅服务于机构的雇用职员。而国外开放的心脏电生理室容许具备执业资质的多个医生集团使用，包括医疗机构外的非雇用职员。这类开放的心脏电生理室，常见于社区和私立医疗机构，某些学术性医疗机构的心脏电生理室也对外开放。心脏电生理室是否开放，取决于医疗机构领导人对经济、历史、政策和地理因素的考虑，而不为医生控制。开放式心脏电生理室的固有困难是如何协调多个医生间的手术排台。设立排台中心，根据病情缓急和医保定点的优先顺序组织排台，可避免冲突，优化对患者的服务。

心脏电生理室所实施操作的介入量级和复杂程度，取决于医院或其他类型的医疗机构，在人力、物力、财力、设备等方面的支持程度。在长而复杂的介入操作中，为保证安全，期望有麻醉

支持。经心包的标测和消融技术，或使用非标准方式的工具，拔出植入时间短于1年的导线时，需外科后备立即到位。房颤、室速等复杂的消融操作，只允许在装备良好的医院实施，做好处理各种急性并发症的充分准备，一旦需要，外科急救处理应迅速跟进。最后，在危重患者中的高风险操作，如拟行室速消融治疗的患者，需要体外膜肺氧合的血流动力学支持，只能在可组织电生理专家、外科医生、麻醉师共同参加的医疗机构中安全进行。虽然这种攻关协作过去仅限于三级医疗机构，近年来越来越多的机构间资源共享，使复杂的手术操作服务越来越普及，目前已可在国外私立医疗机构中进行。

四、心脏电生理室的设计

心脏电生理室的推荐设计标准如下：
- 遵从医院与医疗卫生机构的建筑设计标准。
- 心脏电生理室完整的操作空间（不包括控制室）不小于 $35m^2$。
- 遵循医疗机构电路系统标准。
- 电脑化的所有设备需要连续不间断电源。
- 气流、热力、通风、空调的设计，遵循医疗机构的感染与疾病防治法。
- 光照充分，包括安装在铰链臂上的顶灯，为主操作区提供 $61cm \times 61cm$（2英尺 $\times$ 2英尺）的光照，以及专为护士和麻醉区设立的工作灯。
- 理想的音响/通讯系统，常处于开通状态，双向双面交互通讯。
- 互联网硬件与线路，最小具备十亿比特的以太网速。
- 电生理电子数据的存储期足够长，满足各种需求。

新近美国建筑研究院出版了《医院与卫生机构设计和建设指南》，包括了心脏电生理室的内容，并为（美国）联邦和州政府认可。该指南认识到心脏电生理室比心导管室与介入放射室需要更大的空间，以容纳更多的装置与耗材。为改进电生理操作环境的工作流程，对心脏电生理室的

空间与功能制定了确凿的标准。

传统上，因用途特殊，心脏电生理室并无特定的建设指南，建设标准通常由心脏导管室的建设派生而来，有时可能无法完全满足电生理操作的需求。直接采用心导管室的标准，限制了电生理特需仪器设备的放置，忽视了心电生理在手术台双侧工作的需求，以及安装心脏电子装置时需在患者胸廓上部操作的工作需求。电生理室的设计不仅需考虑其操作间的大小，还要考虑与其他医疗服务的比邻位置，如患者准备室、恢复室、外科手术室、重症监护治疗病房，以及其他特殊资源，如磁共振成像（MRI）室，以备将来手术操作中实时进行 MRI 检查。设计的基础是为方便患者流动，提供的多种医疗服务尽量比邻。设计委员会应建立共识，以最小的空间满足临床医生与助理职员的需求，保证他们为患者提供最好的服务，同时维护他们的职业安全。

（一）空间需求

心脏电生理室的空间大小需满足以下需求：术者与职员的自由移动，容纳所有的仪器设备，方便职员急诊抢救，完整的电生理室（不包含控制室）的面积为 $50m^2$ 或更大，绝对不能小于 $35m^2$。手术台居中放置，两边与墙的距离不少于 $2.4m$。手术台头端两侧留有足量的空间放置麻醉设备，并为穿刺颈内静脉入路保留足够的无菌区域，同时要满足 C-型臂的自由活动。天花板的高度取决于 X 线影像系统的需求，改造原有的电生理室也要遵循（美国）联邦和州的相关指南。

（二）房间布局

在房间布局中，X 线影像设备决定了操作空间的理想程度，常用作参照点。设备既可固定在地板上，也可吊装在天花板上。吊装方式容易保持设备的清洁，但如果吊装部件（如监视器、外科手术灯、X 线阻隔物、设备机架、麻醉气体供应）多，一些电生理室可能更适合固定于地板的安装方式。X 线发生器与贮存箱最好与操作室和控制室隔开。影像系统的大小与可移动范围是决定房间大小的是重要因素。在操作室的墙上安装

壁柜或其他装置时，更应注意。

手术床头端的墙体，不鼓励安装壁柜，因其限制了 X 线 C 臂、麻醉供应手推车以及生命救护装置的自由移动。常用耗材的壁柜应建在两侧墙上，容易取拿。安装壁柜的房间应足够大，开关柜门不影响室内的交往通行，引起的气体流动，不至于妨碍无菌区。

大多数外围设备，如记录仪、刺激仪、射频发生器等由多组部件组成，部分需放在控制室，部分放在操作室。强烈推荐任何部件均不放置在地板上，既可减低污染和感染的程度，又可防止设备被液体损害。有天花板吊装的电生理室，移除了地面上的所有设备，降低了对电缆的损害，设备间始终保持良好的连接，将记录仪的放大器、射频仪、标测系统的放大器、刺激仪的放大器、路由器等外围设备集中吊装在天花板上，所有电缆永久固定连接，降低了电缆的耗损。从房间移除了装置推车后，改进了医护人员接触患者的能力，从地板上移除电缆和设备后，减少了对医护人员的绊阻危害和设备损害的风险。操作中有时需其他移动式电生理设备，应安装多个备用电源插座。

最好通过装在天花板上的麻醉吊栅输送麻醉气体。吊栅通常包括两条输氧线，一条氧化氮线，一条医用气体线，两条真空抽吸线，一条麻醉废气清理线。至少装备一个滑动钳，以便放置抽吸滤杯。滤杯距地板 10cm（4 英寸），便于满时更换。麻醉吊栅至少有六个电源插座，术中总电源断电后可以作为应急电源。天花板安装独立的照明灯，方便断电时房间的照明。麻醉吊栅上的视频显示器，可桥接麻醉车与房间四周的摄像机的影像信号。

（三）杂交电生理室

杂交电生理室装备完整的电生理设备，同时可做全功能的外科手术室用。这类杂交室通常巨大，X 线影像设备装在轨道上，可整体从外科区域移开。位置一般比邻外科手术区，共用外科消毒和供应区。杂交电生理室通常开展难度较高的电生理操作，如拔出心脏导线、器质性心脏病的

射频消融、杂交房颤消融术，这类手术常需外科干预或经皮血流动力学支持。

（四）控制室

虽然一些电生理室将监护与刺激设备全部安装在操作室内，最好还是建造比邻的控制室，两者间以铅墙相隔，隔墙中间开通大的铅化玻璃窗户。这样除主要术者、循环护士和麻醉师外，其他人员不需受 X 线辐射。独立的控制室需安装双向交互通信系统，操作室内外需交流畅通无阻。控制室的大小不像操作室那样有强制规定。为防止电子器件的过热，应安装合适的空调通风系统。柜台深度 72cm（30 英寸）以上，监视器至少离用户 51cm（20 英寸）。单平板 X 线影像系统建议至少留 4m（160 英寸）的桌台空间，双平板 X 线影像系统建议至少留 4.6m（180 英寸）的桌台空间，以放置影像仪、标测系统、记录系统和刺激器。建议外加一 1.1m（45 英寸）桌台空间，以便放置两个附属屏幕或单屏幕工作方台。设计时最好请人体工程学专家参与，以便符合职业安全与卫生管理标准。

（五）交通

理想的心脏电生理室位置与外科手术室类似，包括一个无菌出入口及单用或合用的消毒刷手池。另一出入口应连接医院主路，方便在病房和医院其他服务区域间转运患者。若心脏电生理室所处位置不能与外科手术室类似，应尽量避免人流穿越心脏电生理室，造成交叉感染。

（六）管道与线路

心脏电生理室在潮湿的环境中有许多高负荷、高度敏感的电子设备，需要电器工程师特别关注。（美国）电器线路管道应严格遵循美国电器安装规范（NEC）手册的 376、378 和 392 条款。电生理的设计主要包括了数据线路和电力线路。在控制室和操作室间相互联接，应尽量减少线路外露。在无天花板吊装的电生理室，至少采用 2 个直径 10cm（4 英寸）的管道，穿越地板，用于连接操作室与控制室的电生理设备和管道，需与 X 线影像设备及电能存储器的电路管道分离。管道需要导电并必须等电位接地。地板开口或槽口必须用绝缘垫圈密封，以防液体渗入损坏电缆的绝缘性。管道的长度取决于对电生理室中仪器的总体设计。在有天花板吊装的电生理室，操作间与控制间的线路由天花板桥托盘连接。保持电源线与平行的数据线路足够远，以防电源线的电磁干扰数据传输。托盘也可用于连接设备间的其他仪器设备。通常优选开放的托盘，容易在天花板上检修线路，托盘需导电并等电位接地。其长度同样取决于所连接设备的总体设计。为防止管道失灵，应设计备用的临时线路。

（七）电气系统与抗噪声干扰

（美国）卫生机构现行规定应遵循 NEC 手册的 517 条款。由于电生理室被归类为"湿性操作区域"，电源与监测线路均采用绝缘技术，以防电击误伤，并且降低噪声干扰。所有计算机化的设备均需采用连续不间断电源。其目的是防止电源暂时超载或波动时导致硬件突然关闭或重启，损害电生理系统、标测系统或其他关键影像与监护系统。电生理室的其他重要设备，如影像数据传输链，应有后备电源，以防突然断电，丢失数据。数据线与电源线应相互绝缘，分别使用不同的管道，以防电源线的电磁干扰影响电生理设备的正常运行。如果采用天花板托盘，应特别注意电源线与其他固定装置的行程，有可能是电磁干扰的来源。虽然这些电源线路不太可能成为热源，但遵从 NEC 手册的 300.20 条款很有益处。电生理室内部的设备之间应留有间隙。连接患者与仪器的导线，可受 X 线球管的干扰，在操作遇到麻烦时，有必要保持接线整齐地放置在患者身旁。

（八）空气流通/制热、通风、空气调节

空气流通的质量需要达到手术室级别。设计应完全符合疾病预防控制中心颁布的《卫生保健机构的环境感染控制指南》和美国医院感染控制顾问委员会的相关文件（第 5 和 6 部分）。需要强调使用串联过滤器或机械烟雾疏散系统，防止电火花或相似装备产生的污染物或有毒物质经空气

传播扩散。应保持温度控制有效可调，室温可低达 15.5℃（60℉）。这样工作人员即便穿着无菌服、铅围裙，戴着帽子和面罩，进行长时间操作，仍然感觉舒适。也应该考虑患者的舒适感，尤其是在完全消毒和轻微镇静时。

（九）照明

患者手术台两侧需要较大的排灯照明，或用类似的光源，至少要保障照亮主操作区域。这些灯均要合理接地，以防产生电磁干扰。照明排灯最好与 X 线脚踏开关相连动，便于 X 线操作者随意控制照明开关。一些操作需要弱光，术者在昏暗的环境下，容易看清显示系统，建议在远处墙上安装开关及暗光聚光灯。至少需要一个外科手术顶灯，吊装在铰链臂上，以便在患者左肩、右肩以及腹部多个位置照亮操作视野。手术灯活动范围需足够大，能以锐角投照，使聚焦增强光束朝向或照进植入囊袋。最好采用两个对向灯，以消除视野中的阴影。手术灯首选安装在天花板的机械臂上，活动自如，使光束在最佳的距离和角度，照亮手术区域和植入装置的囊袋。麻醉和护理需要独立的灯，照亮工作区域，且应该保持倾斜并距 X 线 C 臂有一定距离。

（十）声音系统和通信设备

心脏电生理室如有单独的控制室，操作室中的术者与控制室中员工的良好通信联络，是需解决的难题之一。一些操作如消融的起始和终止有严格的时点，需要床旁和控制室人员密切合作，双方沟通良好对于保障患者安全和治疗质量尤其重要。理想的通讯设备可以持续开机，双向传输，以满足持续和瞬时的通信需求。常用可以持续开机的、全双向的、交互的内部通话系统，并且通过切换按键，屏蔽控制室中的闲聊。需要电子噪声消除器来防止声反馈现象，并且视房间的声学情况而调节其作用。更加简易的方案是单向的、按键说话的内部通信系统，但不能满足自发来回的沟通交流。使用无线耳机更受欢迎，可以直接把话语传到听筒使用者耳中，并可以根据需求提供实时双向的通信路径。无论选择何种系统，都

需保持系统的高度稳定性，并通过加密防止窃听及规避潜在的违反（美国）健康保险流通与责任法案（HIPAA）的风险，这都使方案的实行变得更加昂贵。

（十一）数据网络

操作图表和手术报告应是医疗机构电子病历的一部分。网络布线和硬件至少满足千兆以太网的速度。数据含有影像，如 3D 电生理标测系统，要求更高，因不能同存储超声和 X 线等影像一样采用图像压缩技术，需要有更大的存储空间。现今电生理操作越来越多地使用计算机化断层显像（CT）和 MRI 的 3D 影像，要求影像运载和通信系统（PACS 系统）与心脏电生理室的环境之间有更高的转换速度，有必要与医疗机构的信息技术部门密切合作。电生理系统以数字化格式存储患者各种记录并可随后回放。制造业亟须建立一个更好的、更统一的心脏电图存储和回放标准。电生理中的波形信息，其数据结构与影像信息不同，需要以不同的方式进行处理。有必要强制实施医学数字成像与通信标准。

现今的设备标准和需求，推荐由医疗机构的信息技术部门参与患者信息电子记录的安全存储。在网络中存储信息，推荐由医疗保健信息技术员工进行管理，因为他们装备良好，更熟悉医院数据的管理政策。信息存储必须遵从 HIPAA，并且必须符合当地的法规，通常成年人保存 5～7 年，儿童患者需保存至成年后 5～7 年。实际中数据存储的时间，通常要长于规定的最短时限，因为以前的介入操作资料，对于患者十数年的疾病管理，具有重要意义。电生理室每年需要 500～1000 万兆字节的电子信息存储空间，因此信息技术部门需要提前做出足够的预留。无论设备存储于网络的能力如何，信息技术部门必须参与，并符合电生理设备制造商的建议。

五、电生理室设备

电生理室设备推荐标准：

- 单平板或双平板 X 线成像系统均适合现代

电生理室标准。

- 初级电生理室的监测系统至少包含 12 导联心电图和 24 条心内电图的电生理系统；高级电生理室（如进行复杂的消融治疗），电生理系统需具备 64～128 条通道。
- 每个电生理室必备一台双相体外除颤器，同时还要有一个立即可得的备用除颤器。
- 所有电生理室，均要有随手可及的麻醉车，装备气管插管、镇静剂、肌松剂和麻醉剂的全套设施。
- 为心包积液穿刺术、气胸胸腔引流术和开胸术准备随时可得的应急盘。
- 程序电刺激器需提供可靠、准确、有效的电刺激。
- 使用消融系统的所有电生理室人员，均可随时演示对所用消融系统的设置、操作，并熟知其特点。
- 复杂的消融操作需有高级电生理标测系统。
- 复杂操作时，可用心腔内超声作为辅助成像手段。
- 急症时经胸和经食管超声心动图应随时可及，个别病例可用作辅助成像。
- 集合数据显示系统提供了灵活而有效的数据显示，同时建议准备分用显示器，以防失灵。

（一）操作台

现代心脏电生理室最关心患者的安全和舒适感。现代电生理操作台的特点之一是能承受重体较大的患者，市场上已可购买最大支持 200kg 患者的操作台。操作台的长和宽也很重要。虽然标准操作台足够满足大部分患者，但目前越来越多地采用外科减肥术所使用的加宽操作台。现在可活动的且可倾斜至 20° 的操作台成为了标准。倾斜至特伦德伦伯格（Trendelenburg）卧位可能对消融操作过程中发生的锁骨下静脉通路或颈内静脉通路入路困难有所帮助。反特伦德伦伯格卧位可能适用于因骨骼肌或呼吸系统问题而无法躺平的患者。操作台可旋转至 180° 不但有利于运输，更重要的是在紧急情况下更容易使术者到达床头。

同样，在手术室中，向侧面倾斜也可能有助于最大化手术暴露。如果需要进行左右两侧的操作，操作台两侧均安装轨道则有利于设备的安装和床旁的控制。最后，对于需要长时间仰卧检查的患者，一个舒服的、支持性的床垫是非常重要的。泡沫是床垫的常用材料，当然其他材料也是可行的。

（二）放射设备

虽然透视仍然是心脏电生理室最主要的操作，但保护患者、操作者和工作人员更少地暴露于电离射线辐射也是势在必行的。射线和减少暴露的详细信息请参见"十一、关注职业健康隐患"部分。电生理室中操作流程的复杂性是需求特殊透视功能的主要影响因素。单向透视和双向透视系统对于现代电生理室都是合适的，这取决于电生理室是否有特殊的需求。对于只需普通检查的基本电生理室，单向透视系统即可满足。但对于需要进行消融操作的高级电生理室，需采用双向透视系统，双向透视系统也可以转换成单向模式。然而 3D 成像技术的出现减少了操作者对于双向透视系统的依赖。

数字成像的引进成为了透视成像领域近期最重要的改变。数字平板探测器既可以降低射线的辐射，又可以以更小和更薄的探测器提供更高质量的图像。这个系统提供了更好的瞬时清晰度和更高的分辨率，并可以减少图片失真和杂光，这样可以得到更高质量的静态图片。这种特点对于一些依赖于图像质量的操作尤其有帮助，如冠状动脉、冠状静脉窦以及冠状动脉分支等血管结构相关的操作。是否可以安装在地面或天花板要取决于电生理室空间的规格和设置。一些数字透视系统有先进的成像能力，在旋转造影、旋转 CT 成像和综合集成 3D 磁共振和 CT 成像等电生理操作中都有帮助。这些特点使其更适合在高级的电生理室中完成复杂的消融操作。MRI、CT 和旋转透视的三维重建图像可以指导消融计划的制订、导管引导和导管消融。延迟增强磁共振扫描发现的心肌瘢痕会影响进入方式（心内膜 *vs.* 心外膜）、所选择的导管类型和成像技术类型。在房颤消融的设置中，术前进行 3D 成像是有帮助的，以防心房和肺静脉解剖学异常。近期术中 3D 绘图技术的出现免去了术前进行 3D 成像的必要。

（三）电生理系统

电生理系统是指能在电生理操作过程中帮助临床医生记录、演示、存储和回顾数据的硬件和软件项目。监控系统是一个电脑工作站，包括近端和床旁的高分辨率彩色显示器、记录仪、信号获取和处理的放大器和过滤器、打印机和设备接口电缆。工作站的电脑需可以应用数据处理软件，通过放大和过滤将电信号和声波信号进行处理和显示。至少系统需配备 12 导联心电图和 24 条心内电图通道。可进行复杂消融治疗的高级电生理室需具备 64～128 条通道来同时处理来自不同多极导管的信号并显示来自动脉和左心房压力传感器的血流动力学数据。触发回归、匹配模板和存储透视图像等功能是电生理系统较为有用的特点。这些数据可以实时和回顾性地出现在显示器上以便分析测绘和消融过程中的电信号。在显示屏上显出的可及频道的数目是可配置的，且随不同电生理系统而不同。电生理系统的存储能力是通过不同的硬盘和数字媒介来完成存档和提取数据的。理想情况下，数据应该存储在中央存储器上，并在网络中的各个工作站均可获取。为结合射频设备，透视、测绘和消融系统也是整个系统的重要组成部分。最后这个系统应与机构信息系统和电子病历系统相联通。

（四）复苏设备

复苏设备是强制的，以防潜在的发生恶性心律失常的风险。一台双相体外除颤器是电生理室所必需的，另外需备用一台随时可得的除颤器。根据美国食品药品管理局颁布的指南要求和制造商的建议，除颤器需进行常规的维修和养护。一台具备标准高级心血管生命支持（ACLS）药物的救护车是必需的，以协助治疗快速性或缓慢性心律失常。标准的 ACLS 药物治疗应该是可及的，包括但不限于肾上腺素、阿托品、多巴胺、血管加压素、腺苷、胺碘酮和利多卡因，以及硫酸镁、

氯化钙、氯化钾和碳酸氢钠。镇静的逆转剂应该也是随时备用的，包括氟马西尼和纳洛酮。至关重要的是电生理室应备有适当的长针、指引导线和紧急心包穿刺导管，并且所有的经营者和工作人员都应熟悉这些设备的使用方式。

鉴于日益复杂的电生理操作和潜在的全身麻醉需求，包含气管内插管设备的麻醉车以及镇静剂、麻痹剂和麻醉制剂也是强烈建议配备的。这其中包括复苏器袋、面具、非呼吸器面罩、抽吸设备和动脉血气包。这种车还应包含一个单独对心电图和血流动力学的监测系统，包括压力传感器和呼气末二氧化碳监测，并应在没有麻醉师的情况下也可用。最后，所有现代电生理室都应具备高流量氧气和真空以便吸痰操作。

（五）刺激器

可编程的电刺激器是电生理研究的主体，必须要提供可靠、准确和有效的电刺激。现代可编程电刺激器有多个输出通道，通常从两个到四个通道不等。这些渠道间要保持独立和分离是至关重要的，并可准确地提供可调整的幅度和持续脉冲的刺激。突发起搏和产生一个或多个提早的额外刺激是所有刺激器的标准功能。此外，一些现代的刺激器是完全自动化的，可以提供几种类型的项目实施前预刺激方案用以评估阈值、窦房结恢复时间、不应期和文氏周期等生理参数。

（六）消融系统

为了进行导管消融术治疗心律失常，消融系统是电生理室所必需的。消融系统一般包括发电机、电缆和导管以便输送能源以及可能有或无的接地面片，这取决于能量来源。消融系统应与电生理监测和三维电解剖标测系统相接。能量的来源形式有射频消融、冷冻消融、超声消融、微波消融和激光消融。射频和冷冻是临床上最广泛使用的，而其他来源的讨论不在本文讨论的范围内。射频消融术是目前最常用的一种治疗方式，并被证明可以高效和安全地用于各种各样的心律失常的治疗。灌溉射频能量消融系统需要灌溉泵通过封闭或开放的灌注导管注入生理盐水。冷冻系统

由冷冻导管、一氧化二氮制冷控制台、供给一氧化二氮的同轴管和电缆组成。在冷冻过程中，热通过在封闭导管内灌注制冷剂（一氧化二氮）的方式从组织中排出。冷冻消融术可以在单点（基于导管）或更大的组织区域（气球装置）进行使用。消融治疗方式的选择取决于操作者的偏好、患者的体型和消融靶点。射频能量仍然是最既定的消融模式。冷却的射频技术通常被用在深度和（或）心肌跨室壁病变，如室性心动过速的消融治疗。灌溉射频能量和冷却气球消融系统通常用于房颤的消融治疗中，如何选择取决于操作者的偏好。

电生理室可以通过设计实现有多个类型的消融系统，消融系统和能源类型的选择完全是自由的。不同导管有不同的处理特点，不同消融系统也有不同的长处和短处。建议所有电生理室工作人员熟悉所有消融系统的设置、操作和特点。

（七）测绘系统

三维（3D）电解剖标测映射系统通常应用在电生理室用于获取准确的、重现性好的电子和解剖信息以及进行3D显示。复杂的心脏几何重建与心内膜电图数据结合以绘制心腔3D图像。先进的信号处理技术可以以各种格式显示获得的电生理数据，可以指导操作者选择最优的消融目标。此外，标准透视、CT、MRI和心腔内超声图像可以与电解剖标测映射系统相结合实现电图信息与解剖结构的链接。这允许非透视的导管定位，以在导管消融过程中减少辐射暴露。映射系统包括工作站计算机、本地和床边的显示器、光纤媒体转换器、光纤电缆、扩大器、诊断和消融导管和患者接口以实现与中央计算机系统的连接。该系统可以与记录系统相连接，可以与超声、透视和CT/MRI系统相结合。

（八）心腔内超声心动图系统

心腔内超声心动图是常用的辅助影像学检查方法。它可提高操作的安全性和效率。心腔内结构、导管和其他设备在超声心动图下是动态可视的。与使用其他检查前或后的辅助成像方式相比，

具备实时使用超声这种显像方式的能力对于提高工作效率有很明显的优势。利用心腔内超声心动图直接以视觉确定房间隔的适当位置，可以使并发症（如心脏穿孔）发病率降到最低。使用心腔内超声心动图可以确定套索导管开口位置，进而在肺静脉游离过程中防止肺静脉狭窄的发生。心腔内超声对心包积液或心腔内血栓等并发症的早期诊断可使医生更早和更有效地对其进行干预。使用超声心动图引导导管和程序设备时，透视暴露及其相关的风险可以最小化。通过超声心动图可以为一些挑战性解剖情况提供成功导航，如心房扑动消融过程中的欧氏嵴突出等。消融导管与组织接触前可以判定消融所需能量，消融效果可以通过形态学变化进行评估，包括组织肿胀、组织回声增加。目前，两个不同类型的心腔内超声心动图系统可供选用：使用线性分段阵列转换器的系统可以产生平行于导管90°的图像和使用旋转传感器的系统可以显示垂直于导管360°的图像。每个系统都具有相对优势和不足之处，对于它们的选择基于操作者偏好。一些超声导管可以与3D电解剖标测系统共同工作，也可以导入二维超声图像，以增强三维电解剖标测效果。

尽管心腔内超声心动图具有潜在价值，回顾上文，很重要的是没有临床试验可以表明超声心动图的使用会提高消融过程的安全性。虽然有些操作者和中心非常依赖心腔内超声心动图，但更多的人只是有选择性地使用它。超声心动图大大增加了过程成本，需要额外的站点且需要广泛的工作人员培训。

（九）机器人导航系统

机器人导航系统可以用来协助导管运动，这样可以重复复杂的导管操作，改进与组织接触和稳定性，提高发现病变的效率。由于导管导航使用3D解剖映射系统，这可减少工作人员的透视暴露，特别是执行消融术时坐在控制室的主操作员。这也可能减少使用铅围裙的限制。

当前有两种不同的机器人导航系统可用。机械臂系统使用导向鞘直接控制导管运动。这些系统可以使用全系列的常规导管，包括灌溉的消融

导管。鞘层的硬度和触觉反馈的缺乏增加了心脏穿孔和心脏压塞的风险。压力传感器技术被用来完成适当的组织接触以避免穿孔，但间接的外力和弯曲导管位置会干扰它的功能。简单的机器人控制导管运动的方法是使用机械臂远程操作可控制的消融导管，就好像操作者直接操纵导管一样。虽然这样操作者就不能和导管有实际的接触，但这可以使操作者坐在无射线的环境中进行操作。

磁性系统通过使用两条外部的大磁铁操作磁化的导管。这些磁铁可以是通过物理移动的固体磁铁，也可以是通过电场发挥作用的电磁铁。专门的消融导管在这个系统中都是可用的，包括开放的灌溉导管。因为导管本身并不坚硬且导管仅由有限的低强度磁场控制，这样几乎可以消除心脏穿孔的风险。恒定磁场力控制着导管与组织接触，甚至在心脏和呼吸运动时，更加准确有效地探查潜在的病变。机器人导航将操作员从患者的身边解放出来，但患者一些只有在近处或触觉才可探的微妙变化可能不再被探测到。因此，使用机器人导航时由麻醉医师和护理人员密切监测是至关重要的。

（十）综合数据显示系统

随着现代电生理室技术的不断进步，如何以一种有意义和有用的方式显示信息也成为了一种挑战。使用固定数目的单独的显示器，每个显示单一的信号，这是不适合于使用多个系统和执行复杂程序的电生理室的。现代先进的电生理室越来越多地采用先进的综合数据显示系统（IDDS）。这种系统以一个大屏幕显示多个信号代替了多个固定的显示器显示单一的信号，以便医生和电生理室相关人员可以选择更多的他们需要的图像。这不仅更加方便还降低了监控的需求，同时为电生理室释放出更多的空间。综合数据显示系统的缺点在于受图像质量影响更大，图像失真可能会影响全部的图像导致彻底的失败。因此，对于重要功能需要有单独的监视器。最后，IDDS应该有一个简单、直观的用户界面，否则使用过程中的复杂问题会抵消它所带来的益处。

（十一）远程医疗应用

在过去十年里远程医疗已经在许多医学领域得到发展，在电生理学领域也不例外。事实上，电生理学比其他大多数专业都更能从这个上升的发展趋势中受益，这要归功于将许多电生理室系统整合成一个单一的界面以及远程导管导航系统的进步。远程诊断已经成为现实，现在网络将各种电生理室和设施连接在一起。现在一些机构的医生可以展示直播的或录制好的操作过程以及进行现场实时的咨询。远程手术已经被报道，是通过远程导管导航技术完成的，并且可以从更新的电生理室整合系统中获得支持。远程外科手术与远程诊断有类似的要求，它对于延迟和系统的响应能力有着更低的容忍度及更高的要求，增强安全措施、解决故障和现场解决问题的能力是非常重要的。国家、（美国）联邦和国际条例之间的分歧也需要解决，远程医疗才可以在这个领域充分发挥其潜力。

六、电生理室人员

电生理室人员建议：

- 医务人员认证委员会应该熟悉心律失常的专家培训和认证标准。
- 医师必须具有必备的培训和适当的资质，以体现管理专门技术和心律失常治疗的水平。
- 电生理室的复杂性、患者的安全和治疗成果关键取决于工作人员的技能水平。
- 麻醉服务为电生理室临床实践的一个组成部分。
- 高级执业护士（Apn）和医师助理（PA）应加入进来，他们可以在其接受过培训和认证的特殊领域承担责任和发挥作用，对患者的护理产生最大的影响。
- 电生理室中进行每一个侵入性操作时至少需配备一名注册护士。
- 业界代表应根据政策在电生理室经营者、工作人员或医生的指导下发挥作用。

（一）医生

1. 资格认证

医师必须在管理专业技术和心律失常治疗方面接受必备培训和具备适当的认证。美国心脏协会（AHA）、美国心脏病学院（ACC）和心律协会（HRS）已经发布《心脏起搏器/植入性起搏器的选择、植入、随访以及导管消融过程相关指南》。

在电生理室执行操作的医生经常需要监督管理护理人员给出的静脉镇静剂。因此，所有电生理室的医生应熟悉镇静药理学、患者监测和气道管理。在建立清醒镇静管理标准的机构内应该有一个认证的过程。

2. 电生理室医疗负责人

电生理室医疗负责人必须是临床心脏电生理专家且要满足上述要求，此外也可以有重要的行政职责，包括医师领导、患者临床护理领导、护理质量和教育方面的负责人。作为医生领导，医疗负责人要负责电生理室发展方向和内部监管。其他工作人员和医生的分工和职责需经过评估由医疗负责人进行合理的划分和界定。确保工作人员有合适的认证，并保持认知和操作能力对于保持团队符合最新的卫生保健提供者的标准是至关重要的。电生理室负责人应与该机构的领导共同协作，在发布的临床护理指南（可及时）的基础上，建立具体培训和认证、再认证标准。所有人都应该理解和遵守这些标准。

医疗负责人必须制定和执行质量控制措施以减少并发症，降低成本，达到最佳的治疗效果。与行政工作人员合作制定政策、程序、实践准则和国家质量管理委员会等机构使用的问责机制。额外的职责还可能包括规划或协调全电生理室人员的教育机会，优化电生理室服务线，确定预算节余和效率，参加保持服务线的资本项目的采购以及回顾相关的政策和程序的发展。政策应该是与电生理服务相关领域有交互关系的，如康复、麻醉、外科和心导管室等领域的政策。

3. 教师/教学主治医师

教学医生通常工作在教学医院或附属机构。他们不仅要具备上述资质，还要符合研究生医学教育委员会（ACGME）制订的相应资质。这些要求是很严格的，未能达到要求可能会导致延期或丧失认证的机会。

4. 电生理室主治医师

虽然某些操作可以委派给实习人员或其他辅助操作员，但实验室的主治医师要为实验室内的所有活动和患者的福利最终负责。医师要认识到，患者的安全和成功的结果极大地取决于电生理室中人员的有效沟通。这种沟通应包括团队的所有成员，应在术前进行相关病例讨论并考虑患者的特殊需要。医生应回顾诊断流程中的指征、参与的设备以及过程中的潜在发现。应使患者清楚检查和治疗后会如何发展以减少焦虑。整个流程结束后，医生、高级执业护士、医师助理、护士应针对流程中的发现、流程后的需求和建议进行清楚的沟通交流。

5. 助理操作员

助理操作员会在整个流程中起到辅助的作用，但可能也会不直接参与到某个环节中去，他们也可能会提供主操作员所不能提供的相关服务，并单独计费（表1-1）。他们的参与被计划和限制在非紧急的步骤中。在参与协助治疗前，需先征得患者同意。

6. 心血管实习生（助手）

心血管实习生的作用是多变的，主要取决于本电生理室主治医师的要求。每个实习生都必须通过训练满足特定的要求并通过美国内科医学理事会（ABIM）认证的资格证书考试。实习生应该在培训项目中的关键临床教师的直接监督下开始培训。对于不同技能水平和训练水平的监督力度也是不同的。有些程序是实习生在没有直接监督下也可以进行的（如血管通路、导管放置、设备囊袋切口和囊袋关闭），但如果出现任何问题，主治医师必须能够立即干预。

（二）麻醉学

麻醉服务作为电生理室临床实践的一个组成部分是可取的。一个麻醉团队应包括麻醉师、注册护理麻醉师（CRNA），并可以为接受电生理室操作的患者提供术中和围术期的高质量监护。最好的情况就是在电生理室有随时可得到的麻醉服务。麻醉服务可以为非麻醉工作人员提供清醒镇静管理的教学支持，如各种镇静药物的使用、特殊的监控技术使用、二氧化碳使用等培训。电生理操作过程中的患者在镇静问题上面临很大的挑战，麻醉和镇静与电生理操作的配合是至关重要的。有关麻醉管理的程序问题在"八、操作事宜"进行了进一步的讨论。

表 1-1 心脏电生理室的助理操作员
助理操作员角色/职责
心脏电生理专家（主操作员）控制导管时，操作电生理/标测系统及协助心脏刺激和映射
主操作员控制电生理/标测系统时，操作映射/消融导管
心脏介入专家进行心外膜消融术中，进行血管造影术以确定冠状动脉解剖学特征
左心室流出道/尖端消融术中，行主动脉 X 光摄影术以确定冠状动脉口的位置
协助房间隔穿刺和左心房通路
放置主动脉内球囊装置或其他支持设备
介入放射专家，或行静脉血管成形术
心脏介入专家
非介入心脏专家行经食管超声心动图
协助心腔内超声心动图
心胸外科医生操作心外膜起搏器或心外膜超声心动图系统
协助混合型房颤相关操作
协助心包开窗形成通路
协助铅提取备份
协助体外膜式人工氧合法治疗室性心动过速和血流动力学不稳定的室性心动过速消融
麻醉师为患者提供清醒镇静或普通麻醉

（三）联合的专业人士

为保证介入性电生理学操作的安全性和效果，跨学科团队是非常必要的。在这方面就需要引进和联合其他方面的专业人士。联合的专业人士的定义是参与到电生理室的医疗保健团队中，协助患者治疗的非医生人士。这其中包括，但不限于注册护士、电生理技师、放射技师、认证执业护士、医师助理、注册护理麻醉师、患者准备与康复人员以及手术室人员。还有一些保证安全和效率的其他关键人员包括质量保证人员、信息技术人员、生物医学工程师、采购/库存/供应人员以

及家政管理人员。以循证医学和最佳实践为基础，但与电生理室中人员角色和职责相关的已发表的研究是非常有限的。关于这些岗位应该分别由哪一类人来承担的相关建议会在下文中进行讨论。

1. 高级执业护士和医师助理

高级执业护士和医师助理在电生理室中扮演着非常重要的角色，发挥了很多的功效，他们的职责主要由电生理室的负责人决定。应该将他们分配在接受过培训和认证的相应的特殊领域，这样才能使他们的作用最大化。高级执业护士可以评估和治疗心律不齐，也可以解决一些设备相关问题。他们可以巡查住院患者，评估、制定医疗方案，写病历，进行体格检查以及负责患者的入院和出院。他们还可以进行术前的评估和术后的随访。尤其在非学术机构或实践中，他们的工作定位几乎与最有经验和技术的非医生人员完全相同，所以在很多技术操作中，他们都是作为第一助手的。每个机构都应该明确高级执业护士和医师助理的职责。

2. 注册护士

注册护士应该存在于电生理室每个侵入性操作中。护士必须熟悉电生理室的整体功能，并配合医生操作员和团队的其他成员。护士（注册护士或注册护理麻醉师）的主要职责是负责直接观察、镇静和电生理过程中患者的护理，而且必须准备好应对任何紧急情况。电生理室中对于护理人员的需求取决于操作的类型、使用的设备和相关所需的其他辅助人员。由于其本身特点，电生理操作过程是很复杂的，护理人员在这个过程中至少要提供安全和循证的护理。

在护士负责管理操作过程中镇静的机构中，他们应该经过培训并按照指南为患者提供看护。当进行深度镇静管理时，他/她的注意力必须集中在患者身上，要监控患者的状态、生命体征、氧合及镇静程度。然而，对于轻微镇静患者，一旦患者的镇静/镇痛水平和生命体征稳定下来，该人员可协助进行其他简单的、可中断的任务，只需适当地监测患者的镇静程度。护士还可以管理活化凝血时间（ACT）、氧饱和度和血气的即时检验。在大多数国家，只有注册护士可以管理药品

及血液制品。护士通过遵照政策、协议和程序来保证患者的安全，如在镇静前保证气道的通畅，完成适当的气道评估优化患者的安全。术中记录和制图的工作一般也是由护士来完成的。此外，关于刺激器、输液器和消融治疗仪使用的培训是被提倡的，这样也使护士能够扮演更多的角色。总体来看，护士是电生理室所有患者护理服务的协调员，他们同时也监督着其他联合的专业人员所提供的照顾。

3. 技术人员

由于电生理操作过程中有很多复杂的技术，除提供直接护理的护士外，还应该有至少一个其他人员参与到这一复杂的流程中。根据该过程的复杂性，可能需要多个其他人员。在这个舞台上，特殊的培训经历和资质可以确定哪个成员占据哪个角色。由于角色的多重性，电生理室的团队成员可以接受交叉培训，以便能够承担多个角色和应对多种情况。还有各种各样的需要进行培训才可以操作的设备，这包括，但不限于激光器、能量源产生器、电解剖标测映射系统、机器人和磁导管导航系统、超声心动图（经食管和心腔内）以及 CT 和 MRI 成像检查。在许多电生理室，由技师或护士检测和运行记录系统。这需要其对电生理特性、起搏协议和消融有非常彻底和深入的认识和了解。操作者必须能够排除起搏问题并在紧急情况下保持冷静且发挥作用。所有技术人员必须具有基本的心脏生命支持资质，当然具备高级心脏生命支持资质是最好的。在儿科的电生理室中，儿童心脏生命支持认证是必需的。和护士一样，技术人员应该有审查、理解、整合新知识的能力，并付诸实践。

电生理技术人员是重要的团队成员。他们可能是第一助理，需要深入了解经皮的程序、导管使用、无菌技术、能源产生器使用以及综合无创成像等知识。他们应该被训练可以对所有的设备进行使用、维修及故障排除。电生理技术人员应熟练掌握无菌技术，传送无菌用品和获得及实施血液样本的即时检验。他们往往是那些协助装置植入和铅提取的人员——这需要非常遵守无菌技术并对植入过程以及其风险和目标有着很深入的

理解。技师和护士均可作为侵入式检查的第一助理。环行器通常由护士操作，但这项操作也可以由技术人员来完成，需依据实验室人员配备、职责定位和体制要求进行安排。

团队中应该至少有一位认证的放射技师或具备透视设备运行专业知识且通晓放射照相和血管造影成像原理和技术的专业技术人员。（美国）各州对于放射技师透视操作的要求有所不同。与认证的医学物理学家一起，放射技师会为患者和实验室人员监测辐射以确保安全。

4. 行业雇佣专职人员

有些设备程序、映射和记录系统和一些消融系统有时可能需要由行业相关厂商技术代表进行操作。厂商技术代表必须在电生理室负责人、工作人员或医生的指导下遵照政策进行操作。他们往往需要向该机构提供适当的免疫接种证明、资质证明和公司许可后，才可能被允许进入电生理室。他们一般只有在工作人员的直接监督下才能与患者接触。

在涉及装置植入或其他与设备相关的流程时，厂商技术代表可能会在主治医师的直接监督下进行操作。他们可能会带来装置设备到电生理室，提供术中编程和测试，甚至可能被要求进行设备相关的数据收集。然而，电生理室工作人员有责任向国家设备登记册提供准确、完整的数据。这些厂商代表往往是极好的信息来源和电生理室工作人员学习相关操作知识的对象。他们可能会针对设备相关问题提供正规的教学和培训。

5. 人员模式

为保证介入性电生理操作的安全性和效果，跨学科团队是非常必要的且应该被强调。电生理流程复杂，包括诊断、介入和治疗措施，应由有经验的人员进行操作。由于电生理流程的复杂性，患者的安全和积极成果是高度依赖员工的技能水平的。因此，建议电生理室人员要熟练掌握电生理操作流程。随着病例复杂性的不断增加，配备更多的人员和设备也是必要的。人员配备组合很可能被法规、区域实践模式、机构类型（学术 *vs.* 非学术）、认证机构和经济所影响。所以强烈建议电生理室工作人员通过交叉训练使员工的使用效

率达到最大化。

（四）管理者/经理

电生理室管理者的角色通常由该领域资深的人员担任。根据电生理室的大小，管理者可能不需要进行临床工作，也可能是电生理室的护士长。他的职责包括，但不是限于以下几点：与医疗负责人共同制定策略、管理操作问题、资本规划、预算编制、招聘、为专职人员规划方向和培训以及其他一般的行政职责。有过一些业务培训或经验的护士或心血管技术员是最适合这个角色的。在共享或合并心脏导管室和心脏电生理室的情况下，可能会出现一个共同的管理者来监督这两个实验室。

很多部门的管理者是护士。护士管理者的职责包括对电生理室日常运作的整体理解、术前术后护理的管理和直接参与接受电生理治疗的患者的观察和护理。其他的责任包括按照机构指南进行患者监测、药物制度管理、操作中的镇静管理、患者的安全管理等。

八、操作事宜

操作建议：

- 电生理手术操作的准备需术前史，并由医生、执业护士或助理医师进行体格检查。
- 对于心律失常的患者，日常管理需长期和（或）围术期抗凝，谨慎评估、考量和计划。
- 对于安装心脏起搏器或除颤器导线移除的患者，或需要心包通道行心外膜消融或左心房消融结扎术的患者，需视个案的情况进行额外准备，例如在选择患者时需做血液制品的分型和交叉配型，或确保开胸手术时备用物都能即刻取用。
- 在大部分诊断性和消融病例中，心律活性药物（包括β受体阻滞剂和钙通道阻滞剂）需在术前停止服用5个半衰期，以确保心律失常能被诱导、映射并消融。
- 完整的手术描述（包括预计成功率和可能

出现的并发症）应在电生理操作前完全告知门诊患者。

- "最后核对"必须在手术操作开始前，且所有关键人员在场的情况下执行。
- 卫生保健机构应坚持中度镇静的临床实践和监督是否符合美国麻醉医师学会的规定。
- 使用肝素（活化凝血时间≥250～350s）抗凝是左心手术中的必要步骤，如对肝素过敏则用比伐卢定替代。
- 达到所有记录系统里的最低噪声信号很有必要。
- 医师和医护人员都需熟练识别潜在手术并发症，并了解处理方法及每个人应负责的工作。
- 患者出院的决定应考虑到手术细节、患者年龄、健康状况、潜在并发症（如失血），以及患者（或护理人员）评估重要迹象的能力。
- 手术报告应至少包括如下几点：主刀医师和其他手术人员，术中指征，使用药物的名称和剂量，导管/起搏/埋藏式心脏复律除颤器（ICD）导线型号和序列号，插入位点和心内终点，手术过程和发现，遇到的并发症，透视曝光（透视时间、辐射剂量、剂量面积乘积）。

（一）患者准备

1. 病史、体格检查、实验室检查

电生理手术的准备需要严格的术前史，并由医生、执业护士或助理医师进行体格检查，以确认进行当天手术的各项病因，并识别所有可能造成不良影响的并发症。需要收集一份完整的包括过敏史在内的用药史。患者需做影响麻醉管理的因素评估，包括气道完整性、麻醉用药史、阻塞性睡眠呼吸暂停和困难插管相关的物理指标。所有成年患者应在近期（一般2周内）做过实验室检查，包括电解质、血尿素氮、肌酐和全血细胞计数，如服用抗凝剂，则还需检查凝血酶原时间。12岁以上符合生育年龄的妇女，应该在术前2周内接受血清或尿妊娠试验。对于择期进行电生理检测的健康儿童而言，术前实验室检查尚不明确，且不是常见的做法。

2. 服用口服抗凝药或抗血小板药物的患者

对于心律失常的患者，需长期和（或）围术期抗凝，需谨慎评估，考量和计划。考量项目包括使用药剂，血栓栓塞风险，出血风险，合并症，化验值，逆转剂或血液制品可用性，例如新鲜冰冻血浆。需考虑给患者额外的术前经食管超声心动图或使用心腔内超声检查来降低并发症的风险。对于安装心脏起搏器或除颤器导线移除的患者，或需要心包通道行心外膜消融或左心房消融结扎术的患者，需视个案的情况进行额外准备，包括血液制品的分型和交叉配型，开胸手术的备用物，和（或）手术室（OR）的可用性，以及在某些情况下，还需术中经食管超声心动图检查。

3. 服用抗心律失常药的患者

许多患者服用一种或多种药物来控制电生理操作时的心率和（或）心律。在大多数情况下，心律活性药物（包括β受体阻滞剂和钙通道阻滞剂）需在术前停止服用5个半衰期，以确保心律失常能被诱导、映射并消融。对于正进行以解剖学为基础的消融患者，停止服用以上药物并非必要。

4. 患者教育和知情同意

对于大多数患者而言，电生理室是一个完全陌生且令人恐惧的环境，他们将在这个环境中接受一个同样陌生的手术操作。在手术当日之前，门诊患者应被告知关于手术预期事件的完整描述。患者教育对于缓解患者焦虑、学习手术配合尤为重要，教育内容涉及计划日程、其他参与者（护士、技术人员、行业雇佣专职人员和麻醉师），及手术室的某些设备性质等。患者对许多用于描述手术的专业名词都非常陌生；医护人员需注意在描述中使用通俗语言，并评估患者的学习能力、理解能力。这一工作通常是由熟悉该手术的注册护士负责。知情同意的必要步骤在第十章中有详细描述。重要内容包括：确保患者理解，完整提供计划手术的风险和替代方案，给予患者提问的机会，并充分讨论患者所关心的问题。患者教育和知情同意都需要在使用任何镇静药或抗焦虑药前完成。对于儿童患者或有认知功能障碍的成年患者，患者教育和知情同意需对患者本人和法定监护人进行。

5. 最后核对

"最后核对"必须在手术开始前，且所有关键人员在场的情况下执行。当一名成员在宣读两项患者身份认证信息（如姓名、出生日期和病例号），手术类型和偏侧，主刀医生姓名和已知的过敏史时，手术组所有成员需停止手头一切活动。在手术开始前，手术组所有成员需在所有问题上达成一致。

（二）操作事宜——电生理导管术

1. 镇静剂、松弛剂、麻醉

在电生理室中，镇痛和麻醉的作用是为患者提供一个安全的非创伤性经历。麻醉管理在不同的病例类型和机构中各不相同，有些需在心脏电生理医师的监督下由经高级心脏生命支持（ACLS）/儿科高级生命支持（PALS）认证的护士执行抗焦虑药或中度镇静药注射，有些需由麻醉师或在麻醉师的监督下由麻醉护士执行麻醉护理或全身麻醉。医疗保健机构必须要求本身非麻醉师但可执行或监督中度镇静的人员达到美国麻醉医师学会的要求，以获得该资格。该资格的认证需定期更新。如将在手术中使用静脉注射镇静剂，则医生需在术前为患者确定美国麻醉医师学会的分类和马兰帕蒂（Mallampati）分级。术前需完成以上评估，以保证如有必要，可尽快安排镇静的替代方案，从而保障患者安全，避免手术延迟。通常使用的药物包括依托咪酯、丙泊酚、氯胺酮、芬太尼、咪达唑仑、美索比妥和吸入剂。（美国）各个州规定了非麻醉师可使用的药物。由于执行镇静是一个连续过程而程度各有不同，最佳的操作方案是，除了由于患者、操作或设备因素阻止或无效的情况外，所有接受中度或深度镇静的患者都需被持续观察临床表现、脉搏血氧饱和度、无创血压监测、心率和心律，并监测呼出的二氧化碳量，以确保通气的充分性。监控设备应处于工作状态，并有相应的声音警报。儿科病例中，在镇静选择或全身麻醉时应考虑的因素包括幼儿年龄、先前已有的疾病、先心病、气道相关问题、医生或家庭选择、手术的时长和复杂性。2002 年北美心脏起搏和电生理学会发布的立场声明划定了小儿消融的麻醉类型（清醒镇静、中度镇静和全身麻醉），至今仍然适用。

无论镇静剂是否在电生理医师或其他护理人员的监督下给药，电生理医师都必须知晓所用药剂的作用，以及药剂会对手术的电流学和血流动力学方面产生怎样的影响（如对心律失常的诱导作用和对血压的影响），或该药剂与其他药物的相互作用。深度镇静或全身麻醉可以最大限度地减少患者的不适感，也能通过防止患者活动而有利于电生理操作的进行，且为除颤阈值测试的必要步骤。保证患者无法移动便于准确映射 3D 精确图像，并在房间隔穿刺、创建心包通道或靠近重要结构的消融过程中降低风险。注意在膈神经功能评估有利于良好预后的情况下（如冠状静脉分支起搏导线放置或右上肺静脉内消融），镇静给药应减少或取消。在某些手术操作中，如房颤消融术，全身麻醉可提升安全性、疗效和手术时长。在消融时采用高频通气可进一步减少呼吸相关的心脏运动。

尽管足量镇静给药能确保患者的舒适度，但因为某些心律失常如房性心动过速和流出道室速依赖于肾上腺素紧张度，过度镇静会导致无法诱导临床心律失常。在怀疑有肾上腺素依赖的心律失常病例中，镇静需最小剂量，直到临床心律失常被诱导并映射。深度镇静通常是在消融术时执行，以防止患者移动。

2. 通道位置和血管通路的无菌准备

虽然电生理导管术的感染风险极低，也应保留适当的无菌处理。包括所有通道位置的无菌处理，例如腹股沟和颈部。如有可能要建立心包通道，则剑突下区域，以及可能的胸骨旁和心尖区，都应做术前准备，并覆上手术巾。在心脏压塞有较高风险的情况下，可在手术开始时考虑剑突下区域做无菌处理。

3. 诊断性导管选择

法国规格的导管较小，电极少，更灵活，可施加较低的轴向力，穿孔风险较低，但由于很难保持稳定的导管位置，也许应避免使用。拥有更

多电极的导管可快速识别心律失常的激活模式，尤其适用于冠状静脉窦等位点。小电极和窄电极间距可检测到更多局部活动信号，能提供更精确的激活映射图像，但可操作性低。局限于小结构或回路（如希氏束或旁路）的激活可能很难用窄电极间距来定位。信号检查区域的扩大可通过换宽电极间距的导管，或通过重新配置电极对来实现。随着视野扩大，解剖定位降低。某些诊断性导管设有位于专门空间构型的电极，诸如圆形/环、篮或星形导管。这些导管即使在缺少心律失常的情况下，也可快速识别激活模式。导管和记录位点的数量应达到手术所需位点，但无需太多，否则会导致血管损伤或阻塞，或在心内缠结。

4. 抗凝

使用肝素抗凝是左心手术中的必要步骤，如对肝素过敏则用比伐卢定替代。即使患者服用国际标准治疗剂量的华法林，左心手术时也必须接受比普通患者更低剂量的肝素给药。对于右心手术，无证据表明常规服用抗凝剂有利好作用；在某些病例中，患者发生血栓栓塞并发症（手术延长，已知的或已发现的卵圆孔未闭）的风险大，一些医疗中心会用华法林来抗凝。

5. 消融导管的选择

导管消融术的模式选择和导管选择取决于主刀医生。影响因素包括扭矩输出，轴向刚度，操纵性，和插管器直径。消融模式包括射频，冷却射频，激光和冷冻，都有各自的优缺点。治疗性消融的目标是通过识别消融靶点，移动到该位点，破坏足够组织，以阻止心律失常发作/传导，并降低间接伤害的风险。使用灌注式消融大头导管可能导致 2～3L 液体灌注，会加速易感患者心脏衰竭。多极或"单次"消融系统被用于复杂治疗，例如房颤的治疗，但相关技术经验有限。随着经验积累，应用到上述治疗的首选设备可能在未来脱颖而出。选择适合的消融导管需要正确理解心律失常的机制，不同导管和能量来源的优缺点，以及负责人对于使用资源的要求。

6. 优化信号记录

在大多数电生理室中，双极心内记录都符合标准，因为理论上仅能检测到近场信号，不像单

极记录可同时检测到近场和远场信号。双极记录也可检测到远场信号，但通常是较低的振幅和频率。单极记录可有助于映射中心激活位点，如预激综合征和特发性流出道室性心律失常旁路的心室插入位点，在该情况下，深而陡的 QS 波形从激活发出的位点显现（如，最早的心室激活位点）。单极信号可有助于辨明双极电图的内容（近场 vs. 远场），局部去极化时间（单极信号的类本位曲折），尖或环形电极与消融靶点的相对邻近度。

要正确理解潜在消融靶点，需从远处激活和电噪声中正确区分本地激活信号。噪声排除是一个复杂的问题，涉及诸多变量。为解决噪声问题，熟悉信号采集基本知识很有必要。低信噪比会导致生理信号被周围环境噪声遮蔽，从而丢失关键信息。手术开始时，应采取措施以确保信号质量最优化，可被成功映射。应包括以下内容：①选择适当的电极间距，②设置高通滤波器，高到足以排除低频伪象，如呼吸基线漂移，③设置低通滤波器，低到足以排除高频噪声伪像，④打开陷波滤波器，排除 50～60Hz 带宽的典型电干扰，⑤适量获取信号，使低振幅信号可视化，同时尽量降低噪声伪像的放大。应当注意的是，陷波滤波器用于双极心电信号时可引起干扰，使其看起来像碎裂电位。在室速和房颤的病例中，当目标信号有碎裂电位可能时，应予以特别关注。如果电生理室和设备都正确接地，且电生理室电流受限，则心内信号应没有 50～60Hz 的噪声。如果电图信号超过放大器的记录范围，则应采用低增益记录。应做出努力，与卫生保健机构的生物医学工程人员合作，尽可能地实现最低噪声信号。实现这一目标的步骤包括，适当的设备接地，电缆屏蔽，连接电缆的定期维护（如接触插塞失去连续性时应替换），按照最短距离安装所有电线，确保电线离地，且远离潜在危险，例如轮式推车和清洁溶液，并隔开高压线（例如动力电缆）和用于传送患者电信号的低压线。

（三）急性电生理导管术并发症

在电生理室中，遇到并发症时应通过坚持标准的技术和做法，避免并发症的发生。当出现并发症时，患者的预后取决于发现问题的速度与评估问题的恰当程度以及纠正并发症措施的准确度。即使最细心、最熟练的手术人员也会偶尔碰见不可避免的并发症（详见第五章）。

（四）心血管植入型电子器械（CIED）植入手术问题

1. 手术室（OR）环境

在设备植入手术中最重要的风险之一就是感染。设备植入实验室应视为一个手术室，同样要注意无菌技术。在无菌领域暴露的过程中，要戴帽子、口罩和鞋套。应努力限制手术室的进出，尽量减少房间内人员数量。研究表明，未被使用的手术室在门开启时，房间内微生物数量明显增加。当设备从一个受感染的囊袋中取出后，在受污染的情况下，手术室房间应根据标准程序进行清洁。

2. 抗生素预防

术前使用预防性抗生素被证明可以显著降低 CIED 感染。注射抗生素，通常使用第一代头孢菌素，必须在术前 1h 使用。针对耐甲氧西林葡萄球菌普遍这一现象，一些手术人员对高感染风险患者选择使用万古霉素治疗，尽管这种做法缺乏数据支持。万古霉素是一种适合青霉素过敏患者的选择。如果选择万古霉素，应该在术后 2h 内给药。

（五）术后问题

1. 血管止血

如果没有使用抗凝剂的话，在保持压力 10～20min 的情况下，可以在手术结束时取出静脉鞘。如果已给肝素，等活化凝血时间（ACT）小于 175s（如果患者正在接受华法林治疗＜250s）之后移除鞘管可能减少出血和血肿可能。许多电生理室使用鱼精蛋白快速逆转肝素作用，几乎可以立即拔管，但必须准备治疗罕见但有时发生的严重鱼精蛋白反应。血管闭合装置较少用于电生理室，但对于需处理动脉时是一个合适的选择。房颤消融术后，拔除鞘管后即开始重新抗凝治疗可以降低围术期的卒中风险，但对方案与时间并没有达成共识。

2. 麻醉恢复

当使用轻微的麻醉时，要持续监测生命体征和血氧饱和度，直到患者有意识并能沟通的时候。在麻醉的第一个小时内，每 15min 要评估一次局部通路、心脏节律和神经状态，然后再进行定期评估。晚期并发症，如局部通路血肿及心包积液，可在患者离开术后恢复区后出现。如果患者在手术过程中使用了咪达唑仑剂量，就必须使用它的解毒剂（氟马西尼注射剂/氟马西尼），还必须检测患者的咪达唑仑反弹效应。如果采用全身麻醉，应使患者在麻醉恢复室恢复。

3. 术后并发症

患者离开电生理室区域（或出院后）会出现的程序性并发症，这些情况在第 6 章中列出。跟踪术后并发症的处理是电生理室的常规过程的一部分。

4. 药物治疗

建议在卒中评估工具如 CHADS$_2$ 和 CHA$_2$DS$_2$-VASc 评分较高的患者进行术后的抗凝治疗。在许多实验室，装置植入术或射频消融治疗的患者并不停止使用华法林治疗，他们在心房颤动或心脏机械瓣膜的放置过程中服用华法林预防脑卒中。

胰岛素依赖型糖尿病的患者，从手术当天起，晨起胰岛素剂量减半，在手术过程中定期监测血糖，根据患者的反应进行相应治疗。

（六）出院

电生理操作术后可出院或在院观察，出院取决于手术过程、患者的年龄、健康状况、潜在的并发症（如出血），和患者（或家属）能够评估异常情况的能力。这是一个医疗决策，不应与报销问题相关。

（七）报告手术结果

程序报告应包括至少以下这些：手术的初级和中级操作者；手术指示；任何药物的名称与给药剂量；摄入、输出和估计失血；导管/起搏/导线型号，序列号，插入位点，与心内靶位；结果

和过程执行；并发症；X 线曝光（分钟、剂量、剂量面积乘积）。在一个手术中，患者接受过量辐射暴露（通常为 3000mGy，但根据不同部位有所不同）必须通知并随访皮肤损害的证据。理想情况下，这些信息被存储在一个数据库中，用于后期问答。程序中的记录（心电图和透视图系统图像）应归档在数字媒体（最好是在网络上，或者在 CD 或 DVD）备查，以备不时之需。

九、儿童和成人先天性心脏病

儿童和成人先天性心脏病建议：

- 小体格幼儿的心脏电生理手术应在有儿童外科支持的中心进行。
- 成人先心病患者的手术可在儿童或成人机构中由专长先心病和先心病患者潜在心律失常发生基质的医师主导进行。
- 进行儿科心脏电生理手术需特别考虑：异常节律不齐机制、患者的小体格以及对患者未来生长发育的影响。

（一）不同于成人的患者因素

儿科电生理及儿童和成人先心病伴有心律失常的患者，其心脏电生理室的标准和操作相关问题与成人的有所不同，且不止局限于体格及心脏大小问题。干预措施的决策过程关系到患者的生活质量和发展。因此，干预相关的成功、失败及操作因素的影响会持续几十年。心脏电生理室治疗病例中涉及年幼患者时，一个重要因素是需要适合其年龄的支持治疗。

1. 心律失常发生基质、患者体格及患者未来生长发育

儿童患者的心律失常机制是随年龄变化的，这会影响决策。患者体格决定了需要使用小号消融导管且医生具备相关专业知识，当血管途径受限时可使用食管调搏，例如新生儿病例。关于未成熟心肌消融创伤的形成和潜在扩张的知识对儿科患者的治疗至关重要。与典型成人患者不同，儿童和青年患者会经受数十年的植入器械相关问题。因其影响患者生长发育、多次提取和替换器

械的潜在需要及可能造成的静脉闭塞，心脏电生理植入器械的调速和位置决策时应该考虑这些问题。对于先心病患者来说，这些因素复杂且影响干预措施的选择。手术干预对于所有形式的先心病患者而言都能提高存活率，这些手术干预的细节在心脏电生理室心律失常发生基质分析中的作用是决定性的。复杂儿科先心病存活者在成人先心病群体中的比例越来越大。建议儿科和先心病患者的手术可由①儿科心脏病专家，②成人和儿科先心病专家组，或③有成人先心病专业知识和兴趣的成人心脏病专家执行。

2. 儿科患者和先心病患者电生理手术的适应证

儿科导管消融术的适应证源于对年轻患者心律失常自然病史的理解，如操作成功率和并发症发生率及复发风险。在儿科群体中，先心病的发生会影响消融术结果和选择的干预措施。年轻患者和先心病患者植入心脏节律器械的指南最新更新是在 2008 年。心外膜起搏用于禁忌使用静脉起搏的患者，例如假体三尖瓣瓣膜、从右至左的心内分流术和小体格患者，或用于正在进行伴随心脏病手术的患者。大多数埋藏式心脏复律除颤器是以静脉通路植入的，但由于解剖限制不能用于少数患者。因为 ICD 的导线较大且易纤维化，所以对于经静脉系统而言必须考虑患者体格大小的限制。虽然用于成人患者的心脏再同步化治疗已经成熟，但其用于儿童的适应证还不甚确定且仅基于回顾性调查而非随机对照试验。

（二）患者安全事项

由于年轻患者相较于成人患者在电生理手术后可能会有更长的寿命，恶性肿瘤和先天畸形（随机风险）的终身风险更高。成人先心病患者承受高辐射暴露是由于病例的电解剖复杂性和多次手术的需要。"十一、关注职业健康隐患"部分的降低辐射量的策略应该被积极执行。幼儿最重要的并发症包括心包积液、气胸、房室传导阻滞和死亡。动物实验和临床研究已显示可出现伴有化脓的瘢痕组织的潜在扩张以及与消融位置潜在关

联的后期冠状动脉损伤风险。房室传导阻滞的风险会因患者小体格和隔膜通路而增加，推测是由于解剖结构偏小。较小的笛口样导管、低消融能量、短创伤时间和呼吸暂停及起搏技术的使用可以消除风险。冷冻消融术被认为更加安全，但与消融创伤相比可能会有更高的复发率。建议对儿童患者进行手术操作的电生理室具备冷冻消融能力。

（三）手术操作问题

1. 住院患者 *vs.* 门诊患者

儿科或先天性电生理疾病患者的创伤性电生理检查和消融术操作安排可为门诊或住院。是否出院需考虑手术细节、患者体格、并发症风险及患者评估风险征兆的能力。电生理设备的置换或修正多数情况下需观察将近 1 天，但年长患者的电机置换可能只需不到 6h。新植入器械的年轻患者需整夜监视以指导围术期抗生素的使用、评估气胸和血胸、估计器械参数、检查导管位置以及进行疼痛管理。

2. 镇静、麻醉和用药

考虑到患者的低龄、先存条件、先心病、气道问题、家庭选择和手术的复杂性，儿科和先心病电生理室镇静的目的应该是给患者一个安全、无创的体验。2002 年北美心脏起搏和电生理学会对儿科消融术记述了麻醉的种类（例如，清醒镇静、适度镇静和全身麻醉），目前仍具有适用性[54]。负责镇静、麻醉和用药管理的工作人员必须熟悉儿科和先心病伴心律失常患者，并且有儿科高级生命支持和高级心脏生命支持认证。所有进行电生理手术的医师必须熟知镇静、监视和气道管理。联合专业人员（例如，护士、高级临床护士和医师助理）如果受医师的直接指导，可以参与患者的镇静。

3. 设施

儿科电生理手术的房间和设备标准与成人电生理手术室相似但必须有特别为儿童使用的心脏除颤器、满足儿科需求的可编号推车及适龄麻醉设备。儿科和先天性电生理疾病患者可能需要电生理和血流动力学导管插入联合手术，包括血管

造影术和可能的干预措施。因此，儿科/先心病电生理室应达到与儿科心导管室相同的标准。

（四）术后治疗

术后治疗可在独立的围术期区域、一般心脏内科诊室或重症监护治疗病房进行。应能持续遥测以评估心律。术后治疗的环境需适应患者年龄和发展。护士和医师应熟知儿科和先天性电生理疾病患者的治疗。

十、质量控制

（一）临床结果和并发症

从电生理室质量保证程序获得的数据应该被用于测试并发症发生率和评估独立从业者及电生理室的总体结果。对并发症发生率高于基线的从业者来说，相关病例的一个客观无偏的同行评价对于决定标准治疗是否产生误差至关重要。因为事件发生率低且电生理室的风险调整模型发展尚不完善，所以同行评价尤其重要。从业者不应为接收高风险和（或）更富挑战性的病例而受惩罚。但是，如果鲁莽的行为或技能或知识不足确定存在且治疗误差产生，则与质量保证的主席进行口头和书面交流就势在必行。这个交流需包括一个改正行动的清晰计划，以及当改正行动失败时未来潜在行动的文档。

（二）病例量

运营者病例量、技能和结果之间的联系已在心脏电生理的某些但非全部领域获得证明，但是争议和冲突数据依然存在。培训的具体病例量由美国内科医学委员会详述。在通常未明确定义病例量和结果之间关系的情况下，更合适的方法是保证所有并发症（详见第五、六章）都已由质量保证委员会检查且如上文所述控制。

（三）建立数据库

任何质量保障/改善程序都必须克服的一个难题，就是前瞻性地计划建立可访问的、运转良好

的数据库，并从中获取数据。如果没有客观、可靠的数据来评估治疗结果，那么质量改善的任何努力都是徒劳无功的。数据库中至少应以可检索的、整合的形式录入以下类型的数据：患者的人口学特征、相关病史、用药情况、心血管植入型电子器械信息，以及侵入性操作的治疗结果和并发症。必须保证能够辨别患者所植入的设备，以便在设备制造商或 FDA 紧急召回等情况下，迅速联系到植入不合格硬件的患者。

医学信息学领域正在以近乎指数级的速度发展着。许多注册中心，比如美国心脏病协会和国家心血管资料注册系统的 ICD 注册中心，划出了某些特定的数据，为了参与注册并满足付费者的要求（payer mandates），必须对这些数据进行信息采集。除了这些基本要求，针对房颤和室性心动过速患者管理的临床指导文件，还推荐了更为详细的数据库要求。这些标准的数据元素为研究型电生理实验室提供了聚合数据，以及将自己的数据与同一研究领域其他实验室的数据进行比较的机会。

（四）儿童与先天性心电生理疾病患者

到目前为止，针对儿童与先天性心电生理疾病患者的质量保障工作都将重点放在建立大型电生理手术操作注册数据库上。2010 年年底，儿童与先天性心电生理学会（Pediatric and Congenital Electrophysiology Society，PACES）的一个工作小组开始着手开发和实施能自我维持的多中心质量改善注册制度，称为 MAP-IT。目前，MAP-IT 工作小组正在创造一个以患者为中心的导管消融手术远期疗效衡量手段注册系统。COMPASS 评分体系——有史以来的第一个实证的、源于数据的、着眼于调整儿童和先天性心电生理疾病手术风险/复杂性的方法宣告问世。未来对手术性专科的质量保障工作将会需要一些治疗结果衡量指标的标杆，同时也需要完善指标数据的报告，这些指标应当是以患者为中心、有助于风险调整的，而 PACES 内部 MAP-IT 制度的广泛实施应该能够满足这一需求。

十一、关注职业健康隐患

关于应对职业健康隐患的几点建议：

- X线透视设备应当报告三项参数：①透视时间；②放射剂量（空气比释动能，单位：Gy），造成确定性损伤可能性的衡量指标；③剂量面积乘积（单位：cGy·cm²），造成随机性损伤可能性的衡量指标。电生理室工作人员必须佩戴至少 0.5mm 铅当量围裙、甲状腺盾，以及眼睛防护设备。
- 每半年必须检查一次所有的铅屏障，防止出现破损和泄漏。
- 严格遵守现行感染防控指南，将医疗人员感染传染性疾病的风险降到最低。

（一）辐射安全

心脏电生理极度依赖 X 射线成像技术来将导管和设备导线放入心脏，这导致患者、手术医师和实验室员工辐射暴露显著。尽管大多数时候辐射暴露难以避免，使用 X 线透视技术时多加小心能够将辐射剂量降到最低。电生理室的工作人员应当逐年完善辐射安全措施。美国有一些州强制要求包括医生和 X 线透视技师在内的所有 X 线透视技术使用人员考取相关执照并定期更新。

1. 相关术语

非电离辐射：导致温度升高但不会对细胞造成分子水平损害，比如微波和红外线。

电离辐射：能使电子与原子核分离，并损害DNA 分子结构，比如 β、γ 和 X 射线。

电离辐射可造成包括烧伤和癌变在内的组织损伤，了解电离辐射的相关定义和术语有助于理解电离辐射对人体的影响。

2. 辐射暴露的生物学风险

辐射的影响取决于其确定性效应和随机性效应。确定性效应是由辐射吸收阈值剂量决定的有害组织反应，比如辐射诱导的皮肤烧伤。随机性效应包括癌变和可遗传效应，不是由辐射剂量直接决定的，但是增加辐射剂量会提高不良后果出现的可能性。人体组织的辐射敏感性与细胞增殖率和分化潜能直接相关，与形态学和功能分化程度间接相关。对辐射最为敏感的组织有骨髓、精母细胞和肠隐窝细胞等。局部皮肤损伤是心血管医学当中最常见的确定性损伤，见于辐射剂量2Gy 以上，通常在辐射暴露几周后才出现症状。

辐射暴露会导致终身致命癌变风险提高。最小辐射剂量标准，是由《电离辐射的生物学影响第七次报告》得出的推论。该报告提出这样一个假设：癌变风险随辐射剂量的增加而线性上升，任何剂量的辐射都是有风险的。所有在电生理室工作人员都必须知晓该标准，尽可能减小辐射剂量。皮肤辐射暴露剂量不应超过 2Sv 这一阈值。由于致命癌变的患病率随辐射暴露后的时间流逝而增加，受到辐射的儿童和年轻人更有可能出现癌变。此外，先天性心脏病的成年患者，由于需要接受多次手术以及电解剖的复杂性，会受到更多的辐射暴露。

3. 衡量辐射暴露剂量

辐射暴露剂量可以通过以下几个因素来进行估计：距放射源 1m 处某千伏峰值的标准化 X 射线辐射剂量，总透视时间，背向辐射校正因子以及皮肤和放射源之间的距离。通过氟化锂热释光剂量传感器和光释光法可以直接测量多位点辐射剂量。已测定的患者最大辐射的中位体表入射剂量为 7.26rem（人体伦琴当量），辐射总范围为0.31~135.7rem。据预测，该辐射剂量与女性乳腺、活跃骨髓和肺的终身高癌变风险相关，每一百万例常规导管消融手术出现七百多例癌变。进行手术的医生辐射暴露最高的部位见于左手、腰部和左上颌。X 线透视设备应当报告三项参数：①透视时间；②放射剂量（空气比释动能，单位：Gy），确定性损伤可能性的衡量指标；③剂量面积乘积（单位：cGy·cm²），随机性损伤可能性的衡量指标。在衡量辐射剂量方面，辐射暴露是比透视时间更全面的指标，不建议依赖透视时间评估辐射暴露剂量。美国核管理委员会规定，每年皮肤、手臂和腿辐射上限为 0.50Sv，眼部辐射上限为 0.15Sv，全身辐射上限为 0.05Sv。每次 X 线透视的辐射剂量都应在病历中予以记录并允许患者查阅浏览。

4. 最小化患者辐射暴露

最小化患者辐射暴露的主导策略就是尽可能减小辐射剂量，而最为有效的方法就是尽可能减少 X 线透视踏板时间（fluoroscopy pedal time）。医生应当养成敲击 X 线透视踏板的习惯，而不应一直踩着踏板。眼睛从 X 线透视显示屏上移开时，脚应立即松开踏板。尽管减小 X 线脉冲重复频率会影响成像的时间分辨率，但是却能显著减少辐射剂量。通过采用脉冲透视技术和循环存储 X 线成像技术（stored fluoroscopy loops）而非"电影回放"（cine loops）X 线成像技术，以非透视电解剖制导系统（nonfluoroscopic electroanatomic guidance system）来补充 X 线透视成像技术，可以降低手术总辐射剂量。X 射线管离患者越近，皮肤侵入部位的 X 线辐射强度越大，造成确定性损伤的风险也越大；因此，医生应当将手术台调整至适宜高度，并保证 X 射线管与患者之间保持一定的距离。如果图像增强器没有尽可能地贴近患者，那么图像将会被放大，而患者受到的辐射剂量也会增大。如果要放大图像的话，要选择适宜的放大模式。不论是几何放大还是电子放大均会增加患者辐射剂量。瞄准可以有效减低辐射剂量，应当尽可能通过遮线器来缩小照射野（field of view）。比如，将照射野直径缩小 29% 可以减少一半的辐射剂量。手术过程中应该避免 X 线照射角度太过陡峭，如果需要垂直或将近垂直照射，那么手术全程应当不断调整 C 型臂的位置，避免辐射同一体表区域。根据具体的手术操作的类型，可以考虑对患者进行局部辐射防护，保护甲状腺和性腺。

由于辐射暴露导致的随机性损伤具有累积效应，医护人员应当留意患者终身的电离辐射总量。监管群体已经在积极讨论实施患者终身辐射暴露追踪体系，但是目前并没有相应的工具可供使用，所以辐射暴露追踪目前并不是强制执行的。需要强调的是，辐射暴露剂量还取决于设备的老化程度和整体情况。因此，尽最大可能减少 X 线辐射踏板时间是非常可取的，但与此同时，如果由于帧频太高或者成像设备（imaging train）老化导致放射剂量率过高，那么这种做法也是无效的。将每一个 X 线透视操作的放射剂量记录于永久病例中，而不仅仅记录透视时间，已经是一个被广泛接受的标准了。理想情况下，每一例 X 线放射的皮肤峰值剂量、参考放射剂量、剂量面积乘积和透视时间都应记录在案。每个电生理室的质量保障工作都应包含对每一位 X 线透视操作者的仪器使用情况进行审查。

5. 最小化职业辐射暴露

减少操作者和电生理室人员辐射暴露的最主要方法就是增加与放射源的距离，减少辐射散射以及控制放射剂量。放射强度的衰减与距放射源距离的平方成正比，所以即便只是稍微远离 X 射线管也能显著减少辐射暴露。辐射散射是指射线从发生管（generator tube）进入患者体内，被身体组织部分反射或散射。患者的辐射散射是操作者以及成像区域外的患者受到的辐射暴露的主要来源。操作者和实验室人员应当通过佩戴防护设备来保护自己免受辐射散射的影响，包括至少 0.5mm 铅当量的围裙、甲状腺盾和眼睛防护设备。

恰当的手术台防护能显著减少散射辐射进入环境当中。散射辐射会从患者身体的各个角度射出，但是与射线同侧的散射辐射强度最大，因为只有 1%～5% 的射线能够穿透患者身体从对侧射出。因此，手术台下方的防护是最重要的。高于手术台扶手的延展防护以及与患者身体相接触的顶棚波浪形延展防护，都能显著减少操作者的辐射暴露。由于放射剂量与距放射源距离的平方成反比，在操作允许条件下，操作者应当尽可能地远离 X 射线管。钡浸渍的防辐射布可以进一步降低操作环境中的辐射散射。此外，前面推荐的减低 X 线辐射总量的方法也可以减少操作者和电生理室人员的辐射暴露。

实验室人员妊娠期间受到辐射暴露属于特殊情况，应当根据具体情况进行处理。建议电生理室人员妊娠期间，以放置于围裙内的腰部剂量计测量值计算的辐射暴露每月不超过 0.05rem 或者整个妊娠期间辐射剂量不超过 0.5rem。可在腹部额外穿戴铅盾，进一步保护胎儿。

6. 质量管理

FDA 对 X 线透视设备的制造进行监管，同时为自动控制辐射暴露的系统设定了剂量限制。美国各个州对于放射设备（比如X线透视成像系统）的安全使用和操作也有相应的监管。联合委员会的"哨兵"事件指的是出现死亡或者导致严重损伤的意外事件。长时间的透视，体表辐射剂量超过1500rad（15Gy）就属于应当上报的"哨兵"事件，要求所在机构及时进行处理。一个合格的医学物理学家应当在引进设备时进行初始验收测试（initial acceptance testing），并施行年检以保障最佳的成像效果和安全的辐射剂量。不幸的是，即使放射设备运转良好，对于患者和员工的辐射暴露影响最大的还是操作者的知识和行为。联合委员会建议（并非强制）为透视科医师设立认证标准，相关推荐课程已经得到美国心律学会（Heart Rhythm Society）、美国心脏病学会基金会（American College of Cardiology Foundation）、美国心脏协会（American Heart Association），以及心血管造影和介入学会（the Society for Cardiovascular Angiography and Interventions）的认可。对于电生理室医师和员工在放射物理学、放射生物学、X线成像系统技术发展、X线剂量管理的培训并没有统一要求，医师认证和再认证对放射安全知识也不做要求。因此，放射安全工作有赖于医院管理层树立自己的放射安全高标准，追踪X线透视的使用和医师行为。

（二）佩戴辐射防护设备的职业健康隐患

1. 铅围裙的隐患

辐射防护所用的铅当量围裙很重，对心脏病介入治疗的医生而言是不小的肢体负担。以前，防护围裙是用0.5mm铅当量材料制作而成的，单位面积重量达7kg/m²。心脏病医生穿着防护服，持续站立几小时进行手术，患颈椎病的风险大大提高。长时间佩戴沉重围裙导致的骨病以及用户疲劳促进了较为轻便的铅当量材料的开发，今天普遍使用的防护服都是这种材料制成的。与传统防护服相比，现代无铅的0.5mm铅当量围裙要轻30％及以上。更为轻便的防护围裙可以减轻颈椎不适和损伤，但是无法达到完全根除上述负担的效果。需要强调的是，所有的防护设备每半年就要检查一次，防止出现破裂或泄漏。

除了重量，辐射防护服还有其他物理和人体工程学问题需要解决和注意。为了最大程度减轻不适感，防护服必须完全合身，并于上腹部处系紧，以尽可能地将重量负担从肩部转移至髋部。根据用途的不同，有几款不同设计的防护服。许多介入治疗医生会选择一种两件套的防护服，包括一件裙子和一件背心，两者都应当在上腹部附近贴身系紧。这种防护服通常设计将穿着者包绕起来，并且通常在服装前方设置重叠部分以达到完全的铅当量防护。甲状腺盾必须一直佩戴在身；铅眼镜也是如此，以最大程度减小青光眼患病风险。

2. 铅防护服的替代产品

手术台类可替代铅防护服的产品包括落地式辐射防护舱和顶棚式或横动桥形台式的悬浮式辐射防护系统。这两种系统的设计都是为了去除辐射防护服对医生造成的肢体负担，同时允许医生在无菌环境下靠近手术台进行操作。因为防护设备的重量无需操作者来承担，所以可以使用厚度、重量更大的材料，这就使操作者受到的辐射暴露减少了16～78倍。这种系统的缺点在于它们在某种程度上限制了操作者的动作，同时增加了原本已经十分拥挤的电生理室里的设备数目。

通过引进外磁场远距离引导磁性尖端的导管或驱动鞘和导管运动的自动衔铁，可以实现消融导管的机械化操作。这些系统使得电生理学家们可以在防辐射屏障后面进行大部分操作，从而消除辐射散射对操作者的影响（但不能消除其对患者和电生理室内人员的影响），进而使得操作者无需穿戴防护服。尽管这些技术都存在熟练曲线，需要一定的练习才能熟练操作，但是其效果和传统的人工导管操作是等同的。最近开发出的电解剖标测系统和心腔内超声心动图技术已经被运用于房颤的导管消融手术，将X线透视成像使用降到了最低限。未来这些技术以及其他不使用电离辐射的成像技术的发展，有可能会使得电生理室不再需要配备辐射防护服。

（三）电生理室中的人体工程学

在电生理室中工作的医生经常会受到物理性

危害的困扰，尤其是受到脊柱、臀部、膝关节和踝关节的损害。最初用来避免这些问题的方法是穿戴防辐射服。电生理室中的其他问题包括人体工程设计问题、复杂性的增加、干涉持续时长、防辐射装置的脱落，以及职业生涯的长短。一个多元化专业职业健康小组被委任对健康风险和损伤进行评估，并致力于降低健康风险，减小伤害。

（四）对传染病患者进行电生理手术时如何保障医师安全

为了防止电生理室的医师和其他工作人员在手术过程中被病原体传染，要做许多安全措施。其中最重要的就是在护理患者的过程中严格遵守所有的注意事项。通过严格遵守现行的传染病控制准则，医护人员患传染病的概率可以降到最低。

1. 个人预防措施

医疗机构一般要求医护人员进行一年1～2次的疫苗接种，这些疫苗包括乙肝疫苗、流感疫苗、百日咳疫苗，以及麻疹疫苗。注射这些疫苗后，医护人员就可以一心一意护理这些传染病患者了，不用担心会受到传染病的侵扰。例如，如果医护人员没有注射水痘疫苗，那么他就不能看护水痘患者。由于电生理室员工的工作具有专业性，如果允许不符合要求的员工进入电生理室工作，那么就很难符合要求。对于结核病来说，每个医疗机构对医护人员进行定期检查的时间间隔各不相同。在一些特殊情况下，比如在看护活跃性肺结核患者时，医护工作者必须要佩戴N95型过滤口罩，这种口罩是专门用来防止吸入散在空气中的传染病小颗粒的。在面对这些特殊情况时，医护人员更应当严格遵守医疗机构的相关政策。

2. 标准预防措施

标准预防措施包括身体隔离措施和普遍预防措施。标准预防措施普遍应用于预防被在空气中具有高度传染性的病毒颗粒和毒感染因子传播。其中，最基本的原则是全血、体液、分泌物、排泄物（汗液除外）、不完整的皮肤，以及黏膜都有可能包含传染性病原体。由于不可能识别出所有

传染性病原体的所有来源，因此医护人员在每次护理时都要对每位患者实施相同的预防措施。每个医疗机构都具体规定了标准预防措施的具体操作流程。在后文中会具体讲述与电生理室相关的操作流程。

在控制和预防细菌传播过程中，手部卫生是最重要的。佩戴医用手套可以为医护人员提供额外的保护，然而如果手套佩戴不当就会导致医疗资源浪费或者增加被细菌传染的风险。每次摘掉手套后都要洗手。洗手设备应当放置在电生理室中方便医师取用的地方。在进行所有类型的手术、微创性影像学操作，以及和血管通路（中央静脉导管）相关的操作时，需要佩戴无菌手套。如果在临床上需要接触血液、体液、分泌物、排泄物，以及一切可能被体液污染的物品时，则应当佩戴检查用手套。在进行动脉和静脉插管操作时可能会出现血液飞溅的情况，此时需要佩戴护目镜和口罩。但需要直接接触患者时，不应当佩戴手套，比如为患者测量血压、脉搏和体温时，对患者进行肌内注射或者皮下注射时，为患者洗澡或者更衣时，转移患者时，在无血液渗漏的情况下进行血管操作时。或者在非直接接触患者时，医师也不应当佩戴手套，例如在使用电话时、填写表格时、为患者更换床褥时，以及进行非侵入性的换气操作和氧气插管时。

安全的注射过程是至关重要的，包括对无针注射系统的使用、对尖利物品和其他用于侵入性操作工具的妥善处置。单剂量小瓶装优于多剂量小瓶装，尤其是需要对多个患者进行注射时。

传播途径预防措施在每个医疗机构的感染控制政策中都有所说明。在医护人员需要接触患者及患者周围时，需要根据接触传染防护措施的内容穿戴好罩衣并佩戴好手套。在医护人员近距离接触患者，并且患者的传染性飞沫可以通过呼吸道直接进入到医护人员体内时需要采取飞沫传染防护措施，包括佩戴手术口罩、护目镜和（或）防护面罩来进行面部保护。而佩戴眼镜或者隐形眼镜是不足以起到对眼睛的保护作用的。根据历史经验，距离传染病患者0.9m（3英尺）内被认为是危险的，但这也取决于带菌飞沫的大小，而

距离患者 1.8m（6 英尺）内都是可传染范围。如果飞沫长时间暴露在空气中，它就不具备传染性，因此也就不需要特定的通风设备或者空气处理设备。空气传染隔离措施是针对那些就算长时间悬浮在空气中也依然拥有传染性的传染因子〔例如麻疹病毒、水痘病毒、结核杆菌，或许还有重症急性呼吸综合征（SARS）冠状病毒〕设计的。如果条件允许，在对这些患者进行电生理手术时应当配备负气流操作室。如果不具备此条件，又必须进行电生理手术，可以选择在气流类似于手术室的普通正压操作室进行，并且需要配备便携式高效微粒空气过滤装置。患者需要佩戴手术口罩，医护人员需要佩戴 N95 型过滤口罩。这一手术需要放在一天的最后进行，手术结束后应使房间进行充分的空气流通和交换。

3. 电生理室操作

医疗机构出台的关于处理被污染的物品、窗帘，以及液体相关的方案和规章制度应当被严格执行。医护人员不应当抖动窗帘或者患者床单，因为这些物品中还有悬浮微粒污染物。所有需要再次使用的尖利器具都应当放置在耐刺穿容器中，确保侧面和底面没有渗漏，并贴上生物危害标签。血液、吸液，以及其他被污染的液体都要转化成凝胶状物质以免从容器中渗漏。在操作过程中，要保持实验室的"干净区域"和"污染区域"不要被破坏。医护人员接触了带菌的患者、伤口、区域后，在摘掉手套洗手前要避免触碰其他任何物品。在手术结束后，所有的接触面都需要用医用消毒剂进行清洗，并根据消毒剂的使用说明让所有操作面保持湿润一段时间。清洗范围包括监控导线、静脉注射泵、搬运设备，以及其他所有距离患者 0.9～1.8m（3～6 英尺）以内的非一次性物品，如果患者正在咳嗽的话，则需要清洗距离患者 1.8m（6 英尺）以内的所有非一次性物品。

4. 导管回收

从美国全国来看，许多电生理室都会对导管进行回收，旨在降低高昂的一次性物品使用成本，以及减轻废弃物品对环境的影响。2002 年通过并颁布的《医疗设备使用费和现代化法案》中指出，

联邦法支持对一次性物品进行回收。对于回收一次性物品能否从经济层面、法律层面和（或）伦理层面对临床操作和病患照顾造成积极影响，电生理室的工作者们需要达成协议。消融术导管被 FDA 列为 Ⅲ 类设备，因此消融术导管不能被回收。有些电生理室和导管室使用 FDA 批准的第三方加工再利用设备。在选择供应商的时候，实验室不应只考虑再利用导管的价格，还应考虑供应商的周转时间、导管物流集成，以及回收成功率等问题。

5. 患者转移

当患者必须被送到其他科室的时候，原先部门要提前和接收部门交代好患者的隔离需求。在转移过程中要做好所有的防护措施。在转移患者时，患者和运送人员都应佩戴好手套并做好其他隔离准备。在把患者转移到目的地以后，再摘下手套并立即洗手。转移需要进行飞沫传染防护措施的患者时，要为他们佩戴手术口罩。不鼓励对需要进行空气传染防护措施的患者进行转移，但是如果必须对某名患者进行转移时，应当与传染控制官员进行协商，以确定具体的转移方案。

十二、伦理问题

实验室环境建议：在一切操作前需要获取知情同意。

（一）知情同意

知情同意代表患者已经授权医护人员对其进行医疗服务。知情同意不仅能够保障患者的自主权，也能让患者了解并且同意最适合他们的治疗方式。它不仅仅是法律要求，更是一种道德义务。

医护人员应当提前安排充分的时间和患者进行沟通，以确保沟通的效果。电生理室的医生、高级临床护士或者医师助理在进行手术前都应当先获取知情同意，如果是由实习生、高级临床护士或者医师助理进行手术的话一定要提前告知患者。这一过程必须在手术麻醉前进行，以保证患者能够懂得医生的意思并且能和医生达成共识。这一过程要在手术室外进行，用患者能够听懂的

语言进行交流，如果医护人员和患者之间有语言障碍，可以请一名翻译在旁。讨论应该包括手术常见风险（可能并不严重）和可能危及生命的重大风险（即使概率很低）。医护人员可以预期到的所有手术流程都应当在讨论中有所涉及。

在大多数的小儿病例中知情同意权被赋予给了儿童的父母或者是监护人。如果冠心病患者同时患有遗传综合征并出现了认知功能障碍时，患者可以参加讨论，但是知情同意权会被赋予给他的法定监护人。一般情况下，12岁以上的患者便可自己签署知情同意书了。在手术前两周，12岁以上的女性患者需要接受血清或尿妊娠试验。

医生应当意识到，他们对于患者的决定会起到至关重要的作用。患者会向医生寻求手术意见，因为在他们眼中，医生就是权威。因此对于医生而言，本着客观的态度和患者进行沟通是自身的道德义务。相反地，如果医生没有告诉患者手术的完整信息或者对此没有进行如实介绍，甚至使用言语或非言语威胁操控都是不道德的。患者应有权充分地和医生讨论他们对于手术的疑惑和担忧，并且应该获得医生的满意答复。对于那些已经丧失行动能力的患者，医护人员应当从他的代理人处获得知情同意。

（二）电生理室手术操作教学的伦理问题

对患者讲述手术操作技巧教学是十分重要的医学知识传播方式，医护人员可以使用仿真人模拟手术过程，但是不能替代通过给真正的病患做手术所获取的经验。尽管只有与研究生培养项目有合作的以及医学院附属的医疗机构有责任进行教学授课，但是讲授微创手术操作过程是会发生在任何类型的医疗机构中的。

在手术前对患者讲述实习生会多大程度上地参与手术过程是医师的道德责任。一般来说，患者都会同意实习生参与到自己的手术中。大部分的教学医疗机构都会让患者在术前签署另一张知情同意表示允许实习生在指导医生的监督下进行手术操作。如果实习生要进行一些简单操作，比如静脉刺穿术或者获取体表心电图，那么医师只

要和患者进行充分的沟通就可以了；但如果需要让实习生进行复杂操作，医师就需要在和患者签署知情同意时详细描述实习生所负责的操作，以及相关流程。在没有知情同意的情况下就让实习生对全身麻醉的患者进行手术是不尊重患者自主权的做法，同时也损害了实习生自身的职业道德。实习生参与手术过程是因为这是他们训练的一部分，而不仅仅是出于好奇心。让患者了解实习生能够多大程度地参与手术是指导医生的责任。实习生不能在没有监督的情况下自己进行手术。

（三）临床手术中的临床研究

如果没有临床研究，那么救命技术和疗法就不能被研究出并应用于患者。随着研究的不断深入，我们对于疾病的理解也更加透彻。然而进行临床研究会使患者暴露在一定的风险下，并且得不到直接受益。作为一名研究者，最重要的职责是获取新知识；然而作为一名医生，首要职责是保障患者的健康。当这两个身份产生矛盾时，应当以医生身份为重。

如果患者想要寻求比现有治疗方法更好的治疗方案，他们就可以考虑实验方案。但是，强制患者参加实验方案是被禁止的。同样的，所有满足纳入标准的患者都应当享有同样的机会参与实验治疗方案，哪怕主治医师不认为该患者是理想的人选。在手术之前要给患者充足的时间做决定，以确保患者不是在被施压的状态下做的非自愿决定。如果患者是儿童或者由于其他原因而不能签署知情同意，那么需要患儿的父母或者是被患者合法授权的代表了解患者的手术风险，并帮助患者做出理性决定。

仅仅得到患者的同意，就让其参与实验是不行的。研究者要保证实验方案不会让参与者暴露在不合理的风险下，也就是说预期效果和存在的风险应当相平衡。实验方案必须有科学价值、足够高的成功率和社会价值。所有在电生理室中进行的实验手术在进行前都需要获得一个独立小组（比如伦理委员会）的评审并通过，确保在伦理层面上这一手术是被许可的。评审结果必须如实汇报，这不仅仅是对研究者的尊重，也是对未来手

术受助者的保护，如果这一手术在未来可以大范围推广的话。

（四）医师行业关系

医师行业合作包括开展继续医学教育、医师培训，以及临床研究，以加强医护人员对医药知识的掌握，以及更好地照顾患者。尽管医师和医药行业的目标都是推进医药服务，但是医师最关心的是患者的健康，而医药行业最关心的是获取利益。在医师和医药行业接触的过程中，医师的选择可能会被某个公司的产品或者服务影响，因此医师要时刻保持警惕，不能由于和医药行业接触就影响了自己的判断。

任何程度的接受医药企业的馈赠都有可能对医生产生影响。医疗机构应当据此制定政策，要明确如果接受了医药行业的礼物是否会对医生做出的医疗决定造成影响，以及是否会在护理患者的过程中产生风险。有些医药企业给医生送礼，并要求他们对患者使用特定的药物，如果医生接受了则是不道德的。对于那些负责产品审查、新药品引入的医师，他们必须和这些医药行业打交道，因此在临床医师给患者开药时，他们需要回避。

（郭成军）

参考文献

[1] Haines DE, Beheiry S, Akar JG, et al. Heart Rhythm Society expert consensus statement on electrophysiology laboratory standards: process, protocols, equipment, personnel, and safety. Heart Rhythm, 2014, 11 (8): e9-51.

第二章　电生理介入导管室的装备

一、背景

随着现代医学科学技术的日新月异，心脏电生理领域也得到了迅猛发展。尤其是近十余年来，许多复杂心律失常的病理生理机制得以明确，各种心脏电生理诊断标测技术及导管或器械介入治疗技术也不断涌现，为改善心律失常患者的生活质量、提高各种心律失常的诊疗水平提供了技术保障，但同时也使心律失常相关诊疗活动达到了空前的复杂程度。因此，拥有科学、高效、人性化的现代心脏电生理介入导管室，是规范化开展心律失常相关诊疗活动的重要基础。

然而，国内尚无有关心脏电生理介入导管室建设的规范或者标准。国际上，2014年美国心律协会发表了《电生理实验室规范专家共识》[1]。这也成为目前国际范围内，指导现代心脏电生理介入导管室建设的唯一规范性文件。为推动我国心律失常的规范化防治，本章将结合作者近年应邀参加国内多家医院介入导管室评估及验收工作中发现的问题、国家卫生和计划生育委员会（原卫生部）《心血管疾病介入诊疗技术管理规范（2011年版）》[2]的相关规定，参考2014年美国心律协会关于《电生理实验室规范》的专家共识，对现代心脏电生理介入导管室的总体建设需求作一总结。

二、心脏电生理介入导管室的历史演变

国际范围内，心脏电生理介入导管室最早出现在20世纪60年代末及70年代初期，通常与冠状动脉介入诊疗中心共用导管室，仅开展一些基本的电生理检查项目。至20世纪80年代，随着心律失常导管消融技术和心脏植入性器械的出现与发展，第二代心脏电生理介入导管室开始独立于冠状动脉介入中心而存在，并引入了完善的X线检查系统、心内电生理记录系统、射频消融系统等，主要开展常规心律失常的电生理诊断及导管消融治疗、起搏器植入治疗等医疗活动。至20世纪末，随着复杂心律失常发病机制的不断明确、心内精确电解剖标测技术的出现、消融导管及消融策略的不断发展、各种心脏植入性器械的不断涌现，大批的现代心脏电生理介入导管室形成。主要为满足开展日益复杂的电生理诊断检查、各式导管消融治疗、心脏器械植入治疗的需要。

三、心脏电生理介入导管室的基本要求

目前，电生理介入导管室是实施各种电生理检查、常规心律失常射频消融治疗、临时/永久心脏起搏器植入治疗、心内除颤器植入治疗、复杂心律失常心内膜/心外膜途径介入治疗等医疗活动的重要场所。相关心律失常疾病及诊疗过程的复杂程度已经显著提高，而介入诊疗过程中及术后患者出现各种并发症的风险也相应提高。因此，合理设计和科学布局是对电生理介入导管室建设的基本要求，也是开展相关诊疗活动所必需的设施条件。

基于上述背景，电生理介入导管室应建立在距离病房和外科手术室较近的区域。一方面便于病房患者进出导管室，另一方面，便于在实施心房颤动/室性心动过速/心外膜旁路的导管消融、左心耳封堵、经导管主动脉瓣膜置换术、起搏器电极拔除术等相对复杂的高风险介入治疗活动发生严重并发症时，及时给予相应的外科手术支持。

目前，国内心脏电生理介入导管室主要有三

种存在形式：①电生理专用导管室；②共享式介入导管室；主要与冠状动脉及外周血管介入治疗共用的导管室；③杂交手术室；既能进行心律失常及相关疾病的介入诊疗，同时又能满足必要时外科手术的需要，可以多学科联合实施相关复杂手术。上述三种形式均比较常见，可以基本满足目前心律失常相关诊疗活动的要求。医院需要结合自身实际相关疾病诊疗水平、医院临床需要设计建设相应的电生理介入导管室。

作为各种心律失常的介入诊断治疗中心，电生理介入导管室及周边环境应该保持清洁、安静，无菌式管理更是电生理介入导管室建设的基本要求。为此，医护人员通道、患者通道、准备候诊室、设备间、操作间、控制室、人流及物流及网络与电气化设计均应科学合理规划，相关内容将在本章的后续论述中涉及。

申请建设心脏电生理介入诊疗导管室的医疗机构尚需要满足国家卫生和计划生育委员会的相关规定。主要包括①医疗机构开展心血管疾病介入诊疗技术应当与其功能、任务相适应；②有卫生行政部门核准登记并符合国家卫生和计划生育委员会《心血管疾病介入诊疗技术管理规范（2011年版）》要求的心血管内科、心脏大血管外科或者胸外科、重症监护治疗病房等诊疗科目；③有至少2名具有心律失常介入诊疗技术资质的本院在职医师，且有经过心血管疾病介入诊疗相关知识和技能培训的、与开展的心血管疾病介入诊疗相适应的其他专业技术人员。

四、心脏电生理介入导管室的总体结构与布局

为满足临床诊疗需求，各式心脏电解剖标测设备、导管消融设备、术中监测与支持设备、紧急抢救设备已经成为现代电生理介入导管室的主要成员。因此，心脏电生理介入导管室在空间需求方面往往比冠状动脉介入导管室更高。根据美国心律协会《电生理实验室规范专家共识》[1]的推荐，心脏电生理介入导管室操作间的面积应不小于$32m^2$，建议在$50m^2$以上；操作床与四周墙柜之间应保持

2.5m以上的距离，尤其是操作床的头部区域，在设计阶段更应预留足够的空间以便于行颈部及锁骨下区域的穿刺置管操作、起搏器植入治疗等。

在总体功能布局方面，电生理介入导管室同样应分别设置患者出入通道与医护工作人员出入通道。医护工作人员出入通道应设有更衣室，患者出入口处应有消毒垫。同时电生理介入导管室主要由手术操作间、控制室、设备间及辅助工作间等多个功能区域组成。各区域应布局合理，标识清楚，配备必要的消毒灭菌设备和洗手设施，使建筑布局、工作流程内部设施符合环境卫生学要求和医院感染控制的基本要求。

手术操作间是电生理介入导管室的中心功能区域，各种介入操作与器械植入操作均在这个中心场所内进行。因此，如前所述，操作间应具备足够的空间，保证各种仪器设备有序摆放，方便介入诊疗操作和抢救时正常使用（如图2-1）。同时操作间四周及顶棚均需有铅板屏障，以作为放射防护的必要设施。操作室中间位置主要由操作床、X线C臂、顶棚悬吊组件（包括设备挂架、X线影像显示系统、生命体征监护系统、心内电解剖标测实时记录系统、手术无影灯光系统、麻醉气体供应系统等）组成。操作室周围墙壁上可以选择性安装储物柜，以便于导管等耗材及药品的存储。在规划设计阶段，需要注意保证储物柜与操作床及C臂之间有足够的空间，以使储物柜门打开的情况下也不会影响正常的介入诊疗过程及操作室有序的人员与物品流动。而为了不影响正常的C臂运动、正常的介入诊疗操作、必要时的麻醉保障、紧急情况下的生命支持设备的使用，建议尽量不在操作床的头侧安装储物柜。其他设备包括心内刺激仪、射频仪、电生理记录仪、心电及压力监护仪、除颤器、呼吸机及其他抢救设备与药品等建议常规有序摆放在操作间的周围。为便于需要时快捷移动及使用结束后及时归位，可以将其摆放在可移动推车或吊架上。

控制室也是现代心脏电生理介入导管室的重要组成区域。虽然可以将所有的心脏监护设备、心内电生理记录设备、心内刺激仪、心内电生理标测及消融控制设备全部布局在操作间，但为了

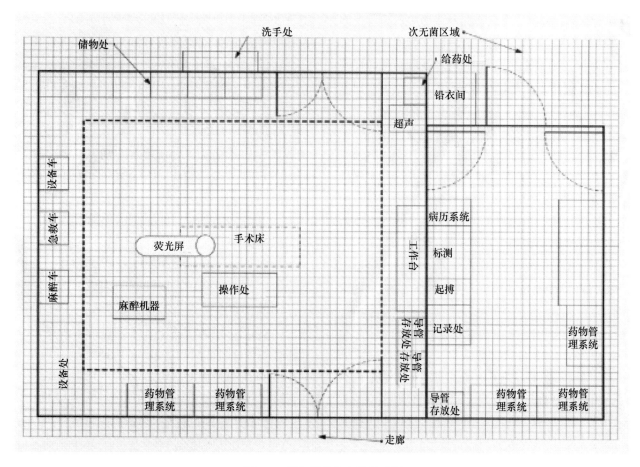

图 2-1 操作间结构布局模式图

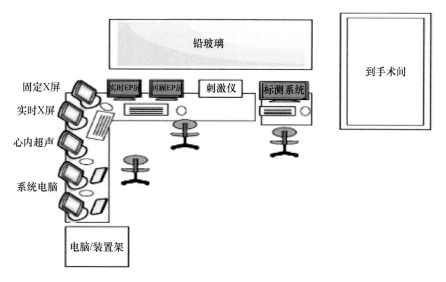

图 2-2 控制室结构布局模式图

减少团队医护人员不必要的 X 线暴露，同时利于未来心脏电生理介入人才的培养，美国心律协会《电生理实验室规范专家共识》[1]也推荐设置独立的控制室。将上述部分心脏监护设备、心内电生理记录标测刺激设备、X 线机操作控制台、数据存储及刻录设备等同时合理地布局在控制室中（如图 2-2）。操作间与控制室之间可以通过含铅玻璃窗隔开。设计阶段则需要具体规划含铅玻璃窗的面积与布局，使其可以便于控制室对操作间诊疗活动的全面观察。而控制室与操作室之间的无障碍沟通与交流，则可以通过借助双向对讲系统实现。

设备间则主要用来布局X线影像系统的X线发生器、电生理介入导管室电源系统及备用电源系统、导管室数字网络及存储系统服务器等设备。因这些设备通常不仅会占用大量的空间，同时在运行过程中会产生较多的热量，不合适直接布局在操作间或者控制室。因此，美国心律协会《电生理实验室规范专家共识》[1]推荐将其直接布局在一个独立的设备间，并做好其通风、散热、降噪、防火工作。

辅助工作间主要供术者洗手消毒，护士整理和清洗手术器械等使用。内设洗手室、手术器械冲洗专用水龙头、敷料和手术器具整理打包台。更衣室则主要包括男、女更衣室，配置衣柜及配套设有洗手间、淋浴间等。

隐蔽工程方面主要包括电生理介入导管室的管线布局、独立供电网络布局、不间断供电系统设计、网络数据共享及传输系统等，应该根据心脏电生理介入导管室整体设计需求而由相关专业人员进行设计及实施。据美国心律协会《电生理实验室规范专家共识》[1]推荐，现代心脏电生理介入导管室的空气管理应该参照外科手术室的标准进行设计，并注意加强空气消毒，防范空气污染导致的医院内感染，尤其是心脏植入性器械治疗过程中。

五、心脏电生理介入导管室建设的主要设备与器材

现代心脏电生理介入导管室的必备设施及器材主要由X线影像系统相关设备、血流动力学监测系统、心内电生理记录系统、心腔内程序刺激设备、导管消融系统相关设备、标测系统、抢救设备及抢救用药、防护设备等组成。

1. X线影像系统相关设备

近十余年来，随着心脏三维电解剖标测系统的出现，心律失常介入诊疗过程中对X线的依赖程度越来越低，术中的射线使用量也在不断减少，但至目前X线影像仍然是术中协助心律失常介入诊疗的重要工具。X线影像系统则主要由X线发生器和球管、影像生成系统、机械装置及其控制系统（检查床和C臂等）与计算机后处理系统几部分组成。在介入诊疗操作术前应给机器罩上机套，保证手术无菌操作。操作过程中应注意避免平板或影像增强器碰撞患者。床边和操控台均应设有紧急制动装置，以便在意外情况下可以保护患者的安全。且每个电生理介入导管室也应配有专业X线技术人员，负责开关机及日常操作、维护、后续图像处理等工作。

2. 血流动力学监测系统

心律失常介入诊疗行为作为有创医疗活动，术者需要借助有创或者无创的血流动力学监测设备随时掌握患者的生命体征相关数据。因此，血流动力学监测系统包括常规心电血氧饱和度监护仪、有创血压监测设备等均为心脏电生理介入导管室建设所需的基本设备。

3. 心内电生理记录系统

主要包括完成心律失常介入诊疗操作过程中心腔内各种电生理信号的实时记录、显示、储存、回顾、分析任务的相关硬件及软件设备。该系统是开展心律失常相关诊疗活动的基础设备。为满足需要，该系统至少应具备12导联体表心电图与24导腔内心电图的记录、显示、分析功能。而随着各种复杂心律失常介入诊疗活动的开展，目前部分电生理介入中心已经配备了具有64～128导腔内心电图记录功能的电生理记录系统。

4. 心腔内程序刺激设备

是完成心腔内程序刺激，协助心律失常的诊断、鉴别诊断、疗效及预后评估的基础设备，也是电生理介入导管室建设的必需设备之一。

5. 导管消融系统相关设备

目前在国内心脏电生理介入导管室使用较为普遍的消融系统根据能量来源不同主要有经导管射频消融系统和近年出现的经导管冷冻消融系统。无论射频消融系统还是冷冻消融系统均有其各自的优缺点，需要临床上根据具体心律失常的类型不同、治疗策略不同而个性化选择。

6. 标测系统

三维标测系统是近十余年心律失常诊疗领域的最大进展之一，是在心脏电生理介入导管室有效实

施复杂心律失常介入诊疗的必备设备。三维标测系统可以将心腔内各部位局部的电信号与其相应的空间信号结合形成集心脏解剖结构与局部相应电活动于一体的三维（3D）图像，并能够与CT、MRI图像融合形成更加准确的心脏电解剖模型，最终可以有效减少相关操作过程中患者及术者的放射性暴露量，准确引导复杂心律失常的介入诊疗操作。

7. 抢救设备与抢救用药

随着心律失常介入诊疗活动的日趋复杂化，患者病情的日趋多样化，介入诊疗操作过程中并发症及恶性心血管事件的发生率也会显著增加。因此，抢救设备及抢救用药自然也成为电生理介入导管室的必备条件。其主要包括除颤器、吸引器等设备，紧急心包穿刺、胸腔穿刺术所需的穿刺针、导丝、导管等物品，以及主要抢救药品（如肾上腺素、异丙肾上腺素、阿托品、多巴胺、利多卡因、胺碘酮、硫酸镁、氯化钾、碳酸氢钠、吗啡、呋塞米、硝酸甘油、硫酸锌鱼精蛋白等）。

8. 防护设备

至今心脏电生理介入导管室中，X射线仍是介入操作中不可缺少的工具。因此，为尽量减少介入操作过程中医护工作人员和患者受到X射线的损害，导管室应常规向手术操作者与患者提供必要的隔离铅屏、铅衣、铅眼镜、铅帽、铅护颈等射线防护设备。

9. 其他

随着近年心律失常介入诊疗操作的不断发展，部分有条件的电生理介入导管室也可以根据临床需要布局心内超声检测系统、整合信息显示系统、远程医疗系统等相关设备，最终更加安全、有效地为患者服务。

六、心脏电生理介入导管室的人员配备

根据临床需要及国家卫生和计划生育委员会《心血管疾病介入诊疗技术管理规范（2011年版）》的相关规定，目前心脏电生理介入导管室的工作人员主要由两名以上具有心律失常介入诊疗技术准入资格的副主任以上职称的介入医师、数名经过心律失常介入诊疗技术相关专业系统培训

的介入护士、放射科技师、相关设备工程师、清洁护工人员等组成。

心律失常电生理介入医师需要在经过国家卫生和计划生育委员会认定的心律失常介入诊疗技术培训基地系统培训至少1年且考核合格后，经2名以上已获得心律失常介入诊疗技术资质的主任医师推荐，才可以最终获得心律失常电生理介入诊疗活动的技术准入资质。在执业活动过程中，尚需要定期接受并通过卫生行政部门组织的技术评估与考核，并作为术者每年完成心律失常导管消融治疗不少于20例和（或）起搏器治疗不少于10例，才可以持续从事心律失常电生理介入诊疗活动。

心脏电生理介入导管室护士也需要接受心律失常介入诊疗技术相关专业系统培训并考核合格后才可以获得相应的从业资质。其主要根据介入诊疗操作的需要，提供术前术后消毒隔离、材料物品准备和术中配合等服务保障，且应当具有丰富的心内科护理工作经验，具备协助介入医师处理心血管急、危、重症患者的能力，有较强的观察、分析、判断能力，熟悉抢救设备和药物，熟练掌握各种电生理介入器材的使用及介入手术操作程序。同时需要配合感染管理科做好导管室的卫生学监测与日常维护。

放射科技师则主要负责电生理介入导管室X线影像系统的数据处理、日常维护，并协助介入医师在诊疗操作中必要时使用X射线影像完成相关心律失常的介入诊疗活动。

相关设备工程师则主要负责电生理介入导管室各相应设备的日程维护、检测及介入医师使用过程中提供必要的技术服务。

清洁护工人员主要负责介入手术患者的接、送工作，协助护士做好术前、术后手术导管室的消毒处理和日常清洁工作。

七、心脏电生理介入导管室的管理要求

严格遵守相关疾病诊疗指南，结合患者病情、经济承受能力等因素综合判断而制定可选择的治疗方案，做到因病施治，合理治疗，严格掌握心

律失常介入诊疗技术的适应证。由已获得心律失常介入诊疗技术准入资格的医师担任术者完成相关介入诊疗操作。实施心律失常介入诊疗前，应当向患者和其家属告知手术目的、手术风险、术后注意事项、可能发生的并发症及预防措施等，并签署知情同意书。在介入诊疗操作过程中应严格遵守无菌操作原则，对无菌器械台、影像增强器铅板等均应铺无菌单和无菌机套，术者暂离操作间应注意保持手套、手术衣的无菌，一旦污染，应立即更换。在完成每例心律失常介入诊疗病例后的 10 个工作日内，使用国家卫生和计划生育委员会规定的软件，按照要求将有关信息报送国家卫生和计划生育委员会及省级卫生行政部门。同时心脏电生理介入导管室还应该建立健全完善的心律失常介入诊疗院外随访制度，对于接受了相关介入诊疗的患者由专人进行定期的院外随访，重点了解患者院外的恢复情况、生活质量情况、近期及远期并发症的发生状况等，并做好相关记录。

心脏电生理介入导管室需要推广标准预防方案，正确使用各种防护用品，减少职业暴露的机会。而铅衣是介入手术医师的必需之物，常被医生的汗水、患者的血液分泌物等污染，也会成为感染环节中重要的污染源之一。为此每天手术结束要将污染的铅衣用 75% 乙醇擦拭，并晾干悬挂于固定衣架上行紫外线照射消毒。

依目前国家卫生和计划生育委员会要求，符合规定的心律失常介入诊疗机构每年完成的相关疾病介入诊疗病例不少于 200 例，其中治疗性病例不少于 100 例；无与心血管疾病介入诊疗手术相关的医疗事故，择期心血管疾病介入诊疗技术相关死亡率低于 0.5%。同时具有心律失常介入诊疗技术资质的医师作为术者每年完成导管消融治疗不少于 20

例和（或）每年完成起搏器治疗不少于 10 例。

已经获得心律失常介入诊疗准入资质的医疗机构及介入医师也需要定期接受其省级卫生行政部门组织的介入诊疗状况评估，包括其病例选择、手术成功率、严重并发症、死亡病例、医疗事故发生情况、术后患者管理、平均住院日、患者生存质量、患者满意度、随访情况和病历质量等。评估不合格的医疗机构或医师，将被暂停相关技术临床应用资质并责令整改，整改期不少于 3 个月。整改后重新评估符合条件者方可继续开展相关介入诊疗技术的临床应用；整改不合格或连续 2 次评估不合格的医疗机构和医师，将被取消心血管介入诊疗技术临床应用资质，并向社会公示。

心律失常介入诊疗操作中必须使用经药品监督管理部门审批的介入诊疗器材，不得违规重复使用一次性介入诊疗器材。同时需要建立心律失常介入诊疗器材登记制度，保证器材来源可追溯。在介入诊疗患者住院病历中手术记录部分留存介入诊疗器材条形码或者其他合格证明文件。

（殷跃辉）

参考文献

[1] Haines DE, Beheiry S, Akar JG, et al. Heart Rhythm Society expert consensus statement on electrophysiology laboratory standards: process, protocols, equipment, personnel, and safety. Heart Rhythm, 2014, 11 (8): e9-51.

[2] 中华人民共和国国家卫生和计划生育委员会. 心血管疾病介入诊疗技术管理规范（2011 年版）. http://www.moh.gov.cn/mohyzs/s3586/201108/52674.shtml.

第三章　电生理介入导管室工作人员的职责规定

开展心脏电生理检查和导管消融手术需要的工作人员主要包括医生、护士、技师，以及随时随到的麻醉师和维修设备的工程师。不同职位的工作人员各司其职，通力合作才能保障检查和手术的顺利完成[1-2]。

一、医生

（一）概述

在电生理检查、导管消融和器械植入手术中，最重要的工作人员是负责检查操作、结果分析、消融治疗、器械植入的医生。起搏电生理室的医生首先得是一名经验丰富的内科医生，熟料各种急救技能，如气管插管、心肺复苏、心包穿刺等，具备特殊药物，如麻醉药等的使用资质。在此基础上，临床电生理医生应该在临床电生理培训机构中受过充分训练，熟练掌握心律失常的诊断和处理，并达到资质标准，才能胜任起搏电生理室的工作。

（二）分工

1. 电生理介入导管室主任

电生理介入导管室主任必须是一位心脏起搏电生理专家，除了符合临床电生理医生的基本要求外，还应该担负更多的责任，包括负责医生的管理、病房的管理、临床质量管理以及教学等。作为医生的领导者，电生理介入导管室主任应该负责并督促整个科室的发展，并且参与起搏电生理专业组及学委会交流学习，提高科室专业水平。电生理室主任应努力提高改进手术技术及医疗质量，从而降低手术并发症，减少花费，改善患者预后。此外，电生理介入导管室主任应重视科室人才培养，安排和指导所有人员，包括医生、护士、技师等的培训。

2. 电生理检查及导管消融术者

作为电生理检查及导管消融的术者，应是一名资深的并接受过培训的医生。无论是对电生理室还是手术患者的情况，术者均应充分了解。同时，术者应意识到，成功的手术有赖于充分的准备以及团队的合作，尤其是注意与电生理所有工作人员之间的有效沟通。对于疑难或特殊病例，在手术前进行全体人员的讨论，是不无必要的。手术医生应该反复评估手术患者的诊断及手术指征，判断可能需要的设备或器械以及可能的问题或困难。与此同时，为降低患者的期望值，手术前应耐心与患者交流，从而消除患者的焦虑，使患者清楚手术后可能达到的目的，消除医疗纠纷的隐患。术后还应对患者就检查结果及治疗情况进行耐心解释。

3. 助手

电生理检查和导管消融的助手通常由参加过培训的医生担任，除了掌握心脏电生理学及导管消融治疗的基本理论和技术，即需要学习和掌握心脏电生理检查的操作技术，能够对各种缓慢性和快速性心律失常的电生理特点做出正确的评价，掌握心内膜标测方法和消融技术，学习和掌握心脏起搏系统的植入技术以及心脏起搏器植入术后的管理，包括程控管理和功能优化管理，能正确使用和分析起搏系统的各种工作程序及进行功能优化。此外，更重要的是，助手必须直接参与心律失常患者的诊疗工作，包括患者管理，诊疗方案制定与实施，参与复杂病例的讨论。具体要求见表 3-1。

二、护士

电生理介入导管室至少需要 1 位专职护士，有条件的可安排 2 位或以上。她（他）们对于保障安全操作和资料分析非常关键。护士必须熟悉电生理介入导管室所有的设备，在心肺复苏方面受过良好训练并具有一定的经验。手术过程中，护士具体职责范围包括检测血流动力学和心脏节律，在必要时应用除颤仪、给予抗心律失常药物和镇静剂，以及及时采集、测量并记录各种数据。此外，她（他）们还要针对可能在手术过程中发生的并发症的处理进行训练。一名合格的电生理介入导管室护士还是医生与患者之间联系的重要纽带，手术过程中，安抚患者并与之沟通，及时掌握患者的临床情况和主诉，汇报给手术中的医生。

护士还应充当电生理介入导管室"管家"的职务，负责整个实验室的日常事宜，包括实验室材料及器械的出纳及准备、实验室的清洁及消毒等，这对保障起搏电生理室正常高效运转至关重要。

三、技师

由于起搏电生理手术类型复杂，需要使用各种不同的仪器和设备，因此对于技师的要求也非常特殊。虽然许多设备公司会提供专业的技术代表协助完成相应工作，但实验室应至少雇佣一名专职的技师。一位受过良好训练和经验丰富的技师，对于保障手术安全顺利完成和术后的随访至关重要。技师主要承担的职责包括：协助射频消融手术中的心内电生理的监测及管理，操作三维标测系统；协助起搏器植入手术中的起搏器参数的测试及管理；完成起搏器植入患者术后随访并程控起搏器；负责电生理介入导管室 X 线造影机（并配有影像增强系统）或心血管造影机、多导电生理记录仪、三维标测系统、心脏程控刺激器、射频仪、具有记录功能的心电及压力监测设备、心脏除颤器及心肺复苏设备日常使用，并负责这些机器和设备的检查、维护和管理，监测患者和导管室每个人接受的放射线剂量。同样，技师需要定期进行心肺复苏方面的训练。

四、其他

（一）麻醉师

无论是术中镇静，还是紧急抢救，电生理介入导管室应该配备一位随叫随到的麻醉师。特殊类型的导管消融，如心房颤动以及植入埋藏式心脏复律除颤器或心脏再同步化治疗时，常常需要麻醉师提供麻醉支持；在所有心房颤动消融和血流动力学不稳定心律失常射频消融时，需要麻醉师在术中将血流动力学控制平稳。在可能发生的致命性心律失常或严重并发症时，需要气管插管、机械通气，甚至紧急外科手术时，更能体现麻醉师的作用。当然，实际工作中，简单的麻醉药物可由电生理介入导管室的护士在医生指示下给予。

（二）公司专业技术代表及工程师

起搏器的程控、三维系统的标测、多导仪的记录、导管消融系统的操作有时可以由公司专业技术代表完成。在获得所在公司许可，并具有能力资质和符合身体条件后，才能允许在电生理介入导管室开始工作。技术代表应与电生理介入导管室所有人员保持良好的合作关系，并接受实验室负责人及术者的指挥。通常，技术代表只有在介入导管室工作人员的监督和陪同下，才能直接接触患者。有着技术代表的合作，能够保障设备及器械更充分合理的使用，有利于手术顺利并有效地完成，并便于数据的收集和整理，协助患者术后的随访。除此之外，技术代表能够及时更新产品的信息，帮助对起搏电生理工作人员进行培训和宣教。

另外，应该有生物医学工程师或专业技术人员维护电生理介入导管室的设备，以保证设备的正常运行和电气设施的安全。

表 3-1　心脏起搏电生理室（电生理介入导管室）手术助手临床技能要求

项目	要求掌握内容
心脏电生理及导管消融	心脏电生理检查及应用
	射频消融的原理及应用
	房室结折返性心动过速的电生理检查和消融技巧
	房室折返性心动过速的电生理诊断和消融技巧
	房性心动过速电生理诊断和消融技巧
	心房扑动的电生理诊断和消融技巧
	心房颤动的消融治疗现状
	室上性心动过速的电生理鉴别诊断
	特发性室性心动过速和期前收缩（早搏）的电生理诊断和消融技巧
	器质性心脏病室性心动过速的电生理诊断和消融技巧
	导管消融治疗的并发症表现及处理
	三维标测在电生理检查及导管消融中的应用
植入性器械治疗	心脏起搏治疗的适应证
	心脏起搏系统植入技巧和常见问题的处理
	心脏起搏器并发症的识别和处理
	心脏起搏器的时间间期
	起搏方式的选择
	起搏心电图的正确判读
	起搏器的随访和程控
	起搏系统的故障识别和处理
	生理性起搏
	现代起搏功能的最新进展
	埋藏式心脏复律除颤器的适应证及进展
	心脏再同步化治疗的适应证及进展

（刘俊鹏　施海峰）

参考文献

[1] Haines DE，BeheiryS，AkarJG，et al. Heart Rhythm Society expert consensus statement on electrophysiology laboratory standards：process，protocols，equipment，personnel，and safety. Heart Rhythm，2014，11（8）：e9-51.

[2] 张澍. 心电生理及心脏起搏专科医师培训教程. 北京：人民卫生出版社，2007.

第四章　电生理介入导管室人员的资质认证

心电生理专业在过去 30 年中发展迅速，从过去的电生理检查用于心律失常的诊断，到目前射频消融治疗许多快速性心律失常。心律失常器械治疗同样发展迅速，过去只有简单的单腔起搏器，现在有心脏再同步化治疗（三腔起搏器）、埋藏式心脏复律除颤器（ICD）等。导管消融在临床的成功应用和各种先进的器械治疗推动了专门的心脏电生理介入导管室的出现。在介入治疗不断进步及其应用日益广泛的同时，电生理操作更加复杂，仪器更加先进，对操作人员的要求也更高了。

2014 年，美国心律学会（HRS）发表了《电生理实验室规范专家共识》[1]。该共识涵盖电生理介入导管室的布局设计、仪器设备、介入导管室人员及资质、操作流程、质量控制、职业健康防护等方方面面，以期为相关人员提供建议和指导。其中在人员要求方面提出了如下建议：

一、美国《电生理实验室规范专家共识》在人员资质认证方面的建议

（一）医生

电生理（EP）手术室医生资格认证、资格再认证、继续教育和培训受到多家机构制定的要求的影响。并且，不同类型的手术根据手术的难度要求需要取得相应的资格证书不同。如电复律和临时起搏器植入，仅由经过心血管疾病培训及美国内科学委员会（American Board of Internal Medicine，ABIM）认证的医师执行即可；而对成人介入式心脏 EP 手术（包括诊断电生理测试、导管消融）则仅可由在临床心脏电生理（CCEP）领域通过 ABIM 认证的医师施行；心血管植入型电子器械（cardiovascular implantable electronic devices，CIED）植入资质可以通过多条培训途径完成，其最低培训标准是要符合 CCEP 委员会认证的医师；对于希望获得 ICD 植入术权限的任何非 CCEP 认证医师，建议完成心脏病培训专题研讨会（COCATS）标准中规定的该领域正式培训，通过国际心脏节律考试委员会（International Board of Heart Rhythm Examiners，IBHRE）心脏节律器械治疗（CCDS）医师资格认证，并维持医院资格认证标准中要求的足够器械植入数量。

所有经 CCEP 委员会认证的医师均应参与指定的培训项目，并完成至少 1 年的 CCEP 综合附属专业培训；目前 CCEP 提供各种不同的介入式电生理操作的相应培训指南；并且随着培训标准的演变，这些最低要求将会定期更新。

最后，获得医师资格认证书的医师需由熟悉心律失常专家培训和认证标准的单个医院的认证委员会负责资格认证，并应接受定期同行评审和资格再认证以维持其有效性。资格再认证的具体标准由各医院单独确定，为确保维持认知和实践技能，必须定期评价医师的临床能力并进行记录，其重要组成部分应包括 ABIM 委员会认证和 IBHRE CCDS 状态、病例量、患者结局、同行评价和继续医学教育（CME）。医务人员认证委员会负责确保医师进行必要次数的评价和所需手术，确保参加定期的 CME 活动以保持其专业技能。而在更高层面，EP 介入导管室医生每 10 年需要再次通过 CCEP 和（或）CCDS 再认证。

总之，为维护患者利益，医师必须满足高执业标准，如果不符合标准，则应进行补救、拒绝

授予资格证书或撤销权限。医师领导必须致力于积极工作，以维持其 EP 介入导管室对患者治疗的最高标准。

（二）护士

护士也有严格的培训和资格认证、资格再认证、继续教育和实验室培训，受到包括（美国）联邦和州政府、卫生保健组织和职业安全与健康管理局在内的多家机构制定的要求的影响。

1. 普通护士

对在 EP 介入导管室环境下工作的护士的专业实践标准已有定义。所有 EP 护士均应具备重症监护或深厚的心脏病学相关知识背景，并需要深入心律失常鉴别以及危及生命的心律失常及并发症治疗，接受年度和两年一度的能力考试，内容应包括基础护理、辐射安全、清醒镇静、急救处理、生命支持等相关知识与技能，涉及范围广泛。而且，护士为确保证书符合要求并维持其有效性，必须经常参加继续教育，每 10 年需要参加一次心脏节律器械治疗资格认证考试和心脏电生理资格认证考试。

2. 高级执业护士（APN，通常称 NP）

在心脏电生理介入导管室的 NP 应通过基础和高级心脏生命支持认证，并了解辐射安全、无菌技术、体外除颤器操作、心腔内超声（ICE）操作和起搏器临时操作。参加通过认证的研究生级 NP 课程，接受术前评价、申请并解释诊断检测以及术后随访的培训。对 NP 的职责有着明确规定——可协助诊断 EP 检查、导管消融术和器械植入，但不能充当主要术者。医疗机构没有统一的资格再认证标准，但应制定维持手术能力的病例量标准。

（三）技术人员

在 EP 介入导管室的心血管技术人员可具有不同背景和资质，并没有专门的心脏技术人员监管机构。大多数技术人员接受了高等教育（大学学位或专科文凭）以及大量在职培训。在心血管技术课程中会为一些心血管技术人员提供 EP 课程；在一些经认证的学院中还有证书课程。对技术人员的能力评估，建议在机构内进行，并要求个人

应处理维持能力所需的足够病例量。

（四）医师助理（PA）

PA 是高级执业专业人员，执行包括在医师直接监督下的术前评价，可协助诊断 EP 检查、三维标测、导管消融术和器械植入，以及进行术后随访等多项任务，但不能充当主要术者。其需要通过研究生水平大学课程进行培训。同样，PA 在临床 EP 介入导管室的工作需要机构内部认证、根据 EP 介入导管室主任和 EP 介入导管室主管的决定来保持维持侵入式 EP 操作能力所需的年度最少病例量、接受维持继续教育以及能力评估。目前没有统一的 PA 再认证标准。

（五）公司专业技术代表及工程师（IEAP）

公司专业技术代表及工程师（IEAP）可在 EP 介入导管室充当助理。2008 年 HRS 发布了一份关于 IEAP 临床角色的声明。IEAP 仅应对他们所代表的制造商特定产品提供技术协助，并且必须在责任医师的直接监督下工作。

二、国内资质认证要求

相比之下，国内对心脏电生理介入导管室人员配备及资质要求尚未形成具体、统一的行业规范。据我国卫生和计划生育委员会（原卫生部）办公厅 2011 年发布的《心血管疾病介入诊疗技术管理规范》，对于从业者的培训工作，要求应当接受至少 1 年的系统培训。培训基地由国家卫生和计划生育委员会（原卫生部）认定，有着统一的要求，对培训工作也有基本要求，但对其 EP 医生的资格认证尚未明确统一。仅要求在上级医师指导下，参加对心血管疾病介入诊疗患者的全过程管理，包括术前评价、诊断性检查结果解释、与其他学科共同会诊、心血管疾病介入诊疗操作、介入诊疗操作过程记录、围术期处理、重症监护治疗和手术后随访等，并能够独立完成心脏电生理手术的规定数量，经考核合格，作为衡量其能否胜任电生理工作的标准。对在境外接受心血管疾病介入诊疗系统培训 1 年以上、完成规定病例数的医

师，有培训机构的培训证明，并经考试、考核合格的，可以认定为达到规定的培训要求。

对于经培训合格的 EP 医生，缺乏资格再认证的具体规定，目前仅限于对操作术者数量的要求（从事导管消融治疗的医师作为术者每年完成导管消融治疗不少于 20 例；从事起搏器治疗的医师作为术者每年完成起搏器治疗不少于 10 例）。

并且，目前国内对 EP 实验室相关的其他人员，包括护士、技术员，以及近年来涌现的医疗器械公司的主要负责三维标测的技术代表或工程师的工作职责等均无相关从业规范以及资质要求。

然而，心电生理专业飞速发展，先进的标测系统和不断改进的导管消融技术使人们对各种心律失常的解剖学和发生机制有了更深的认识。由于电生理操作的复杂性，患者的安全和良好预后不单单取决于医生的操作水平，诸多先进设备、精准的标测系统及标测技术的成熟和完善也起了相当大的作用。电生理设备操作必须要经过专门的培训，普通技术员、护士无法完成，三维标测系统的使用更是需要经过长期培训，在整个电生理检查和治疗的过程中需要电生理介入导管室人员包括各级医生、麻醉师、护士和技师等的相互配合。只有所有工作人员在各自的岗位上各司其职又相互配合，才能满足临床的需求，有助于提高工作效率。

因此，建立独立的电生理介入导管室，组建专业、固定的队伍是未来发展的趋势。在这个理念的引导下，应对电生理介入导管室各个工作岗位有着不同的职责规定，通过严格的资质认证，并且通过不断的继续教育和培训来提升顺应电生理发展的专业素养，才能够真正实现心电生理事业的蓬勃发展，真正维护患者利益。

（刘书旺）

参考文献

[1] Haines DE, BeheiryS, Akar JG, et al. Heart Rhythm Society expert consensus statement on electrophysiology laboratory standards: process, protocols, equipment, personnel, and safety. Heart Rhythm, 2014, 11 (8): e9-51.

第五章　电生理介入治疗操作注意事项

心脏电生理检查和消融治疗指通过导管电极的程序刺激记录心电活动，明确心律失常的发生机制，通过消融的方法进行心律失常的介入治疗，是明确心律失常诊断和（或）指导治疗的一种重要方法。心血管植入型电子器械（cardiovascular implantable electronic device，CIED）指心脏起搏器、心脏除颤器、心脏再同步化装置等。心脏电生理检查和 CIED 的有关操作一般是在电生理介入导管室内进行的。本章的主旨是优化操作过程，减小相关风险，主要根据美国心律学会《电生理实验室规范专家共识》[1]并结合我国实际情况编写。

第一节　电生理检查器械准备

工欲善其事必先利其器。电生理检查开始前需进行相关仪器和电生理导管的准备。对于器械的性能，术者和助手应该做到心中有数，甚至做好备选方案。

影像设备一般由技师负责开启、关闭、性能检测、条件设置，并进行患者信息登记。电生理介入导管室的显著特点是仪器多、电缆多。专有电生理介入导管室的器械准备包括电生理仪开机通过自检，电生理程序刺激仪的电量充足、导线连接正确，射频或冷冻消融仪测试良好，三维电解剖标测系统开机正常，有时还应用到心内超声机、活化凝血时间（activated clotting time，ACT）监测仪等。如果非专有电生理介入导管室，需提前安置机位、布线、进行开机检测。为保证操作过程安全顺利进行，需重点注意的是：①固定好所有连线，尤其是靠近 C 臂附近的，避免电缆或光纤缠绕、牵拉；②所有设备均应连接好地线，避免交流电信号干扰；③只有等所有设备检测无误后方可通知患者进入介入导管室。

电生理介入导管室护士应该准备好电生理检查常规需要的导管，需要特殊导管时术者应提前通知护士准备好。

电生理介入导管室应该具备必需的抢救用药、设备及应急方案，如除颤器、心包穿刺包、简易呼吸气囊面罩，必要时配备开胸包等。

第二节　患者准备

进行电生理检查的患者一般是快速性心律失常或缓慢性心律失常的患者。患者的准备包括病史收集、术前检查、围术期用药、术前宣教等。具体体现在以下方面：

1. 详细病史、发病特点、平时心电图、心律失常发作心电图，对于初步诊断有重要的指导意义。

2. 伴随疾病，既往有无先天性心脏病史，有无心脏或肺脏手术史。

3. 药物过敏史，尤其对含碘造影剂有无过敏史。

4. 2 周内实验室检查结果。包括血常规，凝血功能指标，肝肾功能，乙型病毒性肝炎、丙型病毒性肝炎检测等，排除甲状腺功能异常（或需服用胺碘酮患者需行甲状腺功能检查），对于术中或术后有潜在输血可能的患者进行血型化验。

5. 常用的辅助检查。无心动过速发作心电图患者、室性期前收缩（室早）/室性心动过速（室速）患者和心房颤动（房颤）患者建议行动态心电图检查。室早、室速患者行心脏超声或心脏磁共振，有利于特发室速与器质性室速鉴别，明确有无心肌致密化不全。怀疑缺血性心肌病患者需行冠状动脉 CT 或造影，房颤患者术前行经食管心脏超声排除心房心耳血栓。

6. 明确进行消融治疗的心房颤动患者房颤危险因素、房颤类型、持续时间等，为手术术式提供依据。

7. 根据评估决定是否应用术前抗凝或抗血小板用药。综合考虑血栓风险、出血风险、伴随疾病、实验室化验指标，也应该考虑抗凝剂有无拮抗剂、抗凝剂是否增加经食管心脏超声的出血概率等。

8. 停用抗心律失常药物 5 个半衰期，但基于解剖消融的病例（如心房颤动）不一定停用（表 5-1）。

9. 术前宣教，签署知情同意书。告知患者预期手术效果，手术过程，不成功率或复发率，以及可能并发症和相应的对策。达到缓解患者焦虑、更好配合手术、减少并发症的目的，一旦出现并发症患者和家属能及时配合医生进行相应的救治（表 5-2）。

10. 缓慢性心律失常明确有无明确病因，针对病因进行治疗。

11. 国外指南推荐对育龄期女性和大于 12 岁女性进行妊娠试验，供国内参考。妇女注意避开月经期。

表 5-1　常用抗心律失常药物半衰期

药物	半衰期 (h)	药物	半衰期 (h)
利多卡因 lidocaine	1.5~2	莫雷西嗪（乙吗噻嗪）moricizine	6~13
普鲁卡因胺 procainamide	3~5	奎尼丁 quinidine	6.2~15.4
地尔硫䓬 diltiazem	4	美西律 mexiletine	8~17
维拉帕米 verapamil	3~7	索他洛尔 sotalol	10~20
普罗帕酮 propafenone	3~8	胺碘酮 amiodarone	13~30 天
伊布利特 ibutilide	6~9		

表 5-2　部分电生理检查手术成功率、复发率和并发症发生率[2]

类型	成功率	复发率	并发症发生率
房室结折返性心动过速	96%~97%	5%	总发生率3% 植入永久性起搏器0.7% 死亡0%
房室折返性心动过速	93%	8%	总发生率2.8% 植入永久性起搏器0.3% 死亡0.1% 心脏压塞0.4%
经典心房扑动	97%	10.6%（心房扑动）33%（心房颤动）	总发生率0.5% 植入永久性起搏器0.2% 心包积液0.3%
非典型性心房扑动	73%~100%	7%~53%	0~7%
局灶房性心动过速	80%~100%	4%~27%	<1%~2%

第三节　电生理操作过程相关事项

一、麻醉

国内心脏电生理和消融过程以局部麻醉为主，也有的电生理介入导管室在特定的手术中应用全身麻醉，比如心房颤动的射频消融术。对于儿科需行电生理检查的患者麻醉方式的选择需要考虑患者年龄、耐受性、手术时间和复杂程度等。无论局部麻醉还是全身麻醉，电生理医师应该明确麻醉药品对即将进行的电生理操作所带来的影响，熟悉麻醉程度对电生理结果的干扰。

镇静程度分类：轻度镇静（minimal sedation）、中度镇静（conscious/moderate sedation）、深度镇静（deep sedation）。①轻度镇静是在药物诱导下对语言命令反应正常，认知和协同功能减退，呼吸循环功能不受影响。②中度镇静指对语言命令有反应，或需要轻度疼痛刺激。自主呼吸，不必进行气管插管，心血管功能不受影响。③深度镇静指患者不能轻易唤醒，对于反复刺激或疼痛刺激有反应。需要建立人工气道，自主呼吸往往不能满足机体需求。心血管功能通常能够维持。全身麻醉（general anesthesia）指自主意识丧失、对疼痛无反应。需要建立人工气道，一般需要正压通气。心血管功能受影响[3]。

对于电生理检查轻至中度镇静是合理的。深度镇静或全身麻醉有利于术者操作，有益于如除颤阈值测试、三维标测的稳定性、减少房间隔穿刺风险、心外膜标测和消融、邻近重要结构部位的消融等。但是注意麻醉深度对膈神经的影响，避免麻醉致膈神经麻痹与消融致膈神经麻痹混淆。常用静脉镇静麻醉药物有丙泊酚、芬太尼或咪唑西泮等。静脉麻醉需在麻醉医生指导下进行。

二、消毒区域注意事项

电生理检查常用穿刺部位有双侧锁骨下静脉、颈内静脉、腹股沟区域，手术开始前对各区域常规进行消毒。消毒具体范围：双侧腹股沟为中心，上至脐平面，下至大腿中部，两侧至大腿外侧下缘；锁骨下为中心，消毒区域为上至颈与下颌的交界处，下至乳头水平，两侧至肩外缘。对于有心脏压塞危险的操作进行剑突下和心尖区的消毒是有必要的。

三、术中抗凝

左心系统的操作即使服用有效治疗量的华法林的患者，也应该常规进行抗凝，保持 ACT（activated clotting time）范围 250～350s。右心系统

的操作，抗凝是可以选择的，有血栓风险的患者建议术中进行肝素抗凝。对于肝素过敏的患者可应用比伐卢定（bivalirudin）。

心房颤动术中应每小时监测 ACT，参考范围 300～350s。

四、电生理检查记录信号的优化和导管的选择

在电生理检查开始前，通过设置步骤使电生理仪信号优化，确保可靠的标测：

1. 选择合适的电极间隔（electrode spacing）。

2. 设置足够高的高通（high-pass filter），排除低频干扰，如呼吸动度。

3. 设置合适的低通（low-pass filter），排除高频信号的干扰。

4. 开启陷波（notch filter），排除 50～60Hz 交流电干扰。

5. 在不过度放大干扰的情况下能够呈现出有意义的低振幅信号。

电生理导管由管身和电极构成，管身的直径和电极的数量影响导管的操控性，而电极的数量、宽度和间距影响标测的结果。直径相对越小、电极越少的导管灵活性越好，降低心肌穿孔的风险。多电极导管有利于快速识别心律失常的激动模式，特别适合放置于冠状静脉窦。较小的电极和相对窄的电极间距能够记录到更多的局部信号，提供更精确的局部激动标测，但不容易操控，不利于如希氏束或旁路等局部微小结构的定位。增加电极间距或重新配置电极对有利于提高电极信号的识别，但不利于解剖定位。目前出现的环状电极、星型、网篮状电极等特殊形状电极更有利于心律失常的标测。

消融导管的选择依赖于术者的经验。目前无论进口的还是国产的导管越来越多，影响导管的因素包括：扭矩力的传递（torque delivery）、轴向刚性（axial stiffness）、可操控性（steerability）和导引鞘直径（introducer diameter）。消融电极显示的信号分为双极记录图（bipolar recordings）和单极记录图（unipolar recordings），单极可记录远场（far-field signals）和近场电位（near-field signals），而双极仅仅记录近场信号。常用双极记录信号，但有时单极更有益于标测局部激动，其常用于标测预激综合征旁路心室插入部位和流出道室性心律失常。消融电极的远端电极和近端电极记录电位时间先后顺序往往可以指导导管的移动顺序，尤其适用于局灶性或折返性房性心动过速（房速）的标测。

第四节　电生理导管操作过程中的急性并发症

正确对待手术并发症是每一位优秀电生理医师应该具备的素质（表 5-2 和表 5-3）。

（1）尽量避免：要求严格按照规范，标准操作。

（2）快速识别：一旦发生并发症，应快速诊断和评估病情。

（3）及时补救：具备相应的应急方案。

每一位电生理医生应该熟悉电生理介入导管室的急性并发症，并知道如何配合团队进行抢救。

表 5-3　电生理和 CIED 并发症的预防、诊断和治疗			
并发症	预防	诊断方法	治疗
电生理介入导管操作并发症			
心包积液/心脏压塞	避免过大导管推送力	X 线透视（心影透亮带，活动度减弱）心脏超声	纠正抗凝心包穿刺
房室传导阻滞	监测快速性交界心律、室房传导阻滞、心房起搏房室传导阻滞	心电图	安装起搏器
膈神经麻痹	膈神经标测，膈神经起搏	透视 X 线胸片	保守治疗
脑卒中	抗凝（左房操作 ACT300～350s）	神经系统查体颅脑磁共振成像	保守治疗取栓术
冠状动脉损伤	冠状窦内避免大功率消融，心外膜消融时进行冠状动脉造影，冠状动脉窦内消融时造影显示冠状动脉开口或进行心内超声	心电图	介入治疗
穿刺入路并发症（血肿、动静脉瘘等）	部位选择，优秀穿刺技术，血管超声	体检，超声	按压，卧床休息
辐射损伤	最小 X 线暴露	体格检查（典型者于术后 4～8 周，也有大于 40 周出现）	避免反复暴露
心血管植入型电子器械操作并发症			
气胸	选距离胸腔远的血管（腋静脉或头静脉）	X 线胸片	高流量吸氧，胸腔穿刺引流
电极脱位	测试电极稳定度（牵拉试验）	心电图，测试，X 线胸片	重新手术固位
心包积液/心脏压塞	放置电极轻柔	X 线透视（心影透亮带，活动度减弱），心脏超声	紧急心包穿刺
囊袋血肿	不用肝素和氯吡格雷	查体	保守治疗，加压包扎，重新缝合
感染	术前抗生素，预防血肿，刮除或切除囊袋慢性纤维结缔组织	查体，切口细菌学培养，血培养	抗生素，移除整个设备
空气栓塞	应用带阀门的引导鞘	透视	100% 吸氧

以心脏压塞并发症为例，说明分工合作抢救的重要性和流程。术前准备：对于房颤、复发房颤、左心房房速、流出道游离壁室早术前常规查血型。电生理介入导管室常规备心包穿刺包、猪尾导管、鱼精蛋白等。术前消毒进行剑突下或心尖部位消毒。心脏压塞前患者可能出现胸痛、心动过速、大汗、血压低，也有的直接发作阿斯综合征。立即透视心影，发现心包透亮带或心影活动度降低立即启动抢救程序。抢救时建立三条战线：①台上术者和助手2人，1人穿刺，1人做好准备：6F猪尾导管、50ml针管3个，1人抽取心包积液1人负责回输；②台下1人在患者头部站位，观察患者神志、意识，有无恶心、呕吐，另1人监测血压、心率，准备临时起搏；③护理需要准备好心包穿刺必备物品，并快速补液，准备升压药物，鱼精蛋白备用，核查血型、输血，记录时间、生命体征、用药等。台上和台下医护人员共5~6人。另外有医护人员负责联系血库核查血型取血、联系心外和麻醉科、与患者家属沟通签字。第一要务是心包穿刺，做到台上、台下、外联，都有人员负责，各尽其职，有条不紊，有备而来。

第五节　心血管植入型电子器械操作的相关注意事项

一、无菌环境要求

预防感染是植入操作最重要的一项工作，所以专用于器械植入的介入导管室应该同手术室一样，对无菌技术要求相同。于无菌区暴露时，帽子、口罩和手术鞋应该是操作人员必备的。同时严格管制操作间的出入，并最小化在房间的人数。手术期间尽量减少手术间门的开启，尤其是通往外部走廊的大门，因为研究显示当面向走廊的门开启后，操作间里的微生物数量显著增加。如果进行了感染病例的操作，术后应该按照手术室处理感染病例的要求进行清洁、消毒。

二、抗生素的应用

心血管植入型电子器械（CIED）手术切口属于Ⅰ类清洁切口，一般Ⅰ类切口不预防性应用抗生素。但考虑到涉及心脏重要器官，并植入人工器械，一旦感染后果严重，可以预防性应用抗生素。实践证明预防性应用抗生素肯定能够减少CIED感染。病原微生物可分为内源性和外源性，大部分是内源性的即患者皮肤携带的，最常见的细菌是葡萄球菌。建议抗生素种类选择第一代头孢菌素。根据抗生素半衰期，应用时间窗通常为手术开始前1h。对于青霉素过敏患者，针对葡萄球菌可选用克林霉素，针对革兰氏阴性杆菌选用氨曲南，或二者联用。也可选用万古霉素，在我国万古霉素属于特殊使用级抗生素，故一般不作为预防用药，除非有特殊适应证如耐甲氧西林金黄色葡萄球菌（MRSA）感染，一般在操作前2h内应用。氨基糖苷类抗生素应用时注意其耳、肾毒性，在密切监控预防不良反应情况下，在我国仍有一定实用价值。对于手术时间长的手术可追加抗生素[4]。

三、预防感染的其他措施

预防囊袋渗血和血肿。根据既往经验，可以电灼出血点，在送入心内电极时，先将浸润抗生素的湿纱布填充囊袋，也可局部冲洗帮助发现出血点。术后加压包扎也能减少血肿发生[5]。

四、手术部位的准备

既往手术部位如果毛发较多常给予备皮，进行剃除毛发。但消毒后30min皮肤表面的细菌可在毛囊内再次定植。建议毛发稀疏部位不必备皮，或将毛发固定于皮肤表面。毛发稠密部位可用剪刀或电动剃刀去除毛发，避免损伤皮肤，更利于无菌操作。

五、心血管植入型电子器械植入操作相关并发症

CIED 植入过程中的并发症往往与操作技术和手法有关，注意细节可将风险最小化（表 5-3）。

（荣　冰　钟敬泉）

参考文献

［1］Haines DE, Beheiry S, AkarJG, et al. Heart Rhythm Society expert consensus statement on electrophysiology laboratory standards: process, protocols, equipment, personnel, and safety. Heart Rhythm, 2014, 11 (8): e9-51.

［2］Page Richard L, Joglar José A, Caldwell Mary A, et al. 2015 ACC/AHA/HRS Guideline for the Management of Adult Patients With Supraventricular Tachycardia, ［EB OL］. http://circ.ahajournals.org/content/suppl/2015/09/22/CIR.0000000000000311.DC1.2015,9,23.

［3］American Society of Anesthesiologists. Statement on Granting Privileges for Administration of Moderate Sedation to Practitioners Who Are Not Anesthesia Professionals. http://www.asahq.org/For-Members/Standards-Guidelines-andStatements.aspx. 2011. Published October 18, 2006. Accessed December 5, 2012.

［4］中华医学会外科学分会. 围手术期预防应用抗菌药物指南. 中华外科杂志, 2006, 44 (23): 1594-1596.

［5］Baddour Larry M, Epstein Andrew E, Erickson Christopher C, et al. Update on cardiovascular implantable electronic device infections and their management: a scientific statement from the American Heart Association. Circulation, 2012, 121 (3): 458-477.

第六章　电生理介入治疗术后相关注意事项

第一节　国外指南概述

关于心脏电生理介入治疗术后的相关注意事项，目前国际上可借鉴的最新指南为美国心律学会（HRS）2014年颁布的《电生理实验室规范专家共识》[1]以及2016年美国儿童与先天性心脏病（先心病）电生理学会（PACES）与美国心律学会（HRS）联合颁布的《先心病患者应用导管消融的专家共识》[2]。综合整理如下：

一、穿刺点止血

术后需拔除静脉血管穿刺鞘，局部穿刺点压迫10～20min。对于儿童患者建议于患儿仍处于麻醉或者镇痛状态下进行，以减少心理应激。如果术中给予肝素，拔管前应确认活化凝血时间（ACT）低于175s或180s。如果患者术前应用治疗剂量华法林，拔管前ACT应低于250s，以减少局部出血及形成血肿的风险。当拟使用血管闭合装置时则无需等待ACT下降。许多导管室常应用鱼精蛋白以拮抗肝素的抗凝作用，以期缩短拔管等待时间，但应准备充分以应对鱼精蛋白应用后罕见但严重的过敏反应[3]。对于动脉穿刺点可选用血管闭合器[4]。

二、术后麻醉苏醒

术中使用麻醉药品时，应持续监测患者的生命体征以及氧饱和度，直至患者恢复意识及沟通能力。手术第1h内，应每隔15min评价患者的穿刺点、心律，以及意识状况，此后可定期检查。术后迟发并发症，如穿刺点血肿、严重心脏压塞，可在患者离开术后恢复区之后发生。如果术中应用咪达唑仑，且术后给予相应拮抗剂（氟马西尼），需警惕咪达唑仑的反弹作用。如果术中应用全身麻醉，则患者应转运至麻醉后监护室。

三、术后并发症

术后并发症即电生理手术之后发生的并发症（参见表6-1），可发生于手术结束患者离开电生理实验室之后，甚至是出院以后。对于患者术后并发症的追踪应纳入电生理实验室的质量控制流程。

术后对患者早期症状、体重的观察对于并发症的早期发现极为重要。如术后腹股沟区持续触痛可能提示假性动脉瘤、动静脉瘘或者动脉血肿，此时需行床旁超声以行甄别。另外，较为少见的手术并发症包括心脏瓣膜损伤或者冠状动脉狭窄等，但术后早期出现的劳力性胸痛或者心脏杂音可以提供非常重要的线索。

四、用药

对于接受心房颤动导管消融治疗的患者，术后及时重启抗凝治疗有助于降低围术期脑卒中发

表 6-1　电生理操作并发症

并发症	预防	诊断方法	治疗
心包渗出/心脏压塞	导管操作避免用力过大	X线透视心缘、二维超声心动图	拮抗抗凝治疗、紧急心包穿刺
房室传导阻滞	监测加速性交界区心律、室房传导阻滞、心房超速起搏时房室传导阻滞	ECG	起搏器
膈神经麻痹	膈神经标测、SVC/RSPV/LAA 消融时膈神经起搏	透视、胸片	保守治疗
脑卒中	抗凝（左房消融时 ACT＞300s 或 350s）、避免碳化	神经系统检查、MRI 扫描	保守治疗、Merci 取栓术
冠状动脉损伤	避免 CS 内过度能量释放、心外膜消融时行冠状动脉造影、主动脉根部治疗时行动脉造影或者 ICE 导航	ECG	PCI
穿刺点并发症（血肿、动静脉瘘、假性动脉瘤）	穿刺点的选择、穿刺技术、血管超声指导穿刺、微创穿刺技术	体检、超声	机械压迫、卧床休息
放射烧伤	降低照射剂量	体检（常见于术后 2～8 周，最迟可至 40 周）	避免重复照射

ECG：心电图，ACT：活化凝血时间，SVC：上腔静脉，RSPV：右上肺静脉，LAA：左心耳，MRI：磁共振成像，PCI：经皮冠状动脉介入，CS：冠状静脉窦；ICE：心腔内超声

生率，但最佳抗凝方案以及恢复抗凝时间尚无定论。

通常术后是否给予抗凝治疗取决于患者的具体情况。如果患者的 CHADS$_2$ 评分或者 CHA$_2$DS$_2$-VASc 评分提示脑卒中高危则应予抗凝治疗。对因心房颤动或者心脏机械瓣膜置换术后长期口服华法林的患者，许多导管室在器械植入术或者导管消融术中均不再停用抗凝药物。目前资料表明，在国际标准化比值（INR）2.0～3.5 范围内，上述处理策略是安全的[5]。

针对术后是否常规使用抗生素以预防亚急性心内膜炎，目前并未达成共识。

五、出院

电生理手术的患者可以是门诊患者、住院患者，或者在 23h 观察室临时留观的患者。术后是留观还是当天出院的决策应参考术中细节、患者年龄、健康状况、手术并发症的潜在风险（如失血）、患者的自理能力（或者是否有专职护理人员），以及外地患者家属可否提供足够护理而综合决定[6]。该决定应完全取决于医疗情况，而不应

受其他因素决定，如患者是否能够报销医疗费用等。术后恢复病房应配备有专业人员，需熟悉患者/患儿的护理，并有能力提供心肺复苏支持。对于儿童患者，应确保家人尽可能早地陪伴以减少患儿的焦虑及痛苦。

六、手术报告

手术报告的必要内容包括：主要术者及助手，手术适应证，术中使用全部药物的名称及剂量，液体出入量及估测失血量；导管/起搏器/埋藏式心脏复律除颤器（ICD）的型号、序列号、血管入路、心内放置部位；检查结果及手术名称；术中并发症；放射剂量（剂量单位包括分钟、mGy、照射剂量-面积乘积）。对于术中受到过度放射剂量照射的患者（通常定义为＞3000mGy）需通知相关情况，并在术后对患者皮肤损伤情况进行随访。理想情况下，上述信息应储存于数据库内以备质量控制之需。术中记录的数据资料如心内电图、放射影像、标测系统结果应进行数字化存档以备未来检索使用，推荐数据保存方式为网络，也可以 CD/DVD 形式存储。

第二节　国外指南各个版本之间的变迁和变化依据

2003 年，北美心脏起搏与电生理学会（NASPE）发布了关于导管消融的人员、政策、流程以及治疗建议的原则声明[7]，其主要适应证涵盖了房性心动过速、阵发性室上性心动过速（包括房室折返性心动过速与房室结折返性心动过速）、心房扑动、心房颤动、室性心动过速，以及儿科患者的特殊要求，但该声明仅对术中是否采用抗凝及抗凝强度，以及术中是否给予清醒镇静（主要采用咪达唑仑、芬太尼、丙泊酚等）进行了说明。对于术后处理、麻醉后恢复、术后并发症的监视、术后用药均未提及。此后至 2012 年，美国心脏病学院基金会（ACCF）联合心血管造影及介入协会（SCAI）发布关于心脏导管室标准更新的专家共识[8]。该共识中针对心导管室介入治疗的术后处理专题进行了讨论。主要包括术后穿刺点处理及术后药物的使用等内容。尽管该共识主要针对冠心病介入治疗，但对于电生理介入导管室术后的相关处理也有借鉴意义，简述如下。

一、血管穿刺点止血

术后血管穿刺点主要是股动脉鞘管的处理。如不采用血管闭合器，应等待 ACT 下降至正常水平（<180s）再行拔除，与前文所述静脉系统拔管的要求相同。穿刺点机械压迫后，患者的卧床时间取决于鞘管的粗细。对于 6～8F 的鞘管来说，患者最短需平卧 2～4h。此外，近 10 年来血管闭合装置取得了革命性的进步。尽管与机械压迫相比，并不能带来并发症发生率的下降，而且也会带来额外的医疗花费，但是由于血管闭合器/缝合器使用便捷以及大幅缩短住院时间带来的医疗费用的下降，尤其是对于术后当天出院的患者而言，所以目前在很多导管室已成为标准配置。

出院前，必须对穿刺部位进行检查。如局部有包块或者出现杂音，应行床旁超声检查以排除假性动脉瘤及动静脉瘘，多数假性动脉瘤可通过经皮给予凝血酶处理。

二、术后用药

术后无需给予过度的镇痛、镇静治疗。如果患者自觉穿刺点不适，必要时可给予吗啡、芬太尼等药物。如果拔除鞘管后，需要延长压迫时间，此时镇痛治疗需给予足够重视。但此时应常规备用相应的拮抗药物如纳洛酮、氟马西尼等。

三、术后并发症及处理

术后严重高血压可导致穿刺点出血及相关并发症，尤其在冠心病介入术后需积极处理。而鞘管拔除后，迷走神经反射并不少见，其诱因多为机械压迫带来的疼痛刺激。提前给予皮下利多卡因或者吗啡、芬太尼等可减少迷走反射发生率。偶尔，严重的迷走反射可导致心搏骤停，从而需要及时进行心肺复苏。及时静脉给予阿托品 1mg 可有效逆转迷走反射。术后医护人员应接受相关培训以及时发现心动过缓及低血压现象并进行对应处理。迷走反射可以见于急性血肿及假性动脉瘤形成、假性动脉瘤撕裂等情况。此外还需与腹膜后出血相鉴别，对于患者主诉胁腹部疼痛，而且对于治疗反应不佳时，应考虑后者的可能。此时如患者疼痛明显，其心率可反常下降。对于腹膜后血肿，最迅速的诊断手段为在导管室于对侧股动脉穿刺行该侧血管造影，观察有无出血及造影剂滞留现象。一旦确诊，可于局部行球囊封堵，延缓病情进展，为进一步治疗提供时间。如果患者血流动力学稳定，也可行腹部 CT 以明确血肿范围。

第三节　我国指南的特点

目前关于电生理术后患者的管理，相关最新版指南为 2015 年国内针对心房颤动（房颤）发布的最新版专家共识[9]，该共识中针对心房颤动导管消融术后管理提出以下建议。

一、术后观察及穿刺点处理

房颤消融过程顺利、无严重并发症的患者可在心内科病房观察。术后应卧床 6～12h，穿刺局部压迫止血。注意观察血压、心律和心电图的变化以及心脏压塞、气胸、血管并发症等的发生。术后出现低血压时，应明确其原因并予以相应处理。迷走神经反射发生时需通过输液和（或）阿托品治疗。术后 3～5 日内出现的心包炎，一般用阿司匹林治疗即可；偶尔在症状持续、心包积液较多时，应用糖皮质激素。如术后 6～10 天出现延迟发热状态，无论是否伴有神经系统相关症状，都应排除左心房食管瘘，需立即行螺旋 CT 检查。术后服用胺碘酮的患者应定期复查甲状腺功能。对高度怀疑肺静脉狭窄/闭塞者，应在消融 3～6 个月后常规进行 MRI 或 CT 检查。

二、术后用药

因术后早期是血栓形成的高危期，应在术后当天或第 2 天继续应用口服抗凝药物治疗至少 2 个月。围术期采用低分子肝素桥接策略者，术后继续口服华法林治疗。在 INR 达到 2.0 之前，应重复低分子肝素皮下注射。若采用不间断华法林策略，或采用达比加群酯抗凝者，均不需低分子肝素桥接过渡。2 个月后是否继续应用口服抗凝药物视患者的血栓栓塞风险、出血风险及患者意愿等具体情况而定。

阵发性房颤患者术后可使用或不再使用抗心律失常药物；持续性房颤患者建议术后常规应用抗心律失常药物 3 个月，似乎有利于逆转心房重构和维持窦性心律。

术后抑酸治疗：有临床观察提示房颤射频消融术后食管内镜检查可能发现不同程度的食管损伤，心房-食管瘘的高发时段又多在术后 2～4 周，因此术后给予消融损伤广泛的高危患者 4 周的质子泵抑制剂抑酸治疗是有根据的。

三、并发症及处理

尽管随着经验的积累以及相关标测导航系统和导管设计生产技术的不断改进，房颤导管消融的并发症有减少的趋势，但其发生率仍可高达 5%，部分并发症一旦发生后果严重。因此，熟悉并发症的成因、临床表现、预防及处理方法对于术者极为重要。

（一）心脏压塞和（或）穿孔

1. 诊断

临床表现主要包括：①突发呼吸困难、烦躁、意识模糊或丧失；②血压突然降低；③心率变化；④特征性 X 线表现（心影搏动消失和透亮带）。如患者具备上述症状、体征及 X 线征象即可初步诊断，超声心动图检查可确诊。需注意的是，多数患者的血压下降及相关症状有一定的滞后性，可长达 20～30min，因此消融过程中通过食管或心内超声监测对及早发现此并发症很有帮助，但定时透视亦可提供重要线索。部分患者可能因低血容量、迷走反射出现低血压、恶心、呕吐症状，需仔细鉴别，必要时可给予阿托品观察反应。部分患者症状亦可发生在术后。因此，术后当日常规超声心动图检查有助于及早发现。

2. 处理

主要措施包括：静脉应用多巴胺、经皮心包穿刺引流术及外科开胸手术。在 X 线透视指导下行心包穿刺引流术可以从剑突下或心尖部进入，必要时可以经超声心动图定位指导进针部位和方向。通过心包引流，大多数患者可以避免开胸手术。是否需外科干预可根据穿刺引流后每小时引流量的变化决定，一般在首次引流干净之后，如出血量＞200ml/h，应在申请配血准备输血的同时做好开胸手术准备；如有征象提示存在较严重的心房破裂大出血（如一直无法彻底抽吸引流干净、血压无法维持、出血量过多等等），应尽早申请外科紧急开胸探查止血。无论是在手术室或是导管室进行，在切开心包之前均应保证持续有效地引流以维持血流动力学稳定。有条件的情况下可以在开胸同时施行外科房颤消融以提升患者受益。因心包积液量较少而症状较轻或静脉泵入低中剂量多巴胺，血压即可维持在正常或接近正常水平者，则可在严密监测血压、血氧饱和度和超声心动图的情况下观察而无需心包穿刺引流。

（二）栓塞

目前报道的绝大多数为脑栓塞，其病因多为血栓脱落、气体栓塞及消融所致的焦痂脱落等。轻者症状隐匿，甚至无任何症状，仅在 MRI 等检查时发现存在栓塞灶；重者可致相应部位永久功能损伤，甚至危及生命。对于局部麻醉患者应在术中与患者有定时的沟通交流，及早发现栓塞征象。一旦术中或术后发现缺血性脑卒中征象应立即联系神经科会诊，必要时行 CT、MRI 或脑血管造影检查。确诊后给予脱水、细胞活化剂治疗，病情允许的情况下可给予局部溶栓甚至介入取栓或支架置入术。

（三）肺静脉狭窄

发生率报道差异较大，但与手术方式明显相关，肺静脉内点状消融的发生率可高达 10％，而节段性肺静脉隔离（PVI）则＜5％，随着前庭部环肺静脉消融的普及和节段性消融的减少，肺静脉狭窄的发生率进一步降低。

1. 临床特征

单支肺静脉轻度狭窄通常不会导致临床症状。单支肺静脉闭塞或多支狭窄可致明显的临床症状和体征，多在术后 1 周至数月内出现，并无特异性，通常表现为活动后气促、咳嗽、咯血和反复发作的抗生素治疗无效的肺炎等。

2. 诊断

有房颤消融史的患者出现上述症状后均应评估是否存在肺静脉狭窄。经食管超声（TEE）可初步筛查，而肺静脉造影则可准确判断。CT 和 MRI 增强扫描更具诊断价值。

3. 处理

无症状肺静脉狭窄除予以持续抗凝预防血栓栓塞外并无针对性的治疗方法。症状性肺静脉狭窄以导管介入治疗为主。现有的肺静脉内球囊扩张和支架置入术，有较好的即刻治疗效果，但术后 1 年再狭窄率高达 50％以上，部分患者经多次介入手术效果仍不理想。单支肺静脉闭塞甚至合并同侧肺静脉狭窄者，如无明显症状，建议观察而暂不过度干预。部分患者服用抗凝药物后肺静脉狭窄可改善或再通。

（四）左心房-食管瘘

左心房-食管瘘是房颤导管消融最严重的并发症。对于消融术后数日至数周出现的发热、畏寒和动脉栓塞症状，一定要首先警惕左心房-食管瘘，此时应该避免再行 TEE 检查以免加重病情。CT 和 MRI 对于明确诊断有重要价值。除对症处理之外，食管带膜支架或外科手术可能挽救部分患者的生命。近年来有消融术后应用质子泵抑制剂口服预防左心房-食管瘘的报道。虽其预防效应尚待证实，但此法已为较多中心所采用。

（五）膈神经损伤

膈神经损伤是房颤消融的重要并发症之一。各种消融能量包括射频、冷冻、超声及激光等均可能导致膈神经损伤，其中冷冻球囊消融的发生率最高。射频消融导致的一过性膈神经损伤发生率为 0～1％，二代冷冻球囊可高达 4.7％～7.6％。右侧膈神经的走行毗邻右上肺静脉和上腔静脉，最容易受到消融损伤，损伤部位绝大多数发生在右上肺静脉下前方或上腔静脉的后间隔区域。少数情况下，左心耳内的消融可导致左侧膈神经损伤。

膈神经损伤的主要临床症状包括呼吸困难、咳嗽、活动耐量下降等，少数患者可发展为严重的呼吸系统疾病，甚至需呼吸机支持治疗。绝大多数膈神经损伤为一过性，术后可逐渐完全恢复，但仍有

0.2%～1.2%的患者遗留有膈神经功能障碍。

膈神经损伤尚无有效疗法，因此主要依靠预防。在消融前可通过高输出起搏（≥30mA，2ms）定位膈神经分布区域，避免在此区域消融以降低膈神经损伤概率，推荐在消融右上肺静脉及其附近、上腔静脉、邻近左心耳顶部等区域前先试用高输出起搏，如出现膈收缩则避免在该处消融。近期文献报道左锁骨下静脉内起搏膈神经可有效预防左侧膈神经损伤，通过心外膜途径将膈神经移位也可避免膈神经损伤，但此操作导致其他并发症的风险较高。

（六）食管周围迷走神经损伤

主要表现为呕吐、不能进食等，发生率为1%。一旦发生，需置入胃管引流至胃肠蠕动恢复。

（七）急性冠状动脉闭塞

房颤消融中，冠状动脉损伤罕见，估计在二尖瓣峡部消融时出现的回旋支闭塞发生率不超过0.002%。然而，如果选择在冠状静脉窦内消融，冠状动脉损伤的可能性则会明显增加。

（八）血管并发症

房颤消融与其他心律失常导管消融存在相同的血管并发症，包括腹膜后出血、血肿、假性动脉瘤和动静脉瘘等。腹膜后出血发生率低，但较为凶险，需外科干预。假性动脉瘤和动静脉瘘较为常见，发生率分别为0.93%和0.54%。腹股沟区听诊杂音是最简便的诊断方法。假性动脉瘤可通过机械压迫（有或无超声指引）的方法治疗，也可应用超声引导下注入凝血酶使瘤体闭合，二者在疗效上差异无统计学意义。此外，在超声心动图引导下经皮穿刺抽吸瘤体内的血液后再行机械压迫局部，亦可取得较好的效果。若动静脉瘘＜3mm，可休养观察，瘘管多可自行闭合；若瘘口＞3mm，则一般需外科缝合。

从上文可以看出，我国指南目前重点关注心律失常介入手术相关的安全问题，如具体并发症的处理及预防。而关于手术流程的规范化，如不同患者的留观措施，放射防护的数据化计量，患者放射损伤的随访，手术报告的规范化、系统化要求，尚未给予足够重视。这种差异是由我国目前的心律失常介入治疗的开展具体情况决定的，这有待于国内不同规模、不同级别的心律失常中心的共同进步，才能逐渐普遍开展心律失常介入手术的质量控制及流程管理，并反映于相应的指南制定过程中。

第四节　指南内容的国内实际应用状况

一、术后穿刺点处理

目前国内常规对于穿刺点鞘管的拔除，在多数中心无需监测ACT是否低于180s，这主要是由于常规电生理手术时（非肺静脉隔离术），术中抗凝强度并未达到ACT250～300s，而是根据术者经验给予2000～3000U肝素。所以术后即可拔除静脉鞘管，常规压迫5～10min，局部无渗血，即可加压包扎。而动脉鞘管拔除后需常规压迫15～30min，方可确保止血。术后卧床时间分别为6h与12h，尽管不同中心有所差别，但总的趋势是尽量缩短术后卧床时间，以避免下肢深静脉血栓形成，进而导致肺栓塞的风险。而且针对老年患者或腰部疾病患者，为缩短长时间卧床带来的痛苦，目前部分中心，已常规使用血管闭合器/缝合器处理股动脉。但近期将无法再次利用该血管进行穿刺，尤其是当心律失常复发的情况下，胶原栓子、缝线及锚钉通常需要30～90天方可完全吸收。

二、术后麻醉苏醒

欧洲2014年进行的一项调查表明[10]，在欧洲电生理介入导管室术中给予镇静剂的情况并不普遍。多数中心电生理检查、阵发性室上性心动过速（室上速）消融术中未给予镇静剂（62%～74%），而行肺静脉隔离术中，75%的患者给予镇静剂，22%常规给予全身麻醉。对于国内电生理中心而言，由于术中基本不给予全身麻醉，多数为清醒镇静，故术后多无需催醒。而多数中心房颤导管消融术中会给予芬太尼或者芬太尼联合咪达唑仑（咪唑安定），此时术后可酌情给予氟马西尼拮抗咪唑安定进行催醒（图 6-1）。

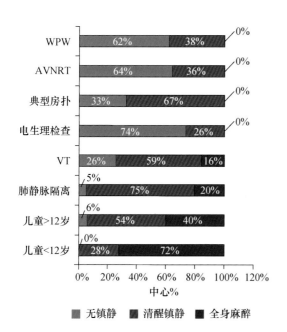

图 6-1 不同电生理术式和不同年龄组采用镇静或麻醉比例

三、术后用药

对于术后抗凝药物及抗血小板药物使用情况，目前对于左侧房室旁路导管消融，国内及国外多数中心常规给予口服阿司匹林，通常 15～60 天。尽管临床医生基于左侧旁路消融可能损伤心内膜导致凝血系统的激活，但是自 1998 年 NASPE 的前瞻性导管消融注册研究结果表明，术后无需给予华法林或者阿司匹林[11]。有鉴于此，目前部分儿童及成人电生理中心不再针对室上速消融后患者常规给予阿司匹林，包括左侧房室旁路消融者。对于房颤术后，口服抗凝药物（维生素 K 拮抗剂

或者新型口服抗凝药物）在术后 2～3 个月内则多遵循指南建议，2～3 个月空白期后根据 CHADS$_2$ 积分或者 CHA$_2$DS$_2$-VASc 积分评估继续长期使用抗凝药物的策略尚未广泛使用。

针对术后抗生素的使用，目前国内已形成规范，不再针对无特殊感染风险的患者常规给予抗生素治疗。此外，房颤消融术后多数中心常规应用质子泵抑制剂 1 个月以减少对食管黏膜的损伤。

四、术后并发症

由于上文叙述较为详细，尤其是房颤消融术后并发症诊断及处理（详见第一节与第三节），此处不再赘述。并发症诊断与处理原则，目前国际国内已形成共识，流程较为规范，处理原则大致相同。

五、出院

国内绝大多数心律失常中心均针对住院患者行心内电生理诊断及治疗。目前为确保患者安全，常规电生理手术（室上速、房性心动过速、心房扑动、室性期前收缩等）均为手术次日，观察病情稳定后准予出院。而房颤消融术后需观察 2～3 日，确认患者无并发症后方可出院。

六、手术报告

目前国内常规电生理手术报告均包括：主要术者及助手，手术适应证，导管/起搏器/埋藏式心脏复律除颤器（ICD）的型号、序列号、血管入路、心内放置部位；检查结果及手术名称。具体内容根据手术类型而不同。关于术中并发症如术中发现则记录于手术记录。放射剂量不作为常规记录内容，说明对于患者的放射防护，国内还需进一步强化意识。目前对于大型心律失常中心，手术报告以及术中数据如心内电图、放射影像、标测系统结果均已进行数字化存档以备检索。术中使用药物的名称及剂量，液体出入量及估测失血量均保存于术中护理记录中。

第五节 指南在预防-治疗-康复一体化中的作用

从文中所述国际国内各个版本指南的不断变迁中，可以明显感受到随着心内电生理诊断及治疗技术的不断进步与成熟，随着手术适应证的不断拓展，关于术后及围术期患者的观察与处理得到了前所未有的重视，各个指南越来越强调术后观察护理的规范化及并发症的早期发现和处理。

针对术后患者麻醉苏醒、局部穿刺点的处理及术后常规用药的推荐，越来越多的关注放在如何保证围术期的安全与预防术后并发症的发生率方面。同时指南中针对术后并发症的成因，预防措施，提出了详细的描述与具体的步骤，所以对于临床实践来说，不同时期指南的发布即代表了技术的不断进步，同时还在不断总结经验，规范临床实践的具体步骤，从而在提高手术成功率的同时，强调如何进一步确保患者的安全，有效降低围术期并发症的发生率。而这对于心律失常介入治疗的成功开展与推广，对于确保心律失常疾病预防-治疗-康复一体化，对于确实有益于广大心律失常患者具有不可替代的重要作用。

（牛国栋）

参考文献

[1] Haines，DE，Beheiry S，Akar JG，et al. 2014Heart Rhythm Society Expert Consensus Statemention Electrophysiology Laboratory Standards：Process，Protocols，Equipment，Personnel，and Safety．Heart Rhythm，2014，11：e9-e51.

[2] Philip Saul，J. 2016PACES/HRS Expert Consensus Statement on the use of Catheter Ablationin Children and Patients with Congenital Heart Disease. Heart Rhythm，2016，31（6）：e251-289.

[3] BashoreTM，Bates ER，Berger PB，et al. American College of Cardiology/Society for Cardiac Angiographyand Interventions Clinical Expert Consensus Documenton cardiac catheterization laboratory standards. Areport of the American College of Cardiology Task Force on Clinical Expert Consensus Documents．J Am Coll Cardiol，2001，37（8）：2170-2214.

[4] Malloy PC，Grassi CJ，Kundu S，et al. Consensus-guidelines for periprocedural management of coagulation status and hemostasis risk inpercutaneous image-guidedinterventions．J Vasc Interv Radiol，2009，20（7Suppl）：S240-S249.

[5] Bashore TM，Balter S，Barac A，et al. 2012 American College of Cardiology Foundation/Society for Cardiovascular Angiography and Interventions expert consensus-documenton cardiac catheterization laboratory standards update．A report of the American College of Cardiology Foundation Task Forceon Expert Consensus documents．J Am Coll Cardiol，2012，59（24）：2221-2305.

[6] Haines DE，Wang Y，Curtis J. Implantable cardioverter-defibrillator registry risk score models for acute procedural complications or death after implantable cardioverterdefibrillator implantation．Circulation，2011，123（19）：2069-2076.

[7] Scheinman，M. 2003 NASPEpolicy statement on catheter ablation：personnel，policy，procedures，and the rapeutic recommendations．Pacing Clin Electrophysiol，2003，26：789-799.

[8] Bashore，T. M. 2012ACCF/SCAIexpertconsensusdocument on cardiac catheterization laboratory standard supdate：A report of the ACCF Task Forceon Expert Consensus documents developed incollaboration with the Society of Thoracic Surgeons and Society for Vascular Medicine．J. Am. Coll. Cardiol，2012，59：2221-2305.

[9] 黄从新，张澍，黄德嘉，等．心房颤动：目前的认识和治疗建议——2015．中华心律失常学杂志，2015，19：321-384.

[10] Estner，H. L. Personnel，equipment，and facilities for electrophysiological and catheter ablation proceduresin Europe：resultsofthe European Heart Rhythm Association Survey．Europace，2014，16：1078-1082.

[11] Scheinman MM，HuangS. The 1998 NASPE prospective catheter ablation registry．Pacing Clin Electrophysiol，2000，23：1020-1028.

第七章　治疗儿童和成人先天性心脏病患者的电生理介入导管室的相关推荐

给小儿、幼儿实施心电生理检查和相关治疗应该在具有小儿外科支持的中心进行。给患有先天性心脏病（简称先心病）的成年患者实施心电生理检查和相关治疗应在具备儿科或者成人心电生理检查设施的中心进行，且手术医生应在先心病领域以及对先心病患者的潜在心律失常基质处理方面有丰富的经验。对儿童实施心电生理检查和相关治疗应有如下特殊考虑：如不常见的心律失常机制、患者较小的体型，以及对患者将来发育的影响等。

一、患者特点

针对儿科患者以及伴有心律失常的儿科或成人先心病患者的电生理导管室标准和心电生理检查过程，应不同于一般成人患者，也不仅限于患者自身与成年患者比较心脏大小的问题。心电生理检查的实施对患者的生活质量和小儿生长发育具有重要意义。心电生理检查以及相关治疗的过程，特别是结果的成功与失败对患者的影响会持续数十载。针对不同年龄段的儿科和年轻的患者，在导管室进行检查和治疗时，需要制定合适的治疗和护理规范。

1. 心律失常基质、患者体型大小，以及患者未来的发育[1-2]

心律失常的机制在年幼患者间因年龄而不同，并影响到治疗的策略。根据患者的身材选择消融导管的大小，如果血管条件有限可以选择经食管心房调搏，在新生儿中亦是如此。对不成熟心肌消融可能有潜在的消融范围扩大及消融损伤，这对小儿患者而言十分关键。如果发生严重的传导

阻滞，与成年患者相比儿童与年轻患者将经历更长时间的携带起搏器生存的问题。应该结合心脏植入设备的使用寿命和植入身体的部位，考虑到多次取出或更换设备会有潜在的致血管闭塞的风险。对于先心病患者，相关因素影响更加复杂，治疗策略的制定需要全面斟酌。外科手术治疗先心病可以提高患者的生存率，但术后常常合并心律失常发生，外科手术的细节对于电生理检查分析心律失常基质方面有重要的价值。越来越多的复杂儿童先心病患者经过治疗存活至成年，使成人先心病数量迅速增长。在儿科和患有先心病成人患者实施电生理检查和治疗时建议由以下人员参与完成：①儿科心脏病专家，②成人兼儿科心脏病专家，③具有先心病专长的成人心脏病专家。

二、儿童患者及先心病患者进行有关电生理检查和治疗的适应证[1-2]

儿童患者电生理检查和导管消融的注册资料表明，导管消融手术成功率比成人低，并发症的发生率以及复发的风险比成人高，不同年龄段也存在明显的差别。对于儿童患者电生理检查和导管消融适应证的选择，PACES/HRS有相关指南（见附录1）[2-3]。在儿童患者中，若合并先心病可能影响到消融治疗的预期效果。儿童青年与先心病患者的起搏器植入的最新指南更新于2008年（见附录2）[4-6]。心外膜起搏被用于那些存在经静脉植入起搏器禁忌的患者，如人工三尖瓣、右向左分流、小体型患者，或既往行心脏外科手术的患者等。儿童埋藏式心脏复律除颤器（ICD）治疗的适应证与成人类似（见附录3）[5,7]，但主要限

于先天性心脏病（包括离子通道病），ICD 电极需要由静脉植入，电极更粗，更易于导致血管纤维化而闭塞，体型小或局部血管狭窄的患者应用受到限制。与成年患者不同，儿童患者心脏再同步化治疗（CRT）的适应证还不确定，主要基于回顾性分析结果而非随机对照试验。

三、患者安全性考虑[1-2]

儿科电生理检查和治疗中严重的并发症包括心包积液、气胸、房室传导阻滞，甚至死亡。动物与临床研究表明潜在的瘢痕组织增殖以及冠状动脉的延迟损伤风险都可能与消融位置有关。房室传导阻滞风险的增加是由于年幼患者体型小、心脏解剖维度较小造成的。使用小号的导管，降低射频能量，缩短消融时间，以及呼吸补偿技术的使用，可以降低风险。冷冻消融被认为是相对安全的，但和传统射频消融相比复发率略高。因此建议给儿童患者实施治疗的电生理导管室应该具备冷冻消融的设备和相关人员。

由于儿童和年轻患者相对于成人在电生理检查和治疗后寿命较长，在有生之年患有恶性肿瘤的风险以及先天性缺陷的随机风险就更高，特别注意生殖腺和眼睛的防护。放射线过度照射导致的急性损伤，如放射性皮炎和肺炎，非常少见；而潜在的后果有恶性肿瘤、骨骼发育延迟、致畸作用、白内障等。成年先心病患者由于电生理基质的复杂性可能需多次手术，操作过程所受辐射量增多，在手术中应该积极实施降低辐射的策略（采用低剂量透视模式，减少造影，利用好光栅，借助三维标测等）。

四、电生理检查相关流程

1. 术前准备和评估

需要实施有创电生理检查的儿童患者可以来自门诊或病房。决定进行电生理检查前，患者的体型、潜在并发症，以及患者父母对疾病的认知能力都需要系统考虑。在电生理检查方案的制订前需最少观察 1 天，但对于年龄较大患者，考虑时间可能短于 6h。低龄患者在植入新装置之前需给予抗生素，预先评估气胸、血胸可能性，评估植入装置的参数及预计导线位置，并制订麻醉方案。

2. 镇静、麻醉与用药[1-2]

对于接受电生理检查和射频消融的患儿来说，镇静的目的同任何其他操作一样，也就是要对患者本身以及执行操作的相关人员提供一种安全的非创伤性体验过程。为了达到这个目标，就必须尽量减少操作可能导致的不适和任何负面的心理后遗症。这可以通过不同的镇静等级来实现，包括从清醒镇静到全身麻醉。需要考虑因素包括，患者年龄/体重、术前情况、合并的先心病、气道问题、家属的选择，以及手术过程的复杂性等。

麻醉分为三个等级，清醒镇静、深度镇静和全麻。

清醒镇静（轻度镇静和中度镇静）：患者的意识受抑制，存在保护性反射，保留气道自主通气的能力和允许患者对物理刺激或语言命令的反应能力。

深度镇静：患者的意识受抑制或者丧失，不容易被唤醒，可能伴随保护性反射（包括自主呼吸，或对物理刺激以及语言命令的反应能力）的消失。

全麻：意识完全丧失，伴随保护性反射（包括自主呼吸，以及对物理刺激和语言命令的反应能力）的消失。

对于儿科患者来说，不同镇静等级间没有明确的界限，经常会从一种等级向另一等级连续发展，因此，很难保证在清醒镇静状态的患者不向深层镇静发展，或者是在更激进的干预下进入全麻状态。

关于使用不同镇静等级的推荐如下：

（1）清醒镇静：必须有可以立即应对紧急事件的设备和人员，必须有针对不同年龄和尺寸的输氧和建立人工气道的设备。基础的生命体征的监测和记录，包括持续的氧饱和度和心率以及间断的无创血压监测。药物使用的日期和时间必须要记录。相关人员必须分别经过儿科高级和基础生命支持的培训。患儿需要足够成熟，能够在手术过程中配合。

（2）深度镇静：必须持续观察患者，并且每5min记录血压、心率，呼吸频率和氧饱和度。必须有一个工作人员持续观察生命体征、气道是否通畅、氧饱和度以及记录所给予药物。医疗和相关人员必须分别经过儿科高级和基础生命支持的培训。儿科患者射频消融过程中需要的镇静等级往往是深度镇静而不是清醒镇静，因为在操作过程中需要患者保持不动。

有一部分儿科患者镇静时有高度风险，需要全麻。包括合并以下疾病的患者：发绀型先心病、心功能异常、肾/肝功能异常、胃食管反流和神经系统异常等患者，以及有气道异常的患者比如打鼾、睡眠呼吸暂停、其他解剖异常以及21三体综合征的患者；不能够配合的患者也是需要全麻的，包括注意力缺失症和发育迟缓等；在以前的镇静过程中出现不良反应和并发症者应当考虑给予全麻。

在决定射频消融过程中应用何种麻醉类型前，医生必须要与家属协商麻醉类型的选择，必须要交代所有的麻醉类型，特别要重视患者的个人选择。在考虑使用麻醉的时候，有一些患者在手术过程中完全不想被唤醒，甚至不想知道正在发生的事情。

在选择清醒镇静和深度镇静的患者中，需要使用局部浸润麻醉药，例如利多卡因或普鲁卡因，有助于消除导管穿刺位置周围的不适。术前给药也是有帮助的，包括口服或静脉的苯二氮䓬类或巴比妥类药物。患者在导管室得到生命体征监护后，就可以开始使用静脉镇静药物，常见的静脉药物包括咪达唑仑、芬太尼、吗啡、氯胺酮、苯巴比妥、异丙酚等。一旦放置了导管，使用长效的镇静药物可以有效保持患者舒适和手术顺利进行。

建议对儿科射频消融手术均使用全麻。原因在于全麻可以防止患者在手术过程中移动，特别在穿间隔以及放电消融过程中尤为重要。另外一个潜在的优点是全麻能够控制患者的潮气量，对射频消融能量的一致释放很有帮助。当需要从颈静脉入路的时候，全麻也很重要。相比于从腹股沟入路，颈部入路往往需要更深的镇静等级来保持患者舒适。全麻另一个潜在优势是气管插管后能够有效保持手术过程中患者气道通畅。什么年龄段的患者能够在不使用全麻的情况下耐受长时间的有创电生理检查和射频消融手术，可能因人而异，但是作为普遍的经验，年龄小于或等于10岁的患者，必须考虑全麻。

全麻的缺点包括气管插管致术后许多患者都会出现嗓子不适，由于体位的需要，手臂或身体的其他部位由于长时间的受压可能出现缺血甚至坏死。有时麻醉药物有可能会抑制心动过速的诱发，这常见于自律性机制的心动过速而不是折返性心动过速，研究表明全麻药物对于不应期和传导速度的影响是很小的。其他潜在的不利因素包括由于资源有限导致的排台困难和费用的增加等。

射频消融患者镇静的首要目标是患者的安全，对于是选择全麻还是镇静，手术医师术前需要仔细评估患者，制订个体化麻醉方案，针对那些不能使用全麻的患者，工作人员必须要能够应付镇静过程中产生的任何并发症和其他情况。

3. 设备

儿童电生理导管室设备标准与成人相似（见第一章），但必须配备儿童专用心脏除颤仪，接送儿童的急救车，外加与儿童年龄相当的麻醉设备。儿童及先心病患者可能需要有创血流动力监测导管，还有血管造影及可能的其他干预治疗。因此，希望儿童或先心病患者的电生理介入导管室能够符合儿童心脏介入治疗导管室的标准。

五、导管室人员配置 [1-2,8]

总体上对电生理介入导管室工作人员配置的建议见表7-1。儿童和先心病患者电生理指南建议，在电生理检查与治疗过程中，应该有先心病介入治疗专家和外科手术专家作为应急后备支持。所有团队成员都应接受过儿科高级生命支持（儿童与婴儿治疗时所需）与成人心肺复苏培训（成人治疗时所需）。

六、紧急支持性护理与外科重症监护支持

儿童电生理手术地点应该设立在有儿科心血管外科的中心。因为在给青春期患者或者介于儿童与成人之间的先心病患者手术时，若情况紧急需要立即行心脏手术缝合（特别是心脏穿孔），这时需要把患者迅速转移至儿童心血管外科中心，实施手术需要相关专业人员。

表7-1 治疗儿童和先心病患者的电生理介入导管室人员配置	
操作类型	人员配备
基础电生理检查	有资质的电生理医师、电生理技师、麻醉师、护士、放射线技师各一名
电复律，除颤阈值测试	有资质的电生理医师、电生理技师、麻醉师、护士、放射线技师各一名
消融手术	有经验的儿科电生理医师、助理医师、电生理技师、麻醉师、护士、放射线技师各一名（厂家技术工程师辅助操作标测系统、超声系统等）
装置植入术	有经验的儿科电生理医师、助理医师、电生理技师、麻醉师、护士、放射线技师各一名（厂家技术工程师辅助测试植入装置参数等）
电极拔除术	有经验的儿科电生理医师、助理医师、电生理技师、麻醉师、护士、放射线技师各一名（厂家技术工程师辅助操作电极拔除系统、超声系统等）心脏外科医生随时做好外科手术准备

七、术后护理

术后护理需要在单独的围术期区域，一般在心脏病楼层，或者在重症监护治疗病房进行。对于持续的心律评估，遥控监测是必要的。术后护理环境要求与患者的年龄与康复需要适宜。护理人员与医务人员要在儿童先心病护理方面有经验。

附录1 儿童、青少年进行导管射频消融治疗的建议

随着经验的增加和技术的改进，儿童的导管射频消融指征在过去的十多年已经改变了。儿童导管射频消融注册中得到的一系列数据显示导管射频消融已经成为越来越多的快速性心律失常儿童的选择，但是年龄小于4岁或者体重小于15kg是射频消融并发症的独立危险因素。一旦患者超过4岁，年龄似乎将不会成为射频消融并发症和结果的独立危险预测因素，而中心或者个人的经验是影响消融结果和并发症主要的因素。

Ⅰ类推荐

（1）心脏性猝死的幸存者合并预激综合征。

（2）预激综合征因以下两种情况出现晕厥：①房颤时RR间期小于250ms；②在电生理检查时旁路的前传不应期小于250ms。

（3）反复发作的室上速合并心室功能异常。

（4）血流动力学稳定并且射频消融可治疗的反复室速。

Ⅱa类推荐

（1）年龄大于4岁，常规药物治疗无效的反复发作或者有症状的室上性心动过速（室上速）。

（2）因为即将进行的先心病外科手术导致的血管或心腔入路受到限制。

（3）心室功能正常的慢性（第一次发病后持续6～12个月）或者无间断的室上速。

（4）慢性的或反复发作的心房内折返性心动过速。

（5）电生理检查中可诱发的持续性室上速伴有心悸症状。

Ⅱb类推荐

（1）无症状的预激（心电图可见预激波），年龄大于5岁，没有心动过速发作，当操作和心律失常的风险和获益已经解释清楚时。

（2）室上速，年龄大于5岁，作为一种替代已有效控制心律失常的抗心律失常药物的方法。

（3）室上速，年龄小于5岁（包括婴儿），当抗心律失常药物，包括索他洛尔和胺碘酮无效或有无法耐受的副作用时。

（4）房内折返性心动过速，一年发作 1～3 次，需要药物干预。

（5）房室结消融和起搏器植入作为复发或难治性心房内折返性心动过速的替代治疗。

（6）有一次血流动力学稳定的室速发作，并且射频消融可治疗。

Ⅲ类推荐

（1）无症状的预激综合征，年龄小于 5 岁。

（2）室上速可被常规的抗心律失常药物控制，年龄小于 5 岁。

（3）非持续性、非无休止的室速，并且无心功能不全。

（4）无需药物治疗的或者症状轻微的非持续性室上速。

附录2 儿童、青少年和先心病患者进行永久起搏治疗的建议

Ⅰ类推荐

（1）二至三度房室传导阻滞合并有症状的心动过缓、心功能不良或低心排出量（证据等级：C）。

（2）有窦房结功能不良症状，窦房结功能不良表现为与年龄不相称的窦性心动过缓，此处心动过缓的定义随患者的年龄和预期心率而变化（证据等级：B）。

（3）手术后高二度或三度房室传导阻滞持续 7 天以上或预计不能恢复（证据等级：B）。

（4）先天性三度房室传导阻滞合并宽 QRS 波逸搏心律、复杂室性异位心律及心功能不良（证据等级：B）。

（5）婴儿先天性三度房室传导阻滞，心室率 ＜55 次/分，或合并先心病，心室率＜70 次/分（证据等级：C）。

Ⅱ类推荐

Ⅱa 类

（1）合并窦性心动过缓的先心病患者植入永久起搏器，以预防反复发作的房内折返性心动过速；窦房结功能不良是原有的或继发于抗心律失常治疗（证据等级：C）。

（2）先天性三度房室传导阻滞，1 岁以上，平均心率＜50 次/分，心室停搏 2 个或 3 个基础心动周期以上，或因变时功能不良患儿有症状（证据等级：B）。

（3）窦性心动过缓合并复杂先心病，静息时心室率＜40 次/分或有＞3s 长间歇（证据等级：C）。

（4）先心病患者，由于窦性心动过缓和房室不同步出现血流动力学异常（证据等级：C）。

（5）先心病外科术后发生的不明原因晕厥，合并一过性完全心脏阻滞和残留的分支阻滞，除外其他原因引起者（证据等级：B）。

Ⅱb 类

（1）先天性心脏病术后一过性三度房室传导阻滞，恢复窦性心律后残留室内双分支阻滞（证据等级：C）。

（2）先天性三度房室传导阻滞儿童和青少年患者，其心率可接受，窄 QRS 波，心功能正常（证据等级：B）。

（3）先天性心脏病双心室修复后出现的无症状的窦性心动过缓，静息时心率＜40 次/分或有＞3s 长间歇（证据等级：C）。

Ⅲ类推荐

（1）先天性心脏病手术后一过性房室传导阻滞，其传导已恢复（证据等级：B）。

（2）无症状的手术后室内双分支阻滞，伴或不伴一度房室传导阻滞，但无一过性完全性房室传导阻滞（证据等级：C）。

（3）无症状的一度房室传导阻滞（证据等级：C）。

（4）青少年无症状的窦性心动过缓，心率＞40 次/分，或最长间歇＜3s（证据等级：C）。

附录3 儿童、青少年和先心病患者埋藏式心脏复律除颤器治疗的建议

儿童心脏性猝死并不常见，埋藏式心脏复律除颤器（ICD）植入患者中，儿科患者不足总数的 1%。儿童心脏性猝死与三种主要心血管疾病相关：①先天性心脏病；②心肌病；③原发性心电疾病（离子通道病）。与心脏结构正常者相比较，已有心脏疾病者更易发生室性快速性心律失常，

而室性快速性心律失常为猝死的直接原因。然而，儿童患者发生心搏骤停者，经复苏获救出院的比例低于成年人。儿科患者 ICD 治疗的指征与成年人心律失常者类同。

与成年人相比，患肥厚型心肌病或长 QT 综合征的儿童发生不能预料的猝死的危险性更大，所以，对有猝死家族史的儿童应考虑是否需要植入 ICD。有限的资料显示，肥厚型心肌病与长 QT 综合征的儿童患者复苏成功后植入 ICD 的结果令人鼓舞。

在先天性心脏病患者中，法洛四联征修补术后每十年的猝死发生率为 1.5%~2.5%。大动脉转位或主动脉狭窄患者猝死危险性大，据推测，大多数患者是由于缺血、心室衰竭或对房扑的快速反应导致恶性室性心律失常。缺血作为心律失常的基质导致心脏性猝死亦可发生于先天性冠状动脉异常或 Kawasaki 病患者。扩张型心肌病或其他原因致心室功能受损时，如患者有晕厥发作或持续性室性心律失常，鉴于药物的致心律失常作用和心肌抑制，可优先考虑 ICD 治疗。如有室性心律失常，在原位心脏移植前 ICD 可作为过渡性措施，尤其是在长时间等待供体心脏的过程中。

Ⅰ类推荐

（1）心搏骤停复苏生还者，经过评价除外各种可逆性因素（证据等级：B）。

（2）先天性心脏病合并症状性持续性室性心动过速（证据等级：C）。

Ⅱa 类推荐

先天性心脏病反复晕厥，存在心功能不全或者电生理检查诱发室性心动过速（证据等级：B）。

Ⅱb 类推荐

先天性心脏病反复晕厥，存在心功能不全，但有创和无创电生理检查均没有室性心动过速的证据（证据等级：C）。

（杨东辉　孙景奕）

参考文献

[1] Haines DE, BeheirySS, AkarJG, et al. 2015 Heart Rhythm Society Expert Consensus Statement on Electrophysiology Laboratory Standards: Process, Protocols, Equipment, Personnel, and Safety. Heart Rhythm, 2014, 11 (8): e9-e5.

[2] Friedman RA, Walsh EP, Silka MJ, et al. NASPE Expert Consensus Conference: Radiofrequency Catheter Ablation in Children with and without Congenital Heart Disease. Report of the Writing Committee. Pacing and Clinical Electrophysiology, 2002, 25 (6): 1000-1017.

[3] Cohen MI, Triedman JK, Cannon BC, et al. PACES/HRS Expert Consensus Statement on the Management of the Asymptomatic Young Patient with a Wolff-Parkinson-White (WPW) Electrocardiographic Pattern: Developed in partnership between the Pediatric and Congenital Electrophysiology Society (PACES) and the Heart Rhythm Society (HRS). Heart Rhythm, 2012, 9 (6): 1006-1024.

[4] Tracy CM, Epstein AE, Darbar D, et al. 2012 ACCF/AHA/HRS Focused Update of the 2008 Guidelines for Device-Based Therapy of Cardiac Rhythm Abnormalities. Journal of the American College of Cardiology, 2012, 60 (14): 1297-1313.

[5] Epstein AE, DiMarco JP, Ellenbogen KA, et al. ACC/AHA/HRS 2008 Guidelines for Device-Based Therapy of Cardiac Rhythm Abnormalities: Executive Summary. Journal of the American College of Cardiology, 2008, 51 (21): 2085-2105.

[6] 张澍；华伟；黄德嘉，等. 植入性心脏起搏器治疗：目前认识和建议（2010 年修订版）. 中华心律失常学杂志, 2010, 14 (4): 245-259.

[7] 华伟，张澍.《2008 年心脏节律异常装置治疗指南》关于植入型心律转复除颤器，心脏再同步治疗适应证解读. 中华心律失常学杂志, 2008, 12 (5): 396-397.

[8] Saul JP, Epstein AE, Silka MJ, et al. Heart Rhythm Society/Pediatric and Congenital Electrophysiology Society Clinical Competency Statement: training pathways for implantation of cardioverter-defibrillators and cardiac resynchronization therapy devices in pediatric and congenital heart patients. Heart Rhythm, 2008, 5 (6): 926-933.

第八章 电生理介入导管室的质量保证和质量改进

一个成功的电生理（EP）介入导管室的重要组成部分是具有内部质量保证（QA）/质量改进（QI）过程，但是目前对于 EP 介入导管室 QA/QI 过程几乎没有已经发表的数据，仍需要对 EP 实践进行进一步研究，发掘采取更好的质量指标。因此目前的推荐主要基于专家共识。我们也期望能够通过更多的研究探索发现更合理的 QA/QI 过程。QA/QI 过程的组成如下。

一、QA/QI 过程需要的人员

质控委员会主席、员工协调员、数据收集和处理需要的人员，以及全体医生和工作人员。

二、QA/QI 过程需要的经费支持

行政部门拨款。

三、QA/QI 过程的主要工作

（一）工作人员资质认证和继续教育

应通过国家指南和认证机构对医生、护士、导管室技师等医疗提供者的资质进行考核认定。工作单位应当有责任保证员工的资质认证，维持专业性，以及满足必需的继续教育要求。

1. 对医生的要求

（1）认证：例如执业医生需要掌握心脏电转复技能，心血管专业医生需要掌握植入临时起搏电极的技能。从事有创电生理和介入专业的医生应当能够进行诊断性的电生理检查和导管消融的

操作，应当完成至少一年全面的按照培训计划要求的亚专业训练，同样对儿科和先天性心脏病 EP 亚专业的医生也需要进一步的培训计划训练。同时不断更新的指南也要求不仅通过资质认证考试，而且要完成最少需要的操作病例数。对进行 CIED 植入的医生，也同样要求正式的培训，获得关于核定适应证、植入操作和随访的资质。

（2）评估和再认证：所有的 EP 介入导管室医生需要进行定期的同行评议和再认证。这些再认证过程的重要组成部分是回顾认证资质是否在有效期内，回顾医生完成治疗的患者例数，患者预后，进行同行评议，以及核定继续教育的完成情况。从业的医生应当遵守已发表的行为指南，特殊情况下如有不符合指南的处理，应当记录偏离指南的原因。有些复杂情况，指南未能明确指出临床情境的处置，更加需要专业判断。应当进行定期的同行评议，特别讨论这些不在指南推荐之列的病例，以保证采取治疗措施的恰当性。同时医生治疗患者的预后要与从文献或国家注册数据库如 NCDR 中获取的国家标准进行比较。再认证过程应当进行全方位评估，包括对医生同事、进修医生、护理人员、技术员，以及患者的追踪都应作为再认证过程的一部分。从患者的利益出发，医院的领导人员应当致力于努力维护最高水平的医护水平标准。

2. 儿科和成人先心病诊疗方面的培训和认证

国际上已经发表了对儿科患者 EP 治疗以及对任何年龄的先心病患者 EP 治疗的高级培训指南。这样的培训应当需要至少一年的特殊训练，针对起搏器和 ICD 植入的操作更需要强调特殊性。

3. 护理人员

护士获得执照，认证，再认证，继续教育，以及导管室的培训过程中有多个行政部门例如政府、卫生管理部门，以及职业安全和健康部门的要求。评估和再认证过程、所需的继续教育要求视护士的专业职责不同可能有较大差异。但所有EP介入导管室的护士应当有重症监护或心脏专科背景，有高级心脏支持（ACLS）的资质，包括对儿科患者具有同样的护理能力。同时也需要对心脏解剖、生理、心电图、药理以及无菌操作观念方面的知识，需要理解导管介入和外科操作过程，具备心脏转复、心律失常鉴别，以及参与急诊处置致命性心律失常和并发症、急诊手术的能力，熟悉透视、电解剖以及超声心动影像学。每一年或每两年应当对参与心律失常手术工作的护理人员进行基础生命支持（BCLS）、ACLS、感染控制、急诊和常规手术准备、清醒镇静、记录表格，以及患者安全保护的能力考核。同时EP介入导管室护士也应有放射安全、无菌技术、体外除颤操作、导管室或监护室特定的护理操作规范、ACT测定，以及临时起搏器操作的能力。高级护师可以进行操作前评估，进行诊断性测试，以及进行术后随访工作，可以协助医生进行诊断性EP研究、导管消融和器械植入操作，但不能作为主要术者。

4. 技师

技师很多是通过工作中的培训，以及设备供应商的培训课进行补充教育，以获得适用于EP导管室环境的能力。同时有些心血管技师培训计划项目也提供认证课程。定期也需要评估技师的能力、技巧、继续教育完成情况、职业发展情况和胜任力。

（二）设备维护

现代的心脏EP介入导管室依赖很多复杂的血流动力学和生理学记录系统，高级影像系统，先进的标测系统。应当建立强有力的规程以确保：

（1）建立对设备的标准QA过程。

（2）定期的设备检测：证实设备可以正常运转，不仅应当常规维护，而且在患者需要使用特殊项目的操作开始之前也应进行检测。

（3）设备使用培训：对EP介入导管室的人员进行关于设备的装机、启动、维护，以及运行的培训。

（4）供应商技术支持代表关于设备使用的注意事项：供应商技术支持代表可在操作前、中和后到场，并且具有技术资质，熟悉设备操作运行；同时应当具备基础临床技能，ACLS（以及必要时对儿科患者的ACLS），无菌技术，放射安全以及火险安全的知识。

（三）标准操作规程和应急预案

EP介入导管室除了需要现场标准操作规程，同时需要确保EP介入导管室内，以及和其他医疗服务部门的交流的联系流程，以及紧急情况下的应急预案。

（1）标准操作规程：应当规定常规操作的各个岗位职责，确保日常工作的顺畅进行。

（2）导管室内，以及和其他部门交流的联系流程：除了EP介入导管室的界限外，EP团队和其他部门（如门诊、病房、随访人员等）的健康护理人员之间的交流也很重要，特别是患者从一个团队转至另一个团队的接手过程，以及患者出院之时。应当建立良好的门诊-病房-EP介入导管室-病房-出院-随访的流程。

（3）应急预案：应当建立对紧急医疗情况以及火险、地震等的应急预案。在导管室内，紧急情况（例如心脏压塞或对除颤效果不佳的室颤）的紧急预案可以保证有组织的、有效率的高质量患者救治，以及意外灾害发生时的有效转移。

QA/QI委员会的角色也包括监管建立、维护能够被人员遵从的卓越交流的规程。

（四）临床数据库的建立，患者预后和并发症的追踪

应当建立包括患者人口学特征，现患疾病、用药情况、CIED和导管生产信息的数据以及关于任何有创操作的预后和并发症之间的信息的数据库。操作者完成的病例数，操作的结果，包括成功率和并发症，患者预后也应当进行记录归档。

治疗终点的判断应当包括急性期的替代终点，如房颤消融时达到肺静脉隔离，室速消融后不可诱发；也应包括随访终点，如术后 30 天、1 年等的随访心律失常情况，CIED 的并发症，ICD 发放治疗情况等。

数据库的建立一方面在进行注册研究时完成，也推荐完善其他更加详细的数据库，用于管理心律失常和 CIED 患者，以及针对这些数据进行研究，提出更加专业的专家意见。

数据库的记录对成功率和并发症的解读和推断需要同行评议。EP 介入导管室 QA 过程的数据应当用于校准并发症的发生率以及患者预后，无论是对每个从业医生还是整体 EP 介入导管室都是如此。EP 介入导管室必须至少每一季度召开患者患病率和死亡率的讨论会议，要求医护人员出勤。医生还应当定期参与 QI 和（或）同行评议会议，讨论并评估操作的适当性。对并发症率高于标准的医生，客观公正地对相关病例进行同行评议，以讨论是否发生了偏离标准措施的情况非常关键。从业医生不应因为接收高危和（或）更具挑战性的病例而被处罚，但是如果总是出现疏漏的行为或知识技术不足，偏离临床常规或指南要求，则必须由 QA 的主席进行口头或书面的交流沟通，包括明确纠正措施的计划，以及如果纠正行为不

成功，将来可能采取的措施。

数据库建立的另一用途是对于 CIED 的患者应当能够辨识植入的器械，并应能在召回或收到其他生产厂商或 FDA 的通知时快速识别出可能植入了有缺陷产品的患者。

（五）儿童和成人先心病患者

QA 在儿科和先心病患者治疗方面的努力目前主要集中于创建大的 EP 操作性注册研究，并逐渐开始开展实施自我持续推进的多中心 QI 注册研究。应当建立针对儿科和先心病患者 EP 操作的结合了经验和数据来源的评估危险/复杂程度的校准方法，并以之为依据制定以患者为中心的预后改善措施。

结语

除了现有认识到的 QA/QI 过程对 EP 介入导管室工作的整体有效性的帮助，通过进一步对有完备的患者人口学特征、EP 操作特征以及患者预后结果的数据的研究，QA 和 QI 过程仍有发展的空间。应当鼓励发展更多的评价工具和提出更加合理的临床路径，提高 EP 介入导管室工作的质量。

（周　菁）

第九章 电生理介入导管室中与职业健康相关的问题

一、电生理介入导管室的环境要求

现代电生理介入导管室主要完成各种电生理检查、射频消融、心脏装置植入、心脏装置拔出、临时心脏起搏器植入、三维电解剖标测、心腔内超声等介入操作。

电生理导管室用于操作的推荐占地面积（不包括控制间）为 46.5m²，最小占地面积为 32.5m²[1]。考虑到 X 线防护的需要，电生理导管室的高度应不低于 3.2m。此外，应对导管室内所有电子设备提供不间断供电，保持良好采光和通风，配备网络硬件设施和电生理数据存储设备。

二、电生理介入导管室辐射安全和放射防护

尽管三维电解剖标测系统已经在临床上广泛应用，电生理检查和射频消融中仍需要 X 线的指导，目前三维标测系统尚不能完全满足电生理医生减少射线暴露剂量的需要。对于术者和导管室工作人员，来自患者的散射射线是主要的射线暴露来源，减少患者的 X 线透视时间可以直接减少导管室工作人员的射线暴露剂量[2]。此外，手术医师还应把握好影像质量和辐射剂量间的平衡。与冠状动脉造影（CAG）和经皮冠状动脉介入治疗（PCI）的成像需要不同，电生理医生可以使用相对较小的透视帧数，调整手术流程，采取足够的防护措施来减少全体手术人员的 X 线照射剂量。

（一）调整 X 线透视系统设置

相比于 CAG 和 PCI 手术，电生理医生仅需看清各个心腔和导管，使用相对较低的 X 线剂量即可达到必要的成像质量，因此可以通过调整球管电压、球管电流、脉宽等设置满足不同的成像需要[3]。这就意味着需要为不同的成像需要设置各自的参数算法，以达到自行设置球管电压、球管电流及脉宽就能够达到相应 X 线透视剂量的目的。我们可以通过一个简单的测试大致了解球管电压等参数与成像质量之间的关系[2,4]。如果用一块 20cm 厚的树脂玻璃模拟一个体重 85kg 的患者，将其置于术者与射线源之间，测试初始射线量设置为 ≤3mGy/min，如果成像质量高于预期，就可以相应调低射线量直至满意为止。Tomos E. Walters[5] 则应用 Philips AlluraXper FD20 透视系统自动亮度控制功能，通过系统自行计算球管电压，将透视所需射线量压缩至最小后，再由系统选择合适的多档金属铜滤片，最大限度地阻挡额外的低频射线，Tomos 将这种方法称为"最小化可视范围"，与传统透视方法相比，将可视范围最小化后总体辐射剂量下降 60%（27 759mGy cm² vs. 11 199mGy cm²），在室上速消融过程中的辐射剂量下降 64%（19 286mGy cm² vs. 6923mGy cm²）。

另一个与辐射剂量直接相关的因素是帧速率，即每秒的帧数（fps），通常 CAG 与 PCI 所需的帧速率为 15～30fps，而电生理检查和射频消融中需要 6fps 或 12fps，其实对于大多数电生理医生，1～3fps 已经足够满足透视要求[6]。有的透视系统可以通过心电图、起搏等方式触发透视，也可以设置更低的帧速率，最低帧速率可达到 ≤

1fps，这种人性化的设计可以有效减少患者和术者的辐射剂量。但进行房间隔穿刺或在房室结附近进行消融时，仍然需要较高的帧速率，因此手术过程中需要不断调整帧速率以满足不同成像需要。

在透视系统中除了上述的球管电压、帧速率等因素外，设置额外的防护也是减少导管室工作人员接受射线剂量的重要措施。由于心房颤动及室性心律失常射频消融手术时间较长，传统的铅挡板已经不能满足电生理医生的防护需要，很多导管室都配备了大型铅屏尽可能阻挡射线探头与术者之间不必要的散射射线。另外，在电生理技师、护士等导管室工作人员周围设置第二道铅屏可以有效地阻挡来自患者和术者的散射射线，以达到尽可能保护医护人员的目的。

（二）工作流程

1. 辐射防护意识

已经有研究证实，长期电离辐射对人眼晶状体危害甚大，晶状体浑浊的发生率与在辐射环境中工作的年限及接受的辐射剂量呈正相关[7]。没有哪一种设置可以符合所有的成像需求，需要电生理医生在术中及时改变透视系统参数，以最低的射线量和透视时间完成适当的成像，这就要求医生能够熟练操作透视系统。对于导管室工作人员，则要加强辐射防护的意识，尽量避免不必要的X线照射，掌握各种辐射防护设备的正确使用方法，如铅衣、铅帽、铅眼镜、铅围脖等[8]。

2. 适当的投射角度

由于脊柱和心脏组织处于投射范围内，左前斜位（LAO）和后前位的射线量较右前斜位（RAO）高出40%～50%，患者将会受到更多的射线照射，而散射给术者的射线也相应增加。相比于后前位和右前斜位，左前斜位时射线在进入探头前会产生更多的散射射线，距离术者也更近，由于患者阻挡在探头与术者之间的部分也较少，总体上术者在左前斜位接受的射线照射剂量比右前斜位高出约6倍。因此减少左前斜位的使用也是减少患者和术者X线照射量的重要手段之一[9-10]。

3. 电影（Cine-radiography）

电影的射线量是透视的10倍左右。新一代X线机允许医生连续保存透视图像，以部分取代电影，已经可以基本满足电生理检查的需要，如果必须保存电影时，应该在准确定位的基础上尽量用低帧速和短时间留取。

4. 探头位置

X线球管的输出与球管和探头的距离成正比。因此术中应当尽量降低探头高度，如果手术台是可动的，就更容易调整球管与探头的距离。另外，在应用三维标测系统时，可能需要增加球管和探头的距离以减少电磁干扰，这就需要X线系统工程师改进技术，解决射线量与电磁干扰之间的矛盾。

5. ALARA 透视方案

Laura 等设计的 ALARA 透视方案[11]将进行室上速消融的患者按体重分为<20kg、20～40kg 和>40kg 三组，每组分别设置低、中、高三档X线照射强度（<20kg组：10mGy/frame，18mGy/frame，29mGy/frame；20～40kg 组：10mGy/frame，23mGy/frame，40mGy/frame；>40kg组：18mGy/frame，36mGy/frame，40mGy/frame）。术者均以该组的最低每幅照射量、以 2fps 帧速开始透视，根据需要成像质量逐渐增加帧速（2fps、3fps、4fps、6fps、7.5fps、15fps）和提升每幅照射量，以达到用最小的X线剂量达到最佳成像质量的目的。结果显示手术的平均透视时间为 16.4min，平均照射剂量为 45.4mGy，手术总时间平均为 114min，手术的即刻成功率为 95%，术后 3 个月再次评估成功率为 93%，可见这种减少透视时间和X线照射剂量的方法对手术成功率无显著的影响。

6. 三维标测系统

三维标测系统是未来无X线透视射频消融的方式之一。Miyake 等[12]在室上速消融术中将 NavX 三维标测系统与X线透视系统联合应用，结果发现X线辐射剂量从 387mGy（62～2701mGy）下降至 110mGy（0～3026mGy）。相应的，透视时间也下降了 59%（18.3min vs. 7.5min）。然而，三维标测系统目前也存在着一些不足，例如三维建模的真实程度对术者和三维标测技师的操作熟练度要求较高，单纯依赖三维系统可能影响手术成功率和安全性[13]。

三、医护人员为传染性疾病患者进行心脏电生理操作过程中的安全问题

我们应最大可能地保障电生理介入导管室的术者和其他医护人员不感染病原体。首先，也是最重要的是在接触和护理患者的各个方面遵守标准、统一、实用的全程预防措施，以降低医护人员感染传染性疾病的风险[1]。

（一）个人防护

医院应该采取相关措施要求医护人员一年一次或一年两次定期接种疫苗，接种的疫苗包括乙肝病毒疫苗、流感疫苗、百日咳疫苗和麻疹疫苗。通过接种疫苗，医护人员可获得一定免疫力来抵抗某些传染力强的疾病，减少与患者接触过程中被传染的风险。每家医院都应该每隔一段时间定期为医护人员检测肺结核。在特殊情况下，工作人员会配备 N95 过滤口罩，这种口罩可以预防医护人员吸入活动性肺结核患者通过空气播散的传染性小微粒。

（二）标准防护措施

标准防护中主要包括综合预防和隔离措施，通常我们会预防以空气或接触为媒介的传染性强或者致命的传染性病原体的传播。医护人员应了解所有血液、体液、分泌物、排泄物（不包括汗液）、不完整的皮肤和黏膜都可以携带可传播的传染性病原体，我们可能无法找到所有传染性病原体的所有来源。因此，在每一次与患者接触时都要做到相同的防护措施，而且每一家医院都应该制定一套标准的防护体系。以下是电生理导管室内针对传染性疾病的主要防护措施：

术者双手卫生的管理在控制和防止细菌的传播中发挥重要作用。此外，医用手套的正确使用还可以为术者提供双重保护。然而，不必要及不恰当地使用手套不仅耗费医用材料，也会增加细菌传播的风险。此外，每次脱掉手套后都要洗手。无菌手套适用于任何外科手术、侵入性影像操作以及涉及血管的操作；检查手套适用于接触血液、体液、分泌物、排泄物以及被体液污染的物体；除了接触预防外，手套不适用于直接接触患者的情况包括测量血压、脉搏、体温，肌内注射和皮下注射，给患者洗漱、穿衣服，转运患者以及任何无出血的血管操作；手套也不适用于间接接触患者的情况，包括使用电话、写病历、去除和更换病床上的被套、操作无创呼吸机和鼻导管。导管室护士安全的注射操作尤为重要，其中包括使用无针注射系统以及处理侵入性操作过程中使用的穿刺针和其他操作设备。

所有医院的传染控制措施都包括切断传播途径的预防措施。①接触预防措施：要求我们在接触患者或是进入患者周围环境时穿隔离衣或戴手套。一般情况下，传染性呼吸道微粒能在短距离直接播散到医护人员，此时针对飞沫的预防措施十分重要，这时需要对医护人员进行面部防护，例如医用口罩、眼部保护和（或）面部遮盖，但是医护人员平常佩戴的个人眼镜或隐形眼镜的防护作用并不大。通常我们定义的风险范围是以患者为中心周围 1m 或 1m 以上的距离，尽管这个范围取决于微粒的大小（天花和重症急性呼吸综合征的病毒属于小微粒），这个感染范围也可能扩大到 2m。由于微粒的传染性在一段时间后会消失，因此不需要进行特别的通风换气。②隔离空气传染的预防措施：可以防止传染源的播散。如有可能，传染病患者的电生理检查或操作应当延期，除非有负压操作间可供使用；而如果必须进行电生理手术，那只能使用带有高效微粒净化器的常规正压操作间。手术中患者应佩戴医用口罩，操作者佩戴 N95 过滤口罩，而且这种手术要放在最后一台，手术结束后操作间应进行充分换气，换气结束前任何人员不得入内。

（三）手术结束后的处理

应该遵守医院制定的如何处理或加工感染性耗材、洞巾和液体的条例，并且要注意避免抖动

洞巾或布制品以防播散污染物。所有锐利物品都要放到锐器盒，防止锐器漏出，并贴上生物危害标签；血液、抽吸物或其他污染性液体可通过加入凝胶物转变成固体以防液体流出。此外，操作间相对干净和相对污染的地方不可交叉接触，如果有人接触到污染的患者、伤口或区域应在摘掉手套和洗手前避免接触周围其他物品。手术后，所有接触到污染物的地方都要严格地用合格的消毒剂消毒，并按说明保持表面湿润达足够时间。清洁的内容包括患者周围 1~2m（如果患者存在咳嗽症状则应扩大到 2m 以上），包括电极导线、电生理设备、静脉泵、转移设备以及所有不废弃的物品。

（四）导管再加工

许多电生理导管室都有导管再加工的过程，这样不仅可以降低一次性耗材的花费，也可以减小处理耗材时对环境的污染。电生理团队在导管再加工前应考虑到以下问题：即这样的再加工是否有利于自己的手术操作，是否可以减轻患者的经济负担，是否合法以及是否符合伦理道德。目前美国食品和药品管理局把消融导管定义为Ⅲ级设备，因此就不符合再加工条件；但许多电生理导管室已经开始使用一些第三方检验机构检验通过的再加工材料，而且在选择再加工公司时，每个电生理团队不仅要考虑再加工的成本还要考虑再加工时间、导管收集工作以及再加工的成功率。

（五）患者转运

当传染性疾病患者必须要转运到其他病房或科室时，转运方应该在转运前向接收方交代清楚患者是否需要隔离，而在转运全程要时刻遵守防护措施，患者和（或）医护人员应该佩戴手套、穿上隔离衣，当转运到或转运出手术间后就可以脱掉防护设备并洗手。针对微粒预防措施，患者应该用医用口罩盖住口鼻和（或）气管切口，最好不要转运可能会通过空气传播传染源的患者，如果一定要转运应及时咨询相关疾病控制人员寻求特殊的转运方法。

（许　纲　刘　彤）

参考文献

［1］ Haines DE，Beheiry S，Akar JG，et al. Heart Rhythm Society expert consensus statement on electrophysiology laboratory standards：process，protocols，equipment，personnel，and safety. Heart Rhythm，2014，11：e9-e51.

［2］ Heidbuchel H，Wittkampf FH，Vano E，et al. Practical ways to reduce radiation dose for patients and staff during device implantations and electrophysiological procedures. Europace，2014，16：946-964.

［3］ Andreoli S，Moretti R，Lorini FL，et al. Radiation Exposure of an Anaesthesiologist in Catheterisation and Electrophysiological Cardiac Procedures. Radiat Prot Dosimetry，2016，168：76-82.

［4］ Ector J，Dragusin O，Adriaenssens B，et al. Obesity is a major determinant of radiation dose in patients undergoing pulmonary vein isolation for atrial fibrillation. J Am Coll Cardiol，2007，50：234-242.

［5］ Walters TE，Kistler PM，Morton JB，et al. Impact of collimation on radiation exposure during interventional electrophysiology. Europace，2012，14：1670-1673.

［6］ Rogers DP，England F，Lozhkin K，et al. Improving safety in the electrophysiology laboratory using a simple radiation dose reduction strategy：a study of 1007 radiofrequency ablation procedures. Heart，2011，97：366-370.

［7］ Bitarafan Rajabi A，Noohi F，Hashemi H，et al. Ionizing radiation-induced cataract in interventional cardiology staff. Research in cardiovascular medicine，2015，4：e25148.

［8］ Fetterly KA，Mathew V，Lennon R，et al. Radiation dose reduction in the invasive cardiovascular laboratory：implementing a culture and philosophy of radiation safety. JACC. Cardiovascular interventions，2012，5：866-873.

［9］ Perisinakis K，Damilakis J，Theocharopoulos N，et al. Accurate assessment of patient effective radiation dose and associated detriment risk from radiofrequency catheter ablation procedures. Circulation，2001，104：58-62.

［10］ Hou BB，Yao Y，Wu LM，et al. Optimized Fluoroscopy Setting and Appropriate Project Position Can

Reduce X-ray Radiation Doses Rates during Electrophysiology Procedures. CMJ，2015，128：1151-1153.

[11] Gellis LA，Ceresnak SR，Gates GJ，et al. Reducing patient radiation dosage during pediatric SVT ablations using an "ALARA" radiation reduction protocol in the modern fluoroscopic era. PACE，2013，36：688-694.

[12] Miyake CY，Mah DY，Atallah J，et al. Nonfluoroscopic imaging systems reduce radiation exposure in children undergoing ablation of supraventricular tachycardia. Heart Rhythm，2011，8：519-525.

[13] Samara ET，Aroua A，Stauffer JC，et al. Fluoroscopy-guided procedures in cardiology：is patient exposure being reduced over time? Radiat Prot Dosimetry，2010，139：271-274.

第十章　电生理介入导管室诊疗活动中的伦理问题

医疗卫生行业是一个特殊的服务行业，具有其内在的运行系统和风险承担机制。新的医疗服务模式下，医疗环境、医患关系越来越复杂[1]。医学伦理学是用伦理学理论和原则来探讨和解决医疗卫生工作中人类行为的是非善恶问题，特别是解决在新的境遇中不同价值冲突引起的道德难题[2]。电生理介入导管室的诊疗活动中同样涉及一些重要的伦理问题。

一、知情同意

在临床实践中，医务人员应坚持医学伦理学基本原则——尊重，即尊重患者的知情同意权、尊重并保护患者的隐私，对于促进医患关系的和谐发展具有举足轻重的作用[3]。

知情同意原则是现代医学伦理学中的一项基本原则。它是指在医务人员为患者提供足够医疗信息的基础上，由患者做出医疗决定（同意或拒绝）。知情同意不但是患者的基本权利，也是一般临床诊疗中医务人员应遵循的基本道德原则[4]。

电生理介入导管室中所有过程均需获得患者的知情同意。

获得知情同意的过程是医生和患者沟通、交流，从而使患者对医疗方案授权的过程。这是一个保障患者自主权、让患者知晓治疗方案的相关信息、理解并同意医生推荐的治疗方案的整体过程[5]。

为确保恰当的沟通，这一过程需要足够的时间。电生理介入导管室团队的成员包括：电生理医生，高级临床专科护士（advanced practice nurse，APN）或医生助理（physician assistant，PA）。患者应获得知情同意，如果 PA 或 APN 是术者，应在知情同意中标注清楚。这一过程必须在给予患者镇静处置前进行，以确保患者能够准确理解所讨论的内容，并准确表达他们的决定。讨论应在操作室以外的场所进行，使用患者能够充分理解的语言。如需要，可以有一个有资质的解释者在场。常见风险，即使不被认为很严重，也应像那些即使发生率非常低、但威胁生命的严重风险那样予以讨论。治疗方案中所有合理预期的方面，均应包含在讨论的内容中。

儿科的大多数患者的知情同意需由其父母或能够代表患者权益的监护人来授权。先天性心脏病（CHD）的成年人患者，除非有认知障碍或一些遗传综合征，与其他成年人相同。应邀请未成年患者参加知情同意的过程，但知情同意书的签署应由其法定监护人完成。工作中经常会用到给超过 12 岁的年轻患者准备的知情同意表格。超过 12 岁的女性患者，在进行治疗方案前 2 周内，要进行血浆或尿液标本的妊娠测试。

电生理医生应意识到他们会对患者的决定有重大影响。患者会向作为专家的医生寻求指导。对于一名医生来讲，对将要实施的治疗方案进行合理的讨论是一项伦理义务。相反，任何形式的强迫，包括通过语言或非语言的威胁、通过不完整或不真实的信息来操控均是违反伦理的。患者应该有足够的机会来讨论他们对于治疗方案所关心的问题，医生对于他们的疑问应给予满意的解答。如果患者丧失能力，应尽可能想办法找到他的合法代理人并从代理人那里获得知情同意[5]。

二、电生理介入导管室的教学伦理

介入操作技术的教学,是保持那些宝贵的医学经验能够广泛应用于患者的不可或缺的部分。对于介入操作技术教学,使用一些模拟设备是非常有帮助的手段,但不能替代在实际患者身上进行操作所获得的经验[6]。尽管教学是一些有研究生培训课程的机构和医学院校附属医院的职责,介入操作技术的培训也会发生在其他类型的医疗机构。

当患者的诊疗过程中将涉及培训内容时,与患者沟通说明何时、以何种方式培训是医生的伦理职责。在诊疗过程前询问患者,大多数患者会同意、允许这种实践培训[7]。在这个过程中,多数教学机构会让患者签署一个表格,表明他们知晓、同意,允许被培训人员在高级医生监督、指导下实施治疗方案过程。

三、临床手术过程中的临床研究

医学的根本目的是探索疾病的发生、发展及防治规律,提高与人类疾病作斗争的能力,维护和增进人类的健康,造福于人类[8]。医学上任何新技术和新药物,不论在动物身上的实验何等成功,在应用到临床之前,都必须经过人体试验证实它确实对人类无害并有益于某种疾病治疗时,才能在临床上应用和推广[4]。

没有临床研究,潜在的、有希望挽救患者生命的技术和治疗方法就不能被安全地应用于患者。由于不断进行的研究,我们对疾病过程的理解得以提高。然而临床研究,患者会暴露于一些风险,而没有足够证据能说明患者的直接获益。作为一名研究者,主要责任是得到新知识,而作为一名医生,职责是使患者得到良好的治疗。当这两种角色发生冲突时,作为医生的角色一定要优于研究者的角色。

如果一些患者正在寻求比当前治疗方法更好的结果时,这些患者可以考虑入选一些研究方案。筛选患者切记不能强迫参加。同样,所有符合入选标准的患者,应都有机会参加某一可行的

研究方案,即使执行方案的医生不认为某一患者不是理想的候选者。知情同意过程应给予足够的时间,让患者充分了解参加研究的益处,使患者不是处于某种压力下而做出决定。当儿童或不能完成知情同意的成人想参加临床研究,请一名独立的律师来保证家长或法律授权的代理人对是否让受试者暴露于风险中做出合理决定是有帮助的。

仅仅获得患者的同意,对于参加一项研究是不够的。保证研究方案不能将患者置于不合理的、与预期获益不成比例的风险中,是研究者的伦理责任。研究方案必须有足够的成功可能性的科学价值,还要有预期的社会价值。所有在电生理介入导管室进行的研究方案,必须得到独立机构的审查和同意,如机构审查委员会,以保证研究是符合伦理要求的。研究结果必须诚实报告,这不仅仅是对研究参与者发生风险的尊重,也是对通过这一研究使某一技术和治疗方法变得可行,将来接受这一技术和治疗方法的患者的保护[5]。

四、医生-厂商关系

厂商能够与医生合作,通过支持医学继续教育(continuing medical education,CME)计划(项目)、医生培训以及临床研究等等渠道提高医疗知识、改善患者医疗状况。尽管医生和厂商会分享提高医疗水平这一共同目标,但医生所关注的首要问题是患者的获益,而厂商所关注的首先是经济效益。因此,任何与厂商的接触,都可能会潜在地影响医生关于该厂家的产品或服务的决定。因此医生必须始终保持警惕,避免被这种交往所干扰[9]。

一些厂商给予的礼物或提供的便利会发挥潜在的作用。医生团队会制定一些关于收受厂商礼物的政策,但任何人与厂商接触,必须能够判断是否接受礼物会带来医生做医疗决定时产生偏袒或影响患者的治疗。任何因为接受礼物而武断地应用某一特殊的产品或服务均是不符合伦理的。每个医生所在的机构和一些专业组织的利益冲突政策也应及时跟进。医院或专业组织中负责产品评估和新产品推介委员会的医生、厂商的顾问或

与厂商有其他关系的人员，必须公开这些相关关系，并且在这些情况下要对产品做出一些决定时，要主动退出，以保证决定的公正性[5]。

（梁兆光）

参考文献

［1］陈南华. 新医疗服务模式下医学实习生面临的伦理难题及干预措施. 医学与社会，2011，24（5）：38-40.

［2］赵燕屏，曾爱华，皇甫卫华. 医学院校医学伦理教育应成为素质教育的重要内容. 医学教育探索，2009，8（6）：685-687.

［3］梁立智，赵学智，王晓燕，等. 医患关系调查中知情同意与隐私保护问题的伦理探究. 医学伦理学，2008，21（6）：46-49.

［4］吴晓露，古道宗，王光荣. 医学伦理学. 5 版. 济南：山东人民出版社，2009：81.

［5］Haines DE，Beheiry S，Akar JG，et al. Heart Rhythm Society Expert Consensus Statement on Electrophysiology Laboratory Standards：Process，Protocols，Equipment，Personnel，and Safety. Heart Rhythm，2014，11：e9-e51.

［6］Engum SA，Jeffries P，Fisher L. Intravenous catheter training system：computer-based education versus traditional learning methods. Am J Surg，2003，186（1）：67-74.

［7］McNamara RM，Monti S，Kelly JJ. Requesting consent for an invasive procedure in newly deceased adults. JAMA，1995，273（4）：310-312.

［8］毕媛，黄海，王捷，等. 医学科研与医学伦理关系的思考. 中国医药指南，2012，10（6）：298.

［9］Lindsay BD，Asirvatham SJ，Curtis AB，et al. Guidance for the Heart Rhythm Society pertaining to interactions with industry endorsed by the Heart Rhythm Society on April 26，2011. Heart Rhythm，2011，8（7）：e19-e23.

第二篇

成人先天性心脏病心律失常的识别和管理

第十一章 成人先天性心脏病心律失常的流行病学和范畴

20 世纪，越来越多的先天性心脏病（congenital heart disease，CHD）患者得到有效诊疗，平均预期寿命显著延长，目前发达国家近 90%CHD 患者可存活至成年。因此，形成了一个新的且不断扩大的患者群体——成人先天性心脏病（adult CHD，ACHD）人群，由于其独特的解剖结构和病理生理学特点，心律失常已成为影响 ACHD 人群手术预后及生活质量的主要因素之一。近十年来越来越多的临床医师开始关注 ACHD 相关心律失常的诊断和治疗。2014 年美国儿童与先心病电生理学会和美国心律学会首次联合颁布了《ACHD 相关心律失常认识与管理专家共识》。此专家共识总结了目前 ACHD 相关心律失常流行病学及范畴特点，为科学规范管理 ACHD 人群的心律失常问题提供了依据。

第一节 发病率及相关危险因素

20 世纪 60 年代以来，随着体外心肺循环技术的出现以及外科手术方式的革新，CHD 患者的预后得到显著改善。50 年前 CHD 患者预期 1 年存活率仅为 25%，目前，约 90%的 CHD 患者可存活至成年。流行病学研究显示：1987—2005 年 CHD 患者的死亡率下降了 31%，其中严重 CHD 患者的平均死亡年龄由 2 岁上升至 23 岁。ACHD 患者的平均预期寿命也由 2002 年的 37 岁上升至 2007 年的 57 岁；目前全球 ACHD 人群总数已超过 100 万，其中 45%为轻度 CHD（例如房间隔缺损、肺动脉瓣狭窄），40%为中度 CHD（例如法洛四联症、埃布斯坦畸形），15%为复杂 CHD（例如单心室、大动脉转位）[1]。

不管轻度、中度还是重度 CHD 患者均可发生心律失常，并且 CHD 愈严重，心律失常发生风险愈高（表 11-1）。以法洛四联症（tetralogy of Fallot，TOF）为例，该患者人群心律失常的发病率较高，尤其是在外科修补术后，超过 30%的患者存在症状性房性心动过速，约 10%出现复杂室性心律失常，约 5%医源性房室传导阻滞（atrioventricular block，AVB）或窦房结功能障碍需要植入心脏起搏器。据统计目前平均每个国家约有 5 万名 TOF 患者出现各种类型心律失常，如果这部分患者不接受相应治疗，每年将有 100 名 TOF 患者因严重心律失常而猝死；此外，心律失常也与 CHD 患者窦房结或房室结功能、血流动力学、原发性心肌病、外科修补术后遗症以及遗传因素等有关[2]。

表 11-1 常见 ACHD 心律失常发病率	
ACHD 类型	**心律失常发病率**
房间隔缺损	5%～40% SVT
埃布斯坦（Ebstein）畸形	40%～80% SVT
单心室，心房肺循环 Fontan 术	30%～60% SVT
大动脉转位，心房 switch 术	30%～50% SVT
先天性矫正型大动脉转位	20%～30% AVB
法洛四联症	10% VT，35% SVT
三尖瓣再次手术	35% SVT
室间隔缺损	<2% SVT，VT

SVT：室上性心动过速；AVB：房室传导阻滞；VT：室性心动过速

ACHD 相关心律失常发病率与年龄呈正相关，40 岁的 ACHD 人群相关心律失常的发病率为 22%，50 岁的人群可高达 40%。另外，不同外科式式也可以影响 ACHD 心律失常的发病率。ACHD 人群术前、术后的心律失常相关危险因素见图 11-1。单心室的 Fontan 术式、大动脉转位的心房转位手术（Mustard 或 Senning 术式）等不仅术后心脏内存在大面积瘢痕与较多缝合线，

而且可能存在严重血流动力学障碍，为心律失常的发生提供了结构基础。因此，接受传统 Fontan 术式治疗的单心室患者术后 10 年内发生房性快速性心律失常的概率可达 50%，几乎所有接受 Mustard 或 Senning 术式的大血管转位患者，均难以在 10 年后维持窦性心律；因此对于这些患者来说，术后控制心律与预防血栓栓塞同样重要。

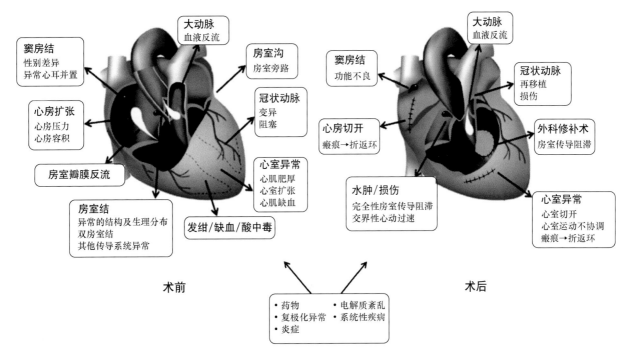

图 11-1　ACHD 人群手术前后心律失常相关危险因素（左图：术前，右图：术后）

第二节　成人先天性心脏病相关心律失常范畴

ACHD 相关心律失常谱范围很广，涵盖各种缓慢性及快速性心律失常[3]。ACHD 患者发生心律失常的类型与其 CHD 类型密切相关（表 11-2）。

一、室上性心动过速

室上性心动过速（supraventricular tachyarrhythmia，SVT）是 ACHD 患者最常见的心律失常类型，包括房内折返性心动过速（intra-atrial reentrant tachycardia，IART），房室折返性心动

过速（atrioventricular reentrant tachycardia，AVRT），房室结折返性心动过速（atrioventricular node reentrant tachycardia，AVNRT）以及心房颤动（atrial fibrillation，AF）。因独特的先心病结构特征以及手术对心脏结构的影响，几乎所有的 ACHD 患者均有发生 SVT 的可能。

（一）房内折返性心动过速（IART）

IART 是 ACHD 人群最常见的一种 SVT 形式，其发生机制与心房扑动（atrial flutter，AFL）

表 11-2　心律失常类型与 ACHD 类型的联系	
心律失常类型	**ACHD 类型**
异常旁路介导	埃布斯坦畸形 房间隔缺损 先天性矫正型大动脉转位 肥厚型心肌病
房内折返	房间隔缺损 单心室（房肺 Fontan 修补术） 大动脉转位（Mustard/Senning 修补术） 普通房室间隔缺损 法洛四联症 完全性肺静脉异位引流
房室结折返	大动脉转位（Mustard/Senning 修补术） 左心室流出道梗阻性病变
心房颤动	二尖瓣畸形 三尖瓣埃布斯坦畸形 单心室，尤其是合并三尖瓣闭锁 房间隔缺损 法洛四联症 肥厚型心肌病 艾森门格综合征
室性心动过速	法洛四联症 室间隔缺损（空缺） 主动脉瓣狭窄
室性颤动	主动脉瓣狭窄 肥厚型心肌病 大动脉转位（Mustard/Senning 修补术）
窦性心动过缓	大动脉转位（Mustard/Senning 修补术） 单心室（心房肺循环 Fontan 修补术） 房间隔缺损 普通房室间隔缺损 完全性肺静脉异位引流
房室传导阻滞	先天性矫正型大动脉转位 法洛四联症 房间隔缺损 普通房室间隔缺损

类似，需要同时具备折返环和单向传导阻滞的峡部，与典型 AFL 不同的是，IART 更多见于器质性心脏病患者。一般情况下，IART 的心室率较典型 AFL 缓慢，心房率在 150～250 次/分之间。如果患者的房室结功能良好，心房冲动以 1∶1 比率下传心室，引起心动过速，从而出现低血压、晕厥等临床症状，甚至心脏性猝死。另外，接受右心房切开术或其他类型外科术式治疗的 ACHD 患者更易发生 IART，尤其同时伴有心房扩张、肥厚或瘢痕负荷较高患者，发生 IART 的风险更

高。其他 IART 相关危险因素包括窦房结功能异常（快-慢综合征）以及接受心脏手术时的年龄等。年长者行 Mustard、Senning 或传统 Fontan 手术术后发生 IART 的风险较大，原因可能是大量的缝合线及长时间的血流动力学异常，最终造成显著的心房心肌细胞解剖或功能重构。

IART 折返环因 CHD 心脏解剖异常和外科术式的不同而存在分布部位差异，它不仅受右心房结构的限制，还与缝合线或外科补片纤维化区域分布有关，这些区域与心房本身的传导阻滞区（界嵴、瓣膜、上腔静脉及下腔静脉窦）一起构成了 IART 折返环的解剖基础（图 11-2）。

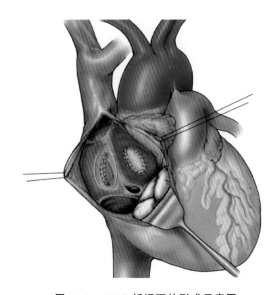

图 11-2　IART 折返环的形成示意图

临床上可以从体表心电图上诊断 IART，然而有时 IART 伴 2∶1 或 3∶1 房室传导，心电图上易将心房波和 QRS 波/T 波混淆。当 ACHD 患者合并室上性心动过速时应高度警惕为 IART，若无法从心电图上确定心律类型，可尝试迷走神经刺激方法识别潜在的 P 波（图 11-3），采取电除颤、超速起搏或 I 类、II 类抗心律失常药物治疗均可有效终止 IART。

（二）房室折返性心动过速

ACHD 患者的胚胎学异常直接影响心脏电激动传导系统的发育，一些 CHD 患者甚至没有正常分化的房室结和希氏（His）束，其中以双房室结或

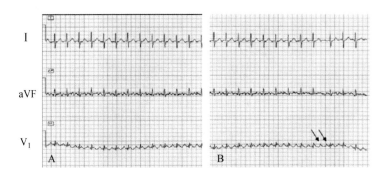

图 11-3　此图为一名 49 岁女性 ACHD 患者体表心电图（Ⅰ、aVF、V₁ 导联），房间隔缺损修补术后数十年，阵发性心悸 6 天。**A**. 心动过速时心电图，节律整齐且心率为 118 次/分，易误诊为窦性心动过速；**B**. 行 Valsalva 动作后复查心电图，发现房室传导比例不规律，并伴快速心房率（箭头所指），心房率约 236 次/分

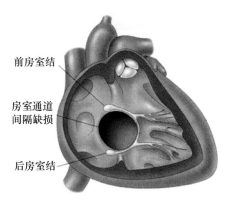
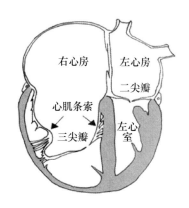

图 11-4　双房室结畸形（左图）和三尖瓣环埃布斯坦畸形示意图（右图）

旁路较为常见（图 11-4）。双房室结现象见于个别的单心室患者，其解剖学特征为在房室交界处可见较大的间隔缺损以及两套独立的房室结-His 束传导系统，并且常可在两套传导系统间发现连接纤维。这种独特的解剖学特征患者易发生多种类型的折返性心动过速。埃布斯坦畸形相关的心律失常以旁路介导的折返性心动过速为主，约 20% 伴预激综合征 ACHD 患者被证实存在三尖瓣环埃布斯坦畸形，其旁路多位于三尖瓣环的后侧和间隔侧，且接近一半的患者同时存在多条旁路。随着年龄的增长，埃布斯坦畸形可导致显著心房增大，造成心房的解剖重构及电重构，增加折返性 AFL 或 AF 的发病率。

（三）心房颤动（AF）

大多数 CHD 外科手术均对右心房破坏较大，因此 CHD 最常见的房性心律失常为 IART。某些 CHD 患者长期慢性血流动力学异常可以直接影响左心房的结构和功能，诱发 AF 发生。易发生 AF 的 CHD 类型主要包括主动脉瓣狭窄、二尖瓣畸形以及未行修复手术的单心室。ACHD 患者 AF 发病率会随着年龄的增加而升高，对于年龄超过 55 周岁的 TOF 患者，AF 发生率超过 IART，成为

该类人群最常见的心律失常。另外，一些反映左心系统功能的指标，如左心房大小以及左心室收缩功能异常等亦是 AF 发生的危险因素。

二、室性心动过速（VT）

CHD 患者 20 岁之前，严重室性心律失常发生率极低，某些类型 CHD 患者到了成年期，VT 发生风险逐年升高，严重危及该类人群的生命。对于接受过心室切开术或修补术的室间隔缺损患者，发生 VT 的风险更高。CHD 独特的解剖学特征为折返环的形成提供了天然的解剖基础，如 CHD 手术瘢痕形成的峡部以及先天性功能阻滞区，目前普遍认为 ACHD 相关 VT 的发生机制与微折返有关（图 11-5）。另外，持续血流动力学负荷过重也可以导致心室功能异常或心室肌肥厚，室性心律失常往往不需要手术瘢痕的直接参与也可发生，此类 CHD 包括主动脉瓣疾病、左位型大动脉错位（left-transposition of great blood，L-TGA）合并右心室心肌缺血性改变、严重埃布斯坦畸形、特定形式单心室、艾森门格综合征以及未修补的法洛四联症（TOF）。

ACHD 相关 VT 多发生于 TOF 患者，持续性

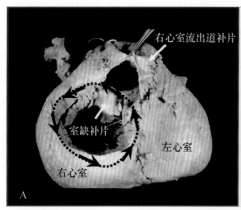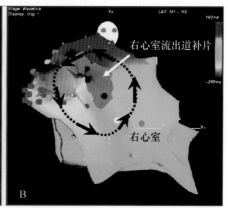

图 11-5 TOF 患者 VT 微折返示意图

VT 是造成该类患者猝死的主要原因。一些大型临床研究发现 TOF 术后发生 VT 风险高达 3%～14%。少数 VT 频率较慢且血流动力学较稳定，但大多数 VT 频率较快，常常造成晕厥或猝死；极少部分 TOF 患者因急性 AVB 或 IART 伴快速房室传导导致猝死。因此预测 TOF 患者 VT 的发病极为重要，但是目前为止，仍没有理想的 VT 风险评估系统，预测 VT 发生的危险因素主要包括施行 CHD 手术的年龄、有无行姑息分流术、高负荷室性期前收缩、电生理检查过程中可诱发出 VT、异常右心室血流动力学以及宽 QRS 波（>180ms）等。

如果使用上述危险风险来评价成年 TOF 患者人群，那么高风险人群将是一个庞大的群体，为了提高这种评价方式的特异性，对于年长的患者在应用 VT 风险评价标准时需注意患者的临床症状；心搏骤停幸存者或持续性 VT 患者，均需行 ICD 治疗。

三、缓慢性心律失常

（一）窦房结功能障碍

先天性心房结构缺损可以影响到窦房结的发育和功能。ACHD 患者窦房结功能障碍多见于合并单心室的内脏异位综合征患者。部分无脾型内脏异位综合征患者存在双侧上腔静脉并伴有各自的窦房结，体表心电图表现为两种独立的 P 波和心律交替出现。然而除了心电图异常外，此类患者往往没有明显的临床症状。而对于多脾类型的患者，往往缺少一个真正有功能的窦房结，表现

为房性或交界性心律，绝大多数此类患者最终需要植入永久心脏起搏器。另一类常见的 ACHD 相关缓慢性心律失常为手术对窦房结或其供血动脉的损伤所致，常发生在 Mustard、Senning、Glenn 和 Fontan 手术患者，对于血流动力学异常的 ACHD 患者更难以耐受窦房结变时功能不全，尤其是单心室或房室瓣反流的患者，这些患者发生 IART 或 AF 的概率更大。

（二）房室传导阻滞（AVB）

一些特殊类型的 CHD（如 L-TGA 和心内膜垫缺失），存在房室结传导先天性解剖及功能异常。L-TGA 的房室结及 His 束并不位于 Kock 三角内，而是位于该区域的前方，而心内膜垫缺失时其房室结及 His 束则位于 Kock 三角后方。这两种类型的房室传导系统常存在功能异常。3%～5% L-TGA 患者出生就表现为完全性 AVB，另外 20% L-TGA 患者可在成年期发展为完全性 AVB。此外，部分患者的房室传导系统正常，但是在外科手术或导管消融术中发生医源性 AVB 的风险也显著高于正常人群。

外科手术治疗 CHD 时可直接损伤房室传导组织，虽然目前可以精确地定位 CHD 患者的房室结和 His 束位置，有效地降低 AVB 发生率，但对于一些外科手术（如室间隔缺损的修复、房室瓣膜的置换或修复等），仍面临着发生 AVB 的风险。其中超过半数 AVB 只是短暂性的，这与心肌的牵张或水肿有关，而不是房室传导组织的机械性损伤，此类 AVB 往往于术后 7～10 天自行恢复。

四、心律失常所致心脏性猝死

ACHD人群在外科修补术后发生猝死的风险接近1/1000，而且随着术后随访时间延长，猝死风险有上升的趋势。据统计65%～75%的CHD患者死于心脏疾病，其中22%～26%为心脏性猝死（sudden cardiac death，SCD），SCD人群52%～84%死于严重心律失常。SCD风险较高的CHD类型为主动脉狭窄、主动脉缩窄修复、TGA和TOF，占SCD总数的90%。埃布斯坦畸形、单心室及室间隔缺损等其他CHD类型也属于SCD高危人群。无论是心动过速还是心动过缓均可以导致SCD，其中近半数归因于致死性VT，而心动过缓约

占20%。

ACHD人群发生SCD高危因素包括心室功能异常、脑钠肽升高（大于491pg/ml）、心脏扩大（心胸比大于0.6）、QRS波进行性增宽、QRS波时程超过180ms、QT离散度超过60ms以及临床上出现过持续性心律失常、晕厥或心搏骤停等；目前临床上评估ACHD患者SCD风险的措施主要依赖于体表心电图和24h动态心电图，约57%的SCD患者曾在动态心电图检查中发现过心律失常；另外，如果在动态心电图检查中出现室性期前收缩，或者室性期前收缩次数增加，就需要高度警惕SCD的发生，而不是单纯应用抗心律失常药物以降低室性期前收缩次数。

第三节　成人先天性心脏病相关心律失常的治疗及预后

一、室上性心动过速

对于合并反复发作的症状性IART，经导管射频消融效果优于抗心律失常药物治疗。然而由于ACHD患者本身存在复杂的心脏结构异常，经导管射频消融术仍面临巨大的挑战性，且与普通人群相比，该人群无论是短期还是长期成功率均较低。目前认为ACHD相关心律失常经射频消融术复发的起源点并不一定是初次消融定位起源点。ACHD患者常存在多种房性心律失常基质，因此需要在手术过程中分别对多种可诱发的持续性IART进行逐一标测，以降低复发率，即使采取多部位标测消融，由于心律失常基质会随着时间推移而变化，对某些ACHD患者（如心房-肺Fontan综合征）而言，术后复发也往往难以避免。

ACHD人群中AF的治疗原则与普通AF患者相似，需要接受抗凝、控制心室率等措施，必要时可以进行药物或电复律。临床上ACHD患者AF复律成功率较高，主要难题是如何降低AF的复发率；抗心律失常药物预防AF复发的效果并

不理想，对于伴有窦房结功能障碍的快慢综合征患者，可以通过植入心脏起搏器，对AF的预防也有一定的效果。目前ACHD患者AF的导管消融治疗受到一定限制，这类患者在修补术后往往存在长期血流动力学异常，造成严重的左心房纤维化，使AF消融术的成功率远低于普通人群。一些大型的临床观察研究发现ACHD人群AF消融术后1年和4年随访成功率分别为42%和27%。一些研究结果证实大部分ACHD患者，普通的房性心动过速最终会发展为AF，目前亟须改进此类患者的导管消融策略，以降低术后心律失常的发生率。

心律失常外科手术亦可以在CHD修补术或姑息术后进行；由于多种CHD发生IART与右心房的解剖结构改变有关，右心房迷宫手术通常可以有效地治疗房性心动过速，发病率及死亡率低，长期随访成功率较满意。AF患者可以在右心房迷宫手术的同时行左心房迷宫手术以预防AF复发（图11-6）。Fontan转位手术的同时行心律失常外科手术目前已被广泛接受。

ACHD人群长期的抗心律失常药物治疗需要长期随访追踪。虽然目前指南推荐对于简单CHD

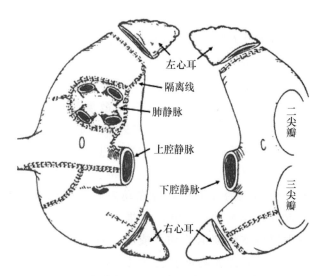

图 11-6　双心房联合 maze 手术示意图。左图为心脏上面观，右图为心脏下面观

患者可以采用心室率控制策略，但对于多数 ACHD 患者依然推荐恢复窦性心律和维持窦性心律，Ⅲ类抗心律失常药物为首选维持窦性心律的药物，这些药物通过选择性地抑制 I_{Kr} 通道以延长动作电位时程，抑制心动过速的产生，但这类药物副作用较多，如 QT 间期延长、导致缓慢性心律失常等，限制了其临床应用。另外，如果患者条件允许，在药物复律前应先评估心腔内血栓情况，因为药物复律时血栓栓塞发生风险较高，对于心房-肺 Fontan 外科手术的患者，更应该注意排除心房内血栓，仔细心脏超声检查尤为重要。除了药物复律之外，ACHD 患者 PSVT 急性期管理还包括室性心率控制、电复律或起搏终止（抗心动过速起搏）；对于血流动力学不稳定患者，同步电复律治疗非常有效。

二、室性心动过速

ACHD 人群 VT 导管射频消融成功率较高，尤其是 TOF；TOF 患者 VT 折返环的峡部可以通过电生理检查精确定位，如果关键峡部成功消融并且不能诱发出其他类型 VT，导管消融的成功率

可高达 75% 并且复发率较低。对 ACHD 人群植入 ICD 并不是完全有益的，大型回顾性研究证实 ACHD 患者植入 ICD 术的并发症较多，尤其是复杂 CHD，包括术中即刻并发症、感染和反复手术。

三、缓慢性心律失常

对于 ACHD 患者合并窦房结功能障碍，缓慢心率引起临床症状者，指南将植入 AAIR 或 DDDR 模式起搏器作为Ⅰ类推荐。对于 ACHD 患者静息状态心率小于 40 次/分或窦性停搏超过 3s 的患者，即使没有临床症状，起搏器植入作为Ⅱb 类推荐。对于术后 AVB 患者，如果判断为不可逆或者 AVB 超过 7 天，那么建议永久心脏起搏器植入术。

（刘启明）

参考文献

[1] Walsh EP, Cecchin F. Arrhythmias in adult patients with congenital heart disease. Circulation, 2007, 115: 534-545.

[2] Khairy P, Van Hare GF, Balaji S, et al. PACES/HRS Expert consensus statement on the recognition and management of arrhythmias in adult congenital heart disease: developed in partnership between the pediatric and congenital electrophysiology society (PACES) and the heart rhythm society (HRS), endorsed by the governing bodies of PACES, HRS, the American College of Cardiology (ACC), the American Heart Association (AHA), the European Heart Rhythm Association (EHRA), the Canadian Heart Rhythm Society (CHRS), and the international society for adult congenital heart disease (ISACHD). Heart Rhythm, 2014, 11: e102-65.

[3] Warnes AC. Adult congenital heart disease. New York: American Heart Association, 2009: 221-236.

第十二章　成人先天性心脏病患者进行有创电生理干预的方法和建议

第一节　国外专家共识对成人先天性心脏病患者进行有创电生理干预的建议

先天性心脏病管理方面的巨大进步带来了令人瞩目的成就，发达国家有 90% 以上的儿童先天性心脏病（congenital heart disease，CHD，简称先心病）患者可以存活至成年[1]。因此，在过去的几十年里，随着人口结构的历史性变化，现在成人先天性心脏病（ACHD）患者的数量已经超过儿童。基于人群的估计数据显示，目前美国有超过 100 万成年人患有 CHD；在加拿大和欧洲则分别超过 10 万和 180 万[2-4]。心律失常是成人 CHD 患者患病、生活质量下降以及死亡的主要原因。因此，由美国儿童与先心病电生理学会（Pediatric and Congenital Electrophysiology Society，PACES）和美国心律协会（Heart Rhythm Society，HRS）联合发布了重要的共识声明，其目的在于为合并有心律失常的成人 CHD 患者提供最佳医疗条件，并提供专家咨询，为评估、诊断和管理心律失常提供建议，包括药物治疗、基于导管的干预、器械治疗及手术方式的选择。本章主要介绍成人先心病进行有创电生理检查的方法和建议。

成人先心病进行有创电生理检查过程，应该由专业的成人先心病电生理学家，在合适的成人先心病患者护理环境中进行[5]。参与术前准备、手术以及术后护理相关的技术和护理人员必须具有成人心脏生命支持（adult cardiac life support，ACLS）资格并且熟悉基本的 CHD 解剖学和生理学。术前评估包括相关合并症的评估，因而要进行专科咨询（例如，呼吸科、肾脏科、传染病科），尤其是麻醉评估，以及必要时补充术前影像或功能分析，从而全面进行风险评估。

根据美国心脏病学会（American College of Cardiology，ACC）和美国心脏协会（American Heart Association，AHA）工作组发布的 2010 年 6 月实践指南[6]建议的分类，将推荐分为三类：Ⅰ类指有证据和（或）普遍认为一个给定的治疗建议是有益的、有用的和有效的；Ⅱ类指有相互矛盾的证据和（或）有关手术或治疗的效果/实用性的分歧；Ⅲ类指有冲突的证据和（或）普遍认为手术或治疗是没有用的/有效，并在某些情况下可能有害。证据等级分为三级：等级 A，从多个随机临床试验或 meta 分析得出的数据；等级 B，从非随机研究的一个随机试验得出的数据；等级 C，只有专家共识的意见、案例研究或护理标准。成人 CHD 需要有创电生理干预的建议见表 12-1。

表 12-1 成人 CHD 需要有创电生理干预的建议

建议

Ⅰ类

1. 在成人先心病微创电生理干预前应该咨询 ACHD 专家（证据等级：C）[7-9]
2. 术前准备包括详细审查有关所有以前的心血管手术的注意事项，包括患者解剖结构、血管和心脏内的介入操作过程，以及介入前后的一般情况（证据等级：C）[10-12]
3. 对于具有中等或复杂的 ACHD 进行有创电生理干预措施需要清醒镇静或全身麻醉，应与熟悉 CHD 的麻醉师共同进行（证据等级：C）[13]
4. 该电生理介入导管室和术后恢复室应该具备照顾成人 CHD 的条件，包括：
   (1) 适当的成人监护设备（证据等级：C）
   (2) 护士和技术人员具有成人心脏生命支持（ACL）资格和 CHD 解剖知识（证据等级：C）
   (3) ACHD 心胸外科后备支持和手术室使用权（证据等级：C）[14]

第二节　成人先天性心脏病患者进行有创电生理干预的方法及技术

一、成人先天性心脏病合并房性快速性心律失常的处理

房性快速性心律失常是成人先心病患者最常见的心律失常，患病率可达 15%[15]。有研究认为，对于先心病患者来说，终其一生，有 50% 的人可能罹患房性快速性心律失常[16]。其中，尤以单心室患者行 Fontan 手术，以及大动脉转位的患者行 Mustard 或 Senning 手术后最为突出。

多数先心病患者合并的房性快速性心律失常机制是右心房内的大折返，包括三尖瓣环峡部依赖的典型心房扑动（房扑），以及围绕外科手术切口瘢痕折返的不典型房扑。小部分患者也可能是局灶性房性心动过速（房速），其病灶也往往位于瘢痕区附近。随着年龄的增长，患者出现心房颤动（房颤）的机会也会增加。

（一）成人先心病患者合并房内折返性心动过速（intra-atrial reentrant tachycardia，IART）的消融治疗

由于技术的进步，目前成人先心病患者合并的 IART 或局灶性房速消融的成功率已接近 85%[15]。IART 的折返环与基础的先心病及外科手术的术式相关。因此应充分了解患者的心腔及大血管的解剖形态。术前应详细查阅此前的外科手术记录。另外，如果此前股静脉已多次进行插管操作，有时该侧股静脉可能无法再次穿刺成功，此时可能须寻找其他替代路径。需要对左心房进行标测的，还要特别注意房间隔的情况。例如，房间隔特别增厚或钙化，以及曾经使用补片修补或封堵伞进行封堵的患者，使用常规的 Brockenbrough 技术穿刺房间隔时往往难以奏效，此时可对房间隔穿刺针施加射频能量（连接射频电刀）以辅助穿刺，此方法在有卵圆孔未闭或补片边缘漏时也可善加利用。

影像技术对 IART 的标测及定位也很重要。三维 CT 或磁共振（MRI），以及心腔内超声（intracardiac echo，ICE）都是十分有效的辅助标测工具。尤其是 ICE，不仅可提供精确的解剖结构，也可以实时监测导管与心内膜贴靠的程度，以及热能消融时的组织损伤情况，且可以减少 X 线的照射量（图 12-1）。ICE 图像还可与心腔的 X 线造影图像相融合，以更精确地揭示患者复杂的解剖细节（图 12-2）。之后，则可常规对 IART 行激动标测及拖带标测。

房间隔缺损的封堵及法洛四联症（tetralogy of Fallot，TOF）修补术后的 IART，许多与三尖瓣环峡部相关，但更多地表现为"8"字折返，其另外一个环路往往是围绕手术切口瘢痕折返。因

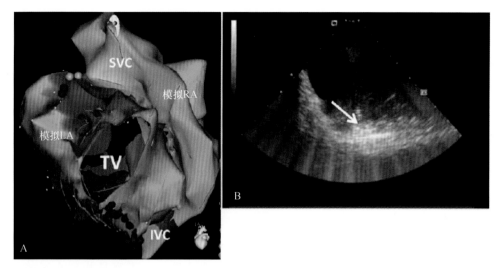

图 12-1　心腔内超声（ICE）对一位外科 Mustard 手术后患者的心房进行三维重建的图像（左）。右图是用 ICE 实时观察消融导管的位置及其与组织贴靠的情况。SVC：上腔静脉；IVC：下腔静脉；TV：三尖瓣；LA：左心房；RA：右心房。（引自 Bouchardy J，Therrien J，Pilote L，et al. Atrial arrhythmias in adults with congenital heart disease. Circulation. 2009；120：1679-1686.）

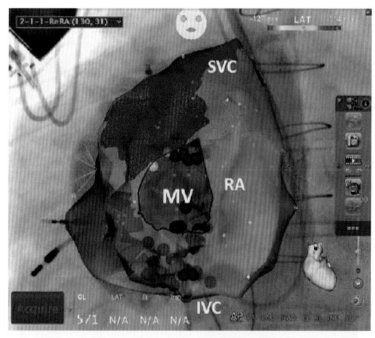

图 12-2　三维 ICE 与心腔内造影融合的图像。图示为矫正型大动脉转位（corrected transposition）患者 IART 的激动图。患者的左心室通过二尖瓣环（MV）与右心房（RA）相连。IART 是绕二尖瓣环峡部的折返。SVC：上腔静脉；IVC：下腔静脉。（引自 Bouchardy J，Therrien J，Pilote L，et al. trial arrhythmias in adults with congenital heart disease. Circulation. 2009；120：1679-1686.）

此，治疗时不仅要消融三尖瓣环峡部，还要线性消融切口瘢痕与下腔静脉之间的区域，以同时破坏另外一个折返环路。

最难标测的是单心室行 Fontan 手术后患者的 IART。传统的 Fontan 手术做的是右心房-肺静脉吻合，往往会继发右心房扩张、心房壁肥厚，导致大片的低电压及碎裂电位区，房速的发生率可高达 20％～40％。此时，心房内的折返环可有多个，可发生于右心房内的任意一个部位。此种情况下消融的成功率很低。近年来，有人创立了新型的 Fontan 术式，即切开扩张的右心房，做迷宫式缝合，借助新的通道，将右心房分流至肺静脉。这一术式可使 IART 的发生率降至 2%～7%。消融此种类型的 IART 时，重点要消融肺静脉侧，因而须穿刺房间隔。

成人先心病患者合并的 IART，消融时的另一个难点是心房壁增厚，因为消融时很难实现完全透壁性损伤。而且心腔内血流下降时，也会影响温控射频导管能量的释放。此时使用盐水灌注的导管可能会有所帮助。

此外，先心病患者解剖结构多变，消融时还需注意避免损伤房室结及希氏束。膈神经的损伤近年来也越来越受到人们的重视。当消融导管难以与组织稳定贴靠时，可以使用长鞘对导管加以固定。近年来，使用磁导航系统（magnetic navigation system，MNS）成功进行辅助标测及治疗的报道也越来越多。

（二）成人先心病患者合并房颤的消融

成人先心病患者合并的房颤消融，其术式与非先心病患者并无二致。关键在于术前应详细了解患者房间隔的情况，以备术中行房间隔穿刺时参考。

二、成人先天性心脏病患者合并室上性心动过速的消融

埃布斯坦（Ebstein）畸形的矫治手术一般采用 Cone 术式[17]。需要注意的是，Ebstein 畸形常常合并存在房室旁路，因而外科术前常需考虑行心内电生理检查及旁路的消融。20 世纪 90 年代报道的结果显示，此种条件下的即刻成功率不高。而时至今日，情形改善亦不明显。难点在于：①往往存在多条旁路；②不容易找到真正的瓣环（图 12-3）；③右心房过度扩大，导致导管定位困难及贴靠不良。此外，患者还可能合并其他类型的心律失常，如房扑、房-束纤维（atriofascicular fiber），甚至是室性心动过速（室速）。如果导管消融不成功，则须保留经皮心内电生理检查的资料，以供外科 Cone 手术过程中行外科消融时参考。

对于成人先心病患者合并的房室结折返性心动过速，消融时也要特别小心，尽量避免因解剖

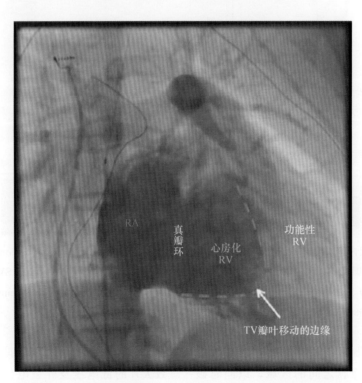

图 12-3　Ebstein 畸形患者行右心房（RA）造影的图像。 可见三尖瓣（TV）的瓣叶明显下移，深入至右心室（RV）的体部。（引自 Bouchardy J，Therrien J，Pilote L，et al. Atrial arrhythmias in adults with congenital heart disease. Circulation. 2009；120；1679-1686.）

畸形而误损伤房室结及希氏束。

三、先天性心脏病患者合并室性心动过速的处理

先心病患者合并的室速，可分为两大类。其一是解剖畸形及外科手术瘢痕相关的大折返性室速，常见于法洛四联症、Ebstein 畸形或室间隔缺损修补后；只要血流动力学稳定，可以考虑行导管消融。而另一大类则表现为多形性室速甚至是室颤，多见于①先天性左心室流出道梗阻（如主动脉瓣狭窄）；②大动脉转位行 Mustard 或 Senning 手术后，此时由右心室提供体循环的原动力；③法洛四联症，心室重度扩张伴收缩功能障碍；④室间隔缺损未修补，已合并艾森门格综合征表现（Eisenmenger physiology）等。此时往往血流动力学不稳定，难以进行电激动标测，应首选植入 ICD。ICD 植入后还可尝试行导管消融，以减少电击治疗的次数。对此类患者行导管消融时，往往是先进行基质标测，即标测心腔内的低电压区，以推测瘢痕的形态及可能的折返环路径，之后对可能的关键峡部或缓慢传导区进行消融。导管消融时也应尽量避免损伤房室结及希氏束。

法洛四联症矫治术后，主要以室间隔缺损区以及外科手术切口（瘢痕）区作为解剖屏障，形成大折返性室速。而折返的关键峡部可能是以下三个区域：①肺动脉瓣至室间隔缺损之间的区域；②右心室流出道切口至肺动脉瓣之间的区域；③补片右心室侧至三尖瓣环之间的区域。针对这三个区域进行消融，可以有效地清除此种条件下形成的单形性室速。

四、成人先天性心脏病患者植入性器械的治疗建议

成人先心病患者，由于解剖畸形或变异，往往导致电极导线植入困难。如果常规方法植入电极导线失败，对于拟行 CRT 的患者来说，外科植入左心室心外膜电极导线并非一个好的选择，因患者往往在此前已行开胸外科手术，因而可以尝试穿刺房间隔或室间隔植入左心室心内膜电极导线。而拟行 ICD 植入的患者，可以考虑植入全皮下无电极导线 ICD（subcutaneous/leadless ICD）（图 12-4）。

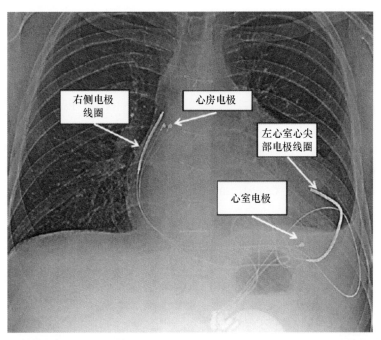

图 12-4　一位植入全皮下无电极导线 ICD 患者的影像。 该患者原患有 Ebstein 畸形，已行外科手术矫治。为了避免电极导线伤及刚重建的三尖瓣，故选择植入无电极导线 ICD。（引自 Bouchardy J，Therrien J，Pilote L，et al. Atrial arrhythmias in adults with congenital heart disease. Circulation. 2009；120：1679-1686.）

（徐亚伟　唐恺）

参考文献

[1] Khairy P，Ionescu-Ittu R，Mackie AS，et al. Changing mortality in congenital heart disease. J Am Coll Cardiol，2010，56：1149-1157.

[2] Marelli AJ，Mackie AS，Ionescu-Ittu R，et al. Congenital heart disease in the general population：changing prevalence and age distribution. Circulation，2007，115：163-172.

[3] Moons P，Engelfriet P，Kaemmerer H，et al. Delivery of care for adult patients with congenital heart disease in Europe：results from the Euro Heart Survey. Eur Heart J，2006，27：1324-1330.

[4] Go AS，Mozaffarian D，Roger VL，et al. Heart disease and stroke statistics—2013 update：a report from the American Heart Association. Circulation，2013，127：e6-e245.

[5] Landzberg MJ，Murphy DJ Jr，Davidson WR Jr，et al. Task force 4：organization of delivery systems for adults with congenital heart disease. J Am Coll Cardiol，2001，37：1187-1193.

[6] ACCF/AHA. Methodology manual and policies from the ACCF/AHA task force on practice guidelines. American College of Cardiology Foundation and American Heart Association，2010：1-88.

[7] Warnes CA，Williams RG，Bashore TM，et al. ACC/AHA 2008 guidelines for the management of adults with congenital heart disease：executive summary. J Am Coll Cardiol，2008，52：1890-1947.

[8] Silversides CK，Marelli A，Beauchesne L，et al. Canadian Cardiovascular Society 2009 Consensus Conference on the management of adults with congenital heart disease：executive summary. Can J Cardiol，2010，26：143-150.

[9] Baumgartner H，Bonhoeffer P，De Groot NM，et al. ESC Guidelines for the management of grown-up congenital heart disease（new version 2010）. Eur Heart J，2010，31：2915-2957.

[10] Walsh EP，Cecchin F. Arrhythmias in adult patients with congenital heart disease. Circulation，2007，115：534-545.

[11] Khairy P. EP challenges in adult congenital heart disease. Heart Rhythm，2008，5：1464-1472.

[12] Sherwin ED，Triedman JK，Walsh EP. Update on interventional electrophysiology in congenital heart disease：evolving solutions for complex hearts. Circ Arrhythm Electrophysiol，2013，6：1032-1040.

[13] Heggie J，Karski J. The anesthesiologist's role in adults with congenital heart disease. Cardiol Clin，2006，24：571-585，vi.

[14] Patel MS，Kogon BE. Care of the adult congenital heart disease patient in the United States：a summary of the current system. Pediatr Cardiol，2010，31：511-514.

[15] Sherwin ED，Triedman JK，Walsh EP. Update on interventional electrophysiology in congenital heart disease：evolving solutions for complex hearts. Circ Arrhythm Electrophysiol，2013，6（5）：1032-1040.

[16] Bouchardy J，Therrien J，Pilote L，et al. Atrial arrhythmias in adults with congenital heart disease. Circulation，2009，120：1679-1686.

[17] da Silva JP，Baumgratz JF，da Fonseca L，et al. The cone reconstruction of the tricuspid valve in Ebstein's anomaly. The operation：early and midterm results. J Thorac Cardiovasc Surg，2007，133：215-223.

第十三章　成人先天性心脏病心律失常的评估和诊断

目前，先天性心脏病占先天性疾病的1/3，每1000个新生儿中就有9个患有先天性心脏病[1]，在发达国家约90％的先心病患者可以活到成年，据统计美国有超过100万的成人先心病（CHD）患者，加拿大有超过10万CHD患者，欧洲则有超过180万的CHD患者[2-4]。随着CHD患者的年龄增长，伴随而来的心律失常及相关后果也愈发普遍。本章节将根据2014年美国儿童与先心病电生理学会（PACES）及美国心律学会（HRS）颁布的《2014PACES/HRS成人先心病（ACHD）心律失常认识与管理专家共识》的相关内容，着重介绍CHD患者心律失常的评估及诊断。

一、先心病与心律失常

目前按照美国心脏病学会（ACC）/美国心脏协会（AHA）指南分类标准可分为简单型先心病（单纯主动脉病变及房/室间隔缺损修补术后等）、中等病变型先心病（如埃布斯坦畸形及法洛四联症等）和复杂型先心病（如二/三尖瓣闭锁及完全性大动脉转位等）。

先心病引起心律失常的原因：第一，先天性心脏结构异常可直接影响正常起搏功能或房室传导系统；第二，未经治疗的先心病患者随着年龄的增长，病情的进展导致心脏扩大、心肌肥厚、心肌纤维化等，心功能恶化，血流动力学改变；第三，后天治疗引起，包括介入术中导管损伤及封堵器产生压迫性损伤、外科术中对于窦房结和房室传导系统的损伤、残余的血流动力学异常及瘢痕区域折返。

心律失常是CHD患者发病率、死亡率以及生活质量评估的一项重要因素。心律失常的发生和心脏潜在的病变、血流动力学情况以及临床病史特点有密切相关性。目前已经明确引起心律失常的心脏特殊病变有：埃布斯坦畸形中旁路引发心动过速；L型大动脉转位引起的房室传导阻滞；法洛四联症术后引起单形性室性心动过速、左心室功能异常引起多形性室性心动过速或者心室颤动等[5-6]。特别是外科修复术后残存的发绀及压力/容量负荷，也被认为是引起房性和室性心律失常的重要危险因素。因此在评估CHD患者心律失常发生风险的时候，必须全方位掌握心脏解剖、既往手术病史以及血流动力学状态。

二、对CHD患者心律失常风险评估

首先是确定有无存在的症状。对于有症状的患者来说，首要任务是确定症状是否与心脏节律相关，记录相关心律失常以便进行下一步诊治；对于无症状的患者来说，重点要放在心律失常的监测及预估上，在严重的心律失常症状发生之前进行相应的治疗，避免心脏事件发生。

（一）有症状CHD患者的评估和诊断

对于有症状的CHD患者，首先需要进行详细的病史询问和体格检查，包括症状发生的时间、持续时间、发作诱因、严重程度、心脏的听诊触诊等，这些往往能提示症状相关的电生理特性及血流动力学等情况。装有心脏节律管理装置的患者，可以通过程控调取相应诊断的信息，对于没有心脏节律管理装置的患者来说，更需要医生对症状严重程度的严密判断。

1. 心电图检查

心律失常症状发作时的 12 导联心电图对于诊断非常重要，心电图所提示的心动过缓、房室传导阻滞、QRS 间期、复极化方式以及不同程度的心房心室异位活动等情况，都能解释症状表现，但往往因为持续时间过短或者患者未必能及时就诊，缺失心电图报告。

2. 动态心电图（24h 动态心电图和心脏事件记录仪）

症状发作较频繁的或者症状长期持续的患者，可以行 24h 动态心电图检查，它是评估每日有症状患者的最好选择，但是对于症状偶发或者突发晕厥的患者来说其收效甚微。为了延长监测时间，目前临床上有更长监测时间的监测设备（2～4 周），它结合了心脏事件记录仪和动态心电图的特点。常用的心脏事件记录仪，分为非植入性和植入性两类，前者应用更为广泛，但对于那些非有创性记录仪不能记录到有用数据或者高度怀疑有恶性心律失常发生的患者，植入性心脏事件记录仪有较高的诊断价值。

3. 心肺运动试验

指南中提到已知或者怀疑运动引起心律失常的 CHD 患者，心肺运动试验可以激发心律失常以进行诊断治疗（Ⅱa，C）。同时它也能发现心律失常诱发因素，如运动相关的氧饱和度或者心肌缺血情况（Ⅱb，C）。此外，尽管运动试验不能完全可靠地还原持续性临床心律失常，但也能提供关于窦房结功能、房室传导以及非持续性心动过速这些可能引起症状的潜在原因。

4. 心脏节律管理装置数据

目前的心脏起搏器和埋藏式心脏复律除颤器（ICD）都具有心脏事件记录的功能，可以提供心律失常发作时的全部信息。通过程控调节这些设备的参数可使机器自动记录心房、心室事件及统计符合特定标准的电图。近来一项单中心的回顾性研究显示 71% 的患者通过设备遥测进行了治疗方案的调整[7]。

5. 电生理检查

诊断性电生理检查可以提供临床上存在的心律失常的线索或者在术中诱发心律失常，可靠地描述心律失常的起源部位、发生机制和其他属性。在评估有症状的患者时，电生理检查作为筛选工具用来评估突发心脏性猝死和室性心律失常的风险。发生心脏性猝死或者不明原因的晕厥时，需要考虑诊断性心内电生理检查，进行心房和心室刺激[8-9]。电生理检查还可应用于评估不能解释的晕厥和初发室性心律失常、症状明显的房性心动过速等高危风险 CHD 患者，比如法洛四联症、大动脉心房转位手术等（Ⅰ，C）。电生理心房心室刺激应用于有致命性心律失常或心脏性猝死复苏后且不明确这些心血管事件发生原因的 CHD 患者或电生理检查中有潜在适合的电生理干预治疗的患者。此外也可以考虑用于有心悸症状提示有心律失常的 CHD 患者的诊断性检查。

6. 有症状患者的血流动力学检查

对有症状的 CHD 患者进行血流动力学检查是评估病情的重要环节，可以发现心律失常的根源以及其对于临床的潜在影响。评估血流动力学前首先需要明确心脏解剖结构，对于既往有修复手术病史的患者，其所接受的姑息性或矫正性手术方式很大程度上影响着心律失常发作[10]。如果不是近期的手术，应结合影像学资料对手术细节进行回顾。心脏解剖及功能都对判断血流动力学有着至关重要的影响。对此指南强调了血流动力学监测的临床流程，对于 CHD 患者有新发的心律失常、恶性心律失常或者心脏性猝死复苏后的情况需要进行血流动力学评估，包括经胸超声和经食管超声以排除潜在的病变可能，如反流或梗阻性病变、分流、缺血和心室功能障碍。

7. 心脏超声

经胸心脏超声作为目前临床上最常用的心脏检查之一，因其便捷，非有创性，常常作为心脏评估的初步影像学方法。尽管心脏超声能较精确地评估房室瓣膜功能和左心室的大小及功能，但其在定量评估右心室的大小及功能的精确性上目前仍存有争议，且对于评估系统性静脉回流和细小的血流动力学梯度变化较困难，而这往往具有较重要的临床意义。当经胸超声不能提供较完整的心脏结构信息时，可行经食管超声，它对于描述心脏植入性器材（如人工瓣膜）以及先天性复杂的心脏解剖结构更胜一筹[11]。

8. 心脏 MRI

当心脏超声检查不能提供可靠的心脏结构和功能情况时，可以行磁共振成像（MRI）或者心脏计算机化断层显像（CT）检查。目前对于心脏 MRI 检查的地位逐渐提高，通过心脏 MRI 检查能提供更加完善的心脏解剖结构、瓣膜运动以及左心室功能等相关信息。此外，MRI 图像还能导入心律失常标测系统以提供重要的三维心内图像，适用于室性和房性心律失常的基质标测和激动标测[12-13]。对于有植入性心脏节律管理装置的患者来说，不能行 MRI 检查时可行 CT 代替。考虑到 MRI 可为 CHD 患者提供更多的临床信息，在植入器械时应当考虑 MRI 兼容性的植入性材质。

9. 心脏导管介入/血管造影术

心脏导管介入/血管造影可以直接了解冠状动脉的情况，在受控条件下测量冠状动脉压力，这对于冠状动脉微小病变即可引起较大临床影响的患者尤为重要（如 Fontan 或 Mustard 术后患者），目前指南提到，冠状动脉造影可用于评估 40 岁以上的室性心律失常 CHD 患者或者合并其他心血管危险因素（如先天性冠状动脉畸形、冠状动静脉瘘、冠状动脉手术病史、潜在的冠状动脉导管或支架引起的冠状动脉压迫）的 CHD 患者。

综合上述，对于有症状的 CHD 患者，特别是症状发作较频繁或者长期持续的患者，可行心电图或者是动态心电图检查以明确诊断。症状发作呈间断性或者发作持续时间较短的患者，可以考虑延长动态心电图监测时间。通过经胸心脏超声、经食管心脏超声以了解心房心室大小、房室瓣膜功能等情况，通过 MRI 和 CT 等检查完善心脏重要的参数，获取心脏三维影像，此外在评估病情时还需行血流动力学情况监测，必要时进一步进行心脏电生理检查、血管造影术等检查评估病情。

（二）无症状 CHD 患者的评估和诊断

CHD 患者心律失常的患病率随年龄逐年升高，可导致进行性心脏功能恶化，突发猝死风险增高，因此对于无症状的 CHD 患者准确评估病情以及给予预防性治疗就显得尤为重要。无症状性

CHD 患者须按照现有的指南推荐，对病情复杂的 CHD 患者进行定期随访，对于简单病例的 CHD 患者做到不定期随访，中等或严重的 CHD 患者随访需要做到至少每年行 1 次 12 导联心电图检查（Ⅰ，C）。对于装有起搏器的患者来说，常规随访应该包括起搏器程控，以便获取相关记录数据（Ⅰ，C）。

1. 常规心电图

尽管没有症状存在，常规心电图也可以提供重要信息，包括窦房结功能、房室传导功能等潜在心律失常发生风险。例如埃布斯坦畸形患者，其预激综合征（Wolff-Parkinson-White syndrome）的患病率明显高于正常人群[14]。窦房结功能障碍是发生房性心动过速（房速）的重要原因之一，房速的相对频发也提示医生需更加仔细地去了解窦房结功能[15]。心电图还能提示心脏电解剖相关数据，如 QRS 间期、QT 间期的改变均提示重要临床意义。如法洛四联症患者 QRS 间期改变提示心室大小变化，以及评估发生室性心律失常及猝死的可能[16-17]。QT 间期也可以预测 CHD 患者心脏性猝死的可能[18]，在服用抗心律失常药物或其他会延长 QT 间期的药物时，更需要经常复查心电图。

2. 动态心电图

对于无症状的 CHD 患者来说，动态心电图可能是最好的检查。最近一项单中心回顾性研究提示，门诊接诊中有 31% 的 CHD 患者行动态心电图检查后发现心律失常存在[19]，其中 80% 检查到的心律失常都是没有症状的。因此指南建议定期动态心电图检查对于接受过大动脉心房转位手术、Fontan 姑息手术以及 35 岁以上法洛四联症的患者是有益的（Ⅱ，B）。

动态心电图还可以评估 CHD 患者的心脏自主神经功能[20]。研究发现法洛四联症患者其心率变异性和年龄、右心室压力以及舒张末期容积有关[21]。一项单中心研究发现，心率紊乱与左右心室功能及运动试验中最高耗氧量有关[22]。此外另外一项纳入 43 名多种先天性心脏缺陷者的前瞻性研究发现，心率变异性及紊乱程度是猝死的潜在危险预测因子[23]。指南编写专家认为，尽管这些

数据有相关研究价值，但是仍然不建议CHD患者大范围进行自主神经系统检查。

目前的心脏事件记录仪可以通过参数设置来自动启用记录，但是该项设备仍倾向于监测症状性心动过速的患者，不常规用于长时间无症状性CHD患者的监测。

3. 心脏节律管理装置

目前大部分起搏器厂家都开发了远程监控的功能，一项关于家庭远程监控应用于成人CHD患者的队列研究发现不仅可以远程监测，优化监测设备的性能，还能监测无症状性心律失常的发生。

4. 电生理检查

电生理检查虽然不作为主要的检查方式，但对于一些病例的评估较有价值。例如一项多中心队列的多因素分析研究，选取了252名行法洛四联症修复术后的患者进行电生理检查，研究发现可诱发的持续性室性心动过速是临床室性心动过速和心脏性猝死发生的独立高危因素[24]。但是心室程序刺激的预测能力有限，因此指南目前没有推荐将心室程序刺激作为所有法洛四联症患者的筛查手段（Ⅲ，B），评估病情时还是需要考虑其他风险因素，如左心室收缩和舒张功能、非持续性室性心动过速、QRS间期≥180ms、广泛右心室瘢痕[24]。此外指南也提及，心室程序刺激在没有症状的心房完全性转位手术患者危险分层方面几乎没有预测价值（Ⅲ，B）。

5. 无症状患者的血流动力学评估

对于无症状性成人先心病患者的血流动力学监测既往已经编写在指导指南中。在主动脉缩窄、心房转位及法洛四联症患者中，经胸心脏超声和心脏MRI通常用于检查其瓣膜功能和心室大小及性能。成人先心病患者中，血流动力学恶化可引起房性和室性心律失常发生率的升高[25-27]。现行指南并未对CHD人群血流动力学监测的频率及作为心律干预的一级预防的确切阈值做出明确建议。但是，定期血流动力学数据结合节律监测试验来观察，能更加完整地描述患者个体风险，从而更加恰当地预测长期结果。

（储慧民）

参考文献

[1] Linde D V D, Konings E E M, Slager M A, et al. Birth Prevalence of Congenital Heart Disease Worldwide. Journal of the American College of Cardiology, 2011, 58 (21): 2241-7.

[2] Marelli A, Mackie A I R, Rahme E, et al. Congenital heart disease in the general population: changing prevalence and age distribution. Circulation, 2007, 115 (2): 163-172.

[3] Philip M, Peter E, Harald K, et al. Delivery of care for adult patients with congenital heart disease in Europe: results from the Euro Heart Survey. European Heart Journal, 2006, 27 (11): 1324-30.

[4] Go AS, Mozaffarian D, Roger VL, et al. Heart disease and stroke statistics—2013 update: a report from the American Heart Association. Circulation, 2013, 127: e6-e245.

[5] Paul K, Louise H, Landzberg M J, et al. Implantable cardioverter-defibrillators in tetralogy of Fallot. Circulation, 2008, 117 (3): 363-70.

[6] Broberg C S, Jamil A, Francois-Pierre M, et al. Prevalence of left ventricular systolic dysfunction in adults with repaired tetralogy of fallot. American Journal of Cardiology, 2011, 107 (8): 1215-1220.

[7] Zartner P A, Toussaint-Goetz N, Photiadis J, et al. Telemonitoring with implantable electronic devices in young patients with congenital heart diseases. Europace, 2012, 14 (7): 1030-1037.

[8] Mondésert B, Dubin A M, Khairy P. Diagnostic tools for arrhythmia detection in adults with congenital heart disease and heart failure. Heart Failure Clinics, 2014, 10 (1): 57-67.

[9] Paul K, Landzberg M J, Gatzoulis M A, et al. Value of programmed ventricular stimulation after tetralogy of fallot repair: a multicenter study. Circulation, 2004, 109 (16): 1994-2000.

[10] Claudia J, Mechtild W B, Stephan S, et al. Comparison of late results of arterial switch versus atrial switch (mustard procedure) operation for transposition of the great arteries. American Journal of Cardiology, 2013, 111 (10): 1505-1509.

[11] Warnes CA, Williams RG, Bashore TM, et al. ACC/AHA 2008 guidelines for the management of

adults with congenital heart disease: executive summary. J Am Coll Cardiol, 2008, 52: 1890-1947.

[12] Walsh E P. Interventional electrophysiology in patients with congenital heart disease. Circulation, 2007, 115 (25): 517-523.

[13] Abadir S, Khairy P. Electrophysiology and adult congenital heart disease: advances and options. Progress in Cardiovascular Diseases, 2011, 53 (4): 281-292.

[14] Huang C J, Chiu I S, Lin F Y, et al. Role of electrophysiological studies and arrhythmia intervention in repairing Ebstein's anomaly. Thoracic & Cardiovascular Surgeon, 2000, 48 (6): 347-350.

[15] Fishberger S B, Wernovsky G, , Gentles T L, et al. Factors that influence the development of atrial flutter after the Fontan operation. Journal of Thoracic & Cardiovascular Surgery, 1997, 113 (1): 80-86.

[16] Gatzoulis M A, Balaji S, Webber S A, et al. Risk factors for arrhythmia and sudden cardiac death late after repair of tetralogy of Fallot: a multicentre study. Lancet, 2000, 356 (9234): 975-81.

[17] Gatzoulis M A, Till J A, Somerville J, et al. Mechanoelectrical interaction in tetralogy of Fallot. QRS prolongation relates to right ventricular size and predicts malignant ventricular arrhythmias and sudden death. Circulation, 1995, 92 (2): 55-55 (1).

[18] Zeliha K, Louise H, Groot J R D, et al. Sudden cardiac death in adult congenital heart disease. South China Journal of Cardiology, 2012, 126 (03): 1944-1954.

[19] Gatzoulis M A, Balaji S, Webber S A, et al. Risk factors for arrhythmia and sudden cardiac death late after repair of tetralogy of Fallot: a multicentre study. Lancet, 2000, 356 (9234): 975-81.

[20] Mondésert B, Dubin A M, Khairy P. Diagnostic tools for arrhythmia detection in adults with congenital heart disease and heart failure. Heart Failure Clinics, 2014, 10 (1): 57-67.

[21] Mcleod K A, Hillis W S, Houston A B, et al. Reduced heart rate variability following repair of tetralogy of Fallot. Heart, 1999, 81 (6): 656-660.

[22] Davos C H, Moutafi A C, Alexandridi A, et al. Heart rate turbulence in adults with repaired tetralogy of Fallot. International Journal of Cardiology, 2009, 135 (3): 308-314.

[23] Astrid L, Harald K, Regina H, et al. Impaired cardiac autonomic nervous activity predicts sudden cardiac death in patients with operated and unoperated congenital cardiac disease. Journal of Thoracic & Cardiovascular Surgery, 2006, 132 (3): 647-655.

[24] Paul K, Landzberg M J, Gatzoulis M A, et al. Value of programmed ventricular stimulation after tetralogy of fallot repair: a multicenter study. Circulation, 2004, 109 (16): 1994-2000.

[25] Khairy P, Aboulhosn J, Gurvitz MZ, et al. Arrhythmia burden in adults with surgically repaired tetralogy of Fallot: a multi-institutional study . Circulation, 2010, 122: 868-875.

[26] Hayes C J, Gersony W M, Driscoll D J, et al. Second natural history study of congenital heart defects. Results of treatment of patients with pulmonary valvar stenosis. Circulation, 1993, 87 (2 Suppl): I28-37.

[27] Akash G, Candice S, Louise H, et al. Left ventricular dysfunction is a risk factor for sudden cardiac death in adults late after repair of tetralogy of Fallot. Journal of the American College of Cardiology, 2002, 40 (2): 1675-1680.

第十四章 成人先天性心脏病心律失常的药物治疗

先天性心脏病（先心病）发生率为 0.9%，在各种有临床意义的先天性疾病中占近 1/3[1]。数十年来，随着医学技术的迅速发展，越来越多先心病患者得到有效诊治，平均预期寿命大大延长。如今，发达国家将近 90% 先心病患儿可活至成年，美国估计有 100 万先心病成人患者，欧洲估计亦达 180 万。对于全球数以百万计的先心病成人患者，心律失常是他们面临的突出问题之一。为此，2014 年美国儿童与先心病电生理学会（PACES）和美国心律学会（HRS）首次联合颁布了《2014PACES/HRS 成人先心病（ACHD）心律失常认识与管理专家共识》[2]，旨在指导广大临床医务工作者科学规范管理这个日益庞大的 ACHD 患者群体的心律失常问题。

ACHD 种类繁多，这一专家共识采用美国心脏病学会（ACC）/美国心脏协会（AHA）指南的分类方法，按 ACHD 复杂程度不同分为简单型先心病（如单纯主动脉病变及房/室间隔缺损修补术后等）、中等病变型先心病（如埃布斯坦畸形及法洛四联症等）和复杂型先心病（如二/三尖瓣闭锁及完全性大动脉转位等）。ACHD 心律失常疾病谱很广，涵盖各种缓慢性及快速性心律失常，前者包括病态窦房结综合征及房室传导阻滞等，后者则包括各种房性及室性心动过速。一方面，先心病患者心律失常可能为患者心脏传导系统本身先天性发育异常的表现。而患者随着年龄的增长，心功能逐渐恶化，心脏纤维化加重，也容易产生多种心律失常。另一方面，后天手术干预可能会累及心脏传导系统，而心脏手术切口瘢痕也易形成折返环路，进而导致心律失常的发生。对幸存至成年的先心病患者，心律失常与心力衰竭一起成为其死亡的两大首因。此外，心律失常多为 ACHD 患者急诊就诊的主要原因，鉴于此类患者的特殊性，这一专家共识强调包括临床医师、患者及家属在内的综合管理的重要性，并指出各医院相关医务人员应注意与当地成人先心病诊疗中心保持合作，以便及时咨询及转诊患者（Ⅰ，C）。

第一节 成人先天性心脏病房性心律失常的药物治疗

房性心律失常为 ACHD 患者最常见的心律失常，其中又以房内折返性心动过速（IART）及心房颤动（房颤）为多见。抗心律失常药物（AAD）可用于 ACHD 心律失常患者长期心律控制。AAD 的选择应综合考虑患者是否存在窦房结及房室结功能障碍、是否合并心功能不全、后天是否合并其他疾病或是否考虑妊娠等。ACHD 房性心律失常处理策略如下。

- ACHD 房性心律失常急性发作处理原则与一般非 ACHD 患者相似。若患者血流动力学不稳定，需尽快转复心律，一般首选电复律。电极板放置应注意 ACHD 患者本身的特殊性，如右位心患者应镜面放置，患者心房显著增大则应采用前后位电击。

- 若患者血流动力学稳定可考虑药物复律，但相关循证医学证据很少。因此，并没有Ⅰ类药物推荐。两个小样本量（均为19例患者）研究显示伊布利特及索他洛尔转复先心病房速成功率分别为71%及84%[3-4]，但后者出现两例显著心动过缓。因此专家共识认为伊布利特用于IART及房颤急性发作的转复似乎更合理。

- ACHD房性心律失常长期管理与一般非ACHD患者相似，ACHD房性心律失常患者长期管理主要有两个策略：节律控制与室率控制。专家共识指出，ACHD患者出现IART及房颤，节律控制作为初始治疗策略是合理的（Ⅱa，C）。

一、ACHD合并房内折返性心动过速和房颤的药物推荐

Ⅱa类推荐

（1）先心病患者合并阵发性或持续性房内折返性心动过速和房颤，特别是中度病变型或复杂型先心病患者，可以考虑转律治疗。

（2）简单型先心病患者的药物治疗可以参考其他心律失常治疗指南推荐。

（3）任何类型的先心病患者伴快速心室率，只要房室传导正常，就可以应用阻滞房室传导的药物。

（4）房内折返性心动过速反复发作时，可考虑消融。

（5）先心病如果合并心室肥厚、心功能不全或冠心病，胺碘酮可以作为一线用药。但发绀型先心病，低体重指数（BMI<21kg/m²），合并肝、肺部和甲状腺疾病，或QT间期>460ms或室内传导阻滞时QT间期>500ms时，慎用胺碘酮（图14-1）。

（6）如果先心病未合并上述情况，长期维持窦性心律，胺碘酮可以作为二线用药。

（7）如果没有禁忌证（如：肌酐清除率<20ml/min，低血钾，QTc>440ms或室内传导阻滞时≥500ms）多非利特可以替代胺碘酮，作为先心病合并心功能不全时房性心律失常的治疗用

药，或作为二线用药。

Ⅱb类推荐

（1）大动脉转位术后的患者，可以考虑使用β受体阻滞剂，减少室性心律失常和猝死的发生。

（2）如果没有禁忌证（如：肾功能不全，低血钾，重度窦房结或房室结功能异常，QT间期>460ms或室内传导阻滞时QT间期≥500ms），索他洛尔可以作为先心病合并房性心律失常患者长期维持窦性心律的一线抗心律失常药。

Ⅲ类不推荐

（1）合并冠心病，或中重度心功能不全的先心病患者中，不推荐使用Ⅰ类抗心律失常药。

（2）有心力衰竭病史，或合并中重度心功能不全或非简单型先心病患者中，由于决奈达隆可能会使心功能恶化并增加死亡率，不推荐使用。

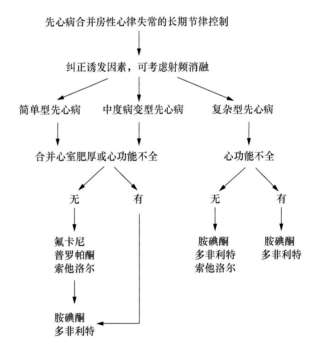

图14-1　ACHD房性心律失常长期心律控制流程

此外，由于AAD本身存在的诸多明显弊端，为权衡利弊，IART或房颤发作不频繁且症状可耐受作为ACHD患者节律控制目标是合理的。

二、围复律期抗凝

围复律期抗凝是IART及房颤的一个重要问

题，一个样本量为 23 153 例 ACHD 患者的回顾性研究显示，ACHD 患者血栓栓塞发生率为同龄人的 10～100 倍[5]。

Ⅰ类推荐

（1）对简单型 ACHD 患者只要血流动力学允许，IART 或房颤发作时间不详或超过 48h，应至少充分抗凝 3 周再复律或行经食管超声心动图（TEE）除外血栓。

（2）复杂型先心病患者合并房速或房颤应长期口服抗凝药。

Ⅱa 类推荐

（1）对非简单型 ACHD 患者只要血流动力学允许，即便 IART 或房颤发作＜48h，亦应至少充分抗凝 3 周再复律（图 14-2）。

（2）非简单型 ACHD 患者合并 IART 或房颤可考虑长期抗凝治疗。

（3）口服抗凝药可选择华法林，新型抗凝药的安全性和疗效尚缺乏相关临床证据。

Ⅱb 类推荐

（1）对于病变未累及瓣膜的简单型 ACHD 合并 IART 或房颤，可以权衡卒中风险（如 CHA_2DS_2-VASc）和出血风险后考虑口服抗凝药、阿司匹林或不用任何抗栓药物。

（2）未植入人工瓣膜、病变严重累及瓣膜的简单型 ACHD 可以考虑口服新型抗凝药替代华法林。

Ⅲ类不推荐

（1）Fontan 术后的患者不推荐口服新型抗凝药。

（2）ACHD 合并房室结折返性心动过速或旁路介导的心动过速，不推荐使用抗凝药预防栓塞事件。

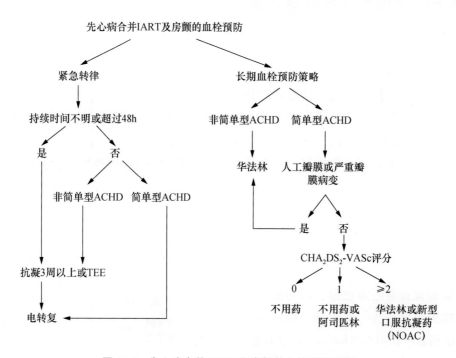

图 14-2　先心病合并 IART 及房颤的血栓预防流程

三、其他治疗

既往研究报道，儿童先心病房速导管消融长期复发率为 42%。不少研究显示 ACHD 患者导管消融效果与儿童相仿。如 Yap 等[6]对 130 名发生 IART 的 ACHD 患者进行回顾性分析发现，手术即刻成功率为 69%；平均随访 3.7 年，复发率为 48%。且进一步的研究发现，ACHD 患者导管消融后"复发"的房性心律失常多为新出现的心律失常，提示心律失常"复发"可能更多源于心房纤维化加重，而非原先导管消融本身的失败。基于相关类似研究结果，本次专家共识指出，若症状性 IART 频发，导管消融优于长期药物治疗

（Ⅱa，B）。但应注意，某些类型的 ACHD 患者导管消融难度较大。其中，尤以先天性单心室行 Fontan 手术后的患者最为突出。此类患者右心房通常明显扩大，导管稳定贴靠困难。Wu 等曾报道，Fontan 术后患者行导管消融应用磁导航系统可改善导管贴靠情况。即便如此，此类患者心房壁通常明显增厚，且存在大面积低电压及碎裂电位区域，透壁损伤困难；此外，房速折返部位复杂多变，手术难度大，故总体手术成功率仍相对较低。近年来报道显示，ACHD 患者发生房颤的情况逐年增多。一项单中心回顾性研究显示，10 年内 149 例行电复律的 ACHD 患者，30％有房颤发作。然而，迄今为止关于 ACHD 患者房颤

导管消融的数据很少。因此本次专家共识推荐房颤导管消融仅用于房颤发作时症状严重且药物无效的 ACHD 患者（Ⅱa，C）。ACHD 合并 IART 或房颤是否需长期抗凝则应综合考虑 ACHD 本身及 CHA_2DS_2-VASc 评分：其中，非简单型 ACHD 合并 IART 或房颤需长期应用华法林。此外，专家共识建议房室（结）折返性心动过速（AVRT/AVNRT）频发或药物治疗无效的 ACHD 患者也应积极行导管消融。其中，埃布斯坦畸形患者常合并多条旁路，心动过速时易导致快速心室率，猝死风险高，但其导管消融难度通常较大，因此专家共识指出，该类患者可在外科矫正畸形的同时行外科消融。

第二节　成人先天性心脏病室性心律失常的药物治疗

先心病患者在常规心电监测时常见室性期前收缩（室早）和非持续性室性心动过速（NSVT），其中部分患者需要抗心律失常药物减少室性早搏和控制低危 NSVT。症状明显改善或者早搏减少定义为有效，但是否能降低死亡率目前尚无定论。持续性室性心动过速增加先心病患者心脏性猝死的风险。

总体而言，ACHD 患者室性心律失常发生率虽低但多数致命。ACHD 室性心律失常大致可分为两大类。第一类的室速 QRS 波形态多变，考虑与弥漫性心肌受累缺血纤维化相关，可见于先天性主动脉流出道狭窄及大动脉转位行 Mustard 或 Senning 术后等严重先心病患者，此类室速发作时血流动力学常严重紊乱。另一类的室速 QRS 波形态多单一，提示有相对固定的大折返环，多与病变心肌部位相对固定或后天手术瘢痕有关，可见于法洛四联症、室缺修补术后及埃布斯坦畸形等。前一种室速消融效果一般较差，后一种室速虽然理论上讲导管消融效果可能较佳，但实际上多数 ACHD 患者常同时存在上述两类室速。因此，本次专家共识指出，ACHD 室速治疗首选埋藏式心脏复律除颤器（ICD），导管消融一般仅用于 ICD 植入后频繁放电且药物治疗无效的患者（Ⅰ，C）。

心脏性猝死（SCD）为先心病患者心脏外科术后晚期死亡的一大原因，发生率达 20％～25％。与一般 SCD 患者相似，ICD 植入应作为 ACHD 患者 SCD 二级预防的首选（Ⅰ，B）。然而，ACHD 患者 SCD 一级预防并无统一的风险评估方法以决定是否需要 ICD 治疗，只能个体化评估。鉴于法洛四联症患者相关循证医学证据相对较多，该类患者若同时合并左心室功能不全、非持续性室速、QRS＞180ms、右心室广泛瘢痕或心电生理检查能诱发出持续性室性心动过速等多种猝死危险因素，植入 ICD 是合理的（Ⅱa，B）。而对单心室或由右心室提供体循环血供的患者，若射血分数≤35％，尤其合并复杂性室性心律失常、不明原因晕厥及 QRS≥140ms 等，可考虑植入 ICD（Ⅱb，C）。其他诸多种类的 ACHD 因缺乏相关循证医学证据，专家共识未进行专门推荐。值得一提的是，专家共识认为等待心脏移植且非住院的 ACHD 患者可考虑植入 ICD（Ⅱb，C）。

室性早搏、NSVT 与心脏性猝死风险的关系尚不明确。频发室早和低危的非持续性室速，如果患者症状明显，药物治疗能改善症状，但尚不明确能否降低死亡率。已植入 ICD 的患者，药物治疗可以减少心律失常及 ICD 放电，对于因为解

剖原因不能植入 ICD 的患者，药物治疗控制心律失常很重要。临床上，可以考虑使用美西律、普罗帕酮、索他洛尔和胺碘酮等抗心律失常药物，这些药物的安全性和有效性来源于少数病例系列研究。另外，β 受体阻滞剂用于先心病室性心律失常同样也缺乏前瞻性数据，但因其较好的安全性和耐受性，目前被广泛应用于临床。

（汪　芳　李莹莹）

参考文献

［1］Van der Linde D，Konings E，Slager MA，et al. Birth prevalence of congenital heart disease worldwide：a systematic review and meta-analysis. J Am Coll Cardiol，2011，58：2241-2247.

［2］Khairy P，George F，Van H，et al. PACE/HRS Expert Consensus Statement on the Recognition and Management of Arrhythmias in Adult Congenital Heart Disease：Executive Summary. Heart Rhythm，2014，11：e81.

［3］Hoyer AW，Balaji S. The safety and efficacy of ibutilide in children and in patients with congenital heart disease. Pacing Clin Electrophysiol，2007，30：1003-1008.

［4］Rao SO，Boramanand NK，Burton DA，et al. Atrial tachycardias in young adults and adolescents with congenital heart disease：conversion using single dose oral sotalol. Int J Cardiol，2009，136：253-257.

［5］Hoffmann A，Chockalingam P，Balint OH，et al. Cerebrovascular accidents in adult patients with congenital heart disease. Heart，2010，96：1223-1226.

［6］Yap SC，Harris L，Silversides CK，et al. Outcome of intra-atrial reentrant tachycardia catheter ablation in adults with congenital heart disease：negative impact of age and complex atrial surgery. J Am Coll Cardiol，2010，56：1589-1596.

第十五章 成人先天性心脏病的导管消融

第一节 成人先天性心脏病心律失常概述

随着体外循环、外科技术及术后护理水平的发展和进步，先心病（congenital heart disease，CHD）患儿存活率明显上升，1 岁的 CHD 患儿可成长至成人者的比例由 50 年前的 25％上升至 90％，ACHD（adult CHD，ACHD）患者的数量越发增加，随之带来心律失常的发生率逐步上升。由心脏解剖缺陷或外科手术引起的心律失常的发生率随着年龄及外科治疗量的增长而升高，已成为 ACHD 患者住院的主要原因之一[1]。目前 ACHD 心律失常的发生率已超过 30％[2]，虽然部分患者无症状，但由心律失常引起的心力衰竭（心衰）、栓塞等并发症严重影响了患者寿命。有学者对 1998—2011 年期间美国住院样本数据库中行心内电生理检查/导管消融治疗的患者分析显示，ACHD 占 1.7％（15 133/873 437），且所占比例逐年上升，由 1998 年的 0.8％到 2011 年上升至 2.4％（图 15-1）[3]。

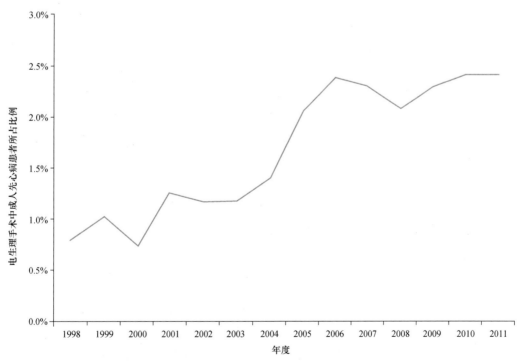

图 15-1 1998—2011 年期间电生理手术中 ACHD 患者所占比例逐年上升（$P<0.0001$）。［Maxwell BG，et al. J Cardiothorac Vasc Anesth. 2015，29（2）：258-64.］

ACHD 心律失常的发生机制和患病率与年龄、CHD 类型及既往外科手术方式相关[4]。ACHD 心律失常分为心脏结构异常本身引起的心律失常及外科手术相关的心律失常，前者原因包括：传导系统的先天畸形、原发性心肌病变、组织炎症、基因遗传因素及血流动力学和心脏负荷异常等，后者则主要与外科手术瘢痕或补片相关[5]。因此 ACHD 心律失常的发生率明显高于儿童 CHD。心律失常类型分为缓慢性心律失常和快速性心律失常，本章节将围绕快速性心律失常的导管消融治疗进行阐述。

ACHD 中房性心律失常最为常见，发病率约 50%，且药物治疗多无效[6]。研究表明 ACHD 患者生存 20 年以上者 50%可发生房性快速性心律失常[6]，包括旁路参与的房室折返性心动过速（atrioventricular reentrant tachycardia，AVRT）、房室结折返性心动过速（atrioventricular nodal reentrant tachycardia，AVNRT）、房内折返性心动过速（intra-atrial reentrant tachycardia，IART）、局灶性房速（focal atrial tachycardia，FAT）、心房颤动（atrial fibrillation，AF）等，其中 IART 最为常见[7-8]，且又以右心房的 IART 占多数[4]。ACHD 室性心律失常中以室性早搏和非持续性室性心动过速（ventriculartachycardia，VT）多见，持续性 VT 虽是部分 ACHD 患者猝死的主要原因，但整体发生率相对较低，每年仅 0.1%～0.2%左右[9]。表 15-1 对常见 ACHD 合并房性心律失常类型进行了总结。

随着导管标测消融技术及成像水平的进步，导管消融已成为 ACHD 合并快速性心律失常的首选治疗策略。然而 ACHD 心律失常与非 CHD 患者相比有其独特性，在介入治疗干预心律失常时需顾及 CHD 基础状态。故拟进行 ACHD 导管消融治疗的团队需掌握 CHD 相关知识，且所在中心需具备可行 CHD 治疗的外科后援及护理条件。2014 年《PACES/HRS ACHD 心律失常认识与管理专家共识》对 ACHD 合并心律失常导管消融必备条件给予了相关建议（表 15-2，表 15-3）。

表 15-1　常见 CHD 合并房性心律失常类型[10]

CHD 类型	心动过速
房间隔缺损	IART、AF
房室间隔缺损	IART、AF
埃布斯坦畸形	IART、房室旁路或 Mahaim 旁路参与的心动过速、FAT、AF
左心梗阻性病变	IART、AF
心房已存板障的大动脉转位	IART、FAT、AVNRT、VT/室颤
矫正型大动脉转位	旁路（埃布斯坦样房室瓣）相关 AVRT
法洛四联症	IART、右房外侧壁的 FAT
内脏异位综合征	双房室结参与的 AVNRT
单心室 Fontan 术后	IART、FAT、AF
艾森门格综合征	多源性房性心动过速、IART、AF

表 15-2　ACHD 合并心律失常心内电生理检查的亚专科配合及护理推荐建议[11]

推荐类别		证据等级
Ⅰ类	1. 进行心内电生理检查前需与 CHD 亚专科医生达成一致。	C
	2. 术前应掌握关于既往心血管外科手术和介入手术史、心脏解剖结构、血管及心脏入路、所有心律失常的详细描述。	C
	3. 中度及复杂 ACHD 患者需要术中镇静或全身麻醉时，应由熟悉 CHD 的麻醉师进行麻醉。	C
	4. 导管室及术后恢复室应适合 ACHD 患者，包含：	
	（1）适合成人的设备；	C
	（2）具备成人心脏生命支持资格并接受过 CHD 相关培训的护理和技术人员；	C
	（3）可进行 ACHD 手术的外科后援及手术室。	C

表 15-3　ACHD 心律失常消融术者的基本要求[11]

- 接受过成人及儿童心电生理培训，具备相关的临床处理能力
- 所在单位有 ACHD 中心
- 掌握 CHD 基础知识，包括：
  1. 轻、中度及复杂 CHD 的解剖和生理学特征；
  2. CHD 的手术过程；
  3. CHD 本身及外科术后心律失常并发症；
  4. 心律失常介入治疗安全及有效的细节知识，包括复杂入路情况、异位或畸形的房室传导系统
- 具备处理 ACHD 和心律失常的经验及能力，包括：
  1. 无创检查；
  2. 心内电生理检查；
  3. 导管消融（三维电解剖系统及灌注导管）；
  4. 了解外科手术过程；
  5. 掌握心脏节律管理相关装置的使用

第二节　成人先天性心脏病合并房性快速性心律失常的导管消融

一、房室折返和房室结折返性心动过速

部分 CHD 与旁路及房室结双径路参与的心动过速密切相关，如埃布斯坦畸形、矫正型大动脉转位等，并且 CHD 患者胚胎时期心脏发育异常可能导致房室结和 His 束异位，增加了导管消融的风险与难度。ACHD 患者 AVRT/AVNRT 消融成功率在 75%～88% 之间，明显低于正常心脏解剖的患者[11]。《PACES/HRS ACHD 心律失常认识与管理专家共识》对 ACHD 合并房室折返和房室结折返性心动过速的导管消融治疗给予了相关建议（表 15-4）。

表 15-4　ACHD 合并房性快速性心律失常的导管消融治疗推荐[11]

	推荐类别	证据等级
症状性或药物难治性房室结折返性心动过速或房室折返性心动过速可行导管消融治疗	I	B
导管消融对 ACHD 合并症状性和（或）药物难治性 IART 或 FAT 是有效的	I	B
推荐 ACHD 合并预激综合征、多旁路（常见于埃布斯坦畸形）行导管消融治疗	I	C
推荐三维标测系统用于指导标测 ACHD 外科术后的房性快速性心律失常	I	B
灌注导管有利于外科术后房性快速性心律失常的消融治疗	IIa	B
复发的症状性和（或）药物难治性 AVNRT 应再次进行导管消融	IIa	C
ACHD 合并症状性药物难治性 AF 的患者可行以肺静脉电隔离为基石的导管消融治疗	IIa	C
埃布斯坦畸形外科手术前可进行有创心内电生理检查	IIb	B
当常规消融无法消除 ACHD 合并药物难治性症状性快速性房性心律失常时，可考虑房室结消融后起搏治疗，仅作为三线治疗策略	IIb	C

ACHD 患者中，旁路最常见于埃布斯坦畸形，约 20% 的 ACHD 旁路可能与埃布斯坦畸形三尖瓣下移相关。研究发现，埃布斯坦畸形中以右侧旁路

和多旁路更为常见，而又以三尖瓣环下部旁路（右后外侧、右后侧、右后间隔侧）最为多见[12]。另外，少数有埃布斯坦畸形的大动脉转位患者可存在左侧旁路。近年来随着外科三尖瓣重建术的成熟，埃布斯坦畸形外科术前行导管消融治疗也趋于常规[13]。虽然埃布斯坦畸形患者导管消融成功率低于心脏解剖正常的患者（复发率 27%～40%）[13]。但仍推荐埃布斯坦畸形伴室上性心动过速的患者行导管消融治疗，因标测过程中可能会发现其他类型心律失常，如 IART 等，并且即使消融不成功，其标测结果也为外科手术中直视下消融提供指导。消融旁路时房室交界的定位最为重要，而埃布斯坦畸形因右心室心房化而使房室连接处不确切，且导管贴靠稳定性差，故其旁路的消融成功率也明显低于心脏结构正常的患者。20° 右前斜位透视下的房室沟脂肪垫可能协助定位房室交界，另外，右心室心房化常引起房室结后碎裂低幅电位，增加了标测难度，此种情况可考虑右冠状动脉内标测[14]。对于右心房扩大引起的导管贴靠不稳定的问题可酌情考虑冷冻消融。

进行心房内消融时，应常规标测 His 束并定位，以避免损伤房室正常传导通路。对于心脏结构正常的患者，房室结位置固定，可利用 Koch 三角作为定位标志，结合标测系统对房室结精确定位以避开或实施慢径改良。但 CHD 患者房室结的位置可能出现变异，使得房室结标测的盲目性增加，增加消融难度。如房室通道畸形者房室结可能位于冠状窦口下方（图 15-2A），右位心或内脏移位综合征患者房室结可能位于左心系统（图 15-2B)[7]。即使房室结未移位，CHD 患者的三尖瓣畸形可能让 Koch 三角与房室结的关系改变而失去定位标志的作用。另外，CHD 外科手术如：大动脉转位 Mustard 术或 Senning 术及单心室 Fontan 术也会使房室结定位更加复杂。Upadhyay 等[15] 回顾了 49 例 CHD 合并 AVNRT 的患者，其中 39 例行导管消融，10 例未行消融治疗的患者主要为单心室患者而无法定位房室结。39 例行导管消融

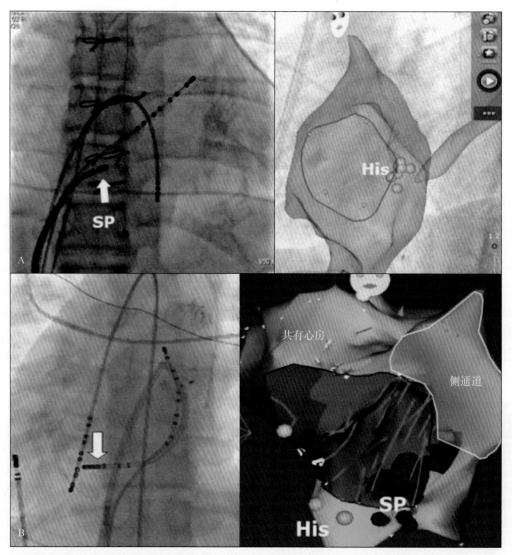

图 15-2　**A**. 房室通道畸形患者行慢径改良（位于冠状窦口），右侧图为右心房和冠状窦的解剖模型，黄色点为 His 束；SP：慢径。**B**. 内脏移位/单心室患者行侧通道 Fontan 手术后慢径改良，右侧为共有心房及单房室瓣环的解剖模型，慢径（红点）位于 His 束（黄点）左侧（Upadhyay S，et al. Heart Rhythm. 2016）

治疗的患者中消融能量来源首选射频消融，对于房室结位置不十分明确的患者行冷冻球囊消融，术后急性成功率为 92%，随访 32 个月，仅 1 例复发。故若能定位到房室结，ACHD 患者 AVNRT 消融成功率仍较为理想。对于房室结折返性心动过速，若存在以下因素，应谨慎行消融治疗：房室结定位未知，存在另外 1 种心律失常且该心律失常为首要矛盾，既往应用药物治疗反应良好[16]。

二、房性心动过速

ACHD 患者房性心动过速（atrial tachycardia，AT）发生率在 4%～30% 之间，由 CHD 复杂程度及术后随访时间而定。CHD 合并 AT 可增加血栓及猝死发生率。ACHD 患者心房通常因外科手术及容量负荷过重，而使心房状态不同于非 CHD 患者，IART 是 CHD 患者最常见的心律失常，其中瘢痕区、缝合线处、插管处或外科植入补片部位为折返环的常见位置[16]。FAT 相对 IART 少见，其病灶常在低电压区，标测提示为微折返，但潜在机制并不明确[17]。

三维标测系统和术中影像整合的应用让导管消融成为 ACHD 合并 IART 的治疗首选方案，标测系统可重建异常的心脏解剖结构，分辨瘢痕区、修补材料、瓣环，进一步结合传统电生理标测则可更加确定心律失常机制及消融靶点。整合影像学后，IART 导管消融的急性成功率约 70%～90%，5 年成功率在 34%～54%，且 IART 复发多在术后第 1 年，且复发类型通常为新发房性心律失常，可能与心房肌病变进展相关[17-19]。尽管如此，仍有部分患者（40%～50%）可通过导管消融长期维持窦性心律，减少抗心律失常药物的应用，明显提高生活质量[20]。

IART 折返环主要位于右心房，但也有部分左心外科术后（二尖瓣修复术、动脉导管未闭修复术等）患者的折返环位于左心房[21]。IART 折返可分为以下三类（图 15-3）：三尖瓣峡部折返（40%～60%）、瘢痕区内或瘢痕区间的折返

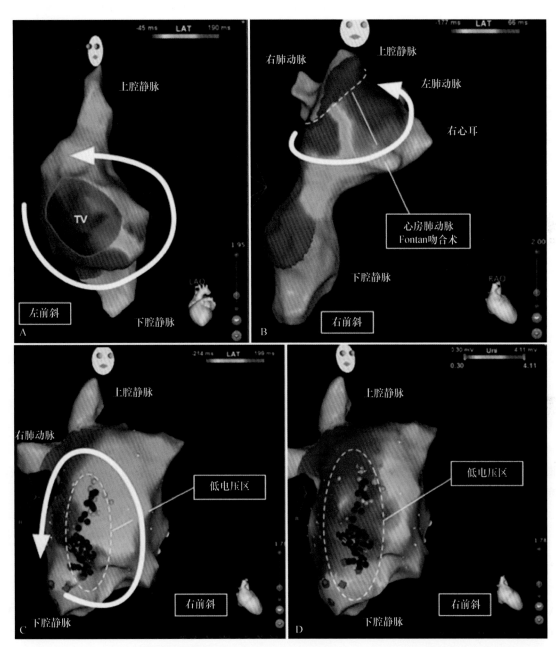

图 15-3　ACHD 患者 IART 的三维电解剖模型。A. 法洛四联症术后患者三尖瓣峡部依赖的逆时针折返性心动过速；B. 心房肺动脉 Fontan 吻合术后吻合瘢痕区与心房外侧壁间的折返性心动过速；C. 心房肺动脉 Fontan 吻合术后心房切开瘢痕区；D. 图 C 对应的电压标测图。TV：三尖瓣。〔Chubb H，et al. Expert Rev Cardiovasc Ther，2014，12（6）：751-770.〕

（30%～40%）、其他非三尖瓣峡部及瘢痕相关的折返（小于10%）[22-23]。

由于ACHD患者心房结构并非常规形态，故AT消融首要推荐三维标测系统，有利于明确解剖结构、定位瘢痕区域及假体材料，确定消融靶点。AT标测消融需通过激动标测、拖带标测、电压标测方法进行：激动标测与拖带标测联合可在局灶激动中寻找折返环或触发灶，电压标测与拖带标测则用于明确瘢痕组织及确定消融部位，通常认为双极电压小于0.5mV为非正常心房组织，而小于0.05mV则代表瘢痕区。外科术后ACHD患者的AT类型最常见为三尖瓣峡部依赖或瘢痕相关的折返性房性心动过速（atrial tachycardia，AT），此类AT导管消融安全有效，成功率约为72%～77%[19]。但部分ACHD患者可能因解剖结构异常或受外科手术的影响使得部分患者峡部阻滞相对困难，如ACHD三尖瓣峡部依赖的IART患者，可能伴有峡部增宽、欧氏嵴肥厚或外科遗留异常瘢痕而使峡部阻滞困难。

三、心房颤动

ACHD患者AF的发生率随年龄增长而逐渐升高，CHD患者寿命延长后AF所占比例也越来越高，目前ACHD中AF发生率约占31%[24]。在部分CHD类型亚群中，如55岁以上的法洛四联症患者，AF已成为发生率最高的心律失常[4]。主动脉狭窄、二尖瓣畸形、单心室、未修补的房间隔缺损、Fontan术后都与AF发生相关。研究表明：高龄、左心房扩大、低左心室射血分数、外科手术次数是ACHD患者AF发生的独立危险因素。即使是右心系统的CHD，AF的发生与维持也同样更大程度地受到左心（左心房扩大、左心功能不全等）的影响。

目前关于ACHD合并AF的消融经验有限，主要根据非CHD患者AF机制进行消融。肺静脉电隔离为基础的左心房内导管消融是ACHD合并AF的主流，辅以二尖瓣峡部、三尖瓣峡部改良治疗，但国际及国内AF诊疗指南针对ACHD的AF消融治疗未进行相关推荐，仅《2014PACES/HRS ACHD心律失常认识与管理专家共识》推荐ACHD合并症状性药物难治性AF的患者可行以肺静脉电隔离为基石的导管消融治疗（表15-4）。

2012年Philip等[25]报道了36例ACHD的AF患者（以355例无CHD的AF患者作为对照组）导管消融后随访结果，36例ACHD中房间隔缺损占多数（61%），行肺静脉电隔离后随访4年，ACHD患者和非ACHD患者复发率无统计学差异（73% vs.63%，P=0.46），术后左心房大小及左心室射血分数的改善均无差异，手术相关不良事件整体发生率无差异（15% vs.11%），但CHD组血管并发症则高于非CHD组（8% vs.1%，P<0.05）。

另外，《2014 PACES/HRS ACHD心律失常认识与管理专家共识》还建议部分心率难以控制的AF患者进行房室结消融后起搏治疗，但由于行该治疗策略的ACHD患者血栓风险会进一步升高，且死亡率高于窦性心律的患者，加上房室传导系统定位不可预计，可能存在房室结消融困难，故仅作为最后治疗的选择。

第三节　成人先天性心脏病合并室性心动过速的导管消融

ACHD患者VT的发生率较低，目前关于ACHD合并VT的消融报道也相对较少[26-27]，ACHD中VT最常见于法洛四联症，尤其在行修补术后，患者VT的发生率可达3%～14%[28]。其他类型CHD也不同程度地合并VT，如主动脉狭窄、埃布斯坦畸形、室间隔缺损等（表15-5），外科术后引起心室肌瘢痕也是ACHD患者VT的重要原因。

ACHD合并VT通常存在与心脏负荷过重、缺氧、外科干预等相关的心肌细胞损伤，按照发生机制可分为瘢痕折返型VT和心肌病相关VT，前者依赖折返环维持并在体表心电图表现为单形

表 15-5　部分 CHD 类型 VT 发生率[24]	
CHD 类型	**VT 发生率**
室间隔缺损	与年龄、状态密切相关，合并肺动脉高压者，发生率可达 5%
房室间隔缺损	发生率极低
法洛四联症	3%～14%
右转位型大动脉转位	
Mustard 术后	2%
大动脉转换术后	<1%
左心室流出道梗阻	10%～14%
埃布斯坦畸形	1%
单心室	4%

性 VT，该折返环大多与外科手术遗留瘢痕相关，也有部分与 CHD 本身相关，此类型 VT 适合导管消融治疗；后者与长期心脏负荷过重引起心肌细胞异常相关[29]，常见于流出道梗阻、法洛四联症伴右心室严重扩大及艾森门格综合征，导管消融疗效欠佳而更适合植入 ICD。部分患者可能并存上述两种类型 VT，导管消融可减少 VT 负荷。

有研究报道程序刺激可诱发 VT 可在一定程度上预测法洛四联症患者外科手术后心脏性猝死的发生[30]，但目前 ACHD 患者程序刺激诱发单形性室速与猝死并无明确相关性。研究发现，ACHD 患者心脏解剖结构越趋于正常，其单形性室性早搏（ventricular ectopic，VE）可能越会引起心功能下降，故也成为 VE 导管消融适应证的佐证[31]。虽然心肌病可降低消融的获益，但导管消融仍可作为 ACHD 药物难治性 VT/VE 的辅助治疗。ACHD 合并 VT/VE 的消融方法与 AT 消融相似，但难度除心脏解剖异常外，还在于心室肌厚度可能导致难以实现彻底消融，另外有时也会出现 His 束比邻消融靶点而增加消融风险。

不同于房性心律失常，导管消融对多数 ACHD 合并 VT 的患者而言属于辅助治疗方法，即常用于减少植入 ICD 患者 VT 的发作频率而减少 ICD 放电次数。但对于少数法洛四联症合并依赖单一缓慢折返环的 VT 且血流动力学稳定的患者，导管消融可作为单独治疗策略，但即使如此，术后仍应行程序刺激除外恶性心律失常可能性才可确定无植入 ICD 的必要性。《2015 欧洲心脏学会（ESC）室性心律失常和猝死指南》关于导管消融治疗 ACHD 合并 VT 的建议为：导管消融可作为已植入 ICD 的症状性持续性 VT 的药物替代治疗（Ⅱa，B）[32]。而《2014 PACES/HRS ACHD 心律失常认识与管理专家共识》则对 ACHD 患者合并 VT 的导管消融做了更为详细的建议（表 15-6）。

表 15-6　ACHD 合并室性心律失常的导管消融治疗推荐[11]		
	推荐类别	证据等级
ACHD 合并单形性 VT/电风暴植入 ICD 后，仍反复发作 VT，ICD 反复放电，应用药物及装置程控后不能减少放电，可行导管消融作为辅助治疗	Ⅰ	C
导管消融可作为 ACHD 合并症状性持续性单形性 VT 已植入 ICD 患者的药物替代治疗	Ⅱa	B
ACHD 外科手术后伴非持续性或血流动力学不稳定的 VT，可通过经验性途径进行导管消融	Ⅱb	C
ACHD 合并影响心功能的频发 VE 时，可考虑导管消融治疗	Ⅱb	C
ACHD 合并无症状的偶发 VE 及稳定的心功能者不推荐导管消融治疗	Ⅲ	C
不可对心脏性猝死高危的 ACHD 患者仅行导管消融作为预防猝死的治疗策略	Ⅲ	C

第四节　成人先天性心脏病导管消融并发症

是否对 ACHD 行导管消融时需考虑预期成功率、相关风险、临床症状及血流动力学状态，术前应通过超声心动图、MRI 和（或）CT 明确

患者心脏结构，以最大限度评估患者整体情况，减少并发症的发生。ACHD 患者由于原发病本身使得心律失常基质非常规分布，增加了术中标测

及消融的困难，且先前针对 CHD 的外科手术可能使心脏解剖更加复杂（如存在心房、心室板障），另外，ACHD 患者可能并存其他疾病，如凝血功能障碍、发绀、肺血管疾病等，机体代偿能力差，故手术风险相应升高。部分患者因先前针对 CHD 的介入治疗或部分 CHD 本身合并的血管畸形可能让消融导管的常规血管入路更具难度，而需考虑替代途径如颈内静脉、锁骨下静脉甚至经肝静脉入路[33]。因存在上述特殊性因素，ACHD 患者在行导管消融治疗前应充分了解并评估并发症的风险。

有研究对 1998—2011 年期间美国国家住院样本数据库中行电生理检查和导管消融的患者数据分析显示，ACHD 患者手术并发症发生率明显高于非 CHD 患者（12.44% vs. 7.87%，P < 0.0001）（表 15-7）[3]，多因素分析发现 CHD 是并发症发生率升高的重要因素（OR 1.95，95%CI：1.175~2.19，P < 0.0001），不同先心病类型导管消融并发症发生率无明显差异。研究发现，女性、老年、电生理检查手术、VT、van Walraven 伴随疾病评分、非黑人种族是手术并发症的独立预测因素[3]。面对 ACHD 的特殊性，电生理医师和麻醉师应针对个体化差异，了解消融术中可能发生的潜在并发症，积极做好应对措施，如发绀患者术前应备更多红细胞，而红细胞增多症患者则可能出现凝血功能异常。且各并发症中以血管并发症占多数（总发生率约 6.55%），故术前血管评估尤为重要。

表 15-7　ACHD 患者和非 CHD 患者导管消融并发症比较[3]

	CHD（$n=15\,133$）	非 CHD（$n=858\,304$）	OR 值	P
所有并发症（%）	12.44	7.87	1.66	< 0.0001
住院死亡率（%）	0.45	0.68	0.68	0.14
术后出血（%）	4.74	3.12	1.55	< 0.0001
血管并发症（%）	6.55	3.81	1.77	< 0.0001
心脏并发症（%）	4.31	2.64	1.66	< 0.0001
心包相关并发症（%）	1.14	0.77	1.48	0.022
非心包并发症（%）	3.52	2.09	1.71	< 0.0001
呼吸系统并发症（%）	1.10	0.48	2.35	< 0.0001
气胸（%）	0.49	0.20	2.49	0.0004
其他医源性呼吸系统并发症（%）	0.61	0.29	2.16	0.0007
神经系统并发症（%）	1.87	1.35	1.42	0.009

第五节　成人先天性心脏病导管消融新技术的应用

一、磁导航系统

对于复杂 CHD 患者而言，常规心内途径行导管消融受限[34]。三维标测成像可作为解剖指导，但仍有部分区域常规操作导管难以到达或难以实现稳定贴靠，临床实践中磁导航系统被越来越多地引进，在磁导航系统辅助下，不仅可以减少辐射曝光量，并能提高导管控制精确度，柔软灵活的消融导管可接触并较稳定地贴靠在常规导管难以到达的部位。导管可进行多角度弯曲，并可通过主动脉逆行进入心腔或穿过板障完成困难操作，且有效避免穿孔风险[35]。有学者通过磁导航系统对 22 例 ACHD 患者行 AT 标测消融，急性成功率 95.5%，且未发生手术相关并发症[36]。Ernst 等[36]在磁导航系统辅助下通过主动脉逆行入路对复杂 CHD 患者（9 例行心房调转手术，4 例行心房内侧隧道 Fontan 手术）行 AT 消融治疗（图 15-4），未发生心脏压塞及瓣膜损伤，平均随访 201 天，仅 1 例患者复发。Akca 等[37]利用磁导航系统对 36 例 CHD 患者（合并 59 种心律失常）行导管消融治疗，包括手术瘢痕相关的局灶性（42.4%）和大折返性（45.8%）心动过速、旁路相关性心动过速（6.8%）及 VT（5.0%），急性成功率为 86%，无并发症发生，随访 2 年，复发率仅 33%。

　　磁导航系统可使导管操作更加精准，增加心内膜接触的稳定性，使射频能量能够更有效地释放到靶点，加之导管移动操控的灵活性，可用于因解剖异常导致常规导管消融受限的 CHD 患者。

二、冷冻消融

　　冷冻消融在某些 CHD 患者消融中与射频消融相比更具优势（图 15-5），包括[24,38]：

　　（1）相对于射频消融，冷冻消融在造成不可逆损伤前具有更长的可逆性损伤时间，可减少未知风险（如 His 束未知，不能明确定位时消融造成 His 束的损伤）的发生率。

　　（2）CHD 患者可能会因心脏结构而导致射频消融导管难以稳定贴靠消融靶点，而冷冻消融时可通过冷冻介导的组织黏附力让导管稳定于目标位置，增加消融成功率，减少并发症的发生。

　　（3）因冷冻消融为球囊贴靠消融，与心内膜组织贴靠位置固定且消融面相对均匀，减少了心脏穿孔、心房食管瘘、冠状动脉损伤等风险。

　　（4）射频消融过程中可能出现因烧灼组织而刺激心脏感觉神经，患者出现明显不适，而冷冻消融时疼痛感可明显减少。

　　ACHD 冷冻消融的适应证为困难位置或术中易损伤重要结构的旁路性心动过速、AVNRT、房室结位置未知的 AT 及交界性心动过速。目前关于冷冻消融治疗 VT 的研究相对较少，在 VT 治疗方面还无相关推荐建议。

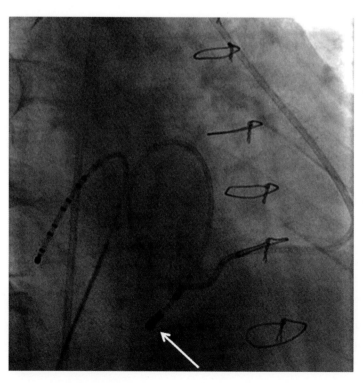

图 15-4　消融导管在磁导航系统辅助下逆行经主动脉弓通过双入口心室（即单心室）进入右心房。（Ernst S，et al. Circ Arrhythm Electrophysiol，2012，5：131-139.）

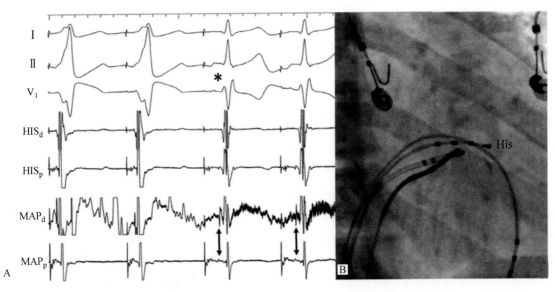

图 15-5　比邻 His 束的旁路冷冻消融。A. 心房起搏时心电图表现为心室预激；**B.** 冷冻消融导管置于 His 导管旁。消融时预激现象消失（A 图 * 处）而未损伤 His 束，冷冻导管记录到 His 电位（A 图箭头处）。〔Andrade JG，et al. Circ Arrhythm Electrophysiol，2013，6（1）：218-227.〕

（张树龙　孙源君）

参考文献

［1］KaemmererH，BauerU，PenslU，et al. Management of emergencies in adults with congenital cardiac disease. Am J Cardiol，2008，101：521-525.

［2］Rodriguez FH，Moodie DS，Neeland M，et al. Identifying arrhythmias in adults with congenital heart disease by 24-h ambulatory electrocardiography. Pediatr Cardiol，2012，33：591-595.

［3］Maxwell BG，Steppan J，Cheng A. Complications of catheter-based electrophysiology procedures in adults with congenital heart disease：a national analysis. J Cardiothorac Vasc Anesth，2015，29（2）：258-264.

［4］Khairy P，Aboulhosn J，Gurvitz MZ，et al. Arrhythmia burden in adults with surgically repaired tetralogy of Fallot：a multi-institutional study. Circulation，2010，122：868-875.

［5］Khairy P，DoreA，Talajic M，et al. Arrhythmias in adult congenital heart disease. Expert Rev Cardiovasc Ther，2006，4：83-95.

［6］Bouchardy J，Therrien J，Pilote L，et al. Atrial arrhythmias in adults with congenital heart disease. Circulation，2009，120：1679-1686.

［7］Epstein MR，Saul JP，Weindling SN，et al. Atrioventricular reciprocating tachycardia involving twin atrioventricular nodes in patients with complex congenital heart disease. J Cardiovasc Electrophysiol，2001，12：671-679.

［8］Seslar SP，Alexander ME，Berul CI，et al. Ablation of nonautomatic focal atrial tachycardia in children and adults with congenital heart disease. J Cardiovasc Electrophysiol，2006，17：359-365.

［9］Oechslin EN，Harrison DA，Connelly MS，et al. Mode of death in adults with congenital heart disease. Am J Cardiol，2000，86：1111-1116.

［10］Khairy P. Mapping and imaging of supraventricular arrhythmias in adult complex congenital heart disease. In：Shenasa M，Hindricks G，Borggrefe M，Breithardt G，Josephson ME，eds. Cardiac Mapping，Fourth Edition. Oxford，UK：Wiley-Blackwell，2013：771-787.

［11］Chetaille P，Walsh EP，Triedman JK. Outcomes of radiofrequency catheter ablation of atrioventricular reciprocating tachycardia in patients with congenital heart disease. Heart Rhythm，2004，1（2）：168-173.

［12］Roten L，Lukac P，DE Groot N，et al. Catheter ablation of arrhythmias in Ebstein's anomaly: a multicenter study. J Cardiovasc Electrophysiol, 2011, 22 (12): 1391-1396.

[13] Sherwin ED, Triedman JK, Walsh EP. Update on interventional electrophysiology in congenital heart disease: evolving solutions for complex hearts. Circ Arrhythm Electrophysiol, 2013, 6: 1032-1040.

[14] Shah MJ, Jones TK, Cecchin F. Improved localization of right-sided accessory pathways with microcatheter-assisted right coronary artery mapping in children. J Cardiovasc Electrophysiol, 2004, 15 (11): 1238-1243.

[15] Upadhyay S, Marie Valente A, Triedman JK, et al. Catheter Ablation for Atrioventricular Nodal Reentry Tachycardia in Patients with Congenital Heart Disease. Heart Rhythm, 2016 [Epub ahead of print].

[16] Drago F, Russo MS, Marazzi R, et al. Atrial tachycardias in patients with congenital heart disease: a minimally invasive simplified approach in the use of three-dimensional electroanatomic mapping. Europace, 2011, 13: 689-695.

[17] Yap SC, Harris L, Silversides CK, et al. Outcome of intra-atrial re-entrant tachycardia catheter ablation in adults with congenital heart disease: negative impact of age and complex atrial surgery. J Am Coll Cardiol, 2010, 56: 1589-1596.

[18] De Groot NM, Atary JZ, Blom NA, et al. Long-term outcome after ablative therapy of postoperative atrial tachyarrhythmia in patients with congenital heart disease and characteristics of atrial tachyarrhythmia recurrences. Circ Arrhythm Electrophysiol, 2010, 3 (2): 148-154.

[19] Kannankeril PJ, Anderson ME, Rottman JN, et al. Frequency of late recurrence of intra-atrial reentry tachycardia after radiofrequency catheter ablation in patients with congenital heart disease. Am J Cardiol, 2003, 92: 879-881.

[20] Correa R, Sherwin ED, Kovach J, et al. Mechanism and ablation of arrhythmia following total cavopulmonary connection. Circ Arrhythm Electrophysiol, 2015, 8: 318-325.

[21] De Groot NMS, Zeppenfeld K, Wijffels MC, et al. Ablation of focal atrial arrhythmia in patients with congenital heart defects after surgery: role of circum-scribed areas with heterogeneous conduction. Heart Rhythm, 2006, 3 (5): 526-535.

[22] Lukac P, Pedersen AK, Mortensen PT, et al. Ablation of atrial tachycardia after surgery for congenital and acquired heart disease using an electroanatomic mapping system: which circuits to expect in which substrate? Heart Rhythm, 2005, 2 (1): 64-72.

[23] Chubb H, Williams SE, Wright M, et al. Tachyarrhythmias and catheter ablation in adult congenital heart disease. Expert Rev Cardiovasc Ther, 2014, 12 (6): 751-770.

[24] Kirsh JA, Walsh EP, Triedman JK. Prevalence of and risk factors for atrial fibrillation and intra-atrial reentrant tachycardia among patients with congenital heart disease. Am J Cardiol, 2002, 90: 338-340.

[25] Philip F, Muhammad KI, Agarwal S, et al. Pulmonary vein isolation for the treatment of drug-refractory atrial fibrillation in adults with congenital heart disease. Congenit Heart Dis, 2012, 7 (4): 392-399.

[26] Zeppenfeld K, Schalij MJ, Bartelings MM, et al. Catheter ablation of ventricular tachycardia after repair of congenital heart disease: electroanatomic identification of the critical right ventricular isthmus. Circulation, 2007, 116: 2241-2252.

[27] Morwood JG, Triedman JK, Berul CI, et al. Radiofrequency catheter ablation of ventricular tachycardia in children and young adults with congenital heart disease. Heart Rhythm, 2004, 1: 301-308.

[28] Gatzoulis MA, Balaji S, Webber SA, et al. Risk factors for arrhythmia and sudden cardiac death late after repair of tetralogy of Fallot: a multicentre study. Lancet, 2000, 356: 975-981.

[29] Khairy P, Stevenson WG. Catheter ablation in tetralogy of Fallot. Heart Rhythm, 2009, 6 (7): 1069-1074.

[30] Khairy P, Landzberg MJ, Gatzoulis MA, et al. Value of programmed ventricular stimulation after tetralogy of fallot repair: a multicenter study. Circulation, 2004, 109: 1994-2000.

[31] Yokokawa M, Good E, Crawford T, et al. Recovery from left ventricular dysfunction after ablation of frequent premature ventricular complexes. Heart Rhythm, 2013, 10: 172-175.

[32] Priori SG, Blomström-Lundqvist C, Mazzanti A, et

al. 2015 ESC Guidelines for the Management of Patients With Ventricular Arrhythmias and the Prevention of Sudden Cardiac Death. Eur Heart J, 2015, 36 (41): 2793-2867.

[33] Singh SM, Neuzil P, Skoka J, et al. Percutaneous transhepatic venous access for catheter ablation procedures in patients with interruption of the inferior vena cava. Circ Arrhythm Electrophysiol, 2011, 4 (2): 235-241.

[34] Khairy P, Poirier N. The extracardiac conduit is not the preferred Fontan approach for patients with univentricular hearts. Circulation, 2012, 126: 2516-2525.

[35] Wu J, Pflaumer A, Deisenhofer I, et al. Mapping of atrial tachycardia by remote magnetic navigation in postoperative patients with congenital heart disease. J Cardiovasc Electrophysiol, 2010, 21: 751-759.

[36] Ernst S, Babu-Narayan SV, Keegan J, et al. Remote-controlled magnetic navigation and ablation with 3D image integration as an alternative approach in patients with intra-atrial baffle anatomy. Circ Arrhythm Electrophysiol, 2012, 5: 131-139.

[37] Akca F, Onsesveren I, Jordaens L, et al. Safety and efficacy of the remote magnetic navigation for ablation of ventricular tachycardias: a systematic review. J Intervent Cardiac Electrophysiol, 2012, 34: 65-71.

[38] Andrade JG, Khairy P, Dubuc M. Catheter cryoablation: biology and clinical uses. Circ Arrhythm Electrophysiol, 2013, 6 (1): 218-227.

第十六章　成人先天性心脏病的心动过缓和起搏器治疗

1984 年，ACC 和 AHA 发布了第一个永久起搏器植入临床指南。1998 年第一个儿童、青少年和成人先心病（congenital heart disease，CHD）起搏器应用指南出台[1]，并于 2002 年更新，随后在 2008 年与美国心律学会（HRS）合作发布的《心脏节律异常器械治疗指南》中再次更新[2]。在 2012 年联合发布《心脏节律异常器械治疗指南》更新时，CHD 心动过缓起搏器应用适应证部分没有变化[3]。然而，在过去的指南中对 CHD 患者的起搏器应用主要是根据患者心率及症状，没有针对解剖结构、手术的修复及其效果、植入位置或起搏模式等问题的

特殊说明。在 2014 年，PACES/HRS《成人 CHD 心律失常认识与管理专家共识》（简称 PACES/HRS 专家共识）提出了成人 CHD 心动过缓起搏器植入的最新建议[4]。由于成人 CHD 患者越来越多地接受可植入心脏装置治疗，临床医生今后会有更多的机会与这些患者接触。因此，为这一日益增长的人群提供更详细更新的起搏器治疗建议是很有必要的。本章首先列出 PACES/HRS 专家共识中起搏器植入的最新建议与历年起搏器植入指南的比较与分析（见表 16-1），继而讨论不同类型成人 CHD 起搏器应用的临床指征以及对特殊的心脏结构缺陷的认识与处置。

表 16-1　1998、2002、2008（2012）与 2014 年指南和共识中 CHD 患者永久起搏器植入适应证的比较

1998	2002	2008（2012）	2014
Ⅰ类	Ⅰ类	Ⅰ类	Ⅰ类
1. 严重的二度或三度房室传导阻滞伴有症状性心动过缓、充血性心力衰竭，或低心排血量（证据等级 C）	1. 严重的二度或三度房室传导阻滞伴有症状性心动过缓，心室功能障碍，或低心排血量（证据等级 C）	1. 严重二度或三度房室传导阻滞伴有症状性心动过缓、心室功能障碍，或低心排血量（证据等级 C）	1. 成人 CHD 患者伴有症状的窦房结功能不良，包括已证实的固有的或继发于药物治疗所致的窦性心动过缓或变时功能不良（证据等级 C）。推荐植入心室起搏最小化的起搏器（证据等级 B）
2. 窦房结功能障碍伴和年龄不匹配的心动过缓导致的症状。心动过缓的定义因患者年龄和预期心率而变化（证据等级 B）	2. 窦房结功能障碍伴和年龄不匹配的心动过缓导致的症状。心动过缓的定义因患者年龄和预期心率而变化（证据等级 B）	2. 窦房结功能障碍伴和年龄不相匹配的心动过缓导致的症状。心动过缓的定义因患者年龄和预期心率而变化（证据等级 B）	2. 成人 CHD 患者伴有症状的心动过缓合并任一程度的房室传导阻滞或考虑与房室传导阻滞有关的室性心律失常，推荐植入永久起搏器（证据等级 B）
3. 术后出现的严重二度房室传导阻滞或三度房室传导阻滞预期不能恢复（证据等级 B，C）	3. 术后出现的严重二度或三度房室传导阻滞预期不能恢复或持续时间≥7 天（证据等级 B，C）	3. 术后出现的严重二度或三度房室传导阻滞预期不能恢复或持续时间≥7 天（证据等级 B）	3. 成人患先天性完全性房室传导阻滞伴宽 QRS 波逸搏心律、复杂的室性异位搏动或心室功能障碍，推荐植入永久起搏器（证据等级 B）
4. 先天性三度房室传导阻滞伴宽 QRS 波逸搏心律或心室功能不良（证据等级 B）	4. 先天性三度房室传导阻滞伴宽 QRS 波逸搏心律、室性异位搏动或心室功能障碍（证据等级 B）	4. 先天性三度房室传导阻滞伴宽 QRS 波逸搏心律、室性异位搏动或心室功能障碍（证据等级 B）	4. 成人 CHD 患者术后出现严重二度或三度房室传导阻滞，且预期不能恢复的，推荐植入永久起搏器（证据等级 C）

表 16-1　1998、2002、2008（2012）与 2014 年 CHD 患者永久起搏器植入适应证的比较（续）

1998	2002	2008（2012）	2014
5. 先天性三度房室传导阻滞的婴儿伴心室率小于 50～55 次/分或心室率小于 70 次/分同时伴有先天性心脏病（证据等级 C） 6. 停搏依赖性持续性室速，伴或不伴 QT 间期延长，起搏的效果被完全证实（证据等级 B）	5. 先天性三度房室传导阻滞的婴儿伴心室率小于 50～55 次/分或心室率小于 70 次/分同时伴有先天性心脏病（证据等级 C） 6. 停搏依赖性持续性室速，伴或不伴 QT 间期延长，起搏的效果被证实（证据等级 B）	5. 先天性三度房室传导阻滞的婴儿伴心室率小于 55 次/分或心室率小于 70 次/分同时伴有先天性心脏病（证据等级 C）	
Ⅱa 类 1. 慢快综合征需要长期抗心动过速治疗（不包括洋地黄）（证据等级 C）	Ⅱa 类 1. 慢快综合征需要长期抗心动过速治疗（不包括洋地黄）（证据等级 C）	Ⅱa 类 1. CHD 伴窦房结功能障碍患者为预防反复房内折返性心动过速：固有的或继发于抗心律失常治疗的窦房结功能障碍（证据等级 C）	Ⅱa 类 1. 成人 CHD 患者因窦性心动过缓或房室失同步导致血流动力学障碍，通过有创或无创方法证实，植入永久起搏器是合理的（证据等级 C）
2，持续超过 1 年的先天性三度房室传导阻滞，心室率低于 50 次/分或突然心室停搏导致心室周长为基本心动周期的 2～3 倍（证据等级 B）	2. 持续超过 1 年的先天性三度房室传导阻滞，心室率低于 50 次/分或突然心室停搏导致心室周长为基本心动周期的 2～3 倍，或伴有变时功能不良导致的症状（证据等级 B）	2. 持续超过 1 年的先天性三度房室传导阻滞，心室率低于 50 次/分或突然心室停搏导致心室周长为基本心动周期的 2～3 倍，变时功能不良导致症状（证据等级 B）	2. 成人先心病患者伴窦性或交界性心动过缓，为预防反复发作性房内折返性心动过速（IART）（证据等级 C），植入永久起搏器是合理的。这类患者的亚人群推荐使用具有抗房性心动过速作用的起搏器（证据等级 B）
3. 长 QT 综合征伴 2∶1 房室传导或三度房室传导阻滞（证据等级 B）	3. 长 QT 综合征伴 2∶1 房室传导或三度房室传导阻滞（证据等级 B）	3. 复杂先天性心脏病合并窦性心动过缓，静息心率低于 40 次/分或心室停搏大于 3s（证据等级 C）	3. 成人先天性完全性房室传导阻滞，日间静息平均心率＜50 次/分（证据等级 B），植入永久起搏器是合理的
4. 复杂先心病的小儿无症状性窦性心动过缓，静息心率小于 35 次/分或心室停搏超过 3s（证据等级 C）	4. 复杂先心病的小儿无症状性窦性心动过缓，静息心率小于 40 次/分或心室停搏超过 3s（证据等级 C）	4. 先心病患者由于窦缓或房室失同步导致的血流动力学障碍（证据等级 C）	4. 成人复杂先心病患者，伴清醒状态静息心率（窦房结或交界区）＜40 次/分或心室停搏＞3s（证据等级 C），植入永久起搏器是合理的。对于解剖结构上具有很大可能发展为 IART 的患者，可考虑应用具有抗心动过速功能的起搏器（证据等级 B）
	5. 先心病患者由于窦性心动过缓或房室失同步导致的血流动力学障碍（证据等级 C）	5. 既往曾行 CHD 心脏手术，出现一过性完全性心脏阻滞和遗留双侧束支传导阻滞患者发生不明原因的晕厥，经仔细评估除外其他原因导致的晕厥（证据等级	
Ⅱb 类 1. 术后出现一过性三度房室传导阻滞，转为窦性心律后遗留双侧束支传导阻滞（证据等级 C）	Ⅱb 类 1. 术后出现一过性三度房室传导阻滞，转为窦性心律后遗留双侧束支传导阻滞（证据等级 C）	Ⅱb 类 1. 术后出现一过性三度房室传导阻滞，转为窦性心律后遗留双侧束支传导阻滞（证据等级 C）	Ⅱb 类 1. 成年中等复杂程度先心病患者，伴清醒状态下静息心率（窦房结或交界区）＜40 次/分或心室起搏＞3s（证据等级 C），植入永久起搏器可能是合理的。对于解剖结构上具有很大可能发展成为 IART 的患者，可考虑应用具有抗心动过速功能的起搏器（证据等级 B）

表 16-1 1998、2002、2008（2012）与 2014 年 CHD 患者永久起搏器植入适应证的比较（续）

1998	2002	2008（2012）	2014
2. 新生儿、儿童或青少年的无症状先天性三度房室传导阻滞伴可耐受的心率、窄 QRS 波、心室功能正常（证据等级 B）	2. 婴儿、儿童、青少年、青年的无症状先天性三度房室传导阻滞伴可耐受的心率、窄 QRS 波、心室功能正常（证据等级 B）	2. 儿童或青少年患者的无症状先天性三度房室传导阻滞伴可耐受的心率、窄 QRS 波、心室功能正常（证据等级 B）	2. 成人 CHD 患者，伴有术后一过性完全性房室传导阻滞和遗留的双束支传导阻滞，可以考虑植入永久起搏器（证据等级 C）
3. 成人 CHD 患者无症状性心动过缓，静息心率低于 35 次/分或室性停搏大于 3s（证据等级 C）	3. 成人 CHD 患者无症状性心动过缓，静息心率低于 40 次/分或室性停搏大于 3s（证据等级 C）	3. 先心病患者双心室修复后出现的无症状窦性心动过缓，静息心率低于 40 次/分或室性停搏＞3s（证据等级 C）	
	4. 神经肌肉性疾病伴有症状或无症状性任一程度的房室传导阻滞（包括一度房室传导阻滞），因其可能具有房室传导性疾病的不可预知性发展		
Ⅲ类	Ⅲ类	Ⅲ类	Ⅲ类：
1. 术后一过性房室传导阻滞，在 7 天内转为正常房室传导的患者（证据等级 B）	1. 术后一过性房室传导阻滞，转为正常房室传导的患者（证据等级 B）	1. 术后一过性房室传导阻滞，转为正常房室传导且无症状患者（证据等级 B）	1. 在没有一过性房室传导阻滞病史的成人先心病患者，当出现无症状双束支传导阻滞，伴或不伴一度房室传导阻滞时，不推荐起搏治疗（证据等级 C）
2. 无症状性术后双束支传导阻滞伴或不伴一度房室传导阻滞（证据等级 C）	2. 无症状性术后双束支传导阻滞伴或不伴一度房室传导阻滞（证据等级 C）	2. 先心病患者术后无完全性房室传导阻滞情况下出现的双侧束支传导阻滞伴或不伴一度房室传导阻滞（证据等级 C）	2. 成人先心病存在心内分流的患者，一般应避免使用心内膜起搏导线。血流动力学状态、抗凝状态、心内膜导线植入前的分流闭合状态或导线植入的替代方法等风险均应该进行个性化的评估（证据等级 B）
3. 无症状性二度Ⅰ型房室传导阻滞（证据等级 C）	3. 无症状性二度Ⅰ型房室传导阻滞（证据等级 C）	3. 无症状的二度Ⅰ型房室传导阻滞（证据等级 C）	
4. 成人无症状性窦性心动过缓，最长 RR 间期小于 3s 和最小心率大于 40 次/分（证据等级 C）	4. 成人无症状性窦性心动过缓，最长 RR 间期小于 3s 和最小心率大于 40 次/分（证据等级 C）	4. 无症状窦性心动过缓患者最长 RR 间期小于 3s 或最慢心率大于 40 次/分（证据等级 C）	

第一节　成人先天性心脏病患者起搏器植入适应证的发展过程

　　1998 年 ACC/AHA/NASPE 心脏起搏器和抗心律失常器械植入指南中制订了第一个儿童、青少年和成人 CHD 起搏器植入适应证[1]。2002 年更新建议中最明显的改变包括：①Ⅰ类适应证增加了"术后出现的三度房室传导阻滞预期不能

恢复或持续时间≥7 天"；首次以术后三度房室传导阻滞（atrioventricular block，AVB）预期不能恢复的时间作为起搏器植入指征的量化标准。②Ⅱa 类适应证中增加了先天性三度房室传导阻滞伴有"变时功能不良导致的症状"，上述两点

内容在随后的 2008 年和 2012 年指南中没有更改。2008 年 ACC/AHA/HRS 联合发布的《心脏节律异常器械治疗指南》中再次更新 CHD 起搏器植入适应证，主要内容改变包括：①删除了 1998 年和 2002 年适应证中"停搏依赖性持续性室速，伴或不伴 QT 间期延长和长 QT 综合征伴 2：1 房室传导或三度 AVB"的内容；②在 Ⅱa 类适应证中增加了"既往曾行 CHD 心脏手术，出现一过性完全性心脏阻滞和遗留双侧束支传导阻滞患者发生不明原因的晕厥，经仔细评估除外其他原因导致的晕厥"[1-2]。在 2012 年 ACCF/AHA/HRS 联合发布《心脏节律异常器械治疗指南》更新时，CHD 患者起搏器植入适应证部分没有变化[2-3]。2014 年，在《PACES/HRS 成人 CHD 心律失常认识与管理专家共识》中首次制定成人 CHD 起搏器植入适应证[3-4]，新的适应证专注于成人 CHD 患者这一特定人群，基于 2008（2012）年治疗指南做出大量的删改，使适应证的制定更有针对性：①首先将 2008 年 Ⅱa 类适应证中的"继发于抗心律失常治疗的窦房结功能障碍和变时功能不良导致的症状"提升为成人 CHD 起搏器植入适应证的 Ⅰ 类指征。②Ⅱa 类适

应证中增加了成人 CHD 合并心动过缓患者"为预防反复发作性房内折返性心动过速（intra-atrial reentrant tachycardia，IART）推荐使用具有抗心动过速（ATP）作用的起搏器"并将"对于解剖结构上具有很大可能发展成为 IART 的患者，可考虑应用具有 ATP 功能的起搏器"作为 Ⅱb 类指征。③在 Ⅰ 类适应证中增加了"有症状的心动过缓合并任一程度的 AVB 和与 AVB 有关的室性心律失常"，推荐植入起搏器。④Ⅱa 类适应证中删除了术后出现的严重二度或三度传导阻滞"预期不能恢复或持续时间≥7 天"。⑤在 Ⅲ 类指征中增加了"成人 CHD 存在心内分流的患者，一般应避免使用心内膜起搏导线。血流动力学状态、抗凝状态、心内膜导线植入前的心脏分流的闭合状态或导线植入的替代方法等风险均应该进行个性化的评估"的内容。首次提出在特定情况下，导线植入的风险评估与植入方法的指导意见。

我国目前尚未有成人 CHD 患者植入起搏器适应证的规范性建议，仅参照不同时间的国际起搏器植入适应证的标准作为指导。

第二节　窦房结功能不良

一、成人 CHD 窦房结功能不良发病的基础因素

窦房结功能不良可见于内脏异位综合征的几种罕见变异（多脾、左心房异构）伴有先天性窦房结的缺如，代之以较慢的心房或交界区逸搏作为心脏的主导节律。早期报道显示 CHD 患者术前存在窦房结功能不良的概率为 7%[5]。更为常见的是心脏手术后迟发出现的获得性窦性心动过缓或交界性心律伴房室不同步。窦房结动脉和神经传入的损伤、自律性丧失，或长期血流动力学紊乱可能会导致窦房结兴奋发放异常或窦房结激动向周围组织

传导障碍[6-8]。房室不同步会明显加重房室瓣反流，增加房性心律失常，促进肝淤血和血栓形成。婴儿期的静脉插管会对窦房结功能造成影响，这种影响很可能在多年之后才会逐渐显现。表 16-2 列出了成人 CHD 窦房结功能不良的常见原因。

Senning 或 Mastard 手术、各种类型的 Fontan 手术、Glenn 分流或埃布斯坦畸形手术的术后恢复状况通常是窦房结功能逐渐丧失的基础[9-12]。Mustard 和 Senning 手术应用于大动脉转位的矫治，Mustard 手术需切开右心房和房间隔，放置补片，补片的缝合沿着上腔静脉上缘同时也是窦房结头部所在区域延伸，穿过右心耳上部，通过房间隔前部剩余部分到达房室结后部和下腔静脉

表 16-2	先天性和术后窦房结功能不良高发病率的基础因素

先天性窦房结功能不良
　心耳左侧并置
　左心房异构（多脾、内脏异构）
术后窦房结功能不良
　半 Fontan 或 Fontan 术；心房肺动脉和全腔-肺动脉连接
　　　Mustard 手术
　　　Senning 手术
　　　Glenn 分流术
　　窦状静脉窦型房间隔缺损
　　埃布斯坦畸形
　　大动脉转位的动脉调转术（变时功能不良）
　　　法洛四联症

的前缘，接着从下腔静脉口后部边缘向后和左侧穿过[13]。Mustard 手术常伴有窦房结组织的渐进性退变，最终可退变为病态窦房结（病窦）综合征，临床可见心脏变时性功能不全、阵发的房性心动速，以及少见的猝死。在 5～10 年的随访中，Holter 显示 20%～40% 的患者主导心律不是窦性心律[14-15]，7%～35% 的患者为缓慢的交界区心律[14-16]，10%～40% 的患者为缓慢的房性心律[16]及 10% 为房颤[14-15,17]。

　　单心室患者心房节律的缺失被认为会导致严重肺静脉反流、单个心室前负荷的下降、左心房压的增加以及心排血量的下降[18]。早期心内电生理检查显示 Fontan 修复术后窦房结功能异常和心房内传导延迟的患者占总人数的 60%[19]。近期报道，Fontan 手术窦房结功能不良发生率为 29%[20]。此外，窦房结功能不良使 Fontan 手术的患者增加了患格鲁布性支气管炎（plastic bronchitis）和蛋白丢失性胃肠病的风险，这些都可以通过心房起搏来解决[21-22]。但是，即使是不太复杂的畸形，例如：房间隔缺损、法洛四联症和心上型完全性肺静脉异位引流，都是导致迟发窦房结功能不良的潜在风险。有报道显示大动脉转位行动脉调转术后有较高的心脏变时功能不良发生率，考虑为去交感神经所致[23]。

二、CHD 患者窦房结功能的评价与治疗决策

　　窦房结功能不良可通过无创的心电图、动态

心电图、心电监护、平板运动试验得到明确的评价。静息和峰值心率的正常值具有性别和年龄的特异性。运动时心率应答反应的减弱在 CHD 患者中十分普遍，并且这预示着峰值耗氧量的减少和死亡率的上升[24-25]。然而，对于大约 20% 的成人 CHD 而言，心脏变时功能不良限制了心率应答反应。在大多数情况下，运动耐量还受到每搏摄氧量不足、心肌功能受损和动静脉氧差减低（右向左分流）等多种因素的影响。心脏变时功能不良而不伴有运动耐受不足不能作为临床永久性起搏器植入的指征。绝对峰值心率，对于体循环右心室、单心室患者而言，是个需要慎重使用的参数，大于某个临界值时心室充盈可能会受到损害，尤其在渐进性频率应答起搏时更应慎重[26-27]。

　　如果单纯窦房结功能不良的成人 CHD 患者出现与心动过缓、房室不同步有关的临床症状，或继发于心脏变时功能不良的运动耐量减低，或经无创/有创检查发现有心动过缓相关的血流动力学障碍，则建议安装心脏起搏器。慢快综合征的患者几乎都伴有临床症状，即使在无症状伴有长期的心动过缓或交界性心律的成人 CHD 患者中，无创检查也可能会发现明显的收缩或舒张功能不良，显著的心房增大，房室瓣膜血流异常和（或）低心排血量。在导管室内通过无创检测方法对临时起搏下的血流动力学进行评价，有助于起搏治疗决策的制定。

三、心动过缓相关的快速性心律失常及治疗

　　长期心动过缓的患者会产生一系列折返性或自律性快速性心律失常，统称为心动过缓介导的心动过速性心律失常。成人 CHD 患者常年的窦房结功能不良导致了心房无效的血流动力学改变，连同瘢痕、解剖学阻隔和心房压增高，形成了房性快速性心律失常的基础。近期的调查显示，成人 CHD 患者发生快速性心律失常的概率为 31%[28]，术后发病率为 23.8%。Wu 等报道，在 4781 例法洛四联症手术患者中，成人心律失常发

生率为 8.2%，其中 73% 为快速性心律失常，后者死亡率为 15%[29]。Song 等发现，IART 是 Fontan 术后最常见的心律失常，在平均 13.6 年和 25 年的随访中，IART 发生率分别为 25.6% 和 40.6%，起搏治疗有助于 IART 的控制[30]。另外，交界区心动过速（junction ectopic tachycardia，JET）也是 CHD 术后常见的快速性心律失常之一，发生率为 2.8%，其中 56% 合并一过性完全性 AVB，JET 合并永久完全性 AVB 罕见[31]。虽然窦性心动过缓和窦性停搏还没有被认定是成人 CHD 患者心脏性猝死的危险因素，但是，窦房结功能不良可能促进房性心律失常的发生[32]，仍是心脏性猝死的主要危险因素[33-36]。因为 IART 大部分的心房率在 150～250 次/分之间，对于房室结正常的患者常出现 1∶1 房室传导。IART 控制不佳的患者，其心脏性猝死率增加到基线的 4 倍，可能与经房室结 1∶1 下传并恶化为室性心动过速有关[13,37]。单心室、体循环右心室、心室功能不良，或严重房室瓣膜反流的患者可能对房性快速性心律失常特别不耐受。此外，成人 CHD 患者对运动的异常心率反应可能与 IART 有关[38]，这种反应会引起更高的死亡风险[24]。长期的窦性心动过缓延长了舒张间期，其间一个房性早搏可能会诱发折返活动。对慢性心动过缓进行仔细的无创性检测可能会揭示频发的房性早搏和（或）非持续性房性心动过速。

对于心动过缓合并快速性心律失常的 CHD 患者，起搏器植入的任何考量应包括对这个特殊设备的风险/收益比的评估，这些设备包括：只用于治疗心动过缓的起搏器、具有抗心动过速功能（ATP）的起搏器、或带有心脏再同步化治疗（CRT）的起搏器和 ICD[39]。加重的房室瓣膜反流或源于房室不同步（交界性心律）的心力衰竭应当迅速地考虑心房为主的起搏来恢复房室同步。复杂的慢快综合征常常需要抗心律失常药物、导管消融和（或）抗 ATP 起搏器等多种模式的治疗方法联合应用。虽然单独的抗心动过缓心房起搏可能会改善临床症状和减少心动过速发作频率，但这一结论看起来并不可靠[40-41]。IART 发生前给予抗心动过缓心房起搏是否有预防性的益处目前还不清楚。患有窦房结功能不良和 IART 的患者或有潜在发生 IART 的解剖学基础的成年患者，需要考虑安装有 ATP 功能的起搏器。对于慢快综合征患者，心房 ATP 功能对于终止 IART 是非常有效的（54%）[42]，而且明显减少了心动过速相关的住院事件[43]。因为一个 ≥2∶1 的房室比率才能触发起搏治疗，所以心房 ATP 需要同时有心房和心室导线。对于具有更长/更慢的折返环路的成人 CHD 患者，1∶1 传导是特别危险的。为减小相关的风险，强烈建议同时使用房室结阻滞剂[37]。

第三节　房室传导系统功能障碍

一、CHD 患者 AVB 的发病率与解剖学基础

部分 CHD 患者手术后可引起早发/迟发的 AVB[12]。早发的 AVB 多发生于术中或术后 3～5 天。多数可以恢复正常房室传导，为一过性 AVB，不能恢复房室传导的为永久性 AVB。虽然通过提高对房室结和 His 束传导组织的解剖结构的认识，显著减少了术后高度 AVB 的发生率，但是，

成人 CHD 术后高度 AVB 的发生率仍在 1%～3%[44-45]，一过性完全性 AVB 发生率占其中的 60.8%～75%[46-47]，有 50% 的患者可以在 7～10 天内恢复，63% 的患者可以在 30 天恢复[48]，对于预期无法恢复的心脏阻滞，则建议行双腔起搏或双心室起搏。最新的报道显示，CHD 术后完全性 AVB 发生率为 6.2%[49]，其中，31.3% 为永久性完全性 AVB，大多数需要植入永久起搏器，68.7% 为一过性 AVB，97% 的一过性 AVB 在术后 10 天内恢复房室传导[49]。国内报道，CHD 介

入治疗后完全性 AVB 的发病率为 0.12% ～ 0.14%[50-51]。出现高度传导阻滞风险最高的手术包括房室间隔缺损的闭合术、左心室流出道手术和左侧瓣膜手术。晚近报道，CHD 患者发生术后 AVB 风险最大的病变类型依次为法洛四联症（22.2%）、房室间隔缺损（15.1%）和室间隔缺损（13.1%）[49]。对法洛四联症合并术后一过性完全性 AVB 和遗留双束支传导阻滞患者的早期研究显示，迟发型完全性 AVB 发生率接近 33%[52]。另有报道说明，术后一过性完全性 AVB 恢复房室传导时间≥7 天的患者发生迟发性完全性 AVB 的风险是恢复时间＜7 天的患者的 13 倍[53]。因此，术后一过性完全性 AVB 恢复房室传导时间的延迟（≥7 天）是预测迟发性完全性 AVB 的危险因子。

房室传导组织有可能先天性异位，其中某些解剖结构异常可能对相应功能有较大的影响，如严重的房室隔缺损、先天性矫正型大动脉转位和左心房异构。除此之外，间隔补片材料会造成进行性心肌纤维化，后者会侵入到房室传导组织。外科手术中横切右束支也会导致束支传导阻滞。表 16-3 列出了成人 CHD 患者出现 AVB 的常见病种。无论是双心室还是单心室，心房和心室间隔的不连续使房室结向后下方移位。当在这些区域附近手术或在右下间隔旁区域进行消融时需要特别注意。已有报道显示，房室结存在快、慢径组

表 16-3　CHD 患者先天或术后 AVB 高发病率的基础因素
先天性 AVB
先天性矫正型大动脉转位
房室隔缺损（心内膜垫缺损）
心室左襻型单心室
起源于肺动脉的异常左冠状动脉（ALCAPA）
术后 AVB
房室传导系统移位的心脏手术（先天性矫正型大动脉转位、房室隔缺损）
法洛四联症
室间隔缺失
瓣膜手术，尤其是二尖瓣和包括三尖瓣的多瓣膜手术
左心室流出道手术，主动脉瓣下狭窄

织相互转换，了解到这一点，对于房室间隔缺损患者的房室结折返性心动过速进行导管消融时十分有用。先天性矫正型大动脉转位患者的传导组织向前侧方移位，细长、脆弱的 His 束沿着肺动脉瓣膜向前走行[37,54]。这个传导系统极易损伤，在外科手术和导管治疗中十分危险。心脏阻滞也有可能在怀孕期间发生，考虑可能与心脏负荷改变有关[55-56]，其限制了体循环右心室按需要增加搏出量的能力[57]。有迟发 AVB 风险的患者应当进行定期的无创性电生理监测。

二、AVB 与起搏治疗时机

2014 年 PACES/HRS 专家共识中关于成人 CHD 永久起搏器植入建议 I 类指征第 4 条中指出：“患者术后出现三度 AVB，且预期不能恢复的，推荐植入永久起搏器”[3]，删除了 2008 年指南中有关“预期不能恢复或持续时间≥7 天”的内容，大量的报道也支持一过性完全性 AVB 持续时间≥7 天不能作为术后永久性 AVB 植入永久起搏器的依据[12,47-49,53]。但是，新建议没有指出预期不能恢复的确切持续时间，临床医师应结合临床实际情况做出最后决定。根据文献报道和临床经验[46-49,52,58-59]，作者建议：术中主动脉血流复灌后立即出现的完全性 AVB，应拆除缝线，重新手术，并植入临时起搏器[58-59]。术后出现的完全性 AVB 不伴晕厥和（或）血流动力学障碍者，观察至少一个月。术后出现完全性 AVB 伴 JET 或术后高度 AVB 者酌情延长观察时间。观察期间应用临时起搏提高心率，不建议应用异丙肾上腺素，后者有促发快速性心律失常的危险。超过一个月以上的术后完全性 AVB，结合临床情况，建议植入永久起搏器。另外，术后出现一过性 AV 阻滞并且遗留双束支传导阻滞的患者可考虑植入起搏器[52]。术后出现双束支传导阻滞但没有一过性完全性 AVB 且无症状的患者不建议进行常规起搏器植入治疗[52]。

第四节　植入前评估

一、了解解剖结构

在起搏器植入之前，负责起搏器植入的医生对先天性心脏缺陷和胸外科手术操作流程有一个全面准确的了解是十分必要的。应当仔细了解以前的手术报告、无创影像和血管造影结果。心脏先天结构缺陷，例如先天性矫正型大动脉转位或三尖瓣的埃布斯坦畸形与先天的解剖结构有关，起搏器植入手术的医生如果对成人 CHD 的结构改变不够熟悉，进行这项工作是十分困难的。需要在植入起搏器前对于静脉引流、板障、静脉导管和任何残余的分流进行仔细的了解。心内分流会增加患者血栓栓塞的危险[60]。建议在各种起搏器植入前，进行影像学检查（如多普勒超声心动图），并由熟悉 CHD 的医生解读。

二、植入通路相关问题

在成人 CHD 合并起搏器植入的患者中，有15％的概率会遇到起搏通路相关问题[54]。经静脉心内膜电极因其起搏阈值低、感知功能好，为临床首选应用方法。已证实，大动脉转位 Mustard 手术、房室间隔缺损、法洛四联症和室间隔缺损患者可以经静脉植入心房电极[61]。CHD 患者心房或心室通道解剖结构的巨大异常改变，给起搏器植入带来很多挑战。静脉结构异常、Glenn 和 Fontan 手术、已存在的静脉板障、静脉血栓或狭窄、体循环心室、人工三尖瓣和心内分流，是经静脉植入起搏器的主要障碍[62]。许多 CHD 患者曾经在体外循环过程中接受过静脉插管。因此，静脉通路可能不通畅。而且，一些成人 CHD 会伴有无名静脉缺失，永存左上腔静脉，冠状静脉窦无顶或缺失。此外，心脏畸形矫治术后，例如，完全性大动脉转位行心房内板障引流（Mustard、Senning 手术），通常在板障的上腔静脉支存在狭

窄或梗阻，经常需要在起搏器植入前先行置入血管支架[63-64]。因为相邻位置的奇静脉会对阻塞有一定减压作用，经胸多普勒超声心动图在鉴别静脉梗阻时可能不够敏感。有些先天性异常，如需要再同步化治疗的先天性矫正型大动脉转位，常伴有冠状静脉窦结构异常[62]，需要通过静脉造影检查，制定个体化治疗方案。上述情况还可见于之前就装有起搏器或已拔除经静脉起搏导线的 CHD 患者。如果进入导管室之前已经做过静脉造影，应该在植入手术开始前再次回顾。如果先前没有关于上肢静脉的影像资料，起搏器植入术前进行 CT 或 MRI 检查很有帮助。否则，应该在任何手术前进行静脉造影。

三、选择最佳导线放置部位和起搏方式

当今，仅仅通过满意的起搏和感知阈值来选择起搏部位已经远远不够。现在广泛认为，右心室起搏，尤其是游离壁和流出道起搏会对心室功能产生有害作用[65-67]。虽然室间隔起搏被认为优于心尖部起搏，但任何手术的补片材料都会使室间隔植入失败。从伴或不伴 CHD 的儿童治疗数据获知，左心室心尖部或中侧壁起搏能够最好地保留体循环左心室功能[66-68]。同时，这项研究讨论了左心室心尖部或中侧壁起搏是否同样适用于体循环右心室和单心室的情况，还有待进一步证实。

"传统的"右心耳心房起搏也存在着疑问[69]。而且，在 CHD 修复手术中心耳可能已经被切除。如何选择起搏导线植入的替代位置，应慎重考虑。这对于经历过完全性大血管转位和 Mustard 或 Senning 手术的患者来说可能特别重要，在重建右心房的左心耳上起搏，可能会造成不经意的膈神经刺激[70]，植入前"起搏部位的标测"会提供一些有价值的信息[71]。主动固定导线通常比被动固

定导线的设计提供了更多的植入选择。

起搏模式是起搏器决策的重要因素。对成人 CHD 合并窦房结功能不良患者，AAI 和 DDD 起搏相比单纯 VVI 起搏是更好的选择，因此通过程控减少心室起搏百分率是重要的治疗目标。程控长 AV 延迟需要患者有可靠的 AV 传导功能。但是，长 AV 延迟可能会影响有效的上限频率活动和房性心动过速的检测[13,72]。虽然 DDI（R）起搏可能会防止房性心律失常的跟踪，但患者也同样受制于长 AV 延迟的限制。开发用于减少心室起搏的起搏器新算法要考虑这类人群的需要。此外，与心耳起搏相比，房间隔起搏具有提高血流动力学和减少不必要心室起搏的作用[73-76]。

CHD 患者由于心脏结构的异常，合并先天或术后窦房结功能不良、AVB 和房性心律失常，造成房室之间不同步和心室间收缩不同步，最终影响心脏射血功能。因此 CHD 患者植入起搏器后心室射血功能最大化是这一人群最重要的治疗目标。对于植入双腔起搏器的患者，在程控不同房室起搏间期的同时用超声心动图评估二尖瓣的血流频谱类型和心脏射血分数，可以确定在最大心排血量下最长舒张期充盈时间[77-78]。对于植入 CRT 的患者，应用超声心动图和核素心室显像方法测量不同心室优先起搏间期下的心脏射血分数，有助于设定最佳双心室起搏模式[78]。

第五节　特殊种类先天性心脏缺损的问题

一、修补的间隔缺损

窦房结功能不良自然会与房间隔缺损或房间隔手术有关，尤其是冠状窦型房间隔缺损合并肺静脉异位连接时[79]。间隔缺损的闭合，无论是直接缝合、补片还是器械，都容易出现房性心律失常，因此需要在起搏器选择上加以考虑。放置在房间隔的替代材料可能会阻碍起搏导线有效植入到 Bachmann 束所在的间隔区域。此外，房室结可能先天就异常或异位。房间隔缺损会导致 QRS 电轴上移，形态呈 RBBB 型，考虑与房室结向下后异位和左前分支发育不良有关[80-81]。由于室间隔内进行性纤维化改变，房室传导障碍可能会于术后较迟时间发生。由于持续的改变，补片材料可能会阻碍室间隔导线放置。

二、完全性大血管转位

窦房结功能不良和 IART 在经 Mustard/Senning 手术的大血管转位的患者中发生率较高，经 20 年的随访，估计可分别达到 60％和 25％[9,82]。板障补片的上支狭窄，会造成经静脉插入导线困难，这一情况可见于超过 40％的 Mustard 手术后成人患者，其中 30％的患者都存在明显血流动力学意义的梗阻[83]。此外，板障渗漏（例如心房间分流）也十分普遍。由于心房内分流的存在，经静脉导线会增加体循环血栓栓塞的风险[83]。此外，经静脉导线可能会不经意地穿过板障补片上的漏口而进入体循环系统内。AVB，虽然比窦房结功能不良少见，但仍会使术后病情转归变得复杂，尤其是接受了三尖瓣膜修复手术或室间隔缺损手术的患者[84]。同时，体循环心室为右心室形态，早期易出现心力衰竭。CRT 可能需要用杂交方法放置心外膜和静脉导线[70]。

三、法洛四联症

法洛四联症手术包括心房和（或）心室切口和缝置补片，造成迟发的心律失常[85]。手术修补需要使用流出道人工补片及管道，还要用到修补室间隔的补片。扩大的右心室腔，补片部位的瘢痕，严重的肺和（或）三尖瓣反流会令导线放置变得困难。鉴于成人法洛四联症中以室性心动过速更为常见，植入前行电生理检查能够保证更好地评价是否需要使用除颤功能[86]。

四、单心室心脏

在 Fontan 手术的成人患者中，窦房结功能不良和 IART 发生率较高[87]。单心室限制了心室储备量，心功能有所下降，并伴有心率加快。推荐使用程控功能限制上限跟踪频率。年长的成人患者可能曾经接受过心房直接连接肺动脉的 Fontan 手术。通常情况下，这类患者的右心房都会明显增大，静脉通路保存较好，可以允许经静脉植入心房导线[88]。在对窦房结功能不良患者行 AAIR 起搏时，植入静脉导线前应考虑的因素包括去除心内血栓、需要联合抗凝，以及因 Fontan 手术而调整

（可能要改为放置心外膜导线）等情况[89]。经静脉导线的替代方法需穿间隔放置心房导线[90]。部分患者心室起搏可能通过经冠状窦途径实施，或在心外膜放置电极[91]。近年来，改良的 Fontan 手术（例如：全腔-肺连接术）多借助心内或心外管道完成[87]。经静脉心房起搏对一些行心房内隧道手术的患者是可行的，但不能用于心外隧道的患者，因为经静脉无法进入心脏[92]。虽然行心房内隧道手术的患者可能会有经静脉至冠状窦的途径，但是，心室起搏通常需放置心外膜电极。以往的手术会导致广泛的心外膜纤维化，经常阻碍有效的心外膜电极放置。整合经静脉心房/经心外膜心室植入电极的方法对特定患者来说不失为一个可行的选择。

第六节　起搏器有关的并发症及其处理

一、起搏器的并发症

多中心调查显示，CHD 患者发生起搏器植入后并发症的风险明显高于非 CHD 患者。约 34.6%CHD 患者出现晚期起搏器相关的并发症，植入年龄越小发生迟发性起搏器并发症的概率越高（相对危险比 1.68）[93]。最常见的围术期并发症分别为导线故障、出血、囊袋感染和气胸。常见的晚期并发症分别为导线故障、起搏器故障和电池提前耗竭、起搏器移位和侵蚀，血栓栓塞也是植入起搏器后不容忽视的并发症之一，回顾性调查结果显示。心内有分流的 CHD 患者体循环栓塞风险为 0.5%～0.7%/年，经静脉导线发生栓塞的风险为 15.6%[62]。长期研究表明，心内膜起搏较心外膜起搏更为可靠，其 5、10 年心外膜导线故障率为 37.7% 和 48.9%。心内膜导线故障率为 19.1% 和 28.4%[62]。CHD 患者应用心外膜起搏明显高于非 CHD 患者，复杂 CHD 术后接受心外膜起搏比简单 CHD 多 2.2 倍[93]，出现起搏后并发症的概率也相应增高。

二、起搏器寿命与再植入

心外膜起搏均值电压是心内膜起搏的 1.5 倍。长期增高的刺激阈值导致电池过早耗竭，随着年龄增加心外膜起搏的起搏器更换频率也要高于心内膜起搏[94]。心外膜起搏器寿命大约为 6 年，是心内膜导线（约 11 年）的一半[62,94]。有人对经静脉植入心房电极的 CHD 患者进行了（6.4±4.8）年随访，电极故障率约为 17%，其中大部分（75%）成功地接受了再植入治疗[61]。最近 10 年随访结果显示，心房外膜和心室外膜电极寿命分别为 72% 和 60%[95]。除了电池耗竭，大约有 1/3 的成人 CHD 患者在 10～20 年时间内再次接受起搏器植入治疗[93-94]，主要是由于导线失灵和脉冲发生器故障。单腔起搏器寿命长于双腔起搏，其原因除了耗电增大之外，还包括双腔起搏器心房导线功能障碍会增加再次介入治疗的概率。

三、导线拔除

因为现今导线设计有固定的使用寿命，对于部分 CHD 和经静脉起搏的成年患者来说，导线是

可以拔除的。HRS专家共识文件中记载的导线拔除的指征适用于成人CHD患者，拔除原因大致包括：感染、因残留导线断裂导致的威胁生命的心律失常、因残留导线所致血管栓塞事件，以及当需要植入新起搏器或ICD时所有可用的静脉闭塞[96-97]。对于年轻人来说，无功能的导线也应当考虑拔除。参与成人CHD导线拔除的人员应包括：经导线拔除和相关并发症处理特殊培训的医生、治疗先天性疾病的心胸外科手术后备力量、心脏专业麻醉师和专业辅助团队[98]。如果拔除导线后需要再植入新的导线，则需要有CHD介入治疗专家的帮助，介入专家可以帮助在梗阻的板障补片或静脉内放置支架，封堵心内分流等。

根据导线存留在体内的时间，可以通过以下方法拔除，如简单牵拉，借助牵拉设备，使用特殊的机械式、带伸缩功能、激光辅助、带高频电刀或旋切功能的鞘管[96,99]。用于这类特殊群体的不同导线拔除技术，其有效性和安全性数据非常有限[97,100]。在对144例患者的队列研究中，除了手术操作过程相对较长，激光导线拔除在成人CHD患者中的成功率为91%，包含射频驱动鞘管在内的复合拔除技术的成功率为94%[97]，与对照组比较，在成功率和并发症发生率方面都很接近[97]。

结合文献和在2014年PACES/HRS专家共识基础上，总结以下CHD心动过缓起搏器植入指南的修改建议：

Ⅰ类：

1. 成人CHD患者伴有症状的窦房结功能不良，包括先天性、术后发生的（持续时间≥1个月）或继发于药物治疗所致的窦性心动过缓或变时功能不良（证据等级C）。推荐植入心室起搏最小化的起搏器。

2. 成人CHD患者伴有症状的心动过缓合并以下情况之一：①先天性或术后发生的永久性严重二度或三度房室传导阻滞，②或任一程度的房室传导阻滞合并与房室传导阻滞有关的室性心律失常，推荐植入永久起搏器。

3. 成人患先天性完全性房室传导阻滞伴宽QRS波逸搏心律、复杂的室性异位搏动或心室功能障碍，推荐植入永久起搏器。

4. 成人CHD患者术后出现严重二度或三度房室传导阻滞，且预期不能恢复或持续时间≥1个月，推荐植入永久起搏器。

Ⅱa类：

1. 成人CHD患者因窦性心动过缓或房室不同步导致血流动力学障碍，通过非侵入或有创方法证实的，植入永久起搏器是合理的。

2. 成人先心病患者伴窦性或交界性心动过缓，为预防反复发作的房内折返性心动过速（IART），植入永久起搏器是合理的。这类患者的亚人群推荐使用具有抗房性心动过速作用的起搏器。

3. 成人先天性完全性房室传导阻滞，日间静息平均心率＜50次/分，植入永久起搏器是合理的。

4. 成人复杂先心病患者，伴清醒状态静息心率（窦房结或交界区）＜40次/分或心室停搏＞3s，植入永久起搏器是合理的。对于解剖结构上具有很大可能发展成为IART的患者，可考虑应用具有抗心动过速功能的起搏器。

Ⅱb类：

1. 成年中等复杂程度先心病患者，伴清醒状态下静息心率（窦房结或交界区）＜40次/分或心室停搏＞3s，植入永久起搏器可能是合理的。对于解剖结构上具有很大可能发展成为IART的患者，可考虑应用具有抗心动过速功能的起搏器。

2. 成人CHD患者，伴有术后一过性完全性房室传导阻滞和遗留的双束支传导阻滞，可以考虑植入永久起搏器。

Ⅲ类：

1. 在没有一过性房室传导阻滞病史的成人先心病患者，当出现无症状双束支传导阻滞，伴或不伴一度房室传导阻滞时，不推荐起搏治疗。

2. 成人先心病存在心内分流的患者，一般应避免使用心内膜起搏导线。血流动力学状态、抗凝状态、心内膜导线植入前分流闭合状态，或导线植入的替代方法等风险均应该进行个性化的评估。

（陈元禄　张　成）

参考文献

[1] Gregoratos G, Abrams J, Epstein AE, et al. ACC/AHA/NASPE 2002 guideline update for implantation of cardiac pacemaker and antiarrhythmia devices: summary article. A report of the American college of cardiology/American heart association task force on practice guidelines (ACC/AHA/NASPE committee to update the 1998 pacemaker guidelines. Circulation, 2002, 106: 2145-2161.

[2] Epstein AE, DiMarco JP, Ellenbogen KA, et al. ACC/AHA/HRS 2008 guidelines for device-based therapy of cardiac rhythm abnormalities: a report of the American College of Cardiology/American Heart Association task force on practice guidelines (writing committee to revise the ACC/AHA/NASPE 2002 guideline update for implantation of cardiac pacemakers and antiarrhythmia devices): developed in collaboration with the American Association for Thoracic Surgery and Society of Thoracic Surgeons. Circulation, 2008, 117: e350-e408.

[3] Tracy CM, Epstein AE, Darbar D, et al. 2012 ACCF/AHA/HRS focused update of the 2008 guidelines for device-based therapy of cardiac rhythm abnormalities: a report of the American College of Cardiology Foundation/American Heart Association task force on practice guidelines and the Heart Rhythm Society. Circulation, 2012, 126: 1784-1800.

[4] Khairy P, Van Hare GF, Balaji S, et al. PACES/HRS expert consensus statement on the recognition and management of arrhythmias in adults congenital heart disease. Heart rhythm, 2014, 11 (10): e102-e165

[5] Cohen MI, Rhodes LA. Sinus node dysfunction and atrial tachycardia after the Fontan procedure: the scope of the problem. In Spray T, ed. Pediatric Cardiac Surgery Annual of the Seminars in Thoracic and Cardiovascular Surgery. Philadelphia: WB Saunders Company, 1998: 41-51.

[6] Rossi MB, Ho SY, Anderson RH, et al. Coronary arteries in complete transposition: the significance of the sinus node artery. Ann Thorac Surg, 1986, 42: 573-577.

[7] Sanders P, Morton JB, Kistler PM, et al. Electrophysiological and electroanatomic characterization of the atria in sinus node disease: evidence of diffuse atrial remodeling. Circulation, 2004, 109: 1514-1522.

[8] Bolens M, Friedli B. Sinus node function and conduction system before and after surgery for secundum atrial septal defect: an electrophysiologic study. Am J Cardiol, 1984, 53: 1415-1420.

[9] Khairy P, Landzberg MJ, Lambert J, et al. Long-term outcomes after the atrial switch for surgical correction of transposition: a meta-analysis comparing the Mustard and Senning procedures. Cardiol Young, 2004, 4: 284-292.

[10] Cohen MI, Bridges ND, Gaynor JW, et al. Modifications to the cavopulmonary anastomosis do not eliminate early sinus node dysfunction. Thorac Cardiovasc Surg, 2000, 120: 891-900.

[11] Chan DP, Bartmus DA, Edwards WD, et al. Histopathologic abnormalities of the sinus node compared with electrocardiographic evidence of sinus node dysfunction after the modified Fontan operation: an autopsy study of 14 cases. Tex Heart Inst, 1992, 19: 278-283.

[12] Balaji S, Daga A, Bradley DJ, et al. An international multicenter study comparing arrhythmia prevalence between the intracardiac lateral tunnel and the extracardiac conduit type of Fontan operations. Thorac Cardiovasc Surg, 2014, 148 (2): 576-581

[13] Kanter RJ, Garson A. Atrial Arrhythmias During Chronic Follow-Up of Surgery for Complex Congenital Heart Disease. PACE, 1997, 20: 502-511

[14] 1. Hayes CJ, Gersony WM. Arrhythmias after the Mustard operation for transposition of the great arteries: A long-term study. Am Coll Cardiol, 1986, 7: 133-137.

[15] Gewillig M, CuUen S, Mertens B, et al. Risk factors for arrhythmia and death after Mustard operation for simple transposition of the great arteries. Circulation 1991, 84 (5 Suppl): III 187-192.

[16] Vetter VL, Tanner CS, Horowitz LN. Electrophysiologic consequences of the Mustard repair of transposition nf the great arteries. Am Coll Cardiol, 1987, 10: 1265-1271.

[17] Carson A, Bink-Boelkens M, Hesslein PS, et al. Atrial flutter in the young: A collaborative study of 380 cases. Am Coll Cardiol, 1985, 6: 871-878.

［18］Nieminen HP，Jokinen EV，Sairanen HI. Causes of late deaths after pediatric cardiac surgery：a population-based study. Am Coll Cardiol，2007，50：1263-1271.

［19］Kurer C，Tanner C，Vetter V. Electrophysiologic findings after Fontan repair of functional single ventricle. Am Coll Cardiol，1991，17：174-181.

［20］Bossers SS，Duppen N，Kapusta L，et al. Comprehensive rhythm evaluation in a large contemporary Fontan population. Eur J Cardiothorac Surg，2015，48（6）：833-840.

［21］Verheugt CL，Uiterwaal CS，van der Velde ET，et al. Mortality in adult congenital heart disease. Eur Heart J，2010，31：1220-1229.

［22］Escudero C，Khairy P，Sanatani S. Electrophysiologic considerations in congenital heart disease and their relationship to heart failure. Can J Cardiol，2013，29：821-829.

［23］Khairy P，Clair M，Fernandes SM，et al. Cardiovascular outcomes after the arterial switch operation for d-transposition of the great arteries. Circulation 2013，127：331-339

［24］Diller GP，Dimopoulos K，Okonko D，et al. Heart rate response during exercise predicts survival in adults with congenital heart disease. Am Coll Cardiol，2006，48：1250-1256.

［25］Diller GP，Okonko D，Uebing A，et al. Impaired heart rate response to exercise in adult patients with a systemic right ventricle or univentricular circulation：prevalence，relation to exercise，and potential therapeutic implications［J］. Int J Cardiol，2009，134：59-66.

［26］Derrick GP，Narang I，White PA，et al. Failure of stroke volume augmentation during exercise and dobutamine stress is unrelated to load independent indexes of right ventricular performance aftertheMustardoperation［J］. Circulation，2000，102：III154-159.

［27］Barber G，Di Sessa T，Child JS，et al. Hemodynamic responses to isolated increments in heart rate by atrial pacing after a Fontan procedure. Am Heart J，1988，115：837-841.

［28］odriguez FH，Moodie DS，Neeland M，et al. Identifying arrhythmias in adults with congenital heart disease by 24-h ambulatory electrocardiography. Pediatr Cardiol，2012，33（4）：591-595.

［29］Wu MH，Lu CW，Chen HC，et al. Arrhythmic burdens in patients with tetralogy of Fallot：a national database Study. Heart Rhythm，2015，12（3）：604-609.

［30］Lau KC，William Gaynor J，Fuller SM，et al. Long-term atrial and ventricular epicardial pacemaker lead survival after cardiac operations in pediatric patients with congenital heart disease. Heart Rhythm，2015，12（3）：566-573.

［31］Paech C，Dähnert I，Kostelka M，et al. Association of temporary complete AV block and junctional ectopic tachycardia after surgery for congenital heart disease. Ann Pediatr Cardiol，2015，8（1）：14-19.

［32］Fishberger SB，Wernovsky G，Gentles TL，et al. Factors that influence the development of atrial flutter after the Fontan operation. Thorac Cardiovasc Surg，1997，113：80-86.

［33］Janousek J，Paul T，Luhmer I，Wilken M，et al. Atrial baffle procedures for complete transposition of the great arteries：natural course of sinus node dysfunction and risk factors for dysrhythmias and sudden death. Z Kardiol，1994，83：933-938.

［34］Garson AJr.，Bink-Boelkens M，Hesslein PS，et al. Atrial flutter in the young：a collaborative study of 380 cases. Am Coll Cardiol，1985，6：871-878.

［35］Gelatt M，Hamilton RM，McCrindle BW，et al. Arrhythmia and mortality after the Mustard procedure：a 30-year single-center experience. Am Coll Cardiol，1997，29：194-201.

［36］Helbing WA，Hansen B，Ottenkamp J，et al. Long-term results of atrial correction for transposition of the great arteries. Comparison of Mustard and Senning operations. Thorac Cardiovasc Surg，1994，108：363-372.

［37］Khairy P，Harris L，Landzberg MJ，et al. Sudden death and defibrillators in transposition of the great arteries with intra-atrial baffles：a multicenter study. Circ Arrhythm Electrophysiol，2008，1：250-257.

［38］Anand N，McCrindle BW，Chiu CC，et al. Chronotropic incompetence in young patients with late postoperative atrial flutter：a case-control study. Eur Heart J，2006，27：2069-2073.

［39］Drago F，Silvetti MS，Grutter G，et al. Long term

management of atrial arrhythmias in young patients with sick sinus syndrome undergoing early operation to correct congenital heart disease. Europace. 2006, 8 (7): 488-494.

[40] Walker F, Siu SC, Woods S, et al. Long-term outcomes of cardiac pacing in adults with congenital heart disease. Am Coll Cardiol, 2004, 43: 1894-1901.

[41] Frogoudaki A, Sutton R, Gatzoulis MA. Pacing for adult patients with left atrial isomerism: efficacy and technical considerations. Europace, 2003, 5: 189-193.

[42] Stephenson EA, Casavant D, Tuzi J. Efficacy of atrial antitachycardia pacing using the Medtronic AT500 pacemaker in patients with congenital heart disease. Am J Cardiol, 2003, 92: 871-876.

[43] Gillette PC, Zeigler VL, Case CL, et al. Atrial antitachycardia pacing in children and young adults. Am HeartJ, 1991, 122: 844-849.

[44] Beauchesne LM, Warnes CA, Connolly HM, et al. Outcome of the unoperated adult who presents with congenitally corrected transposition of the great arteries. Am Coll Cardiol, 2002, 40: 285-290.

[45] Graham TP, Bernard YD, Mellen BG, et al. Long-term outcome in congenitally corrected transposition of the great arteries: a multi-institutional study. J Am Coll Cardiol, 2000, 36: 255-261.

[46] Lin A, Mahle WT, Frias PA, et al. Early and delayed atrioventricular conduction block after routine surgery for congenital heart disease. Thorac Cardiovasc Surg, 2010, 140 (1): 158-160.

[47] Siehr SL, Hanley FL, Reddy VM, et al. Incidence and risk factors of complete atrioventricular block after operative ventricular septal defect repair. Congenit Heart Dis, 2014, 9 (3): 211-215.

[48] Weindling SN, Saul JP, Gamble WJ, et al. Duration of complete atrioventricular block after congenital heart disease surgery. Am J Cardiol, 1998, 82: 525-527.

[49] Ayyildiz P, Kasar T, Ozturk E, et al. Evaluation of pemanent of transient complete heart block after open heart surgery for congenital heart disease. Pacing Clin Eletrophysiol, 2016, 39 (2): 160-165.

[50] 王霄芳, 金梅, 郑可, 等. 先天性心脏病介入治疗并发症及处理. 心肺血管病杂志, 2014, 33 (3): 341-343.

[51] 庞程程, 张智伟, 钱明阳, 等. 儿童常见先天性心脏病介入治疗的并发症分析. 临床儿科杂志, 2014, 32 (10): 956-960.

[52] Wolff GS, Rowland TW, Ellison RC. Surgically induced right bundle-branch block with left anterior hemiblock. An ominous sign in postoperative tetralogy of Fallot. Circulation, 1972, 46: 587-594.

[53] Aziz PF, Serwer GA, Bradley DJ, et al. Pattern of recovery for transient complete heart block after open heart surgery for congenital heart disease: duration alone predicts risk of late complete heart block. Pediatr Cardiol, 2013, 4 (4): 999-1005.

[54] Knauth AL, Gauvreau K, Powell AJ, et al. Ventricular size and function assessed by cardiac MRI predict major adverse clinical outcomes late after tetralogy of Fallot repair. Heart, 2008, 94: 211-216.

[55] Connolly HM, Grogan M, Warnes CA. Pregnancy among women with congenitally correctedtransposition of great arteries. J Am Coll Cardiol, 1999, 33: 1692-1695.

[56] Silversides CK, Dore A, Poirier N, et al. Canadian Cardiovascular Society 2009 Consensus Conference onthe management of adults with congenital heart disease: shunt lesions. Can J Cardiol, 2010, 26: e70-79.

[57] Therrien J, Barnes I, Somerville J. Outcome of pregnancy in patients with congenitally corrected transposition of the great arteries. Am J Cardiol, 1999, 84: 820-824.

[58] 程述森, 石应康, 张尔永, 等, 先天性心脏病术后完全性 AVB 的防治. 中国胸心血管外科临床杂志 1998, 5 (3): 137-139.

[59] 杨杰, 姚松朝, 贝亚军, 等. 先天性心脏病术后完全性 AVB 防治. 海军总医院学报, 2000, 13 (2): 104-105.

[60] Khairy P, Landzberg MJ, Gatzoulis MA, et al. Transvenous pacing leads and systemic thromboemboli in patients with intracardiac shunts: a multicenter study. Circulation, 2006, 113: 2391-2397.

[61] Silvetti MS, Drago F, Ravà L. Long-term outcome of transvenous bipolar atrial leads implanted in children and young adults with congenital heart disease. Europace, 2012, 14 (7): 1002-1007.

［62］ McLeod CJ，Asirvatham SJ，Warnes CA，et al. Device therapy for arrhythmia management in adults with congenital heart disease. Expert Rev Med Devices，2010，7（4）：519-527.

［63］ Patel S，Shah D，Chintala K，et al. Atrial baffle problems following the Mustard operation in children and young adults with dextro-transposition of the great arteries：the need for improved clinical detection in the current era. Congenit Heart Dis，2011，6：466-474.

［64］ Bottega NA，Silversides CK，Oechslin EN，et al. Stenosis of the superior limb of the systemic venous baffle following a Mustard procedure：an under-recognized problem. Int J Cardiol，2012，154：32-37.

［65］ Manolis AS. The deleterious consequences of right ventricular apical pacing：time to seek alternate site pacing. Pacing Clin Electrophysiol，2006，29：298-315.

［66］ Gebauer RA，Tomek V，Kubus P，et al. Differential effects of the site of permanent epicardial pacing on left ventricular synchrony and function in the young：implications for lead placement. Europace，2009，11：1654-1659.

［67］ Janousek J，van Geldorp IE，Krupickova S，et al. Permanent cardiac pacing in children：choosing the optimal pacing site：a multicenter study. Circulation，2013，127：613-623.

［68］ van Geldorp IE，Delhaas T，Gebauer RA，et al. Impact of the permanent ventricular pacing site on left ventricular function in children：a retrospective multicentre survey. Heart，2011，97：2051-2055.

［69］ Zilberman MV，Karpawich PP. Alternate site atrial pacing in the young：conventional echocardiography and tissue Doppler analysis of the effects on atrial function and ventricular filling. Pacing Clin Electrophysiol，2007，30：755-760.

［70］ Khairy P. EP challenges in adult congenital heart disease. Heart Rhythm，2008，5：1464-1472.

［71］ Karpawich PP，Zelin K，Singh H. Contractility-guided ventricular lead implant optimizes pacing among patients with structural heart disease. J Heart Dis，2012，9：79-84.

［72］ Khairy P，Dore A，Talajic M，et al. Arrhythmias in adult congenital heart disease. Expert Rev Cardiovasc Ther，2006，4：83-95.

［73］ Olshansky B，Day JD，Moore S，et al. Is dual-chamber programming inferior to single-chamber programming in an implantablecardioverter-defibrillator？ Results of the INTRINSIC RV（Inhibition of Unnecessary RV Pacing With AVSH in ICDs）study. Circulation，2007，115：9-16.

［74］ Acosta H，Viafara LM，Izquierdo D，et al. Atrial lead placement at the lower atrial septum：a potential strategy to reduce unnecessary right ventricular pacing. Europace，2012，14：1311-1316.

［75］ Wang M，Siu CW，Lee KL，et al. Effects of right low atrial septal vs. right atrial appendage pacing on atrial mechanical function and dyssynchrony in patients with sinus node dysfunction and paroxysmal atrial fibrillation. Europace，2011，13：1268-1274.

［76］ Zilberman MV，Karpawich PP. Alternate site atrial pacing in the young：conventional echocardiography and tissue Doppler analysis of the effects on atrial function and ventricular filling. Pacing Clin Electrophysiol，2007，30：755-760.

［77］ Nothroff J，Buchhorn R，Ruschewski W. Optimal atrioventricular intervals during dual chamber pacing in patients with a univentricular heart：a Doppler hemodynamic evaluation. Pacing Clin Electrophysiol，2003，26：2048-2049.

［78］ 王晓梅，林文华，张峰，等. 平衡法核素心室显像评价慢性心衰患者心脏射血分数的临床研究. 山东医药，2011，5（16）：88-89.

［79］ Stewart RD，Bailliard F，Kelle AM，et al. Evolving surgical strategy for sinus venosus atrial septal defect：effect on sinus node function and late venous obstruction. Ann Thorac Surg，2007，84：1651-1655.

［80］ Khairy P，Marelli AJ. Clinical use of electrocardiography in adults with congenital heart disease. Circulation，2007，116：2734-2746.

［81］ Borkon AM，Pieroni DR，Varghese PJ，et al. The superior QRS axis in ostium primum ASD：a proposed mechanism. Am Heart J，1975，90：215-221.

［82］ Gelatt M，Hamilton RM，McCrindle BW，et al. Arrhythmia and mortality after the Mustard procedure：a 30-year single-center experience. J Am Coll Cardiol，1997，29：194-201.

［83］ Bottega NA，Silversides CK，Oechslin EN，et al.

Stenosis of the superior limb of the systemic venous baffle following a Mustard procedure: an under-recognized problem. Int J Cardiol, 2012, 154: 32-37.

[84] Bharati S and Lev M. The conduction system in simple, regular (D-), complete transposition with ventricular septal defect. Thorac Cardiovasc Surg, 1976, 72: 194-201.

[85] Gatzoulis MA, Balaji S, Webber SA, et al. Risk factors for arrhythmia and sudden cardiac death late after repair of tetralogy of Fallot: a multicentre study. Lancet, 2000, 356: 975-981.

[86] Khairy P, Landzberg MJ, Gatzoulis MA, et al. Value of programmed ventricular stimulation after tetralogy of Fallot repair: a multicenter study. Circulation, 2004, 109: 1994-2000.

[87] KhairyP, Poirier N, Mercier LA. Congenital Heart Disease for the Adult Cardiologist-Univentricular heart. Circulation, 2007, 115: 800-812.

[88] Shah MJ, Nehgme R, Carboni M, et al. Endocardial atrial pacing lead implantation and midterm follow-up in young patients with sinus node dysfunction after the Fontan procedure. Pacing Clin Electrophysiol, 2004, 27: 949-954.

[89] Takahashi K, Cecchin F, Fortescue E, et al. Permanent atrial pacing lead implant route after Fontan operation. Pacing Clin Electrophysiol, 2009, 32: 779-785.

[90] Johnsrude CL, Backer CL, Deal BJ, et al. Transmural atrial pacing in patients with postoperative congenital heart disease. Cardiovasc Electrophysiol, 1999, 10: 351-357.

[91] Rosenthal E, Qureshi SA, Crick JC. Successful long-term ventricular pacing via the coronary sinus after the Fontan operation. Pacing Clin Electrophysiol, 1995, 18: 2103-2105.

[92] 187. Khairy P, Poirier N. The extracardiac conduit is not the preferred Fontan approach for patients with uni-

ventricular hearts. Circulation, 2012, 126: 2516-2525.

[93] Opić P, van Kranenburg M, Yap SC, et al. Complications of pacemaker therapy in adults with congenital heart disease: a multicenter study. Int J Cardiol, 2013, 168 (4): 3212-3216.

[94] Sachweh JS, Vazquez-Jimenez JF, Schondube FA, et al. Twenty years experience with pediatric pacing: epicardial and transvenous stimulation. Eur. J. Cardiothorac. Surg, 2000, 17 (4): 455-461.

[95] Lau KC, William G J, Fuller SM, et al. Long-term atrial and ventricular epicardial pacemaker lead survival after cardiac operations in pediatric patients with congenital heart disease. Heart Rhythm, 2015, 12 (3): 566-573.

[96] Wilkoff BL, Love CJ, Byrd CL, et al. Transvenous lead extraction: Heart Rhythm Society expert consensus on facilities, training, indications, and patient management: this document was endorsed by the American Heart Association (AHA). Heart-Rhythm, 2009, 6: 1085-1104.

[97] Cecchin F, Atallah J, Walsh EP, et al. Lead extraction in pediatric and congenital heart disease patients. Circ Arrhythm Electrophysiol, 2010, 3: 437-44.

[98] Franceschi F, Dubuc M, Deharo JC, et al. Extraction of transvenous leads in the operating room versus electrophysiology laboratory: a comparative study. Heart Rhythm, 2011, 8: 1001-1005.

[99] Khairy P, Roux JF, Dubuc M, et al. Laser lead extraction in adult congenital heart disease. Cardiovasc Electrophysiol, 2007, 18: 507-511.

[100] Cooper JM, Stephenson EA, Berul CI, et al. Implantable cardioverter defibrillator lead complications and laser extraction in children and young adults with congenital heart disease: implications for implantation and management. Cardiovasc Electrophysiol, 2003, 14: 344-349.

第十七章　成人先天性心脏病患者的猝死和埋藏式心脏复律除颤器治疗

一、概述

心脏性猝死（SCD）指急性症状发作或症状突然恶化后1h内发生的由心血管病原因引起的死亡，若无目击者需除外非心血管疾病病因。

随着诊断方法及手术技术的进步，大部分先天性心脏病（CHD）患者可存活至成年[1]。然而，儿童期进行CHD矫治术后，成人期常出现心力衰竭及心律失常，导致远期心源性死亡甚至SCD。

在CHD患者，SCD的高风险类型，包括法洛四联症、完全型大动脉转位行Mustard或Senning手术后、左心梗阻性疾病及单心室等[2]。但SCD并不仅发生于复杂CHD人群。影响因素包括解剖、循环生理、外科手术技术及各种心律失常等。心律失常是SCD的主要原因，占73%～83%。尚有近20%的SCD是由于脑栓塞、肺栓塞、心肌梗死、心力衰竭、主动脉或动脉瘤破裂等非心律失常原因所致[2-4]。

二、猝死和总的远期死亡率

30年前报道了第一例先天性心脏病（CHD）外科术后的SCD[5]。CHD总人群的SCD发生率比较低（0.09%/年），但高于年龄匹配的对照组[3]。1981—2010年开展的几个单中心回顾性研究[3-4,6-8]，报道了CHD（包括儿童和成人）矫治术后长期随访的结果，随访9～45年的总远期死亡率为2.68%～9.83%，SCD占总死亡率的15%～26%。针对成人CHD的两个研究显示，分别随访15年及8年的总远期死亡率分别为7.55%及2.84%，SCD分别占总死亡的26%和19%。因而认为，成人CHD近20%～25%的远期死亡源于心脏突发事件。

三、引起SCD的心律失常

（一）心脏传导阻滞

外科术后的完全性（三度）心脏传导阻滞被认为是远期死亡的危险因素之一，无起搏保护的房室传导阻滞与28%～100%的年死亡率相关[9]。尽管心脏起搏器植入技术的发展，可使远期SCD风险有所下降，但未能完全避免。近期研究显示，缺损修补术后无论是短暂的3天以上的房室（AV）传导阻滞或起搏依赖患者，均有更高的术后死亡率[10]。并有研究者提出，晚发的AV传导阻滞、后期的起搏器或导线功能障碍以及右心室起搏相关的体循环心室功能衰竭均可能增加SCD发生率[11]。

（二）房性心律失常

房性心律失常对于CHD患者常难以耐受，尤其是发绀型心脏病、体循环性右心室、单心室或肺动脉高压人群，可使外科术后各种类型CHD的病情复杂化，亦是SCD的危险因素之一[12]。房性心律失常引起SCD的机制在于其本身经过1∶1房室传导引起的快速心室率[13]或者继而蜕变成室性心动过速[14]从而导致血流动力学不稳定。研究显示，完全型大动脉转位行心房调转术的患者，房内折返性心动过速（IART）和心房颤动不仅增加SCD的发生风险[15-16]，也常是室性心动过速的触发因素[14]。

局灶性房性心动过速和少见的阵发性室上性心动过速，例如房室结折返性心动过速，被认为较少引起 SCD。然而，过快的心室率或多个房室旁路（多见于埃布斯坦畸形）则明确与 SCD 相关[17]。一般而言，不推荐将 ICD 应用于引起 SCD 风险的房性心律失常[18]，通常可进行有效的药物治疗，多数情况可优先进行导管消融或外科消融术[19]。

（三）室性心律失常

室性心律失常可见于多种类型 CHD，尤其是法洛四联症，常规监测或动态心电图常可检出无症状的室性早搏（PVC）或短阵室性心动过速（NSVT）[20-24]。然而，PVC 或 NSVT 以及单形性室性心动过速（SMVT）是否增加 CHD 患者的 SCD 风险尚不明确，一般认为持续性室性心动过速（VT）会增加 SCD 的发生率。

无论何种类型的 CHD，发生无脉性室性心动过速（室速）或心室颤动（室颤）引起的心搏骤停生还，或合并自发性持续性 VT，并除外可逆性原因的患者，均属于 SCD 高危人群，各指南明确推荐植入 ICD 进行二级预防[25]。各种类型 CHD 植入 ICD 进行二级预防的人群，均有较高的 ICD 正确放电率[14,26-29]，提示致命性室性心律失常有较高的再发率。研究显示，法洛四联症患者植入 ICD 进行二级预防发生的正确放电率分别为 9.8%/年[26]，高于曾报道的肥厚型心肌病（5%/年）[30]和缺血性或非缺血性心肌病（5.1%/年）[31]，与 MADIT-II 亚组人群（NYHA 分级 I 或 II 级，9.0%/年）的 ICD 放电率相当[32-33]。然而，ICD 放电率并非 SCD 发生率的理想评估手段，因为并非每次 ICD 放电均为救命性的，会过高估计 SCD 的风险近 3 倍[34]。

四、SCD 的危险因素

截至目前，阐述 SCD 的危险因素及一级预防的资料均来自于非随机对照研究。通常认为，CHD 人群 SCD 的危险因素与缺血性心肌病相似：双心室生理状态下，左心室射血分数（EF）≤35%，NYHA 分级 II 或 III 级[35]；或者发生不明原因晕厥及有血流动力学意义的持续性室速[36]，尤其本身为危险类型的成人 CHD 患者，属 SCD 危

险人群，可考虑植入 ICD 进行一级预防。需指出的是，成人 CHD 患者发生晕厥尚有其他可能的原因，包括传导异常，缓慢性心律失常，房性或室性心律失常以及非电生理的原因。

SCD 风险的研究在法洛四联症患者中开展较多，该人群的 SCD 风险为 2%～3%/10 年，最强的风险预测因子包括 QRS 时限＞180ms，右心室容量超负荷、左心室功能不全以及临床自发或可诱发的持续性室速[37]。法洛四联症患者植入 ICD 进行一级及二级预防的恰当放电率为 8%～10%/年[26]。

大动脉转位患者，行心房调转术（Mustard 或 Senning）后，SCD 风险为 0～5%/10 年[38]，房性快速性心律失常及体循环性右心室（功能性左心室）功能衰竭是 SCD 的重要风险因素[15]。对房性心动过速进行导管消融可有效降低 SCD 风险。体循环供血的右心室射血分数（EF）降低与室性心律失常及 SCD 相关，但用于危险分层的 EF 值仍不明确，较之常用的左心室 EF 值 35%，右心 EF 值更低[14]。植入 ICD 对 II 级预防有效，而对心室功能不全人群植入 ICD 进行一级预防获益不大，放电率 0.5%/年[14]。

先天性主动脉狭窄（包括二瓣化畸形）经矫治手术后 SCD 风险大大降低，一般不需要特异性抗心律失常治疗[39]。

单心室患者行 Fonton 手术后，长期死亡率随年龄增长而增加，与复杂房性心动过速及心力衰竭有关，心律失常性 SCD 在 Fonton 术后患者并不少见，文献报道在 12 年的随访中，SCD 发生率为 9%，但危险因素尚不明确[13]，也缺乏 ICD 治疗的有效性相关的数据。

对法洛四联症的研究认为临床 NSVT 与心室程序电刺激（PVS）时诱发持续性 VT 相关[40]。一项多中心研究对入组的 252 例法洛四联症患者进行 PVS，诱发出持续性 VT 人群在随访期间发生临床 VT 或 SCD 的风险是未诱发出持续 VT 人群的 5 倍，为独立危险因素之一[40]。研究认为，PVS 的预测价值虽不足以令其成为常规筛查手段，但在识别 SCD 中危人群方面，最具有参考意义[41]。

相反，在未行心室切开术的成人 CHD 患者，

PVS 的价值有限或未可知[14]。对大动脉转位进行了房内调转手术的人群进行的小规模研究显示，PVS 诱发出 VT 并不能预测临床事件[14]。然而，电生理检查对明确有无房性心律失常以及评价房室传导功能仍有重要意义。

近年来，对 CHD 人群的 SCD 治疗已由二级预防扩展到一级预防。回顾性研究已证实，不同类型的 CHD 人群，室性心律失常、左心室或右心室功能不全被一致认为是 SCD 的危险因子[2]。除了植入 ICD 及应用抗心律失常药物外，对特定类型室性心律失常行射频消融术、通过外科治疗残余的畸形、优化药物治疗以及植入 CRT 等途径改善心功能也是有效预防 SCD 的重要方法。一般来说，对晕厥或非持续性室速患者应进行血流动力学及电生理学评估，PVS 对识别 SCD 危险人群可能有意义。对于反复发作的持续性室速患者，可考虑进行导管消融或外科手术治疗作为植入 ICD 的替代或辅助治疗[42]。

五、成人 CHD 植入 ICD 的推荐

随着循证证据的不断出现，最新的 2014 年颁布的《PACES/HRS 成人 CHD 心律失常认识与管理专家共识》（简称 PACES/HRS 共识）及 2015 年发布的《ESC 室性心律失常治疗和心脏性猝死预防指南》（简称 ESC 指南）均对成人 CHD 患者植入 ICD 的推荐进行了较明确及详尽的阐述，两个指南的推荐内容及推荐级别参见表 17-1。

表 17-1　2014 年 PACES/HRS 共识与 2015 年 ESC 指南的比较与总结

指南推荐内容	2014 PACES/HRS 共识推荐类别及证据等级	2015ESC 指南推荐类别及证据等级
由于 VF 或血流动力学不耐受 VT 导致的心搏骤停生还者，评估病因并排除可逆性原因后建议植入 ICD	Ⅰ，B	Ⅰ，B
发生自发性持续性室速患者，经过血流动力学及电生理学评估后建议植入 ICD	Ⅰ，B	Ⅰ，B
双心室，功能性左心室 EF≤35%，NYHA 分级Ⅱ或Ⅲ级者，建议植入 ICD	Ⅰ，B	Ⅰ，C
反复发作单形性室速或 ICD 反复放电，经程控或药物治疗难以控制，进行导管或手术消融作为 ICD 的替代或辅助治疗也是合理的	Ⅰ，C	Ⅰ，C
法洛四联症患者若同时合并左心室收缩或舒张功能不全、非持续性室速、QRS 时限≥180ms、右心室广泛瘢痕或心内电生理检查能诱发出持续性室速等多种猝死危险因素，植入 ICD 是合理的	Ⅱa，B	Ⅱa，B
发生过不明原因晕厥，经电生理检查诱发出有血流动力学意义的持续性室速或室颤的患者，可考虑植入 ICD	Ⅱb，B	Ⅱa，B
单心室或右心室提供体循环血供的患者，若射血分数<35%，尤其合并复杂性室性心律失常、不明原因晕厥、NYHA 分级Ⅱ或Ⅲ级、QRS 间期≥140ms 或严重体循环房室瓣反流等危险因素，植入 ICD 是合理的	Ⅱb，C	Ⅱb，B
功能性左心室射血分数<35% 的患者，无明显心力衰竭症状（NYHA 分级Ⅰ级）也不合并其他危险因素者，可考虑植入 ICD	Ⅱb，C	无推荐
等待心脏移植的非住院患者可考虑植入 ICD	Ⅱb，C	无推荐
发生晕厥的中等或复杂 CHD，无创及有创检查均未查及明确原因，但临床高度怀疑室性心律失常者，可考虑植入 ICD	Ⅱb，C	无推荐
a. 生存期<1 年， b. 无休止室速或室颤； c. 有精神疾患植入 ICD 可能导致病情恶化或不能进行定期随访者	Ⅲ，C	无推荐
合并进展性肺血管疾病（艾森门格综合征）	Ⅲ，B	无推荐
存在心内分流的患者应尽量避免植入心内膜电极，应进行包括血流动力学影响、抗凝、能否行分流矫治术或电极其他植入部位选择等个体化的评估	Ⅲ，B	无推荐

六、ICD 治疗的特殊考虑

进行 ICD 植入前，需对 CHD 患者进行病情评估并制订个体化的操作方案[43]。年轻患者的生存期多长于现有脉冲发生器或电极导线的使用寿命，因而可能需要电极拔除及多次更换脉冲发生器。经静脉植入电极导线可能导致静脉阻塞、心内分流相关的血栓栓塞事件、心内膜炎以及锁骨压迫所致的电极功能障碍[44]。由于入路静脉的不正常走行、损伤或缺失以及右侧房室瓣疾病，常使心内膜电极难以植入到目标位置。然而，心外膜和（或）皮下植入型 ICD 系统需进行更多有创性操作，并有更高的电极故障率，还可能出现除颤贴片相关的"限制型心包"的病理生理情况[45]。但不管何种植入策略，电极导线功能异常仍然比较常见。

常规心内膜和心外膜植入 ICD 的弊端有望通过新的植入技术克服。动物模型和计算机技术的发展使研发无静脉除颤线圈或无心外膜贴片的 ICD 植入系统成为可能[46]。皮下植入芯片和线圈最初曾作为除颤电极用于降低除颤阈值[47]，现已发展为全皮下 ICD 的植入系统[48]，该系统具有更大的脉冲发生器，但只能进行放电后短暂的起搏，并无针对缓慢性心律失常的常规起搏和抗心动过速起搏（ATP）功能，而这些功能在不少有 ICD 指征的 CHD 人群中也很必要。全皮下 ICD 将成为不能或不愿经静脉植入电极、心动过缓起搏和 ATP 功能并非必需人群的一个合理的选择[49]。

七、ICD 治疗的临床研究结果

美国国家心血管注册研究（NCDR）数据中，ICD 植入人群包括 801 例（0.30%）房间隔缺损、588 例（0.22%）室间隔缺损、444（0.17%）例法洛四联症、232 例（0.09%）大动脉转位、48 例（0.02%）埃布斯坦畸形以及 11 例（<0.01%）单心室[29]患者。有限数据表明，ICD 系统的使用寿命在非 CHD 人群中有 60% 可达 8 年，

而 CHD 人群低于此值。其中电极导线作为薄弱环节最易出现功能异常，年轻的 CHD 患者中较高的 ICD 功能障碍率多与电极导线使用寿命较短有关[50]。

2004—2012 年间的多个针对植入 ICD 的 CHD 人群的研究统计，随访期 2.2～4.6 年，476 例 ICD 放电的患者中 127 例（27%）为正确的 ICD 放电，年正确放电率为 7% ～ 9%/年[14,26-29,51-52]。二级预防较一级预防人群有更高的 ICD 放电率。ATP 治疗可有效终止 88% 的室速，从而减少 ICD 放电[53]。463 例（缺失不适当放电数据的一项研究被排除）ICD 放电患者中 123 例（27%）发生了不适当放电，与正确放电率相当。不适当放电的常见原因包括窦性心动过速、室上性心律失常、T 波过感知以及导线故障[14,26-27]。

少数研究表明，ICD 植入会使患者生活质量下降[54]，一项对青年人植入 ICD 的研究发现，生活质量下降主要与抑郁和焦虑有关[42]。美国成人先心病研究同盟（AARCC）的一项前瞻性多中心研究中，180 例 CHD 患者中 70 例植入 ICD，放电相关的焦虑发生率较高[55]。焦虑的产生不仅与抑郁症状，尚与男性或女性患者的性功能障碍有关。这些研究将提高人们对 ICD 植入导致患者性心理问题的重要性的认识[27,56]。

八、ICD 程控的推荐

ICD 的程控进展很快，既往的"一个放电治疗区"的程控方法对于复杂的 CHD 并不够理想，需要进行个体化程控以减少不恰当及不必要的放电。理想的 ICD 程控方案应能使治疗获益最大化并且使不良事件最少化，但研究数据有限[57]。

程控检测时长或间期数时，既要考虑对高危心律失常延迟治疗存在的潜在风险，又要避免对可自行终止的非持续性心律失常进行过度治疗[58]。因目前尚无成人 CHD 程控相关的文献，针对冠心病植入 ICD 人群的研究显示，较长的检测时长或较多间期数对发生室颤的患者仍是安全的，并能有效降低放电率[59]。研究显示，通过程控对频率<200 次/分的室速不予治疗或延迟治疗，

例如室速频率 170～199 次/分时延迟为 60s，200～249 次/分时延迟为 12s，≥250 次/分时延迟为 2.5s，可减少不适当治疗及全因死亡率[60]。

植入 ICD 的 CHD 患者常合并室上性心律失常，器械制造商提供了几种鉴别算法如 QRS 波群形态、PR 逻辑关系、突发性及稳定性，以减少对室上性心动过速的不恰当放电，此外，辅助药物治疗或导管消融也有助于减少 ICD 放电。然而，CHD 合并束支传导阻滞及室内传导延迟也较常见，会增加 ICD 对心律失常的鉴别难度。例如，合并 IART 时，其频率通常比室速慢，多经房室结 1:1 传导[61]，这类心律失常通常不被 ICD 识别或被鉴别诊断为室上性心动过速，但若合并频率依赖的 QRS 波群形态改变，通过形态鉴别算法可能被 ICD 误识别为室速。一般可依据室上性心动过速既往的发作情况进行 ICD 的参数设置，但因可能表现为不同频率或传导特征的发作，故鉴别频率或标准的设置并不总是可靠，将鉴别标准设置在较低治疗频率区，可能避免不恰当放电。若鉴别标准未启动，可将其程控为监测模式，为日后设置新的参数提供参考[57]。

ICD 作为二级预防时，应在最慢的自发或诱发的室速频率和界值频率之间设置 30～60ms 的安全范围作为室速治疗区，在应用抗心律失常药物情况下设置更高的间期（即更低的频率）下限值也是合理的[57]。通常设置一个监测区以检测较慢频率的室速或无症状房性心律失常[62]。有自发或可诱发的室速患者，不仅可以在慢室速和快室速治疗区，还可在 ICD 充电前或充电期间设置 ATP 治疗。尽管 ATP 治疗有些时候会使室速频率增快，但越来越多的证据显示 ATP 治疗不仅安全、无痛苦并且有效[63]。但很少证据显示 ATP 治疗可以改善预后[13-14]。

电除颤是 ICD 应对室颤和快速 VT 的主要治疗方法，尚无研究对低能量和高能量除颤进行比较。第一次除颤设置为低能量可能有如下优势：较短的充电时间可降低患者晕厥的风险，节省电池能量以及减轻除颤后的心肌抑制[64]。最大的除颤能量可提高一次除颤成功率，同时能更有效地终止室上性心律失常。

九、ICD 植入后的随访

ICD 的随访内容包括评估患者病情，确认器械结构完整性及功能状态，优化参数以防止不恰当和不必要的治疗。远程监测有助于进行常规随访，并可提早识别器械功能异常和临床病情恶化，指导尽早干预。初次随访应进行切口评估，此后定期观察。怀疑导线移位或功能异常时应行放射影像检查。临床情况也是 ICD 随访的重要组成部分，包括反映心律失常或器械故障的症状以及对 ICD 放电的病情评估；此外，因为可能影响除颤阈值和（或）室速的频率，抗心律失常药物的变动也不容忽视。不建议在 ICD 随访时常规进行除颤阈值测试，但当导线完整性、起搏阈值及胸部放射影像学发生变化，提示除颤阈值升高时例外。

（郝素芳　浦介麟）

参考文献

[1] Marelli AJ，Mackie AS，Ionescu-Ittu R，et al. Congenital heart disease in the general population：changing prevalence and age distribution. Circulation，2007，115：163-172.

[2] Koyak Z，Harris L，de Groot JR，et al. Sudden cardiac death in adult congenital heart disease. Circulation，2012，126：1944-1954.

[3] Silka MJ，Hardy BG，Menashe VD，et al. A population-based prospective evaluation of risk of sudden cardiac death after operation for common congenital heart defects. J Am Coll Cardiol，1998，32：245-251.

[4] Nieminen HP，Jokinen EV，Sairanen HI. Causes of late deaths after pediatric cardiac surgery：a population-based study. J Am Coll Cardiol，2007，50：1263-1271.

[5] Garson A Jr，Nihill MR，McNamara DG，et al. Status of the adult and adolescent after repair of tetralogy of Fallot. Circulation，1979，59：1232-1240.

[6] Oechslin EN，Harrison DA，Connelly MS，et al. Mode of death in adults with congenital heart disease. Am J Cardiol，2000，86：1111-1116.

[7] Verheugt CL，Uiterwaal CS，van der Velde ET，et

al. Mortality in adult congenital heart disease. Eur-Heart J, 2010, 31: 1220-1229.

[8] Zomer AC, Vaartjes I, Uiterwaal CS, et al. Circumstances of death in adult congenital heart disease. Int J Cardiol, 2012, 154: 168-172.

[9] Gross GJ, Chiu CC, Hamilton RM, et al. Natural history of postoperative heart block in congenital heart disease: implications for pacing intervention. Heart Rhythm, 2006, 3: 601-604.

[10] Hokanson JS, Moller JH. Significance of early transient complete heart block as a predictor of sudden death late after operative correction of tetralogy of Fallot. Am J Cardiol, 2001, 87: 1271-1277.

[11] Perry JC. Sudden cardiac death and malignant arrhythmias: the scope of the problem in adult congenital heart patients. Pediatr Cardiol, 2012, 33: 484-490.

[12] Yap SC, Harris L, ChauhanVS, et al. Identifying high risk in adults with congenital heart disease and atrial arrhythmias. Am J Cardiol, 2011, 108: 723-728.

[13] Khairy P, Fernandes SM, Mayer JE Jr, et al. Long-term survival, modes of death, and predictors of mortality in patients with Fontan surgery. Circulation, 2008, 117: 85-92.

[14] Khairy P, Harris L, Landzberg MJ, et al. Sudden death and defibrillators in transposition of the great arteries with intra-atrial baflles: a multicenter study. Circ Arrhythm Electrophysiol, 2008, 1: 250-257.

[15] Kammeraad JA, van Deurzen CH, Sreeram N, et al. Predictors of sudden cardiac death after Mustard or Senning repair for transposition of the great arteries. J Am Coll Cardiol, 2004, 44: 1095-1102.

[16] Janousek J, Paul T, Luhmer I, et al. Atrial baffle procedures for complete transposition of the great arteries: natural course of sinus node dysfunction and risk factors for dysrhythmias and sudden death. Z Kardiol, 1994, 83: 933-938.

[17] Zachariah JP, Walsh EP, Triedman JK, et al. Multiple accessory pathways in the young: the impact of structural heart disease. Am Heart J, 2013, 165: 87-92.

[18] Mansour F, Khairy P. Programming ICDs in the modern era beyond out-of-the box settings. Pacing Clin Electrophysiol, 2011, 34: 506-520.

[19] Mavroudis C, Deal BJ, Backer CL, et al. Maxwell Chamberlain Memorial Paper for congenital heart surgery. 111 Fontan conversions with arrhythmia surgery: surgical lessons and outcomes. Ann Thorac Surg, 2007, 84: 1457-1465, discussion 1465-1466.

[20] Wolfe RR, Driscoll DJ, Gersony WM, et al. Arrhythmias in patients with valvar aortic stenosis, valvar pulmonary stenosis, and ventricular septal defect. Results of 24-hour ECG monitoring. Circulation, 1993, 87 (Suppl): I89-101.

[21] Walsh EP, Rockenmacher S, Keane JF, et al. Late results in patients with tetralogy of fallot repaired during infancy. Circulation, 1988, 77: 1062-1067.

[22] Wernovsky G, Hougen TJ, Walsh EP, et al. Midterm results after the arterial switch operation for transposition of the great arteries with intact ventricular septum: clinical, hemodynamic, echocardiographic, and electrophysiologic data [published erratum appears in Circulation 1988 Aug; 78 (2): A5]. Circulation, 1988, 77: 1333-1344.

[23] Gillette PC, Yeoman MA, Mullins CE, et al. Sudden death after repair of tetralogy of Fallot. Electrocardiographic and electrophysiologic abnormalities. Circulation, 1977, 56 (Pt 1): 566-571.

[24] Abrams DJ, Earley MJ, Sporton SC, et al. Comparison of noncontact and electroanatomic mapping to identify scar and arrhythmia late after the fontan procedure. Circulation, 2007, 115: 1738-1746.

[25] Epstein AE, DiMarco JP, Ellenbogen KA, et al. 2012 ACCF/AHA/HRS focused update incorporated into the ACCF/AHA/HRS 2008 guidelines for device-based therapy of cardiac rhythm abnormalities. J Am Coll Cardiol, 2013, 61: e6-75.

[26] Khairy P, Harris L, Landzberg MJ, et al. Implantable cardioverter-defibrillators in tetralogy of Fallot. Circulation, 2008, 117: 363-370.

[27] Mondesert B, Khairy P. Implantable cardioverter-defibrillators in congenital heart disease. Curr Opin Cardiol, 2014, 29: 45-52.

[28] Yap SC, Roos-Hesselink JW, Hoendermis ES, et al. Outcome of implantable cardioverter defibrillators in adults with congenital heart disease: a multi-centre study. Eur Heart J, 2007, 28: 1854-1861.

[29] Koyak Z, de Groot JR, Van Gelder IC, et al. Implantable cardioverter defibrillator therapy in adults with congenital heart disease: who is at risk of

shocks? Circ Arrhythm Electrophysiol，2012，5：101-110.

［30］ Maron BJ，Shen WK，Link MS，et al. Efficacy of implantable cardioverter-defibrillators for the prevention of sudden death in patients with hypertrophic cardiomyopathy. N Engl J Med，2000，342：365-373.

［31］ Bardy GH，Lee KL，Mark DB，et al. Amiodarone or an implantable cardioverter-defibrillator for congestive heart failure. N Engl J Med，2005，352：225-237.

［32］ Singh JP，Hall WJ，McNitt S，et al. Factors influencing appropriate firing of the implanted defibrillator for ventricular tachycardia/fibrillation：findings from the Multicenter Automatic Defibrillator Implantation Trial II（MADIT-II）. J Am Coll Cardiol，2005，46：1712-1720.

［33］ Moss AJ，Zareba W，Hall WJ，et al. Prophylactic implantation of a defibrillator in patients with myocardial infarction and reduced ejection fraction. N Engl J Med，2002，346：877-883.

［34］ Ellenbogen KA，Levine JH，Berger RD，et al. Are implantable cardioverter defibrillator shocks a surrogate for sudden cardiac death in patients with nonischemic cardiomyopathy? Circulation，2006，113：776-782.

［35］ Kadish A，Dyer A，Daubert JP，et al. Prophylactic defibrillator implantation in patients with nonischemic dilated cardiomyopathy. N Engl J Med，2004，350：2151-2158.

［36］ Connolly SJ，Gent M，Roberts RS，et al. Canadian implantable defibrillator study（CIDS）：a randomized trial of the implantable cardioverter defibrillator against amiodarone. Circulation，2000，101：1297-1302.

［37］ Gatzoulis MA，Balaji S，Webber SA，et al. Risk factors for arrhythmia and sudden cardiac death late after repair of tetralogy of Fallot：a multicentre study. Lancet，2000，356：975-981.

［38］ Moons P，Gewillig M，Sluysmans T，et al. Long term outcome up to 30 years after the Mustard or Senning operation：a nationwide multicentre study in Belgium. Heart，2004，90：307-313.

［39］ Brown DW，Dipilato AE，Chong EC，et al. Sudden unexpected death after balloon valvuloplasty for congenital aor- tic stenosis. J Am Coll Cardiol，2010，56：1939-1946.

［40］ Khairy P，Landzberg MJ，Gatzoulis MA，et al. Value of programmed ventricular stimulation after tetralogy of Fallot repair：a multicenter study. Circulation，2004，109：1994-2000.

［41］ Khairy P. Programmed ventricular stimulation for risk stratification in patients with tetralogy of Fallot：a Bayesian perspective. Nat Clin Pract Cardiovasc Med，2007，4：292-293.

［42］ DeMaso DR，Lauretti A，Spieth L，et al. Psychosocial factors and quality of life in children and adolescents with implantable cardioverter-defibrillators. Am J Cardiol，2004，93：582-587.

［43］ Cannon BC，Friedman RA，Fenrich AL，et al. Innovative techniques for placement of implantable cardioverter-defibrillator leads in patients with limited venous access to the heart. Pacing Clin Electrophysiol，2006，29：181-187.

［44］ Khairy P，Landzberg MJ，Gatzoulis MA，et al. Transvenous pacing leads and systemic thromboemboli in patients with intra- cardiac shunts：a multicenter study. Circulation，2006，113：2391-2397.

［45］ Radbill AE，Triedman JK，Berul CI，et al. System survival of nontransvenous implantable cardioverter-defibrillators compared to transvenous implantable cardioverter- defibrillators in pediatric and congenital heart disease patients. Heart Rhythm，2010，7：193-198.

［46］ Jolley M，Stinstra J，Pieper S，et al. A computer modeling tool for comparing novel ICD electrode orientations in children and adults. Heart Rhythm，2008，5：565-572.

［47］ Nery PB，Green MS，Khairy P，et al. Implantable cardioverter defibrillator insertion in congenital heart disease without transvenous access to the heart. Can J Cardiol，2013，29：254 e1-e3.

［48］ Bardy GH，Smith WM，Hood MA，et al. An entirely subcutaneous implantable cardioverter-defibrillator. New Engl J Med，2010，363：36-44.

［49］ Rowley CP，Gold MR. Subcutaneous implantable cardio-verter defibrillator. Circ Arrhythm Electrophysiol，2012，5：587-593.

［50］ Atallah J，Erickson CC，Cecchin F，et al. Multi- institutional study of implantable defibrillator lead performance in children and young adults：results of the Pediatric Lead Extractability and Survival Evaluation

（PLEASE）study. Circulation，2013，127：2393-2402.

[51] Witte KK，Pepper CB，Cowan JC，et al. Implantable cardioverter-defibrillator therapy in adult patients with tetralogy of Fallot. Europace，2008，10：926-930.

[52] Khanna AD，Warnes CA，Phillips SD，et al. Single-center experience with implantable cardioverter-defibrillators in adults with complex congenital heart disease. Am J Cardiol，2011，108：729-734.

[53] Kalra Y，Radbill AE，Johns JA，et al. Anti-tachycardia pacing reduces appropriate and inappropriate shocks in children and congenital heart disease patients. Heart Rhythm，2012，9：1829-1834.

[54] Czosek RJ，Bonney WJ，Cassedy A，et al. Impact of cardiac devices on the quality of life in pediatric patients. Circ Arrhythm Electrophys，2012，5：1064-1072.

[55] Cook SC，Marie Valente A，Maul TM，et al. Alliance for Adult Research in Congenital C. Shock-related anxiety and sexual function in adults with congenital heart disease and implantable cardioverter-defibrillators. Heart Rhythm，2013，10：805-810.

[56] Papez AL. Psychological well-being and sexual function in adults with congenital heart disease：not tonight，dear，I have an ICD. Heart Rhythm，2013，10：811-812.

[57] Khairy P，Mansour F. Implantable cardioverter-defibrillators in congenital heart disease：10 programming tips. Heart Rhythm，2011，8：480-483.

[58] Mansour F，Khairy P. Programming ICDs in the modern era beyond out-of-the box settings. Pacing Clin Electrophysiol，2011，34：506-520.

[59] Wilkoff BL，Williamson BD，Stern RS，et al. Strategic programming of detection and therapy parameters in implantable cardioverter-defibrillators reduces shocks in primary prevention patients：results from the PREPARE（Primary Prevention Parameters Evaluation）study. J Am Coll Cardiol，2008，52：541-550.

[60] Moss AJ，Schuger C，Beck CA，et al. Reduction in inappropriate therapy and mortality through ICD programming. N Engl J Med，2012，367：2275-2283.

[61] Stephenson EA，Casavant D，Tuzi J，et al. Efficacy of atrial anti-tachycardia pacing using the Medtronic AT500 pacemaker in patients with congenital heart disease. Am J Cardiol，2003，92：871-876.

[62] Mansour F，Khairy P. ICD monitoring zones：intricacies，pitfalls，and programming tips. J Cardiovasc Electrophysiol，2008，19：568-574.

[63] Wathen MS，DeGroot PJ，Sweeney MO，et al. Prospective randomized multicenter trial of empirical anti-tachycardia pacing versus shocks for spontaneous rapid ventricular tachycardia in patients with implantable cardioverter-defibrillators：Pacing Fast Ventricular Tachycardia Reduces Shock Therapies（PainFREE Rx II）trial results. Circulation，2004，110：2591-2596.

[64] Swerdlow CD，Shehata M，Chen PS. Using the upper limit of vulnerability to assess defibrillation efficacy at implantation of ICDs. Pacing Clin Electrophysiol，2007，30：258-270.

第十八章　心力衰竭的心脏再同步化治疗

一、充血性心力衰竭流行病学及心脏再同步化治疗充血性心力衰竭的理论依据

（一）充血性心力衰竭流行病学

充血性心力衰竭是心内科治疗学上的难题，是使患者丧失工作能力、具有较高死亡率的严重疾患，每年有成千上万的患者死于心力衰竭。最近几十年来，充血性心力衰竭（心衰）的发病逐年增加。流行病学资料显示：在美国，大约有（400～500）万人罹患心衰；全球心衰患病人数高达2250万，并且每年新增病例数200万。该病的发生是年龄相关性的。根据1988—1991年的调查，在年龄大于70岁的人群中，大约10%患有心衰。心衰的死亡率与临床严重程度相关。就中重度心衰而言，其5年死亡率可达30%～50%。每年因心衰引发的医疗花费高达（200～400）亿美元。我国2003年心衰流行病学调查资料显示，在35～74岁人群中，心衰患病率为0.9%，按此比率计算，我国35～74岁人群中，约有心衰患者400万人，每年医疗花费巨大。

几十年来，随着血管紧张素转化酶抑制剂（或血管紧张素拮抗剂）、醛固酮受体拮抗剂、β受体阻滞剂的推广应用，心衰的治疗取得了巨大的进展。鉴于宗教信仰、心脏供体有限等原因，对那些药物治疗无效的心衰患者而言，起搏治疗是一种优于人工心脏植入、心脏移植的新的治疗方法。在治疗心动过缓的传统起搏治疗基础上，现已出现了一种新的起搏治疗方法——CRT（心脏再同步化治疗）。该起搏不仅可以提供房室顺序起搏，而且可达到心室同步化。

（二）充血性心力衰竭与心室内传导延迟

充血性心衰患者QRS间期常常延长。当延长大于120ms时，常由于出现了完全性左束支传导阻滞所致。提示充血性心衰心室激动异常要比人们想象的复杂。

1927年Wiggers阐述了协调的左心室收缩依赖于正常的心室激动。异常的心室激动导致心室收缩期延长和不协调，并且降低压力上升和下降的峰值速度。应用超声心动图可以评价异常心室激动产生的心肌运动。M型超声显示在右束支传导阻滞时，右侧房室环起始活动延迟。同样，左束支传导阻滞时，左侧房室环起始活动延迟。当患者心电图出现左束支传导阻滞时，其二尖瓣反流间期大大延长，因为等容收缩和舒张时间均延长。当心室激动异常进一步加重时，二尖瓣反流可持续650ms甚至更长，而心率较少改变。此外，左心室激动延迟可导致左右心室及左心室内收缩不协调，使心室排血效率下降。

理论上讲，左右心室同步起搏（心脏再同步化治疗，CRT）可恢复正常的左右心室及心室内的同步激动，减轻二尖瓣反流，从而增加心排血量，确切的机制需进一步研究证实。

永久起搏器通常的起搏部位在右心房、右心室，而进行左心室起搏有3个途径，一是穿间隔，从右心室至左心室，这种方法损伤大，有一定并发症，目前未在临床应用，二是左心室心外膜起搏，通过外科手术开胸或应用胸腔镜，将起搏电极缝至左心室心外膜处起搏左心室。第三种途径

是经冠状静脉窦，将起搏电极送至心大静脉，或其他分支血管起搏左心室，第三种方式无需开胸，并发症较少，是目前临床上应用的主要方法。

二、CRT 治疗慢性心力衰竭的指南概述

CRT 改善心功能的疗效得到临床试验证实后，2002 年 ACC/AHA/NASPE 共同制定的《心脏起搏器临床应用指南》便将合并 QRS 时限延长的心衰列为 CRT 的 Ⅱa 类适应证。随着 CRT 降低死亡率疗效进一步得到证实，近年来适应证也发生了变化。2005 年 ACC/AHA 及 ESC 制定的慢性心衰治疗指南中，均将伴有心脏不同步的心力衰竭列入 CRT 的 Ⅰ 类适应证。

（一）2002 年《ACC/AHA/NASPE 心脏起搏器临床应用指南》

2002 年 10 月发表的《ACC/AHA/NASPE 心脏起搏器临床应用指南》中规定 CRT 的 Ⅱa 类适应证：心功能Ⅲ～Ⅳ级，伴有心室内传导阻滞，QRS 时限 ≥ 130ms，左心室舒张末期内径（LVEDD）≥55mm，LVEF≤35%（证据等级 A）。

（二）2005 年《ESC 心力衰竭治疗指南》

2005 年 5 月，ESC 将伴有心脏不同步的慢性心衰列为 CRT 的 Ⅰ 类适应证。指出：射血分数降低合并心脏不同步（QRS 时限≥120ms）的患者在充分药物治疗后仍有症状（心功能分级Ⅲ～Ⅳ级）时可接受心脏再同步化双心室起搏治疗，以改善症状（Ⅰ类适应证，证据等级 A），降低住院率（Ⅰ类适应证，证据等级 A）和死亡率（Ⅰ类适应证，证据等级 B）。

（三）2005 年《ACC/AHA 成人心力衰竭诊断与治疗指南》

2005 年 8 月，在修订的《ACC/AHA 成人心力衰竭诊断与治疗指南》中的 Ⅰ 类适应证：对于现在或之前有症状并伴有 LVEF 下降的患者，除非有禁忌证，凡是符合以下条件者均应得到心脏

再同步治疗：LVEF≤35%，窦性节律，尽管使用了指南推荐的、充分的药物治疗，仍有心功能分级Ⅲ级或不必卧床的Ⅳ级症状，心脏不同步，即 QRS 时限大于 120ms（证据等级 A）。

（四）2007 年《ESC 心脏起搏和再同步治疗指南》

2007 年 8 月，ESC 新公布的《ESC 心脏起搏和再同步治疗指南》中 CRT 和 CRT-D 的适应证为：充分抗心力衰竭药物治疗基础上仍然存在症状的心衰患者，心功能Ⅲ～Ⅳ级，LVEF≤35%，左心室扩大［在 CRT 对照试验中左心室扩大应用不同标准：左心室舒张末期内径（LVEDD）>55mm；LVEDD>30mm/m²，LVEDD>30mm/m（身高）］，窦性心律，QRS 时限≥120ms。

Ⅰ类适应证：CRT-P 降低慢性心衰发病率和死亡率（证据等级 A）。

Ⅰ类适应证：CRT-D 对于功能状态良好，预期生存期>1 年的慢性心衰患者是一种可接受的治疗选择（证据等级 B）。

（五）2008 年《ACC/AHA/HRS 心脏节律异常装置治疗指南》[1]

ACC/AHA/HRS 于 2008 年 5 月正式公布了《ACC/AHA/HRS 心脏节律异常装置治疗指南》，对于 CRT/CRT-D 的指南描述如下：

Ⅰ类适应证

最佳药物治疗基础上心功能Ⅲ级或Ⅳ级的慢性心衰患者，符合 LVEF≤35%、QRS 时限≥120ms、窦性心律者应植入有/无 ICD 功能的 CRT（证据等级 A）。

Ⅱa 类适应证

1. 最佳药物治疗基础上心功能Ⅲ级或Ⅳ级的慢性心衰患者，符合 LVEF≤35%、QRS 时限≥120ms 但系心房颤动节律者可考虑植入有/无 ICD 功能的 CRT（证据等级 B）。

2. 最佳药物治疗基础上 LVEF≤35%、心功能Ⅲ级或Ⅳ级的慢性心力衰竭患者，若长期依赖心室起搏，接受 CRT 治疗是合理的（证据等级 C）。

（六）2009 年《ACC/AHA 成人心力衰竭诊断与治疗指南》修订版

关于 LVEF≤35%、心功能Ⅲ～Ⅳ级或心室起搏依赖患者的适应证与 2008 年《ACC/AHA/HRS 心脏节律异常装置治疗指南》一致。就房颤伴心衰患者、完全性右束支传导阻滞患者以及 QRS 时限无明显延长患者的适应证未做具体界定。

（七）2010 年《ESC 心力衰竭器械治疗指南》

首次将心功能Ⅱ级、LVEF≤35%、QRS 时限≥150ms、窦性心律并接受最佳药物治疗的慢性心衰患者列为 CRT 治疗的Ⅰ类适应证。

（八）2012 年《ESC 急性和慢性心力衰竭诊断与治疗指南》修订版

Ⅰ类适应证

1. 窦性心律、QRS≥120ms 且呈左束支传导阻滞、LVEF≤35%、预期存活寿命＞1 年、优化药物治疗后心功能Ⅲ～Ⅳ级者，推荐 CRT-P/CRT-D 以降低慢性心衰住院率和猝死风险（证据等级 A）。

2. 窦性心律、QRS≥130ms 且呈左束支传导阻滞、LVEF≤30%、预期存活寿命＞1 年、优化药物治疗后心功能Ⅱ级者，推荐 CRT 甚至 CRT-D 以降低慢性心衰住院率和猝死风险（证据等级 A）。

（九）2012 年《ACCF/AHA/HRS 心脏节律异常装置治疗指南》修订版

Ⅰ类适应证

药物治疗基础上 LVEF≤35%、窦性心律、左束支传导阻滞且 QRS 时限≥150ms、心功能Ⅱ～Ⅳ级的患者（心功能Ⅲ～Ⅳ者证据等级 A；心功能Ⅱ级者证据等级 B）。

三、我国的 CRT 治疗慢性心力衰竭的建议

我国开展 CRT 已有 10 余年的历史，并有了一定的发展，2006 年国内 CRT 治疗指南制定后国际上又相继开展了多项大规模临床试验，尤其是针对诸如轻中度心功能不全、起搏依赖的患者等特定 CRT 治疗人群进行了深入研究，并修订了有关 CRT 的指南。为阐明当前 CRT 的发展状态，规范适应证，为临床医生提供参考性的指导，中华医学会心电生理和起搏分会再次组织了 CRT 专家工作组在 2010 年制定的《CRT 治疗心力衰竭的建议》基础上，讨论并制定了本适应证。主要根据 2012 年 ACCF/AHA/HRS 和 ESC 的指南，结合我国的情况，提出我国 CRT 适应证建议如下：

（一）Ⅰ类适应证

1. LVEF≤35%，窦性心律，左束支传导阻滞且 QRS 时限≥120ms，指南推荐的药物治疗基础上心功能Ⅲ级或不必卧床的Ⅳ级患者可植入有/无 ICD 功能的 CRT（证据等级 A）。

2. LVEF≤35%，窦性心律，左束支传导阻滞且 QRS 时限≥150ms，指南推荐的药物治疗基础上心功能Ⅱ级可植入有/无 ICD 功能的 CRT（证据等级 B）。

（二）Ⅱa 类适应证

1. 指南推荐的药物治疗基础上 LVEF≤35%，窦性心律，左束支传导阻滞且 QRS 时限 120～149ms，心功能Ⅱ级的患者（证据等级 B）。

2. 指南推荐的药物治疗基础上 LVEF≤35%，窦性心律，非左束支传导阻滞且 QRS 时限≥150ms，心功能Ⅲ～Ⅳ级的患者（证据等级 A）。

3. 指南推荐的药物治疗基础上 LVEF≤35% 的房颤节律患者，心室起搏依赖或符合 CRT 标准且房室结消融/药物治疗后导致近乎 100% 心室起搏（证据等级 B）。

4. 指南推荐的药物治疗基础上 LVEF≤35%，预期心室起搏比例＞40% 的新植入或更换起搏器的患者（证据等级 C）。

（三）Ⅱb 类适应证

1. 指南推荐的药物治疗基础上 LVEF≤

0.30%，窦性心律，左束支传导阻滞且 QRS 时限 ≥150ms，心功能Ⅰ级的缺血性心肌病患者（证据等级 B）。

2. 指南推荐的药物治疗基础上 LVEF≤35%，窦性心律，非左束支传导阻滞且 QRS 时限 120～149ms，心功能Ⅲ～Ⅳ级患者（证据等级 B）。

3. 指南推荐的药物治疗基础上 LVEF≤35%，窦性心律，非左束支传导阻滞且 QRS 时限 ≥150ms，心功能Ⅱ级的患者（证据等级 B）。

（四）Ⅲ类适应证

1. CRT 不适合用于心功能Ⅰ～Ⅱ级、非左束支传导阻滞，QRS 时限＜150ms 的患者（证据等级 B）。

2. CRT 不适合用于因合并症或其他原因导致的预期寿命不足 1 年者（证据等级 C）。

国内应用情况

我国的 CRT 临床治疗工作始于 1999 年，近年发展较快，但每年应用的数量还非常有限（图 18-1）。

四、心脏再同步化治疗指南制订的循证医学证据

（一）心脏再同步化治疗效果评价

1998 年 11 月，Danid Gras 等发表了心室多部位起搏治疗充血性心衰的多中心研究（InSync Study）初步结果。总结了 84 例患者应用双心室起搏平均随访 10 个月的结果。患者均为 NYHA 心功能分级Ⅲ或Ⅳ级患者，LVEF＜35%，左心室内径大于 60mm，均伴有心室内传导阻滞，QRS 波时限＞150ms。左心室起搏途径采用经冠状静脉窦分支起搏左心室。

结果，在平均 10 个月随访中，有 75% 患者，心功能由Ⅲ、Ⅳ级改善为Ⅰ、Ⅱ级；6min 步行距离由平均 299m 增加至 418m（$P<0.05$），双心室起搏改善心功能的效果十分肯定。

MIRACLE Study 为在美国和加拿大进行的多中心双心室起搏治疗充血性心衰的临床研究，此研究为随机双盲对照前瞻性研究，研究于 1999 年 9 月正时开始至 2002 年 3 月，有 453 例患者进入研究。入选者为 NYHA 分级Ⅲ、Ⅳ级，伴有心室内传导阻滞，QRS 波宽度＞130ms，LVEDD＞55mm，LVEF＜35%，患者被随机分为对照组和双心室起搏治疗组，以往的传统药物治疗不变，平均随访 6 个月。

结果：经冠状静脉窦左心室起搏的成功率为 93%，6min 步行距离从平均 300m 增加至 350m（$P<0.05$），生活质量评分改善 22%，心功能平均改善一级，此外，左心室内径缩小，LVEF 提高，提示双心室起搏影响心室重构。

上述多中心研究证明，充血性心衰伴心室内传导阻滞患者，双心室同步起搏可使心功能平均改善 1～1.7 级，左心室射血分数值平均提高 5%～7%。6min 步行距离增加 20%～40%，生活质量评分改

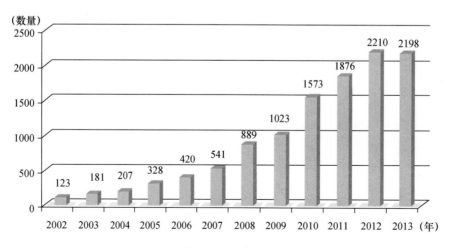

图 18-1 我国的 CRT 每年植入数量

善 20%～50%。

（二）心脏再同步化治疗对死亡率的影响

2003 年 JAMA 杂志发表了一篇关于 CRT 治疗的 meta 分析。

meta 分析总结了已发表的 11 篇文献来自四项随机对照临床试验的结果。入选的四项临床试验包括：CONTAK CD、Insync ICD、MIRACLE、MUSTIC。

CONTAK CD、Insync ICD、MIRACLE 研究均未发现再同步化治疗可以减低进行性心力衰竭死亡率，然而，meta 分析四大研究中 1634 例患者数据后，得出以下相反结论：与对照组比较，再同步化治疗组可以降低 51% 的进行性心衰死亡率，并且统计学有显著意义。

CARE-HF 研究

2005 年 3 月在美国 ACC 年会上公布了具有里程碑意义的 CARE-HF 多中心临床试验结果。

心脏再同步-心力衰竭研究（Cardiac Resynchronization-Heart Failure，CARE-HF）为前瞻性、随机、多中心研究。研究比较了心脏再同步化治疗与标准药物治疗对心衰伴有心脏非同步收缩患者死亡率的疗效。该研究由 82 个欧洲心脏中心参加。入选标准：患者年龄 18 岁以上；心力衰竭病史 6 周以上；在给予标准药物治疗时 NYHA 心功能分级Ⅲ或Ⅳ级；左心室射血分数＜35%；根据身高计算的左心室舒张末内径≥30mm；QRS 宽度≥120ms。入选患者被随机分为标准药物治疗组和标准药物＋心脏再同步化治疗组。主要研究终点：所有原因死亡率和因心血管事件导致的住院。

结果：共有 813 例患者入选，404 例患者入选标准药物治疗组，409 例患者入选标准药物＋心脏再同步化治疗组，平均随访 29.4 个月。与药物治疗组相比，心脏再同步化治疗可降低所有原因死亡率 36%。

（三）心脏再同步化治疗与 ICD 支持

约 30% 的心衰患者由于传导系统阻滞导致心脏功能失同步。对于合并 QRS 增宽的 25%～30% 的严重心衰患者，CRT 改善收缩功能并逆转左心室重构，两者均为扩张型心肌病（DCM）临床表现的病理生理机制；对于缺血性心肌病伴或不伴心衰患者，ICD 治疗降低了病死率（MADIT-Ⅱ）。从理论上讲双心室同步起搏＋埋藏式心脏复律除颤器（三腔除颤器 CRT-D）治疗可进一步降低心衰患者的死亡率。

（四）心脏再同步化治疗对于轻度心衰患者的效果评价

REVERSE 和 MADIT CRT 研究证实，对于 NYHA 心功能Ⅰ～Ⅱ级的轻度心衰患者，CRT 治疗同样可以改善左心室功能，防止心衰进展。因此 2010 年《ESC 心力衰竭器械治疗指南》将最佳药物治疗基础上 NYHA 心功能Ⅱ级，LVEF≤35%，窦性心律，QRS 波≥150ms 的心衰患者列为 CRT 治疗的Ⅰ类适应证（证据等级 A）。这提示我们，在心衰症状较轻时及早干预，延缓心衰进展，而不是等到心衰严重时再去纠正心衰，将成为新的治疗策略。CRT 适应证中强调 QRS 显著延长标准，尤其呈现左束支传导阻滞图形者获益更显著。

总之，心脏再同步化治疗为心力衰竭患者提供了新的治疗方法，心脏再同步化起搏治疗可以改善患者的症状，提高活动耐量，降低住院率以及死亡率。随着研究的不断深入，起搏技术的不断改进，心脏再同步化治疗将会越来越广泛地应用于临床，给心衰患者带来新的希望。

（华　伟　牛红霞）

参考文献

[1] Epstein AE, Dimarco JP, Ellenbogen KA, et al. ACC/AHA/HRS 2008 Guidelines for Device-Based Therapy of Cardiac Rhythm Abnormalities. Heart Rhythm, 2008, 5 (6): e1-e62.

第十九章　成人先天性心脏病合并心律失常的手术选择

先心病合并心律失常的外科治疗始于 20 世纪 80 年代初。如三尖瓣下移畸形合并右心室预激，可于手术中同时切除房室旁路并矫正畸形。即使进入导管射频消融的今天仍有因消融失败而需要外科治疗的病例。到 20 世纪 80 年代后期外科开始应用迷宫术治疗房颤。不断改良的术式和肺静脉隔离术、左心耳切除术直至目前仍用于房颤的治疗。随着成年先心病伴发心律失常的发病率和死亡率逐年增多，外科治疗致力于在一次手术中同步治疗先心病和心律失常以稳定血流动力学、提高治愈率的可能性。2014 年 PACES/HRS《成人先心病心律失常认识与管理专家共识》对先心病心律失常外科选择进行了全面的介绍和总结[1]。本章仅就合并高心律失常风险的成人先心病的手术疗效和治疗技术结合指南进行讨论，探讨能否减少再发的心律失常。

一、术前心律失常评估

对成人先心病患者进行心律失常外科治疗，可应用于已有心律失常或在心脏外科手术中行预防性治疗的情况。与仅行原发心脏病手术相比，对心律失常进行干预通常并不增加额外风险。但仍要指出，任何心脏手术都可能导致心律失常并需要一定的措施加以干预，如：永久心脏起搏植入。例如，右心房迷宫术可能导致窦房结功能或房室传导受损。如果损伤不能透壁不但不能消除房颤还可能造成新的缓慢传导区。因此对于有心律失常基质或高风险的患者要有进一步的干预措施。

近年来通过 Concor、美国胸外科医师学会

（STS）和欧洲的先天性心脏外科医生协会注册登记的心脏手术数据提供了大量成人先心病手术的信息，包括接受外科治疗患者的先心病类型、诊断、年龄、术前因素及治疗结果[2-4]。在 Concor 数据库中资料显示的 10 300 患者，中位数年龄为 33 岁，大约 20% 的患者在 15 年的随访期间接受了心脏手术。16%～40% 的成人患者接受了再次手术，37% 的再次手术为法洛四联症或肺动脉闭锁、房间隔缺损、室间隔缺损手术。有心脏畸形的患者随着年龄增加，猝死、心衰风险增高。成年先心病再次手术如果没有针对心律失常的手术设计而只是单纯纠正血流动力学改变，那么手术是否增加室速和猝死风险目前仍有争议[5]。在一个系列研究中成人先心病多瓣膜手术同期行心律失常手术占总手术的 12%。STS 数据资料表明，历时 9 年，5265 例成人先心病手术中有 20% 同期行心律失常外科手术，包括心脏起搏器植入术。在成人先心病心脏外科手术中心律失常是最常见的术前和术后并发症，发生率为 7%～9%[6-8]。STS 注册数据显示总体术前心律失常发生率为 14%，另有 3% 的患者出现房室传导阻滞。术前心律失常发生率在接受 Fontan 术的患者中最高，达 53%；其次是接受二尖瓣成形术的患者，发生率为 16%。

计划进行开胸心脏手术前，建议对成人先心病患者进行全面的心律失常评估以确定是否需要对心律失常进行手术干预。建议根据症状进行无创性评价，包括心电图、运动试验和 24h 动态心电图等。在必要情况下行电生理检查以确定是否需要进行心律失常的外科治疗。电生理检查可以评估心律失常的机制、稳定性和血流动力学。对

特异性心律失常基质的标测有助于术者进行有效的切割或消融治疗。

二、成人先心病合并心律失常患者手术前进行电生理检查的建议

2014 年 PACES/HRS《成人先心病心律失常认识与管理专家共识》的推荐如下。

Ⅱa 类推荐

成年先心病患者有以下任何情况时需行术前电生理检查以明确心律失常性质和标测定位，以利于外科的消融或手术切口设计：

（1）有不明原因的晕厥史或非可逆诱因所致的持续性室性心动过速（证据等级：B）。

（2）记录到持续性室上性心动过速，不包括心房颤动（证据等级：C）。

（3）心室预激（证据等级：B/C）。

Ⅱb 类推荐

成年先心病患者有以下任何情况可考虑行术前电生理检查以明确心律失常性质和标测定位，以利于外科的消融治疗或手术切口设置：

（1）非持续性快速性房性或室性心律失常（证据等级：C）。

（2）已知有房性心律失常高风险的中度或复杂先心病，但没记录到持续性心律失常（证据等级：C）。

（3）曾发生心悸或有心悸症状与心律失常相关（证据等级：C）。

（4）存在触发室上性心律失常的房颤（证据等级：C）。

Ⅲ 类推荐

（1）术前的电生理研究不建议用于无心悸病史或心律失常症状的成人简单先心病患者，也不建议用于经无创性监测未显示心律失常记录的简单先心病患者（证据等级：C）。

（2）术前的电生理研究不建议用于成人先心病伴永久或持续性心房颤动且无证据表明心房颤动可触发室上性心律失常的患者（证据等级：C）。

三、手术治疗原发心律失常的作用

先心病心律失常的外科治疗最初是通过切断房室旁路治疗房室折返性心动过速，随后用来治疗房室结折返性心动过速。采用 Cox 迷宫手术治疗心房颤动和扑动推动了房性心律失常的治疗进展。然而，尽管外科心内膜切割消融治疗缺血性心脏病瘢痕介导的室性心律失常有着较长的历史，但现在已经很少采用这种手术方式。

目前导管标测和消融已很大程度上取代了外科手术治疗房室旁路传导、房室结折返和房扑，经导管途径治疗阵发性和持续性房颤的成功率也逐渐提高。而外科治疗成人先心病心律失常最常见的手术是在矫治结构性心脏缺陷的同时通过迷宫手术治疗阵发性或持续性房颤和房内折返性心动过速。

（一）室上性心律失常

在心律失常外科手术治疗的早期时代，预激（WPW）综合征手术治疗的成功率大于 95%。而目前为房室折返性心动过速进行的外科手术治疗只是针对导管消融失败或不可行的患者，特别是针对需要进行结构性心脏病矫正术的患者。房室结折返性心动过速的手术治疗方法，现已降级到在特殊情况下使用，术式包括从冠状窦口的后下缘到下腔静脉的线性切口和从三尖瓣环到冠状窦口后缘的线性切口。心房内折返性心动过速的外科消融更为常见，且普遍应用于药物治疗无效、经皮导管消融失败或是拟行结构性心脏病矫治术的患者中。

决定是否通过外科手术治疗室上性心律失常的因素包括评估经静脉途径至心房的导管消融是否可行？按 Cox 迷宫Ⅲ型术式设计右心房切口不适用于先心病室上性心律失常患者，因为右心房峡部才是维持心房折返的重要部位。先心病矫治术后患者峡部依赖的房内折返性心动过速发生率高达 30%～60%，这类患者缺乏多个折返环，仅行峡部消融就足够。通过改良的迷宫手术消除右侧房内折返性心动过速经 5～10 年的随访成功率超过 90%。另一组研究显示：法洛四联症患者再次手术行右心房冷冻消融使晚期房性心动过速发生率降至 9%。在接受 Fontan 手术的患者中，相比更广泛切割的改良右心房迷宫术，只做峡部消

融则房性心动过速的复发率较高。

先心病室上性心律失常外科介入的原则是：①典型的房扑进行右心房峡部消融。②多折返途径的房速进行改良的右心房迷宫术。③永久性或长程持续性房颤进行左心房迷宫术。

成人先心病房颤通常发生在有左侧心脏疾病、左心室功能不全或治疗的间隔缺损患者。房颤的外科消融通常是针对持续性房颤病史大于 6 个月并需要做瓣膜手术的患者。就术式而言，右心房迷宫手术房颤复发率高。而 Cox 迷宫Ⅲ型术式进行双心房消融，能消除＞70% 成年患者的房颤，特别是同期行二尖瓣修复、房间隔缺损封堵或冠状动脉旁路移植术时疗效更好。左心房消融失败可能与二尖瓣峡部折返或房颤起源于右心房有关。Cox 迷宫术可采用传统的"切与缝"技术，或者与冷冻或射频消融合并使用。

2014 年 PACES/HRS《成人先心病心律失常认识与管理专家共识》对进行开放性心脏手术的成年先心病患者同步行房性心律失常手术治疗的建议

Ⅰ类推荐

（1）成年有症状的右心房内折返性心动过速患者接受 Fontan 手术，可以行改良的右心房迷宫术（证据等级：B）。

（2）对于进行 Fountan 手术的房颤患者，在左心房进行 Cox 迷宫术过程中可以增加改良的右心房迷宫术（证据等级：B）。

Ⅱa 类推荐

（1）在左心房行 Cox 迷宫Ⅲ型手术及右心房峡部消融可以使先心病伴房颤患者获益（证据等级：B）。

（2）对于成年先心病伴典型或非典型的持续右心房扑动的患者行右心房迷宫术是有效的（证据等级：B）。

Ⅱb 级推荐

成人先心病患者可诱发出典型或非典型右心房扑动，而不伴有持续房性心动过速发作，可考虑右心房改良迷宫手术或右心房峡部消融（证据等级：B）。

（二）左心耳的管理

左心耳血栓是老年先心病患者心源性栓塞潜在原因。外科治疗技术包括外部结扎、切除、夹闭或内部缝合。左心耳封堵的获益或风险主要聚焦在成人获得性心脏病。到目前为止，共有 5 个主要的临床研究，其中一个是随机研究。总体来说，没有明确的好处。1 个报告显示获益，3 个为中性结果，1 项显示与左心耳闭塞相关的风险增加。在成人先心病患者中，再手术者大多数与瓣膜相关，而后期的房性心律失常则是最常见的晚期并发症。在进行瓣膜手术时可以选择性进行左心耳瓣膜关闭手术，但没有足够的证据来支持。

（三）室性心律失常

成年先心病患者的室性心律失常可能出现在左心室或右心室，多数发生于之前的心室手术切口、室间隔缺损的修复部位或伴左心室功能不全时。对于需要修复的结构性心脏病患者，应用最广泛的外科治疗方法有外科冷冻消融、心内膜或心外膜切断等。术中有标测定位的室性心动过速手术成功率为 50%～85%。虽然只矫正血流动力学损害而不进行消融在临床上可能获益，但其致室性心律失常或猝死的风险尚未明确。

2014 年 PACES/HRS《成人先心病心律失常认识与管理专家共识》对开放性心脏手术的成年先心病患者同步进行室性心律失常外科治疗的建议

Ⅱa 类推荐

成人先心病伴持续单形性室速，可以行电生理标测下的外科室性心动过速消融治疗（证据等级：B）。

Ⅱb 类推荐

（1）成人先心病患者无临床持续性室速证据和未诱导出持续单形性室速，可以在电生理标测引导下行室速消融手术（证据等级：C）。

（2）成年先心病，术前未标测到但术中标测到快速性室速，可以考虑进行室速外科治疗（证据等级：C）。

（四）外科手术预防心律失常进展的作用

预防心律失常手术意味着尚未确定是否存在心律失常。因此，它适用于尚未确诊心律失常但疑似该病症并有可能在一段时间内出现的成年先心病患者。因此需要分析哪些人是心动过速高风险人群，应施行何种外科治疗方案，如何评估疗效。尽管预防性房性心律失常手术在已执行的情况来看，其不良后果最小、安全性高，但预防性室性心律失常手术仍有致心律失常，包括心搏骤停的可能性。预防性心律失常手术可以在先心病矫正术中或在后续修复手术中完成。大约20%成年先心病患者进行了初次外科修复，最常见的是房间隔缺损、三尖瓣下移畸形和二尖瓣及主动脉瓣膜疾病。超过40岁的需要进行房间隔缺损修补的患者，其房性心律失常发病率高，尤其是房颤的发病率高，占患者中的20%～35%。需要再次手术的风险包括右心阻塞性病变、管道（如法洛四联症、右心室双出口和永存动脉干）、单心室和房室瓣膜疾病。心律失常发病率最高的先心病包括单心室、三尖瓣下移畸形、大动脉转位、先天性矫正的移位、房间隔缺损和法洛四联症。有可能发生房性心律失常的患者包括房室瓣反流、心房明显扩大、肺动脉高压、心室功能下降、已经历多次手术以及年龄超过45岁。对于存在显性房室旁路的无症状患者，目前建议在择期手术前尝试进行电生理消融。

关于预防性心律失常手术的报告非常有限。初次接受Fontan手术的患者行右心房消融，从右心房切口到三尖瓣环做消融线，通过9年的随访，证实这类手术并没有积极正面的疗效。在干预组和对照组中，均没有心律失常恶化。少数进行Fontan手术的患者，在没有临床和诱发出的房性心动过速的情况下行预防性改良的右心房迷宫术，随访10年，无一例发生晚期房性心律失常。为评估预防心律失常手术的影响，需对大量的患者制订统一的手术方案。预防性术式应具有可重复性，能由多个中心的外科医生实施并取得可靠的效果。手术切口设计应使心律失常发病率最低，且手术本身不应致心律失常。同时，出院前应考虑电生理检查以评估预防心律失常手术的安全性和致心律失常的可能。应有严格和长时间的随访来获取最具意义的结果。

对成年先心病患者进行预防性房性或室性心律失常手术的推荐：

Ⅱa类推荐

（1）对于进行Fontan手术且无房性心律失常的患者，可以考虑施行改良的右心房迷宫术（证据等级：B）。

（2）进行成年三尖瓣下移畸形矫正术患者应考虑同期进行预防房性心律失常的手术（证据等级：B）。

Ⅱb类推荐

（1）欲通过手术治疗结构性心脏缺陷的成年先心病伴心房扩张患者可考虑进行预防性房性心律失常手术（证据等级：C）。

（2）成人先心病患者和左心瓣膜疾病合并严重的左心房内径增大或静脉通路受限的患者即使没有可诱发的房性心动过速依然可以考虑进行左心房迷宫术（证据等级：C）。

（3）进行房性心律失常外科手术的成年先心病患者可以考虑左心耳封堵（证据等级：C）。

Ⅲ类推荐

（1）成年先心病患者如有左心室功能不全等并发症可能会因手术增加死亡风险，这些患者因心律失常手术导致心肺转流时间和主动脉阻断时间延长可能会产生负面结果，因此预防性心律失常手术不推荐用于这类患者（证据等级：C）。

（2）无临床或诱发性持续性室性心律失常的成年先心病患者，不进行心律失常预防性手术（证据等级：C）。

（李 莉）

参考文献

[1] Paul Khairy, George F. Van Hare, MD, et al. PACES/HRS Expert Consensus Statement on the Recognition and Management of Arrhythmias in Adult Congenital Heart Disease. Canadian Journal of Cardiology, 2014, 30: e33-e39.

[2] Zomer AC, Verheugt CL, Vaartjes I, et al. Surgery

in adults with congenital heart disease. Circulation, 2011, 124: 2195-2201.

[3] Stellin G, Vida VL, Padalino MA, et al. Surgical outcome for congenital heart malformations in the adult age: a multicentric European study. Semin Thorac Cardiovasc Surg Pediatr Card Surg Annu, 2004, 7: 95-101.

[4] Mascio CE, Pasquali SK, Jacobs JP, et al. Outcomes in adult congenital heart surgery: analysis of the Society of Thoracic Surgeons database. J Thorac Cardiovasc Surg, 2011, 142: 1090-1097.

[5] Gatzoulis MA, Freeman MA, Siu SC, et al. Atrial arrhythmia after surgical closure of atrial septal defects

in adults. N Engl J Med, 1999, 340: 839-846.

[6] Zomer AC, Verheugt CL, Vaartjes I, et al. Surgery in adults with congenital heart disease. Circulation, 2011, 124: 2195-2201.

[7] Stellin G, Vida VL, Padalino MA, et al. Surgical outcome for congenital heart malformations in the adult age: a multicentric European study. Semin Thorac Cardiovasc Surg Pediatr Card Surg Annu, 2004, 7: 95-101.

[8] Mascio CE, Pasquali SK, Jacobs JP, et al. Outcomes in adult congenital heart surgery: analysis of the Society of Thoracic Surgeons database. J Thorac Cardiovasc Surg, 2011, 142: 1090-1097.

第三篇

心肌病和原发性心律失常综合征

第二十章 致心律失常性右心室心肌病/发育不良

第一节 致心律失常性右心室心肌病/发育不良的概述

致心律失常性右心室心肌病/发育不良（arrhythmogenic right ventricular cardiomyopathy/dysplasia，ARVC/D）是一种以室性心律失常及右心室结构性异常为特征的遗传性心肌病，1982年首次被报道，并被定义为一种新的临床疾病。其病理学特征表现为进行性的右心室心肌细胞被脂肪组织和纤维脂肪组织所取代，左心室及间隔也可能被累及。纤维脂肪组织取代心肌导致瘢痕区域的形成，从而诱发折返性室性心动过速，这些患者心脏性猝死的风险增加，且猝死的病因大多为继发性的室性心动过速[1]。ARVC/D确切的病因尚不完全明确，其发病有显著的遗传基础，但部分理论仍认为ARVC/D是获得性疾病而非家族性疾病：发育不良、退变、炎症以及凋亡，进行性心肌被取代可能继发于影响右心室的代谢性疾病。在ARVC/D患者尸检中超过80%的心脏出现炎症浸润，提示炎症或免疫的因素也可能导致参与这种右心室心肌组织被纤维脂肪组织所替代的心肌病。

一、遗传学基础

超过50%的ARVC/D患者表现为家族性发病，分子遗传学研究显示ARVC/D是一种由于细胞连接蛋白基因缺乏而导致的桥粒性心肌病[2]，其中包括两种遗传模式，一种是不完全外显的常

染色体显性遗传（最常见），另一种是常染色体隐性遗传（少见）。常染色体显性遗传的ARVC/D-1至ARVC/D-12以及两种隐性遗传的类型（Naxos病和Carvajal综合征）分别对应12个基因遗传位点（表20-1），其中 *DSP*、*PKP2*、*DSG2*、*DSC2*、

表 20-1	致心律失常性右心室心肌病/发育不良的遗传位点	
位点名称	致病基因	遗传模式
ARVC/D-1	Transforming growth factor-β3（TGFB3）	常染色体显性遗传
ARVC/D-2	Cardiac ryanodine receptor（RYR2）	常染色体显性遗传
ARVC/D-3	未知	常染色体显性遗传
ARVC/D-4	未知	常染色体显性遗传
ARVC/D-5	Transmembrane protein-43（TMEM43）	常染色体显性遗传
ARVC/D-6	未知	常染色体显性遗传
ARVC/D-7	未知	常染色体显性遗传
ARVC/D-8	Desmoplakin（DSP）	常染色体显性遗传
ARVC/D-9	Plakophilin-2（PKP2）	常染色体显性遗传
ARVC/D-10	Desmoglein-2（DSG2）	常染色体显性遗传
ARVC/D-11	Desmocollin-2（DSC2）	常染色体显性遗传
ARVC/D-12	Plakoglobin（JUP）	常染色体显性遗传
Naxos 病	Plakoglobin（JUP）	常染色体隐性遗传
Carvajal 综合征	Desmoplakin（DSP）	常染色体隐性遗传

JUP 这 5 个基因位点参与编码桥粒蛋白，并在超过 50％的病例中被证实与 ARVC/D 发病有关。在所有的已知基因中，*PKP2* 的变异是最常见的 ARVC/D 病因，大约占 20％。*DSG2* 和 *DSP* 的变异大约在 ARVC/D 病因中各占 10％～15％。因此 ARVC/D 目前被认为是一种心脏细胞桥粒性疾病[3-4]。编码非桥粒蛋白的基因变异也可能导致 ARVC/D。例如编码转化生长因子 β3 的基因 *TGFB3* 的突变导致 ARVC/D 就曾被报道。近来，有研究发现，编码跨膜蛋白的 TMEM43 的变异可能是 ARVC/D-5 的病因。编码兰尼碱受体（心肌细胞肌浆网中的主要钙释放通道）的 *RYR2* 的变异可导致 ARVC/D-2，其以运动诱发的多形性室性心动过速（室速）为特征，该室速无折返机制，且缺乏心脏结构性异常[5]。

二、发病机制

心脏细胞桥粒是一种位于闰盘间的多蛋白复合物，通过中间纤维锚定到细胞骨架上从而连接毗邻的心肌细胞，维持细胞间的连接，并构建成三维立体结构（图 20-1）。心肌桥粒由三组蛋白组成：黏蛋白家族、Armadillo 家族以及 Plakin 家族。其中黏蛋白家族由三种桥粒胶蛋白（desmocollins）和三种桥粒芯蛋白（desmogleins）组成，其主要功能是连接细胞间结构与细胞膜。Armadillo 家族由 Plakoglobin（JUP）和三种 Plakophilin（PKP）构成，形成关键的信号传导通路。而 Plakin 家族由桥粒斑蛋白（desmoplakin，DSP）等构成，其主要功能是连接桥粒与微丝[6]。

通过影响桥粒的功能导致细胞凋亡、纤维化、脂肪形成以及缓慢心室传导，并导致右心室功能

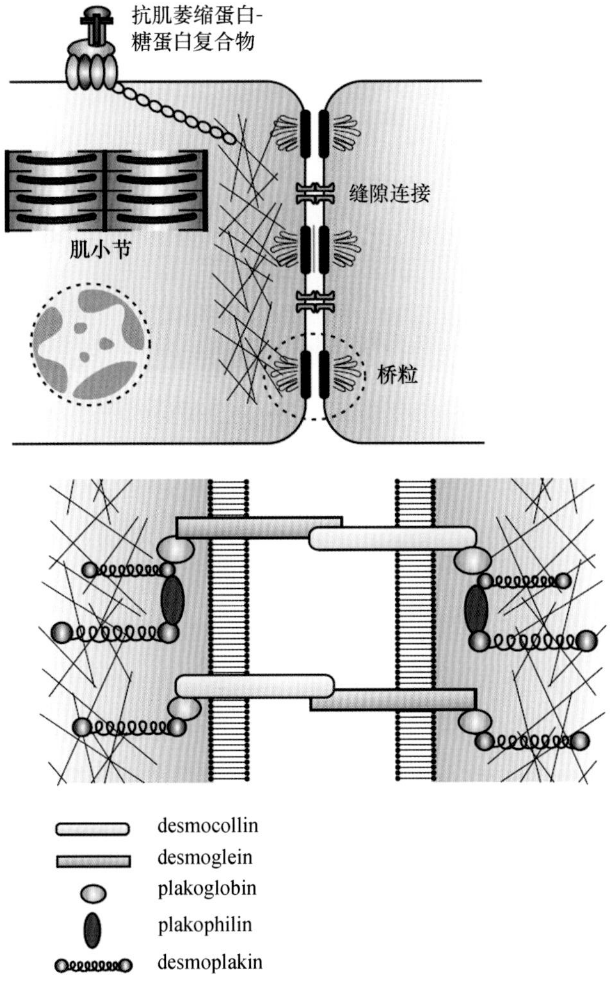

图 20-1　心肌桥粒的分子结构。桥粒黏蛋白 desmocollin 和 desmoglein 形成心肌细胞间经典的同型及异型连接结构。这些膜连接蛋白通过 Armadillo 家族蛋白 Plakoglobin（JUP）和 Plakophilin（PKP）与微丝连接蛋白 desmoplakin（DSP）相连接。这一复合物连接了桥粒与细胞骨架，从而间接与肌小节、核膜以及肌营养不良相关蛋白相连接[7]

受损以及心律失常的发生，这一机制仍有待探索。编码桥粒的基因变异可改变桥粒的完整性，导致细胞间机械耦合受损、细胞间黏附连接障碍，当出现物理牵张时，心肌细胞间的正常连接断裂、退变，随后出现炎症及纤维脂肪组织替代。纤维脂肪替代是一种非特异性的修复过程，纤维脂肪组织中残存的心肌条索构成了传导旁路、关键区域的传导延缓以及传导阻滞。所有这些因素均导致激动延缓，成为折返以及室速发生的电生理基质[8]。此外，桥粒蛋白变异可影响闰盘连接蛋白（如缝隙连接或离子通道蛋白）的表达，加重细胞间的传导障碍，即使在没有纤维脂肪组织替代的基础上，也可能诱发室性心律失常的发生。受损的桥粒结构和功能也可能会影响其他的心肌细胞间连接结构[3-5]。

三、病理学改变

ARVC/D 最显著的形态学特征是右心室心肌细胞弥漫性或节段性缺失。在心肌受损区域可出现片状炎症浸润。纤维脂肪替代通常开始于心外膜下层或中层，逐渐向心内膜下进展。在尸检中发现右心室心肌组织被纤维脂肪组织所取代的组织病理学改变是诊断 ARVC/D 的金标准（图 20-2）。受累部位最初通常局限于右心室流出道、右心室心尖部以及靠近三尖瓣内侧壁，被称为所谓的"发育不良三角"。右心室室壁瘤（图 20-3）以及节段性右心室运动障碍是典型的表现。广泛心肌受累可导致右心室弥漫性扩张。ARVC/D 的纤维替代并不仅仅局限于右心室，该疾病也可累及左心室游离壁、左后间隔以及左后侧壁[3-5]。

四、流行病学特征

ARVC/D 的发病率尚不明确，在普通人群中的发病率估计在 1/5000～1/2000，但这一数据可能被低估，因为很多病例未被临床诊断。据报道，在意大利的特定地区（帕多瓦、威尼斯）和希腊（Naxos 岛）发病率达到 0.4％～0.8％。在欧洲和北美地区的发病率估计在 1/5000。

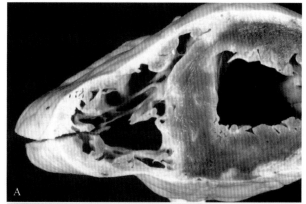
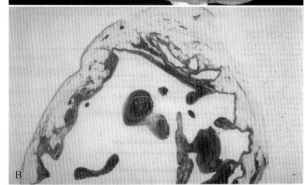
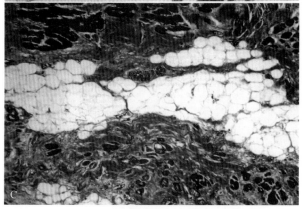

图 20-2 猝死 ARVC/D 患者的尸检组织病理切片。（A）心脏横断面显示右心室游离壁明显脂肪浸润而左心室和室间隔基本正常。（B）右心室游离壁组织学检查结果显示心肌萎缩及大量纤维脂肪组织替代。（C）高倍放大的右心室游离壁组织学视图，显示纤维脂肪组织替代

ARVC/D 通常发生于年轻人（80％的患者小于40 岁），家族性 ARVC/D 的平均诊断年龄大约为 31 岁。该疾病从未在婴儿期被诊断，小于 10 岁的患者也很少见。既往研究均显示男性发病率超过女性，这可能是由于性激素直接影响疾病病理以及心律失常基质的进展，使得男性通常出现更严重的疾病表型。

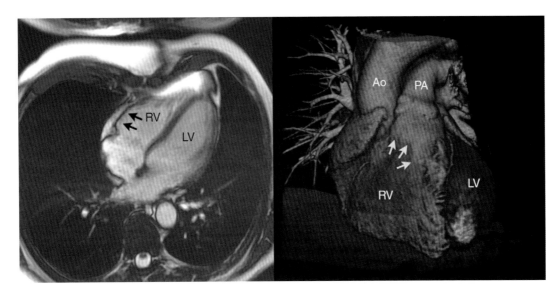

图 20-3　右心室室壁瘤。CT 血管成像显示 ARVC/D 伴室速患者右心室前壁以及右心室流出道的瘤样扩张。RV：右心室；LV：左心室；Ao：主动脉；PA：肺动脉

五、临床表现

ARVC/D 的临床表现通常发生于 20～40 岁，通常表现为心室颤动（室颤）导致的心搏骤停、完全性左束支传导阻滞形态的室性心律失常、局限于右胸导联的心电图除极/复极异常、右心室结构性改变以及右心室弥漫性或节段性运动障碍[9]。该疾病的自然病程包括以下 4 个阶段[10]：①隐匿性阶段：未出现或仅轻微的右心室结构改变，合并或不合并室性心律失常，在此阶段，心脏性猝死可能偶尔会成为该疾病的首发表现，大多发生于年轻患者在进行竞技体育运动或剧烈的体力活动时。②明显的电学异常阶段：在此阶段，明显的右心室结构及功能异常导致的症状性右心室心律失常可能导致心搏骤停的发生。③右心室衰竭阶段：疾病累及右心室心肌导致弥漫性右心室功能异常，而左心室功能相对保存良好。④双心室泵衰竭：左心室显著受累，此阶段，ARVC/D 像其他病因导致的双心室扩张一样导致充血性心力衰竭[11]。在疾病的早期阶段，由于心肌细胞死亡以及反应性炎症造成了急性的心室电学不稳定性，常表现为 T 波倒置及动态变化、ST 段抬高以及心肌酶学升高，而室颤也可能是这一电学不稳定的表现[12-13]。长病程的年龄较大的患者则更容易出现瘢痕相关的折返性持续性室速[12]。运动中或运动后即刻可出现室性心律失常加重，参加竞技性体育运动可增加心搏骤停的风险[14-15]。

第二节　致心律失常性右心室心肌病/发育不良诊断标准的变迁

ARVC/D 的诊断标准于 1994 年的国际专家组共识中被首次提出，该诊断标准包括右心室全部或局部功能异常及结构改变、室壁组织特征、复极异常、除极/传导异常、心律失常、家族史这六个方面。上述各方面异常表现根据其与 ARVC/D 的关联性被细分为主要和次要条件（表 20-2）。

包含 2 个主要指标，或 1 个主要指标和 2 个次要指标，或不同组别的 4 个次要指标可诊断为 ARVC/D[16]。其中右心室结构及功能改变、室壁组织特征、Epsilon 波或右胸导联（$V_1 \sim V_3$）QRS 局部延长、明确的 ARVC/D 家族史是 ARVC/D 的主要标准。尽管右胸导联 T 波倒置已

表 20-2　1994 年 ARVC/D 的诊断标准

Ⅰ. 右心室整体或局部功能异常及结构改变*

主要标准

- 严重的右心室扩张或右心室射血分数下降伴或不伴左心受累
- 右心室室壁瘤（运动不良或运动障碍，伴舒张时膨出）
- 严重的右心室节段性扩张

次要标准

- 轻度右心室扩张或右心室射血分数下降，不伴左心受累
- 右心室节段性轻度扩张
- 右心室节段性运动不良

Ⅱ. 室壁组织特征

主要标准

- 心内膜心肌活检提示纤维脂肪取代心肌细胞

Ⅲ. 复极异常

次要标准

- 右胸导联（V₂ 和 V₃）T 波倒置或异常（12 岁以上，不存在右束支传导阻滞）

Ⅳ. 除极/传导异常

主要标准

- Epsilon 波或右胸导联（V₁～V₃）QRS 局部延长（＞110ms）

次要标准

- 晚电位（信号平均心电图）

Ⅴ. 心律失常

次要标准

- 持续性或非持续性室性心动过速呈左束支传导阻滞图形（心电图、Holter、运动）
- 频发室性早搏（＞1000/24h）（Holter）

Ⅵ. 家族史

主要标准

- 经活检或外科证实的 ARVC/D 家族史

次要标准

- 由于可疑的 ARVC/D 而早发猝死的家族史（＜35 岁）
- 符合以往诊断标准的 ARVC/D 家族史

*通过超声心动图、血管造影、磁共振成像、核素显像检查得到结果

经被公认为 ARVC/D 的临床表现之一，但由于其缺乏特异性，通常在前壁缺血和右心室肥大等疾病中也可以出现，因此被列为次要条件。而源于右心室的心律失常，虽然也是 ARVC/D 的特征性表现，但在特发性右心室流出道心动过速等疾病中也可出现，缺乏特异性，因此也被列为次要条件。同样，完全性和不完全性右束支传导阻滞也

因为缺乏特异性而未被纳入诊断标准。

由于 ARVC/D 常隐匿起病，早期并无明显的心律失常、猝死表现，右心室病理改变轻微，常规的 12 导联心电图、超声心动图检查并不能发现异常，无法引起临床医生的注意，导致误诊、漏诊率增加，由于 ARVC/D 的病理活检无法在人群中广泛开展，即使进行病理活检，也可能由于取材部位不当而导致假阴性的结果。因此，1994 年提出的 ARVC/D 诊断标准特异性较高，但敏感性不足，不利于发现早期或无症状的患者。

同时，该标准对家族性 ARVC/D 的诊断缺乏敏感性，为了便于对临床表现不明显的一级家族成员做出诊断，2002 年 Hamid 等[17]修订了 1994 年标准，提出只要有人被临床确诊为 ARVC/D，其一级家族成员满足下列标准中的一项即可确诊：①右胸导联 T 波倒置（V₂～V₃）；②晚电位阳性（平均信号心电图）；③持续性或非持续性室性心动过速呈左束支传导阻滞图形（心电图、Holter、运动），频发室性早搏（＞1000/24h）（Holter）；④轻度右心室扩张或右心室射血分数下降，不伴左心受累，右心室节段性轻度扩张，右心室节段性运动不良。

随着研究的不断深入，各种新型的诊断指标不断涌现，ARVC/D 分子遗传学方面，基因突变分析成为诊断的新的亮点；随着三维超声心动图、心脏 MRI 等新的成像技术的不断完善，各种量化成像标准也在逐渐增加。同时也认识到，部分 ARVC/D 患者在疾病早期就可能会出现左心室受累、左心功能不全的表现。因此，修订 ARVC/D 的诊断标准对于指导新的诊断技术的应用以及 ARVC/D 遗传学成果的应用意义重大。2010 年国际专家工作组修改了 ARVC/D 的诊断标准[18]（表 20-3），新的诊断标准仍然保留心脏结构改变、组织病理、复极异常、除极/传导异常、心律失常、家族史这六个方面，将新的技术和研究成果纳入诊断标准，有助于提高该诊断标准的敏感性、保持其特异性，且新的诊断标准纳入了影像学检查的定量指标，具有更强的临床操作性及准确性。心脏磁共振和二维超声心动图技术的发展提高了右

表 20-3　2010 年 ARVC/D 的诊断标准

Ⅰ. 整体或局部功能异常及结构改变*

主要标准

● 二维超声:
  (1) 右心室节段性运动不良、运动障碍或室壁瘤
  (2) 符合以下任何一项 (舒张末期):
  胸骨旁长轴右心室流出道 (PLAX RVOT) ≥32mm (经体表面积校正 PLAX/BSA≥19mm/m²)
  胸骨旁短轴右心室流出道 (PSAX RVOT) ≥36mm (经体表面积校正 PSAX//BSA≥21mm/m²)
  面积变化分数≤33%

● 磁共振:
  (1) 右心室节段性运动不良或运动障碍或右心室收缩不协调
  (2) 符合以下任何一项 (舒张末期):
  右心室舒张末容积/体表面积之比 (RVEDV/BSA): 男性≥110ml/m², 女性≥100ml/m²
  右心室射血分数≤40%

● 右心室造影:
  右心室节段性运动不良、运动障碍或室壁瘤

次要标准

● 二维超声:
  (1) 右心室节段性运动不良或运动障碍
  (2) 符合以下任何一项 (舒张末期):
  胸骨旁长轴右心室流出道 (PLAX RVOT)≥29mm 但<32mm (经体表面积校正 PLAX/BSA≥16mm/m² 但<19mm/m²)
  胸骨旁短轴右心室流出道 (PSAX RVOT)≥32mm 但<36mm (经体表面积校正 PSAX/BSA≥18mm/m² 但<21mm/m²)
  面积变化分数>33%但≤40%

● 磁共振:
  (1) 右心室节段性运动不良或运动障碍或右心室收缩不协调
  (2) 符合以下任何一项 (舒张末期):
  右心室舒张末容积/体表面积之比 (RVEDV/BSA): 男性≥100ml/m² 但<110ml/m², 女性≥90ml/m² 但<100ml/m²
  右心室射血分数>40%但≤45%

Ⅱ. 室壁组织特征

主要标准

● 形态学分析残余心肌<60% (如果是估算则<50%), ≥1 块右心室游离壁活检心肌组织纤维替代, 伴或不伴心内膜心肌活检脂肪替代

次要标准

● 形态学分析残余心肌 60%～75% (如果是估算则 50%～65%), ≥1 块右心室游离壁活检心肌组织纤维替代, 伴或不伴心内膜心肌活检脂肪替代

Ⅲ. 复极异常

主要标准

● 右胸导联 (V₁、V₂ 和 V₃) T 波倒置或异常 (14 岁以上, 不存在完全性右束支传导阻滞的情况下 QRS≥120ms)

次要标准

● 14 岁以上 V₁ 和 V₂ 导联 T 波倒置 (不存在完全性右束支传导阻滞), 或 V₄、V₅ 及 V₆ 导联 T 波倒置
● 14 岁以上, 存在完全性右束支传导阻滞, V₁、V₂、V₃ 和 V₄ 导联 T 波倒置

Ⅳ. 除极/传导异常

主要标准

● 右胸导联 (V₁～V₃) Epsilon 波 (为重复出现的 QRS 波与 T 波起始之间的低振幅信号)

次要标准

● 不存在 QRS 时限≥110ms 的情况下, 信号平均心电图可见晚电位 (3 个参数中≥1 个)
● 滤波后的 QRS 时限 (fQRS) ≥114ms
● <40μV QRS 终末时程 (低振幅信号时限) ≥38ms
● 终末 40ms 的标准差电压≤20μV
● QRS 的终末激动时间 [在 V₁、V₂、V₃ 导联, 不存在完全性右束支传导阻滞的情况下, 从 S 波的最低点到 QRS 波终末 (包括 R') 的时间] ≥55ms

表 20-3 2010 年 ARVC/D 的诊断标准（续）

Ⅴ. 心律失常

主要标准

- 非持续性或持续性室性心动过速，左束支传导阻滞图形伴电轴向上（Ⅱ、Ⅲ和 aVF 导联 QRS 波向下或不定，aVL 导联 QRS 波向上）

次要标准

- 非持续性或持续性室性心动过速呈右心室流出道起源，左束支传导阻滞形态伴电轴向下（Ⅱ、Ⅲ和 aVF 导联 QRS 波向上，aVL 导联 QRS 波向下）或电轴不定
- 室性早搏＞500/24h（Holter）

Ⅵ. 家族史

主要标准

- 一级亲属符合现行 ARVC/D 诊断标准而被确诊
- 一级亲属通过活检或外科被证实为 ARVC/D

次要标准

- 一级亲属有 ARVC/D 病史，但无法确定是否符合现行诊断标准
- 一级亲属由于可疑的 ARVC/D 而早发猝死（＜35 岁）
- 二级亲属经病理证实为 ARVC/D 或符合现行诊断标准

* 通过超声心动图、血管造影、磁共振成像、核素显像检查得到结果。
   明确诊断：2 项主要标准，或 1 项主要标准加 2 项次要标准，或不同组别的 4 项次要标准。
   临界诊断：1 项主要标准和 1 项次要标准，或不同组别的 3 项次要标准。
   可疑诊断：1 项主要标准，或不同组别的 2 项次要标准

心室精确成像的能力。即便如此，既往通过磁共振成像来评估右心室室壁变薄、室壁运动障碍以及纤维脂肪组织浸润存在不确定性[19]，近年来逐渐开始通过右心室造影来定量评估右心室室壁的异常运动、确定右室容积[20]，此外，一些商业软件可以用来测量右心室的容积和射血分数[21]。右心室造影被认为是一项用于评估室壁运动异常的可靠的影像学检查手段，但是需要医师具备丰富的经验。复极异常是很早就被用于评估 ARVC/D 的敏感指标。右胸导联（V_1、V_2 和 V_3）T 波倒置或异常仅见于 4% 的健康女性以及 1% 的健康男性（14 岁以上），因此被认为在 ARVC/D 人群中的表现是特异性的，从而作为诊断的主要标准[22]。而右胸导联除极异常在 ARVC/D 患者中很常见，QRS 的终末激动时间（在不存在完全性右束支传导阻滞的情况下，测量 V_1～V_3 导联从 S 波的最低点到 QRS 终末包括 R′的时限）反映了除极异常[23]，在新的标准中增加此项为次要标准。同时，2010 年新标准增加了"临界诊断"和"可疑诊断"，提高了 ARVC/D 临床诊断应用的实用价值。此次诊断标准的修订非常重要，有助于提出诊断新方案和深化对疾病分子遗传学的认识。

第三节 致心律失常性右心室心肌病 / 发育不良危险分层及治疗的国际专家共识

临床与基础工作者为了阐明 ARVC/D 的发病机制、基因及临床表现，在过去的 30 年里已经开展了大量的研究工作。国际工作组分别在 1994 年和 2010 年提出了基于形态学、组织病理、心电图、心律失常及临床遗传学等方面的 ARVC/D 诊断标准。基于前期研究工作的不断进展以及对 ARVC/D 危险分层、药物性或非药物性治疗方法等方面的认识逐渐加深，国际工作组在 2015 年提出最新的 ARVC/D 专家共识。由于 ARVC/D 患病率相对较低，且缺乏对照研究，在缺乏精确证据的情况

下此共识应作为临床实践指南在临床应用。

一、ARVC/D 患者的风险评估

ARVC/D 患者的自然病程主要取决于心室电活动的不稳定性，可导致心律失常性心脏性猝死，大多发生于年轻人和运动员[24-26]。随着疾病的发展，右心室心肌病进展及左心室受累可导致右心衰竭或全心衰竭[27-28]。

全因死亡率数据在不同的研究中存在差异，Nava 等[29]平均随访 8.5 年的系列研究得到的年死亡率为 0.08%，Lemola 等[30]平均随访 4.6 年获得的年死亡率为 3.6%。由于 ARVC/D 预后的研究大多来自三级诊疗中心，收治的 ARVC/D 患者多处于高危状态或存在严重的临床表现，而需要导管消融或 ICD 等特殊干预措施，这使得最初 ARVC/D 的不良预后被高估[31-34]。而社区患者群和临床筛查出的家族性 ARVC/D 组患者的不良预后率明显更低，年均死亡率＜1%[35-39]。这些后来的数据对于 ARVC/D 的自然病程提供了更平衡的观点，其中部分患者并无症状或症状轻微，并不需要治疗干预。

由于 ARVC/D 发病率低，关于评估 ARVC/D 预后的研究大多基于小样本人群开展。不良预后主要包括恶性心律失常事件如心脏性猝死、室颤导致的心搏骤停、恰当的 ICD 干预或放电。在不同的研究人群中，可以作为 ARVC/D 不良预后单独预测因子的危险因素包括：心搏骤停、导致晕厥或血流动力学障碍的持续性室速、持续性室速或室颤、晕厥、非持续性室速、左心室功能障碍、右心室功能障碍、右心室扩张、右心房扩张、双心室功能障碍、心衰、年轻、男性、复杂基因表型、先证者、心室程序刺激可诱发的室速或室颤、心内膜瘢痕范围、下壁导联 T 波倒置、T 波倒置的范围、QRS 波低电压和碎裂等。其中，经历过持续性室速或室颤的患者再发致命性心律失常的风险是最高的[40-42]。部分研究认为无法解释的晕厥与心律失常风险的增加有关[40,43-44]。无法解释的晕厥被定义为：①无室性心律失常记录和（或）环境导致的血管张力或心率反射性改变，如排尿、

排便、咳嗽或其他类似情况；②在经过详细的针对心脏或心外原因进行临床评估后仍无法解释的晕厥[43]。

二、电生理检查

电生理检查（electrophysilolgical study，EPS）是鉴别 ARVC/D 和特发性右心室流出道室速的一种有价值的技术手段，可用于室速诱发，并为植入 ICD 的患者选择最优化的抗心动过速策略提供有效的信息[45-46]。然而，持续性室速或室颤的可诱导性是否可以用来预测 ARVC/D 患者的长期预后仍存在争议[40-41,43-44,47]。研究结论的不一致可能是由于不同的研究采用了不同的心律失常终点。最大的 ARVC/D 接受 ICD 治疗的多中心研究显示，由于预测准确率低，EPS 在评估患者心律失常性心搏骤停风险方面的价值有限[40,43]。在这些研究中，无论 EFS 是否能诱发出室性心律失常，在 EPS 中有或无可诱发性的两组患者中，ICD 恰当放电用于治疗快速性室速或室颤的发生率是没有统计学差异的。Corrado 等[43]研究报道，在 106 例植入了 ICD 进行一级预防的 ARVC/D 患者中，室速或室颤可诱导性的阳性预测值及阴性预测值分别为 35% 和 70%。在此研究中，EPS 中诱发的室速类型并不能有效地预测随访中发生的心律失常。一项北美多中心研究纳入了 98 例植入了 ICD 的 ARVC/D 患者，平均随访 3.3 年，研究显示 EPS 中可诱发室速或室颤并不能预测 ICD 对于快速性室速和室颤的恰当干预[41]。而与此相反，来自约翰霍普金斯的研究则报道，EPS 中室速或室颤的可诱导性是 ICD 恰当放电的最有意义的独立预测因子。然而，在 Bhonsale 等[44]的研究中，室速或室颤可诱导性的阳性及阴性预测值分别为 65% 和 75%，大量患者虽然在 EPS 中未能诱发室速或室颤，但在随访中依然经历了 ICD 干预治疗。部分研究报道，EPS 可诱导性联合其他影响 ARVC/D 预后的危险因素，能够更好地预测风险。

基于既往研究共识中推荐的心室程序刺激方案包括：在右心室心尖部和右心室流出道两个部

位进行至少两个起搏周期和三个早搏刺激,可诱发出室颤或持续超过 20s 或血流动力学不稳定的室速[30,40,43,48]。

近来,部分研究显示,EPS 中心内膜电压标测对右心室电解剖瘢痕区域的量化评估[48],以及瘢痕相关性碎裂电位和晚电位[49]可为 ARVC/D 患者的风险评估提供重要的额外价值。但由于这一技术有创性、价格昂贵且高度依赖术者技术,且可能由于导管接触不佳而在正常心内膜区域出现低电压,从而导致结果的不准确性,在 2015 年 ARVC/D 专家共识中并未被推荐作为常规的诊断方法。

专家共识推荐:

- 可疑 ARVC/D 患者应考虑进行 EPS 诊断或评估(Ⅱa)。
- 心室程序刺激可以考虑用于无症状 ARVC/D 患者发生心律失常的风险分层(Ⅱb)。
- 心内膜电压标测可以考虑用于 ARVC/D 患者的诊断和预后评估(Ⅱa)。

由指南推荐级别可以看出,EPS 是作为Ⅱ类适应证被推荐用于 ARVC/D 患者风险评估的。

三、随访

ARVC/D 患者需要进行终身临床随访以定期评估新出现的或恶化的症状、形态学和(或)功能学方面的心室不良进展以及室性心律失常,以便重新评估心脏性猝死的风险,并优化治疗。评估包括静息 12 导联心电图、心脏超声、24h Holter 以及运动试验(由于运动诱发的室性心律失常的检测),且应根据年龄、症状和疾病的严重程度进行不同频率的随访。由于外显率随着年龄的增加而增加,因此健康的基因携带者及其家庭成员也应每 2～3 年重复进行临床评估,尤其在青春期至成年早期。

四、治疗

ARVC/D 患者临床治疗的最重要的目标包

括:①降低死亡率,无论是心律失常性猝死还是心力衰竭;②延缓疾病进展导致右心、左心或全心功能障碍以及心衰的发生;③减轻或消除心悸、室速复发或 ICD 放电(无论恰当或不恰当),改善症状,提高生活质量;④减轻心衰症状,提高心脏功能储备。治疗方法包括生活方式的改变、药物治疗、导管消融、ICD 以及心脏移植。

(一)生活方式改变

ARVC/D 的年轻患者中心脏性猝死的发生与剧烈运动之间存在关系。竞技性体育可以使 ARVC/D 患者的心脏性猝死风险增加 5 倍[50]。在运动员中通过赛前筛查识别早期无症状的 ARVC/D 患者,并取消参赛资格或许可以挽救其生命[25,51]。此外,Kirchhof 等[52]研究发现,对斑珠蛋白缺乏的杂合子小鼠进行耐力训练可加重右心室扩张、功能下降以及心室异位,这提示缓慢逐渐增加心室负荷可导致 ARVC/D 恶化。基于人群的研究显示,耐力运动及频繁的体力活动可增加 ARVC/D 年龄相关的外显率、室速或室颤的风险[53-54]。

专家共识推荐:

- 明确诊断 ARVC/D 的患者不应参加竞技性体育活动及剧烈体力活动(Ⅰ)。
- 明确诊断 ARVC/D 的患者应限制参加体育活动,低强度的娱乐活动除外(Ⅱa)。
- 健康的基因携带、症状阴性的 ARVC/D 家族成员,应限制其参与竞技性体育活动(Ⅱa);对于基因表型不明确、症状阴性的 ARVC/D 家族成员亦应限制竞技性体育活动(Ⅱb)。

(二)药物治疗

ARVC/D 的药物治疗包括抗心律失常药物、β 受体阻滞剂、抗心衰及抗栓药物。

1. 抗心律失常药物

ARVC/D 患者抗心律失常药物治疗的目的是通过预防症状性室性心律失常来改善生活质量,没有针对抗心律失常药物治疗的前瞻性、随机、对照试验。现有证据建议胺碘酮(负荷剂量为 400～

600mg/d 维持 3 周，随后 200～400mg/d 维持）单独使用或与 β 受体阻滞剂联合应用是最有效的预防症状性室性心律失常的药物，且致心律失常风险低，甚至心功能不全的患者也是如此，虽然其预防心脏性猝死的作用尚未被证实[55]。Corrado 等[40]报道，高危患者尽管伴随应用抗心律失常药物，大多数仍需 ICD 干预以挽救生命。

专家共识推荐：

- 植入 ICD 的 ARVC/D 患者出现 ICD 频繁恰当放电，抗心律失常药物治疗被推荐作为辅助治疗（Ⅰ）。
- ARVC/D 患者出现频发室早和（或）非持续性室速，应考虑使用抗心律失常药物治疗以改善症状（Ⅱa）。
- 对于拟行导管消融术而无 ICD 后备支持的 ARVC/D 患者，如其合并反复发作的血流动力学稳定的室速，可考虑使用抗心律失常药物作为辅助治疗（Ⅱb）。
- 无室性心律失常记录、无症状的 ARVC/D 患者以及健康的基因携带者，不推荐使用抗心律失常药物（Ⅲ）。

2. β 受体阻滞剂

ARVC/D 患者应用 β 受体阻滞剂的指征源于其多方面可靠的效果：预防劳力相关的室性心律失常，在心衰管理中的可靠效果和它们潜在的尚未被证实的能通过降低右心室壁压力以阻止心肌病进展的能力。指南推荐使用非血管扩张性 β 受体阻滞剂，根据年龄和体重滴定法增加到最大耐受剂量。

专家共识推荐：

- ARVC/D 患者合并反复发作的室速、恰当的 ICD 治疗或由于窦性心动过速、室上性心动过速、快室率房颤/房扑而导致不恰当的 ICD 干预，推荐使用 β 受体阻滞剂（Ⅰ）。
- 所有 ARVC/D 患者不论是否合并心律失常，均可考虑使用 β 受体阻滞剂（Ⅱa）。
- 不推荐健康的基因携带者预防性使用 β 受体阻滞剂（Ⅲ）。

3. 抗心衰和抗栓药物治疗

专家共识推荐：

- 对于合并右心衰竭及左心衰竭的 ARVC/D 患者推荐使用标准的抗心衰治疗药物，包括血管紧张素转化酶抑制剂（ACEI）、血管紧张素受体拮抗剂（ARB）、β 受体阻滞剂以及利尿剂（Ⅰ）。
- 对于存在心腔内血栓或血管静脉/系统性栓塞病史的 ARVC/D 患者，推荐长期使用口服抗凝药物进行二级预防（Ⅰ）。
- 对于无症状的右心室和（或）左心室功能不全的 ARVC/D 患者，可考虑使用 ACEI 或 ARB（Ⅱb）。
- 对于心脏扩大、局限性或整体心功能不全的 ARVC/D 患者，不推荐使用抗凝药物进行一级预防（Ⅲ）。

（三）导管消融术

纤维脂肪组织替代产生的瘢痕区域被认为是导致室速的基质，室速是瘢痕相关性大折返环的结果，适合标测并用导管消融中断。导管消融可以用传统的电生理方法指导，也可以在窦性心律下用基质标测法指导[56-58]。根据已有的数据，ARVC/D 患者室速导管消融应被认为是一项潜在有效的去除频发室速和 ICD 放电的策略，而不是一项治愈性方法。导管消融未被证实可以预防心脏性猝死，不应看作伴有室速的 ARVC/D 患者 ICD 的替代选择，除非所选的案例是药物难治性的、血流动力学稳定的、单形性室速[40]。

专家共识推荐：

- ARVC/D 患者频发室速或由于室速频繁出现恰当的 ICD 放电，接受了最大剂量的药物治疗（包括胺碘酮）仍无效，推荐行导管消融术（Ⅰ）。
- 一次或多次心内膜室速消融失败的 ARVC/D 患者推荐行心外膜消融（Ⅰ）。
- ARVC/D 患者频发室速或由于室速频繁出现恰当的 ICD 放电，药物治疗失败（不包括胺碘酮）可考虑行导管消融术，与第一条相比差别是药物中是否应用了胺碘酮（Ⅱa）。

- 对于有行心外膜消融经验的术者及电生理实验室，ARVC/D 患者的首次消融策略应包括联合心内膜及心外膜消融（Ⅱa）。
- ARVC/D 患者频发室速或由于室速频繁出现恰当的 ICD 放电，药物治疗尚未失败但患者不愿接受药物，可考虑行导管消融术（Ⅱb）。
- 对于药物无效、血流动力学稳定的单形性室速，在无 ICD 后备支持的情况下，导管消融可作为首选治疗（Ⅱb）。
- 不推荐导管消融替代 ICD 来预防 ARVC/D 的心脏性猝死（Ⅲ）。

（四）ICD

由于 ARVC/D 患者的自然病程首先以心脏性猝死风险为特征，因此植入 ICD 是最合逻辑的治疗策略。相关研究一致证明选择高危 ARVC/D 患者植入 ICD 可成功阻断致死性室性快速性心律失常，改善远期预后[40,43-44,59-61]。既往研究通过回归分析确定了很多与 ARVC/D 患者主要心律失常事件相关的独立预测因子，包括心搏骤停、导致晕厥或血流动力学障碍的持续性室速、持续性室速或室颤、晕厥、非持续性室速（NSVT）、左心室功能障碍等，这些危险因素可用于对 ARVC/D 患者进行危险分层，不同的风险级别对应不同证据级别的 ICD 植入推荐（图 20-4）。

专家共识推荐

- 对于经历过≥1 次引起血流动力学紊乱的持续性室速或室颤的 ARVC/D 患者，推荐植入 ICD（Ⅰ）。
- 对于严重右心室、左心室或全心收缩功能障碍的 ARVC/D 患者，无论有无心律失常，推荐植入 ICD（Ⅰ）。
- 对于经历过≥1 次血流动力学稳定的持续性室速的 ARVC/D 患者，可考虑植入 ICD（Ⅱa）。
- 对于存在不明原因晕厥、中度心衰或非持续性室速等主要危险因素的 ARVC/D 患者，可考虑植入 ICD（Ⅱa）。
- 对于存在次要危险因素的 ARVC/D 患者，仔细评估 ICD 植入的长期风险和效益后，可考虑植入 ICD（Ⅱb）。
- 对于无危险因素、无症状 ARVC/D 患者以及健康携带者，不推荐预防性植入 ICD（Ⅲ）。

ICD 选择推荐

年轻患者建议首选植入单腔 ICD，以尽量降低远期导线相关并发症。无导线皮下 ICD 对于 ARVC/D 患者的确切的临床疗效尚不明确。虽然 CRT 的临床效果是由其他疾病状况下行心脏再同步化治疗的结果推测而来的，但对于 EF≤35% 合并左束支传导阻滞、QRS 波增宽的 ARVC/D 患者进行心脏再同步化治疗是合理的，建议 CRT-D 治疗[62]。虽然右心室再同步化治疗作为慢性右心衰竭患者的一种治疗假设被提出[63]，然而尚无研究证

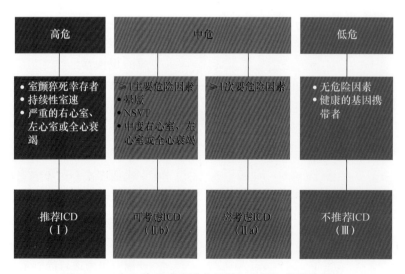

图 20-4 ARVC/D 患者危险分层及 ICD 植入推荐流程图

明，对于合并右心衰竭、右束支传导阻滞、QRS 波增宽的 ARVC/D 患者通过右心室再同步化治疗能够改善临床状况及预后。

（五）心脏移植

伴有难治性心衰和顽固性室性心律失常的 ARVC/D 患者需要心脏移植。Tedford 等[64] 报道，在霍普金斯注册研究中，18 例 ARVC/D 患者［61％男性，平均年龄（40±14）岁］接受了心脏移植，最常见的心脏移植适应证是心衰，不到 1/3 的患者是由于难治性室性心律失常接受心脏移植，与其他 ARVC/D 注册研究相比，此研究中接受心脏移植的 ARVC 患者更年轻［首次出现症状时平均（24±13）岁］，临床病程更长（首次出现症状到心脏移植约 15 年）。移植后 1 年生存率为 94％，平均随访（6.2±4.8）年后 88％的患者存活。

ARVC/D 患者如果合并严重充血性心衰，或在经验丰富的中心接受导管消融或外科消融治疗后仍反复发作难治性室速、室颤，ICD 治疗无效，推荐心脏移植作为最终的治疗选择。

（六）其他外科治疗

目前，对于 ARVC/D 患者，右心室心肌切除术[65]、右心室离断术[66]、不停跳冷冻消融术[67] 以及左侧心交感去神经术[68] 等外科手术治疗尚无临床效果。

五、总结

虽然随着近年来研究的不断深入，ARVC/D 在诊断、危险分层和治疗各个方面均有所进展，但由于其特殊的疾病类型以及遗传特性，ARVC/D 仍是心血管领域的一大挑战。ARVC/D 患者需要生活方式干预、药物治疗、导管消融、ICD 植入等综合管理与治疗，仍需大样本、长期随访、多中心随机对照研究为 ARVC/D 的远期预后及风险评估提供可靠的数据，指导临床治疗规范。当前 ARVC/D 的治疗和预防措施是姑息性、非治愈性的，仍需要积极探索其遗传学基础以及发病的分子机制，寻求 ARVC/D 终极治疗的研究方向。

第四节　指南在我国临床中的实际应用

由于我国 ARVC/D 的流行病学及临床研究资料匮乏，自 1994 年欧洲心脏病学会右心室心肌病工作组首次提出 ARVC/D 的诊断标准，至 2010 年专家组修订了新的 ARVC/D 诊断标准，再到 2015 年国际工作组发表最新的 ARVC/D 治疗专家共识，对于 ARVC/D 患者的诊断、评估及治疗，我国临床研究者一直参照国外指南开展工作。

马力等[69] 研究报道，中国 ARVC/D 注册研究收集了中国 24 个省市 1994—2005 年间的 ARVC/D 患者的临床资料，参照 1994 年欧洲心脏病学会右心室心肌病工作组制定的 ARVC/D 诊断标准（符合其中 2 项主要标准，或 1 项主要标准加 2 项次要标准，或 4 项次要标准），共 96 例 ARVC/D 患者被诊断，平均年龄（37±15）岁，男性 75 例（78.1％），在随访中，14 例（14.6％）

患者死亡，其中男性 11 例；10 例患者在确诊 ARVC/D 后死亡，3 例（3.13％）猝死后经尸检证实为 ARVC/D，1 例为回顾性诊断，死亡的平均年龄为（34±11）岁。10 例患者死于猝死，其中 4 例患者以猝死为首发症状，1 例患者抢救成功后植入 ICD，4 例患者猝死时记录到室性心律失常，4 例（4.2％）患者死于心衰。这是 1994 年欧洲 ARVC/D 诊断标准公布后，利用该标准进行诊断获得的样本量最大的流行病学及临床数据，但由于根据此标准，只有严重的 ARVC/D 病例才能被诊断，很多无症状或症状轻微的早期 ARVC/D 患者没有被诊断出来，因此得到的临床不良预后数据在一定程度上存在偏倚。王树水等[70] 总结了 14 例 ARVC/D 患儿的临床特征，在研究中采用的也是 1994 年的诊断标准。

自 2010 年 ARVC/D 诊断标准重新修订后，关于 ARVC/D 诊断标准的敏感性这一问题在一定程度上得到了解决，此后在我国进行的关于 ARVC/D 的临床与基础研究均采取新的诊断标准。例如，Zhou[71] 等于 2015 年发表的《关于中国汉族人群中 ARVC/D 患者桥粒基因变异情况的综合分析》中，其 ARVC/D 的诊断标准就是 2010 年国际工作组修订后的诊断标准。而 Liu T 等[72] 则评估了 2010 年修订的 ARVC/D 诊断标准中关于心脏磁共振的主要和次要标准，并与 1994 年的诊断标准相对比，研究发现，968 例可疑 ARVC/D 患者中，220 例（22.7%）符合 1994 年诊断标准中的主要或次要标准，25 例（2.6%）符合 2010 年诊断标准；在符合 1994 年诊断标准的患者中，仅 25 例（11.4%）符合至少一条 2010 年诊断标准，而所有符合 2010 年诊断标准的患者均至少符合 1994 年诊断标准中的一条。研究显示，2010 年新版 ARVC/D 诊断标准更加严格，可以更精准地评估右心室整体或局部功能异常及结构改变。Yu 等[73] 在 12 例、Bao 等[74] 在 100 例中国 ARVC/D 人群中筛查相关桥粒基因变异的研究均采纳了 2010 年修订版的 ARVC/D 诊断标准。

2015 年之前，关于 ARVC/D 危险分层、治疗推荐，在国际上并未推出规范的专家共识或指南，基于此种原因，我国多年来关于 ARVC/D 的风险评估与治疗在一定程度上依赖于临床经验以及国外相关研究的报道，证据的级别相对较低，且在中国人群中关于 ARVC/D 治疗经验的报道相对较少，且大多为单中心、小样本、非随机对照研究。

Ma 等[75] 总结了中国阜外心血管病医院 1998—2006 年间 39 例 ARVC/D 患者的临床资料，22 例患者由于室速接受了导管射频消融治疗，15 例（68%）成功，平均随访（16.7 ± 11.2）个月，其中 46%（7/15）的患者出现室速复发。7 例患者植入 ICD 同时联合药物治疗，17 例患者仅适用抗心律失常药物，平均随访（35.6 ± 19.0）个月，所有患者均接受了至少一次恰当的 ICD 放电。在仅接受药物治疗的患者中，1 例患者因发作室颤猝死，1 例患者由于严重的全心衰竭接受心脏移植。Pu 等[76] 对 31 例 ARVC/D 患者的临床特征、电生理特点以及各种治疗方案的效果进行分析，其中 14 例患者接受射频消融术治疗，即刻成功率为 78.6%（11/14），平均随访（18.3 ± 10.2）个月，6 例患者室速复发（54.5%）；除接受消融的 14 例患者外，17 例患者接受常规的药物治疗，其中 7 例植入了 ICD，平均随访（35.6±19.0）个月，11 例患者出现室速复发，1 例患者猝死。Yao 等[77] 利用非接触标测技术对 32 例 ARVC/D 患者进行导管消融手术，即刻成功率为 84.4%（27/32），15.6%（5/32）的患者状况改善（室速变慢），随访（28.6±16）个月，没有患者出现晕厥/晕厥前症状或猝死，手术无并发症，随访结束时，81.3% 的患者未使用抗心律失常药物且无室速发作，其余患者均得到不同程度的改善。

根据近年来国内关于 ARVC/D 治疗领域的研究报道，对照 2015 年 ARVC/D 专家共识中关于治疗的推荐，可以看出，我国临床实践基本符合专家共识。共识中对于危险分层进行了详细的叙述，对 ARVC/D 的各类药物均有具体的推荐，导管消融、ICD 的植入等也有了更明确的专家指导意见，因此，我国临床工作者需要结合临床实际，切实落实指南中的推荐，利用循证医学的证据指导临床实际工作。

第五节　指南在预防-治疗-康复一体化中的作用

ARVC/D 在一定程度上是一种遗传性疾病，基因的缺陷在现阶段医学背景下很难得到纠正，这使得预防变得困难。但 ARVC/D 在遗传学领域迅速发展，基因的筛查已逐渐进入临床，遗传学检测水平的提高使得更多的早期无症状 ARVC/D 患者或健康基因携带者被提前发现。而现行的 ARVC/D 国际诊断标准更为敏感，这也使得更多的早期无症状患者或可疑患者被识别。根据专家共识推荐，进行密切临床随访观察，提高警惕，在一定程度上也起到了预防的作用。根据专家共识中对 ARVC/D 患者危险分层的推荐，高危因素和低危因素明确划分，使得识别高危的 ARVC/D 患者的思路更清晰、依据更有力。高危患者的识别、关注及提前干预，对于预防疾病的恶化至关重要。专家共识中指出，体力活动可能加重 ARVC/D 的进展，并与猝死的发生明显相关，因此，应限制 ARVC/D 患者参加体育运动及体力活动。在早期识别的基础上，规范按照专家共识的推荐予患者限制运动的处方，将能够预防病情的恶化、减少不良预后的发生。

以往我们在临床中对于 ARVC/D 的治疗是基于临床经验和国外相关研究的报道，2015 年国际专家共识的推出为我们提供了更精准的循证医学证据，关于 ARVC/D 药物治疗、导管消融、ICD、心脏移植等均有了具体的推荐、明确的专家指导意见，虽然由于疾病本身的局限性，仍然缺乏大样本、多中心、随机对照临床试验的结果，但在现阶段已能够为我们临床工作者提供值得应用的临床证据。

由于发病年龄平均较轻，ARVC/D 的诊断、治疗、随访是一个相对漫长的过程，在这个过程中，伴随着病情的变化，一些患者可能由于恶性心律失常或心衰而出现不良预后，随着诊疗技术的进步，这类临床高危患者通过药物治疗、导管消融或植入 ICD 进入一个相对稳定的阶段，那么这些患者随后将面临心理和生理的康复问题。虽然专家共识并未给我们提供更多的康复领域的数据，但依然在随访、生活方式的调整、药物治疗等方面做出了推荐。

在任何医学领域，实践都是走在指南（专家共识）的前面，然而经过对既往实践的总结、归纳后，指南（专家共识）应运而生，涵盖了该领域最详尽的证据，随后再在指南（专家共识）的规范引导下进行临床实践，并不断丰富、更新指南（专家共识）的内容。ARVC/D 也不例外，在临床实践中结合实际工作，应将（专家共识）灵活应用于"预防-治疗-康复"一体化的医学思维中去，规范管理患者，做到早识别、早干预、积极治疗，以期改善症状、延缓进展、改善预后。

（巩 燕 孟凡琦）

参考文献

［1］ Romero，J. Arrhythmogenic Right Ventricular Cardiomyopathy（ARVC/D）：A Systematic Literature Review. Clin Med Insights Cardiol，2013. 7：97-114.

［2］ Corrado，D.，G. Thiene. Arrhythmogenic right ventricular cardiomyopathy/dysplasia：clinical impact of molecular genetic studies. Circulation，2006，113（13）：1634-1637.

［3］ Otten，E. Desmin mutations as a cause of right ventricular heart failure affect the intercalated disks. Heart Rhythm，2010，7（8）：1058-1064.

［4］ Hamilton，R. M.，L. Fidler，Right ventricular cardiomyopathy in the young：an emerging challenge. Heart Rhythm，2009，6（4）：571-575.

［5］ Maass，K. Arrhythmogenic Right Ventricular Cardiomyopathy and Desmin：another gene fits the shoe. Heart Rhythm，2010，7（8）：1065-1066.

［6］ Boussy，T. Genetic basis of ventricular arrhythmias. Heart Fail Clin，2010，6（2）：249-266.

［7］ Ellinor，P. T.，C. A. MacRae，L. Thierfelder. Arrhythmogenic right ventricular cardiomyopathy. Heart Fail Clin，2010，6（2）：161-177.

［8］ Cox，M. G. Activation delay and VT parameters in arrhythmogenic right ventricular dysplasia/cardiomyopathy：toward improvement of diagnostic ECG criteria. J Cardiovasc Electrophysiol，2008，19（8）：775-781.

［9］ Marcus，F. I. Diagnosis of arrhythmogenic right ventricular cardiomyopathy/dysplasia：proposed modification of the task force criteria. Circulation，2010，121（13）：1533-1541.

［10］ Basso，C. Arrhythmogenic right ventricular cardiomyopathy. Circ Arrhythm Electrophysiol，2012，5（6）：1233-1246.

［11］ Marcus，F. Pitfalls in the diagnosis of arrhythmogenic right ventricular cardiomyopathy/dysplasia. Am J Cardiol，2010，105（7）：1036-1039.

［12］ Thiene，G. Right ventricular cardiomyopathy：is there evidence of an inflammatory aetiology? Eur Heart J，1991，12 Suppl D：22-25.

[13] Patrianakos, A. P. Arrhythmogenic right ventricular cardiomyopathy/dysplasia and troponin release. Myocarditis or the "hot phase" of the disease? Int J Cardiol, 2012, 157 (2): e26-28.

[14] James, C. A. Exercise increases age-related penetrance and arrhythmic risk in arrhythmogenic right ventricular dysplasia/cardiomyopathy-associated desmosomal mutation carriers. J Am Coll Cardiol, 2013, 62 (14): 1290-1297.

[15] Saberniak, J. Vigorous physical activity impairs myocardial function in patients with arrhythmogenic right ventricular cardiomyopathy and in mutation positive family members. Eur J Heart Fail, 2014, 16 (12): 1337-1344.

[16] McKenna, W. J. Diagnosis of arrhythmogenic right ventricular dysplasia/cardiomyopathy. Task Force of the Working Group Myocardial and Pericardial Disease of the European Society of Cardiology and of the Scientific Council on Cardiomyopathies of the International Society and Federation of Cardiology. Br Heart J, 1994, 71 (3): 215-218.

[17] Hamid, M. S. Prospective evaluation of relatives for familial arrhythmogenic right ventricular cardiomyopathy/dysplasia reveals a need to broaden diagnostic criteria. J Am Coll Cardiol, 2002, 40 (8): 1445-1450.

[18] Marcus, F. I. Diagnosis of arrhythmogenic right ventricular cardiomyopathy/dysplasia: proposed modification of the Task Force Criteria. Eur Heart J, 2010, 31 (7): 806-814.

[19] Bomma, C. Misdiagnosis of arrhythmogenic right ventricular dysplasia/cardiomyopathy. J Cardiovasc Electrophysiol, 2004, 15 (3): 300-306.

[20] Indik, J. H. Quantitative assessment of angiographic right ventricular wall motion in arrhythmogenic right ventricular dysplasia/cardiomyopathy (ARVD/C). J Cardiovasc Electrophysiol, 2008, 19 (1): 39-45.

[21] Wellnhofer, E. Evaluation of new software for angiographic determination of right ventricular volumes. Int J Cardiovasc Imaging, 2005, 21 (6): 575-585.

[22] Marcus, F. I. Prevalence of T-wave inversion beyond V1 in young normal individuals and usefulness for the diagnosis of arrhythmogenic right ventricular cardiomyopathy/dysplasia. Am J Cardiol, 2005, 95 (9): 1070-1071.

[23] Cox, M. G. Activation delay and VT parameters in arrhythmogenic right ventricular dysplasia/cardiomyopathy: toward improvement of diagnostic ECG criteria. J Cardiovasc Electrophysiol, 2008, 19 (8): 775-781.

[24] Thiene, G. Right ventricular cardiomyopathy and sudden death in young people. N Engl J Med, 1988, 318 (3): 129-133.

[25] Corrado, D. Trends in sudden cardiovascular death in young competitive athletes after implementation of a preparticipation screening program. JAMA, 2006, 296 (13): 1593-1601.

[26] Basso, C. Arrhythmogenic right ventricular cardiomyopathy. Lancet, 2009, 373 (9671): 1289-1300.

[27] Basso, C. Arrhythmogenic right ventricular cardiomyopathy. Dysplasia, dystrophy, or myocarditis? Circulation, 1996, 94 (5): 983-991.

[28] Corrado, D. Spectrum of clinicopathologic manifestations of arrhythmogenic right ventricular cardiomyopathy/dysplasia: a multicenter study. J Am Coll Cardiol, 1997, 30 (6): 1512-1520.

[29] Nava, A. Clinical profile and long-term follow-up of 37 families with arrhythmogenic right ventricular cardiomyopathy. J Am Coll Cardiol, 2000, 36 (7): 2226-2233.

[30] Lemola, K. Predictors of adverse outcome in patients with arrhythmogenic right ventricular dysplasia/cardiomyopathy: long term experience of a tertiary care centre. Heart, 2005, 91 (9): 1167-1172.

[31] Lemola, K. Predictors of adverse outcome in patients with arrhythmogenic right ventricular dysplasia/cardiomyopathy: long term experience of a tertiary care centre. Heart, 2005, 91 (9): 1167-1172.

[32] Hulot, J. S. Natural history and risk stratification of arrhythmogenic right ventricular dysplasia/cardiomyopathy. Circulation, 2004, 110 (14): 1879-1884.

[33] Blomstrom-Lundqvist, C., K. G. Sabel, S. B. Olsson. A long term follow up of 15 patients with arrhythmogenic right ventricular dysplasia. Br Heart J, 1987, 58 (5): 477-488.

[34] Marcus, F. I. Long-term follow-up in patients with arrhythmogenic right ventricular disease. Eur Heart J, 1989, 10 Suppl D: 68-73.

[35] Pinamonti, B. Prognostic predictors in arrhythmo-

genic right ventricular cardiomyopathy: results from a 10-year registry. Eur Heart J, 2011, 32 (9): 1105-1113.

[36] Bhonsale, A. Risk stratification in arrhythmogenic right ventricular dysplasia/cardiomyopathy-associated desmosomal mutation carriers. Circ Arrhythm Electrophysiol, 2013, 6 (3): 569-578.

[37] Rigato, I. Compound and digenic heterozygosity predicts lifetime arrhythmic outcome and sudden cardiac death in desmosomal gene-related arrhythmogenic right ventricular cardiomyopathy. Circ Cardiovasc Genet, 2013, 6 (6): 533-542.

[38] Saguner, A. M. Usefulness of electrocardiographic parameters for risk prediction in arrhythmogenic right ventricular dysplasia. Am J Cardiol, 2014, 113 (10): 1728-1734.

[39] Peters, S. Long-term follow-up and risk assessment of arrhythmogenic right ventricular dysplasia/cardiomyopathy: personal experience from different primary and tertiary centres. J Cardiovasc Med (Hagerstown), 2007, 8 (7): 521-526.

[40] Corrado, D. Implantable cardioverter-defibrillator therapy for prevention of sudden death in patients with arrhythmogenic right ventricular cardiomyopathy/dysplasia. Circulation, 2003, 108 (25): 3084-3091.

[41] Link, M. S. Ventricular arrhythmias in the North American multidisciplinary study of ARVC: predictors, characteristics, and treatment. J Am Coll Cardiol, 2014, 64 (2): 119-125.

[42] Watkins, D. A. Clinical features, survival experience, and profile of plakophylin-2 gene mutations in participants of the arrhythmogenic right ventricular cardiomyopathy registry of South Africa. Heart Rhythm, 2009, 6 (11 Suppl): S10-17.

[43] Corrado, D. Prophylactic implantable defibrillator in patients with arrhythmogenic right ventricular cardiomyopathy/dysplasia and no prior ventricular fibrillation or sustained ventricular tachycardia. Circulation, 2010, 122 (12): 1144-1152.

[44] Bhonsale, A. Incidence and predictors of implantable cardioverter-defibrillator therapy in patients with arrhythmogenic right ventricular dysplasia/cardiomyopathy undergoing implantable cardioverter-defibrillator implantation for primary prevention. J Am Coll Cardiol, 2011, 58 (14): 1485-1496.

[45] Corrado, D. Three-dimensional electroanatomical voltage mapping and histologic evaluation of myocardial substrate in right ventricular outflow tract tachycardia. J Am Coll Cardiol, 2008, 51 (7): 731-739.

[46] Wichter, T. Implantable cardioverter/defibrillator therapy in arrhythmogenic right ventricular cardiomyopathy: single-center experience of long-term follow-up and complications in 60 patients. Circulation, 2004, 109 (12): 1503-1508.

[47] Saguner, A. M. Usefulness of inducible ventricular tachycardia to predict long-term adverse outcomes in arrhythmogenic right ventricular cardiomyopathy. Am J Cardiol, 2013, 111 (2): 250-257.

[48] Wichter, T. Efficacy of antiarrhythmic drugs in patients with arrhythmogenic right ventricular disease. Results in patients with inducible and noninducible ventricular tachycardia. Circulation, 1992, 86 (1): 29-37.

[49] Santangeli, P. Fragmented and delayed electrograms within fibrofatty scar predict arrhythmic events in arrhythmogenic right ventricular cardiomyopathy: results from a prospective risk stratification study. Heart Rhythm, 2012, 9 (8): 1200-1206.

[50] Corrado, D. Does sports activity enhance the risk of sudden death in adolescents and young adults? J Am Coll Cardiol, 2003, 42 (11): 1959-1963.

[51] Corrado, D. Risk of sports: do we need a pre-participation screening for competitive and leisure athletes? Eur Heart J, 2011, 32 (8): 934-944.

[52] Kirchhof, P. Age- and training-dependent development of arrhythmogenic right ventricular cardiomyopathy in heterozygous plakoglobin-deficient mice. Circulation, 2006, 114 (17): 1799-1806.

[53] James, C. A. Exercise increases age-related penetrance and arrhythmic risk in arrhythmogenic right ventricular dysplasia/cardiomyopathy-associated desmosomal mutation carriers. J Am Coll Cardiol, 2013, 62 (14): 1290-1297.

[54] Saberniak, J. Vigorous physical activity impairs myocardial function in patients with arrhythmogenic right ventricular cardiomyopathy and in mutation positive family members. Eur J Heart Fail, 2014, 16 (12): 1337-1344.

[55] Marcus, G. M. Efficacy of antiarrhythmic drugs in

arrhythmogenic right ventricular cardiomyopathy: a report from the North American ARVC Registry. J Am Coll Cardiol, 2009, 54 (7): 609-615.

[56] Fontaine, G. Electrode catheter ablation of resistant ventricular tachycardia in arrhythmogenic right ventricular dysplasia: experience of 13 patients with a mean follow-up of 45 months. Eur Heart J, 1989, 10 Suppl D: 74-81.

[57] Philips, B. Outcomes of catheter ablation of ventricular tachycardia in arrhythmogenic right ventricular dysplasia/cardiomyopathy. Circ Arrhythm Electrophysiol, 2012, 5 (3): 499-505.

[58] Berruezo, A. Combined endocardial and epicardial catheter ablation in arrhythmogenic right ventricular dysplasia incorporating scar dechanneling technique. Circ Arrhythm Electrophysiol, 2012, 5 (1): 111-121.

[59] Boriani, G. Outcome of cardioverter-defibrillator implant in patients with arrhythmogenic right ventricular cardiomyopathy. Heart Vessels, 2007, 22 (3): 184-192.

[60] Hodgkinson, K. A. The impact of implantable cardioverter-defibrillator therapy on survival in autosomal-dominant arrhythmogenic right ventricular cardiomyopathy (ARVD5). J Am Coll Cardiol, 2005, 45 (3): 400-408.

[61] Roguin, A. Implantable cardioverter-defibrillators in patients with arrhythmogenic right ventricular dysplasia/cardiomyopathy. J Am Coll Cardiol, 2004, 43 (10): 1843-1852.

[62] Yancy, C. W. 2013 ACCF/AHA guideline for the management of heart failure: a report of the American College of Cardiology Foundation/American Heart Association Task Force on practice guidelines. Circulation, 2013, 128 (16): e240-327.

[63] Dubin, A. M. Electrical resynchronization: a novel therapy for the failing right ventricle. Circulation, 2003, 107 (18): 2287-2289.

[64] Tedford, R. J. Cardiac transplantation in arrhythmogenic right ventricular dysplasia/cardiomyopathy. J Am Coll Cardiol, 2012, 59 (3): 289-290.

[65] Chachques, J. C. Right ventricular cardiomyoplasty: 10-year follow-up. Ann Thorac Surg, 2003, 75 (5): 1464-1468.

[66] Zacharias, J. Right ventricular disarticulation. An 18-year single centre experience. Eur J Cardiothorac Surg, 2005. 27 (6): 1000-4.

[67] Bakir, I. A novel treatment strategy for therapy refractory ventricular arrhythmias in the setting of arrhythmogenic right ventricular dysplasia. Europace, 2007, 9 (5): 267-269.

[68] Coleman, M. A. Videoscopic left cardiac sympathetic denervation for patients with recurrent ventricular fibrillation/malignant ventricular arrhythmia syndromes besides congenital long-QT syndrome. Circ Arrhythm Electrophysiol, 2012, 5 (4): 782-788.

[69] 马力. 中国人心律失常性右心室发育不良或心肌病的临床特点. 临床荟萃, 2006 (18): 1296-1299.

[70] 王树水. 小儿致心律失常性右室心肌病诊断及治疗分析. 中国当代儿科杂志, 2010 (03): 165-168.

[71] Zhou, X. Comprehensive analysis of desmosomal gene mutations in Han Chinese patients with arrhythmogenic right ventricular cardiomyopathy. Eur J Med Genet, 2015. 58 (4): 258-265.

[72] Liu, T. Effect of the 2010 task force criteria on reclassification of cardiovascular magnetic resonance criteria for arrhythmogenic right ventricular cardiomyopathy. J Cardiovasc Magn Reson, 2014, 16: 47.

[73] Yu, J. SCN5A mutation in Chinese patients with arrhythmogenic right ventricular dysplasia. Herz, 2014, 39 (2): 271-275.

[74] Bao, J. R. Screening of pathogenic genes in Chinese patients with arrhythmogenic right ventricular cardiomyopathy. Chin Med J (Engl), 2013, 126 (22): 4238-4241.

[75] Ma, K. J. Clinical study of 39 Chinese patients with arrhythmogenic right ventricular dysplasia/cardiomyopathy. Chin Med J (Engl), 2009, 122 (10): 1133-1138.

[76] Pu, J. L. Clinical and ECG features of arrhythmogenic right ventricular cardiomyopathy: a retrospective analysis of 31 cases. Zhonghua Xin Xue Guan Bing Za Zhi, 2007, 35 (1): 24-27.

[77] Yao, Y. Radiofrequency ablation of the ventricular tachycardia with arrhythmogenic right ventricular cardiomyopathy using non-contact mapping. Pacing Clin Electrophysiol, 2007, 30 (4): 526-533.

第二十一章 长QT综合征

第一节 国外指南的概述

一、流行病学特征

长QT综合征指具有心电图上QT间期延长、室性心律失常、晕厥和猝死的一组综合征，可能伴有先天性耳聋。可分为两类：一是获得性，由电解质平衡失调（低血钾、低血钙、低血镁），药物作用（奎尼丁、双异丙吡胺、胺碘酮等抗心律失常药，酚噻嗪，三环类抗抑郁药），某些卒中，二尖瓣脱垂等引起；二是先天性或家族性，或患病原因不明。狭义的长QT综合征仅指先天性长QT综合征（congenital long QT syndromes，LQTS）。LQTS在世界各地均有报道，以QT间期异常作为诊断标准估算LQTS患病率约为1/2000[1]。自1995年首次有LQTS致病基因报道以来，截至目前已发现15个LQTS相关致病基因（表21-1）。其中LQT1、LQT2和LQT3分别与 KCNQ1、KCNH2 及 SCN5A 突变相关，此三型LQTS患者最常见，约占所有LQTS患者的92％。LQTS患者的基因检测发现，约15％～20％ LQTS患者基因检测阴性，约10％～37％致病基因携带者并不出现QT间期延长，这些现象使得LQTS诊断复杂化[2]。

表 21-1 LQTS 相关致病基因

LQTS 亚型	致病基因	受累蛋白	功能改变	突变发生频率（％）
LQT1	KCNQ1	α 亚基 I_{ks}	I_{ks} 功能减低	30～35
LQT2	KCNH2	α 亚基 I_{kr}	I_{kr} 功能减低	25～30
LQT3	SCN5A	α 亚基 I_{Na}	I_{Na} 功能增加	5～10
LQT4	ANK2	Ankyrin B	多个相关通道功能减低	<1
LQT5	KCNE1	β 亚基 I_{ks}	I_{ks} 功能减低	<1
LQT6	KCNE2	β 亚基 I_{kr}	I_{kr} 功能减低	<1
LQT7	KCNJ2	α 亚基 I_{k1}	I_{k1} 功能减低	<1
LQT8	CACNA1C	α 亚基 I_{CaL}	I_{CaL} 功能增加	罕见
LQT9	CAV3	Caveolin-3	晚钠电流增加	<1
LQT10	SCN4B	β4 亚基 I_{Na}	晚钠电流增加	罕见
LQT11	AKAP9	A 型激酶锚蛋白 9	I_{ks} 功能减低	罕见
LQT12	SNTA1	α1 互养蛋白	晚钠电流增加	罕见
LQT13	KCNJ5	Kir3.4	I_{kACh} 减低	罕见
LQT14	CALM1	钙调蛋白 1	改变钙信号调节	<1
LQT15	CALM2	钙调蛋白 2	改变钙信号调节	<1

二、诊断、治疗与预后

2011 年，美国心律学会（HRS）/欧洲心脏节律学会（EHRA）发布了《心脏离子通道病与心肌病基因检测专家共识》[3]；2013 年，美国心律学会（HRS）/欧洲心律学会（EHRA）/亚太心律学会（APHRS）共同发布了《遗传性原发性心律失常综合征诊断治疗专家共识》[4]。以上两个共识基于已报道研究结果以及各国专家对 LQTS 的诊断治疗经验，系统地对 LQTS 基因检测、诊断、风险评估以及治疗进行了详细的阐述。

（一）心电学特征

LQTS 系编码心肌细胞离子通道基因缺陷而导致心室复极延长的心电生理疾患，具有特征性心电图改变、恶性室性心律失常发生、心脏结构正常及家族分布性和遗传倾向等特征。LQTS 心电图多表现为 QT 间期延长和 T 波形态异常，反映了心肌细胞复极异常。临床症状可表现为心悸、黑矇、晕厥；心律失常发作时呈现典型尖端扭转型室速（torsade de pointes，TdP），易发生晕厥和心脏性猝死（sudden cardiac death，SCD）。LQTS 作为一种心电学相关疾病，主要表现为静息心电图异常及恶性心律失常发生。心电图 QT 间期作为 LQTS 诊断的重要依据十分重要，但事实上并非所有 LQTS 患者均存在 QT 间期延长，约 10% 的 LQT3 型及 37% 的 LQT1 型致病基因携带者心电图中 QT 间期正常[5]。心电图复极波形的异常也是 LQTS 的重要特征，且具有基因特异性：LQT1 患者 T 波呈单峰状，基部宽大，上升支及下降支光滑；LQT2 患者表现为多导联双峰 T 波，且 T 波电压偏低；LQT3 患者为晚发尖锐/双相 T 波及非对称高尖 T 波[6]（图 21-1）。心律失常事件通常表现为 TdP，持续时间长者可引发晕厥，心搏骤停或室颤。未经治疗的患者，自然病程表现为晕厥反复发作，直至猝死发生。猝死亦可作为首要表现，因此对无症状 LQTS 患者进行治疗十分必要。

（二）临床诊断

LQTS 的诊断需以 Bazett 公式矫正后的 QTc 间期为准，且应该仔细排除可致 QT 间期延长的继发性因素：延长 QTc 的药物、电解质紊乱、获得性心脏病及饮食失衡等。综合患者年龄、家族史、症状及心电图 QT 间期的综合 Schwartz 评分也是 LQTS 的诊断依据[7]（表 21-2）。综合患者 Schwartz 评分、临床表现以及基因学检测结果后共识对 LQTS 的诊断做出了推荐（表 21-3）。

（三）基因检测

2011 年 HRS/EHRA 发布的《心脏离子通道病与心肌病基因检测专家共识》中详细介绍了 LQTS 患者进行基因检测的意义，及其对诊断及患者预后的价值。共识指出对基于病史、家族史以及激发试验怀疑 LQTS 者均建议行基因检测。基因检测不应该作为竞技运动员及单纯晕厥的筛查手段，具体见表 21-4。

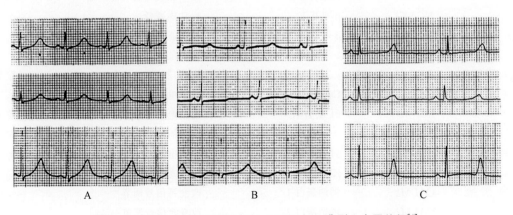

图 21-1 LQT1（A）、LQT2（B）、LQT3（C）典型心电图特征[6]

表 21-2　遗传性长 QT 综合征 Schwartz 评分标准

诊断依据	评分
心电图表现	
QTc（ms）	
＞480	3.0
460～470	2.0
＞450	1.0
尖端扭转型室性心动过速	2.0
T 波电交替	1.0
T 波切迹（3 个导联以上）	1.0
静息心率低于正常 2 个百分位数	0.5
临床表现	
晕厥	
紧张引起	2.0
非紧张引起	1.0
先天性耳聋	0.5
家族史	
家庭成员中存在确定诊断 LQTS 者	1.0
直系亲属中有＜30 岁的心脏性猝死者	0.5

表 21-3　LQTS 诊断专家共识

1. 可以确诊 LQTS 的情况：
   (1) 除引起 QT 间期延长的继发性因素外，Schwartz 评分＞3.5 分，和（或）
   (2) 具有一种确认的 LQTS 相关基因致病突变，或
   (3) 除引起 QT 间期延长的继发性因素外，QTc ≥500ms
2. 除引起 QT 间期延长的继发性因素外，静息心电图 QTc：480～499ms 同时合并晕厥，未检测出病变者亦可考虑诊断为 LQTS

表 21-4　长 QT 综合征基因检测专家共识

Ⅰ类

● 对于综合患者症状、查体、静息心电图/药物诱发心电图高度怀疑 LQTS 者应行综合或 LQT1-3 特异基因检测。

● 对除引起 QT 间期延长的继发性因素外，心电图 QTc 延长（青少年：QTc＞480ms；成人：QTc＞500ms）的无症状者应行综合或 LQT1-3 特异基因检测。

● 对于有 LQTS 家族史及其他亲属中存在 LQTS 者应进行有针对性的基因检测。

Ⅱb类

综合或 LQT1-3 特异基因检测也可以在无症状的先天性心电图 QTc 延长者（青少年：QTc＞460ms；成人：QTc＞480ms）中进行。

（四）危险分层

共识指出在 LQTS 的危险分层中确定极高危

和极低危患者相对容易，然而大部分患者可能处于中间地带，难于分层。基因检测对 LQTS 危险分层有一定价值。目前已知一些特异的基因变异如 Jervell and Lange Nielsen（JLN）综合征患者以及 Timothy 综合征（LQT8）患者恶性度高，心律失常事件发生早并且治疗效果不佳。在常见基因型中，突变的具体位置、类型以及突变所致功能障碍的程度，都与 LQTS 恶性程度相关。位于 LQT1 胞质环的突变、有负显性效应的 LQT1 突变以及 LQT2 孔区突变临床表型发生室性心律失常事件风险高。相对而言，C 末端区域突变患者的临床表现则较轻。目前临床中一般认为 QTc＞500ms 则属于高危[8]，当 QTc＞600ms 则被认为是极高危患者。临床症状及发病年龄也是风险评估的重要依据，早发心律失常事件及晕厥发生是危险分层的高危指标[9-10]。

相对而言，隐匿型致病突变携带者属于低危，40 岁前发生室性心律失常的风险约为 10%[5]。应注意低钾血症和 I_{kr} 阻滞剂的应用是此类患者发病的诱发因素，男性 LQT1 型患者如青年时期未发病则终身发病风险亦小。

（五）治疗

LQTS 治疗主要包括生活方式改变、药物治疗、ICD 植入及左侧心交感神经切除术。改变生活方式是常规手段：无人监护时，LQT1 患者应该避免剧烈活动，尤其是游泳；LQT2 患者应避免突然的声音刺激（闹铃、电话铃声等）；所有的 LQTS 患者都应避免使用可能延长 QT 间期的药物。目前对于 LQTS 患者能否参加竞技运动的意见尚不一致，对部分有基因诊断依据、QTc 处于临界且无症状、无心脏性猝死家族史的低危患者，经过充分的临床评估及合适的治疗后，可在一定条件下进行竞技运动。所有危险性较高及伴有运动可诱发者，应避免竞技性运动。药物治疗方面，β 受体阻滞剂是 LQTS 的一线治疗药物，适用于所有无活动性哮喘的 LQTS 患者，包括 QT 间期正常的致病基因携带者[9-11]。目前尚无充分证据表明应优先选择心脏选择性的 β 受体阻滞剂。共识推荐应用长效制剂如纳多洛尔、缓释普萘洛尔，

此类药物具有给药次数少且血药浓度稳定的优势。推荐使用根据年龄和体重调整后的最大耐受量，应用中应逐渐加量并避免突然停用。对具有心脏性猝死病史或应用β受体阻滞剂后仍反复发作晕厥患者应考虑植入 ICD 治疗。伴有耳聋的 JLN 综合征患者、携带 2 个以上致病突变的有症状患者应植入 ICD 预防恶性室性心律失常事件发生。LQTS 相关猝死家族史不能作为生存患者植入 ICD 的指征。不建议将 ICD 作为无症状 LQTS 患者，特别是青年患者的一线治疗手段。ICD 植入前应该充分评估其风险获益比（图 21-2）。左心交感神经切除术（left cardiac sympathetic denervation，LCSD）可降低心律失常的发生率，适用于

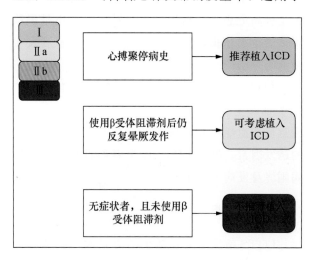

图 21-2　关于 LQTS 患者植入 ICD 的专家共识

对β受体阻滞剂不能耐受的患者；以及高危婴幼儿患者因体型小不适于植入 ICD 者。具体推荐见表 21-5。

表 21-5　LQTS 治疗专家共识

Ⅰ 类

1. 如下生活方式改变适用于所有 LQTS 患者：
   (1) 避免使用延长 QT 间期的药物（www. qtdrugs. org）
   (2) 识别并纠正因腹泻、呕吐、代谢疾病或饮食控制所致的电解质失衡
2. β受体阻滞剂推荐用于下列 LQTS 患者：
   (1) 无症状 QTc≥470ms 者，和（或）
   (2) 晕厥或记录到室颤/室速发生者
3. LCSD 推荐用于以下高危 LQTS 患者：
   (1) 拒绝或存在植入 ICD 禁忌证者；
   (2) β受体阻滞剂治疗后仍有晕厥/心律失常事件发生，或存在应用β受体阻滞剂禁忌或不能耐受者。
4. ICD 推荐用于具有心脏性猝死病史的 LQTS 者
5. 所有 LQTS 患者如需进行竞技体育活动需临床专家评估风险

Ⅱ 类

1. β受体阻滞剂可以用于无症状 QTc≤470ms 者
2. 对应用β受体阻滞剂后仍有晕厥发作者可植入 ICD 治疗
3. LCSD 可以用于在充分β受体阻滞剂治疗/ICD 植入后仍有严重心脏事件发生者
4. QTc>500ms 的 LQT3 型患者，如一次口服钠通道阻滞剂后 QTc 缩短 40ms 以上可应用钠通道阻滞剂治疗

Ⅲ 类

ICD 不推荐用于未进行β受体阻滞剂治疗的无症状 LQTS 患者

第二节　国外指南各个版本之间的变迁和变化依据

首个涉及 LQTS 的专家共识最早发表在 2006 年由美国心脏协会（AHA）起草的《关于心肌病的最新定义和分类》中[12]。声明中仅用非常简短的两个段落介绍了 LQTS 的定义，仍将 LQTS 依据临床表型分为两个类型：JLN 综合征〔伴有耳聋者，由贾（Jervell）和兰-尼（Lange-Nielsen）首先描述，故又称贾兰综合征〕和 Romano-Ward 综合征〔不伴耳聋者，又称瓦-罗（Ward-Romano）综合征〕。2007 年，美国国立心肺与血管研究所

和罕见疾病办公室发表了《关于基因突变影响离子通道功能所致原发性心肌病的诊断、临床表现、分子机制和治疗的专家共识报告》[13]。此共识以突变基因及受累通道作为分类依据对遗传性心律失常进行了阐述，因 LQTS 致病基因和涉及受累通道种类繁多故被分散在各个章节中，没有系统论述。直至 2011 年，HRS/EHRA 发布了《心脏离子通道病与心肌病基因检测专家共识》中对 LQTS 基因检测的意义进行了详细阐述，并做出了相应指导（详细内

容见上文）。国际上最新的涉及 LQTS 的共识发布于 2013 年，HRS/EHRA/APHRS 的专家经过对文献的回顾，结合自身临床经验，对原发性遗传性心律失常综合征的诊断和治疗进行了详细说明，相关内容在上文中已简要概述。需要指出的是因遗传性心律失常具有发病率低的特点，很难进行随机对照试验，所以共识中数据均来自于个案或小样本研究结果，参考价值有限。

第三节　国外指南与我国指南的差异

我国涉及 LQTS 的共识主要有两个：2011 年，中华医学会心血管病学分会和《中华心血管病杂志》编辑委员会共同发布的《遗传性心脏离子通道病与心肌病基因检测中国专家共识》[14]；2015 年《中华心血管病杂志》编辑委员会心律失常循证工作组发布了《遗传性原发性心律失常综合征诊断与治疗中国专家共识》[15]。其主要内容与美国及欧洲心律学会共识内容相同，所不同的是我国共识中增加了对于药物诱发 TdP 的先证者应考虑行基因检测，以及对于 LQT1~3 突变检测阴性，如确有 QTc 间期延长，应该考虑基因再评价，包括重复基因检测或进行其他更多致病基因检测，以上两条同为 IIb 类推荐。关于 LQTS 的诊断和治疗方面国内外共识无差异。

第四节　国外指南在我国的实际应用状况

我国在 20 世纪 60 年代末至 70 年代初开始有关于 LQTS 报道，截至目前已有 40 余种，但仅有极少数进行了功能研究。尽管近年来随着国际学术交流的增加，心内科临床医生对于 LQTS 的认识逐渐加深，但由于 LQTS 属于少见病，在实际临床工作中广大基层医务工作者对此疾患认识尚不充分，且基因检测目前并不普及，以上均影响了共识相关内容的临床普及和执行。

第五节　指南在预防-治疗-康复一体化中的作用

国内外共识对遗传性 LQTS 在诊断、基因检测、风险评估以及治疗方面做出了全面的阐述。通过对于相应基因检测方面的推荐，以及结合临床特征的危险分层可协助检出高危患者；遵循 LQTS 临床治疗的相应推荐并结合基因型个体化的抗心律失常药物治疗方案制定将为患者带来积极的临床治疗效果，也是心血管领域中精准医疗的具体体现。

（冯　莉）

参考文献

［1］Schwartz PJ，Stramba-Badiale M，Crotti L，et al. Prevalence of the congenital long-QT syndrome. Circulation，2009，120（18）：1761-1767.

［2］Tester DJ，Ackerman MJ. Genetics of long QT syndrome. Methodist Debakey Cardiovasc J，2014，10（1）：29-33.

［3］Ackerman MJ1，Priori SG，Willems S，et al. HRS/EHRA Expert Consensus Statement on the State of Genetic Testing for the Channelopathies and Cardiomyopathies. Heart Rhythm，2011，8（8）：1308-1339.

［4］Priori SG，Wilde AA，Horie M，et al.. HRS/EHRA/APHRS Expert Consensus Statement on the Diagnosis and Management of Patients with Inherited Primary Arrhythmia Syndromes. Heart Rhythm，

2013，10（12）：1932-1963.

［5］ Priori SG，SchwartzPJ，NapolitanoC，et al. Risk-stratification in the long-QT syndrome. N Engl J Med，2003，348（19）：1866-1874.

［6］ Moss AJ，Zareba W，Benhorin J，et al. ECG T-wave patterns in genetically distinct forms of the hereditary long QT syndrome. Circulation，1995，92（10）：2929-2934.

［7］ Schwartz PJ，Moss AJ，Vincent GM，et al. Diagnostic criteria for the long QT syndrome. An update. Circulation，1993，88（2）：782-784.

［8］ Goldenberg I，MossAJ，PetersonDR，et al. Risk factors for aborted cardiac arrest and sudden cardiac death inchildren with the congenital long-QTsyndrome. Circulation，2008，117（17）：2184-2191.

［9］ Priori SG，NapolitanoC，SchwartzPJ，et al. Association of long QT syndrome loci and cardiac events among patients treated with beta-blockers. JAMA，2004，292：1341-1344.

［10］ SpazzoliniC，MullallyJ，MossAJ，et al. Clinical-implications for patients with long QT syndrome who experience a cardiac event during infancy. J Am Coll Cardiol，2009，54：832-837.

［11］ Schwartz PJ，Spazzolini C，CrottiL. All LQT3 patients need an ICD：true or false? Heart Rhythm，2009，6（1）：113-120.

［12］ Maron BJ，Towbin JA，Thiene G，et al. Comtemporary difinitions and classification of the cardiomyopathies：an American Heart Association Scientifie Statement from the council on clinical cardiology. Circulation，2006，113（14）：1807-1816.

［13］ Lehnart SE，Ackerman MJ，Benson DW Jr，et al. Inherited arrhythmias：a National Heart，Lung，and Blood Institute and Office of Rare Diseases workshop consensus report about the diagnosis，phenotyping，molecular mechanisms，and therapeutic approaches for primary cardiomyopathies of gene mutations affecting ion channel function. Circulation，2007，116（20）：2325-2345.

［14］ 中华医学会心血管病学分会，中华心血管病杂志编辑委员会. 遗传性心脏离子通道病与心肌病基因检测中国专家共识. 中华心血管病杂志，2011，39（12）：1073-1082.

［15］ 中华心血管病杂志编辑委员会，心律失常循证工作组. 遗传性原发性心律失常综合征诊断与治疗中国专家共识. 中华心血管病杂志，2015，43（1）：5-21.

第二十二章　Brugada 综合征

第一节　国外指南的概述

一、Brugada 综合征的流行病学特征

1992 年，Brugada 兄弟报告了 8 例心电图 $V_1 \sim V_3$ 右胸前导联的 J 点和 ST 段抬高，类似右束支传导阻滞以及发生心脏性猝死的不明原因的一组症候群[1]。1996 年，此病被正式命名为 Brugada 综合征（Brugada syndrome，BrS）[2]。在此后的 20 多年，对 BrS 的认识不断深入，发现其病理生理学基础为心肌细胞离子通道相关蛋白基因突变；离子通道功能障碍是其特征心电图改变及室性心律失常发生的基础。流行病学研究总结 BrS 亚洲发病率为 0.1%～0.25%，显著高于欧美国家的 0.02%～0.1%[3]，但目前我国 BrS 发病率尚无准确报道。杨兵等对 1065 例健康汉族男性心电图筛查发现，Brugada 心电图发生率约 7.5‰[4]。BrS 临床平均发病年龄约 40 岁，男性患者约占 80%～90%[5]。BrS 临床基因学检测阳性率低，仅有约 20%～40% 的患者发现疑似基因学改变。SCN5A 突变仅占先证者的 11%～28%。钙离子通道蛋白基因，CACNA1C（Cav1.2，BrS3），CACNB2b（Cavβ2b，BrS4）和 CACNA2D1（$Ca_v\alpha2\delta$，BrS9）突变约占先证者的 13%。仍有许多 Brugada 综合征患者未能发现相关致病基因。

二、诊断、治疗与预后

2011 年，美国心律学会（HRS）/欧洲心脏节律学会（EHRA）发布了《心脏离子通道病与心肌病基因检测专家共识》[6]；2013 年，美国心律学会（HRS）/欧洲心律学会（EHRA）/亚太心律学会（APHRS）共同发布了《遗传性原发性心律失常综合征诊断与治疗专家共识》[7]。以上两共识基于已报道研究结果以及各国专家对 BrS 的诊断治疗经验，系统地对 Brugada 综合征基因检测、诊断、风险评估以及治疗进行了详细的阐述。

（一）Brugada 综合征的临床表现

BrS 相关症状包括：室颤或心脏性猝死生还（都夜间发生）、晕厥、夜间濒死呼吸、心悸及胸部不适。上述症状多于休息时或睡眠中发作，此外在发热及迷走神经功能亢进时也易发生。既往认为 BrS 患者无心脏结构改变，但近年来研究发现其可合并轻度右心室或左心室结构异常。

（二）Brugada 综合征的心电图诊断

BrS 心电图改变可依据 ST-T 形态分为三种，Ⅰ 型为"穹窿型"，J 点及 ST 段抬高≥2mV，合并 T 波倒置；Ⅱ 型为 J 点抬高≥2mV，ST 段抬高≥1mV，T 波直立或双向呈现"马鞍型"；Ⅲ 型可以表现为"穹窿型"或"马鞍型"但 ST 段抬高＜1mV。目前认为仅 1 型心电图改变可作为 Brugada 综合征诊断依据（自发或诱发），Ⅱ型和Ⅲ型仅为疑似诊断，需进一步药物及心内电生理评价。

需鉴别疾病包括：不典型右束支传导阻滞、左心室肥厚、早期复极、急性心包炎、急性心肌

缺血和梗死、急性脑卒中、肺栓塞、变异型心绞痛、主动脉夹层动脉瘤、各种中枢和自主神经系统异常、杜氏肌营养不良、维生素 B 缺乏、高血钾、高血钙、致心律失常性右心室心肌病、漏斗胸、低体温以及纵隔肿瘤等。

无症状 I 型心电图表现者，如合并以下情况支持 Brugada 综合征诊断：

（1）运动负荷高峰期抬高 ST 段减轻，并在恢复期重新抬高；

（2）伴有一度房室传导阻滞和 QRS 波电轴左偏；

（3）伴有房颤；

（4）信号平均心电图出现心室晚电位

（5）碎裂 QRS 波；

（6）心电图记录 ST-T 电交替、自发性左束支传导阻滞、室性早搏；

（7）电生理检查显示心室有效不应期＜200ms，HV 间期＞60ms；

（8）排除心脏结构性疾病包括心肌缺血。

表 22-1　Brugada 综合征诊断专家共识

1. 于右胸第 2、3 或 4 肋间至少 1 个导联记录到典型 I 型 BrS 心电图，或通过药物诱发记录到 I 型 BrS 心电图改变者，可诊断为 Brugada 综合征

2. 于右胸第 2、3 或 4 肋间大于 1 个导联记录到典型 II 型或 III 型 BrS 心电图，通过药物诱发记录到 I 型 BrS 心电图改变者，可诊断为 BrS

（三）Brugada 综合征的基因检测（表 22-2）

基因检测本身不能诊断 BrS，但对疑似病例可以协助临床诊断。家族成员特定基因突变检测，对发现基因突变相关个体、进行防治和随访管理起决定作用。

基因筛查结果不影响 BrS 治疗。然而，携带 SCN5A 突变的无症状个体应该预防或避免发热，及时使用解热药物降温，避免使用钠通道阻滞剂。临床诊断为 BrS 患者无论基因检测结果如何均应该进行预防性治疗。

（四）Brugada 综合征的危险分层

BrS 危险分层及预后判断指标目前主要以临

表 22-2　Brugada 综合征基因检测专家共识

I 类
　推荐家族成员及相关亲属进行特定突变检测
II a 类
　对于综合患者症状、查体、静息心电图/药物诱发心电图高度怀疑 BrS 者应行综合或 SCN5A 基因检测
III 类
　单纯 II 型或 III 型 BrS 心电图改变者不推荐进行基因检测

床变量判断为主，部分研究发现基因变异特征对预后判断亦有价值。共识认为具有室性心律失常事件病史的患者往往更容易再发心脏事件，猝死风险高；具有典型 I 型心电图特征且伴发晕厥者属高危；心电图碎裂 QRS 波及有效不应期（ERP）＜200ms 者猝死风险高。尽管大规模注册研究一致认为电生理检查对之前发生过猝死或晕厥的患者诱发率很高，但其在预测 BrS 结局方面的价值却未能达成共识。家族史和单纯 SCN5A 突变不能作为预后判断的指标，但特异变异，如截断蛋白或单核苷酸多态性可能对预后有提示作用。

（五）Brugada 综合征的治疗

目前 ICD 植入被认为是 BrS 唯一有效的治疗措施，但也存在诸多问题。如年轻患者面临多次更换的问题，且有队列研究发现 ICD 植入存在放电率低、并发症高的特点。无症状 BrS 患者不推荐进行 ICD 植入治疗，对此类患者需进行详细的病情评估（年龄、性别、心电图及电生理检查）。

BrS 的药物治疗主要目的在于通过离子通道调节药物，抑制瞬时外向钾电流或增加内向钠钙离子流。异丙肾上腺素及奎尼丁是目前被推荐使用的有效药物。异丙肾上腺素可增加 L 型钙离子流，对抑制 Brugada 电风暴有效；奎尼丁可阻断 I_{to} 和 I_{kr}，降低 2 相折返发生率预防室速/室颤发生。奎尼丁应用指征包括以下 3 方面：①已植入 ICD，并且有多次放电；②有 ICD 植入禁忌证；③伴有需要治疗的室上性心律失常。

射频消融在部分高风险植入 ICD 患者中证明有效，Nademanee 等已初步尝试右心室流出道心外膜消融可预防 BrS 患者室颤发生，然而目前尚无大样本研究结果。具体推荐见表 22-3。

表 22-3　Brugada 综合征治疗专家共识

Ⅰ类
1. 如下生活方式改变适用于所有 BrS 患者：
　（1）避免使用导致右胸导联 ST 段抬高的药物（Brugadadrug.org）
　（2）避免饮酒过量
　（3）发热后尽快使用退热药物
2. 以下确诊 BrS 患者推荐植入 ICD 治疗
　（1）心脏性猝死生还者，和（或）
　（2）记录到持续性室速伴或不伴晕厥者

Ⅱa类
1. ICD 植入适用于自发的Ⅰ型 BrS 心电图，且合并室性心律失常性晕厥者
2. 奎尼丁可用于 24h 内曾有两次室速/室颤发生者
3. 奎尼丁亦可用于以下 BrS 患者：
　（1）需要植入 ICD 治疗，但存在禁忌证或不愿植入者
　（2）曾有室上性心律失常发生病史者
4. 异丙肾上腺素可用于抑制 BrS 患者心律失常电风暴

Ⅱb类
1. 对于心内电生理检查可诱发室颤的 BrS 患者推荐植入 ICD 治疗
2. 奎尼丁可用于无症状具有Ⅰ型心电图特征的 BrS 患者
3. 对于具有心律失常电风暴史或 ICD 反复放电的患者可进行导管消融治疗

Ⅲ类
ICD 植入不推荐用于：无症状的 BrS 患者、具有Ⅰ型心电图特征或具有猝死家族史者

第二节　国外指南各个版本之间的变迁和变化依据

　　首个涉及 BrS 的专家共识最早发表在 2006 年由美国心脏协会（AHA）起草的关于心肌病的最新定义和分类[8]中。共识中仅非常简短地介绍了 BrS 的定义及临床特点，指出其致病基因为 *SCN5A*，并未对其诊断及治疗提出建议。2007 年，美国国立心肺与血管研究所和罕见疾病办公室发表了关于基因突变影响离子通道功能所致原发性心肌病的诊断、临床表现、分子机制和治疗的专家共识报告[9]。此共识以突变基因及受累通道作为分类依据对遗传性心律失常进行了阐述，因 BrS 致病基因和涉及受累通道种类繁多故被分散在各个章节中，没有系统论述。直至 2011 年，HRS/EHRA 发布的《心脏离子通道病与心肌病基因检测专家共识》中对 BrS 基因检测的意义进行了详细阐述，并做出了相应指导（详细内容见上文）。国际上最新的涉及 BrS 相关共识发布于 2013 年，HRS/EHRA/APHRS 的专家经过对文献的回顾，结合自身临床经验对原发性遗传性心律失常综合征的诊断和治疗进行了详细说明，相关内容在上文中已简要概述。需要指出的是因遗传性心律失常具有发病率低的特点，很难进行随机对照试验，所以共识中数据均来自于个案或小样本研究结果，参考价值有限。

第三节　国外指南与我国指南的差异

　　我国涉及 BrS 的共识主要有两个：2011 年，中华医学会心血管病学分会和《中华心血管病杂志》编辑委员会共同发布的《遗传性心脏离子通道病与心肌病基因检测中国专家共识》[10]；2015 年《中华心血管病杂志》编辑委员会心律失常循证工作组发布的《遗传性原发性心律失常综合征诊断与治疗中国专

家共识》[11]。因 BrS 发病率低我国尚无大样本的临床研 究，故以上两个指南基本采用了美国及欧洲的推荐。

第四节　国外指南在我国的实际应用状况

BrS 亚洲人群发病率显著高于欧美人群，我国亦有不少关于 BrS 报道。因特征性 BrS 波形与急性心肌梗死心电图表现类似，故此疾患在临床中亦受到重视。但目前基层医院医生对此症认识尚有不足，且基因检测目前并不普及，以上均影响了相关共识内容的临床普及和执行。

第五节　指南在预防-治疗-康复一体化中的作用

上述共识对 BrS 的临床表现、风险评估及治疗进行了系统的阐述，使得临床医生在实际工作中能对 BrS 做出正确的判断，且通过危险分层能够对患者病情预后做出正确的判断。共识中详细的治疗建议也对临床治疗做出了指导，结合详细的基因检测可以对患者进行有针对性的个体化治疗。

（白　融）

参考文献

[1] Brugada P, Brugada J. Right bundle branch block, persistent ST segment elevation and sudden cardiac death：a distinct clinical and electrocardiographic syndrome：a multicenter report. J Am Coll Cardiol, 1992, 20：1391-1396.

[2] Miyazaki T1, Mitamura H, Miyoshi S, et al. Autonomic and antiarrhythmic drug modulation of ST segment elevation in patients with Brugada syndrome. J Am Coll Cardiol, 1996, 27 (5)：1061-1070.

[3] Murakoshi N1, Aonuma K. Epidemiology of arrhythmias and sudden cardiac death in Asia. Circ J, 2013, 77 (10)：2419-2431.

[4] 杨兵，曹克将，单其俊，等. 1065 例健康汉族人 Brugada 心电图征发生率的初步调查. 中华心律失常学杂志，2005，9 (3)：214-217.

[5] Murakoshi N1, Aonuma K. Epidemiology of arrhythmias and sudden cardiac death in Asia. Circ J, 2013, 77 (10)：2419-2431.

[6] Ackerman MJ1, Priori SG, Willems S, et al. HRS/EHRA Expert Consensus Statement on the State of Genetic Testing for the Channelopathies and Cardiomyopathies. Heart Rhythm, 2011, 8 (8)：1308-1339.

[7] Priori SG1, Wilde AA, Horie M, et al. HRS/EHRA/APHRS Expert Consensus Statement on the Diagnosis and Management of Patients with Inherited Primary Arrhythmia Syndromes. Heart Rhythm, 2013, 10 (12)：1932-1963.

[8] Maron BJ, Towbin JA, Thiene G, American Heart Association；Council on Clinical Cardiology, Heart Failure and Transplantation Committee；Quality of Care and Outcomes Research and Functional Genomics and Translational Biology Interdisciplinary Working Groups；Council on Epidemiology and Prevention. Contemporary Difinitions and Classification of the Cardiomyopathies：an American Heart Association Scientific Statement from the council on clinical cardiology. Circulation, 2006, 113 (14)：1807-1816.

[9] Lehnart SE1, Ackerman MJ, Benson DW Jr, et al. Inherited arrhythmias：a National Heart, Lung, and Blood Institute and Office of Rare Diseases workshop consensus report about the diagnosis, phenotyping, molecular mechanisms, and therapeutic approaches for primary cardiomyopathies of gene mutations affecting ion channel function. Circulation, 2007, 116 (20)：2325-2345.

[10] 中华医学会心血管病学分会，中华心血管病杂志编辑委员会. 遗传性心脏离子通道病与心肌病基因检测中国专家共识. 中华心血管病杂志，2011，39 (12)：1073-1082.

[11] 中华心血管病杂志编辑委员会心律失常循证工作组. 遗传性原发性心律失常综合征诊断与治疗中国专家共识. 中华心血管病杂志，2015，43 (1)：5-21.

第二十三章　儿茶酚胺敏感性多形性室性心律失常

儿茶酚胺能诱发一些无任何心脏结构及心电图异常的患者发生双向性或多形性室性心动过速，即儿茶酚胺敏感性多形性室性心动过速（catecholaminergic polymorphic ventricular tachy-cardia，CPVT）。CPVT 是一种罕见的遗传性心律失常综合征，了解和掌握 CPVT 的临床特点、诊疗策略十分必要，本文将结合指南就 CPVT 的相关问题进行阐述。

第一节　儿茶酚胺敏感性多形性室性心动过速的流行病学特征

一、分子遗传学

目前的研究证明 CPVT 具有家族聚集现象，属于遗传性疾病，其遗传模式主要有两种：由 RYR2 基因突变引起，此为常染色体显性遗传；还有相对较少的一部分为 CASQ2 基因突变引起，此为常染色体隐性遗传。两种基因都参与心肌细胞肌浆网的钙离子释放，影响兴奋收缩耦联，可以说 RyR2 通道和 CASQ2 蛋白功能异常可使心肌细胞内的钙稳态发生异常，使膜电位出现剧烈的震荡和延迟后除极。分子遗传学检测发现，先证者中约有 50% 存在杂合子 RyR2 基因突变、有 2% 存在纯合子 CASQ2 基因突变。以往研究结果普遍认为，只有当患者一对等位基因都异常时才出现临床病理表现，而杂合子患者的突变基因几乎不表达，但最近有报道杂合子 CASQ2 基因突变也可能会引发 CPVT 临床表现[1-5]。

KCNJ2 是 LQT7 的致病基因、Ank2 基因突变可致 LQT4，近期研究发现 KCNJ2 或 Ank2 基因突变携带者可表现为儿茶酚胺介导的双向性室速，但不能明确其是导致了类似 CPVT 的表型，还是这种突变导致了新的 CPVT 类型。另外还有发现 TRDN 基因及 CALM1 基因可能与 CPVT 有关[6-9]。

二、发病率和临床表现

CPVT 主要见于儿童和青少年，其临床表现通常为运动或情绪激动后出现晕厥[10]，一些轻微的临床症状表现为运动后出现心悸或眩晕，但不幸的是一些患者首发表现就是心脏性猝死（sudden cardiac death，SCD），并且越来越多的学者认为其可能是心脏结构无异常的青年男性不能解释的 SCD 的原因[11]。一些基于小样本研究的有限数据统计表明 35% 患者在 10 岁以前、75% 患者在 20 岁以前出现症状[12]；家系调查发现，大概 30% 的患者家系中一个或多个成员有早期猝死史，猝死多数发生在儿童期，但也可见较晚期的猝死（20 岁以后）[13]。Leenhardt 等研究表明，CPVT 患者首发症状出现在（7.8±4）岁。在大多数情况下，即使患者直到成年期才发病，但实际上症状在儿童早期就已存在，首次出现晕厥的年龄与疾病的严重程度相关，年龄越小、预后越差。

存在 RyR2 基因缺陷的 CPVT 患者的发病年

龄小，平均（8±2）岁，心脏事件大多数发生在儿童期，20 岁之内 60% 以上的患者有过至少一次心脏事件（晕厥或心搏骤停），并且男性患者在年轻时心脏事件的危险性很高。*RyR2* 相关性 CPVT

并非都表现为双向性室速，先证者中大概有 40% 的患者表现为多形性室速。存在 *CASQ2* 突变的患者数量有限，*CASQ2* 相关的 CPVT 缺乏双向性室速，常表现为高度不规则和多形性室速。

第二节　国内外指南对儿茶酚胺敏感性多形性室性心动过速的临床诊断和治疗概述

一、2011 澳大利亚和新西兰心脏学会（CSANZ）指南

（一）诊断

CPVT 患者静息时心电图一般无明显异常，在运动负荷试验时可出现高度可重复的心律紊乱，心律失常的心率阈值一般在 100～120 次/分。随着运动负荷的增加，室性心律失常会变得越来越复杂，从单个室早到室早二联律，变成非持续性室速，再发展为持续性室速，甚至最终会演变为室颤。室速常常表现为多形性或双向性，双向性室速是 CPVT 相关性心律失常的典型特征（图 23-1），如 CPVT 患者没有 QRS 向量规律的变化，则表现为不规则的多形性室速。

在运动试验中也常常会出现快速性房性心律失常，并且多发生在室速、室颤出现之前。有些资料显示 CPVT 患者运动时，血清中的儿茶酚胺浓度尚无明显增加时，即可出现房性或室性心律失常，说明 CPVT 患者心房和心室对生理性交感神经的激动敏感性增加[14-15]。

CSANZ 对 CPVT 的临床诊断主要是基于家族史（图 23-2）。

（二）风险评估

应用 β 受体阻滞剂时，仍发生室颤和持续性或血流动力学不稳定性室速的患者考虑为高危。

（三）治疗

（1）患者：主要治疗手段包括避免诱发因素；应用 β 受体阻滞剂、钙通道阻滞剂、氟卡尼、

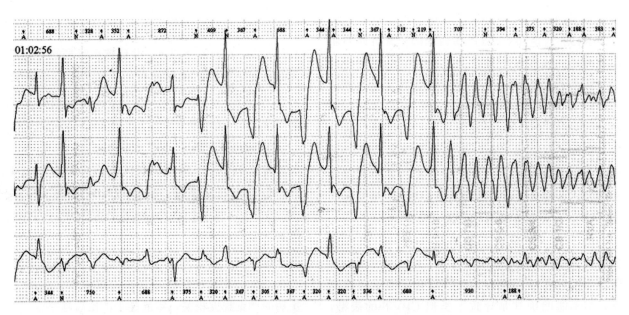

图 23-1　双向性室速（bVT）恶化进展为尖端扭转型室性心动过速（TdP）

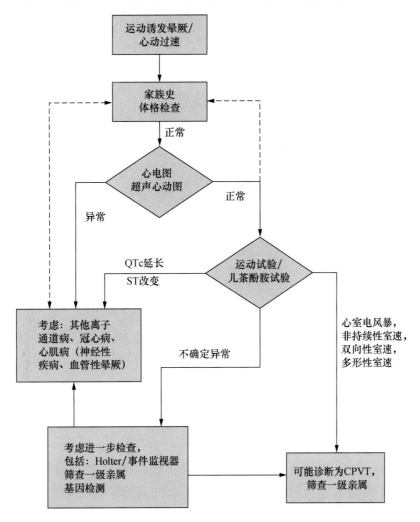

图 23-2　CSANZ 诊断流程图

ICD、左侧颈交感神经切除术。

（2）无症状家系成员：一级亲属应进行心电图、动态心电图及运动试验评估；超声心动图可以协助诊断及鉴别；基因检测可能鉴别出 CPVT 相关突变基因的无症状携带者。

二、2013 年 HRS/EHRA/APHRS 遗传性心律失常综合征患者诊断和治疗专家共识

（一）诊断

CPVT 患者静息心电图正常，偶尔心率低于正常范围。临床诊断主要依据运动激发试验、动态心电图监测。无论是否能诱发双向性室速或多形性室速，程序刺激对 CPVT 的诊断及预后均无

价值。肾上腺素或异丙肾上腺素激发试验可以模拟 CPVT 心律失常发作，有助于不能进行运动试验患者的诊断。运动诱发的房性心律失常是 CPVT 的临床表型之一。

以下情况共识推荐诊断为 CPVT：①＜40 岁的患者，心脏结构和心电图正常，不能解释的运动或儿茶酚胺诱发的双向性室速或多形性室早/室速。②患者（先证者或家系成员）有明确的 CPVT 致病基因的突变。③CPVT 先证者家系成员，无器质性心脏疾病，运动后诱发室性早搏或双向性/多形性室速。④＞40 岁的无心脏器质性疾病和冠状动脉疾病、心电图正常患者，运动或儿茶酚胺可诱发双向性室速或多形性室早/室速应考虑诊断为 CPVT。

（二）风险评估

患者心律失常事件高风险指心搏骤停而非晕

厥；诊断于童年时期，即发病早，预示预后不良；未用β受体阻滞剂是心律失常的独立预测因素；运动试验出现复杂性异位心律是预后更差的标记；RYR2羧基端突变相较于氨基端突变，更易发生非持续性室速。

（三）治疗

β受体阻滞剂是CPVT一线用药，Nadolol是一种长效药物，适于预防用药，但一些国家并未应用，说明其他一些非选择性β受体阻滞剂具有相似有效性。ICD的选择须在合理的药物应用基础上，筛选恰当的适应证，并在植入后进行合理的管理。维拉帕米未见明显获益[16]。氟卡尼可以减少有限患者的室性心律失常[17-18]。左心交感神经去除术（LCSD）小型系列研究表明短期结果令人鼓舞，但需长期随访研究，而且LCSD在很多中心无条件应用，但仍充满良好前景[19-21]。射频消融是难治性CPVT的附属治疗，目前经验有限[22]。

1.Ⅰ类推荐

改变生活方式：诊断为CPVT的患者建议改变以下生活方式 ①限制/避免竞技类运动；②限制/避免剧烈运动；③减少处于有精神压力的环境。

β受体阻滞剂：所有诊断为CPVT的有症状患者建议服用β受体阻滞剂。

植入ICD：诊断为CPVT的患者，在药物治疗、改变生活方式和（或）LCSD后，仍有心搏骤停史、晕厥史或双向/多形性室速者建议植入ICD。

2.Ⅱa类推荐

氟卡尼（氟卡胺）可能有效：诊断为CPVT的患者，在口服β受体阻滞剂后，仍有晕厥史或双向/多形性室速发作，可以加服氟卡胺。

β受体阻滞剂可能有效：携带CPVT致病突变基因、无临床表现的患者，可以服用β受体阻滞剂。

3.Ⅱb类推荐

LCSD可考虑应用：诊断为CPVT患者，应用β受体阻滞剂，仍反复发生晕厥或双向/多形性

室速/严重的ICD不恰当放电者；β受体阻滞剂不耐受或禁忌者。

4.Ⅲ类推荐

ICD作为独立治疗手段不推荐用于无症状CPVT患者。

程序性电刺激不推荐用于CPVT患者。

（四）家系成员评估

家系成员（兄弟姐妹、父母）应进行临床评价及基因检测以鉴别出心律失常高危的未诊断及无症状携带者，并给予相应治疗。基因阳性，即使运动试验阴性也推荐应用β受体阻滞剂[23]。

三、2015年ESC室性心律失常和心脏性猝死指南

（一）CPVT诊断

心脏结构及心电图正常的患者，运动或情绪可诱发出双向或多形性室速（Ⅰ，C）；携带RyR2或CASQ2致病基因突变亦可诊断（Ⅰ，C）。此推荐诊断标准概括为心电图及基因两方面，而对于年龄、家系成员等并未进行细化分类。

（二）风险评估

儿童期患病、未用β受体阻滞剂及足量应用β受体阻滞剂时运动试验仍出现持续性复杂心律失常均为SCD的独立危险因素。

（三）治疗

（1）建议改变生活方式：避免参加竞技运动、高强度锻炼和应激环境（Ⅰ，C）。

（2）存在自发或负荷诱发室性心律失常的患者建议应用β受体阻滞剂（Ⅰ，C）。

（3）在优化药物治疗下仍出现心搏骤停、反复晕厥或双向/多形性室速的患者推荐植入ICD合并β受体阻滞剂，用或不用氟卡尼[24]（Ⅰ，C）。

（4）基因学阳性即使运动试验阴性的家庭成员，可考虑β受体阻滞剂（Ⅱa，C）。

（5）应用β受体阻滞剂，仍反复发生晕厥或

多形/双向性 VT 的患者，若有 ICD 植入风险或禁忌、ICD 不能获得或患者拒绝时；以及植入 ICD 和应用 β 受体阻滞剂的患者为减少 ICD 放电，均可应用氟卡尼（Ⅱa，C）。

（6）已植入 ICD 的患者，可考虑在应用 β 受体阻滞剂基础上，应用氟卡尼减少 ICD 放电次数（Ⅱa，C）。

（7）已用 β 受体阻滞剂或联合氟卡尼，对 β 受体阻滞剂不耐受或存在禁忌，发生反复晕厥或多形/双向性 VT 及 ICD 反复放电者，可考虑行 LCSD[25-26]（Ⅱb，C）。

（8）电生理检查和程序性心室刺激无诊断及判断预后的价值，不建议用于 SCD 危险分层（Ⅲ，C）。

CPVT 与细胞内钙调控的异常有关，基因检测对该病患者的诊治至关重要，症状发生前获得该病的诊断可以及时对这种高致命性的疾病采取改变生活方式等手段进行预防，早期诊断和治疗是非常重要的。

四、2015 遗传性原发性心律失常综合征诊断与治疗中国专家共识

CPVT 诊断标准与 2013 年 HRS/EHRA/APHRS 专家共识基本一致。

（曲秀芬　郭　帅）

参考文献

[1] Priori SG，Napolitano C，Tiso N，et al. Mutations in the cardiac ryanodinereceptor gene（hRyR2）underlie catecholaminergic polymorphic ventriculartachycardia. Circulation，2001，103：196-200.

[2] Laitinen PJ，Brown KM，Piippo K，et al. Mutations of the cardiac ryanodinereceptor（RyR2）gene in familial polymorphic ventricular tachycardia. Circulation，2001，103：485-490.

[3] Lahat H，Pras E，Olender T，et al. A missense mutation in a highlyconservedregion of CASQ2 is associated with autosomal recessive catecholamine-inducedpolymorphic ventricular tachycardia in Bedouin families

from Israel. Am J Hum Genet，2001，69：1378-1384.

[4] Lahat H，Eldar M，Levy-Nissenbaum E，et al. Autosomal recessive catecholamine- or exercise-induced polymorphic ventricular tachycardia：clinical features and assignment of the disease gene to chromosome 1p13-21. Circulation，2001，103：2822-2827.

[5] Medeiros-Domingo A，Bhuiyan ZA，Tester DJ，et al. The RYR2-encoded ryanodine receptor/calcium release channel in patients diagnosedpreviouslywith either catecholaminergic polymorphic ventricular tachycardia or genotype negative，exercise-induced long QT syndrome：a comprehensive open reading frame mutational analysis. J Am Coll Cardiol，2009，54：2065-2074.

[6] Michael H. Gollob，Louis Blier，Ramon Brugada，et al. Recommendations for the Use of Genetic Testing in the Clinical Evaluation of Inherited Cardiac ArrhythmiasAssociated with Sudden Cardiac Death：Canadian-Cardiovascular Society/Canadian Heart Rhythm Society Joint Position Paper. Canadian Journal of Cardiology，2011，27：232-245.

[7] Vega AL，Tester DJ，Ackerman MJ，et al. Protein kinase A-dependentbiophysical phenotype for V227F-KCNJ2 mutation in catecholaminergicpolymorphic ventricular tachycardia. Circ Arrhythm Electrophysiol，2009，2：540-547.

[8] Bhuiyan ZA，Hamdan MA，Shamsi ET，et al. A novel early onset lethal form of catecholaminergic polymorphic ventricular tachycardia maps to chromosome7p14-p22. J Cardiovasc Electrophysiol，2007，18：1060-1066.

[9] Mohler PJ，Splawski I，Napolitano C，et al. A cardiac arrhythmia syndrome caused by loss of ankyrin-B function. Proc Natl Acad Sci，2004，101：9137-9142.

[10] Priori SG，Wilde AA，Horie M，et al. Executive summary：HRS/EHRA/APHRS expert consensus statement on the diagnosis and management of patients with inherited primary arrhythmia syndromes. Europace，2013，15：1389-1406.

[11] Priori SG，Napolitano C，Memmi M，et al. Clinical and molecularcharacterization of patients with catecholaminergic polymorphic ventricular tachycardia. Circulation，2002，106：69-74.

[12] Pflaumer A，Davis AM. Guidelines for the diagnosis

and management of Catecholaminergic Polymorphic Ventricular Tachycardia. Heart Lung Circ, 2012, 21: 96-100.

[13] Leenhardt A, Lucet V, Denjoy I, et al. Catecholaminergic polymorphicventricular tachycardia in children. A 7-year follow-up of 21 patients. Circulation, 1995, 91: 1512-1519.

[14] van der Werf C, Zwinderman AH, Wilde AA. Therapeutic approach for patients with catecholaminergic polymorphic ventricular tachycardia: state of the art and future developments. Europace, 2012, 14: 175-183.

[15] Venetucci L, Denegri M, Napolitano C, et al. Inherited calcium channelopathies in the pathophysiology of arrhythmias. Nat Rev Cardiol, 2012, 9: 561-575.

[16] Rosso R, Kalman JM, Rogowski O, et al. Calcium channel blockers and betablockers versus beta-blockers alone for preventing exercise-induced arrhythmias in catecholaminergic polymorphic ventricular tachycardia. Heart Rhythm, 2007, 4: 1149-1154.

[17] van der Werf C, Kannankeril PJ, Sacher F, et al. Flecainide therapy reducesexercise-induced ventricular arrhythmias in patients with catecholaminergicpolymorphic ventricular tachycardia. J Am Coll Cardiol, 2011, 57: 2244-2254.

[18] Watanabe H, Chopra N, Laver D, et al. Flecainide prevents catecholaminergicpolymorphic ventricular tachycardia in mice and humans. Nat Med, 2009, 15: 380-383.

[19] Gopinathannair R, Olshansky B, Iannettoni M, et al. Delayed maximal response to left cardiac sympathectomy for catecholaminergicpolymorphic ventriculartachycardia. Europace, 2010, 12: 1035-1039.

[20] Chen SY, Cucchiaro G, Bushman G. The role of thoracic epidural blockade in predicting responsiveness to left sympathetic denervation in patients withcatecholaminergic polymorphic ventricular tachycardia. J Cardiothorac Vasc Anesth, 2011, 25: 844-846.

[21] Coleman MA, Bos JM, Johnson JM, et al. Videoscopic left cardiac sympatheticdenervation for patients with recurrent ventricular fibrillation/malignant ventricular arrhythmia syndromes besides congenital long-QT syndrome. Circ Arrhythm Electrophysiol, 2012, 5: 782-788.

[22] Kaneshiro T, Naruse Y, Nogami A, et al. Successful catheter ablation of bidirectional ventricular premature contractions triggering ventricular fibrillation in catecholaminergic polymorphic ventricular tachycardia with RyR2mutation. Circ Arrhythm Electrophysiol, 2012, 5: e14-e17.

[23] Hayashi M, Denjoy I, Extramiana F, et al. Incidence and risk factors of arrhythmic events in catecholaminergic polymorphic ventricular tachycardia. Circulation, 2009, 119: 2426-2434.

[24] Roses-Noguer F, Jarman JW, Clague JR, et al. Outcomes of defibrillator therapy in catecholaminergic polymorphic ventricular tachycardia. Heart Rhythm, 2014, 11: 58-66.

[25] Olde Nordkamp LR, Driessen AH, Odero A, et al. Left cardiac sympathetic denervation in the Netherlandsfor the treatment of inherited arrhythmia syndromes. Neth Heart J, 2014, 22: 160-166.

[26] Hofferberth SC, Cecchin F, Loberman D, et al. Left thoracoscopicsympathectomy for cardiac denervation in patients with life-threatening ventricular arrhythmias. J Thorac Cardiovasc Surg, 2014, 147: 404-409.

第二十四章　短 QT 综合征

短 QT 综合征（short QT syndrome，SQTS）是最晚被认识的一种原发性遗传性心电紊乱疾病，以心脏结构正常而心电图 QT 间期异常缩短为特征，因其具有高发恶性心律失常、晕厥和心脏性猝死（sudden cardiac death，SCD）的风险而受到心脏科医生和研究者的高度关注。

早在 1993 年，Algra 等[1]通过回顾性分析 6693 例患者的动态心电图参数，发现 QT 间期缩短（＜400ms）较 QT 间期正常者 SCD 危险性增加 2.4 倍。2000 年，Gussak 等[2]通过分析 4 例特异性 QT 间期缩短的病例，其中 1 例 37 岁患者发生 SCD，首次提出短 QT 间期为一种临床综合征。直至 2003 年，Gaita 等[3]报道了 2 个短 QT 间期家系均与晕厥、SCD 有关，据此将该临床症候群正式命名为 SQTS。此后，SQTS 的临床、遗传学及细胞生理学研究取得了一定进展，其诊断和防治措施逐渐被专家学者认识并引起广泛关注。自 2006 年以来国内外相继颁发的相关指南和专家共识已将 SQTS 的研究成果纳入分析，对相关文献进行回顾和总结，探讨 SQTS 研究领域的争论焦点，并对其诊断和 SCD 防治措施提出相应推荐，以指导临床医生规范化诊治 SQTS，最终达到降低 SCD 发病率的目的。

第一节　国外指南中短 QT 综合征诊治相关推荐及变迁

尽管全球有关 SQTS 的临床、遗传学及细胞生理学研究有限，但由于 SQTS 可致 SCD 且多发于青年后期和成年早期，2006 年美国心脏协会（AHA）颁布的 SCD 防治指南[4]首次将 SQTS 的相关研究成果纳入。该指南对当时已有的 SQTS 相关文献进行简要概述，提出 QT 间期诊断值尚存在争议，且在治疗方面 ICD 的有效性并不十分清楚。另外明确了 3 个致病基因（KCNH2、KCNQ1、KCNJ2）[5-7]，同时提出通过基因检测可能有助于寻找 SQTS 致病基因携带者，然而其对 SQTS 个体进行危险分层是否有益尚不明确。

国际上最早有关遗传性心律失常的专家共识为 2006 年 AHA 颁布的《心肌病的最新定义与分类》，专家学者将 SQTS 定义为由基因突变引起离子通道蛋白功能异常从而增加心律失常发病风险的一种心电紊乱疾病，并将其归为离子通道疾病。然而由于当时 SQTS 的相关临床报道有限，并未对 SQTS 的诊治做进一步的阐述。

2011 年，美国节律学会（HRS）和欧洲心脏节律学会（EHRA）联合颁布了国际首个《遗传性心脏离子通道病与心肌病基因检测专家共识》[8]，该共识首次系统评估基因检测在遗传性心脏疾病中的应用价值，重点阐述了长 QT 综合征（long QT syndrome，LQTS）、儿茶酚胺敏感性室性心动过速（catecholaminergic polymorphic ventricular tachycardia，CPVT）、Brugada 综合征（Brugada syndrome，BrS）、进行性心脏传导疾病（cardiac conduction disease，CCD）以及 SQTS 等 13 种遗传性心脏离子通道病与心肌病中基因检测的作用，及其检测结果对诊断、治疗和预后的影响。结合文献资料可以看出，SQTS 的发病年龄倾向于年轻化，甚至可于婴幼儿时期发病，其临床表现具有高度异质性，可从无症状到心房颤动发生、反复晕厥甚至猝死发作。然而 SQTS 临床诊断仍具挑战性，其 QT 间期诊断标准值尚不明确。一项芬兰的大型流行病学调查数据显示[9]，97.5％男性 QTc 大于 348ms，而女性 QTc 大于 364ms。其他来自美国、日本和瑞士[10-12]的相关类似研究结果发现 QTc 平均值在 400ms 至 410ms 之间，而低于均值两个标准差的数值分别为男性 350ms 和女性 365ms。这些研究数据可为 SQTS 的临床诊断提供参考和依据。SQTS 治疗主要包括预防 SCD 的 ICD 植入，或者口服奎尼丁以延长 QT 间期。然而其有效性还有待大规模队列研究及其长期随访数据来明确。在遗传学方面，SQTS 被定义为一类常染色体显性遗传疾病，钾通道基因突变（KCNH2、KCNQ1、KCNJ2）的功能获得性改变可致 SQTS，它们与近 20％的 SQTS 发病有关。除此之外，也有个别报道 CACNA1C 或 CACNB2b 基因突变可引起 SQTS。通过评估基因检测对 SQTS 的诊断、治疗和预后的影响，该指南中专家学者做出以下推荐：对 SQTS 致病基因突变携带者的家庭成员和相关亲属进行特定突变位点的基因检测（Ⅰ类推荐）；对临床上心脏病专家基于病史、家族史和心电图表型高度怀疑 SQTS 的个体，可考虑进行 KCNH2、KCNQ1 和 KCNJ2 基因检测（Ⅱb 类推荐）。该指南首次对基因检测在遗传性心脏离子通道病和心肌病的诊治中的作用进行了详细阐述，为临床医生诊治 SQTS 患者时是否推荐基因检测提供指导和帮助，且将基因检测有效应用于 SQTS 的临床决策中，可帮助早期发现潜在高危患者。

此后，美国心律学会（HRS）/欧洲心律学会（EHRA）/亚太心律学会（APHRS）于 2013 年联合发布了国际首个《遗传性心律失常综合征患者诊断和治疗专家共识》[13]。基于近年来的 SQTS 相关研究成果及临床数据，该专家共识首次对 SQTS 的诊断和治疗给出相应推荐。首先，诊断方面：①当心电图提示 QTc≤330ms 时即可诊断 SQTS；②当 QTc＜360ms 且患者合并以下一个以上特征可以考虑诊断 SQTS：携带致病突变基因、SQTS 家族史、年龄≤40 岁的家庭成员猝死、未合并心脏疾病而于 VT/VF 发作后幸存者。其次，治疗方面：①对于既往心搏骤停或持续 VT/VF 发作的 SQTS 幸存者，推荐 ICD 植入（Ⅰ级）；②对于有 SCD 家族史的无症状 SQTS 患者可考虑 ICD 植入、奎尼丁或者索他洛尔治疗（Ⅱb 级）。

由于目前关于 SQTS 的相关文献有限，现有指南仅对 SQTS 相关诊断、治疗、基因检测等方面做出等级推荐，并未给出各推荐等级的证据水平。因此，包括 SQTS 在内的所有遗传性心律失常指南均为专家学者基于自身的研究经历以及现有的相关文献回顾分析的基础上所达成的共识。

另外，Gollob MH 等[18]进行一项最大规模的 SQTS 临床研究，通过对文献报道的 61 例 SQTS 患者临床和基础研究资料进行分析，参照普通人群心电图参数，结合 SQTS 患者临床症状、家族史和基因检测结果，提出了最新的 SQTS 诊断标准并在 2011 年 JACC 杂志上公布。然而该评分方案尚未被专家共识采纳用于辅助诊断，尚有待于更大规模队列研究以证实其对诊断的价值。

第二节　我国短 QT 综合征诊治推荐和专家共识

我国有关 SQTS 的病例最早发表于 1994 年的中国医科大学学报，傅勇等学者报道了 1 例 24 岁女性患者，其 QT 间期 270ms，反复发生尖端扭转型室性心动过速、心室颤动、晕厥和抽搐。1997 年张绍良等学者在《中华医学遗传学杂志》报道 1 个短 QT 间期并多形性室性心动过

速的家系，3 代 41 位家庭成员中 11 人患病，其中 9 人发生猝死。可见，尽管我国专家学者错过了参与 SQTS 命名的机会，为本综合征的发现也提供了宝贵的资料。尽管相关文献有限，我国研究者们对 SQTS 的认识不断深入，因具有发生 SCD 的风险而一直高度关注 SQTS 的诊治。近年来，参考国际相

关指南以及国内外的临床研究成果，我国专家学者制定相关专家共识，旨在归纳目前国际国内有关 SQTS 的临床特征、诊断方法、治疗策略以及基因检测建议，有助于规范和提高我国 SQTS 的诊治水平，防治 SCD 发生。

2011 年，中华医学会心血管病学分会和《中华心血管病杂志》编辑委员会专家组根据国内外研究进展和专家学者自身的研究经历发布了《心脏离子通道病与心肌病基因检测中国专家共识》，为我国遗传性心律失常基因检测提供了指导性意见。在该共识中，诊断 SQTS 的 QT 间期判定标准为男性 QTc＜360ms 和女性 QTc＜365ms。我国有关 SQTS 的病例报告共 17 篇，包括 1 个家系和 40 例散发 SQTS，3 个致病基因被报道，包括 *KCNH2*[14]、短 QT 合并 Brugada 波的 *SCN5A* 基因[15]及其 *KCNQ1* 基因[16]。参考 2011 年 HRS/EHRA 颁发的国际《遗传性心脏离子通道病与心肌病基因检测专家共识》，我国专家组在基因检测对 SQTS 诊治和预后的作用和影响方面提出了类似建议，推荐家族成员及其他相关亲属进行特定突变位点检测（Ⅰ类推荐），且基因检测结果能够影响 SQTS 的治疗策略、预防措施及生活方式的选择（具体见表 24-1）。目前已有研究显示对已知 SQTS 致病基因进行检测可有助于指导治疗[17]。通常 *KCNJ2* 突变阳性而无症状患者发生不良事件的可能性较小而不建议植入 ICD；*KCNH2* 突变阳性患者更容易出现心律失常事件，推荐 ICD 植入。由于目前国人患者遗传学资料有限，临床医生和患病个体很难决定是否根据基因型进行 ICD 植入。

2015 年，在《中华心血管病杂志》编辑委员会的倡议下，联合中国心律学会组织国内该领域的专家学者共同撰写《遗传性原发性心律失常综合征诊断与治疗中国专家共识》，该共识的撰写主要是参照国际上该领域的指导性文献及共识，总结国内外

最近的基础研究成果和临床相关文献，以及目前的争论焦点或未解决的问题进行讨论，目的是为遗传性心律失常综合征的诊断、危险分层和治疗提供中国专家临床指导建议。该专家共识指出 SQTS 的诊断仍存在争议，其焦点在于 QTc 下限分界值的确定问题。尽管如此，我国专家组借鉴国际指南对 SQTS 的诊断和治疗做出相应类似推荐，将 QTc≤330ms 作为诊断标准，并对心搏骤停幸存者及反复发作持续性室性心动过速/心室颤动的 SQTS 患者，推荐植入 ICD（详见表 24-2）。

表 24-1　SQTS 基因检测推荐及其意义

推荐等级	推荐内容	意义
Ⅰ类推荐	推荐 SQTS 个体的家族成员及其他相关亲属进行特定突变位点检测	基因检测结果能够影响 SQTS 治疗策略、预防措施及生活方式的选择
Ⅱb 类推荐	对于临床高度怀疑 SQTS 个体，根据其病史、家族史及心电图表型，可以考虑检测 *KCNH2*、*KCNQ1* 及 *KCNJ2* 基因	基因检测结果对治疗或预防措施选择无意义，或者检测基因的范围太广而难以获得阳性结果

表 24-2　我国专家组关于 SQTS 的诊断和治疗建议

诊断建议	1. QTc≤330ms，则诊断 SQTS； 2. QTc＜360ms，且有下述之一或多个情况，可考虑诊断 SQTS：携带致病突变基因、SQTS 家族史、年龄≤40 岁发生猝死的家族史、无器质性心脏病发生过 VT/VF 的幸存者。
治疗建议	1. SQTS 并伴有下述症状者，推荐植入 ICD：心搏骤停的幸存者和（或）有自发性持续性 VT 的证据，伴或不伴晕厥。 2. 无症状的 SQTS，若有 SCD 的家族史，可考虑 ICD 治疗或应用奎尼丁、索他洛尔药物治疗。

第三节　短 QT 综合征基因检测应用的局限性

结合目前有关基因检测应用的认识，尽管其可以帮助临床诊断筛查高危患者并影响临床决策，但它还不能作为 SQTS 的常规检测。对于候选基因检测阴性且有典型短 QT 间期表型的患者，是否需

要继续筛查新的致病基因，专家意见还不能统一，但是建议以科学研究的形式进行高通量或全基因组筛查发现新致病基因，扩大数据库以达到国人精准治疗的需要。另外，由于表型缺失或不典型临床表型的个体基因检测假阳性率较高，目前不提倡对所有 SQTS 患者进行统一的基因检测方案。如果临床诊断存在疑问，应首先推荐患者到相关的专科中心进行临床评估，而不是直接进行基因检测。

第四节　专家共识对短 QT 综合征诊治的指导作用

尽管 SQTS 发病率低，但由于其多见于青年人且猝死率高，因而需要引起大家的重视及深入的理解和认识。国内外指南及专家共识的颁发和应用，可提高临床医生对 SQTS 的认识，有助于识别和诊断 SQTS，筛选出更多临床病例，从而进一步加深对该病的理解。另外，这些指南和专家共识已成为临床医生规范化诊治 SQTS 的"北斗星"，可帮助临床医生早期诊断 SQTS，评估其发生 SCD 风险，及时采取适当的干预措施，避免 SCD 发生。

（洪 葵　熊琴梅）

参考文献

［1］Algra A，Tijssen JG，Roelandt JR，et al. Qt interval variables from 24 hour electrocardiography and the two year risk of sudden death. Br Heart J，1993，70：43-48.

［2］Gussak I，Brugada P，Brugada J，et al. Idiopathic short qt interval：a new clinical syndrome？Cardiology，2000，94：99-102.

［3］Gaita F，Giustetto C，Bianchi F，et al. Short qt syndrome：a familial cause of sudden death. Circulation，2003，108：965-970.

［4］Zipes DP，Camm AJ，Borggrefe M，et al. Acc/aha/esc 2006 guidelines for management of patients with ventricular arrhythmias and the prevention of sudden cardiac death：a report of the american college of cardiology/american heart association task force and the european society of cardiology committee for practice guidelines（writing committee to develop guidelines for management of patients with ventricular arrhythmias and the prevention of sudden cardiac death）developed in collaboration with the european heart rhythm associ-

ation and the heart rhythm society. Europace，2006，8：746-837.

［5］Priori SG，Pandit SV，Rivolta I，et al. A novel form of short qt syndrome（sqt3）is caused by a mutation in the kcnj2 gene. Circ Res，2005，96：800-807.

［6］Bellocq C，van Ginneken AC，Bezzina CR，et al. Mutation in the kcnq1 gene leading to the short qt-interval syndrome. Circulation，2004，109：2394-2397.

［7］Brugada R，Hong K，Dumaine R，et al. Sudden death associated with short-qt syndrome linked to mutations in herg. Circulation，2004，109：30-35.

［8］Ackerman MJ，Priori SG，Willems S，et al. Hrs/ehra expert consensus statement on the state of genetic testing for the channelopathies and cardiomyopathies this document was developed as a partnership between the heart rhythm society（hrs）and the european heart rhythm association（ehra）. Heart Rhythm，2011，8：1308-1339.

［9］Anttonen O，Junttila MJ，Rissanen H，et al. Prevalence and prognostic significance of short qt interval in a middle-aged finnish population. Circulation，2007，116：714-720.

［10］Kobza R，Roos M，Niggli B，et al. Prevalence of long and short qt in a young population of 41，767 predominantly male swiss conscripts. Heart Rhythm，2009，6：652-657.

［11］Funada A，Hayashi K，Ino H，et al. Assessment of qt intervals and prevalence of short qt syndrome in japan. Clin Cardiol，2008，31：270-274.

［12］Mason JW，Ramseth DJ，Chanter DO，et al. Electrocardiographic reference ranges derived from 79，743 ambulatory subjects. J Electrocardiol，2007，40：228-234.

［13］Priori SG，Wilde AA，Horie M，et al. Hrs/ehra/aphrs expert consensus statement on the diagnosis and management of patients with inherited primary arrhythmia syndromes：document endorsed by hrs， ehra, and aphrs in may 2013 and by accf, aha, paces, and aepc in june 2013. Heart Rhythm, 2013, 10: 1932-1963.

[14] Sun Y, Quan XQ, Fromme S, et al. A novel mutation in the kcnh2 gene associated with short qt syndrome. J Mol Cell Cardiol, 2011, 50: 433-441.

[15] Hong K, Hu J, Yu J, et al. Concomitant brugada-like and short qt electrocardiogram linked to scn5a mutation. Eur J Hum Genet, 2012, 20: 1189-1192.

[16] Wu ZJ, Huang Y, Fu YC, et al. Characterization of a chinese kcnq1 mutation (r259h) that shortens repolarization and causes short qt syndrome 2. J Geriatr Cardiol, 2015, 12: 394-401.

[17] Brenyo AJ, Huang DT, Aktas MK. Congenital long and short qt syndromes. Cardiology, 2012, 122: 237-247.

第二十五章　早期复极综合征

早期复极（early repolarization，ER）是一种临床上常见的心电图现象，1936 年 Shipley 和 Hallaran 首次对这种心电图进行描述，1951 年 Grant 等首次命名早期复极综合征（early repolarization syndrome，ERS），60 年来 ERS 一直被认为是良性病变，2003 年 Klatsky 等从 73 088 例健康体检患者抽取 2234 份心电图进行随访，亦认为 ERS 患者长期预后较好[1]。直到 2008 年

Haissaguerre 等发现 ERS 与特发性室颤发生明显相关[2]，随之一系列大规模临床研究发现早期复极现象与恶性室性心律失常、冠心病、肥厚型心肌病等有一定联系，也可能是 Brugada 综合征的变异型[2-5]。故现代定义更改为早期复极变异（early repolarization variant，ERPV），统指外观健康和无症状人群出现 ST 段抬高的心电现象。

第一节　早期复极的国外指南概述——2013 年 HRS/EHRA/APHRS 遗传性心律失常综合征患者诊断和治疗专家共识[6]

一、流行病学

下壁/侧壁导联 ER 心电图表现（J 点抬高＞1mm）在总人群中发生率为 1%～13%，而在孤立性室颤患者中发生率高达 15%～70%，在小儿中发生率更高，另外 70% 约为男性。在 ER 心电图表现的男性人群中，从青少年到中年发生率逐渐降低，提示激素水平变化可能影响早期复极发生。早期复极形式在年轻体力劳动个体、运动员和非洲裔美国人中较为常见，东南亚 ER 发生率也较高。研究发现 ER 与迷走神经张力增加、低体温和高钙血症相关。根据 Sokolow-Lyon 指数评估心动过缓、QRS延长、短 QT 间期和左心室肥厚心电图特征时发现上述疾病常合并 ER；Brugada 综合征和 ERS 之间有交集部分，因为 11%～15% Brugada 患者心电图下壁或侧壁导联常表现为 ER；ER 也常在短 QT 综合征患者中发现，并且许多 ER 或 ERS 的患者 QT 间期相对较短。

二、临床诊断（表 25-1）

基于 ER 心电图表现发生率较高，指南建议用一种保守的方法来确定诊断 ERS 或 ER。12 导联心电图表现为 ER 并且发生特发性室颤和（或）多源性室速（心电图明确记录到）后幸存的患者诊断为 ERS；此外，若心脏性猝死患者尸检阴性，其生前心电图表现为 ER 并除外其他疾病如 Brugada 综合征亦可诊断为 ERS。

在现阶段对 ER 的理解仅基于心电图表现且发生率较高，遗传方式在人群中并不是简单的单基因遗传。因此，若在整个家系成员中均有 ER 表现，并不能诊断为 ERS，家族遗传亦不是评估 ER 风险的指标。若有猝死家族史、心律失常相关

性晕厥、ER 心电图振幅和形态学经过有丰富心电图和临床经验的中心评估为遗传性心律失常并且建议行预防性 ICD 植入治疗的患者为 ER 高危患者。另外，无症状的 ER 个体经基因检测后存在与 ER 相关的基因突变，并且家族成员中诊断为 ERS，亦属于高危患者。

表 25-1	ER 诊断专家共识
ERS	● 不明原因的室颤/多形性室速复苏者，心电图有≥2 个连续导联出现下壁和（或）侧壁导联 J 点抬高≥1mm
	● 死于心脏性猝死，尸检阴性，生前心电图记录≥2 个连续导联出现下壁和（或）侧壁导联 J 点抬高≥1mm
ER	心电图有≥2 个连续导联出现下壁和（或）侧壁导联 J 点抬高≥1mm

三、基因突变

从 ER 和特发性室颤患者常有猝死家族史中推测分子遗传学可能与 ER 发生相关，研究发现家族性 ER 为常染色体显性遗传；在两个独立人群研究中发现在总人群中 ER 有一定程度遗传特性，但是恶性 ER 的家族遗传特性尚不明确。通过候选基因方法在 ER 合并特发性室颤患者中发现 KCNJ8 突变（编码 ATP 敏感性钾通道成孔亚单位）、L 型钙通道相关基因突变（CACNA1C、CACNB2B、CACNA2D1）和 SCN5A 功能缺失突变。但基于普通人群中 ER 的高发生率，ER 可能是遗传和非遗传因素共同作用的复杂性疾病。近期包含 3 个独立欧洲人群的全基因组关联 meta 分析发现有 8 个基因位点与 ER 相关，相关性最大的 SNP 位于 KCND3 基因（编码瞬时钾通道外流 Kv4.3），但该结果迄今为止并未在其他人群中进行验证。

四、临床表现

ERS 常以恶性心律失常表现作为首发症状，在室颤发作前 ER 心电图幅度常升高，并且室颤常由短-长-短节律诱发（早搏后出现长代偿间歇，其后出现 R on T 早搏诱发恶性心律失常）。大多

数研究显示下壁导联 ER 患者全因死亡率、心脏死亡率尤其是猝死发生风险较高。在中年人群研究中，伴或不伴 ER 疾病的普通人群在 50 岁后死亡曲线出现分离趋势，提示 ER 可能增加除其他刺激因素（如急性缺血事件）外的心律失常死亡的发生风险。

五、诊断

在室颤和多源性室速幸存者中，应行心电图、冠状动脉造影、MRI 和选择性心内膜活检等临床检查以除外其他原因导致的室性心律失常。另外可以考虑给予肾上腺素和钠通道阻滞剂等药物诱发，发现其他导致心搏骤停的病因，如 Brugada 综合征和长 QT 综合征（LQTS）。目前尚无证据证实某些特定因素能够诱发 ER，但在 24h 动态心电图中发现心动过缓时容易出现 ER 表现。

六、危险分层

J 点抬高幅度大小对预测 ER 风险具有重要意义。在普通人群中 J 点凹陷型抬高＞0.2mV 相对罕见，抬高幅度越大其危险性越高；在因特发性室颤导致心搏骤停的患者中 J 点抬高幅度明显升高，可在心电图多个导联发现 ER；现有数据亦提示出现一过性的 J 点抬高与室颤发生风险显著相关；在总人群中 J 点抬高伴随水平型或下斜型 ST 段与不良预后相关。上述现象对于识别出特发性室颤患者及临床决策至关重要。

七、风险评估

仅心电图表现为 ER 但无临床症状的患者目前 ER 的临床意义尚不明确，ER 患者发生室颤风险是正常人群的 3 倍，但是基于总人群中室颤罕见发生率，ER 总风险仍然较低。因 ER 能增加急性缺血事件时猝死发生率，从人群研究发现心电图表现为 ER 的中年患者，尤其是 J 点抬高和水平/下斜型 ST 段抬高幅度较大的患者，临床治疗目标是根据现有实践指南指导降低急性冠状动脉事件的长期发

生风险。

电风暴在植入 ICD 的 ERS 患者中比较常见。一系列临床证据显示紧急情况下应用异丙肾上腺素能够抑制反复室颤发生，长期治疗可选择奎尼丁（表 25-2）。异丙肾上腺素初始剂量为 $1.0\mu g/min$，终点目标值是心率增加 20% 或绝对心率＞90 次/分，应逐步增加剂量使血流动力学维持稳定并且有效抑制反复发作的室性心律失常。

八、家庭成员筛查

目前尚无证据针对无症状 ER 的家系成员进行筛查，临床上无有效明确的激发试验能够诱发 ERS 患者家族中其他成员潜在的 ER，初步观察建议 Valsalva 动作可能有助于发现潜在的 ERS 患

表 25-2	ICD 治疗 ER 相关的专家共识
Ⅰ类	推荐用于心搏骤停后幸存的 ERS 患者
Ⅱa 类	输注异丙肾上腺素可抑制 ERS 电风暴的发生 奎尼丁可辅助 ICD 治疗，亦用于 ERPV 患者室颤的二级预防
Ⅱb 类	既往有晕厥史的 ERS 患者的家族成员中，有症状且 12 导联心电图中≥2 个连续导联下壁和（或）侧壁导联 J 点抬高≥1mm 不明原因猝死家族史，伴或不伴致病基因突变的青少年家庭成员，有高危 ER 心电图特征（高耸 J 波，ST 段水平/下斜型压低）的患者
Ⅲ类	仅心电图表现为 ER 但无症状者

者。但对于有"显著家族史"患者（如家族中至少 1 人存在 ERS、死亡年龄较小并且一级亲属有 ERS）建议进行 ER 相关基因筛查。

第二节　早期复极变异的国内外研究概述

无论是 ERS 或 ERPV，中国目前尚无统一指南共识，但结合国内外相关研究及指南，现对 ERPV 详细心电图诊断标准、发生机制、分型、危险分层、临床表现及鉴别诊断进行概述。

一、诊断标准

ERPV 诊断标准不一，目前公认的心电图特点为：至少 2 个连续导联 J 点、J 波和（或）ST 段抬高≥0.1mV，主要发生于下壁（Ⅱ、Ⅲ、aVF）和（或）侧壁（Ⅰ、aVL、$V_4\sim V_6$）导联，当 V_1、V_2 导联出现 J 波时，QRS 波呈 rSr′ 型，类似右束支传导阻滞图形；胸前及下壁导联 ST 段呈凹面向上型抬高，抬高幅度胸导联高于肢体导联，但很少＞5mm，T 波高耸（图 25-1，图 25-2）；QRS 波群起始段缓慢，下降支快速或有切迹、顿挫，QRS 波群振幅增高，时限缩短（图 25-2）；心电图短期内较少呈动态变化；运动或给予异丙肾上腺素后 ST 段可下移或恢复正常（图 25-3）。

二、发生机制

ERPV 发生机制尚不明确，目前考虑主要有以下几方面原因：

1. 心室除极不同步及部分心肌提早复极

心室游离壁的除极顺序是从心内膜向心外膜，而乳头肌区域心肌除极顺序是从心肌中层同时向心内膜和心外膜扩展；左心室前壁和后壁的广阔区域除极较早而左心室侧壁、后基底部和右心室除极较迟。

2. 心肌细胞离子流的区域性差异

J 波是由 I_{to}（瞬时外向钾电流）介导的，是心室内外膜之间动作电位复极 1、2 相不同的结果，这种差异可造成心室复极早期跨室壁电位差，心电图表现为 J 波或 J 点抬高。心外膜下心肌细胞动作电位平台期外向离子流增强和内向离子流减弱导致电位降低，而心内膜下心肌细胞无上述改变，引起动作电位 2 相和 3 相跨膜电压梯度增大，故心电图出现明显 ST 段抬高。

3. 其他因素

自主神经张力改变、过度运动、脊髓损伤、

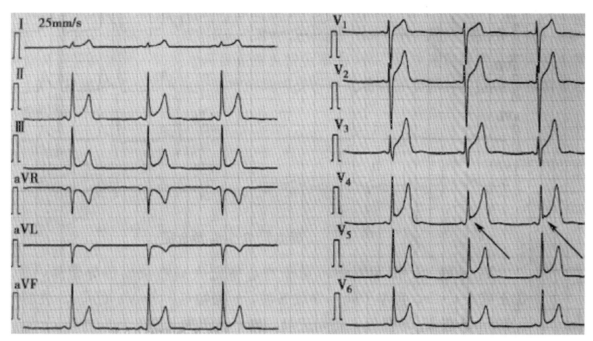

图 25-1　典型早期复极变异心电图。 图中可见 $V_4 \sim V_5$ 导联 J 波和 ST 段凹面向上明显抬高，T 波高耸直立，Ⅱ、Ⅲ、aVF 导联可见相似改变

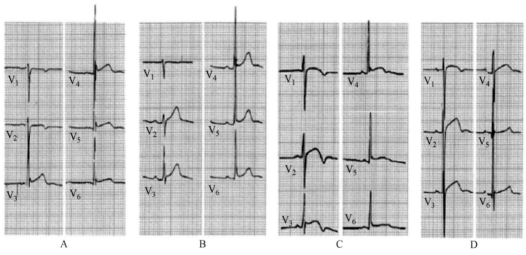

图 25-2　ERPV 胸前导联心电图的不同表现。 **A**，典型 ERPV 心电图，$V_3 \sim V_5$ 呈马鞍形 J 波、ST 段抬高和 T 波直立；**B**，QRS 波群起始部缓慢粗钝；**C**，穹隆状 ST 段抬高和 T 波倒置；**D**，J 波不明显

房室旁路加速传导、心外膜受机械刺激、编码离子通道的基因 *KCNJ8*、*CACNA1C*、*CACNB2*、*CACNA2D1*、*SCN5A* 等突变[7-11]。

三、分型与危险分层

（一）分型

1. 按部位分型

（1）心尖部 ST 段抬高型：$V_3 \sim V_5$ 导联；

（2）前间隔 ST 段抬高型：$V_1 \sim V_2$ 导联；

（3）下壁 ST 段抬高型：Ⅱ、Ⅲ、aVF 导联；

（4）复合型。

2. 按良恶性分型[12]

1 型：仅见于左胸前导联，常见于健康男性运动员，绝大部分是良性，室颤发生风险极低。

2 型：见于下壁或下侧壁导联，其室颤风险高于 1 型。

3 型：广泛见于下壁、侧壁及右胸前导联，发生恶性心律失常风险最高，且常伴随室颤电

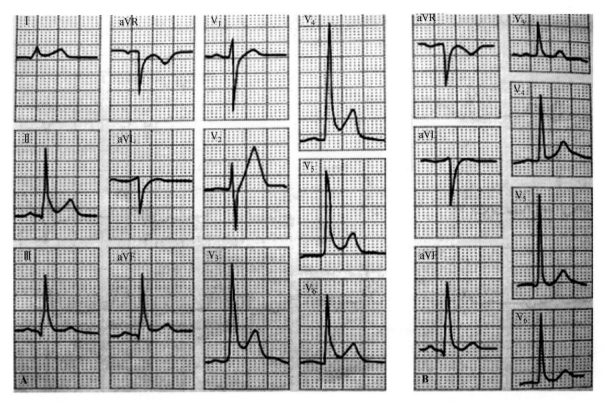

图 25-3　ERPV 运动前后部分导联 ST 段变化。A. 运动试验前 aVF、V₃~V₆ 导联 ST 段明显抬高，呈凹面向上；**B.** 运动试验后 aVF、V₃~V₆ 导联 ST 段均降至基线

风暴。

（二）危险分层

分为低危和高危（表 25-3）。

表 25-3　ERPV 危险分层建议

临床表现	低危	高危
晕厥史	无	有
恶性室性心律失常/心搏骤停史	无	有
猝死家族史	无	有
ERS 家族史	无	有
伴 Brugada 综合征	无	有
早期复极表现导联	Ⅱ、Ⅲ、aVF	V₃~V₅
J 波（点）上移幅度	<0.2mV	≥0.2mV
J 波（点）上移易变性	无	有
电生理检查诱发恶性室性心律失常	无	有
基因突变	无	有

注：J 波（点）上移易变性指在同一次心电图记录时 J 波（点）上移逐渐增高，多在恶性室性心律失常发作前出现

四、临床表现

多数 ERPV 患者无明显症状，部分有迷走神经张力增高表现，少数有头晕、心悸、乏力等症状，偶有心前区刺痛或挤压痛，可放射至左上肢，与活动、劳累等无关，含服硝酸甘油无效。体格检查常无明显阳性体征，实验室检查、X 线胸片、心脏彩超及冠状动脉 CT 常无阳性发现。

五、鉴别诊断

1. 心肌缺血性 ST 段抬高

急性心肌梗死（表 25-4）、变异型心绞痛、心肌梗死后综合征、心室壁瘤、节段性室壁运动异常等。

2. 心肌非缺血性 ST 段抬高

急性心包炎（表 25-5，图 25-4）、左心室肥大、束支传导阻滞、肥厚型心肌病、高钾血症、Brugada 综合征（表 25-6，图 25-5）、预激综合征、

表 25-4　ERPV与急性心肌梗死的鉴别诊断		
鉴别点	ERPV	急性心肌梗死
ST 段形态	凹面向上抬高	凸面向上抬高
ST 段抬高程度	轻度抬高	明显抬高
ST 段时限	缩短	正常或延长
对应性 ST 段压低	无	有
演变时间	数年	数小时至数天
J 波	多有	多无
异常 Q 波	无	有
T 波倒置	无	T 波倒置伴随 ST 段抬高
分布导联	胸前导联	心肌梗死导联
V_6 导联 ST/T 比值	<0.25	不适用

表 25-5　ERPV与急性心包炎的鉴别诊断		
鉴别点	ERPV	急性心包炎
ST 段形态	凹面向上抬高	凹面向上抬高
范围	$V_3 \sim V_5$ 导联最明显	除 aVR、V_1 外各导联
演变时间	数年	数天至数周
PR 段偏移	无	aVR 导联 PR 段抬高
异常 Q 波	无	无
T 波倒置	无	ST 段正常化后 T 波倒置
分布导联	胸前导联	广泛
V_6 导联 ST/T 比值	<0.25	>0.25
对应性改变	无	无

电复律和电除颤后 ST 段抬高、心肌挫伤、特发性 ST 段抬高综合征、主动脉夹层等。

3. 与非心源性的 ST 段抬高疾病鉴别

肺栓塞、急腹症（急性胰腺炎、急性阑尾炎等）、中枢神经系统出血（脑出血、蛛网膜下腔出血等）、脊髓损伤。

4. 代谢性 ST 段抬高

高钾血症（图 25-6）、低温性、过度换气综合征、高钙血症等。

图 25-4　急性心包炎心电图表现。除 aVR、V_1 导联外，其他导联均出现不同程度的 ST 段抬高，Ⅲ、aVF、$V_4 \sim V_6$ 导联 PR 段压低，aVR 导联 PR 段抬高，ST 段压低

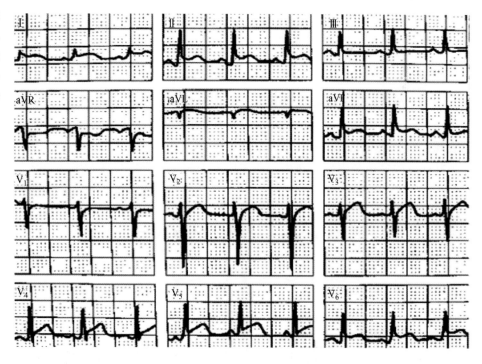

表 25-6　ERPV 与 Brugada 综合征的鉴别诊断

鉴别点	ERPV	Brugada 综合征
性别	男性多见	男性多见
阳性家族史	约 1%～3%	约 5%
病变部位	左心室前侧壁	右心室
J 波振幅	恶性心律失常前 J 波振幅或 J 点明显上移	高
ST 段抬高导联	V_3～V_5	V_1～V_3
ST 段抬高形态	上凹、下斜型	下斜型/穹窿型
ST 段抬高动态变化	相对稳定	常有变化
心动过缓时	增高	增高
心动过速时	减低	减低
T 波	多呈高大直立	V_1～V_3 多呈倒置
室颤	易发生	易发生
室颤时有效药物	异丙肾上腺素/奎尼丁	异丙肾上腺素/奎尼丁

5. 其他原因

药物（Ⅰ类抗心律失常药物、可卡因）、体质性、伪差等。

六、ERPV 与 ERS 的鉴别

1. ERPV 和 EPS 的概念区分

ERPV 统指外观健康和无症状人群出现早期复极表现的心电现象，即为传统定义的良性心电图表现；而 ERS 在 2013 年国外指南明确定义为除外其他原因导致的室性心律失常或不明原因猝死者，心电图仅有 ER 改变，为 ERS。从定义上能够明显区分两者之间的危险性，但目前国内大部分临床医生仍将无症状健康人群中心电图表现为 ER 者诊断为 ERS。

2. ERPV 心电图合并其他表现

除典型心电图表现外，近年研究显示 ERPV 还存在其他心电图改变：①静息时常见窦性心动过缓，发生率为 38%～89%；②存在 ERPV 职业运动员的一度房室传导阻滞发生率为 5%～39%，非运动员为 0.65%，且 ERPV 人群 PR 间期缩短；③ERPV 人群的平均 QRS 间期（90ms±10ms）大于正常对照（80ms±10ms），QRS 波终末部可见切迹，左胸导联见窄 q 波；④QT 间期相对延长，U 波较常见。

七、ERPV 的国内外研究尚存的不足之处

（一）意识到 ERPV 并非良性但并未评估风险

近几年多个研究报道 ERPV 与猝死、恶性室性心律失常、肥厚型心肌病、Brugada 综合征等疾病明显相关；而大样本病例对照研究显示，ERPV 人群的特发性室颤风险是无 ERPV 人群的 6 倍；针对 1 万例 ERPV 人群随访 30 年发现下壁 ST 段抬高＞2mV，猝死和心脏性死亡的危险增加 3 倍。现有循证医学证据和实验研究结果表明，具备下述特征的 ERPV 人群具有潜在高危险性：①下壁导联 J 波抬高＞0.2mV；②一过性 J

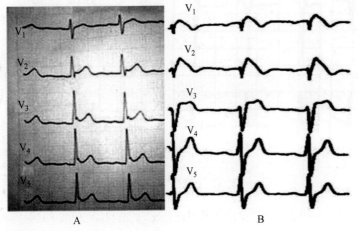

图 25-5　ERPV 和 Brugada 综合征的心电图表现。 A. 典型 ERPV 心电图，V_2～V_5 导联 J 波之后 ST 段凹面向上抬高，T 波直立；**B.** Brugada 综合征，V_1～V_2 ST 段下斜型抬高，T 波倒置

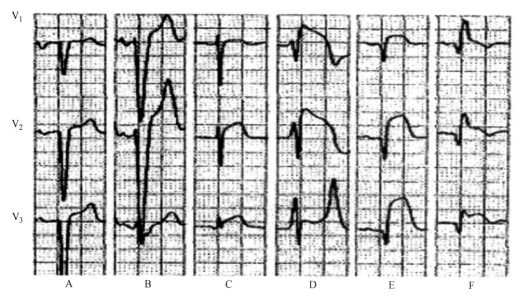

图 25-6 常见 $V_1 \sim V_3$ 导联病理性 ST 段抬高的心电图表现。**A**. 左心室肥大；**B**. 完全性左束支传导阻滞；**C**. 急性心包炎；**D**. 高钾血症；**E**. 急性前间壁心肌梗死；**F**. 完全性右束支传导阻滞伴急性前间壁心肌梗死

波骤然增大，现有研究显示可能与室性心律失常风暴有关；③早复极图形出现在几乎全导联；④QRS 波降支有明显切迹或顿挫；⑤室性心律失常（室早/室速）起源与早复极部位相同；⑥有明显的心室晚电位；⑦心脏电生理检查可诱发室颤者。除上述因素外，具备下列特点的患者也应给予高度重视：①有反复晕厥病史；②猝死生还者；③有猝死家族史。越来越多临床医生意识到 ERPV 并非总是良性病变，但在临床工作中并未仔细分析 ERPV 是否具有高风险性。

（二）精准医疗并未用于 ERPV 高危人群筛查

目前已经确定许多基因突变/位点与 ERPV 发生显著相关，国外指南建议针对无原因反复室颤、猝死幸存者或猝死家族史患者，心电图仅表现为 ER 者行基因检测，甚至建议不明原因猝死家族史，伴或不伴致病基因突变的青少年家庭成员，有高危 ER 心电图特征（高耸 J 波、ST 段水平/下斜型压低）的患者行 ICD 植入治疗（Ⅱb 类），但在国内尚未进行或推广 ERPV 高危患者的基因检测。

八、小结

目前有关 ERPV 的认识还存在诸多困惑，如 ERPV 导致恶性室性心律失常或猝死发生的详细机制，是否存在其他致病基因，根据心电图确定高危人群应采取何种预防措施，除 ICD、奎尼丁和异丙肾上腺素外是否还有其他有效抗心律失常的药物或措施来预防或治疗 ERPV 患者。总之，在临床工作中应仔细进行 ERPV 危险分层，针对 ERPV 高危人群应详细询问病史及家族史，做好宣教，建议行基因检测，开展 ERPV 精准医疗，必要时行 ICD 植入。

（夏云龙）

参考文献

［1］Klatsky AL，Oehm R，Cooper RA，et al．The early repolarization normal variant electrocardiogram：correlates and consequences．Am J Med，2003，115：171-177．

［2］Haissaguerre M，Derval N，Sacher F．Sudden cardiac arrest associated with early repolarization．N Engl J Med，2008，358：2016-2023．

［3］Tikkanen JT，Anttonen O，Junttila MJ，et al．Long-term outcome associated with early repolarization on electrocardiography. N Engl J Med，2009，361：2529-2537.

［4］ Siebermair J，Sinner MF，Beckmann BM，et al. Early repolarization pattern is the strongest predictor of arrhythmia recurrence in patients with idiopathic ventricular fibrillation：results from a single centre long-term follow-up over 20 years. Europace，2016，pii：euv301.

［5］ Zorzi A，Leoni L，Di Paolo FM，et al. Differential diagnosis between early repolarization of athlete's heart and coved-type Brugadaelectrocardiogram. Am J Cardiol，2015，115：529-532.

［6］ Silvia G. Priori，Arthur A. Wilde，Minoru Horie，et al. HRS/EHRA/APHRS Expert Consensus Statement on the Diagnosis and Management of Patients with Inherited Primary Arrhythmia Syndromes. Heart Rhythm，2013，10：1932-1962.

［7］ Watanabe H，NogamiA，OhkuboK，et al. Electrocardiographic characteristics and SCN5A mutations in idiopathic ventricular fibrillation associated with early repolarization. Circ Arrhythm Electrophysiol，2011，4（6）：874-881.

［8］ HaissaguerreM，ChatelS，SacherF，et al. Ventricular fibrillation with prominent early repolarization associated with a rare variant of KCNJ8/KATP channel. J Cardiovasc Electrophysiol，2009，20（1）：93-98.

［9］ Medeiros-Domingo A，TanBH，CrottiL，et al. Gain-of- function mutation S422L in the KCNJ8-encoded cardiac K（ATP）channel Kir6.1 as a pathogenic substrate for J-wave syndromes. Heart Rhythm，2010，7（10）：1466-1471.

［10］ Barajas-Martinez H，Hu D，Ferrer T，et al. Molecular genetic and functional association of Brugada and early repolarization syndromes with S422L missense mutation in KCNJ8. Heart Rhythm，2012，9：548-555.

［11］ Burashnikov E，Pfeiffer R，Barajas-Martinez H，et al. Mutations in the cardiac L-type calcium channel associated with inherited J-wave syndromes and sudden cardiac death. Heart Rhythm，2010，7：1872-1882.

［12］ Antzelevitch C，Yan GX. J wave syndromes. Heart Rhythm，2010，7：549-558.

第二十六章　进行性心脏传导障碍性疾病

进行性心脏传导障碍性疾病（progressive cardiac conduction disease，PCCD）是指无骨骼肌肉疾病的心脏结构正常的年轻患者（＜50岁），尤其是有进行性心脏传导疾病家族史的患者，出现的不明原因进行性加重的心脏传导障碍。既往曾称为特发性双束支纤维化（idiopathic bilateral bundle branch fibrosis）、原发性房室传导阻滞（primary atrial ventricular block）、原发性传导障碍疾病（primary conductive system disease）、Lenègre-Lev病、SCN5A等位基因性心律失常等。

2007年美国国立心肺与血液研究所和罕见疾病办公室在《Circulation》上发布了《关于基因突变影响离子通道功能所致原发性心肌病的诊断、临床表现、分子机制和治疗的专家共识报告》[1]。2013年美国心律学会（HRS）/欧洲心律学会（EHRA）/亚太心律学会（APHRS）共同发布了《遗传性原发性心律失常综合征诊断与治疗专家共识》[2]，与2007年不同，该共识中对包括PCCD的每个疾病单独进行了探讨。2015年我国相关专家从我国国情出发，在与国际接轨的基础上首次在《中华心血管病杂志》上发布了《遗传性原发性心律失常综合征诊断与治疗中国专家共识》[3]。

第一节　2013年HRS／EHRA／APHRS《遗传性原发性心律失常综合征诊断与治疗专家共识》概述

一、发病机制

PCCD的病因不明，病情可以非常严重，甚至威胁生命。其机制可能是功能或结构异常，也可以两种异常同时存在。最常见的类型是退行性变，称为Lenègre-Lev病。PCCD结构异常的机制主要是累及传导系统的纤维硬化，由于退行性病变或年龄增加引起。年龄在PCCD中有非常重要的作用，但目前尚无有关发病年龄和疾病进展情况的系统性临床资料。大部分PCCD患者为常染色体显性遗传。在心脏结构正常的患者中，常见的PCCD相关基因（定义为＞5％的患者出现致病基因突变）是SCN5A和TRPM4，合并心衰患者中常见的PCCD相关基因是LMNA。

在心脏结构正常的PCCD患者中，SCN5A突变导致了大部分家族性PCCD，通常引起合并Brugada综合征的基因表型出现。SCN5A突变阳性的患者常表现为轻微的结构异常，主要是纤维化。近期有报道，PCCD患者存在暂时受体电位通道M₄亚型（TRPM4）钙活性通道基因突变。据估计，在遗传性RBBB（25％）和房室传导阻滞（10％）中占了很大一部分。

心脏结构异常的PCCD患者中，PCCD合并先天性心脏病很可能是早期心脏转录因子基因的突变，如Nkx2.5或GATA4。调控心脏结构发育的基因，如Nkx2.5或TBX5发生突变，与先天性心脏结构缺损（如间隔缺损）有关。编码核纤层蛋白A/C的LMNA基因突变可以引起Emery-Dreifuss肌营养不良、家族性扩张型心肌病及无骨骼肌受累的严重的PCCD。合并家族性扩张型心肌病的患者，PCCD也可能出现在扩张型心肌病出现之前。

二、临床表现

PCCD 患者的体表心电图表现为 P 波时限、PR 间期、QRS 时限延长及电轴偏移，并且可能随年龄进展。孤立性 PCCD 常无心外器官受累的表现。非孤立性 PCCD 常合并先天性心脏病、心肌病，或心外器官受累的表现。

LMNA 基因突变的 PCCD 患者，房室结和特殊的传导系统逐渐被纤维脂肪组织替代，有可能出现早发的心脏性猝死（sudden cardiac death，SCD）。除了传导系统异常，大部分 *LMNA* 基因突变的成年患者存在房室传导障碍、房性或室性心律失常。在特发性或家族性扩张型心肌病的患者中，6%~8% 存在 *LMNA* 基因突变。心衰是家族性 *LMNA* 基因突变的常见的心脏受累表现。由于资料有限，且临床报道数量少，结构性或功能性 PCCD 与心律失常发生的关系尚无定论。*SCN5* 功能缺失型突变的 PCCD 患者，发生快速性心律失常和猝死的概率更大，其本质与 *SCN5* 相关的 Brugada 综合征相同。

三、诊断

PCCD 的诊断主要基于临床资料，包括病史、家族史和 12 导联心电图。可能的先天性心脏病和（或）心肌病必须通过二维超声心动图或其他影像学检查来评估，如心脏核磁。早发 PCCD，而无结构性心脏病的患者，应该建议其进行 PCCD 基因检测，尤其是有传导异常阳性家族史，以及有起搏器植入或猝死家族史的患者。孤立性 PCCD 和 PCCD 合并结构性心脏病的患者，尤其是有 PCCD 阳性家族史者，目的基因检测可以作为诊断评估的一部分。

四、危险分层

无论有无症状，为了筛查潜在心血管疾病表现，应该对患者进行静息 12 导联心电图、Holter 以及二维超声心动图检查。一度房室传导阻滞合并双束支传导阻滞以及有症状的高度房室传导阻滞患者有发生猝死的风险。晕厥相关的持续性或短暂性三度房室传导阻滞，无论电生理检查如何，发生猝死的风险均增加。正因为如此，诊断为 PCCD 的患者，即使仅存在双束支传导阻滞或一度房室传导阻滞也可能是起搏器植入的适应证，这在国际起搏器植入的指南中是个例外。

目前还没有关于 PCCD 患者基于基因型的危险分层。一些基因突变可能与心衰和（或）心外器官受累表现的出现有关，这些基因突变有助于 PCCD 基因型分类后心衰和（或）心外器官受累的诊断、随访和治疗。*LMNA* 突变的患者，即使植入起搏器，也可能发生恶性心律失常和 SCD，因此早期植入 ICD 很重要。

五、处理

一旦心脏受累，尤其是出现肌肉营养失调，临床医生应高度谨慎地寻找症状和心电图证据，决定行电生理检查、起搏器植入或 ICD 植入的必要性。无论有无症状，静息 12 导联心电图和二维超声心动图都应该作为常规检查，来评估有无心脏受累。对于有 PCCD 相关基因突变的家族成员，应定期随访观察有无 PCCD 相关的早期症状、心脏传导系统功能退化及心衰的症状和体征。另外，这些患者应避免应用减慢传导的药物，发热可使 *SCN5A* 基因突变患者的病情恶化，应积极治疗。

PCCD 治疗干预的专家共识如下。

Ⅰ类

诊断为 PCCD，出现以下情况推荐接受起搏器治疗：

（1）间断或持续出现的高度或三度房室传导阻滞，或

（2）有症状的莫氏Ⅰ型或Ⅱ型二度房室传导阻滞。

Ⅱa类

（1）诊断为 PCCD，出现双束支传导阻滞伴或不伴一度房室传导阻滞时植入起搏器治疗可能有效。

（2）诊断为 PCCD 的成年患者，存在核纤层蛋白 A/C 基因突变，合并左心室功能异常，有或无非持续性 VT，植入 ICD 可能有效。

六、家族成员筛查

对 PCCD 基因突变阳性的家族进行基因筛查十分必要。一旦确诊 PCCD，应对其一级亲属进行详细的临床调查。患者如明确存在基因突变，需对其亲属进行基因分型以排除 PCCD。总之，对有 PCCD 或遗传性的其他心脏性或非心脏性疾病的家族成员，均应进行全面的临床及基因评估。

第二节　2015 年我国《遗传性原发性心律失常综合征诊断与治疗中国专家共识》概述

2015 年《遗传性原发性心律失常综合征诊断与治疗中国专家共识》同样从临床表现、遗传学背景、危险分层、治疗等方面进行探讨，基本内容与 2013 年 HRS/EHRA/APHRS《遗传性原发性心律失常综合征诊断与治疗专家共识》概述相似，不同之处在于，我国共识在诊断及治疗方面做了更具体的阐述。

一、诊断方面

在诊断过程中需注意的问题，包括：

1. 发病特征

发病年龄偏低，常在 40 岁前心电图检测出右束支传导阻滞，甚至在新生儿和儿童时期出现传导障碍，并随年龄增长而进行性加重，可有明显的家族史，呈家族聚集倾向。诊断标准[3]：年龄 <50 岁的患者中存在不明原因的进行性心脏传导异常，而心脏结构正常且无骨骼肌疾病，有 PC-CD 疾病家族史更支持诊断。确定诊断还应排除其他心血管疾病。

2. 心电图特征

最初心电图改变常为右束支传导阻滞，此后阻滞进行性加重，逐步进展为双束支传导阻滞和三度房室传导阻滞，或右束支传导阻滞的 QRS 波时限逐渐增宽，少数可合并双结病变。一旦发现这些特征时，应果断做出诊断。PR 间期进行性延长是心电图的另一特征。

3. 临床特征

在单束支及双束支传导阻滞阶段多无临床症状，发生高度和三度房室传导阻滞时，可能突然出现脑缺血症状，发生黑矇、晕厥，甚至猝死等。

4. 诊断

年龄 <50 岁的患者中存在不明原因的进行性心脏传导异常，而心脏结构正常且无骨骼肌疾病，有 PCCD 疾病家族史更支持诊断。确定诊断时还应排除其他心血管疾病。

二、治疗方面

除包括起搏器、ICD 的器械治疗外，加入了不同疾病状态的药物治疗。疾病初期或早期，仅有右束支传导阻滞或合并左前分支阻滞时，不会引起明显的血流动力学异常，无特异性的药物治疗方法，不需治疗。合并其他类型的心律失常需要应用抗心律失常药物时，应注意药物对心脏传导系统的影响，宜从小剂量开始，必要时给予起搏保护。血管紧张素转化酶抑制剂/血管紧张素 II 受体拮抗剂、他汀类药物和醛固酮受体拮抗剂可能抑制心肌纤维化进程，但疗效不确定。病情进展迅速的患者可试用激素治疗。

第三节 我国的现状

迄今为止，我国仅有 1 个 PCCD 家系被报道[4]，家族成员共 62 人，接受检查者 35 人，其中 18 人存在 PCCD，表现为完全性右束支传导阻滞 6 例（其中 1 例演变为三度房室传导阻滞），一度房室传导阻滞 5 例（其中 1 例演变为三度房室传导阻滞，2 例 His 束电图检查 AH 间期延长），左后分支阻滞 4 例，左前分支阻滞 1 例，二度窦房传导阻滞和窦性心动过缓各 1 例。家系中另有 5 例猝死。有 3 例 40 岁以上的患者（心电图表现为心脏传导阻滞）以前未检查，不知道何时患病，其余均在 40 岁之前出现心脏传导阻滞。该家系成员患病表现为常染色体显性遗传特征，但未进行基因检测。

其余有关 PCCD 的报道多以个案形式出现，且报道数量非常少。因 PCCD 的命名并不统一，之前的报道多以 Lenègre 病或 Lev's 病的名称出现。1994 年，怀淑君等[5]首次报道了 8 例 Lev's 病患者，但当时对 Lev's 病的认识程度与目前对 PCCD 的认识程度存在些许差异，并且报道中未对患者的发病过程进行详细描述。2006 年，葛堪忆等[6]报道了一例 Lenègre 病，并进行了心内电生理检查，证实 AH 间期正常，HV 间期明显延长，通过该患者的发病年龄、病史、心电图变化过程、心脏超声及 Holter 等检查结果可以确诊，并且随访过程中发现其家系中有人具有相同的心电图表现。

第四节 小 结

PCCD 作为遗传性原发性心律失常的一种，在我国仍处于认识过程中。目前尚没有有效的措施可以阻止疾病的进一步发展，对于怀疑 PCCD 的患者，应详细评估其临床状态，常规进行心电图、Holter、超声心动图检查，如有必要应及时植入起搏器或 ICD，从而预防恶性心律失常和 SCD 的发生。另外，PCCD 患者很大一部分存在基因突变，但无论 2013 年 HRS/EHRA/APHRS《遗传性原发性心律失常综合征诊断与治疗专家共识》，还是 2015 年我国《遗传性原发性心律失常综合征诊断与治疗中国专家共识》，均未对 PCCD 患者的基因检测进行明确推荐，这是因为在此之前的相关共识中已经对其进行详细阐述。2011 年 HRS/EHRA《遗传性离子通道病与心肌病基因检测专家共识》[7]与《遗传性离子通道病与心肌病基因检测中国专家共识》[8]的观点相近，均认为对于孤立性 PCCD 或合并先天性心脏病的 PCCD，尤其是有 PCCD 阳性家族史时，基因检测可以考虑作为诊断的一部分；在先证者发现 PCCD 致病基因突变后，推荐在家族成员及其相关亲属中检测该突变。

（崔俊玉 吴龙梅）

参考文献

[1] Lehnart SE, AckermanMJ, Benson DW Jr, et al. Inherited arrhythmias：a National Heart, Lung, and Blood Institue and Office of Rare Diseases workshop consensus report about the diagnosis, phenotyping, molecular mechanisms, and therapeutic approaches for primary cardiomyopathies of gene mutations affecting ion channel function. Circulation, 2007, 116（20）：2325-2345.

[2] Priori SG, WildeAA, HorieM, et al. HRS/EHRA/APHRS expert consensus statement on the diagnosis and management of patients with inherited primary arrhythmia syndromes：document endorsed by HRS, EHRA, and APHRS in May 2013 and by ACCF, AHA, PACES, and AEPC in June 2013. Heart

Rhytnm，2013，10（12）：1932-1963.

［3］中华心血管病杂志编辑委员会，心律失常循证工作组．遗传性原发性心律失常综合征诊断与治疗中国专家共识．中华心血管病杂志，2015，43（1）：5-21.

［4］黄河，江洪，谭小军，等．遗传性心脏传导阻滞一家系．中国心脏起搏与心电生理杂志，2009，23（6）：513-516.

［5］怀淑君，王耀，张世平，等．Lev's病八例临床分析．白求恩医科大学学报，1994，20（1）：81.

［6］葛堪忆，曾辉，张莉．Lenègre病一例．中华心律失常学杂志，2006，10（6）：463-464.

［7］Ackerman MJ，PrioriSG，WillemsS，et al．HRS/EHRA expert consensus statement on the state of genetic testing for the channelopathies and cardiomyopathies this document was developed as a partnership between the Heart Rhythm Society（HRS）and the European Heart Rhythm Association（EHRA）．Heart Rhythm，2011，8（8）：1308-1339.

［8］中华医学会心血管病学分会，中华心血管病杂志编辑委员会．遗传性离子通道病与心肌病基因检测中国专家共识．中华心血管病杂志，2011，39（12）：1073-1082.

第二十七章　不明原因的心搏骤停：
特发性心室颤动

"特发性室颤"的概念最早由 Dock 于 20 世纪 30 年代提出，意指机制不明的心室颤动。但是随着医学的发展，原本未被认知的遗传性心律失常如长 QT 综合征、Brugada 综合征、儿茶酚胺敏感性室速等机制明确后被分化出来，特发性室颤的定义范围已较前明显缩小。2013 年欧洲心律失常学会的专家共识认为在心脏结构正常的基础上，只有当经过详尽的临床检查和遗传学检测，排除已知的心脏、呼吸、代谢及毒理学病因后才可诊断为特发性室颤（idiopathic ventricular fibrillation，IVF）[1]。

一、流行病学特点

由于临床上特发性室颤主要表现为不明原因的晕厥和（或）猝死，与多种遗传性恶性心律失常类似，发病率低且主要依赖排他性的诊断，给临床认识和研究带来了一定的困难。文献报道的 IVF 发病率差异较大，具有代表性的是加拿大 CASPER 研究（Cardiac Arrest Survivors With Preserved Ejection Fraction Registry）。CASPER 研究对 63 例不明原因心搏骤停幸存者通过详细的系统评估，其中 44％的患者因无明确的致病原因而诊断为特发性室颤[2]。可以预见的是，随着医学研究的进展，特发性室颤所占的比例将会逐渐减小。

资料表明，特发性室颤多见于男性患者，首发晕厥或心搏骤停，首次发病的平均年龄在 30 岁至 50 岁之间[3]。特发性室颤的复发率较高，有学者对 IVF 幸存者进行 3 年的随访，发现 25％～30％的患者复发室颤、晕厥或猝死。

二、发病机制

Haissaguerre 等[4]将来自 22 个医疗中心的 206 例特发性室颤患者作为病例组，设立健康人作为对照组，发现特发性室颤组的早复极综合征（early repolarization syndrome，ERS）发生率高达 31％，且有早复极综合征的室颤患者更容易再次发生室颤；Derval 等[5]观察 16 例 IVF 患者室颤发作前的心电图改变，可以观察到 J 点和 ST 段的动态改变（图 27-1）。数项临床研究[2,6-7]揭示了早复极综合征和特发性室颤存在一定的内部联系。

早复极综合征最早于 1936 年由 Shiplay 等提出，其心电图上常表现为 J 波增大或 J 点抬高，胸前 V_3～V_6 导联 ST 段呈弓背向下抬高，T 波高大而直立，通常被认为是一种正常心电图的良性变异。但是近年来随着 Brugada 综合征和 J 波与室颤相关研究的出现，早复极综合征是否与室颤相关引起了普遍关注。多数学者认为，早复极综合征的离子流基础为瞬时外向钾电流（I_{to}）的增加。目前已经证实[8-12]，J 波由 I_{to} 介导的动作电位切迹构成（图 27-2）。由于 I_{to} 离子通道在心内膜、心中层和心外膜的分布不均匀，导致心外膜与心内膜（包括 M 细胞）电位差增大，产生跨膜电压梯度，形成心外膜复极离散和不应期离散，有利于局部心肌细胞折返激动的形成，从而引发室颤而发生猝死。

研究表明，位于染色体 7q36 上的 DPP6（二肽基肽酶-6）基因与特发性室颤具有明显的相关性[13-14]。DPP6 是编码心肌细胞瞬时外向钾通道的基因，该突变诱发室颤的可能机制是，当 DPP6

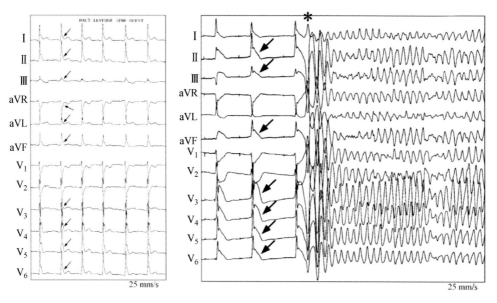

图 27-1　IVF 患者静息（左）和室颤发作前（右）的心电图变化。显示静息时心电图呈 J 点抬高，胸前 $V_3 \sim V_6$ 导联 ST 段呈凹陷型抬高，室颤发作前心电图 J 波增大，起点明显抬高（摘自 N Derval et al. JE2013；46：451-455）

A. 一例健康年轻亚洲男性的 J 波

体表心电图（Ⅱ）

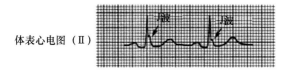

B. 犬的心室动作电位和心电图

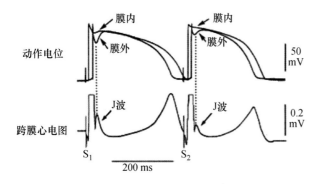

图 27-2　J 波及其形成机制示意图。A. 体表心电图 J 波；**B.** 心室动作电位曲线及跨膜心电图 J 波（摘自 J Am Coll Cardiol 2003；42：401-409）

过表达时，细胞瞬时外向钾电流明显增加，出现早期复极和 J 波现象，从而诱发恶性心律失常。此外，影响复极化的离子通道如钾通道（I_{Kr}、I_{Ks}、I_{KATP}、I_{to}）、钙通道（L 型钙通道 α 和 β 亚单位）、钠通道（SCN5A、SCN1b）等，以及近年来报道的与复极化异常有关的一氧化氮调节因子 CA-

PON 变异，这些都有可能是 ERS 发生特发性室颤的相关基因。

三、诊断和评估

特发性室颤诊断中最重要的是除外诊断，非介入手段临床评估包括生化、病史、心电图、晚电位、运动试验、动态心电图、心脏彩超、心脏磁共振等；介入检查包括冠状动脉造影、左右室造影、心脏内电生理检查、程序刺激、心肌活检等。需要除外的诊断包括如下疾病：①药物、酗酒或者吸毒、电解质紊乱；②缺血性心脏病；③心肌病（如扩张型心肌病、肥厚型心肌病、致心律失常性右心室心肌病等）；④原发性室速；⑤夜间猝死综合征；⑥预激综合征；⑦心肌炎；⑧浸润性心肌病；⑨儿茶酚胺敏感性多形性室速；⑩Brugada 综合征；⑪先天性长、短 QT 综合征。遗传性心律失常与 IVF 的鉴别要点如下：

1. 儿茶酚胺敏感性多形性室速

儿茶酚胺敏感性多形性室速（catecholaminergic polymorphic ventricular tachycardia，CPVT）是一种好发于青少年的遗传性心律失常综合征，其核心是由肾上腺素所诱发的心律紊乱。典型的临床特征是运动或情绪激动时诱发室性心动过速，常伴发晕厥或猝死。其诊断要点是：①CPVT 好发于青少年，发病年龄多在 6～10 岁，多于情绪激动或运动后发病。②运动负荷试验时可重复诱发室性心律失常，诱发阈值一般在 100～120 次/分，且随运动负荷增加，诱发的室性心律失常的严重程度随之增加，可由开始时的孤立性室性早搏，逐步表现为非持续性室速，直至演变成持续性室速甚至室颤，其中，呈右束支传导阻滞图形的双向性室速为其特征性表现（见图 27-3）[15]。

2. Brugada 综合征

Brugada 综合征（Brugada syndrome，BrS）

是一类因编码心肌细胞离子通道的基因产生突变导致心肌细胞复极时离子流发生紊乱，从而诱发致命性心律失常的临床综合征。2002 年 8 月欧洲心脏病协会总结了 Brugada 综合征的心电图特征并将其分为三型（见图 27-4）：Ⅰ型：以突出的"穹隆型"ST 段抬高为特征，表现为 J 波或抬高的 ST 段顶点 ≥2mm，伴随 T 波倒置，ST 段与 T 波之间很少或无等电位线分离；Ⅱ型：J 波幅度（≥2mm）引起 ST 段下斜型抬高（在基线上方并≥1mm），紧随正向或双向 T 波，形成"马鞍型"ST 段图形；Ⅲ型：右胸前导联 ST 段抬高＜1mm，可以表现为"马鞍型"或"穹隆型"，或两者兼有。IVF 与

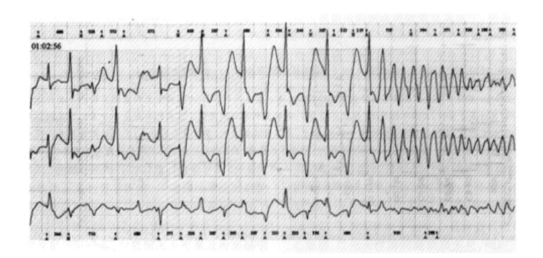

图 27-3 CPVT 患者由双向性室速演变为室颤

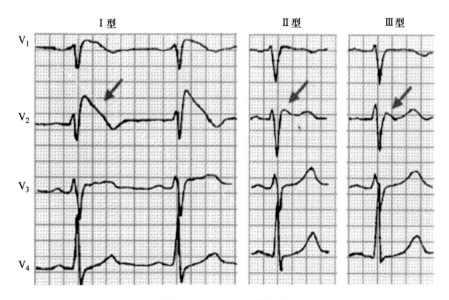

图 27-4 Brugada 综合征

BrS 的鉴别要点在于 Brugada 综合征患者静息心电图多数有右胸导联心电图的特征性改变；另外 I 类抗心律失常药物可使 40％ 的患者出现典型心电图改变。

3. 长 QT 综合征

长 QT 综合征（long Q-T syndrome，LQTS）是指具有心电图上 QT 间期延长与 T 波异常，易产生室性心律失常，尤其是尖端扭转型室速（TdP）、晕厥和猝死的一组综合征。88％ 的 LQTS 患者体表心电图有 QTc 间期延长（QTc＞440ms）。图 27-5

显示 TdP 的几种特征性心电图表现：第一，QRS 波群振幅和形态围绕等电位线扭转，这是 TdP 最具特征性的表现。第二，每阵 TdP 均由短-长-短周期诱发，第 1 个短周期是指第 1 个室性期前收缩的联律间期较短，长周期是指该室性期前收缩的代偿间期较长，第 2 个短周期是指随后另一个室性期前收缩落在其前窦性心搏的 T 波顶峰附近，其联律间期较短。第三，TdP 常呈温醒现象，开始的几个 RR 间期较随后的 RR 间期长。IVF 与 LQTS 的鉴别主要依赖于 QTc 间期的改变。

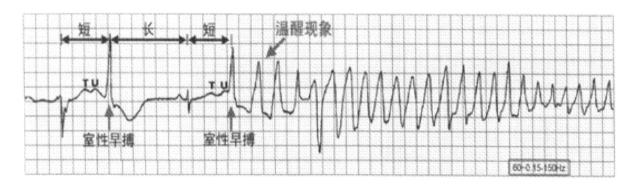

图 27-5　典型尖端扭转型室速的心电图

4. 短 QT 综合征

短 QT 综合征（short QT interval syndrome，SQTS）是一种单基因突变引起心肌离子通道功能异常而导致恶性心律失常的遗传疾病。临床上，该综合征以 QT 间期和心室或心房有效不应期明显缩短、胸导联 T 波对称性高尖、阵发性房颤、室速或室颤、晕厥的反复发作和心脏性猝死、心脏结构无明显异常为特征。SQTS 与 IVF 的鉴别主要依靠体表心电图 QT 与 QTc 间期的测定，多数 SQTS 者的 QTc 间期＜300ms，而特发性室颤者 QTc 间期值则高于此值，故特发性室颤又被称为 "不伴极短 QT 间期的短 QT 综合征"[16]。

近年来，针对 IVF 的基因诊断成为各国学者研究的热点。基因诊断的高危人群是：存在猝死家族史的中年男性；曾于休息、运动、情绪激动等情况下出现了心搏骤停。但是由于目前不同研究中特发性室颤的概念和判断标准可能存在一定差异，导致疑似 IVF 患者的基因检测结果差异较大。Krahn[2]

等采用靶向基因检测发现，疑似 IVF 的患者中 47％ 存在基因位点突变；Bai[17] 等报道，在缺乏临床指导的情况下对 IVF 患者和家庭成员进行基因检测时阳性率较低。由于遗传性心律失常或离子通道病相关突变种类较多，基因检测阳性率不高且费用昂贵，因此现阶段基因检测对于指导临床治疗的价值不如传统临床检查。

目前对于 IVF 幸存者亲属的调查研究资料尚有限。IVF 死者的一级亲属均应接受静息心电图、运动负荷试验和超声心动图评估，有心悸、心律失常或晕厥病史者优先。考虑到 IVF 多与年龄相关，且大多表现为中年发病，因此在 IVF 患者家庭中，初次临床评估健康的年轻成员可能需要定期地进行临床评估；当家族中其他成员出现不明原因猝死时，应进行再次评估。如果 IVF 死亡者的一级亲属发生原因不明的晕厥且存在无法辨别的表型，在经仔细评估后可考虑植入 ICD。

四、治疗

IVF 患者心律失常多表现为多形性室速或室颤，而室颤或多形性室速常由短联律间期的室性早搏触发，心内电生理检查证实室性早搏大多起源于浦肯野纤维网。特发性室颤的治疗包括 ICD 植入、奎尼丁药物治疗、病灶位点的射频消融及以上治疗的联合应用。

2013 年欧洲心律失常学会的专家共识推荐所有诊断为特发性室颤的患者应植入 ICD。Crijns 等[18]对植入 ICD 的 IVF 患者进行随访，2.8 年中仅 1/10 的患者复发，且无一患者出现 ICD 电击或死亡，这可能与人们尚未认清特发性室颤的疾病自然史有关。截至目前，ICD 仍是预防猝死的最佳策略。

药物治疗中最常应用的是奎尼丁，其治疗和预防 IVF 的机制是抑制包括 I_{to} 在内的多种离子流。临床研究发现，奎尼丁不仅可以抑制患者心电图 J 波抬高及早复极现象，还可以减少 IVF 患者 ICD 装置植入后放电和导管消融术后复发[19]。Belhassen 和 Viskin[20]报道对 26 例特发性室颤患者进行经验性的程序电刺激（PES）测试，其中 81% 可诱发室颤，但在给予奎尼丁或联合应用奎尼丁及胺碘酮后，在 14～216 个月的随访期间患者没有再发室颤或死亡。

对 IVF 患者进行室性早搏的射频消融是另一种重要的治疗措施。Aizawa 最早报告了射频消融能成功治疗特发性室颤。Knecht[21]等报道对有反复室颤发作的特发性室颤患者进行经验性的室性早搏浦肯野电位导管消融，在 52 个月的随访中大多数（36/38）患者未再发生室颤。室性早搏起源部位的消融联合 ICD 治疗可有效减少室颤的再发。

总之，特发性室颤目前还是一种机制不明但致死性较高的疾病，对于其治疗尚缺乏有效的证据，对于室颤频繁发作的患者，给予 ICD 植入是相对安全且有效的方法。奎尼丁、胺碘酮等以及射频消融治疗对控制发作较少的特发性室颤可能更有优势。有家族性遗传倾向的特发性室颤患者，除对患者本人进行临床评估外，还应有针对性地对其高危家族成员做出定期的随访和评估。

五、2013 年 HRS/EHRA/APHRS 专家共识概述

2013 年 HRS/EHRA/APHRS 对特发性室颤（IVF）的专家共识总结如下。

1. 特发性室颤定义

排除已知心脏、呼吸、代谢和毒理学病因，有 VF 心电图记录的心搏骤停幸存者。

2. 特发性室颤患者的评估

Ⅱa 类推荐：基因检测可有效评估临床表现疑似 IVF 的患者和（或）其家族成员。

Ⅲ类推荐：经临床评估，无遗传性致心律失常性疾病者，无需大范围筛查 IVF。

3. 特发性室颤的治疗

Ⅰ类推荐：临床诊断明确的 IVF 患者应植入 ICD。

Ⅱb 类推荐：①奎尼丁可用于 ICD 辅助治疗或用于 ICD 禁忌或拒绝 ICD 治疗的患者。②浦肯野电位消融术可用于有单形性室性早搏表现的 IVF 患者，作为 ICD 辅助治疗或用于 ICD 禁忌或拒绝 ICD 治疗的患者。③IVF 死亡者的一级亲属发生原因不明的晕厥且存在无法辨别的表型，经仔细评估后可考虑植入 ICD。

4. 特发性室颤家族成员的评估

Ⅰ类推荐：①所有 IVF 死者的一级亲属接受静息心电图、运动负荷试验和超声心动图评估，有心悸、心律失常或晕厥病史者优先。②IVF 死者家族中的年轻成员进行临床随访；当 IVF 死者家族中再次出现不明原因猝死综合征（sudden unexplained death syndrome，SUDS）或不明原因婴儿猝死综合征（sudden unexplained death in infancy，SUDI）时，所有家族成员均应进行临床随访。

Ⅱa 类推荐：动态心电图和信号平均心电图，心脏核磁共振（MRI）和Ⅰc 类抗心律失常药物激发试验可用于 IVF 死者一级亲属的评估。

Ⅱb 类推荐：可考虑通过肾上腺素激发试验评估 IVF 死者的一级亲属。

（楚英杰）

参考文献

［1］Priori，S. G.，Wilde，A. A.，Horie，M. et al. HRS/EHRA/APHRS expert consensus statement on the diagnosis and management of patients with inherited primary arrhythmia syndromes：document endorsed by HRS，EHRA，and APHRS in May 2013 and by ACCF，AHA，PACES，and AEPC in June 2013. Heart Rhythm，2013，10：1932-1963.

［2］Krahn AD，Healey JS，Chauhan V，et al. Systematic assessment of patientswithunexplained cardiac arrest：Cardiac Arrest Survivors With Preserved Ejection Fraction Registry (CASPER). Circulation，2009，120：278-285.

［3］Viskin，S.，Belhassen，B. Idiopathic ventricular fibrillation. Am Heart J，1990，120：661-671.

［4］Haiissaguerre M，Derval N，Sacher F，et al. Sudden cardiac arrest associated with early repolarization. N Engl J Med，2008，358：2016-2023.

［5］Derval N，Lim HS，Haissaguerre M，et al. Dynamic electrocardiographicrecordings in patients with idiopathic ventricular fibrillation. Journal of Electrocardiology，2013，46：451-455.

［6］Wellens HJ. Early repolarization revisited. N Engl J Med，2008，358 (19)：2063-2065.

［8］Litovsky SH. Antzelevitch C. Transient outward current prominent in canine ventricular epicardium but not endocardium. Circ Res，1988，62：116.126.

［7］Siebermair，J. Early repolarization pattern is the strongest predictor of arrhythmia recurrence in patients with idiopathic ventricular fibrillation：results from a single centre long-term follow-up over 20 years. Europace，2016，18 (5)：718-725.

［9］Antzelevitch C，Sicouri S，Litovsky SH，et al. Heterogeneity within the ventricular wall：electrophysiology and pharmacology of epicardial and endocardial and M cell. Circ Res，1991，69：1427-1449.

［10］Gussak I，Antzelevitch C. Early repelarization syndrome：clinical characteristics and possible cellular and ionic mechanisms. J Electrocardiol，2000，33：299-309.

［11］Yan GX，Lankipalli RS，Burke JF，et al. Ventricular repolarization components on the electrocardiogram：cellular basis and clinical significance. J Am Coll Cardiol，2003，42：401-409.

［12］Perez-Riera，A. R. "Benign" early repolarization versus malignant early abnormalities：clinical-electrocardiographic distinction and genetic basis. Cardiol J，2012，19 (4)：337-346.

［13］Alders M，Koopmann TT，Christiaans I，et al. Haplotype-sharinganalysis implicates chromosome 7q36 harboring DPP6 in familialidiopathic ventricular fibrillation. Am J Hum Genet，2009，84：468-476.

［14］Postema PG，Christiaans I，Hofman N，et al. Founder mutations in the Netherlands：familial idiopathic ventricular fibrillation and DPP6. Neth Heart J，2011，19：290-296.

［15］Andreas P，Andrew M. Guidelines for the diagnosis and management of Catecholaminergic Polymorphic Ventricular Tachycardia. Heart，Lung and Circulation，2012，21：96-100.

［16］郭继鸿. 特发性室颤. 临床心电学杂志，2013，22 (1)：63-72.

［17］Bai R，Napolitano C，Bloise R，et al. Yield of genetic screening in inheritedcardiacchannelopathies：how to prioritize access to genetic testing. Circ Arrhythm Electrophysiol，2009，2：6-15.

［18］Crijns HJ，Wiesfeld AC，Posma JL，et al. Favourable outcome in idiopathicventricular fibrillation with treatment aimed at prevention of high sympathetic tone and suppression of inducible arrhythmias. Br Heart J，1995，74：408-412.

［19］Golian M，Bhagirath KM，Sapp JL，et al. Idiopathic ventricularfibrillation controlled successfully with phenytoin. J Cardiovasc Electrophysiol，2011，22：472-474.

［20］Belhassen B，Viskin S. Management of idiopathic ventricular fibrillation：implantable defibrillators？ antiarrhythmic drugs？ Ann Noninvasive Electrocardiol，1998，3：125-128.

［21］Knecht S，Sacher F，Wright M，et al. Long-term follow-up of idiopathicventricular fibrillation ablation：a multicenter study. J Am Coll Cardiol，2009，54：522-528.

第二十八章 不明原因的猝死综合征和婴儿猝死综合征

一、定义

多数心脏性猝死（SCD）具有器质性心脏病的原因，如急性心肌梗死、缺血性扩张型心肌病等[1]。而不明原因猝死综合征（SUDS）是在排除了可能的病因之后的一个病理学诊断。常用的术语还有心律失常性猝死综合征（SADS），指的是已行尸检和毒理学检查，除外了非心脏病原因，心脏形态学正常的SCD[2-5]。婴儿猝死综合征（SIDS）或不明原因婴儿猝死综合征（SUDI）用于描述1岁以下、原因不明的婴儿死亡[6]。

对不明原因SCD的定义有所不同。目击死亡的时间（<1h到<24h）是一个因素[2-3,7-8]，另一个原因是在一些国家有限的甚或是缺乏尸检，组织病理学检查只是偶尔而非常规[7,9-10]。如果未进行尸检或检查不充分，而死亡原因不明，则其他的病因、遗传性和结构性疾病就都有可能，需要考虑更为广泛的诊断可能性。坚持使用SUDS和SADS，会和使用SUDI及SIDS一样，有助于减少术语上的混乱，会促使家族成员的调查倾向于寻找心律失常综合征一类病因的可能。

二、流行病学

事实上，相关的国际疾病分类编码（ICD）对不明原因SCD的统计严重低估了其实际发生率[3]。不明原因SCD的发生率和流行率，依赖于人口调查和研究者。在英国，对不明原因猝死者尸检是强制性的。4～64岁的普通人群中，不明原因猝死的发生率为每年1.34/100 000[3]，16～64岁的SCD患者中有4.1%原因不明[4]。最近爱尔兰的调查显示，在14～35岁的人口中，不明原因SCD发生率为每年0.76/100 000，占整体SCD的27%[11]。来自丹麦的资料因75%的尸检率而有局限性，但仍揭示了1～35岁人口中至少0.8/100 000的不明原因SCD发生率，尸检病例中43%死亡原因不明[7]。不明原因SCD中，不仅年轻人发生率显著较高，而且多为年轻男性，于睡眠或休息时猝死。在年轻男性占明显优势的美国新兵中，18～35岁人群不明原因SCD的发生率高达每年4.5/100 000，占该人群所有SCD的35%[12]。澳大利亚一个地区性的SCD调查显示，5～35岁人群中29%的SCD原因不明[13]。然而意大利威尼托区普通人群的尸检结果显示，在SCD病例中心脏结构正常者只占6%[8]。一项美国有关运动员猝死的尸检也显示，SCD患者中心脏结构正常者只有3%[14]。相反的，英国运动员猝死的尸检显示仅26%心脏形态学正常[15]。因此在这点上不同国家和地区具有显著的变异性和矛盾性。

1岁以下婴儿的不明原因猝死（SIDS和SUDI）发生率超过青少年或1岁以上儿童的SCD发生率。最近爱尔兰的一项国家调查显示，1～4岁间儿童的猝死率为1.4/100 000，而1岁以下婴儿猝死率则高达59/100 000[16]。美国的人口调查也显示了类似的年猝死发生率，1～4岁儿童为3/100 000，而1岁以下婴儿为80/100 000[17]。值得注意的是，通过避免一些可纠正的危险因素（尤其是卧位睡姿），已在全球范围内显著降低了SIDS的发生率。尽管如此，美国SIDS的发生率仍维持在53/100 000[18]。

三、诊断

对不明原因 SCD 的诊断，应建立在已进行尸检和毒理学检查，除外了非心脏病因的基础上。随后要对心脏进行详细的组织病理学检查，以除外 SCD 的明显病因。这一步有可能发现结构性心脏遗传性疾病，如肥厚型心肌病，需要进行家族筛查，以及保留合适的组织以提取 DNA，进行目标基因检测等[19]。最好是有专业的心脏病理学家指导，以提高诊断的准确性并对家族筛查给予指导。但还有很多情况下，病理学发现（例如没有组织排列紊乱的特发性左心室肥厚、主动脉瓣二瓣畸形、没有缺血证据的冠状动脉不规则等）是否就是导致死亡的原因并不清楚。如果这些病例的家族筛查能够发现明显的心律失常综合征倾向，则仍可诊断不明原因 SCD[20]。假如通过以上步骤，死亡原因仍是不明，则需要进一步检查。收集任何临死前的病史或心脏检查可能会提供线索。但临死前正常的心电图并不能除外心脏遗传性疾病，尤其是有 Brugada 综合征家族史者。保留适合提取 DNA 的组织以进行分子学尸检，也许能做出基因学诊断，或能使诊断率达到 35％。死后进行基因检测同样有助于 SUDI 的诊断，可以发现 SIDS 病例中约 10％的离子通道病[17]。

四、干预

一旦诊断 SUDS，随后的干预措施主要是针对家族成员的评估。

家族成员筛查

对 SADS 受害者或早发（不到 50 岁）不明原因猝死者的一级亲属进行心脏评估，有高达一半的家族成员可发现心脏遗传性疾病，例如心律失常综合征（LQTS、Brugada 综合征、CPVT）和一些很难发现的心肌病类型（ARVC）。筛查的基本原则是先无创，后有创。家族成员中有晕厥或癫痫样发作病史者，以及肯定携带者往往筛查会有所发现。筛查的内容包括：个人史、家族史、猝死受害者病史；静息、运动后心电图，信号平均心电图及 24h 动态心电图；心脏超声；钠通道阻断剂和（或）肾上腺素激发试验；心脏 MRI 等[20]。信号平均心电图和 24h 动态心电图在做出临床诊断方面效力最低；而静息及运动后心电图、Ⅰ类抗心律失常药物的激发试验和心脏影像学检查有很大的诊断价值。病理学专家对尸检结果的回顾性审阅，也往往会有助于诊断[9]。

对 SUDI 家族成员的调查通常发生在特定情况下，目前在这方面尚无太多资料。分子学尸检显示，相较 SUDS 而言，SIDS 的离子通道病发生率很低，更多为散发遗传性疾病是婴儿猝死的原因[18]。因此对 SIDS 受害者一级亲属的评估阳性发现就会显著低于 SUDS 受害者。然而如果分子学尸检结果阳性，或有其他 SUDI、SUDS 病例的家族史，或有早发不明原因猝死家族史，或遗传性心脏病家族史，则家族筛查的意义就十分重要了。

有 SUDS 受害者的家族，对 SUDI 死亡者的亲属中的肯定携带者，或有先兆症状者，如心源性晕厥，尤其应优先予以评估。对 SUDS 家族中的年轻成员，即使初次评估正常，也可能需要周期性的反复评估，因为有些疾病的外显率与年龄相关，随着年龄的增加才表现出可识别的症状。如果家族中有成员出现症状，或新增可疑的猝死病例时，需要再次对家族成员进行评估。

五、小结

根据 2013 年 HRS/EHRA/APHRS《遗传性原发性心律失常综合征诊断与治疗专家共识》意见，小结如下：

不明原因猝死综合征（SUDS）诊断的专家建议

1. 建议将发生在年龄超过一岁的原因不明的猝死称作"不明原因猝死综合征"（SUDS）。

2. 建议将病理及毒理学评估为阴性的 SUDS 死亡称为"心律失常猝死综合征"（SADS）。

SUDS 评估的专家建议

Ⅰ类推荐：①建议收集所有 SUDS 患者的个

人史/家族史以及猝死环境资料。②建议所有诊断为 SUDS 的患者进行专门的心脏病理检查以排除存在结构性心脏病的微观指标。③建议收集所有 SUDS 患者的血液和（或）合适的组织进行分子尸检/死后基因检测。

Ⅱa 类推荐：以分子尸检/死后基因检测为重点的心律失常综合征检测对所有 SUDS 患者都有用。

SUDS 干预措施的专家建议

Ⅰ 类推荐：①无论通过分子尸检能否发现增加猝死风险的病理性突变，均建议对 SUDS 患者的一级亲属进行基因筛查。②对所有 SUDS 患者一级亲属的评估，建议检查静息心电图高位右心导联、运动负荷试验和超声心动图。携带者和有心悸、心律失常、晕厥病史的亲属应优先评估。③年轻家族成员可能在年老时出现症状和（或）体征，因此，所有家庭成员均应该进行临床随访评估，无论是否再出现新的 SUDS 或 SUDI 事件。

Ⅱa 类推荐：SUDS 一级亲属的评估，包括动态心电图、信号平均心电图、心脏 MRI、Ⅰc 类抗心律失常药物激发试验。

Ⅱb 类推荐：对于 SUDS 患者一级亲属的评估，可以考虑输注肾上腺素。

不明原因婴儿猝死（SUDI）诊断的专家建议

建议将发生在小于一岁患者的原因不明的猝死，并且病理及毒理学评估为阴性时称作"不明原因婴儿猝死"（SUDI）。

SUDI 评估的专家建议

Ⅰ 类推荐：①建议收集所有 SUDI 患者的个人史/家族史以及猝死环境资料。②建议收集所有 SUDI 患者的血液和（或）合适的组织进行分子尸检。

Ⅱa 类推荐：以分子尸检/死后基因检测为重点的心律失常综合征检测对所有 SUDI 患者有用。

Ⅱb 类推荐：所有诊断为 SUDI 的猝死患者的评估可以考虑进行专门的心脏病理检查以排除存在结构性心脏病的微观改变。

SUDI 干预措施的专家建议

Ⅰ 类推荐：无论通过分子尸检是否发现增加猝死风险的病理性突变，建议对 SUDI 患者的一级亲属进行基因筛查。

Ⅱa 类推荐：①对于有遗传性心脏病家族史的 SUDI 或其他 SUDS 患者的一级亲属评估，包括静息心电图、运动负荷试验以及其他检查。有心律失常或晕厥病史的一级亲属应优先评估。②有遗传性心脏病或其他 SUDS 家族史的 SUDI 患者一级年轻亲属，可能在年老时出现相应的症状、体征，因此，所有成员均应进行临床随访评估。

Ⅱb 类推荐：对于 SUDI 患者一级亲属的评估，可以考虑检查静息心电图和运动负荷试验。

（田　颖　石　亮）

参考文献

[1] Myerburg RJ, Kessler KM, Castellanos A. Sudden cardiac death. Structure, function, and time-dependence of risk. Circulation, 1992, 85 (1Suppl)：I2-I10.

[2] Behr E, Wood DA, Wright M, et al. Cardiological assessment of first-degree relatives in sudden arrhythmic death syndrome. Lancet, 2003, 362：1457-1459.

[3] Behr ER, Casey A, Sheppard M, et al. Sudden arrhythmic death syndrome：a national survey of sudden unexplained cardiac death. Heart, 2007, 93：601-605.

[4] Bowker TJ, Wood DA, Davies MJ, et al. Sudden, unexpected cardiac or unexplained death in England：a national survey. QJM, 2003, 96：269-279.

[5] Vatta M, Dumaine R, Varghese G, et al. Genetic and biophysical basis of sudden unexplained nocturnal death syndrome (SUNDS), a disease allelic to Brugada syndrome. Hum Mol Genet, 2002, 11：337-345.

[6] Krous HF, Beckwith JB, Byard RW, et al. Sudden infant death syndrome and unclassified sudden infant deaths：a definitional and diagnostic approach. Pediatrics, 2004, 114：234-238.

[7] Winkel BG, Holst AG, Theilade J, et al. Nation wide study of sudden cardiac death in persons aged 1-35 years. Eur Heart J, 2011, 32：983-990.

[8] Corrado D, Basso C, Thiene G. Sudden cardiac death in young people with apparently normal heart. Cardio-

vasc Res，2001，50：399-408.

[9]　van derWerfC，HofmanN，TanHL，et al. Diagnostic yield in sudden unexplained death and aborted cardia c arrest in the young: the experience of a tertiary referral center in The Netherlands. Heart Rhythm 2010，7，1383-1389.

[10]　De Noronha SV，Behr E，Papadakis M，et al. The importance of expert cardiac pathology for the investigation of sudden cardiac death: results from a British fast track cardiac pathology service 2011. ESC Congress，2011.

[11]　MargeyR，RoyA，TobinS，et al. Sudden cardiacdeath in 14-to 35-year old sin Ireland from 2005 to 2007: a retrospective registry. Europace，2011，13：1411-1418.

[12]　Eckart RE，Scoville SL，Campbell CL，et al. Sudden death in young adults: a25-year review of autopsies in military recruits. Ann Intern Med，2004，141：829-834.

[13]　Puranik R，Chow CK，Duflou JA，et al. Suddendeath in the young. Heart Rhythm，2005，2：1277-1282.

[14]　MaronBJ. Sudden death in young athletes. N Engl J Med，2003，349：1064-1075.

[15]　de Noronha SV，Sharma S，Papadakis M，et al. A etiology of sudden cardiac death in athletes in the United Kingdom: a pathological study. Heart，2009，95：1409-1414.

[16]　McGarvey CM，O'Regan M，Cryan J，et al. Sudden unexplained death in childhood（1～4 years）in Ireland: an epidemiological profile and comparison with SIDS. Arch Dis Child，2012，97：692-697.

[17]　Chugh SS，ReinierK，BalajiS，et al. Population-based analysis of sudden death in children: The Oregon Sudden Unexpected Death Study. Heart Rhythm，2009，6：1618-1622.

[18]　Trachtenberg FL，Haas EA，Kinney HC，et al. Risk factor changes for sudden infant death syndrome after initiation of back-to-sleep campaign. Pediatrics，2012，129：630-638.

[19]　Basso C，Burke M，Fornes P，et al. Guidelines for autopsy investigation of sudden cardiac death. Virchows Arch，2008，452：11-18.

[20]　Papadakis M，RajuH，Behr ER，et al. Sudden cardiacdeath with autopsy findings of uncertain significance: potential for erroneous interpretation. Circ Arrhythm Electrophysiol，2013，6：588-596.

第二十九章 遗传性心律失常门诊

对于遗传性心律失常和心肌病患者而言，最令人担忧的不良事件莫过于心脏性猝死。先前的长期随访研究结果显示，即使患者得到了明确的临床诊断，仍有不少患者后续发生猝死。例如，Priori 等[1] 报道了超过 350 例的长 QT 综合征（long QT syndrome，LQTS）患者在接受了 β 受体阻滞剂治疗后，仍然有 55 位患者（16%）在五年的随访中再次发生了心脏不良事件，其中 33% 的患者发生了心脏停搏或猝死；Brugada 等[2] 报道，在没有心脏停搏史的 Brugada 综合征（Brugada syndrome，BrS）患者中，每年约有 4.1% 在明确诊断后发生了室颤或死亡；Hulot 等[3] 报道，5.4% 的致心律失常性右心室心肌病（arrhythmogenic right ventricular cardiomyopathy，ARVC）患者在 8 年随访研究中发生了猝死。上述报道证明，遗传性心律失常患者在明确诊断后发生猝死的比例依然很高，由此说明对患者有效、系统的专业监测和管理尚存在不足之处。

一、国际遗传性心律失常诊治专家共识关于心律失常门诊的建议

2013 年发布的 HRS/EHRA/APHRS《遗传性心律失常综合征患者诊断与治疗专家共识》[4] 中指出，诊断或疑似患有可致心脏性猝死（sudden cardiac death，SCD）[原因不明的猝死综合征（sudden unexplained death syndrome，SUDS）/婴儿不明原因猝死（Sudden unexplained death in infancy，SUDI）] 的遗传性心律失常患者及其一级亲属，应该到专业的遗传性心律失常门诊接受专业人士的评估。对于这样的患病家庭，需要给予临床多学科的评估和诊治。这类患者的首发表现往往是突发致死性的心律失常、心搏骤停或心脏性猝死，因此对患者及家庭成员的遗传学检测和临床诊疗将产生巨大的医疗和心理获益[5-6]。临床上明确心律失常的症状或遗传学检测结果阳性，可能会完全改变患者的生活方式，并使患者本人及其家庭成员考虑疾病是否会遗传给下一代、能否日常参加体育运动、无法投保或就业限制等诸多问题。因此，遗传性心律失常门诊的一个重要作用就是对确诊或疑似患有遗传性心律失常、具有潜在 SCD（SUDS/SUDI）风险的患者及其一级亲属进行专业评估，对于先证者突然死亡的家庭提供遗传咨询，对家庭成员提出合理的诊断与治疗建议。

资源配置和结构合理的遗传性心律失常门诊（或遗传性心血管疾病门诊），将会提高疑似遗传性心律失常和心脏性猝死的诊断率[7]；能对患者及家庭成员进行有效的检测和治疗，同时还将提供科学合理的医学、遗传学和社会心理学等多方面的专业指导。遗传性心律失常门诊可以具有不同的运营模式，可能会受不同国家医疗体系或管理机构的影响，成功的关键在于要有精通心脏病、护理和临床遗传学的专家团队，同时有训练有素且具有多学科背景的专职协调员负责团队成员之间及时、良好、有效的沟通。理想的遗传性心律失常门诊的人员配置和工作流程见图 29-1。主要工作人员应包括：①临床协调员，负责接待患者、收集并核对病历、为患者及家庭成员预约就诊时间、帮助解决相关检测的保险问题等；②专业护士或遗传咨询师[8]，负责对患者及家庭成员进行初诊，不仅包括收集和浏览病历，还要建立家系图、收集并核对患者检查结果，如影像学资料、病理标本、尸检报告、之前的遗传学检测结果等；

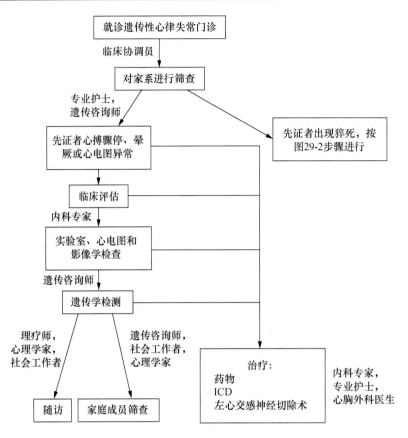

图 29-1 遗传性心律失常门诊的人员配置及工作流程

③临床医师，应该是精通遗传性心律失常和医学遗传学知识的临床心脏病专家/电生理学医生，或者是对心律失常感兴趣的医学遗传学家，并有临床电生理学医生支持。对发生不明原因的猝死综合征的家庭，明确遗传性心血管疾病的调查步骤见图 29-2。

在患者或其家属来门诊前，最好由医生/护士/遗传咨询师首先对患者的检查结果进行预览和分析。需要注意的是，许多遗传性心律失常的发生可能是继发于其他获得性疾病或遗传性心肌病。如果遗传性心律失常门诊是遗传性心脏病门诊的一部分，可能现场就有心肌病专家，这对于患者的准确诊治大有帮助；如若不然，则应与心肌病专家随时保持联系。医生团队将对患者进行整体评估、回顾病历、解读检测结果，进行诊断并制订治疗方案。在对某些家庭的评估中可能包括对家系成员的尸检，因此最好有心脏病理学专家的参与，这对于疾病明确诊断会很有帮助。

对遗传性心律失常患者的遗传学检测，包括遗传学检测的适应证、检测方法的选择以及检测结果的专业解读等。遗传咨询师应协助患者对遗传学检测的结果有个准确的判断和心理预期。遗传学检测的作用对于不同的心律失常类型有所差异。例如，长 QT 综合征患者的遗传学检测可有助于长 QT 综合征的疾病分型，不同亚型的患者发生恶性心律失常的诱发因素、危险分层以及临床诊疗和预后均有差别[9]。特定的基因突变可能对于临床治疗方案的选择具有一定的影响。遗传学检测最具争议的是如何确定其结果对于家庭其他成员的意义，包括对临床意义不明突变位点的解读、嵌合现象以及亲子鉴定和亲缘关系解释等，因此遗传咨询师在遗传心律失常门诊是很有必要的[8]。

遗传性心律失常患者的治疗方案各不相同，从生活方式调整、药物治疗、器械植入到左心交感神经切除术（left cardiac sympathetic denervation，LCSD），需要根据患者的自身情况而决定。

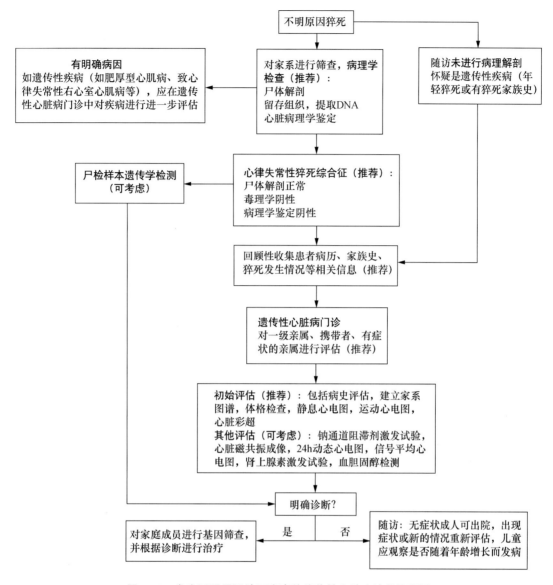

图 29-2　发生不明原因猝死家庭的遗传性心脏病诊断流程图

有些患者可能需要接受侵入性电生理检查，并接受起搏器或 ICD 等治疗；有些患者可能需要进行手术或胸腔镜下左心交感神经切除术以控制心律、预防心脏性猝死等。对于多数患者而言，可能需要调整潜在疾病的治疗方案。遗传性心律失常门诊的患者也可能是心搏骤停的幸存者，因此患者在心血管事件后的康复管理需要心理学和精神病学专家的帮助，并需要理疗师及职业治疗师的参与。诊断为遗传性疾病的患者，尤其是所患疾病具有明显致残和致死风险的患者，常常会出现严重的情绪低落，因此需要心理学专家积极参与临床诊疗。

二、遗传性心律失常门诊对于患者管理及预后的效果评估

遗传性心律失常门诊在患者管理和临床诊疗中的作用和价值需要进行全面的调查和评估，早期即有研究证明专业门诊在长 QT 综合征患者的诊断和管理中的必要性。Taggart 等[10] 报道在梅奥医院（Mayo Clinic）长 QT 综合征诊所对 176 位长 QT 综合征患者诊疗效果的评估：超过 40% 的患者被不恰当地诊断为长 QT 综合征，其中超过半数患者是被心律失常专家误诊的。7% 的患者

第四篇

起搏器装置及模式选择

第三十章　窦房结功能障碍的起搏器装置及模式选择

窦房结功能障碍（sinus node dysfunction, SND）包括窦性心动过缓、窦房传导阻滞、窦性停搏、变时功能不全及快慢综合征，少部分患者可合并不同程度的房室传导阻滞。通常 SND 的损害是获得性的，心房颤动、心力衰竭、心肌梗死等所致的心肌重构样变及年龄增大因素所致的退行样变都是窦房结功能不全的病因。近年来临床、基础研究也已证实部分 SND 具有家族遗传性，与基因突变相关[1]。

由于 SND 无可逆性特点，故与此相关症状的患者可选择永久起搏器植入。起搏模式包括双腔（DDD、DDI）和单腔（VVI、AAI）。若窦房结存在变时功能不全则应植入具有频率应答功能（带 R 功能）的起搏器。

研究表明 SND 可自然发展成房室传导阻滞和心房颤动样心律失常。一组因病态窦房结（病窦）植入起搏器的 5 年随访结果显示 SND 发展为房室传导阻滞的风险为 3%～35%[2-3,4-5]，危险因素包括年龄、合并症及负性变时药物的应用等[2]。初次诊断的 SND 患者大约 40%～70% 合并房颤，而无合并房颤的 SND 患者随访中房颤的发生率为 3.9%～22.3%[6-8]，经程控仪检测到房颤的发生率为 68%[8]。

一、起搏模式的试验研究与争论焦点

SND 起搏模式一直是争论的焦点。四个主要临床试验（Danish、PASE、CTOPP 和 MOST）的随机对照研究结果表明不同起搏模式对房颤的发生、血栓形成、心功能及起搏器综合征、生活质量等方面均有影响。

1. 心房颤动

Danish、CTOPP 和 MOST 随机对照研究结果显示 AAI 或 DDD 与 VVI 相比，减少房颤发生率，三项研究中分别为 46%、18% 及 21%[9-10,6,11]，同时针对这几项试验的 meta 分析结果也显示出 AAI 或 DDD 模式使房颤发生的相对风险降低了 20%[12]。房颤的发生不仅降低了生活质量，而且增加了卒中风险及医疗支出，因此植入起搏器前需考虑起搏模式与房颤发生的相关性。

2. 卒中/血栓形成

Danish 研究随机比较了 AAI 和 VVI 血栓形成的风险，结果 AAI 模式的血栓形成相对降低了 53%，但其他研究并未得出相似的结果。一项 meta 分析显示 AAI 显著降低了卒中风险[13]（HR0.81，95%CI 0.67～0.99，P＝0.035），这表明了 AAI 或 DDD 降低了房颤的发生。

3. 心力衰竭

Danish 研究显示 AAI 较 VVI 改善了心衰患者的临床症状。MOST 研究对比了 DDDR 和 VVIR 两组心衰发生率分别为 10.3% vs. 12.3%[6]（HR0.82，95% CI 0.63～1.06，P＝0.13），在校正不平衡因素后 DDDR 组较 VVIR 组降低了心衰住院率（HR 0.73，95%CI 0.56～0.95，P＝0.02），并在随访中 DDD 组获得了较低的心衰分值（P＜0.001）。而 PASE、CTOPP 研究及 meta 分析未显示出 AAI 或 DDD 可减少心衰的发生[6,9-10,13]。

4. 死亡率

除 Danish 研究[11]，其余研究结果未显示出起搏模式与死亡率相关，汇总的 meta 分析也未显示 AAI 组较 VVI 组死亡率下降[13]。

因为误诊而被不恰当地安排了 ICD 治疗，5％的患者后续被确诊为其他疾病，如儿茶酚胺敏感性室速等。Viskin 等[11]也报道了在长 QT 综合征诊断过程中心脏病专家和心律失常专家所面临的挑战。研究结果显示，只有不到 25％的心脏病医生能够正确判别心电图中的 QT 间期，从而正确诊断长 QT 综合征；即便是心律失常专家，也有 40％做出了错误的诊断。尽管这些数据显示出专业门诊对于心律失常患者诊疗的优越性，但其对于患者预后及死亡率的影响还不明确。

最近，加拿大多伦多全科医院的 Priori 等[12]进行了一项回顾性研究以回答这一问题。研究者们对 2005—2014 年到遗传性心律失常门诊就诊的720 位患者及其高危家属进行调查，其中 278 人得到了明确或疑似诊断并接受长期的疾病管理。患者的中位随访时间为 4.1 年，其中 43％的患者随访时间超过 5 年。结果显示，有 11 位患者（4％）植入了 ICD 以预防猝死的发生，所有门诊患者及家属中仅有 1 例患者发生了心脏性猝死，即患者发生心脏性猝死的风险为 0.1％/年；在心脏停搏或心脏性猝死患者的高危家属中，无 1 人发生心脏不良事件。该研究中患者极低的死亡率和不良事件发生率，证明了遗传性心律失常门诊对于患者的规范管理极为有效。

三、我国开设遗传性心律失常门诊所面临的问题和挑战

目前除了心脏专科医院或心脏科较强的综合性医院，我国大多数医院几乎没有开设遗传性心律失常门诊。即使开设了类似的门诊，其人员配置和工作流程仍很不完善。我国大多数公众甚至非专科医务人员对遗传性心律失常的认知度仍较低，其结果是绝大多数患者及高危家属未得到正确诊治和规范管理。此外由于该病的特殊性，传统的心脏医生很难全面处理遗传性心律失常患者的复杂问题，而必须有遗传学、电生理学、妇产科学和儿科学等专家，甚至社会工作者的参与。另外，国内目前尚无临床遗传咨询师的专业培训及资质认定，也给遗传性心律失常门诊的开设带

来问题。因此我们建议，在遗传性心律失常诊治方面有丰富经验的医院，可以由心律失常专科医生与具有资质的遗传学检测机构紧密合作，辅以医学遗传学专家，从而实现遗传性心律失常门诊的基本功能。随着我国遗传学检测行业的飞速发展，以及遗传咨询师的规范化培养，我国遗传性心律失常门诊将迎来快速发展期，并对相关患者及高危家属的诊治和管理产生积极作用。

（周 洲）

参考文献

[1] Priori SG，Napolitano C，Schwartz PJ，et al. Association of long QT syndrome loci and cardiac events among patients treated with beta-blockers. Jama，2004，292：1341-1344.

[2] Brugada J，Brugada R，Brugada P. Determinants of sudden cardiac death in individuals with the electrocardiographic pattern of Brugada syndrome and no previous cardiac arrest. Circulation，2003，108：3092-3096.

[3] Hulot JS，Jouven X，Empana JP，Frank R，Fontaine G. Natural history and risk stratification of arrhythmogenic right ventricular dysplasia/cardiomyopathy. Circulation，2004，110：1879-1884.

[4] Priori SG，Wilde AA，Horie M，et al. HRS/EHRA/APHRS expert consensus statement on the diagnosis and management of patients with inherited primary arrhythmia syndromes：document endorsed by HRS，EHRA，and APHRS in May 2013 and by ACCF，AHA，PACES，and AEPC in June 2013. Heart rhythm：the official journal of the Heart Rhythm Society，2013，10：1932-1963.

[5] Ackerman MJ，Priori SG，Willems S，et al. HRS/EHRA expert consensus statement on the state of genetic testing for the channelopathies and cardiomyopathies this document was developed as a partnership between the Heart Rhythm Society（HRS）and the European Heart Rhythm Association（EHRA）. Heart rhythm：the official journal of the Heart Rhythm Society，2011，8：1308-1339.

[6] Zipes DP，Camm AJ，Borggrefe M，et al. ACC/AHA/ESC 2006 Guidelines for Management of Patients With Ventricular Arrhythmias and the Preven-

tion of Sudden Cardiac Death: a report of the American College of Cardiology/American Heart Association Task Force and the European Society of Cardiology Committee for Practice Guidelines (writing committee to develop Guidelines for Management of Patients With Ventricular Arrhythmias and the Prevention of Sudden Cardiac Death): developed in collaboration with the European Heart Rhythm Association and the Heart Rhythm Society. Circulation, 2006, 114: e385-484.

[7] Nunn LM, Lambiase PD. Genetics and cardiovascular disease—causes and prevention of unexpected sudden adult death: the role of the SADS clinic. Heart, 2011, 97: 1122-1127.

[8] Ingles J, Yeates L, Semsarian C. The emerging role of the cardiac genetic counselor. Heart rhythm: the official journal of the Heart Rhythm Society, 2011, 8: 1958-1962.

[9] Giudicessi JR, Ackerman MJ. Genotype- and phenotype-guided management of congenital long QT syndrome. Current problems in cardiology, 2013, 38: 417-455.

[10] Taggart NW, Haglund CM, Tester DJ, et al. Diagnostic miscues in congenital long-QT syndrome. Circulation, 2007, 115: 2613-2620.

[11] Viskin S, Rosovski U, Sands AJ, et al. Inaccurate electrocardiographic interpretation of long QT: themajority of physicians cannot recognize a long QT when they see one. Heart Rhythm, 2005, 2: 569-574.

[12] Adler A, Sadek MM, Chan AY, et al. Patient Outcomes From a Specialized Inherited Arrhythmia Clinic. Circulation Arrhythmia and electrophysiology, 2016, 9: e003440.

5. 生活质量和心功能状态

CTOPP[14]研究显示起搏模式与生活质量不相关，但 6min 步行试验显示了 AAI 或 DDD 可改善患者的运动耐力，同时 PASE 研究也显示 DDD 较 VVI 提高了患者的生活质量和活动耐力。MOST[15]研究通过 SF-36 量表评估显示了 DDD 可提高患者的生理及心理健康状态。

6. 起搏器综合征

起搏器综合征是指植入起搏器后由于房室失同步收缩、室房逆传或心房收缩干扰房室瓣关闭等因素引起了心排血量降低的临床表现，如乏力、胸部不适、咳嗽、呼吸困难、眩晕、晕前反应甚至晕厥。这种临床表现可以发生于任何起搏模式，但以 VVI 常见。在 PASE 研究中随机到 VVIR 组的 26％患者由于严重的起搏器综合征而改为 DDD 模式[16]；MOST 研究中 VVI 组的 38％患者也因起搏器综合征程控为 DDD 模式[6]。尽管越来越多的临床试验证实了 VVI 模式的起搏器综合征发生率高，但尚无可靠数据来预测该综合征的发生。目前将 VVI 起搏器植入后血压下降 20mmHg 并出现临床症状定义为起搏器综合征[16]。心室起搏频率的降低及生理性起搏模式可预防起搏器综合征的发生。

7. 右心室心尖部起搏的不良作用

已有研究表明右心室心尖部起搏可增加心衰和房颤的发生[17-21]。究其原因为右心室心尖部起搏改变了正常的心肌激动顺序，不同程度的心室间失同步收缩促进了心室肌重构，甚至心衰的发生。50 例 SND 患者植入起搏器后，随机将起搏模式程控为 AAIR 及 DDDR，随访观察 12 个月显示左心室射血分数（EF）AAI 组较基线无变化（$61.5\%\pm11\%$ *vs.* $62.3\%\pm7\%$，$P=NS$），而 DDD 组较基线下降（$63.1\%\pm8\%$. *vs.* $59.3\%\pm8\%$，$P<0.05$)[22]。MOST 研究也显示 VVI 起搏使发生心衰的风险、心衰住院率和房颤发生率增加，而 DANPACE 研究[7]（AAI *vs.* DDD）的长期随访结果并没有发生进行性心衰。根据试验结果[22-24]认为若右心室起搏超过 40％～50％则预示着潜在发生心衰和房颤的风险，尤其是已有左心室收缩功能不全的患者。为减少心衰或房颤的

发生，可延长 AV 间期（如 20～250ms）、植入特殊功能起搏器、关闭 VVI 起搏器的 R 功能及频率反应性 AV 延迟使心室起搏频率最小化，但何为最佳参数来获取最佳临床效果尚不清楚。

二、SND 起搏模式的选择

1. VVI 与 SND

DDD *vs.* VVI 的随机试验结果没有体现出 DDD 对生存及卒中有重大意义[6-7,9]。SND 患者在下列情况可选择 VVI：①正常心脏功能，偶有起搏需要；②不能自理偶需起搏帮助的患者；③不尝试转复窦性心律的永久或持续房颤患者。

2. AAI、DDD 与 SND

既往研究认为 AAI 起搏可用于年轻的不伴有房室或室内传导阻滞的 SND 患者。但 DANPACE 研究认为即使 AV 传导正常的 SND 患者也应选用 DDD 起搏，因为在随访期间大于 20％SND 患者进展成房室传导阻滞[7]，每年约 1.7％的 AAIR 患者需要升级 DDD。另外，也有研究[27]显示 AAI 组的心衰及房颤发生率不低于 DDD 组，发生房室传导阻滞时升级 DDD 的手术增加了并发症的风险，因此建议 SND 应选择 DDD。

3. 频率适应性

因变时功能不全产生症状的患者，尤其合并房性心律失常需服用抑制房室结的药物或负性变时作用药物，可植入频率应答功能起搏器提高生活质量。也有研究认为频率适应性起搏器因起搏频率增加导致心衰和房颤的增加[26-27]。

总之，SND 患者以植入双腔起搏器为主，为避免心衰、房颤及起搏器综合征等的发生应减少心房起搏，优化起搏间期达到最小化心室起搏。

（侯翠红）

参考文献

[1] Benson，D. W.，Wang，D. W.，Dyment，M.，et al. Congenital sick sinus syndrome caused by recessive mutations in the cardiac sodium channel gene（SCN5A）. The Journal of Clinical Investigation，2003，112，1019-

1028.

［2］ Andersen HR. Atrioventricular conduction during long-term follow-up of patients with sick sinus syndrome. Circulation, 1998, 98: 1315-1321.

［3］ Kristensen L. AV block and changes in pacing mode during long-term follow-up of 399 consecutive patients with sick sinus syndrome treated with an. AAI/AAIR pacemaker. Pacing Clin Electrophysiol, 2001, 24: 358-365.

［4］ Sutton R, Kenny TA. The natural history of sick sinus syndrome. Pacing Clin Electrophysiol, 1986, 9 (6 Pt 2): 1110-1114.

［5］ Brandt J. Natural history of sinus node disease treated with atrial pacing in 213 patients: implications for selection of stimulation mode. J Am Coll Cardiol, 1992, 20: 633-639.

［6］ Lamas GA. Ventricular pacing or dual-chamber pacing for sinus-node dysfunction. N Engl J Med, 2002, 346: 1854-1862.

［7］ Nielsen JC. A comparison of single-lead atrial pacing with dual-chamber pacing in sick sinus syndrome. Eur Heart J, 2011, 32: 686-696.

［8］ Gillis AM, Morck M. Atrial fibrillation after DDDR pacemaker implantation. J Cardiovasc Electrophysiol, 2002, 13: 542-547.

［9］ Connolly SJ. Effects of physiologic pacing versus ventricular pacing on the risk of stroke and death due to cardiovascular causes. Canadian Trial of Physiologic Pacing Investigators. N Engl J Med, 2000, 342: 1385-1391.

［10］ Kerr CR. Canadian Trial of Physiological Pacing: effects of physiological pacing during long-term follow-up. Circulation, 2004, 109: 357-362.

［11］ Andersen HR. Long-term follow-up of patients from a randomised trial of atrial versus ventricular pacing for sick-sinus syndrome. Lancet, 1997, 3501210-1216.

［12］ Toff WD, Camm AJ, Skehan JD. Single-chamber versus dual-chamber pacing for high-grade atrioventricular block. N Engl J Med, 2005, 353: 145-155.

［13］ Healey JS. Cardiovascular outcomes with atrial-based pacing compared with ventricular pacing: meta-analysis of randomized trials, using individual patient da-

ta. Circulation, 2006, 114: 11-17.

［14］ Baranchuk A. The effect of atrial-based pacing on exercise capacity as measured by the 6-minute walk test: a substudy of the Canadian Trial of Physiological Pacing (CTOPP). Heart Rhythm, 2007, 4: 1024-1028.

［15］ Fleischmann KE. Pacemaker implantation and quality of life in the Mode Selection Trial (MOST). Heart Rhythm, 2006, 3: 653-659.

［16］ Link MS. High incidence of pacemaker syndrome in patients with sinusnode dysfunction treated with ventricular-based pacing in the Mode Selection Trial (MOST). J Am Coll Cardiol, 2004, 43: 2066-2071.

［17］ Gillis AM. Redefining physiologic pacing: lessons learned from recent clinical trials. Heart Rhythm, 2006, 3: 1367-1372.

［18］ Sweeney MO. Adverse effect of ventricular pacing on heart failure and atrial fibrillation among patients with normal baseline QRS duration in a clinical trial of pacemaker therapy for sinus node dysfunction. Circulation, 2003, 107: 2932-2937.

［19］ Wilkoff BL. Dual-chamber pacing or ventricular backup pacing in patients with an implantable defibrillator: the Dual Chamber and VVI Implantable Defibrillator (DAVID) Trial. JAMA, 2002, 288: 3115-3123.

［20］ Willems R. Total atrioventricular nodal ablation increases atrial fibrillation burden in patients with paroxysmal atrial fibrillation despite continuation of antiarrhythmic drug therapy. J Cardiovasc Electrophysiol, 2003, 14: 1296-1301.

［21］ Barsheshet A. Long-term implications of cumulative right ventricular pacing among patients with an implantable cardioverter-defibrillator. Heart Rhythm, 2011, 8: 212-218.

［22］ Albertsen AE. DDD (R) -pacing, but not AAI (R) -pacing induces left ventricular desynchronization in patients with sick sinus syndrome: tissue-Doppler and 3D echocardiographic evaluation in a randomized controlled comparison. Europace, 2008, 10: 127-133.

［23］ Sharma AD. Percent right ventricular pacing predicts outcomes in the DAVID trial. Heart Rhythm, 2005, 2: 830-834.

［24］ Steinberg JS. The clinical implications of cumulative right ventricular pacing in the Multicenter Automatic Defibrillator Trial Ⅱ. J Cardiovasc Electrophysiol，2005，16：359-365.

［25］ Smit MD. Right ventricular pacing and the risk of heart failure in implantable cardioverter-defibrillator patients. Heart Rhythm，2006，3：1397-1403.

［26］ Lamas GA. Impact of rate-modulated pacing on quality of life and exercise capacity—evidence from the Advanced Elements of Pacing Randomized Controlled Trial（ADEPT）. Heart Rhythm，2007，4：1125-1132.

［27］ Elkayam LU. The influence of atrial and ventricular pacing on the incidence of atrial fibrillation：a meta-analysis. Pacing Clin Electrophysiol，2011，4：1593-1599.

第三十一章 房室传导阻滞的起搏器装置和模式选择

心脏电激动传导过程中，发生在心房和心室之间的电激动传导延缓或中断，使心室不能以正常节律收缩和泵血，称为房室传导阻滞，属于缓慢性心律失常的一种。根据阻滞程度的不同，可分为一度、二度和三度房室传导阻滞。三种类型的房室传导阻滞其临床表现、预后和治疗有所不同。患者可感到心悸、疲倦、乏力、头晕、晕厥、心绞痛等，如并发心力衰竭会有胸闷、气促及活动受限。伴有明显症状的房室传导阻滞需要植入起搏器治疗。

继 2008 年 ACCF/AHA/HRS 公布《植入型心律装置适应证指南》之后，2012 年 HRS/AC-CF 再次针对植入型心律装置的选择撰写了《起搏类装置的选择建议》。2012 年 HRS/ACCF 的建议作为对 2008 年指南的补充，着重依据近 15 年的循证医学证据，在成人患者起搏类装置的选择及起搏模式选择方面为临床实践提供了更为详尽的指导。该建议中的内容可能并不适合儿童患者起搏类装置的选择，同时，由于 2010 年 ACCF/AHA 及 ESC 已公布了心脏再同步化治疗相关指南，2012 年 HRS/ACCF 撰写的《起搏类装置的选择建议》就未再涵盖心脏再同步化治疗的相关内容。

本章主要针对房室传导阻滞的起搏器装置和模式选择给予相关建议，并采用国际通用的推荐级别表达（表 31-1）。

表 31-1 《起搏类装置的选择建议》对有起搏装置植入指征的房室传导阻滞患者在选择适当的起搏装置及起搏模式时的推荐

Ⅰ 类	Ⅱa 类	Ⅲ 类
1. 双腔起搏器推荐用于房室传导阻滞患者（证据等级 C）[1]	1. 对于窦房结功能正常的房室传导阻滞患者，可考虑使用单电极双腔 VDD 起搏模式（特别是对于年轻的先天性房室传导阻滞患者）（证据等级 C）[7-8]	如果没有恢复窦性心律的计划，双腔起搏不应用于永久性心房颤动或长期持续性心房颤动的患者（证据等级 C）[13]
2. 对于有特殊临床状况会限制双腔起搏获益的房室传导阻滞患者，心室单腔起搏可作为双腔起搏治疗的替代方式。上述特殊临床状况包括但不限于：活动量极小或卧床的患者；伴有可影响临床最终结局的严重合并症，以及由于植入途径等技术因素限制，限制了心房导线的植入或者增加了心房导线植入风险的患者（证据等级 B）[1]	2. 对于房室结消融后的房室传导阻滞患者或拟行房室结消融的心房颤动患者，由于消融术后进展为永久性房颤的可能性较大，可考虑应用单腔心室起搏治疗（证据等级 B）[9-12]	
3. 对于有记录到起搏器综合征的房室传导阻滞患者，更推荐双腔起搏，而不是心室单腔起搏（证据等级 B）[2-6]		

具备心室起搏功能的起搏器适用于各种程度的间歇性或永久性房室传导阻滞患者，以及某些已记录到或推测有间歇性房室传导阻滞的双分支阻滞患者[13]。尽管部分患者会表现为完全性房室传导阻滞，但这种表现可能是暂时的，这部分患者的房室传导功能有可能会部分恢复，因而对心脏起搏的需要也可能是间歇性的。尽管如此，近期的临床调查显示同样有部分最初表现为间歇性房室传导阻滞的患者在经历了很长一段时间后最终进展为完全性房室传导阻滞[14-15]。伴有左心室收缩功能障碍的房室传导阻滞患者以及部分植入起搏器后需要长期心室起搏的患者可能从心脏再同步化治疗中受益。

房室传导阻滞的患者植入永久起搏器最主要的目的是预防由心动过缓导致的症状。理想的起搏效果是，在帮助恢复心脏房室同步的同时，不会对心室收缩的同步性造成不良影响。对于窦房结功能正常的房室传导阻滞患者，VDD 起搏方式最为理想，因为其既达到了恢复房室同步的目的，同时也保留了变时功能。VVIR 起搏模式同样可以帮助恢复变时功能，但并不能保持房室同步。房室同步对于心脏每搏量影响很大，尤其是在患者静止休息或低活动量运动时。房室同步可以增加每搏量达 50%，并且可以使左心房压力下降达 25%[6,16]。对于有舒张功能障碍的患者，比如有左心室肥厚的患者，心脏每搏量更多取决于心室前负荷，这种情况下保持房室同步性就显得更为重要。

心室起搏可导致血流动力学方面的负面影响，因为室房传导导致心房收缩与房室瓣关闭同时发生，并最终导致起搏器综合征[17]。在双腔起搏器问世不久后，一些短期的随机对照研究显示与单腔起搏器相比，双腔起搏器可以显著改善患者植入起搏器后的不适症状，减少起搏器综合征[17-19]。正是基于上述事实，目前相较于单腔起搏器，双腔起搏器被更广泛地用于房室传导阻滞患者的治疗。

对于房室传导阻滞的患者，理想的起搏方式究竟是什么一直存在争议。PASE、CTOPP、UKPACE 三项大规模的随机对照临床试验比较了

双腔起搏模式和单腔心室起搏模式对于房室传导阻滞患者的影响[1,20-22]。这三项研究均入选了老年患者（平均年龄 73～80 岁），其中很多患者有多项合并症。PASE 和 CTOPP 试验入选的患者当中都有合并病态窦房结综合征的患者，在两项试验中以房室传导阻滞作为植入起搏器的首要指征的患者分别占 49% 和 51%。只有 UKPACE 试验仅入选了房室传导阻滞的患者。UKPACE 试验入选了 2021 例老年患者［平均年龄（80±6 岁）］，将他们随机分为单腔心室起搏或双腔起搏组，再将单腔心室起搏组随机分为固定心率起搏（VVI）组和频率适应性起搏（VVIR）组。在基线状态下，20% 的患者没有症状，38% 表现为间歇性房室传导阻滞。在 65% 记录到心室起搏心律的患者中，心室起搏的比例在单腔心室起搏组明显低于双腔起搏组（93% vs. 99%，P≤0.001）[1]。但无论是 CTOPP 还是 PASE 试验均未对因房室传导阻滞植入双腔起搏器的患者接受不同起搏模式治疗的临床效果进行具体的评估，但试验数据并未展示出双腔起搏模式优于单腔起搏模式。下面简述一下在上述几项试验里针对不同适应证的患者，起搏对于一些重要的临床指标的影响。

一、心房颤动

在 CTOPP 试验中，心房起搏或双腔起搏与单腔心室起搏相比，可显著降低心房颤动发生的危险[6-7]。有意思的是在 CTOPP 试验中，房室传导阻滞患者心房颤动的发生率明显低于病态窦房结综合征的患者，而且即使房室传导阻滞的患者发生心房颤动，也不容易发展为永久性心房颤动，这一点与病态窦房结综合征的患者不同。在 UKPACE 试验中，结果显示仅有房室传导阻滞的患者，不论接受双腔起搏治疗模式还是单腔心室起搏治疗模式，心房颤动的年发生率相似（2.8% vs. 3.0%）。

二、卒中或血栓栓塞

双腔起搏模式与单腔心室起搏模式相比，在

CTOPP 试验和 UKPACE 试验中均未显示有帮助降低卒中或系统性血栓栓塞风险的益处。

三、心力衰竭

双腔起搏模式与单腔心室起搏模式相比，在 CTOPP 试验和 UKPACE 试验中，均未能显示可降低心力衰竭的风险。

四、死亡率

双腔起搏模式与单腔心室起搏模式相比，在 CTOPP 试验和 UKPACE 试验中，均未能显示降低全因死亡率或心血管死亡率的优势。

五、体力

在双腔起搏器刚面世后不久的几项短时间的临床研究显示，双腔起搏模式在改善患者运动耐量方面优于固定频率的单腔心室起搏模式。但是，随后几项比较频率应答模式下的单腔心室起搏与双腔起搏模式差异的研究并未显示双腔起搏模式的优势。

Sulke 等在 22 例植入频率应答型双腔起搏器的高度房室传导阻滞患者中进行了一项交叉对照研究，结果显示与打开频率应答功能的单腔心室起搏模式相比，双腔起搏模式在改善运动时间、运动状态及自觉症状方面均有优势，而且患者更倾向于选择双腔起搏模式。但是，大多数交叉设计的临床试验均未能显示双腔起搏模式较带频率应答功能的单腔心室起搏模式更有优势。在 CTOPP 试验中，6min 步行距离试验显示仅在起搏比例较高的心房或双腔起搏亚组中，可观察到患者体力的改善。

六、生活质量

一些小规模的随机交叉设计的临床试验曾报道了双腔起搏模式和单腔心室起搏模式对生活质量的影响迥异，且患者更乐意接受双腔起搏模式。

这部分试验入选的患者均具有一定的活动能力，且入选时很多患者已经接受了一段时间的双腔起搏模式治疗。接受了一段时间双腔起搏治疗的患者和被随机分至双腔起搏治疗组的患者，通常在接受单腔心室起搏治疗时都会较早提出切换到双腔起搏治疗模式。其中一项研究显示，尽管接受单腔心室起搏治疗的房室传导阻滞患者没有不适症状，但在他们需要更换起搏器脉冲发生器时升级为双腔起搏器并接受双腔起搏治疗后，患者早期的症状评分均较前有所提高。然而，PASE 和 CTOPP 试验并未显示 DDD（双腔起搏）和 VVI（单腔心室起搏）两种模式对房室传导阻滞患者的生活质量有不同影响，但两项研究的数据均显示了起搏治疗可改善患者整体生活质量的明确结果。

由上述结果可以推断，起搏模式对于房室传导阻滞患者生活质量的影响受众多因素控制，包括测试顺序，研究人群的规模大小，以及随访时间长短。举例来说，如同 PASE 试验当中入选的患者一样，起搏模式对于年轻、活动量大、合并症少的患者来说更为重要，因为这部分患者的生活质量不会更多地取决于合并症的严重性。

七、起搏器综合征

包括一项 meta 分析在内的早期临床研究显示，无论是对于病态窦房结综合征的患者还是房室传导阻滞的患者，双腔起搏模式与单腔心室起搏模式相比，在减少起搏器综合征方面有显著优势。但是，双腔起搏模式与单腔心室起搏模式交叉起搏的试验设计均受以何种方式进行交叉问题的影响，简单来说，就是通过单纯程控起搏的方式，还是通过手术将单腔起搏器升级为双腔起搏器的方式。以 PASE 试验为例，所有的患者均接受了双腔起搏器治疗，被随机分配到单腔心室起搏治疗的患者当中，26％的患者出现了起搏器综合征症状并因此将 VVI 模式程控为 DDD 模式，在这部分出现起搏器综合征的患者当中，一半患者有房室传导阻滞。但与 PASE 结果相反，CTOPP 试验中，仅有 7％因房室传导阻滞植入单腔起搏器的患者在随访 6 年后因起搏器综合征选择了升级为双腔起搏器。上述两项试验中起搏器综合征发生率的显著不同不仅反映了在诊断起搏器综合征时标准的不同，同时也反映了患者和（或）医生通常在症状比较严重时才会考虑通过再次手术的方式将单腔起搏模式升级为双腔起搏模式。

八、房室结消融后的起搏模式选择

导管消融房室结形成房室传导阻滞并给予持续起搏治疗是一项用于治疗对药物治疗无效的心房颤动的手段，可以减轻因为不规律且增快的心室率给患者带来的症状。尽管这项治疗手段通常用于持续性或永久性心房颤动，但有时也应用于阵发性心房颤动患者。但是数据显示，16%～35%的阵发性心房颤动患者在接受了房室结消融手术后的6个月内进展为永久性心房颤动，而且随着随访时间的延长，发生率进一步增加。通常认为这种心房颤动的进展与停用抗心律失常药物有关。但是即使继续使用药物，房室结消融手术后永久性心房颤动的发生率也很高。该结果可能与不佳的神经内分泌和血流动力学状况有关，也可能与右心室起搏有关。基于上述原因，单腔心室起搏可能适用于大多数接受房室结消融的患者。

九、心室起搏可能具有的潜在的不良影响

大多数随机对照试验中并未报道心室起搏的比例。由于这些房室传导阻滞的患者植入的起搏器没有右心室起搏最小化的功能，所以推测这部分患者右心室起搏的比例可能较高。尽管右心室起搏最小化的功能最常用于完全性房室传导阻滞的患者，但有时也用于间歇性房室传导阻滞的患者。该项功能可使右心室起搏的比例在短期内下降达60%，而在间歇性房室传导阻滞的患者中可使右心室起搏的总体比例降低至28%。但是，没有证据显示右心室起搏最小化这项功能可以使房室传导阻滞患者获益。而且，也无验证右心室起搏最小化的功能应用

于房室传导阻滞患者的安全性的大规模试验证据。个案报道显示打开右心室起搏最小化的功能后，即使是短期出现的房室传导阻滞也可能对患者造成损害。另外，还应考虑到相当一部分最初表现为间歇性房室传导阻滞的患者最终会进展为完全性房室传导阻滞。

十、单电极双腔模式的 VDD 型起搏器

相较于常用的单腔和双腔起搏器，单电极双腔模式的 VDD 型起搏器在美国植入的比例仅为不到1%，在加拿大的比例约为5%。这种起搏器的电极仍然植入右心室，但是在心房的部位增加了一个漂浮的双极电极用以感知心房电活动，并实现 VDD 起搏（右心室起搏，双腔感知，触发或抑制模式）。对于窦房结功能正常的患者，这种起搏方式在恢复了房室同步的同时，也避免了额外植入心房电极。这不但可以缩短手术时间，而且还可以降低与双腔起搏器植入相关的一些并发症。VDD 型起搏器植入较少的原因可能为心房电极感知电活动的能力可能会随着时间下降，以及术者担心随着病程的进展，患者后期可能出现窦房结功能障碍进而需要心房起搏功能。但是，VDD 型起搏器可能更适合年轻的患者，比如先天性房室传导阻滞的患者，因为伴随着患者的成长，患者一生中可能需要反复接受起搏器电极及脉冲发生器相关的手术治疗。

十一、影响选择 DDD 或是 VVI 型起搏器的因素

很多因素可能影响起搏模式的选择。首先，患者可能同时具有房室传导阻滞和病态窦房结综合征两种表现。合并窦房结功能障碍的现象在房室传导阻滞患者中很常见，大概占到30%。所有的随机对照试验均比较了老年房室传导阻滞患者的临床结果，而年轻患者的数据非常有限。目前共识认为，双腔起搏模式更适用于年轻或体力活动量大且强烈想要保持房室同步的患者，这部分

表 31-2　几项主要的随机对照试验

指标	Danish 研究	PASE	CTOPP	MOST	DANPACE	UKPACE
患者构成	SSS	SSS 加 AVB	SSS 加 AVB	SSS	SSS	AVB
SSS/AVB 的构成比例	220/0	175/232	1028/1540	2010/0	1415/0	0/2021
平均或中位随访时间（年）	5.5	1.5	3.5	2.8；6.4（超过 CTOPP）	5.4	3.0
起搏模式	AAI vs. VVI	DDDR vs. VVIR	DDD/AAI vs. VVI (R)	DDDR vs. VVIR	AAIR vs. DDDR	DDD (R) vs. VVI (R)
主要终点	死亡与血栓栓塞、房颤构成的复合终点	SF-36 测量的健康相关生活质量	卒中或心血管死亡	全因死亡或非致死性卒中	全因死亡	全因死亡
次要终点	心血管死亡、心衰和房室传导阻滞	全因死亡率、非致死性卒中、房颤和起搏器综合征	全因死亡、房颤、因心衰住院	全因死亡与初发卒中、心衰所构成的复合终点、全因死亡；房颤；起搏器综合征；健康相关生活质量；明尼苏达达心衰评分	阵发性和慢性房颤的发生率；卒中发生率；心衰发生率；起搏器二次手术发生率	房颤；心衰；卒中和短暂性脑缺血发作以及其他血栓栓塞事件构成的复合终点
房颤	24% AAI vs. 35% VVI, RRR = 46%, P=0.012	19% VVIR vs. 17% DDDR, P=0.80	6.6%/年 VVI vs. 5.3%/年 DDD/AAI, RRR=18%, P=0.05 CTOPP 扩展期：5.7%/年 VVI vs. 4.5%/年 DDD/AAI RRR=20.1%, P=0.009	27.1% VVIR vs. 21.4% DDDR, RRR=21%, P=0.008	28.4% AAIR vs. 23.0% DDDR, RRR = 27%, P=0.024	3.0%/年 VVI/VVIR vs. 2.8%/年 DDD/DDDR, P=0.74
卒中/血栓栓塞	12% AAI vs. 23% VVI RRR=53%, P=0.023		1.1%/年 VVI vs. 1.0%/年 DDD/AAI, P=NS（CTOPP 扩展期仍无差别）	4.9% VVIR vs. 4.0% DDDR, RRR=18%, P=0.36	5.5% AAIR vs. 4.0% DDDR, RRR=13%, P=0.59	2.1%/年 VVI/VVIR vs. 1.7%/年 DDD/DDDR, P=0.20
心衰或因心衰住院			3.5%/年 VVI vs. 3.1%/年 DDD/AAI, RRR=7.9%, P=0.52	12.3% VVIR vs. 10.3% DDDR, RRR=18%, P=0.13		3.2% VVI/VVIR vs. 3.3% DDD/DDDR, P=0.80

表 31-2　几项主要的随机对照试验（续）

指标	Danish 研究	PASE	CTOPP	MOST	DANPACE	UKPACE
全因死亡率	35% AAI vs. 50% VVI RRR=34%，P=0.045	17% VVI vs. 16% DDDR，P=0.95	6.6%/年 VVI vs. 6.3%/年 DDD/AAI，RRR=0.9%，P=0.92（CTOPP 扩展期仍无差别）	20.5% VVIR vs. 19.7% DDDR，RRR=3%，P=0.78	29.6% AAIR vs. 27.3% DDDR，RRR=6%，P=0.53	7.2%/年 VVI/VVIR vs. 7.4%/年 DDD/DDDR，P=0.56
心血管死亡率	17% AAI vs. 34% VVI RRR=53%，P=0.0065			9.2% VVIR vs. 8.5% DDDR，RRR=7%，P=0.61		3.9%/年 VVI/VVIR vs. 4.5%DDD/DDDR，P=0.07

NS=无统计学差异；RRR=相对风险降低度；SSS=病态窦房结综合征；AVB=房室传导阻滞

患者可能更需要保留窦房结的变时功能，而并非由植入起搏器的驱动器来代替窦房结。其次，伴有心脏收缩或舒张功能障碍的患者，无论程度轻重，都应选择双腔起搏模式，因为对这部分患者而言，维持房室同步性比单纯纠正心率更为重要，因为维持血流动力学的稳定有赖于房室收缩的同步性。同时双腔起搏器具有能探测和记录房性心律失常的特点，其记录到的心律失常可能会对制定包括卒中预防在内的其他治疗方案提供依据和帮助。而对于永久性心房颤动患者和长时间的持续性心房颤动患者而言，双腔起搏模式没有优势，除非患者有恢复窦性心律的打算，否则单腔心室起搏模式即可满足患者需要。

（陈旭华）

参考文献

[1] Toff WD, Camm AJ, Skehan JD. Single-chamber versus dual-chamber pacing for high-grade atrioventricular block. N Engl J Med, 2005, 353: 145-155.

[2] Ellenbogen KA. The pacemaker syndrome—a matter of definition. Am J Cardiol, 1997, 79: 1226-1229.

[3] Heldman D. True incidence of pacemaker syndrome. Pacing Clin Electrophysiol, 1990, 13 (12 Pt 2): 1742-1750.

[4] Ellenbogen KA. Clinical characteristics of patients intolerant to VVIR pacing. Am J Cardiol, 2000, 86: 59-63.

[5] Link MS. High incidence of pacemaker syndrome in patients with sinus node dysfunction treated with ventricular-based pacing in the Mode Selection Trial (MOST). J Am Coll Cardiol, 2004, 43: 2066-2071.

[6] Ellenbogen KA, Wood MA, Stambler BS. Pacemaker syndrome: clinical, hemodynamic, and neurohormonal features. In: Barold SS, Mugica J, editors. New Perspectives in Cardiac Pacing. Mt Kisco, NY: Futura Publishing Co, 1994: 85-112.

[7] Kruse I. A comparison of the acute and long-term hemodynamic effects of ventricular inhibited and atrial synchronous ventricular inhibited pacing. Circulation, 1982, 65: 846-855.

[8] Nowak B. Cardiac output in single-lead VDD pacing versus rate-matched VVIR pacing. Am J Cardiol, 1995, 75: 904-907.

[9] Gianfranchi L. Progression of permanent atrial fibrillation after atrioven-tricular junction ablation and dual-chamber pacemaker implantation in patients with paroxysmal atrial tachyarrhythmias. Am J Cardiol, 1998, 81: 351-354.

[10] Marshall HJ. Prospective randomized study of ablation and pacing versus medical therapy for paroxysmal atrial fibrillation: effects of pacing mode and mode-switch algorithm. Circulation, 1999, 99: 1587-1592.

[11] Gillis AM. Randomized crossover comparison of DDDR versus VDD pacing after atrioventricular junction ablation for prevention of atrial fibrillation. The Atrial Pacing Peri-Ablation for Paroxysmal Atrial Fibrillation [PA (3)] Study Investigators. Circulation, 2000, 102: 736-741.

[12] McComb JM, Gribbin GM. Chronic atrial fibrillation in patients with parox-ysmal atrial fibrillation, atrioventricular node ablation and pacemakers: determinants and treatment. Europace, 1999, 1: 30-34.

[13] Epstein AE. ACC/AHA/HRS 2008 guidelines for device-based therapy of cardiac rhythm abnormalities: a report of the American College of Cardiology/American Heart Association Task Force on Practice Guidelines (Writing Com-mittee to Revise the ACC/AHA/NASPE 2002 Guideline Update for Implan-tation of Cardiac Pacemakers and Antiarrhythmia Devices). Heart Rhythm, 2008, 5: e1-e62.

[14] Gillis AM. Pacing for sinus node disease: diagnosis, pathophysiology and prognosis. In: Ellenbogen K, et al, editors. Clinical Cardiac Pacing, Defibrillation, and Resynchronization Therapy. Philadelphia: Elsevier, 2011: 300-322.

[15] Hunt B, Gillis AM. Natural history of MVP mode in a single centre cohort. Can J Cardiol, 2011, 27: S264-S265.

[16] Ellenbogen KA. Clinical characteristics of patients intolerant to VVIR pacing. Am J Cardiol, 2000, 86: 59-63.

[17] Ellenbogen KA. The pacemaker syndrome—a matter of definition. Am J Cardiol, 1997, 79: 1226-1229.

[18] Ausubel K, Furman S. The pacemaker syndrome.

Ann Intern Med，1985，103：420-429.

[19] Ellenbogen KA，Thames MD，Mohanty PK. New insights into pacemaker syndrome gained from hemodynamic，humoral and vascular responses during ventriculo-atrial pacing. Am J Cardiol，1990，65：53-59.

[20] Lamas GA. Quality of life and clinical outcomes in elderly patients treated with ventricular pacing as compared with dual-chamber pacing. N Engl J Med，1998，338：1097-1104.

[21] Connolly SJ. Effects of physiologic pacing versus ventricular pacing on the risk of stroke and death due to cardiovascular causes. Canadian Trial of Physiologic Pacing Investigators. N Engl J Med，2000，342：1385-1391.

[22] Kerr CR. Canadian Trial of Physiological Pacing：effects of physiological pacing during long-term follow-up. Circulation，2004，109：357-362.

第三十二章　起搏器植入的其他适应证

永久起搏治疗是临床不可逆的缓慢性心律失常的主要治疗方法。起搏决策启动前往往需考虑两个因素：患者症状与心律失常的关联、传导异常的部位。除了先前章节讲述的不可逆的窦房结、房室结病变等常见疾病，上述两种因素相关的其他疾病，包括颈动脉窦综合征、神经心源性晕厥、长 QT 综合征等可能同样需要起搏器治疗。药物难以控制的临床症状发作（如颈动脉窦综合征、神经心源性晕厥），起搏器的植入既起到预防作用，同时又起到治疗干预保驾作用；长 QT 综合征患者中，单纯起搏可能预防由于心动过缓所继发的尖端扭转型室速，减少室速、室颤、晕厥、除颤器放电等事件发生；肥厚型心肌病患者中，右心室起搏治疗可作为药物治疗效果不佳患者的补充治疗和伴发不可逆传导阻滞时的替代治疗。本章在国内外指南的基础上，结合最新国内外器械植入指南进行逐一分析和评述。

第一节　颈动脉窦综合征

一、概述

颈动脉窦综合征（carotid sinus syndrome，CSS）是一种表现为晕厥、晕厥先兆等的自主神经系统疾病，因颈动脉窦按摩等刺激出现过度反应（如晕厥等），在合并心血管疾病的老年、男性患者中常见。2013 年欧洲心脏病学会（ESC）将其定义为颈动脉窦按摩 10s 以上出现的晕厥[1]。

二、CSS 分型

在颈动脉窦反应中包括两个因素，分别是心脏抑制和血压下降。其中心脏抑制可能由于过度的副交感张力激活、窦性心律的频率减慢、PR 间期延长或高度房室传导阻滞等原因参与；血压下降则与交感神经活性抑制有关，且不受心率调控。

依据颈动脉窦按摩后心率和血压下降情况，CSS 可分为三型[2]：

心脏抑制主导型

初始颈动脉窦按摩：心室停搏＞3s＋自发症状；

颈动脉窦按摩＋静脉阿托品注射：无心脏停搏，无症状明显的血压下降。

血管抑制主导型

初始颈动脉窦按摩：心室停搏＜3s＋血压下降＞50mmHg，伴有自发症状；

颈动脉窦按摩＋静脉阿托品注射：无心脏停搏，血压下降同初始，伴自发症状。

混合型

初始颈动脉窦按摩：心室停搏＞3s 伴自发症状；

颈动脉窦按摩＋静脉阿托品注射：血压下降＞50mmHg，伴自发症状。

三、起搏治疗在 CSS 中的应用与发展

（一）起搏治疗 CSS 的目前国际指南推荐

1. 美国心律学会（HRS）《起搏器模式选择专家共识（2012）》[3]

Ⅱa 类推荐：CSS 患者，双腔或心室单腔起搏可能有益（证据等级 C）。

Ⅲ类推荐：心房单腔起搏（AAI）不推荐用于 CSS 患者（证据等级 C）。

2. 欧洲心律学会/欧洲心脏病学会（EHRA/ESC）《心脏起搏与再同步化治疗指南（2013）》[1]

Ⅰ类推荐：起搏治疗适用于心脏抑制为主导以及反复发作不可预知性晕厥的 CSS 患者，且推荐双腔起搏（证据等级 B）。

3. 《晕厥诊断与治疗中国专家共识（2014）》[4]

心脏起搏对颈动脉窦晕厥可能有益。

（二）CSS 中起搏治疗发展史

永久性起搏用于 CSS 始于 20 世纪 70 年代，80 年代早期开始逐渐发展。但早期由于医务人员对颈动脉窦按摩等检查认识不足，限制了疾病的诊断和起搏治疗的快速发展。首部将起搏治疗用于 CSS 的临床指南由 ACC/AHA 发布于 1998 年，该指南推荐除外药物因素引起的窦房结或房室结抑制，由颈动脉窦刺激引起的反复晕厥患者建议植入永久性起搏器（Ⅰ类推荐，等级 C），而对于无明显症状者不推荐起搏器植入。而该指南证据主要基于纳入 10 例 CSS 接受双腔起搏治疗患者的观察性研究[5]。2002 年和 2008 年 ACC/AHA 起搏指南对上述推荐进行简化和总结[6-7]。2012 年美国心律学会（HRS）《起搏器模式选择专家共识》中，首次提出 CSS 患者起搏模式选择，同时基于长期观察性研究和前瞻性随机对照研究结果给出强有力的数据：与 CSS 自然病史相比，预计接受永久性起搏治疗患者晕厥的复发率降低约 75%[8]（图 32-1）。在起搏模式方面，该指南明确提出双腔起搏（DDD）及心室单腔起搏（VVI）可能对于 CSS 有益，而由于这部分患者常常出现一过性房室传导阻滞，单纯心房起搏（AAI）并不推荐用于治疗 CSS[9-10]。

尽管基于生理学推断，DDD 起搏模式更符合血流动力学的生理性变化，但目前多项随机对照研究中并未能证明 DDD 模式起搏的优势。至少目前研究中，DDD 与 VVI 两种起搏模式下晕厥的复发率并无明显差异，但近期两项研究提示接受 VVI 起搏治疗的患者不耐受率相对更高（30%～50%），主

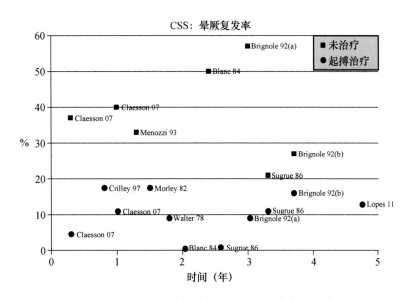

图 32-1　在不同研究中，CSS 接受起搏治疗与未接受者晕厥复发率对比[1]。CSS：颈动脉窦综合征

要是由于起搏器综合征[9]。最近一项随机、双盲、前瞻性研究中对 VVI、DDDR、DDDR＋心率下降反射三种模式进行了对比，结果提示三组在晕厥事件复发率方面无明显差异，但 SF-36 生活质量评分提示 DDDR 方式起搏稍有优势[11]。

基于目前研究，似乎 VVI 起搏模式与 DDD 起搏模式针对晕厥预防方面同样有效，但双腔起搏可能具备降低血管抑制和预防起搏器综合征等方面的潜在获益而更受电生理医师的青睐，目前国内尚无相关指南的详细推荐。

第二节　神经介导的反射性晕厥

一、概述

反射性晕厥根据涉及的传出路径分为交感性和迷走性。与颈动脉窦综合征相似，同样可出现心脏抑制型、血管抑制型或混合型。临床上年轻人常出现单纯的血管迷走性晕厥，而老年人出现的反射性晕厥常伴有心血管或神经系统的异常。神经介导的反射性晕厥可通过倾斜试验诱发，但即使对于明确的心脏抑制型迷走性晕厥，支持起搏器植入的数据也相对较缺乏，接受起搏治疗后安慰剂效应的干扰可能也较大。

二、起搏器治疗在神经介导的反射性晕厥中的应用与发展

（一）目前的国际指南治疗推荐

1. HRS《起搏器模式选择专家共识（2012）》[3]

Ⅱa 类推荐：对于神经介导的心脏抑制型反射性晕厥患者，双腔起搏治疗可能有效（证据等级 C）。

Ⅲ 类推荐：单腔 AAI 起搏模式并不推荐用于神经介导的心脏抑制型反射性晕厥患者（证据等级 C）。

2. EHRA/ESC《心脏起搏与再同步化治疗指南（2013）》[1]

Ⅱb 类推荐：倾斜试验诱发的心脏抑制反应和不可预知性晕厥发作，且年龄大于 40 岁，在其他治疗失败后，可进行起搏（证据等级 B）。

起搏模式推荐：优选双腔起搏模式（Ⅰ类推荐，证据等级 C）。

Ⅲ类推荐：未证实发生心脏抑制反射时，无起搏指征（证据等级 C）。

3.《晕厥诊断与治疗中国专家共识（2014）》[4]

心脏起搏很少用于反射性晕厥的治疗，除非发现严重心动过缓。

（二）指南推荐变迁

起搏治疗在神经介导的反射性晕厥患者中的应用一直有争议。一项早期发表（1984—1994 年）的非随机临床研究显示，对于严重的心脏抑制-迷走神经反射患者起搏治疗是有效的，可降低 1/4 的症状发作，预防突发心血管事件[12]。因此 2002 年 AHA/ACC 的起搏治疗指南推荐中，建议症状明显的迷走反射性晕厥且伴有自发或倾斜试验时记录到的心动过缓患者，可考虑永久性起搏器植入，而对于无症状或症状较轻患者不推荐植入[7]。

VPS 研究是首个将起搏器用于神经反射性晕厥患者的随机临床试验，研究最终纳入 54 例患者，随机接受起搏或非起搏治疗。尽管结果提示了起搏治疗可降低晕厥复发率（复发率降低 85.4%，95% CI 59.7～94.7，$P<0.001$），但这项研究可能低估了心脏针对起搏治疗产生的生理性反应：研究设计中并未考虑到安慰剂效应可能成为所谓的起搏治疗有效的原因[13]。紧随其后的 VPS-Ⅱ和 SYNPACE 随机临床试验结果并未能证明起搏治疗在这部分人群中预防晕厥发生的有效性[14-15]。起搏治疗的优势一度受到较大争议。

2014年4月发表于《Europace》上的ISSUE-3研究给研究者带来新的证据：该研究为随机、双盲研究，纳入了504例40岁以上神经介导的反射性晕厥疑似诊断患者，通过长程心电记录仪监测162例反射性晕厥患者，60例发作时伴室性停搏的患者选择起搏治疗，86例（其中33例伴室性停搏）选择非起搏治疗，随访21个月结果发现，起搏治疗组晕厥事件复发率下降率高达61%[16]。因此2013年ESC/EHRA《起搏与再同步化治疗指南》中，推荐40岁以上倾斜试验诱发的心脏抑制反应和不可预知性晕厥发作的神经反射性晕厥患者，药物治疗效果不佳时推荐起搏器植入，且首选双腔起搏[1]。

另外，目前认为，在这部分患者中，心脏抑制-晕厥症状较重（如停搏＞10s）的患者，可能从心脏起搏治疗中获益更大。一些神经反射性晕厥的患者可能存在潜在的窦性心动过缓，伴随高迷走神经张力。这些患者晕厥前出现的先兆心率下降、心脏抑制持续时间可能更长，部分研究报道最长甚至可达2min，起搏治疗的保驾可能更适合这部分人群[17]（图32-2）。

如果临床决策已确定起搏器治疗，应选择双腔起搏器，确保房室同步、最小化心室起搏，同时采用心率调节方案应对心率的突然下降。而VVI模式起搏目前尚无相关临床试验证实其预防晕厥复发的有效性，有待进一步研究证实。

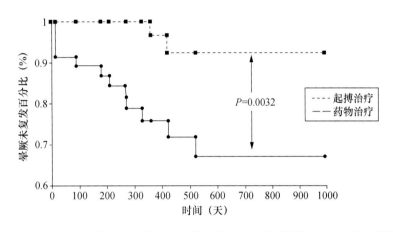

图32-2　多中心随机对照临床试验结果提示，与单纯药物治疗相比，接受起搏治疗的神经反射性晕厥患者晕厥复发率更低[18]

第三节　长QT综合征

一、概述

长QT综合征可引起发作性心动过缓依赖的尖端扭转型室速（Tdp），出现晕厥先兆、晕厥或心博骤停。尽管起搏治疗并不能终止长QT综合征患者的室颤发作，但可通过提升心率减少由心动过缓长QT诱发的尖端扭转型室速的发作（图32-3）。事实上，并没有相关研究在长QT综合征患者中进行ICD与起搏治疗在预防晕厥或心搏骤停方面的对比。尽管先前ICD用于有症状或者猝死高风险的长QT综合征患者进行猝死预防已达成共识，但ICD基础上起搏功能和模式选择的推荐并无强的支持证据。

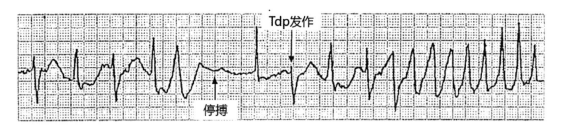

图 32-3 长 QT 综合征患者伴有心脏停搏依赖的 **Tdp** 发作。Tdp：尖端扭转型室速

二、起搏器在长 QT 综合征中的应用与发展

（一）目前的国际指南治疗推荐

1. HRS《起搏器模式选择专家共识（2012）》[3]

Ⅰ类推荐：

对于持续停搏依赖的室速发作，无论 QT 间期是否延长，建议起搏治疗（证据等级 C）。

对于先天性长 QT 综合征有症状或者高危患者，相较心室起搏而言，更推荐双腔起搏或心房起搏（证据等级 C）。

2. ACCF/AHA/HRS《心脏节律异常器械治疗指南（2012）》[27]

Ⅰ类推荐：

对于持续性停搏依赖的室速发作，无论 QT 间期是否延长，均推荐起搏治疗（证据等级 C）。

Ⅱa类推荐

对长 QT 综合征患者高危人群，永久性起搏治疗是合理的（证据等级 C）。

Ⅱb类推荐

起搏治疗可考虑预防性用于药物治疗无效、反复房颤发作合并病态窦房结综合征且有症状的患者（证据等级 B）。

Ⅲ类推荐

对于未合并长 QT 综合征、室性节律频发或伴复杂的室性节律但无持续性室速证据的患者，不推荐起搏治疗（证据等级 C）。

对于由可逆性病因引起的尖端扭转型室速，不推荐起搏治疗（证据等级 A）。

3.《晕厥诊断与治疗中国专家共识（2014）》[4]

长 QT 综合征有高危因素应考虑 β 受体阻滞剂和植入 ICD 联合治疗，无起搏模式相关推荐。

（二）起搏治疗在长 QT 综合征中的研究及应用现状

β 受体阻滞剂联合起搏治疗长 QT 综合征，可减少晕厥和恶性心律失常风险。长 QT 综合征患者往往易出现心动过缓继发的恶性心律失常。在一项纳入 8 例患者的研究中，其中 3 例 β 受体阻滞剂联合左心交感神经切除术失败的患者尝试起搏治疗，2 例为 β 受体阻滞剂无效或不能耐受的患者，经过 DDD、AAI 或 VVI 起搏治疗后，QTc 虽无明显改善，但测量到的 QT 间期却均明显缩短[19]。在另一项关于长 QT 综合征的国际前瞻性研究中[20]，30 例患者因反复晕厥发作植入起搏器（AAI、VVI 或者 DDD），研究者通过超速起搏探究其对心脏复极的影响，结果发现上述患者 QT 间期明显缩短，QTc 有缩短趋势。另外一项研究结果提出[21]，针对有症状的长 QT 综合征患者，β 受体阻滞剂联合将 QT 间期正常化的起搏治疗（DDD、AAI 或 VVI）可能有效。尽管起搏治疗目前证据提示并不能缩短 QTc，但预防心动过缓诱发的恶性心律失常的效果确切。有研究显示，即使是单纯的心房起搏即可能有效预防心动过缓所继发的尖端扭转型室速，这部分患者往往有正常的 AV 间期，通常并不需要心室起搏。我国也同样有随访 3 年以上的 β 受体阻滞剂联合起搏治疗的研究，结果提示晕厥复发率降低，且患者可耐受度较强[22]。

第四节　肥厚型心肌病

一、概述

肥厚型心肌病（HCM）是一种单基因遗传病。HCM 病程发展过程中，可出现心脏舒张功能不全和左心室流出道的梗阻。早期多项观察性研究提示，双腔起搏治疗可缓解 HCM 左心室流出道梗阻，降低房颤发生风险，减轻临床症状，改善左心室重构；但随后的随机、双盲研究提示上述获益可能与安慰剂效应相关。目前，除了合并窦房结、房室结病变之外，起搏治疗主要用于流出道梗阻但药物治疗无效、无法进行介入/手术治疗或介入/手术治疗后出现房室传导阻滞的 HCM 人群。由于这部分人群的起搏治疗证据相对并不充分，起搏治疗的选择需权衡利弊后慎重选择。

二、起搏治疗在 HCM 患者中的应用与发展

（一）目前的国际指南治疗推荐

1. HRS《起搏器模式选择专家共识（2012）》[3]

Ⅱa 类推荐

双腔起搏可用于药物治疗无效、左心室流出道梗阻（LVOTO）可在静息或诱发状态下出现，且有症状的 HCM 患者（证据等级 C）。

Ⅲ类推荐

单腔起搏（VVI 或 AAI）并不推荐用于药物治疗无效、有症状的 HCM 患者（证据等级 C）。

2. ACCF/AHA/HRS《心脏节律异常器械治疗指南（2012）》[27]

Ⅰ类推荐

HCM 患者合并病态窦房结综合征（SSS）或房室传导阻滞（AVB）时，起搏器植入参考相应推荐（证据等级 C）；如果患者有猝死相关的风险，建议植入有 DDD 模式的 ICD，具体见 ICD 植入推荐。

Ⅱb 类推荐

起搏治疗可尝试用于药物治疗无效、左心室流出道梗阻（LVOTO）可在静息或诱发状态下出现，且有症状的 HCM 患者（证据等级 A）。

Ⅲ类推荐

起搏治疗不推荐用于无症状或药物治疗可控制的患者；对于有症状的患者，如果无 LVOTO 证据，同样不推荐起搏治疗（证据等级 C）。

3. EHRA/ESC《心脏起搏与再同步化治疗指南（2013）》[1]

Ⅱa 类推荐：对于有植入 ICD 指征的患者，应考虑植入双腔 ICD（证据等级 C）。

Ⅱb 类推荐：对于静息或激发状态下有左心室流出道梗阻和药物难治性症状的选择性患者，如有以下情况，可考虑进行短 AV 间期的 AV 顺序起搏：

a. 有室间隔乙醇消融或室间隔心肌切除禁忌证（证据等级 B）。

b. 室间隔乙醇消融或室间隔心肌切除术后发生心脏传导阻滞风险高者（证据等级 C）。

4.《晕厥诊断与治疗中国专家共识（2014）》[4]

HCM 出现左心室流出道梗阻者应考虑外科手术、肥厚相关血管的化学消融治疗。对于大多发生晕厥的 HCM 患者应考虑植入 ICD 预防猝死。

（二）HCM 患者中起搏治疗的发展

20 世纪 90 年代长期观察性研究结果提示双腔起搏对于伴有梗阻的 HCM 患者有益，可改善症状、减少左心室流出道压力梯度、减少房颤发生等。因此在 1998 年 ACC/AHA 相关指南中，将建议药物无效且伴有 LVOTO 的 HCM 可尝试双腔起搏治疗作为Ⅱb 类推荐，且证据等级不高（C）。但随后的随机-双盲研究（主要为 M-PATHY 研究）[23]结果并未证明伴有梗阻的 HCM 患者可从起搏治疗中获益，提示先前观察性研究中得出的起搏治疗获益可能部分程度上归功于安慰剂效应[24]。因此，

在 2002 年 ACC/AHA/NASPE《心脏起搏与抗心律失常器械治疗指南》中[7]，将上述推荐的证据等级改为 A 级，提示药物治疗无效的伴 LVOTO 的 HCM 患者，起搏治疗可能也是无效的。

M-PATHY 研究是一项多中心、随机双盲临床试验[23]，该研究中评估了 48 例药物治疗无效的有症状的肥厚型心肌病患者，接受随机双盲 DDD 或假手术（AAI 模式，起搏阈值设定为 30 次/分）治疗，交叉随访 6 个月，并未发现起搏治疗组临床症状或反映运动储备能力的主客观指标有明显改善。随后的 6 个月研究者继续进行揭盲后随访，虽然 NYHA 心功能分级较基线稍有改善，但氧耗峰值无明显变化；57% 的患者出现左心室流出道压力梯度的下降，但余下 43% 患者流出道压力梯度不变或增加[23]。该研究数据提示起搏治疗并非梗阻性肥厚型心肌病的主要治疗方式，且存在潜在的起搏相关安慰剂效应，该效应在另一个随访 3 个月的小样本随机双盲研究中同样被证实。但在无血流动力学获益

的情况下，患者症状却得到一定程度改善[24]。

近期，伴有 LVOTO 的 HCM 患者双腔起搏治疗长期随访（中位随访时间 8.5 年和 11.5 年）发布，随访结果提示起搏治疗组 NYHA 心功能分级、左心室流出道压力阶差、二尖瓣反流程度均在起搏治疗 1 年内出现明显改善，且在后期随访中，这种功能改善可维持，尽管患者 LVEF、左心室大小等并无有明显差异的改善[25-26]。有研究表明，静息状态下左心室流出道（LVOT）压力 ＞30mmHg 或诱发状态下 LVOT＞50mmHg 的 HCM 患者可能从起搏治疗中获益更大（图 32-4）。

在起搏模式的选择方面，单纯心室起搏对于未合并 SSS 或 AVB 的 HCM 患者无获益甚至有害。AAI 起搏方式同样不能达到维持 AV 间期、实现心室提前激动的起搏治疗目的[3]。因此目前针对药物治疗效果不佳、伴有 LVOTO 的 HCM 患者，起搏治疗并无特别推荐，但如临床决策决定起搏治疗，DDD 起搏方式可能相对更优。

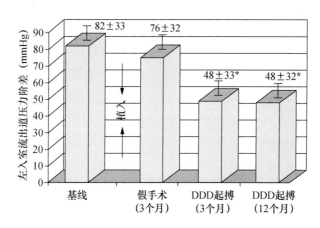

图 32-4 HCM 患者起搏器植入前后左心室流出道压力阶差变化。基线 *vs.* 假手术组（3 个月）有明显差异；与假手术组相比，DDD 起搏 3 个月，左心室流出道压力阶差下降至平均 49mmHg（*P*＜0.001），但 12 个月与 3 个月相比无明显变化（星号）

第五节　起搏治疗在特殊人群中的应用

一、概述

除了本章前述疾病的起搏治疗，部分罕见、可能累及心脏传导系统的其他疾病有时同样需要起搏器植入。涉及疾病包括心脏移植术后出现的缓慢性心律失常、神经肌肉疾病、睡眠呼吸暂停综合征、结节病性心肌病等。

心脏移植术后缓慢性心律失常的发生率为 $8\%\sim23\%$ [28]，大部分与病态窦房结综合征相关。严重的缓慢性心律失常和心脏停搏可诱发心脏性猝死，大大降低心脏移植术后患者生存率[29]。尽管接近一半的缓慢性心律失常可能在心脏移植术后 $6\sim12$ 个月内恢复[30]，但在心脏移植术后管理常规中仍建议将启动起搏治疗的指征适当放宽。对于心脏移植术后出现的、预计不可逆的病态窦房结综合征或房室传导阻滞、且符合相应 I 类适应证者推荐起搏器植入；不仅如此，对于心脏移植术后出现反复晕厥但心电图等检查结果阴性的情况下，同样推荐起搏治疗：这部分患者大部分最终会记录到缓慢性心律失常，且可能与移植相关血管病变有关[27]。

神经肌肉疾病（包括强直性肌营养不良、进行性肌营养不良等）在病程进展中可能同样需要起搏治疗。其主要原因在于这部分患者常伴发完全性房室传导阻滞，且易合并室上性及室性心律失常。目前研究认为，对于静息状态下心电图异常或心电生理检查 HV 间期延长的神经肌肉疾病患者，即使无症状，起搏治疗都是有益的[31]。

睡眠呼吸暂停低通气综合征患者因缺氧可能继发缓慢性心律失常及快速性房性心律失常。小样本回顾性研究提示[32]这部分患者接受心房超速起搏治疗后，在不影响睡眠总时间的前提下可改善低通气状况，有待随机临床试验的进一步证实[33]。但中枢型睡眠低通气以及陈-施呼吸患者因常合并收缩性心力衰竭而预后不佳，三腔起搏（心脏再同步化治疗）可能对于改善心功能、中枢血流动力学、提高睡眠质量有益[34]。

结节病性心肌病是一种肉芽肿性炎症性疾病，可侵犯房室结系统导致完全性房室传导阻滞。约 1/4 的结节病患者可出现心脏受累，其中 30% 出现完全性房室传导阻滞[35]。因此对于结节病性心肌病患者，当出现房室结累及，即使可能是一过性的，仍推荐起搏器植入。心脏性猝死是结节病性心肌病的另一个常见死因[36]，虽然目前尚无相关研究支持 ICD 植入，但目前推荐临床医师对结节病性心脏病患者进行充分评估，依据临床经验判断是否需要植入 ICD。可考虑的评估相关因素包括晕厥发作、心衰、左心室功能评估、电生理检查中自发或诱发的室性心律失常等[27]。

二、目前治疗推荐

ACCF/AHA/HRS《心脏节律异常器械治疗指南（2012）》[27]

I 类推荐

对于心脏移植术后出现的难以恢复的病态持续性或有症状的心动过缓，当符合永久起搏治疗 I 类适应证时，推荐起搏器植入。

对于神经肌肉疾病患者（如强直性肌营养不良、线粒体脑肌病、假肥大性肌营养障碍、进行性肌营养不良等），如合并三度或高二度房室传导阻滞，无论有无症状，均推荐起搏器植入（证据等级 B）。

II b 类推荐

心脏移植术后患者，如出现缓慢性心律失常时间延长或反复出现，阻碍患者心脏康复及出院时，可考虑心脏起搏治疗（证据等级 C）。

心脏移植术后患者出现晕厥，即使并未记录到缓慢性心律失常事件发生，仍可考虑心脏起搏治疗（证据等级 C）。

对于神经肌肉疾病患者（如强直性肌营养不良、线粒体脑肌病、假肥大性肌营养障碍、进行性肌营养不良等），一旦合并房室传导阻滞，无论有无症状，可考虑起搏器植入（证据等级 B）。

本章节中所涉及的疾病，除长 QT 综合征外，其余疾病包括颈动脉窦综合征、神经介导的反射性晕厥、肥厚型心肌病等，如未合并不可逆的窦房结或房室结病变，并非起搏器植入的强适应证，往往需要结合临床情况个体化选择。特殊疾病（包括心脏移植术后出现的缓慢性心律失常、神经肌肉疾病、睡眠呼吸暂停综合征、结节病性心肌病等）中的起搏器的应用往往取决于相关疾病是否累及窦房结或房室结，出现不可逆的缓慢性心律失常事件。长 QT 综合征患者因猝死事件的预防，往往需 ICD 植入；如果患者因为各种原因不能植入 ICD，可考虑植入双腔起搏器，双腔起搏模式可预防因心动过缓或停搏所诱发的室速、室颤。

起搏器植入前，需对患者病情、生活质量以及可能的预后情况进行详细评估，并充分告知患者可能存在的获益及可能面临的风险。在起搏模式的选择方面，除了在颈动脉窦综合征患者中目前证据提示双腔起搏和单纯心室起搏同样有效外，其余均推荐优选双腔起搏模式。许多患者需要在优化药物治疗的基础上植入永久起搏器治疗，因此应针对具体患者选择个体化方案。

（樊晓寒）

参考文献

[1] Brignole M，Auricchio A，Baron-Esquivias G et al. 2013 ESC Guidelines on cardiac pacing and cardiac resynchronization therapy：the Task Force on cardiac pacing and resynchronization therapy of the European Society of Cardiology (ESC). Developed in collaboration with the European Heart Rhythm Association (EHRA). Eur Heart J，2013，34：2281-329.

[2] Brignole M，Menozzi C. The natural history of carotid sinus syncope and the effect of cardiac pacing. Europace：European pacing，arrhythmias，and cardiac electrophysiology. Journal of the working groups on cardiac pacing，arrhythmias，and cardiac cellular electrophysiology of the European Society of Cardiology，2011，13：462-4.

[3] Gillis AM，Russo AM，Ellenbogen KA，et al. HRS/ACCF expert consensus statement on pacemaker device and mode selection. J Am Coll Cardiol，2012，60：682-703.

[4] 刘文玲，胡大一，郭继鸿，等. 晕厥诊断与治疗中国专家共识（2014 年更新版）. 中华内科杂志，2014，53：916-925.

[5] Peretz DI，Gerein AN，Miyagishima RT. Permanent demand pacing for hypersensitive carotid sinus syndrome. Canadian Medical Association journal，1973，108：1131-1134.

[6] Epstein AE，Dimarco JP，Ellenbogen KA，et al. ACC/AHA/HRS 2008 guidelines for Device-Based Therapy of Cardiac Rhythm Abnormalities：executive summary. Heart rhythm：the official journal of the Heart Rhythm Society，2008，5：934-955.

[7] Gregoratos G，Abrams J，Epstein AE，et al. ACC/AHA/NASPE 2002 guideline update for implantation of cardiac pacemakers and antiarrhythmia devices：summary article：a report of the American College of Cardiology/American Heart Association Task Force on Practice Guidelines (ACC/AHA/NASPE Committee to Update the 1998 Pacemaker Guidelines). Circulation，2002，106：2145-2161.

[8] Brignole M，Menozzi C，Lolli G，et al. Long-term outcome of paced and nonpaced patients with severe carotid sinus syndrome. The American journal of cardiology，1992，69：1039-1043.

[9] Brignole M，Sartore B，Barra M，et al. Ventricular and dual chamber pacing for treatment of carotid sinus syndrome. Pacing and clinical electrophysiology：PACE，1989，12：582-590.

[10] Morley CA，Perrins EJ，Grant P，et al. Carotid sinus syncope treated by pacing. Analysis of persistent symptoms and role of atrioventricular sequential pacing. British heart journal，1982，47：411-418.

[11] McLeod CJ，Trusty JM，Jenkins SM，et al. Method of pacing does not affect the recurrence of syncope in carotid sinus syndrome. Pacing and clinical electrophysiology：PACE，2012，35：827-833.

[12] Benditt DG，Petersen M，Lurie KG，et al. Cardiac pacing for prevention of recurrent vasovagal syncope. Annals of internal medicine，1995，122：204-209.

[13] Connolly SJ，Sheldon R，Roberts RS，et al. The North American Vasovagal Pacemaker Study (VPS). A randomized trial of permanent cardiac pacing for the prevention of vasovagal syncope. J Am Coll Cardiol，1999，33：16-20.

[14] Raviele A，Giada F，Menozzi C，et al. A randomized，double-blind，placebo-controlled study of permanent cardiac pacing for the treatment of recurrent tilt-induced vasovagal syncope. The vasovagal syncope and pacing trial (SYNPACE). Eur Heart J，2004，25：1741-1748.

[15] Sheldon R，Connolly S，Vasovagal Pacemaker S. Second Vasovagal Pacemaker Study (VPS Ⅱ)：rationale，design，results，and implications for practice and future clinical trials. Cardiac electrophysiology review，2003，7：411-415.

[16] Sutton R，Ungar A，Sgobino P，et al. Cardiac pacing in patients with neurally mediated syncope and documented asystole：effectiveness analysis from the

Third International Study on Syncope of Uncertain Etiology（ISSUE-3）Registry. Europace：European pacing，arrhythmias，and cardiac electrophysiology：journal of the working groups on cardiac pacing，arrhythmias，and cardiac cellular electrophysiology of the European Society of Cardiology，2014，16：595-599.

［17］Brignole M，Sutton R，Wieling W，et al. Analysis of rhythm variation during spontaneous cardioinhibitory neurally-mediated syncope. Implications for RDR pacing optimization：an ISSUE 2 substudy. Europace：European pacing，arrhythmias，and cardiac electrophysiology. Journal of the working groups on cardiac pacing，arrhythmias，and cardiac cellular electrophysiology of the European Society of Cardiology，2007，9：305-311.

［18］Ammirati F，Colivicchi F，Santini M，et al. Permanent cardiac pacing versus medical treatment for the prevention of recurrent vasovagal syncope：a multicenter，randomized，controlled trial. Circulation，2001，104：52-57.

［19］Eldar M，Griffin JC，Abbott JA，et al. Permanent cardiac pacing in patients with the long QT syndrome. J Am Coll Cardiol，1987，10：600-607.

［20］Moss AJ，Liu JE，Gottlieb S，et al. Efficacy of permanent pacing in the management of high-risk patients with long QT syndrome. Circulation，1991，84：1524-1529.

［21］Fuenmayor AJ，Delgado ME. Ventricular repolarization during uni and biventricular pacing in normal subjects. International journal of cardiology，2013，165：72-75.

［22］宋耀明，黄岚，李爱民，等. 起搏器联合 β-阻滞剂治疗长 QT 综合征的疗效. 第三军医大学学报，2008，30：439-440.

［23］Maron BJ，Nishimura RA，McKenna WJ，et al. Assessment of permanent dual-chamber pacing as a treatment for drug-refractory symptomatic patients with obstructive hypertrophic cardiomyopathy. A randomized，double-blind，crossover study（M-PATHY）. Circulation，1999，99：2927-2933.

［24］Nishimura RA，Trusty JM，Hayes DL，et al. Dual-chamber pacing for hypertrophic cardiomyopathy：a randomized，double-blind，crossover trial. J Am Coll Cardiol，1997，29：435-441.

［25］Lucon A，Palud L，Pavin D，et al. Very late effects of dual chamber pacing therapy for obstructive hypertrophic cardiomyopathy. Archives of cardiovascular diseases，2013，106：373-381.

［26］Jurado Roman A，Montero Cabezas JM，Rubio Alonso B，et al. Sequential Atrioventricular Pacing in Patients With Hypertrophic Cardiomyopathy：An 18-year Experience. Revista espanola de cardiologia，2016，69：377-383.

［27］Epstein AE，DiMarco JP，Ellenbogen KA，et al. 2012 ACCF/AHA/HRS focused update incorporated into the ACCF/AHA/HRS 2008 guidelines for device-based therapy of cardiac rhythm abnormalities：a report of the American College of Cardiology Foundation/American Heart Association Task Force on Practice Guidelines and the Heart Rhythm Society. J Am Coll Cardiol，2013，61：e6-75.

［28］Scott CD，Dark JH，McComb JM. Sinus node function after cardiac transplantation. J Am Coll Cardiol，1994，24：1334-1341.

［29］Grinstead WC，Smart FW，Pratt CM，et al. Sudden death caused by bradycardia and asystole in a heart transplant patient with coronary arteriopathy. J Heart Lung Transplant，1991，10：931-936.

［30］Scott CD，Omar I，McComb JM，et al. Long-term pacing in heart transplant recipients is usually unnecessary. Pacing Clin Electrophysiol，1991，14：1792-1796.

［31］Lazarus A，Varin J，Babuty D，et al. Long-term follow-up of arrhythmias in patients with myotonic dystrophy treated by pacing：a multicenter diagnostic pacemaker study. J Am Coll Cardiol，200，40：1645-1652.

［32］Garrigue S，Bordier P，Jaïs P，et al. Benefit of atrial pacing in sleep apnea syndrome. N Engl J Med，200，346：404-412.

［33］Krahn AD，Yee R，Erickson MK，et al. Physiologic pacing in patients with obstructive sleep apnea：a prospective，randomized crossover trial. J Am Coll Cardiol，2006，47（2）：379-383.

［34］Bradley TD. The ups and downs of periodic breathing：implications for mortality in heart failure. J Am Coll Cardiol，2003，41：2182-2184.

［35］Sharma OP. Diagnosis of cardiac sarcoidosis：an imperfect science，a hesitant art. Chest，2003，123：18-19.

［36］Syed J，Myers R. Sarcoid heart disease. Can J Cardiol，2004，20：89-93.

第三十三章　起搏相关的并发症

自 1958 年第一例心脏起搏器植入人体以来，起搏器在挽救患者生命和改善生活质量方面发挥了无可替代的作用。虽然起搏器的设计、制造工艺以及植入技术已经相当成熟可靠，但随着起搏器的日趋广泛应用，其并发症的报道也逐渐增多，波动在 3.5％～9％[1-2]。同时，伴随人民对生活和医疗质量要求的不断提高，对并发症的敏感性和重要性也愈加重视。因此，医务人员对起搏器并发症的危害性和严重性务必高度重视。本章将从植入手术相关并发症、脉冲发生器相关并发症、电极导线系统相关并发症等方面对起搏相关并发症进行论述。

一、植入操作相关的并发症

（一）麻醉意外、麻醉剂过敏

起搏器植入一般在利多卡因局麻下进行，注意掌握麻醉剂适量原则，警惕利多卡因等局麻药物相关的副作用（如精神症状等），并后备必要的抢救人员和设备。

（二）与静脉穿刺有关的并发症

目前经锁骨下静脉穿刺植入导线已广泛应用于临床，虽然相对安全而且简便，但仍需警惕。锁骨下静脉在解剖上毗邻肺尖、锁骨下动脉和臂丛神经，若穿刺操作不当，可引起严重的并发症。主要并发症包括误穿锁骨下动脉、血胸、气胸、血气胸、神经损伤等。熟悉局部解剖，掌握穿刺要领是预防此类并发症的关键。当然，如果穿刺锁骨下静脉困难，可转而试行头静脉切开[3]、腋静脉穿刺[4-5]等途径。

1. 误穿锁骨下动脉

此种情况临床操作中较为常见，如果仅为穿刺针刺入锁骨下动脉，立即拔出并局部按压10min 后，一般不会影响继续操作。如果误插入扩张鞘，则后果较为严重，可保留扩张鞘行外科处理。因此强调严格按照操作规程，在 X 线透视下确认导引钢丝进入下腔静脉后再插入扩张鞘管，以避免误穿锁骨下动脉情况的发生。

2. 气胸、血胸、血气胸

在进行锁骨下静脉穿刺时，如果穿刺点太靠外、太深或多次穿刺，就容易刺破肺尖导致空气进入胸膜腔，特别是当患者同时患有慢性阻塞性肺疾病时。研究表明气胸发生率约为 1.4％～2％[6]。如果患者无明显呼吸困难、气促等症状或肺部压缩小于 30％，可严密观察暂不予处理。在穿刺时，如果同时刺破血管和胸膜，就会形成血胸或血气胸。此时视出血量大小、急缓及肺部压缩情况，综合患者症状体征，可行穿刺抽吸血液和气体后严密观察，严重时需要外科紧急手术治疗。

3. 静脉空气栓塞

较为少见。穿刺或切开静脉时，如患者深呼吸或咳嗽，胸腔成为负压，空气可能从静脉穿刺口吸入形成空气栓塞。轻者可无明显症状，重者可致急性呼吸窘迫、低血压、低氧血症和心搏骤停。预防的方法是穿刺时取头低脚高位或嘱患者呼气后屏气、避免深呼吸。

4. 其他

可能出现的并发症还包括动静脉瘘、胸导管损伤、臂丛神经损伤和皮下气肿等。

二、导线相关的并发症

随着起搏器植入数量的增加和随访时限的延

长，与导线系统相关的并发症逐渐增多。包括植入术中的心律失常和心脏压塞；植入术后早期常见的电极脱位或微脱位；植入术后晚期发生的导线断裂或绝缘层破裂，以及导线血栓形成、导线电极感染等。这些并发症可引起导线起搏/感知功能障碍，严重影响了患者的生活质量甚至威胁生命安全。

（一）植入术中并发症

1. 心律失常

起搏导线送入过程中，可能由于机械刺激室壁引起早搏、心动过速甚至心室颤动等快速性心律失常，其中以室性心律失常较为常见。要求术者轻柔操作的同时密切关注心电信号，一旦出现频发早搏或短阵室速即要回撤导丝，以减轻对心肌的机械性刺激。通常情况下经调整导线位置后即可纠正，很少持续。预防快速性心律失常的方法可有以下几项：①避免患者过度紧张，消除思想顾虑；②术前改善患者的心功能状态，纠正水、电解质紊乱，尤其保证血钾稳定；③术中轻柔操作，减少对心室肌的激惹；④密切关注患者一般情况，一旦出现心律失常事件及时处理。要求配备抢救药品及相关仪器，尤其是除颤仪和呼吸机。

除心动过速外，也可发生缓慢性心律失常。对间歇性房室传导阻滞和左束支传导阻滞的患者，电极导线操作时损伤右束支可引起完全性房室传导阻滞。心动过缓多见于测试起搏阈值时，通常由起搏超速抑制所致。对可能发生心脏停搏或完全性房室传导阻滞的高危患者，术中轻柔操作、必要时放置临时起搏或体外电极板经胸体外起搏，以策安全。

2. 心肌穿孔、心脏压塞

心肌穿孔多发生在右心室[7]。起搏导线导致心肌穿孔虽然与起搏导线的质地和心脏基础疾病有关，但主要还是取决于导线施加于心肌的压力。高龄、女性、体重指数小、器质性心脏病、心脏扩大心功能差的患者更易穿孔[8]。心肌穿孔的临床表现不一，轻者无症状，也可表现为起搏阈值增高，或者心前区疼痛、膈肌跳动，重者甚至出现心脏压塞、休克乃至死亡。预防的关键在于轻

柔操作，遇到阻力时适当回撤导线。大多数穿孔在导线撤出后会自行愈合，较少发生心脏压塞。如超声心动图提示少量积液且无血流动力学症状，可在超声监测下严密观察。一旦发生心脏压塞引起血流动力学变化则需及时心包穿刺和引流。

3. 导线损害

手术中可因手术刀或剪刀割伤导线或插入电极的导引钢丝损害导线，可出现绝缘层破损甚至导线断裂，这些情况都要引起重视。

4. 膈刺激

膈刺激临床主要表现为随起搏出现的呃逆或腹肌抽动，其发生率波动在 $1.6\% \sim 3\%$。术中导线固定后应行高电压刺激试验，观察是否有上述现象。如有则需及时调整导线位置。如果术后出现膈刺激，应行 X 线胸片检查和起搏器程控，了解导线位置是否有异常。如果发生了导线移位，则调整导线位置；如未移位，则通过降低输出电压或程控起搏极性为双极起搏的方法解决。

（二）术后早期并发症

导线脱位/微脱位是术后早期常见的并发症之一。CTOPP[6]和 UKPACE[9] 研究均发现，双腔起搏的并发症发生率高于单腔心室起搏。其中，近乎一半的并发症是需要进行导线调整的心房导线脱位。完全脱位在 X 线下可以发现导线离开原植入位置，心电图可见起搏和感知不良情况。微脱位在 X 线检查时不易发现，心电图可显示起搏阈值增高和（或）感知不良，程控仪检查时可发现导线阻抗明显增高。随着起搏工程技术的不断进展，导线的结构和功能不断改进，导线脱位率明显下降。然而，术者经验不足、导线植入位置不当、固定不牢、肌小梁平滑、手术后过早下地活动、导线柔韧性差、心脏收缩对导线的切应力等因素都可导致导线脱位。

一旦起搏心电图发生改变或者起搏参数出现异常，需要进行 X 线检查和起搏器程控，明确起搏、感知和阻抗状况，明确是否有完全脱位或微脱位并发症的发生。完全脱位者只能进行手术方可复位导线。微脱位可通过调整起搏输出的方法解决。需要注意的是，过高的起搏输出耗电量

大，对起搏器电池的要求较高，易出现电池提前耗竭。

（三）术后晚期并发症

当存在下列情况时往往提示导线功能异常：与心动周期无关的过感知、导线阻抗超出正常范围、X线观察到的导线断裂等。

1. 导线断裂或绝缘层破裂

导线断裂（如图 33-1 所示）和绝缘层破裂所致的导线功能障碍多见于起搏器植入晚期[10]。该并发症的发生率与导线的柔韧性及导线承受的切应力大小有关。最常见的发生部位在锁骨下，主要是锁骨与第一肋骨的间隙很窄，导线可因持续受压和局部摩擦而破裂或断裂，临床上出现感知和起搏功能障碍，需要进行 X 线影像和起搏器程控以明确诊断。导线断裂后通常需要更换以恢复起搏功能。如果是双极导线断裂，且起搏器极性可程控，可以将其程控为单极而恢复起搏，但这仅仅是权宜之计，而不能代替导线的更换。发生在皮下段的导线绝缘层破损，有报道指出可以采用修补的办法；而在其他部位则最好尽快更换，以免威胁患者生命。

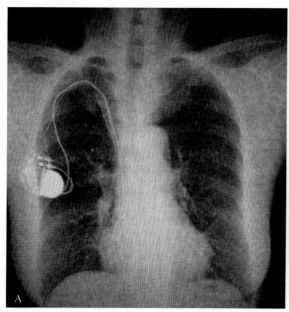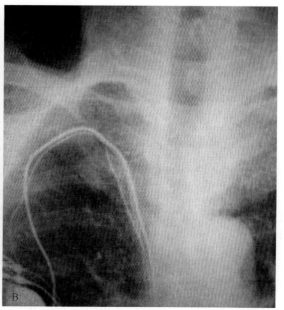

图 33-1 导线断裂。A. 在锁骨和第一肋间隙处可见断裂导线；**B.** 局部放大图像

2. 导线脱位

导线脱位（如图 33-2 所示）是另一常见的并发症，报道的发生率波动在 0.5％～4.2％[2]。它的发生率的高低与电极头的设计、植入手术过程以及手术后导致电极移位的各种因素有关。由于心房解剖的影响，心房电极发生移位的可能性高于心室电极。电极脱位可引起感知和起搏功能不良或丧失，除心电图外，较明显的脱位可通过胸片得到直观的证实。微脱位定义为 X 线影像未见电极脱位等异常，但心电图表现为起搏阈值显著增高或失夺获。调整或更换电极可以纠正微脱位。

3. 导线血栓形成

电极导线长期滞留在血液内，会对凝血状态产生影响。电极导线常诱发血栓形成，可发生在植入导线后的任何时期。血栓可位于锁骨下静脉、上腔静脉、右心房或右心室，可影响血流动力学或致肺栓塞。血栓阻塞上腔静脉还可引起上腔静脉综合征[11]。附着在右心房内电极上的大血栓虽然很少，但可能引起右心室流出道阻塞或肺栓塞，死亡率较高。通过心脏超声学检查可以早期识别，进行处理。但若系不完全阻塞或无症状的血栓形成，通常无需临床处理。

4. 导线感染

电极导线的感染常继发于脉冲发生器囊袋破溃或导线磨破皮肤引起的感染[12]。一旦发生，抗生素保守治疗一般无效，需要拔除电极导线系统后才可能治愈。积极预防和早期发现是更为有效的方法。

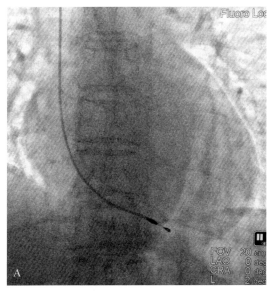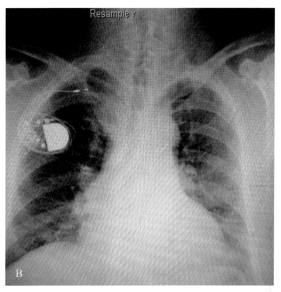

图 33-2 导线脱位。A. 导线微脱位；**B.** 可见明显导线脱位

5. 导线慢性起搏阈值增高

慢性起搏阈值增高常见于左心室导线，除外导线脱位后可将起搏输出能量提高以保证100％夺获心肌。

三、脉冲发生器相关的并发症

虽然起搏器的设计、制造工艺以及植入和随访技术已经显著提高，但由于起搏器应用日趋广泛，与脉冲发生器相关的并发症诸如囊袋出血或血肿形成、感染、脉冲发生器电池提前耗竭等逐渐增多[13]。

（一）囊袋出血或血肿形成

囊袋出血或血肿形成是起搏器围术期常见并发症[14]。大多是由于制作囊袋时损伤小动、静脉和毛细血管引起出血和渗血，进而集聚在囊袋内形成。某些患有肝、血液系统疾病或服用抗凝药物导致血液低凝状态的患者，也可能因组织渗血形成严重的血肿。

囊袋出血应以预防为主。术前合理应用抗凝和抗血小板药物，术中轻柔操作彻底止血，术后常规沙袋压迫，局部加压包扎是关键。术中应：①避免反复穿刺造成出血和局部血肿；②有效止血，必要时结扎血管；③轻柔操作，尽量钝性分离组织，明确解剖层次。术后局部加压包扎，严密观察切口，一旦出现问题及时处理。囊袋有积血时首先分辨是否已机化，如果已机化则不必积极处理，如果囊袋肿胀并有波动感，提示血液尚未机化。此时，如果积血量少可让其自行吸收，如果中量则可采用挤压、抽吸的方法清除囊内积血；量多者应尽早进行清创和止血。

（二）囊袋感染

作为起搏器植入术后的严重并发症之一，临床上表现为囊袋局部组织的红、肿、热、痛和（或）波动感，可有脓性分泌物，严重时可引起皮肤破溃、脉冲发生器外露（如图33-3所示）。若未能及时处理还可引发起搏器电极导线感染、感染性心内膜炎和败血症，甚至危及生命。

一旦发生起搏器囊袋感染，应积极处理以及时控制感染，防止进一步发展为全身感染。目前囊袋感染的处理仍是一项十分棘手的问题，处理策略主要包括局部清创及全身应用抗生素。就囊袋局部的处理而言，方式之一是清创术。清创术主要应用于术后早期出现的囊袋感染，此方法创伤小，但成功率仅为50%左右。积极的处理方式是取出包括电极导线在内的整套起搏装置，清创处理并废用原囊袋，改为在远离感染病灶的对侧胸壁重新植入。后者虽然成功率高，疗效佳，但一是需要特殊的电极导线拔出装置，二是手术风险大。

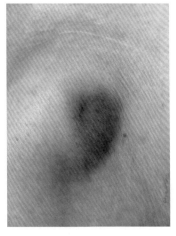
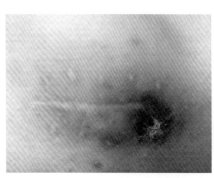
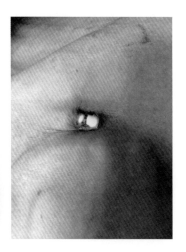

图 33-3　不同程度的囊袋感染

除未严格无菌操作、囊袋大小不合适等原因外，起搏器更换或升级导致的二次手术、老年患者机体抵抗力低下继发感染也是导致发生囊袋感染的因素[15-17]。实际上，防治囊袋感染的重点在于早期预防。首先，严格的无菌环境和无菌操作是预防围术期囊袋或切口感染的决定性因素，术野皮肤消毒[18]甚为重要；其次，囊袋切口的大小和深度应适中，切口过小使得皮下组织张力增加，局部血运受损而愈合不好；再者，术中彻底止血也是预防囊袋感染的重要环节。研究表明，曾有囊袋出血或血肿的患者远期囊袋感染率显著增加[19]。

（三）起搏模式改变

临床实践中，在无心房颤动等突发心脏节律异常情况下发生的起搏模式（DDD转为VVI）、起搏频率（60次/分转为65次/分或70次/分）改变主要见于电池耗竭、电重置两大类情况。

电池耗竭多见于起搏器植入年限较长的患者，最初可以表现为磁频下降、脉宽增宽，进一步即可表现为起搏模式由双腔转变为单腔工作模式，基线起搏频率亦相应改变。进一步的电池消耗使得起搏频率进一步下降，并牺牲感知功能，以保障相对重要的起搏功能。此时若仍未及时更换，起搏频率将逐渐下降，并出现起搏功能不良。值得注意的是，此时测定的磁频多已下降、脉宽增宽，程控电池状态显示"ERI"，均提示电池耗竭。在电池电量严重不足时，甚至表现为不能成功程控以读取起搏器数据。

而对于植入起搏器年限较短，如植入即刻或起搏器正常使用周期的早中期，起搏模式及频率的改变则可能是出现了"电重置"。所谓电重置是指在诸如强磁场、强电场、机械碰撞、温度过高或过低等情况下，起搏器的控制电路受到干扰而保护性地强制设定为特定参数，以保障起搏器的基本功能。通过追问病史可追溯起搏器有接近电磁场等的经历，而且起搏参数可通过程控得以恢复。此时测试的电池状态不是ERI而是OK，磁频或脉宽亦正常。

一旦出现起搏模式、频率的改变，临床医生首先应判断系电池耗竭还是电重置，前者需要及时更换脉冲发生器，而后者多可通过起搏器程控得以解决。需要提出的是，诊断电重置的前提是明确电池状态良好。若将电池耗竭误诊为电重置，虽然有时可以通过人工程控得以临时恢复起搏模式等基本参数，但不久仍会再反转至程控前参数。更为重要的是未能及时更换脉冲发生器将给患者造成危险，尤其是对于起搏依赖者而言甚至会危及生命。

（四）电池提前耗竭

起搏装置的实际使用寿命主要取决于两个因素：理论寿命和程控状况。以植入 VVI 患者举例，具体电池应用寿命取决于患者心室起搏比例及起搏阈值的高低。在当前医疗环境下，对于电池是否提前耗竭这样的问题，需要经过认真检查，

必要时与有关厂家联系并深入了解有关技术参数后再做出结论[20]。

（五）脉冲发生器接口与电极导线尾端连接异常

脉冲发生器接口与导线尾端连接不紧可致间歇性或完全性起搏不良，反接可导致起搏心电图异常（A 脉冲发放起搏心室，QRS 终末可见起搏信号）甚至可诱发快速性心律失常（如图 33-4 所示）。X 像影像可协助诊断。为避免上述情况，加强责任感、术中细致操作是十分必要的。

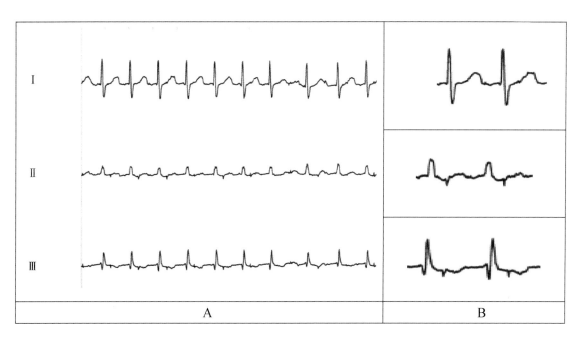

图 33-4　房室导线与脉冲发生器房室接口反接后出现快心室率心律失常的体表心电图。A. 监测导联Ⅰ、Ⅱ、Ⅲ条图，**B.** 由上向下分别为监测Ⅰ、Ⅱ、Ⅲ导联，可见 A 脉冲发放起搏心室，QRS 终末可见起搏信号

总之，起搏器已成为治疗缓慢性心律失常的有效手段，我们在欣喜于其疗效的同时更应该警惕与之相关的各种并发症并学习防治并发症的策略[21-22]。伴随现代起搏工程技术的飞速发展，起搏器功能日趋多样化，同样也会引起新的并发症发生。在临床工作中，只有严格规范手术操作，合理设置各项参数，密切随访和程控，才能保证起搏器正常工作，尽量减少并发症的发生。

（牛红霞）

参考文献

［1］Gillis AM，Russo AM，Ellenbogen KA，et al. Heart Rhythm Society；American College of Cardiology Foundation. HRS/ACCF expert consensus statement on pacemaker device and mode selection. Developed in partnership between the Heart Rhythm Society（HRS）and the American College of Cardiology Foundation（ACCF）and in collaboration with the Society of Thoracic Surgeons. Heart Rhythm，2012，9（8）：1344-1365.

［2］ Udo EO，Zuithoff NP，van Hemel NM，et al. Incidence and predictors of short-and long-term complications in pacemaker therapy：the FOLLOWPACE study. Heart Rhythm，2012，9（5）：728-735.

［3］ Kolettis TM，Lysitsas DN，Apostolidis D，et al. Improved "cut-down" technique for transvenous pacemaker lead implantation. Europace，2010，12（9）：1282-1285.

［4］ Esmaiel A，Hassan J，Blenkhorn F，et al. The Use of Ultrasound to Improve Axillary Vein Access and Minimize Complications during Pacemaker Implantation. Pacing Clin Electrophysiol. 2016 Feb 16. doi：10. 1111/pace. 12833. ［Epub ahead of print］

［5］ Sharma G，Senguttuvan NB，Thachil A，et al. A comparison of lead placement through the subclavian vein technique with fluoroscopy-guided axillary vein technique for permanent pacemaker insertion. Can J Cardiol，2012，28（5）：542-546.

［6］ Connolly SJ. Effects of physiologic pacing versus ventricular pacing on the risk of stroke and death due to cardiovascular causes. Canadian Trial of Physiologic Pacing Investigators. N Engl J Med，2000，342：1385-1391.

［7］ Migliore F，Zorzi A，Bertaglia E，et al. Incidence，management，and prevention of right ventricular perforation by pacemaker and implantable cardioverter defibrillator leads. Pacing Clin Electrophysiol，2014，37（12）：1602-1609.

［8］ Kirkfeldt RE，Johansen JB，Nohr EA，et al. Complications after cardiac implantable electronic device implantations：an analysis of a complete，nationwide cohort in Denmark. Eur Heart J，2014，35（18）：1186-1194.

［9］ Toff WD，Camm AJ，Skehan JD. Single-chamber versus dual-chamber pacing for high-grade atrioventricular block. N Engl J Med，2005，353：145-155.

［10］ Zhang JT，Chen KP，Hua W，et al. Reasons for pacing leads abandonment during pacemaker replacement：a single center experience with 235 cases. Zhonghua Xin Xue Guan Bing Za Zhi，2009，37（6）：522-524.

［11］ Fu HX，Huang XM，Zhong L，et al. Outcome and management of pacemaker-induced superior vena cava syndrome. Pacing Clin Electrophysiol，2014，37（11）：1470-1476.

［12］ Osmonov D，Ozcan KS，Erdinler I，et al. Cardiac device-related endocarditis：31-Years' experience. J Cardiol，2013，61（2）：175-180.

［13］ Maisel WH. Pacemaker and ICD generator reliability：meta-analysis of device registries. JAMA，2006，295（16）：1944-1946.

［14］ Yalcin M，Isilak Z，Bicakci B，et al. Risk factors of pocket hematoma in patients with electrophysiological device implantation. Eur Rev Med Pharmacol Sci，2015，19（17）：3135-3136.

［15］ Nery PB，Fernandes R，Nair GM，et al. Device-related infection among patients with pacemakers and implantable defibrillators：incidence，risk factors，and consequences. J Cardiovasc Electrophysiol，2010，21（7）：786-790.

［16］ Poole JE，Gleva MJ，Mela T，et al. Complication rates associated with pacemaker or implantable cardioverter-defibrillator generator replacements and upgrade procedures：results from the REPLACE registry. Circulation，2010，122（16）：1553-1561.

［17］ Polyzos KA，Konstantelias AA，Falagas ME. Risk factors for cardiac implantable electronic device infection：a systematic review and meta-analysis. Europace，2015，17（5）：767-777.

［18］ Qintar M，Zardkoohi O，Hammadah M，et al. The impact of changing antiseptic skin preparation agent used for cardiac implantable electronic device（CIED）procedures on the risk of infection. Pacing Clin Electrophysiol，2015，38（2）：240-246.

［19］ Essebag V，Verma A，Healey JS，et al；BRUISE CONTROL Investigators. Clinically Significant Pocket Hematoma Increases Long-Term Risk of Device Infection：BRUISE CONTROL INFECTION Study. J Am Coll Cardiol，2016，67（11）：1300-1308.

［20］ Pokorney SD，Greenfield RA，Atwater BD，et al. Novel mechanism of premature battery failure due to lithium cluster formation in implantable cardioverter-defibrillators. Heart Rhythm，2014，11（12）：2190-2195.

［21］ 方丕华、张澍. 临床心脏起搏除颤与再同步治疗. 4版. 北京：北京大学医学出版社，2015：801-807.

［22］ 华伟. 临床实用心脏起搏技术. 北京：人民卫生出版社，2012：91-99.

第五篇

埋藏式心脏复律除颤器和心脏再同步化治疗

第三十四章　埋藏式心脏复律除颤器心动过缓模式和起搏频率的程控

第一节　国外指南的概述

心脏性猝死（SCD）作为心血管疾病的主要死亡原因，仍然是威胁人类生命的一大问题。已有充分的证据表明预防SCD最有效的措施为应用埋藏式心脏复律除颤器（ICD）。2015年HRS/EHRA/亚太心律学会（APHRS）/拉丁美洲心脏起搏与电生理学会（SOLAECE）专家一致通过了《ICD优化与测试专家共识》。下面就这方面的问题做一简单的介绍。

ICD的收益和风险受到程控和手术方式的影响。不同的程控模式和手术方式具有不同的优势和劣势，但既往并无有关内容的官方正式讨论和指南。本指南是基于4个大洲电生理协会的专家指南，并有丰富的ICD临床试验数据提供循证医学证据。主要包括以下几部分：①针对心动过缓的模式和频率；②心动过速的识别；③心动过速的治疗；④除颤阈值测试的术中监测。临床应用时，需考虑每位患者特殊的临床状态。尽管指南推荐基于ICD程控策略，但ICD的程控仍需要根据患者个体情况进行调整。

一、心动过缓模式和频率的程控

（一）单腔或双腔起搏模式

ICD主要治疗心动过速，既往文献对于心动过缓患者植入ICD的管理方面讨论较少。目前已知的临床研究更强调程控模式，而不是导线植入

的数量。多数临床试验信息是从起搏器患者中收集的，但这些患者与ICD植入患者仍有差异。相关meta分析对比认为，双腔ICD与单腔ICD比较，对患者临床情况改善不明显，二者死亡率无明显差异；双腔起搏在窦房结疾病或房室传导阻滞中显著受益；双腔起搏时，房颤和卒中的发生率低，其预防房颤的优势在窦房结疾病患者中更为显著；双腔起搏模式对于心衰并没有明显获益。窦房结疾病或房室传导阻滞中，仅1/4的患者在VVI起搏时会由于心室到心房的逆传进展为起搏器综合征，会降低患者的生活质量。一项交叉试验中，可通过双腔起搏模式减少起搏器综合征（表现为呼吸困难、眩晕、心悸、胸痛）。相比VVI单腔起搏，双腔起搏对于运动时的心率反应更好，但与具有心率反应功能的VVIR起搏模式效果相似。由于双腔起搏需要另加导线，所以双腔ICD植入时间更长，并发症发生率更高，患者承担的费用更多。然而，如果综合考虑起搏器综合征、房颤以及房颤的并发症，单腔与双腔起搏的总花费相差不大。

持续性心动过缓的患者，心房起搏优于双腔起搏。这主要由于前者心房起搏的比例更高。对于窦房结疾病的患者更加实用，双腔起搏比例在合并房颤和卒中时会减少，但相比心室起搏患者其心衰再住院率和死亡率无明显差异。对于获得性房室传导阻滞患者，将死亡率及患病率作为临

床终点，大型临床试验并不能说明双腔起搏优于单腔起搏。双腔起搏较单腔起搏的优势主要在于避免起搏器综合征，改善生活质量，所以应优选双腔起搏。总之，双腔起搏较心室起搏的优势局限于症状的改善，而在死亡率和病死率上无显著差异，即单腔起搏不劣于双腔起搏。在临床上，应个性化选择起搏模式。由于 ICD 患者通常并不需要针对心动过缓的起搏支持，所以除了需要心脏再同步化治疗的患者，程控应避免起搏，尤其是心室单腔起搏。

（二）起搏频率的程控

尽管 VVIR 较 VVI 可以改善生活质量，但研究对 DDDR（具有心率反应功能）模式较 DDD 模式是否改善运动耐量无一致结果。两项小型临床试验将 DDD 起搏模式的患者与 DDDR 模式起搏比较，后者对于生活质量和运动量的改善更加明显，但大型多中心随机试验 ADEPT（Advanced Elements of Pacing Randomized Controlled Trial）研究未能显示 DDDR 患者对运动时心率反应的优势。另外，CRT 患者 DDDR 模式时可能影响房室间期及同步性，临床研究强调 CRT 不应使用频率适应性起搏，实际上应避免较低基线频率的心房感知心室起搏模式。然而，PEGASUS CRT（the Pacing Evaluation-Atrial Support Study in Cardiac Resynchronization Therapy）研究是个例外，并未表明其对于死亡率和心衰具有不良影响。

（三）窦房结疾病

永久性或间歇性窦房结障碍或变时功能不全的患者，首选对间歇房室传导有反应的 DDDR 算法。有充分的证据表明，相比 VVI 模式，VVIR 更能提高患者生活质量和活动量。而双腔起搏中，DDDR 优于 DDD 的证据等级相对较弱。

尽管有些患者伴随房室传导阻滞，程控时上限频率应高于自主窦性心律，这样可以避免上限频率限制活动。为避免症状性心动过缓，应根据临床症状和患者的心脏结构，个体化选择合适的程控模式。

（四）房颤和房室传导阻滞

永久性房颤，原发性或房室结消融后的房室传导阻滞患者在运动时反应差，因此 VVIR 起搏相比 VVI，运动时反应性好，提高日常活动状态，改善生活质量以及减少呼吸困难、胸痛、心悸等症状。因此，频率适应性起搏是最佳起搏模式，我们认为永久性房颤和房室传导阻滞患者中，应淘汰固定心率的 VVI 起搏。专家建议低限频率应程控高于窦房结障碍患者的频率（如 70 次/分），以补偿损失的心房充盈活动。应该控制最大感知心率（110～120 次/分），避免超速起搏（例如，起搏心率快于需要）。这样会有不适症状，特别是冠状动脉疾病患者。然而有小规模研究发现，频率适应性起搏对于心绞痛患者是安全有效的，未增加主观或客观缺血的症状和体征。最慢心率应根据个体情况来程控，根据患者临床特点和心脏结构基础进行调节。并不强调在 ICD 患者中设定基于时间段的夜间较慢起搏。房室结消融和永久性心室起搏的患者心脏性猝死风险可能增加，这与心动过缓延长 QT 间期有关。可以通过在房室结射频消融后 1～2 个月先将心室起搏心率设定在 80～90 次/分，然后减少至 60～70 次/分，这样可以消除上述危险。并不是所有房颤及轻微房室结障碍患者均需要较高比例的心室起搏或宽 QRS 波。临床医生需要综合考虑 CRT 治疗时，合并左心功能障碍的患者给予右心室起搏的风险增加与心脏同步起搏带来的获益，以评估 CRT 治疗价值。

（五）正常房室传导

大规模前瞻性随机试验结果表明，起搏器患者应用 AAI 或 DDD 等心房起搏模式与心室起搏模式比较房颤发生风险更低。在 Mode Selection 试验中，研究纳入 2010 例病态窦房结综合征患者，右心室起搏比例的增加会使房颤的风险线性增加。同时，DAVID 试验观察到在植入双腔起搏器中的患者，右心室起搏对于左心室收缩功能减低（≤40%）患者的不良影响。该试验纳入 506 例无心动过缓起搏指征的 ICD 植入患者。DDDR 起搏组较 VVI-40（40 次/分的 VVI 模式）组具有较高死亡率并增加心衰风险，DDDR-70（70 次/分的 DDRR 模式）组中心室起搏超过 40％增加心脏性事件的发生率（$P=0.09$）。然而，INTRINSIC RV 研究显示，最好临床预后的患者并未出现在右心室起搏比例最低的 VVI 组。在 MADIT Ⅱ 研究中，发现右心室起搏比例大于 50％的患者心衰风险更大。另一个纳入 456 例 ICD 未合并心衰的研究发现右心室起搏负担高（右心室比例大于 50％）与心衰事件风险增加和 ICD 恰当除颤有关。总之，对于非 CRT 患者，推荐减少右心室起搏比例。

（六）非 CRT 器械：减少右心室刺激的算法

DAVID 研究证明左心功能障碍的患者植入 ICD 应避免或减少右心室起搏。间期自动"房室搜索"功能算法通常提供 AAI 起搏，如有房室传导阻滞发生可通过检测 AV 间期从而达到 AAI 到 DDD 模式的自动转换。有些研究直接比较了各种算法减少右心室起搏的效果，心室起搏管理（MVP）算法可使心室起搏比例显著减低程度大于"房室搜索"功能算法。然而，目前并没有随机研究比较两组算法与心血管临床终点的关系。

应用特殊算法或将 AV 延迟时间延长可以使不必要的 RV 起搏最小化，这对于高风险房颤患者或左心室功能较差的患者十分重要。具有较长 PR 间期的患者房颤风险更高，无论何种心室起搏比例或 AV 间期的长度。相比 DDDR 模式而言，DANPACE 研究表明应用 AAIR 起搏模式延长房室传导时间，可以导致 AAIR 起搏器综合征，并且增加房颤风险。MVP 研究中验证了房室间期过长的心房起搏对患者的潜在损害。其中，带有 MVP 算法的双腔起搏对于心衰事件发生影响并不优于心室后备起搏（VVI 40 次/分）。经过 2.4 年的随访，心衰事件的发生首先受到患者基础 PR 间期大于 230ms 的限制（平均 PR 间期为 255～260ms）。长房室间期也可预测房室折返心律。重复非折返的 VA 同步或称为房室非同步性心律失常，表现为模式转换，反复发生也可影响血流动力学事件。因此，基于可获得数据，我们不建议心房起搏合并较长的房室延迟。

患有结构性心脏病植入 ICD 的患者，常伴有房室传导延迟，以及心房起搏频率的增加。这种结果会增加心室起搏综合征的比例。ADEPT 试验的结果未能说明带有频率调节的 DDD 起搏模式能取得更好的临床效果。需要感知驱动的频率反应应该个性化调整或关闭。频率依赖的 AV 缩短具有相同的问题，也多不建议使用。

肥厚型心肌病患者植入 ICD 的人数较少，不能证明该治疗对流出道梗阻有明显的效果。然而，根据 2011 年 ACCF/AHA 肥厚型心肌病指南，推荐肥厚型心肌病左心室流出道压力大于 50mmHg 时应用双腔起搏，可降低死亡率。对于这些患者，应该缩短房室延迟，使右心室提前激动，减少左心室流出道梗阻，但是不建议延迟设置过短，过短的延迟会引起左心室充盈障碍，通常在 60～150ms。

总之，房室间期的程控以及在 DDDR、MVP 或其他房室间期管理模式中的选择需要考虑到个体化差异。调节的目的是使右心室起搏比例最小化，避免基于心房起搏的房室间期超过 250～300ms 使房室收缩不全。对于 PR 间期延长以及左心功能不全的患者，双室起搏时应更加注意。

（七）心脏再同步化治疗：持续双心室起搏

带有除颤功能的心脏再同步化治疗可提高左心室收缩功能不全、QRS 波延长、轻到重度心衰患者的生存及心功能。CRT-D 相比 ICD 的患者更可能从双心室起搏治疗中减少房室及心房不同步并改善心脏功能。双心室起搏受到一系列因素的影响，包括房性快速性心律失常、心室期前收缩，以及房室间期的程控，导致双心室起搏比例降低。目前表明优化双心室起搏比例，有助于 CRT 收益的最大化。最佳的 CRT 收益多出现于 100％双心室起搏的病例。

通过对 MADIT-CRT 研究发现，患者少于 90％比例的双心室起搏与未植入 CRT 的患者相比，心衰比例和死亡率相似。相反，双心室起搏比例超过 90％者与未植入 CRT 的患者比较，CRT-D 植入获益明显，其心衰和死亡发生率均较低。双心室起搏比例达到 97％或以上可以减少远期心衰和死亡风险。同时，每增加1％的双心室起搏比例就可以减少6％的死亡或心衰风险。因此，对于ICD有双心室起搏的患者，对于治疗的获益可以通过增加心室起搏比例（大于98％）来提高生存率和减少心衰再住院率。增加双心室起搏比例的方法包括将AV延搁缩短、血流动力学稳定、最小化心房心室的异位激动，以及减少心动过速性心律失常。

心室起搏位点也与CRT患者的血流动力学情况相关。相比普通的程控，尤其是对于无反应患者，超声心动优化房室延迟的CRT可以减轻患者的心衰症状，增加活动量。然而，在PROSPECT研究中并未发现超声优化起搏方式的收益。适应性CRT是一种定期系统检测内在传导和动态调整血流动力学参数的系统，当电传导至右心室正常时，该系统抑制右心室起搏，并根据电传导调整CRT的起搏参数。一项前瞻性、多中心、随机、双盲试验显示CRT算法的安全性和效果。尽管需要超声优化，这种算法可以增加植入式装置寿命，能够取代手工设备流程。CLEAR研究认为自动优化AV和VV延迟基于心内膜心肌收缩峰值加速度（PEA）信号系统，CRT的优化能够显著改善患者的临床预后（主要是通过NYHA分级的改善评价）。

二、心动过速的识别

一直以来ICD治疗都强调快速识别和治疗室性心动过速（VT）和室颤（VF）。逐渐地，对于ICD治疗的频率及副作用越来越关注，并证明通过程控识别频率，识别时间，抗心动过速起搏（ATP），鉴别SVT与VT以及减小噪声感知可避免ICD电击。

三、心动过速的监测和程控 （表34-1）

（一）室性心律失常监测时间

近年来，ICD短时（多为2.8～5s）监测室性心律失常，随即应用ATP或放电对心律失常进行治疗。随着人们对不恰当放电认识的不断加深，以及在起搏器存储的心电图中发现有些VT持续

表34-1 心动过速程控推荐	推荐级别	证据等级
推荐所有结构性心脏病患者和植入具有ATP功能的ICD患者启用所有室性心律失常监测区域（包括＞230次/分）的ATP功能，从而减少放电次数。需排除ATP无效或致心律失常作用的患者	I	A
所有结构性心脏病及植入具有ATP功能的ICD的患者程控在8次刺激和84％～88％的心动过速时对室性心律失常进行至少1次的ATP，从而减少放电次数。需排除ATP无效或致心律失常作用的患者	I	A
相比Ramp ATP，建议应用Burst ATP提高室性心律失常的终止率	I	B-R
启动所有室性心律失常区域中的放电治疗，以提高室性心动过速的终止率 若患者放电时不适、焦虑，在缓慢VT时血流动力学稳定，可不启动后备放电治疗	IIa	C-EO
推荐程控时，最初设定最大的放电能量，从而提高第一次放电终止室性心律失常的成功率，若除颤测试表明可应用较低能量，可设置相应能量	IIa	C-LD

一定时间可自行终止，逐渐开发一种监测时间延长（30/40次心跳）的方式监测心律失常。这一方法可允许心律失常无需ICD干预自行终止从而减少不恰当治疗非恶性心律失常。多项大型临床试验表明这种监测方式可减少不恰当治疗，提高生存率，减少心衰住院。其局限性在于这些试验监测持续时间相对较短，未纳入合并严重疾病植入ICD的患者。这使研究结果与真实世界的情况可能仍有差异。

（二）监测室性心律失常的心率标准

室性心律失常首先通过心率进行监测。在室性心律失常时，心率明显增快，这与室上速的心率相近，所以如何鉴别两者成为首要问题。VT也需与一些窦性心动过速鉴别。因此，单一从心率来判断心律失常类型，增加敏感性可能会引发不恰当放电，增加特异性可能会造成一些缓慢性VT未被识别。

（三）哪些患者最可能获益，哪些患者最不可能获益？

尽管直接证据有限，有些患者似乎最可能从 VT 和 SVT 的心率鉴别中获益。这些患者包括，慢心率的单形性 VT 患者、有快心室率风险的房颤患者和那些可能在 VT 心率范围中转为窦性心律的患者。在二级预防 VT 心率较慢的患者，仅对心率监测的老算法可减少 SVT 引发的放电。这对于一级预防的患者可能收益较少，因为二级预防患者多仅有 VF 的危险，持续性快速房室传导风险较小。永久性完全性房室传导阻滞的患者较少获益。

四、DT 除颤阈值测试

1. 术中除颤阈值测试（testing of defibrillation efficacy，DT）

ICD 对于猝死的一级、二级预防的效果已通过多个标志性临床试验验证。植入 ICD 的手术过程中，常通过感知、识别及终止 VF 测试除颤效果。过去人们认为测试除颤效率是 ICD 植入时手术流程的一部分，然而，识别系统故障或高除颤阈值十分困难，ICD 技术最显著的进步就是减少了除颤需要，目前一套经静脉的 ICD 系统可以传输 35～40J 的电流。除颤测试是否有在 ICD 术中应用的必要需要进一步探究。不赞成应用 DT 的原因，主要由于 ICD 植入时应用 DT 可能会引起并发症甚至死亡。DT 的危险因素包括与 VF 本身相关，能导致循环障碍和低灌注；通过除颤终止 VT 的危险；与麻醉药物相关的风险。

2. DT 相关并发症

除颤测试的不良反应包括心肌损伤，加重心衰收缩功能，持续性低血压，中枢神经系统受损，血栓栓塞事件和呼吸窘迫。

DT 过程中，暂时性中枢神经系统低灌注和大脑缺血已被手术过程中脑电图（EEG）检测所证实，EEG 的恢复时间小于 30s，时间长于大脑中血流的回流。然而，临床上这种暂时的发现尚不能造成 ICD 植入术后 24～48h 的认知功能障碍。尽管人们可以观测在 ICD 植入或临床自发除颤后心肌的生化标志物升高，但真正手术中心肌梗死很少。

血栓栓塞事件在 DT 时发生，主要发生在房颤时心脏内有血栓或应用抗血小板药物小于 3 周的患者。麻醉药物相关的副作用是对心肌收缩力的抑制作用或过量使用时导致呼吸障碍。患者行 VT 治疗时常出现麻醉药物过量。尽管有些患者有慢性阻塞性肺疾病（COPD）或呼吸睡眠暂停等病史，可增加这方面的影响，但过量镇静剂和呼吸抑制可以发生在所有患者中，随机试验直接证明这与 DT 相关。

第二节 国外指南各个版本之间的变迁和变化依据

2002 年 ACC/AHA/NASPE 和 2008 年 ACC/AHA/HRS 指南描述，如果患者需要双腔起搏治疗或者患者伴有室上性快速性心律失常，有不适当放电可能性时，可考虑选择双腔 ICD 治疗。而新指南不仅对于单腔与双腔 ICD 的选择、起搏频率的程控做了详细的说明，对于不同的心律失常类型也做了详细的阐述。而对于除颤阈值测试，由于新的证据的出现，更倾向于从患者个体出发，综合评估患者风险和获益来决定。

第三节 国外指南与我国指南的差异

随着循证医学的进展及国外指南的不断更新，2014 年中华医学会心电生理和起搏分会、中华医学会心血管病学分会、中国医师协会心律学专业委员会 ICD 治疗专家共识工作组组织国内专家，复习国内外文献，结合近年 ICD 在我国的应用情况，对于 ICD 植入适应证及一些特殊情况进行了更新。

一、单腔和双腔 ICD 的选择

在选择单、双腔 ICD 时，需综合考虑患者是否有心动过缓起搏适应证、基础心脏疾病、心功能状况以及室性心律失常类型等，然后选择适合患者的 ICD 类型。建议：①症状性窦房结功能障碍的患者，推荐植入心房导线；②窦性心动过缓和（或）房室传导功能障碍患者，需要使用 β 受体阻滞剂或其他具有负性变时功能作用的药物时，推荐植入心房导线；③记录到二度或三度房室传导阻滞伴窦性心律的患者，推荐植入心房导线；④由心动过缓诱发或长间歇依赖的室性心律失常（例如长 QT 综合征伴尖端扭转型室速）的患者，植入心房导线有益；⑤记录到房性心律失常（排除永久性房颤）的患者，可以考虑植入心房导线；⑥

肥厚型心肌病患者，若静息或激发状态下出现明显的左心室流出道压力阶差，可以考虑植入心房导线；⑦未记录到房性心律失常且无其他原因需要植入心房导线的患者，不推荐植入心房导线；⑧永久或长程持续房颤患者，并且不考虑恢复或维持窦性心律，不推荐植入心房导线；⑨非心动过缓诱发或长间歇依赖的室颤患者，并且无其他需要植入心房导线的适应证，不推荐植入心房导线。

二、心室除颤阈值（DFT）的测试

DFT 测试作为 ICD 植入术中的标准流程，以确认 ICD 的感知和除颤功能，其作用毋庸置疑。但是随着 ICD 适应证的拓宽以及 ICD 工艺和技术的改进，DFT 测试是否仍有其必要性，许多学者产生了不同观点。建议：ICD 植入过程中，针对一级预防的患者，推荐不常规进行 DFT。而对二级预防的患者，可根据患者的基础心脏疾病、心功能状况以及室性心律失常类型等，由植入医生决定是否进行 DFT 测试。

第四节　国外指南在我国的实际应用状况

近 20～30 年来，随着冠心病一级预防及二级预防工作的加强和冠心病病死率的下降，SCD 的发生率有所下降，但低于冠心病降低的幅度。根据中国 SCD 发生率抽样调查的研究结果显示，中国每年 SCD 的患者为 54.4 万人。即每天将近有 1480 例患者死于 SCD，每分钟有 1 人发生 SCD。我国 ICD 应用历史仅 20 余年，最初每年植入不足 100 例，随着经济发展和对 SCD 预防意识的提高，ICD 植入量不断增长，但相对于发达国家，我国 ICD 植入量仍严重不足。其中的原因是多方面的：①医生及患者对 ICD 疗法的认识不足；②医疗保险

覆盖不够；③其他因素。ICD 指南的适应证随着临床证据不断变化，我们的任务是结合其他指标识别和筛查高危人群，告知患者预防 SCD 的理念，从而进一步提高 SCD 患者的救治成功率。

由于我国经济发展的不平衡，导致医疗资源配置不平衡，因此，医疗水平发展在经济发达地区与经济不发达地区差别较大。在北京、上海、广东及江浙等经济发达城市和地区，由于医疗条件较好，起搏器及 ICD 植入量大，医生对于国外指南的更新更为熟悉。而对于经济欠发达地区，医生对于国外指南的了解仍有很大的提升空间。

第五节　指南在预防-治疗-康复一体化中的作用

结合目前国内经济发展、健康保障、医疗水平和资源等综合考虑，一方面我们要借鉴国外的指南。国外指南制定的依据，多是根据近年来的一些大规模临床研究总结得出的，对于我们的临床具有指导意义。但我们也应该看到，由于我国的经济条件与发达国家相比仍有差距，ICD 植入量与发达国家相比仍较低，因此应向全社会及各级医师普及有关 SCD 的知识，增加社会对于 SCD 的关注与重视，以使更多的患者了解 SCD 及其预防措施，降低我国 SCD 的发病率与病死率；另一方面，要考虑尽可能让真正的猝死高危患者得到 ICD 的保护，提高 ICD 治疗的性价比，使医生和患者更易于接受 ICD 一级预防和二级预防的理念。

（刘志敏　杨绳文）

参考文献

［1］ Wilkoff BL，Fauchier L，Stiles MK，et al. 2015 HRS/EHRA/APHRS/SOLAECE expert consensus statement on optimal implantable cardioverter-defibrillator programming and testing. J Arrhythm，2016，32（1）：1-28.

第三十五章　埋藏式心脏复律除颤器（ICD）优化程控专家共识

第一节　国外指南概述

埋藏式心脏复律除颤器（ICD）在临床上已普遍被使用，但植入此类装置后，程控和优化跟进不足，个别地区植入后的程控优化与测试不够规范，甚至缺如。有鉴于此，2015 年 7 月，美国心律学会（HRS）、欧洲心律协会（EHRA）、亚太心律学会（APHRS）和拉丁美洲心脏起搏与电生理学会（SOLAECE）共同组织专家复习文献、修订建议，最终撰写完成《ICD 优化与测试专家共识》（简称《共识》）[1]。该共识旨在强调临床中符合 ICD 植入指征并已接受 ICD 植入的患者术后应进行定期程控优化与测试，并在规范 ICD 植入装置程控优化与测试方面给予了最新进展的推荐。该共识共分为四个方面的内容：①ICD 装置的心动过缓和频率程控模式；②ICD 装置对快速性心律失常识别的程控；③ICD 装置对快速性心律失常治疗的程控；④除颤阈值测试。

本《共识》采用的推荐等级是参照 AHA/ACC 的更新标准，推荐类别采用Ⅰ、Ⅱa、Ⅱb 和Ⅲ级来命名；Ⅰ级推荐类别表示"强烈推荐"，获益明显大于风险；Ⅱa 级推荐类别表示"倾向于推荐"，获益可能大于风险；Ⅱb 级推荐类别表示"可以考虑推荐"，获益等于或可能超过风险；Ⅲ级推荐类别表示"不推荐"，无获益或者有害。将支持这些建议的证据等级分别应用 A、B 和 C 表示，A 级为最高证据等级，来源于一个以上高质量随机临床试验（RCT），高质量 RCT 的 meta 分析或被高质量注册研究支持的 RCT。B 级表示证据源于或者一般质量 RCT 的 meta 分析（B-R），或者非随机临床试验的 meta 分析（B-NR）。C 级表示有限资料的随机或非随机观察性或注册研究（C-LD）或基于临床经验的专家建议（C-EO）。

需要强调的是，临床上应用《共识》要充分遵循个体化原则。虽然《共识》提供了 ICD 程控的策略方法，但由于每一患者临床状况和资料的特殊性，病情的变化或进展，以及其他临床状况的进展，都可能影响和改变 ICD 程控策略。

第二节　国内外指南各个版本之间的变迁和变化依据

在此专家共识发布之前，各国医学会或相应机构都未发表 ICD 程控方面专门的指南或专家共识。有关 ICD 植入适应证和程控建议主要在心脏性猝死预防、室性心律失常治疗和心衰治疗指南中简略提及。2008 年 HRS/EHRA 关于《心血管植入型电子器械监测专家共识》中对 ICD 的随访监测进行了论述，但主要涉及各种心血管植入器械，包括 ICD 的随访目的、方式、频次和内容等，也未对程控和优化的细节详细阐述[2]。2012 年，中华医学会心电生理和起搏分会结合国内临床经验，参考国外心血管植入型电子器械（CIED）随访和监测指南，制定了我国《心血管植入型电子器械术后随访的专家共识》，但同样存在包含内容广，但深度不够（对每种器械和随访内容探讨不够具体）的问题[3]。一方面，有关 ICD 应用的临床经验逐渐积累，相关临床试验相继发表；另一方面，ICD 植入数量逐年增加，但 ICD 术后程控的不规范性越来越突出。这些都迫切需要以临床研究结果为基础，结合 ICD 临床随访程控经验，总结一套切实可行的程控和优化建议或共识，以更好地规范和指导 ICD 的术后优化程控。在这样一个背景下，HRS/EHRA/APHRS 和 SOLAECE 等心血管专业学会组织这一领域的专家，回顾相关文献，撰写并发表了首个 ICD 术后优化程控专家共识。

第三节　《ICD 优化与测试专家共识》的主要内容

一、ICD 装置心动过缓的起搏模式和频率程控 （表 35-1）

ICD 心动过缓的起搏模式包括 VVI、AAI、DDI 和 DDD 模式。对于不同类型心动过缓疾病，ICD 的起搏模式和频率程控有所差异。

（一）选择单腔还是双腔起搏模式？

ICD 主要是用于快速性心律失常的治疗，对于心动过缓的干预研究相对较少。起搏模式方面研究主要来源于植入普通起搏器的患者，而这些患者与 ICD 患者临床状况明显不同。对比单腔和双腔 ICD 的 meta 分析没有评估起搏模式对临床预后的影响。与单腔起搏相比，双腔起搏使病态窦房结（病窦）综合征和（或）房室传导阻滞的患者获益并不明显。心室起搏模式和双腔起搏模式间死亡率无明显差异。双腔起搏模式房颤和卒中发生率更低。虽然一些临床试验倾向于双腔起搏，但在心衰发生方面并无明显获益。对于无症状的心动过缓患者，双腔和 VVI 植入术除颤器（DAVID）研究显示，与 VVI 备用起搏相比，特别选择双腔频率应答模式（DDDR）临床预后更差，这可能与不必要的右心室起搏有关。由于需要多植入一根心房电极导线，双腔 ICD 植入时间更长、并发症发生率更高，花费也更大。不过，由于可能减少起搏器综合征、房颤及栓塞事件，单腔和双腔 ICD 总的费用差别不大[3]。

对于持续性窦性心动过缓患者，应选择心房而不是心室起搏的双腔起搏模式。对于病窦综合征患者，与心室起搏模式相比，临床研究证据强烈支持双腔起搏模式降低房颤和脑卒中风险，但未降低心衰住院或死亡。对于获得性房室传导阻滞的患者，临床试验未证实双腔起搏模式在降低死亡率和住院率方面优于心室起搏模式。相较单腔起搏，双腔起搏获益主要体现在避免起搏器综合征，改善运动耐量，也就是改善症状方面。相反，有明确证据支持双腔起搏改善生存率和发病率方面并不优于心室起搏。程控双腔起搏模式的推荐并不强烈，起搏模式选择需要个体化，要考虑到植入双腔 ICD 增加并发症风险和费用。由于 ICD 患者常常无需心动过缓治疗，除了需要心脏再同步化治疗（CRT）的患者外，尽量避免起搏，特别是单纯心室起搏。

（二）程控频率应答

由于频率应答程控研究主要来自于普通起搏器临床研究，对 ICD 患者的程控解读要适当。虽然有证据表明 VVIR（具有频率应答模式）较 VVI 起搏改善生活质量和运动能力更佳，但 DDDR 是否较 DDD 更能改善运动能力的临床研究结果并不一致。

1. 窦房结疾病

对于持续性或间歇性窦房结功能不良或变时功能不良的患者，首选有处理间歇房室传导阻滞算法的 DDDR 模式。虽然有些患者伴发房室传导阻滞，ICD 上限频率程控应当高于自发窦性心律最快频率以避免上限频率反应。为避免症状性心动过缓，低限频率程控应当个体化，基于临床状况和潜在的心脏疾病。

2. 房颤和房室传导阻滞

持续性房颤合并房室传导阻滞患者对运动无变时反应，VVIR 较 VVI 模式可改善运动能力和生活质量，因此 VVIR 为首选，避免固率性 VVI 模式。对于这类患者建议最低频率程控适当高于窦性心律的患者的频率（例如 70 次/分），以利于补偿由于房颤丧失的心房充盈心室的能力。此外，最大感知器频率应当更为严格地程控（例如 110～120 次/分），以避免"过度起搏"（例如起搏频率高于生理需要）引起症状，这在冠心病患者中尤为显著。

射频消融房室结和持续心室起搏可能增加心脏性猝死发生率，这可能与心动过缓依赖的 QT 间期延长有关。通过在房室结消融后 1～2 个月内提高心室起搏频率到 80 次/分或 90 次/分可以解决这一问题，之后再恢复到 60～70 次/分。

3. 非 CRT 患者（减少右心室起搏算法）

DAVID 研究证实了减少或避免右心室起搏对于合并左心室功能不全 ICD 患者的重要性。减少右心室起搏算法包括 AAI 起搏同时检测房室传导、发生房室传导阻滞时自动模式转换（AAI 到 DDD）[4]。有研究对比不同算法发现，"心室起搏管理"（MVP）比"房室搜索"算法能够更明显降低心室起搏比例，不过无研究对比二者在降低心血管终点事件（如心衰、心脏性死亡）方面的差异。

过度延长 AV 间期将导致非生理性房室收缩模式，应当避免这种情况。延长房室间期也将患者置于房室折返性心律失常（包括"反复性非折返性室房同步"或"房室非同步性心律失常"）的风险中。基于目前资料，应当避免心房起搏时房室传导时间过长这种情况的出现。

表 35-1　具体推荐建议

心动过缓的起搏模式和频率程控	推荐类别	证据等级
对有病窦综合征且需要植入具有纠正心动过缓起搏器的患者，应优先推荐植入双腔 ICD，以降低长期右心室起搏增加患者房颤和脑卒中的风险，避免起搏器综合征，从而改善患者生活质量	I	B-R
而对于无起搏器植入指征的病窦综合征患者，可选择植入单腔或双腔 ICD，但应程控合理的参数以最小化起搏心室，减少心衰和房颤的发生率，从而改善患者临床预后	I	B-R
对有房室传导阻滞的起搏依赖且不伴或伴轻度左心室收缩功能减低的患者，均推荐植入双腔 ICD，以提供生理性房室顺序起搏，避免起搏器综合征，从而改善患者生活质量	IIa	B-R
而对于伴有中至重度左心室收缩功能减低的房室传导阻滞患者，推荐植入配有除颤功能的三腔起搏器（CRT-D），从而可减缓左心室扩大、减少住院率和死亡联合终点	IIa	B-R
对有变时功能不全的患者，特别是那些年轻或体力劳动者，应打开 ICD 频率应答功能	IIa	B-NR
而对于植入双腔 ICD 的患者，当自身 PR 间期≤230ms 时，应常规开启 AV 自动搜索和（或）最小化心室起搏功能（MVP 功能），从而鼓励患者自身房室传导，使心室起搏比例最小化	IIa	B-R
对于植入 CRT-D 的患者，则应调整参数使双心室起搏比例最大化（98%以上），从而改善生存率和降低因心衰再住院率	IIa	B-NR
通过调整 CRT-D 的 AV 间期和（或）LV 领先 RV 起搏时间的功能，以提高左心室起搏百分率，降低心血管事件发生	IIb	B-R

二、ICD 装置对快速性心律失常识别的程控

随着 ICD 技术进步，ICD 优化程控的理念发生了巨大变化。ICD 应用之初强调快速识别和处理室速和室颤，但越来越多的证据证实 ICD 电击的不良后果，因此，通过优化 ICD 识别频率、识别时间、抗心动过速起搏（ATP）、室上速与室速的鉴别诊断算法，以及最小化噪声感知的特殊程

控等方法，可以大幅减少 ICD 放电，改善患者预后。

（一）室性心律失常识别时间标准的演变

直至现在，不同厂家还在应用短时"识别"标准的出厂设置，在抗心动过速起搏（ATP）治疗或 ICD 充电之前的识别时间从 2.8s 到 5s 不等。随着对不适当电击危害的认识不断加深，同时发现许多室速可以自行终止，新的程控策略逐渐发展起来。PREPARE 研究发现程控长的识别时间（30~40 次）比常规设置（12~16 次）可以大幅降低不适当电击。延长识别时间可以减少电击事件，但并不增加严重并发症。MADIT-RIT 研究也发现，此项研究中 ICD 在减少 31% 的全因死亡率的基础上，仅仅通过参数程控（提高诊断频率或延迟治疗时间），而不是 ICD 的更新换代，在减少近 80% 不恰当治疗的同时又减少了 55% 的死亡率[5]。另外一项 meta 分析（包括 RELEVANT、MADIT-RIT、ADVANCE Ⅲ 和 PROVIDE 研究）发现，通过延长心律失常识别时间可以减少 50% 的适当和不适当 ATP 治疗，此外还能减少 50% 的不适当电击治疗。同时全因死亡率降低而晕厥风险并未增加。

（二）室性心律失常的频率识别标准（表 35-2）

ICD 对室性心律失常的识别主要根据心率。室速时心率极快，而室上速时频率很难达到室速频率，所以心率成为室上速和室速鉴别的有力标准。不过，有些室速频率也可以较慢，与室上速甚至窦性心动过速（窦速）频率重叠。因此，设定任何心率标准都是一种平衡，比如获得最大的室速识别敏感性的代价是对快频率室上速的不适当识别，获得最大的室速识别特异性的代价是一些慢频率室速将不能被识别。

ICD 设计之初是用于猝死二级预防，患者都曾发生过室速，因此，频率设置略低于室速频率即可。之后 ICD 逐渐用于猝死的一级预防，这些患者未曾有室速发作，设定频率无参考可依。由于认识到一级预防中 ICD 不适当放电的危害，尝试设置更高的识别频率是否可以降低不适当或适当电击成为研究的热点。

一项 ICD 一级预防研究发现，室速和室上速频率有相当部分重叠，绝大部分不适当放电发生在 181~213 次/分区间。这项研究也支持在一级预防的患者增加识别频率到 200 次/分以上是安全的，可以减少潜在的不适当治疗。

表 35-2 心动过速识别程控建议		
心动过速识别程控建议	推荐类别	证据等级
对于一级预防植入 ICD 患者，应将快速性心律失常识别时间放宽至心动过速持续至少 6~12s 或持续至少 30 个周期，以减少不必要的 ICD 放电	Ⅰa	A
快速性心律失常识别时间与心动过速频率有关，当心室率>250 次/分且持续>2.5s 时 ICD 不能完全识别心动过速，据有关证据推测心室率>250 次/分且持续 30 个周期的 ICD 识别时间仍是安全的		
对于一级预防的 ICD 患者，心动过速治疗区最低频率应当程控在 185~200 次/分区间，以减少总的治疗次数	Ⅰ	A
对于青年人设置更高的最低识别频率是合适的（如果低于此频率没有临床室速发生），这些患者应用 SVT-VT 识别算法不能可靠鉴别 SVT 和 VT		
对二级预防植入 ICD 患者，同样应将快速性心律失常识别时间放宽至心动过速持续至少 6~12s 或持续至少 30 个周期，以减少不必要的放电	Ⅰ	A
快速性心律失常识别时间与心动过速频率有关，有较多证据显示当心室率>250 次/分且持续>2.5s 时 ICD 不能完全识别心动过速，而心室率>250 次/分且持续 30 个周期的 ICD 识别时间仍是安全的		
在室上速与室速的鉴别诊断方面，室上速与室速心动过速频率鉴别区间应设置在 200~230 次/分之间，以减少不必要的放电	Ⅰ	B-R
建议激活电极故障报警功能，以发现潜在的电极问题	Ⅰ	B-NR
对二级预防植入 ICD 患者，如果已知临床室速的发作频率，可以将室速识别频率下调至少低于室速频率 10 次/分，但需<200 次/分，以减少不必要放电	Ⅱa	C-EO

表35-2　心动过速识别程控建议（续）

心动过速识别程控建议	推荐类别	证据等级
同时可设置数个快速心律失常识别区能有效针对那些需要进行室上速-室速鉴别的患者采取适时 ICD 放电治疗。此外，还可以依据患者发生心律失常的频率设置更短的检测延后时间，以及时识别更快频率心律失常	Ⅱa	B-R
应常规开启实时反复进行 ICD 心电图图形模板的鉴别和比对功能，以提高室性心律失常判断准确性，从而减少不必要的放电	Ⅱa	A
如果放置心房电极的唯一原因是进行室上速鉴别，此时应该优选单腔 ICD 而不是双腔 ICD，这样可以减少电极导线相关并发症和 ICD 治疗费用，除非患者发作的室上速可能进入室速治疗区	Ⅱa	B-NR

三、ICD 装置对快速性心律失常治疗的程控

对于植入 ICD 类型，应优先选择植入单腔 ICD，如果室上速频率可能进入室速频率识别区需要启用心房电极导线鉴别功能，此时应植入双腔 ICD，合理选择植入 ICD 类型可避免导线相关的并发症和降低 ICD 治疗的费用（推荐类别Ⅱa）。

应常规设置 ICD 心动过速非治疗区，使 ICD 处于心动过速监测状态，从而为临床医生提供患者其他心律失常发作情况（推荐类别Ⅱb）。应常规开启 ICD 电极噪声识别功能，从而可以减少 ICD 不能识别室速/室颤或误识别其他远场噪声信号，以避免非生理性信号带来的不必要放电（推荐类别Ⅱb）。应常规开启识别 T 波过感知功能，以降低不必要的放电治疗（推荐类别Ⅱb）。在真双极 ICD 电极导线中，应常规程控 ICD 感知向量为双极而不是集成双极模式，以减少不必要的放电治疗（推荐类别Ⅱb）。

对器质性心脏病患者，除非 ATP 功能不能有效终止室速，在室速频率≤230 次/分的范围内应常规开启 ATP 功能。此外，优先推荐 ATP Burst 治疗而不是 Ramp 治疗，并且 ATP 功能应设置为至少 8 个短阵刺激，其刺激周长应为患者室性心动过速周长的 84%～88%，从而减少不必要的电除颤（推

荐类别Ⅰ）。在全部的室性心动过速治疗区应常规开启备用除颤治疗功能。此外，除非经除颤阈值测试已知低能量除颤可以成功，在最快频率治疗区应常规程控为较高的除颤能量以保证首次电除颤成功率（推荐类别Ⅱa）。

在皮下 ICD 方面，应常规设定 2 个心动过速识别区，第 1 识别区频率≤200 次/分且应开启心动过速鉴别功能，第 2 识别区频率≥230 次/分且无需开启心动过速鉴别功能，从而降低不必要的电除颤（推荐类别Ⅱa）。

四、除颤阈值测试

对于植入皮下 ICD 的患者，ICD 植入术中应常规进行除颤阈值测试（推荐类别Ⅰ）。而对于那些经左侧锁骨下静脉植入 ICD 的患者，如果术中测试感知功能、起搏功能和阻抗参数均满意，X 线影像示右心室除颤电极位置佳，可以不必常规进行术中除颤阈值测试（推荐类别Ⅱa）。对那些经右侧锁骨下静脉植入 ICD 的患者或 ICD 更换的患者，推荐术中进行除颤阈值测试（推荐类别Ⅱa）。对于合并急性血栓形成、未经常规抗凝的房颤和房扑、严重主动脉狭窄、不稳定型心绞痛、近期发生脑卒中及短暂性脑缺血发作及血流动力学不稳定的患者，经静脉植入 ICD 术中进行除颤阈值测试是禁忌证。

第四节　指南在我国的实际应用状况

我国在 2012 年公布《心血管植入型电子器械术后随访的专家共识》之后，心血管植入器械的

随访逐步走向规范化。不过，由于我国地区之间发展不平衡，不同区域、不同级别医院的技术水

平存在较大差距，直接导致了心血管植入器械包括 ICD 的术后随访频次、内容以及放电后处理的不规范，甚至缺失。上述问题进一步影响了 ICD 的疗效，甚至造成误放电频发，严重影响了 ICD 植入患者的生活质量，严重者导致死亡率增加。此次公布的《ICD 优化与测试专家共识》，对规范 ICD 的术后随访程控具有积极指导意义，相信可以进一步提高 ICD 参数优化程控的水平，减少不适当治疗，改善患者远期预后。

（丁立刚）

参考文献

［1］ Wilkoff BL，Fauchier L，Stiles MK，et al. 2015 HRS/EHRA/APHRS/SOLAECE expert consensus statement on optimal implantable cardioverter-defibrillator programming and testing. Heart Rhythm，2016，13：e50-86.

［2］ Wilkoff BL，Auricchio A，Brugada J，et al. HRS/EHRA Expert Consensus on the Monitoring of Cardiovascular Implantable Electronic Devices (CIEDs)：description of techniques，indications，personnel，frequency and ethical considerations：developed in partnership with the Heart Rhythm Society (HRS) and the European Heart Rhythm Association (EHRA)；and in collaboration with the American College of Cardiology (ACC)，the American Heart Association (AHA)，the European Society of Cardiology (ESC)，the Heart Failure Association of ESC (HFA)，and the Heart Failure Society of America (HFSA). Endorsed by the Heart Rhythm Society，the European Heart Rhythm Association (a registered branch of the ESC)，the American College of Cardiology，the American Heart Association. Europace，2008，10：707-725.

［3］ 张澍，陈柯萍，黄德嘉，等. 心血管植入型电子器械术后随访的专家共识. 中华心律失常学杂志，2012，16：325-329.

［4］ Wilkoff BL，Kudenchuk PJ，Buxton AE，et al. The DAVID (Dual Chamber and VVI Implantable Defibrillator) II trial. J Am Coll Cardiol，2009，53：872-880.

［5］ Moss AJ，Schuger C，Beck CA，et al. Reduction in inappropriate therapy and mortality through ICD programming. N Engl J Med，2012，367：2275-2283.

第三十六章　利用临床试验的研究成果进行 ICD 的参数程控

室性心动过速（室速）、心室颤动（室颤）等恶性室性心律失常是目前心血管疾病的主要致死原因。我国每年发生心脏性猝死（sudden cardiac death，SCD）的总人数约为 54.4 万。80％以上的 SCD 由恶性室性心律失常所致，有效防治恶性室性心律失常可减少 SCD 的发生。但目前尚缺少有效的防治手段，药物治疗效果不佳、不良反应多，射频消融对于临床上未发现结构性心脏病的特发性室速疗效好，但对结构性心脏病患者所发生的室性心律失常，疗效不佳。

根据心血管病的防治指南，针对 SCD 可通过植入 ICD 进行防治。当患者发生室速或室颤时，ICD 可自动选择合适的方式包括抗心动过速起搏（ATP）及电击（Shock）进行治疗，只需要 10s，就可及时挽救患者生命。

植入 ICD 的获益和风险直接受程控参数所影响。如何灵活地进行 ICD 的程控是一把双刃剑。本章旨在集成各大临床试验研究成果对于 ICD 程控参数进行推荐。（心动过速的程控推荐见表 36-1，术中除颤测试推荐见表 36-2）。

一、心动过速治疗的程控

虽然 ICD 可以终止 SCD，但是据文献报道，无论恰当还是不恰当放电（Shock）均与死亡率的增加有关。在 SCD-HeFT 试验中，接受恰当 Shock 治疗的患者死亡率增高 5 倍，而接受误放电治疗的患者死亡率增加 2 倍[1]。相似地，一项包含 4 个临床试验、纳入 2135 名 ICD 植入者的研究结果表明，室速 Shock 治疗后死亡风险增加 32％。在该研究中，接受 Shock 治疗的患者与单纯接受 ATP 治疗的患者相比生存率更低[2]。研究结果表明，ICD Shock 治疗是严重心脏疾病死亡的独立危险因子，Shock 治疗也与肌钙蛋白释放及左心室功能减退显著相关，后者则增加了潜在的死亡风险。

ICD 恰当及不恰当发放 Shock 治疗取决于患者的特征，包括植入指征、服用抗心律失常药物情况、ICD 的程控以及随访情况（随访只与 ICD Sshock 的发生率有关）。对于 ICD 的程控来说，更高的室速/室颤识别频率、更长的识别间期、单区治疗的应用、室上速鉴别功能的开启，以及 ATP 治疗的发放，均可减少恰当或不恰当的 ICD 放电，提高生活质量[3-4]。适当的程控或可提高 ICD 患者的生存率[5]。多项研究结果表明 ATP 治疗可有效终止慢室速和部分快室速[6-7]。

最初医生们只为已证实 ATP 治疗对所诱发的室性心律失常有效的患者保留了 ATP 功能。然而术中所诱发的室性心律失常并不能反映临床上因缺血和非缺血性心肌病所发生的室性心律失常[4]，所以基于治疗术中所诱发的心律失常而直接程控的方法明显弱于常规策略（EMPIRIC）的 ATP 程控。

迄今为止对于如何设定 ATP 发放的次数还没有明确的标准，考虑到过多地增加 ATP 发放次数并不会产生显著的效果，目前的研究数据多支持最多给予 2 次尝试[6-7]。然而值得注意的是，一项研究结果表明多达 5 次的 ATP 治疗仍是安全的[8]。同样的，如何设定单阵 ATP 治疗应发放的脉冲数也不能确定。在一项纳入 925 例患者的 ADVANCED-D 研究中，8 脉冲 ATP 治疗与 15 脉冲 ATP 治疗具有相同的有效性和安全性[9]。

PITAGORA 研究将 206 名植入 ICD 的患者随机分为两组：一组给予 88% 频率间期的 Burst 治疗，另一组给予 91% 频率间期的 Ramp 治疗。36 个月的随访结果显示，相对于 Ramp 治疗，Burst 治疗能够更有效地终止快室速（CL 240～320ms）[10]。一项纳入 602 名患者的前瞻性研究结果显示，将 ATP 治疗与低能量 Shock 治疗相结合用以治疗 CL 大于 250ms 的室速是安全有效的[11]。然而，一项纳入 2030 名患者（共发生 5279 次 Shock 事件）并基于 LATITUDE 远程监测系统的回顾性研究结果表明首次 Shock 成功率约为 90%，但是在 ATP 治疗失败后再给予 Shock 治疗，成功率便会有所降低[12]。所以该研究推荐将 ATP 治疗后 Shock 的能量程控至更高水平。最后，ECOST 研究将 433 名患者随机分为远程监测组（$n=221$，实验组）和随访组（$n=212$，对照组），研究结果表明远程监测可通过早期识别和预防房颤快心室率及非持续性室速事件从而有效地预防 ICD 误放电[13]。

（一）获益和风险

ICD 治疗的目的是降低死亡率。虽然生存与否能够客观计数，然而生存状态却是主观的。Shock 治疗对于绝大多数患者而言无疑是痛苦的，相比而言 ATP 治疗并无明显不适。然而这两种疗法却各有弊端，如都可能引起诸如轻到重度的焦虑、晕厥、心悸等症状，另外这两种治疗的致心律失常性则还可能诱发更多治疗的发放，有时甚至可能导致死亡。矛盾之处在于这两种拯救生命的措施都可能与死亡率的增加有关。另外，病因不同（例如长 QT 综合征和缺血性心肌病），则 ATP 治疗室速的效果不同，室速的血流动力学改变也不同。此外，不同患者发生有明显血流动力学改变或致死性心律失常的风险也不尽相同。对于 ICD 二级预防患者我们尚可根据患者以往发生恶性室性心律失常的病史选择程控方式，但是仍有一定比例的 ICD 植入患者为一级预防，针对一级预防患者我们必须基于其他因素有策略地选择针对首发事件的治疗方法。

（二）治疗分类

不同文献对治疗的定义不尽相同。相关事件

的发生率不仅取决于如何定义事件，更取决于如何对 ICD 进行程控。无论是 Shock 治疗还是 ATP 治疗都可分为恰当的、不恰当的和可避免的。恰当和不恰当的治疗是指实际已经发放的治疗，可避免的治疗指的则是在理论上认为未来无需 ICD 进行治疗的事件。无论是恰当的还是不恰当的治疗均可通过 ICD 程控优化相关参数进而避免不必要治疗的发放。

1. 恰当的治疗

治疗持续性室性心律失常（室速、室颤）或者是血流动力学不稳定的心律失常（例如：可引起晕厥的事件，频率超过 200 次的事件，或影响血流动力学的室上速）。

2. 不恰当的治疗

治疗非持续性室性心律失常或血流动力学可耐受的心律失常。包括室上速（如窦性心动过速、房颤、房扑、折返性室上速、房速）和误识别。误识别包括对单一事件的多重计数（例如心房波、T 波、R 波），环境干扰（如电磁干扰）及频发室早、非持续性室速、心脏外电信号（如横膈和胸大肌的肌电）、其他植入器械（如起搏器、左心室辅助器械、神经刺激器等）信号及电极移位，导电或绝缘障碍，头端连接不稳定，脉冲发放障碍等误感知到的信号。

3. 可避免的治疗

通过程控事件的识别，治疗参数和计算方法，对血流动力学可耐受的心律失常保留 Shock 和 ATP 治疗而不予发放。包括可自行终止的室性心律失常，通过 ATP 治疗可转复的室性心律失常，超速抑制反应性节律。多数恰当及不恰当的治疗也是可避免的。

4. 幻想的治疗

患者感觉到 ICD 治疗然而实际 ICD 并没有发放任何治疗。通过 ICD 程控或远程监测并未发现真正的 Shock 和（或）ATP 治疗事件。

（三）ICD 治疗和程控的意料之外的结果

在 SCD-HeFT 和 MADIT Ⅱ 试验中，不适当的 Shock 治疗使得死亡风险增加至 2 倍以上。电击后死亡率随时间持续升高，10% 发生在首次电击后数日内，25％发生在电击后一年内，40％发生在电击后两年内。死亡的主要原因是进展性心衰。在 MADIT CRT 试验中，接受 ICD 电击治疗的患者与未接受电击治疗的患者相比死亡率显著增加[14]。只接受恰当的 ATP 治疗的患者情况却有所不同，在一项入选 3809 名 ICD 植入患者的 ALTITUDE 研究和 meta 分析中，ICD 电击治疗是死亡率的独立预测因子，而 ATP 治疗则不是死亡的预测因子[2,15]。人们也逐渐意识到 ICD 电击治疗所引发的精神问题，包括焦虑、沮丧抑郁及创伤后精神紧张性障碍等[16]。ICD 植入患者所幻想的电击治疗同样也可引起惊恐和（或）焦虑。欧洲一项对于 ICD 植入者超过 35 个月随访的研究发现这种由 ICD 植入患者幻想的治疗所引起的焦虑的发生率为 5％[17]。因此，在保证安全的前提下，应尽可能减少因电击治疗室速、室上速、非持续性室速和噪声事件（如电极移位）所引起的心理问题及不适。一项纳入 1500 人的 MADIT RIT 研究结果表明通过更改室速识别标准和室速治疗（ATP 和 Shock 治疗）可减低死亡率。然而与传统的程控标准相比，应该如何分配 ATP 治疗和 Shock 治疗就显得比较困难了[5]。ICD 家庭监测研究结果表明，家庭检测可将不恰当的放电率减少 52％，将不恰当放电所导致的住院率减少 72％，此外家庭监测还可能延长电池寿命[18]。

（四）ATP 治疗

几项大型临床研究已证实了 ATP 作为慢室速甚至快室速一线治疗的安全性和有效性[6,18]。PainFREE Rx Ⅱ 试验将 ATP 作为室速（心室率在 188～250 次/分之间）的一线疗法，研究结果显示电击治疗减少了 71％[6]。在一项纳入 700 例 ICD 一级预防患者的 PREPARE 研究中，对心室率在 180～250 次/分之间的室速开启高达 200ms 的室上速鉴别区，并将识别数程控至 30～40 次，将 ATP 作为室速的第一阵治疗方法。研究结果表明经过一年的随访后 ICD 放电治疗事件从 17％减少至 9％，且因室性心律失常诱发的晕厥事件并未增加[19]。RELEVANT 研究在评估一组植入 CRT-D 的无缺血性心肌病患者时也得到了类似的

结果[18]。早期的 EMPIRIC 研究，在对 900 名一级预防患者的随机评估中，发现与内科药物治疗相比通过室速的标准化识别和规范 ATP 治疗参数设定可明显减少 ICD 放电次数[4]。在 ICD 充电过程中使用 ATP 已被证实安全有效。在 MADIT-RIT 和 MADIT-CRT 试验中[14,20]，研究者发现患者的死亡率会随着误放电及误发放 ATP 治疗室上性心律失常而增加。然而，ATP 的安全性和在提高生存率方面的作用已经得到了整体上的肯定，尤其对于预防可避免的 ICD Shock 治疗。

（五）标准化与个体化程控

由于接受 ICD 一级预防的患者之前没有发生过室性心律失常，因此对于 ICD 一级预防患者的程控只能凭借医生以往的经验。虽然 ICD 二级预防有众多的临床试验数据支持，但是患者未来病情的发展情况仍存在很多不确定性。EMPIRIC 试验曾尝试对一级预防及二级预防患者进行个体化程控，研究结果发现在治疗心律失常事件中，个体化程控的效果不及标准化程控[4]。因此借鉴以往的经验，参照 PainFREE Rx Ⅱ 试验和 PRE-PARE 研究结果的标准化程控在临床上得以广泛应用。

（六）二级预防

对于 ICD 二级预防患者，细致地了解患者的心律失常病史有助于有效地建立抗心动过速程控策略。运用已知的室速信息，包括心电图、家庭监测数据和心电管理系统的记录，可洞悉心律失常的发生机制。例如单形性室速，识别室速心室率和血流动力学影响对于程控策略的制定是极为有用的。尤其对于最低识别频率的设定，程控所设定的最低识别频率必须足以识别所发生的心律失常。对于血流动力学耐受性好的单形性室速更倾向用 ATP 转复。对于心室率在 188～250 次/分的快室速，第二阵 ATP 治疗（Burst）已被证实可将转复的成功率从 64％提高至 83％[21]。虽然第二阵 ATP 治疗（Burst）有明确的治疗价值，但是设置两阵以上的 Burst 仍是受限制的[4]，除非在特殊情况下，例如在植入左心室辅助装置的

患者中，允许 ICD 识别更长的时间，设置更多阵 ATP 治疗，这些程控措施不但不会增加风险反而可显著减少放电治疗。对于慢室速或室上速合并室速并诱发 ICD 治疗的患者，可考虑通过药物转复或射频消融进行治疗。

二、术中除颤测试

ICD 治疗 SCD 的效果无论是在一级预防还是二级预防中都已在几个里程碑式的临床试验中得到了证实[22-23]。大多数临床试验要求在 ICD 植入术中进行诱颤、识别并终止室颤以检验 ICD 的除颤效果和 ICD 预防 SCD 的能力。术中除颤测试一直以来都是 ICD 植入过程中必不可少的一部分，临床医生以此来建立高压电极间的相互联系并用以测试 ICD 识别室速、室颤及通过 Shock 治疗转复室速室颤的能力。然而，识别失败或者除颤阈值高等情况的发生率很低，二者加起来不足 5%[24]。当前经静脉植入式 ICD 可释放 35~40J 的能量，该能量足以转复室速、室颤。因此临床医生对常规除颤测试的价值提出了质疑，尽管缺乏大数据支持，如今临床医生在实际手术中已经很少甚至不再进行除颤测试了。仅有不足一半的 ICD 植入术会在术中进行除颤测试[25]。

除颤测试减少的主要原因是该测试可能导致相关并发症甚至会引起患者死亡。除颤测试的风险包括①所诱发的室颤会引起心搏骤停及循环低灌注，②发放 Shock 治疗转复 VT 所引发的相关风险，③由深度镇静麻醉药所引发的危险等。

（一）围术期死亡

尽管随着 ICD 植入技术的进步，已减少了术中除颤测试带来的相关危险，但是仍然存在操作相关的死亡率。文献报道经静脉系统 ICD 植入术，围术期 30 天内的死亡率为 0.2%~0.4%[26-27]。近期来自 NCDR 注册研究的结果显示院内 ICD 植入术后的死亡率为 0.03%，其中手术室内死亡率为 0.02%[27]。一项来自加拿大 21 家植入中心的数据显示约 3/19067（0.016%）的死亡与除颤测试有关。

（二）除颤测试相关并发症

ICD 植入术相关并发症并不常见，多与除颤测试直接或间接相关。除颤测试的可能副作用包括心肌损伤、心衰恶化、持续性低血压、中枢神经系统受损、血栓栓塞及呼吸功能减退等。

在除颤测试中通过脑电图监测可检测到短暂的中枢神经系统供血不足和脑缺血性改变，这种脑电图改变可在 30s 内恢复，而脑血流平均值的恢复则需要更长的时间[28]。然而与这一短暂的脑电图改变相关的临床机制尚不清楚，因为 ICD 植入术后 24~48h 并未引起患者的认知功能障碍[29]。虽然在 ICD 植入过程中或电击后可观察到与心肌损害相关的生化指标升高，但是术中心梗的发生却极为罕见。NCDR 研究结果显示 ICD 植入过程中心梗的发生率仅为 0.02%[27]。最近的两项研究结果显示，ICD 植入后或除颤阈值测试后除了高敏肌钙蛋白 T 水平有所升高，肌酸激酶（CK）、肌酸激酶同工酶（CK-MB）、肌球蛋白、NT-proBNP 等均无明显改变[30,31]。

对于除颤测试，有些研究结果倾向于认为除颤测试对患者有一定的危险，相关并发症包括心肌损害（肌钙蛋白升高）、一过性左心室功能下降、心肌收缩功能减退、心房颤动患者卒中率增加，及除颤测试相关的死亡等。来自加拿大 21 个研究中心的数据显示，在所植入的 19 067 例 ICD 患者中有 3 例发生除颤测试相关的死亡，5 例发生除颤测试相关的卒中，27 例患者需要延长复苏，2 例延长复苏后并发后遗症[32]。也有些研究认为除颤测试并不会增加 ICD 植入相关并发症的发生率，SAFE-ICD 研究中来自 41 个研究中心的 2120 名 ICD 植入患者的数据显示进行除颤测试并不会增加不良事件的发生[33]。SIMPLE 研究是目前为止评估除颤测试对临床结局影响的最大的随机试验，该研究将 2500 名 ICD 植入患者随机分为除颤测试组（$n=1253$）和未进行除颤测试组（$n=1247$），随访 3.1 年。两组在主要终点事件（心律失常死亡和正确的 Shock 治疗失败）的发生率上并无统计学差异（7% vs. 8%，

$P>0.05)^{[34]}$。该研究结果认为常规的除颤测试并不会引起临床不良事件，同时除颤测试也不会增加 Shock 治疗的成功率及减少恶性心律失常引起的死亡。

目前的研究结果尚不能肯定除颤测试是有害的或者不适用的。而术中进行除颤测试的一个合理的理由是高除颤阈值的发生率为 2.2%～12%。

（三）除颤测试禁忌证

目前尚缺乏对于除颤阈值测试禁忌证进行系统性评估的数据。大多数术者会避免在高危患者中进行测试。NCDR-ICD 研究[35]将高龄、左心室射血分数降低、NYHA 分级Ⅳ级、房扑/房颤、服用华法林等，和其他几个因素作为高危因素。然而，统计学结果显示这些高危因素与不良事件的关联强度并不强（OR 值小于 2）。其他注册研究表明宽 QRS 间期、NYHA 分级Ⅲ～Ⅳ级、CRT 植入患者可不进行除颤阈值测试。目前尚无确切的研究数据及临床证据能够准确地识别除颤测试的高危患者。

（四）全皮下 ICD

对于接受全皮下 ICD 系统的患者，由于目前没有足够的数据来分析使用这种电极形状和仪器而并不进行除颤测试的安全性及有效性，也应该接受常规的除颤测试。

三、展望

在总结了各大临床研究结果对于 ICD 程控及植入术中除颤测试的建议后，还有很多问题没有解决。目前尚缺乏充分的数据来提供证据或作为基于共识的推荐。如何指导临床医师做出正确的 ICD 程控选择仍任重而道远。更进一步的清晰指南是亟需的。我们期待以后有更充足的数据来指导 ICD 的程控。

表 36-1　心动过速的程控推荐

心动过速的程控推荐	推荐类别	证据等级
对于 ICD 一级预防的患者，应该设定快速性心律失常的检测时间标准，以要求心动过速持续至少 6～12s 或者在完成检测前有 30 个间隔，以减少总体治疗率。	Ⅰ	A
对于 ICD 一级预防的患者，最慢的心动过速的治疗窗应该设定在 185～200 次/分，以减少总体治疗率。	Ⅰ	A
对于 ICD 二级预防的患者，应该设定快速性心律失常的检测时间标准，以要求心动过速持续至少 6～12s 或在完成检测前有 30 个间隔，这样可以减少总体治疗率。	Ⅰ	B-R
区分室上速和室速的辨别算法在程控时应考虑心率大于 200 次/分和可能达到 230 次/分，以减少不合适的治疗。	Ⅰ	B-R
推荐激活电极故障警报系统以检测出潜在的电极问题。	Ⅰ	B-NR
对于 ICD 二级预防的患者，若其临床的室速心率是已知的，合理的做法是程控最慢的心动过速治疗窗。治疗窗至少要比记录的心动过速心率小 10 次/分，而不是快于 200 次/分，以此来降低总体治疗率。	Ⅱa	C-EO
程控至少多于一个心动过速检测窗有助于有效使用分层治疗和（或）慢室上速-室速识别器，并且允许在针对快速性心律失常的基于时间的检测程控中有一个更短的延迟，该方式还允许设置一个较短的延迟时间来检测较快的心律失常。	Ⅱa	B-R
如果一个形态识别器被激活，当形态匹配不满意时，合理的做法是重新获取形态模块，以此可以提高形态识别器的准确性。	Ⅱa	C-LD

表 36-1 心动过速的程控推荐（续）

心动过速的程控推荐	推荐类别	证据等级
如果放置心房电极的唯一理由仅是为了识别慢性室上速，而不存在已知的慢性室上速进入室速的治疗窗的可能，使用单腔 ICD 治疗比双腔 ICD 治疗更合适，这样可以减少双腔的并发症和降低 ICD 治疗的花费。	Ⅱa	B-NR
对于全皮下 ICD，合理的做法是程控两个心动过速检测窗：第一个检测窗涵盖心率小于 200 次/分的心动过速识别算法，第二个检测窗剔除心率大于 230 次/分的识别算法，以此来避免电击。	Ⅱa	B-NR
对于室速的监控，程控一个非治疗窗可以警醒临床医师关注未治疗的心律失常。	Ⅱb	B-NR
为了减少不合适的治疗，禁止慢性室速识别器的超时功能也许是合理的。	Ⅱb	C-EO
当检测到的室速/房颤并不肯定需要电击或者实际上是其他远场通道时，激活能起到抑制电击作用的电极噪声算法也许是合理的，以此可以避免治疗无生理性的信号。	Ⅱb	C-EO
为了减少不恰当的治疗，激活 T-波过度感知算法也许是合理的。	Ⅱb	C-LD
为了减少不恰当的治疗，虽然有从电缆到环形电极的失败风险，在真实的双电极型电极中从双极到整合双极中程控感知矢量也许是合理的。	Ⅱb	C-EO
建议所有因结构性心脏病植入 ICD 并可进行 ATP 治疗的患者，在心室率小于 230 次/分的区都开启 ATP 治疗，以减少 Shock 事件的发生，除非已有证据证实 ATP 治疗无效或可致心律失常	Ⅰ	A
建议所有因结构性心脏病植入 ICD 并可进行 ATP 治疗的患者，至少设置一阵不少于 8 个脉冲的 ATP 治疗并将脉冲间期设置为 84%～88% 心室率周期以减少放电次数，除非已有证据证实 ATP 治疗无效或可致心律失常。	Ⅰ	A
建议先在 Ramp 治疗前设置 Burst 治疗，以提高 ATP 治疗转复的成功率。	Ⅰ	B-R
建议在所有的治疗区都设置 Shock 治疗，以提高室性心律失常转复的成功率。	Ⅱa	C-EO
建议在识别频率最高的区将第一阵 Shock 治疗的能量调制最大值以达到第一阵 Shock 治疗即能成功转复室性心律失常，除非前期的除颤测试已证实了低能量除颤即可成功。	Ⅱa	C-LD

表 36-2 术中除颤效能测试的推荐

术中除颤效能测试推荐	推荐类别	证据等级
对于接受皮下 ICD 植入的患者，建议进行术中除颤效能测试。	Ⅰ	C-LD
对于接受起始于左胸的经静脉 ICD 植入患者，其合适的感知、同步、阻抗值是通过透视下位置放置良好的右心室电极获取的，术中除颤效能测试是可以忽略的。	Ⅰ	B-R
对于接受始于右胸的经静脉 ICD 植入患者或进行 ICD 脉冲发生器更换的患者，进行术中除颤效能测试是合理的。	Ⅰ	B-NR
对于存在以下情况之一的患者：有记录的非慢性心源性血栓，未经充分系统性抗凝的房颤、房扑，严重的主动脉粥样硬化，不稳定型冠心病，近期发生的卒中或短暂性脑缺血发作，血流动力学不稳定，其他有不良后果的已知疾病，在进行经静脉 ICD 植入时不应该进行术中除颤效能测试。	Ⅲ（有害）	C-LD

（唐　闽）

参考文献

[1] Poole JE, Johnson GW, Hellkamp AS, et al. Prognostic importance of defibrillator shocks in patients with heart failure. N Engl J Med, 2008, 359 (10): 1009-1017.

[2] Sweeney MO, Sherfesee L, DeGrootPJ, et al. Differences in effects of electrical therapy type for ventricular arrhythmias on mortality in implantable cardioverter-defibrillator patients. Heart Rhythm, 2010, 7 (3): 353-360.

[3] Sweeney MO, Wathen MS, Volosin K, et al. Appropriate and Inappropriate Ventricular Therapies, Quality of Life, and Mortality Among Primary and Secondary Prevention Implantable Cardioverter Defibrillator Patients: Results From the Pacing Fast VT REduces Shock ThErapies (PainFREE Rx II). Trial Circ, 2005, 111 (22): 2898-905.

[4] Wilkoff BL, Ousdigian KT, Sterns LD, et al. A comparison of empiric to physician-tailored programming of implantable cardioverter-defibrillators: results from the prospective randomized multicenter EMPIRIC trial. J Am Coll Cardiol, 2006, 48 (2): 330-9.

[5] Moss AJ, Schuger C, Beck CA, et al. Reduction in inappropriate therapy and mortality through ICD programming. N Engl J Med, 2012, 367 (24): 2275-83.

[6] Wathen MS, DeGroot PJ, Sweeney MO, et al. Prospective randomized multicenter trial of empirical antitachycardia pacing versus shocks for spontaneous rapid ventricular tachycardia in patients with implantable cardioverter-defibrillators: Pacing Fast Ventricular Tachycardia Reduces Shock Therapies (PainFREE Rx II) trial results. Circulation, 2004, 110 (17): 2591-6.

[7] Sullivan RM, Russo AM, Berg KC, et al. Arrhythmia rate distribution and tachyarrhythmia therapy in an ICD population: results from the INTRINSICRV trial. Heart Rhythm, 2012, 9 (3): 351-8.

[8] Martins RP, Blangy H, Muresan L, et al. Safety and efficacy of programming a high number of antitachycardia pacing attempts for fast ventricular tachycardia: a prospective study. Europace, 2012, 14 (10): 1457-1464.

[9] Santini M, Lunati M, Defaye P, et al. Prospective multicenter randomized trial of fast ventricular tachy-cardia termination by prolonged versus conventional anti-tachyarrhythmia burst pacing in implantable cardioverter-defibrillator patients-AtpDeliVery for pAiNless ICD thErapy (ADVANCE-D) Trial results. J Interv Card Electrophysiol, 2010, 27 (2): 127-135.

[10] Gulizia MM, Piraino L, Scherillo M, et al. A Randomized Study to Compare Ramp Versus Burst Antitachycardia Pacing Therapies to Treat Fast Ventricular Tachyarrhythmias in Patients With Implantable Cardioverter Defibrillators: The PITAGORA ICD Trial. Circulation: Arrhythmia Electrophysiol, 2009, 2 (2): 146-53.

[11] Sivagangabalan G, Chik W, Zaman S, et al. Antitachycardia Pacing for Very Fast Ventricular Tachycardia and Low-Energy Shock for VentricularArrhythmias in Patients With Implantable Defibrillators. Am J Cardiol, 2013, 112 (8): 1153-157.

[12] Kanal E, Barkovich AJ, Bell C, et al. ACR guidance document on MR safe practices: 2013. J MagnReson Imaging, 2013, 37 (3): 501-30.

[13] Gufi don-Moreau L, Kouakam C, Klug D, et al. Decreased Delivery of Inappropriate Shocks Achieved by Remote Monitoring of ICD: A Substudy of the ECOST Trial. J Cardiovasc Electrophysiol, 2014, 25 (7): 763-770.

[14] Sood N, Ruwald ACH, Solomon S, et al. Association between myocardial substrate, implantable cardioverter defibrillator shocks and mortality in MADIT-CRT. Eur Heart J, 2013, 35 (2): 106-115.

[15] Powell BD, Saxon LA, Boehmer JP, et al. Survival After Shock Therapy in Implantable Cardioverter-Defibrillator and Cardiac Resynchronization Therapy-Defibrillator Recipients According to Rhythm Shocked. J Am Coll Cardiol, 2013, 62 (18): 1674-1679.

[16] Camm AJ, Sears SF, Todaro JF, et al. Examining the psychosocial impact of implantable cardioverter defibrillators: A literature review. Clin Cardiol, 1999, 22 (7): 481-489.

[17] Kraaier K, Starrenburg AH, VerheggenRM, et al. Incidence and predictors of phantom shocks in implantable cardioverter defibrillator recipients. Neth Heart J, 2012, 21 (4): 191-195.

[18] Gasparini M, Menozzi C, Proclemer A, et al. A simplified biventricular defibrillator with long detection inter-

vals reduces implantable cardioverter defibrillator (ICD) interventions and heart failure hospitalizations in patients with non-ischaemic cardiomyopathy implanted for primary prevention: the RELEVANT [Role of long detection window programming in patients with left Ventricular dysfunction, Non-ischemic etiology in primary prevention treated with a biventricular ICD] study. Eur Heart J, 30, 2009, 2758-67.

[19] Wilkoff BL, Williamson BD, Stern RS, et al. Strategic programming of detection and therapy parameters in implantable cardioverter-defibrillators reduces shocks in primary prevention patients: results from the PREPARE (Primary Prevention Parameters Evaluation) study. J Am Coll Cardiol, 2008, 52 (7): 541-50.

[20] Ruwald AC, Schuger C, Moss AJ, et al. Mortality Reduction in Relation to Implantable Cardioverter Defibrillator Programming in the Multicenter Automatic Defibrillator Implantation Trial-Reduce Inappropriate Therapy (MADIT-RIT). Circulation: Arrhythmia Electrophysiol, 2014, 7 (5): 785-792.

[21] Anguera I, Dallaglio P, Sabaté X, et al. The Benefit of a Second Burst Anti tachycardia Sequence for Fast Ventricular Tachycardia in Patients with Implantable Cardioverter Defibrillators. Pacing Clin Electrophysiol, 2013, 37 (4): 486-494.

[22] The Antiarrhythmics versus Implantable Defibrillators (AVID) Investigators. A Comparison of Antiarrhythmic-Drug Therapy with Implantable Defibrillators in Patients Resuscitated from Near-Fatal Ventricular Arrhythmias. N Engl J Med, 1997, 337 (22): 1576-1584.

[23] Connolly S. Meta-analysis of the implantable cardioverter defibrillator secondary prevention trials. Eur Heart J, 2000, 21 (24): 2071-2078.

[24] Neuzner J, Pitschner HF, Huth C et al. Effect of Biphasic Waveform Pulse on Endocardial Defibrillation Efficacy in Humans. Pacing Clin Electrophysiol, 1994, 17 (2): 207-12.

[25] Swerdlow CD. Implantation of Cardioverter Defibrillators Without Induction of Ventricular Fibrillation. Circulation, 2001, 103 (17): 2159-2164.

[26] Russo AM, Sauer W, Gerstenfeld EP, et al. Defibrillation threshold testing: Is it really necessary at the time of implantable cardioverter-defi brillator insertion? Heart Rhythm, 2005, 2 (5): 456-61.

[27] Kremers MS, Hammill SC, Berul CI, et al. The National ICD Registry Report: Version 2. 1 including leads and pediatrics for years 2010 and 2011. Heart Rhythm, 2013, 10 (4): e59-65.

[28] deVries JW, Bakker PFA, Visser GH, et al. Changes in Cerebral Oxygen Uptake and Cerebral Electrical Activity During Defibrillation Threshold Testing. Anesth Analg, 1998, 87 (1): 16-20.

[29] da Silva MP, Rivetti LA, LAST Mathias, et al. Impact of Induced Cardiac Arrest on Cognitive Function after Implantation of a Cardioverter Defibrillator. Braz J Anesthesiol, 2009, 59 (1): 37-45.

[30] Toh N, Nishii N, Nakamura K, et al. Cardiac Dysfunction and Prolonged Hemodynamic Deterioration After Implantable Cardioverter-Defibrillator Shock in Patients With Systolic Heart Failure. Circulation: Arrhythmia Electrophysiol, 2012, 5 (5): 898-905.

[31] Semmler V, Biermann J, Haller B, et al. ICD Shock, Not Ventricular Fibrillation, Causes Elevation of High Sensitive Troponin T after Defibrillation Threshold Testing—The Prospective, Randomized, MulticentreTropShock Trial. Plos One, 2015, 10 (7): e0131570.

[33] Birnie D, Tung S, Simpson C, et al. Complications associated with defibrillation threshold testing: The Canadian experience. Heart Rhythm, 2008, 5 (3): 387-390.

[34] Brignole M, Occhetta E, Bongiorni MG, et al. Clinical Evaluation of Defibrillation Testing in an Unselected Population of 2, 120 Consecutive Patients Undergoing First Implantable Cardioverter-Defibrillator Implant. J Am Coll Cardiol, 2012, 60 (11): 981-987.

[35] Healey JS, Hohnloser SH, Glikson M, et al. Cardioverter defibrillator implantation without induction of ventricular fibrillation: a single-blind, non-inferiority, randomised controlled trial (SIMPLE). The Lancet, 2015, 385 (9970): 785-791.

第三十七章　埋藏式心脏复律除颤器和心脏再同步化治疗合理使用概述

一、简介

随着埋藏式心脏复律除颤器（ICD）和心脏再同步化治疗（CRT）技术的发展和日益成熟，目前ICD和CRT已逐渐成为预防心脏性猝死和心衰患者非药物治疗的重要治疗手段。但是，医生和患者面临的许多临床情况，既往的指南并没有涵盖，如何进一步提高疗效仍旧是目前关注的热点。因此，在2008年ACC/AHA/HRS《器械植入指南》、2009年ACC/AHA《成人慢性心力衰竭治疗指南》、2012年ACCF/AHA/HRS《心律失常器械治疗更新》的基础上，2013年ACC联合HRS等8个学会组织对以往CRT/CRT-D/ICD指南尚未明确的临床场景以及植入推荐进行了分级评估。本文主要针对《ICD、CRT/CRT-D植入装置的合理使用标准（AUC）》进行解读，旨在提高临床决策水平并改善患者预后。

为了合理地应用ICD和心脏再同步化治疗（CRT），美国心脏病学会基金会（American College of Cardiology Foundation，ACCF）联合HRS，提出了ICD和CRT的各种常见、真实的临床情景。ICD和CRT这些被植入装置也统称为心血管植入型电子器械（CIED）。提出的这些临床场景下植入适应证的依据，均来自于常见临床症状或预期用途，以及目前的临床实践指南。这些不同学科的专家组共纳入369种临床场景，分为17个技术组对这些临床场景进行量化评分（1～9分）。平均分为7～9分评定为"适合（appropriate，A）"，平均分为4～6分评定为"可能适合（may be appropriate，M）"，平均分为1～3分评定为"不适合（rarely appropriate，R）"。参与编写该准则的写作组和技术审查小组成员为电生理、心力衰竭、心血管内科等相关领域的专家。ICD和CRT的合理使用标准对于提高临床医生的决策水平、改善器械治疗效果、完善医疗报销政策提供了有价值的帮助。

本文主要阐述ICD和CRT的合理使用。ICD和CRT的合理使用决策，是基于临床试验研究所得证据。相同结论也已被纳入临床实践指南。此外，在临床试验中，遇到患者被排除入选时，不能理解为患者对该治疗无效。医生须通过自己的综合分析来判断这些被排除在临床试验之外的患者，是否也能从其治疗中获益。各种临床情景的合理使用证据均来自于心律失常装置植入的医生的经验、临床操作指南和研究结果。因此，这些合理的使用标准理应包括不同的医师可能遇到的各种临床场景。在每一个主要的疾病的分类中，都有关于临床场景入选的条件，以避免这些指征被过度使用。制定者希望将来能通过它们，提高医生的决策并改善患者的预后。

二、方法学

用于制定使用标准的临床场景入选方法的详细描述可见于既往的文献中，如ACCF提出的"评估心血管影像的适当方法学"。简单来讲，这个方法就是专家组将循证医学和临床实践经验相结合的一项前瞻性、改进Delphi研究。本文中

AUC 课题组对相关术语和定义进行了修订，以更好地阐明恰当的分类标准。为了做出合理的决策，技术小组提供了从医学文献和实践指南中的相关证据。技术专家对植入型电子器械也分别做出了获益和风险的评估。然后，根据适应证和相关注意事项，经由技术小组进行第二次评价，以最终确定评定准则。经以上过程后，最终以严谨的方法进行总结归纳出合理的使用标准。

（一）适应证开发

来自科研/临床的电生理学、普通心血管病学、介入心血管病学、无创的心脏影像学还有老年医学、内科医学等各学科方面的专家组成的编委组共同编写植入装置的适应证。编写组负责制定覆盖面较广的临床治疗方案列表，以供临床医师参考在哪些情景下为植入装置的适应证。指南中"适应证"一词与"临床场景"交替使用是为了简洁方便。适应证的修改决议是通过 ACCF AUC 专责小组成员与各领域专家反复讨论并反馈后决定的，包括前文中提到的其他领域的专家如老年医学领域、内科医学以及临床科研专家。

本指南中的适应证涵括了一系列常见心血管疾病，包括临床症状、疾病状态、生理学评估，不仅仅限于左心室射血分数（LVFE）、QRS 波宽度、遥测数据和电生理学的研究结果。在每一个主要的疾病分类中，都有关于临床场景入选的标准从而避免这些指征的过度利用。本指南不包括儿科人群患者植入装置的适应证。

（二）评分细则和积分

首先技术小组各个成员独立地对适应证进行评估，然后技术组召开会议面对面地讨论每一个适应证。在这次会议上，与会者将提供他们的评分细则，并以双盲形式总结其他技术组成员的评分细则。会后，小组成员再次独立评价每一个适应证，得出他们最后的评分分数。技术小组每完成一个额外的评级过程，均可用来解决一些领域需要进一步澄清和重新修正的术语，用来更新最近的文献。

当评定每个临床场景时，技术委员会对评估是否适合植入电子器械的临床场景进行分级，分为"适合植入""可能适合植入""不适合植入"。"适合植入"的定义如下：一般情况下，"适合植入"CRT 和（或）ICD 的情况是植入电子器械后患者在生存和（或）其他健康方面的期许值（临床症状、功能状态、生活质量）获益均大于急性期风险和长期植入电子器械后所带来的潜在不良预后。

技术组评测后的每个适应证评分如下：

1. 平均分为 7～9 分评定为"适合植入"（appropriate care）

对这组人群患者来说，一个适当的决策建议对其治疗获益通常大于风险；个体化治疗方案的选择尽管并非必需之举，但取决于临床医生的决策和患者的意向（即该情境下的适应证可被大众接受并且一般情况下是合理的）。

2. 平均分为 4～6 分评定为"可能适合植入"（may be appropriate care）

有时一个适当的建议对于管理"可能适合植入"的患者人群，取决于临床证据变量因素和获益风险比值的问题，而潜在的临床获益仅基于缺乏循证医学证据的临床实践经验和研究人群的变异性。治疗的有效性必须由管理患者的医生通过询问患者做出判断，这会受到其他临床变量和患者意向因素的影响（即该情境下的适应证可能被接受或可能是合理的）。

3. 平均分为 1～3 分评定为"可能不适合植入"（rarely appropriate care）

对于"不适合植入"的患者人群，此建议是由于缺乏明确的获益/风险优势；不适合做出有效的个体化治疗方案；特定情况下的治疗选择应在临床相关文献中体现（即该临床情境下不符合植入装置的适应证并且存在不合理性）。

装置植入的适合程度量化后分为 3 级的评分标准应视为一个连续体。评分越高，获益越多，临床证据越多，而评分越少，即缺乏临床获益的证据，评分居于中间者，表示目前的研究尚不能证实获益，有潜在的获益可能性。这些临床场景中 45％的临床场景为适合植入，33％的临床场景为可能适合植入，22％的临床场景为不适合植入。

三、定义

以下是本章中所涉及的名词定义。

（一）心力衰竭的持续时间

心力衰竭症状的持续时间定义为：自初次诊断为心衰时的症状至植入装置时的症状所持续的时间。临床试验和美国国家心血管注册数据（NCDR）的 ICD 注册将其分为<3 个月，3～9 个月，>9 个月。编写组认为 3 个月可能等同于不少于 90 天，但这要取决于日历。之所以选择 3 个月的时间段，是因为在一些随机临床研究中使用的装置植入时间段是 3 个月，并且 2005 年（美国）全国范围内医疗中心和医疗服务对非缺血性心肌病的效价评估时间也是 3 个月。

（二）心室不同步性

不同步是指"心室电机械延迟"，可以通过多种成像技术来判断，如超声心动图。QRS 间期延长可见于心衰进展期约 1/3 的患者，此间期延长可能与不同程度的心室电机械延迟或"不同步性"相关联。CRT 起搏或"再同步治疗"即可改善这种"延迟"。也有研究利用 CRT 治疗窄 QRS 波患者的"不同步性"。

然而，在这个 QRS 间期<120ms 的队列研究中已被证实未能获益。此外，最近的 meta 分析提出了 CRT 在 QRS 间期在 120～149ms 患者人群中的应用效价问题。CRT 试验的入选标准通常基于 QRS>120ms，无论其他成像技术评估其"不同步"的存在与否。

（三）稳定型缺血性心脏病指南推荐的合理药物治疗（GDMT）

如果可以耐受，GDMT 应包括阿司匹林（若不能耐受阿司匹林可以是其他噻吩吡啶类药物）、他汀类药物、血管紧张素转化酶抑制剂（ACEI）或血管紧张素受体阻断剂（ARB）以及心肌梗死（心梗）后应用 β 受体阻滞剂。心绞痛或缺血性心肌病治疗应包括以下至少 1 种药物：β 受体阻滞剂、钙通道阻滞剂、硝酸酯类。同时也应与相关疾病如糖尿病或难治性高血压关联，着重优化治疗方案。

（四）心力衰竭的合理药物治疗

由于左心室功能障碍的心力衰竭患者的合理药物治疗需要个体化设定，但通常包括 ACEI 或 ARB 联合 β 受体阻滞剂，调整至可耐受的治疗目标剂量，视情况调整利尿剂剂量控制液体潴留。在选定的患者中，应考虑联合应用醛固酮受体拮抗剂和肼屈嗪、硝酸酯类药物。单独从药物治疗获益的患者，通常会在最初的 3～6 个月显示出临床症状的改善。药物治疗还包括对快速性心律失常的心律/率控制，包括心房颤动。因此，一般建议在考虑植入装置而进行左心室功能再评估之前，应至少接受 3 个月的合理药物治疗。如果不能达到改善左心室功能的目的，一级预防的适应证将不再适用，那么也将不符合装置植入指征。

（五）心力衰竭

心力衰竭是指：通过病史描述、体征和查体所表现出的一组特征性的临床综合征。心衰的临床表现为：劳力性呼吸困难、端坐呼吸、乏力、液体潴留。心衰的体征包括：颈静脉压力升高、湿啰音、第三心音（S_3）奔马律、下肢水肿。无心衰其他临床表现的单纯低左心室射血分数或心肌病，或血管神经性水肿，均不符合心衰的定义。

（六）血流动力学不稳定症状

患者可表现为低血压、心力衰竭症状、晕厥前兆或晕厥、心绞痛、呼吸困难的不稳定临床症状。上述症状可能由于低灌注原因，与心排血量不足和（或）不足以提供正常脏器血供的心律相关。

（七）电生理检查的诱发

诱发是指在电生理检查时心律失常持续时间>30s 或使用标准化刺激方案，出现持续性室性心动过速（VT）或心室颤动（VF）导致血流动力学异常。

（八）心肌梗死（MI）

心肌梗死的通用定义是由 Thygesen 和他的同事于 2007 年制定并于 2012 年更新。多个临床诊断标准包括时间、机制（梗死类型）、心肌损伤标志物和梗死面积大小。仅肌钙蛋白升高不一定提示急性心肌梗死。

（九）心肌梗死与非特异性、肌钙蛋白轻度升高

抽血或实验室检查时发现肌钙蛋白轻度升高的情况并不罕见。如果进一步评估肌钙蛋白水平并不表现出典型的上升或下降的趋势，或可以用肌钙蛋白泄露（如心搏骤停或体外电除颤）作为其轻度升高的另一种解释，因此不能仅基于实验室检查而误诊为心肌梗死（由 Thygesen 等人定义）。另外，也可能在一些非特异性如心搏骤停的情况下出现一过性心肌标志物的升高，在无冠心病或血栓形成的情况下轻度升高的肌钙蛋白可逐渐回落至正常水平。即便肌钙蛋白的泄露可能与心搏骤停本身相关，但这也不能忽视无冠状动脉阻塞性病变基础的心肌梗死诊断。若满足植入适应证，这些生物标志物的轻度升高不应被作为植入 ICD 的排除标准。

（十）纽约心脏协会（NYHA）心功能分级

该定义见下文。在植入装置的时刻，患者的 NYHA 心功能分级应使用该分类。如果患者存在左心功能不全，但没有心脏衰竭的症状，应该被归为"心功能Ⅰ级"。如果患者因心脏衰竭在住院期间决定植入设备时，应在优化合理药物治疗基础上利用 NYHA 心功能分级。

美国纽约心脏病学会（NYHA）心功能分级：

Ⅰ级：患者患有心脏病但活动量不受限制，平时一般活动不引起疲乏、心悸、呼吸困难或心绞痛。

Ⅱ级：心脏病患者的体力活动受到轻度的限制，休息时无自觉症状，但平时一般活动下可出现疲乏、心悸、呼吸困难或心绞痛。

Ⅲ级：心脏病患者体力活动明显限制，小于平时一般活动即引起上述的症状。

Ⅳ级：心脏病患者不能从事任何体力活动。休息状态下也出现心衰的症状，体力活动后加重。

（十一）Ambulatory Ⅳ级（NYHA 分级）

Ambulatory Ⅳ级指心力衰竭心功能Ⅳ级合并：①无急性冠脉综合征；②未使用正性肌力药；③正接受合理药物治疗。

（十二）正常的左心室射血分数

正常左心室射血分数被定义为：$>50\%$。

（十三）ICD 的一级预防与二级预防

（1）二级预防（见适应证第一部分）：二级预防是指对已经发生过 1 次或多次心搏骤停或持续性室速的幸存患者植入 ICD 的预防措施。由于可自行终止的室性心律失常导致晕厥的患者也被认为是猝死高风险人群，也是 ICD 二级预防的指征。

（2）一级预防（见适应证第二部分）：一级预防是指对未发生过心脏性猝死事件如持续性室速、室颤或心搏骤停，但有高危因素的人群实施的预防猝死的措施。

（十四）QRS 时限

窄 QRS 波指 QRS 波时限$<120ms$。宽 QRS 波指 QRS 波时限$>120ms$并且可能合并左束支传导阻滞、右束支传导阻滞或非特异性室内传导阻滞。为了使本章中合理的使用标准与更新的器械治疗指南的关注点相一致，"非左束支传导阻滞"指右束支传导阻滞和室内传导阻滞。植入 CRT 的前提是宽 QRS 持续存在，而不是间歇性束支传导阻滞或一过性 QRS 波增宽，因此应排除一过性或频率相关的 QRS 波增宽。如果在测量多个心电图的 QRS 波时限时存在误差，将选取最具代表性的心电图作为最终决定是否植入 CRT 的参考。

（十五）心脏性猝死

心搏骤停是指各种原因引起的心脏突然停止跳动，有效泵血功能丧失，引起全身严重缺氧、

缺血。如果当时未采取有效的抢救措施会导致死亡，这个过程就称为猝死。通常可通过心肺复苏、电除颤、电复律或心脏起搏等方式逆转心搏骤停。快速性心律失常导致的心搏骤停机制可能是室速或室颤，或室速进展为室颤。

（十六）晕厥

晕厥是指突然发生的意识丧失导致无法维持姿势张力，可自行恢复意识，与麻醉或癫痫发作无关，通常可由患者自己或旁观者叙述。晕厥不包括需要复苏的心搏骤停事件。

（十七）心肌梗死后时间界定

（1）"急性心肌梗死"定义：症状发作后≤48h之内。

（2）"急性心肌梗死后早期"定义：急性心肌梗死症状出现后≤40天之内。

（十八）更换装置前发生的室性心律失常

ICD治疗随访期间，发现电池耗尽的时刻必须更换脉冲发生器。患者为达到一级预防初次植入装置，在无显著限制电池寿命的禁忌证或新发合并症时，通常建议择期更换脉冲发生器。然而目前仅有少数长期数据支持这一治疗标准。尽管如此，除了评估起搏器的依赖性，当需要更换电池时，尤其出现新发合并症可能对生存预期产生影响时，应考虑ICD是否还能治疗室性心律失常。

ICD可接收的临床相关室性心律失常是指：

a. 室速导致抗心动过速起搏，或室速/室颤导致放电治疗；

b. 在监测区内室速持续时间＞30s（或室速持续＜30s但产生与血流动力学显著相关的症状）；

c. 室速持续时间≥30s，心率接近心动过速阈值上限但由于仅是一过性未予治疗。

在抗心动过速起搏治疗室速的情况下，我们应意识到很多这类事件由于监测延迟可能会自发终止。非持续性室速是指室速时间＜30s，并且在治疗（包括抗心动过速起搏或电击治疗）前可自行终止。手术医生应熟悉各种情况（包括监测区间设定或延长监测时间）的程控方法，以使心律失常尽

可能自行终止，最大限度地减少不适当治疗。

（十九）心室颤动

室颤是指源于心室的一种快速而紊乱的心电活动。装置定义的室颤不等同于通常所指的室颤。装置定义的室速或室颤是基于程控的心率，并未考虑心律失常的波形形态。

（二十）室性心动过速

室速是指起源于希氏束分叉处以下的3～5个以上宽大畸形QRS波组成的心动过速，心率一般≥100次/分。可分为持续性室速和非持续性室速。

（1）持续性室速：指室速持续时间≥30s，或提前经电复律或起搏超速抑制终止的室速。

（2）持续性室速合并显著血流动力学症状：指室速导致的低血压或产生显著的血流动力学症状如心绞痛、呼吸困难、胸闷、晕厥前兆或晕厥。

（3）非持续性室速：指3个或3个以上连续室性期前收缩，心率≥100次/分，持续时间＜30s并且可以自行终止，无血流动力学症状。

四、评分结果

用于ICD和CRT治疗的最终评测标准见下文表格。17个技术组对这些临床场景进行量化评分（1～9分），平均分为7～9分评定为"适合（appropriate，A）"，平均分为4～6分评定为"可能适合（may be appropriate，M）"，平均分为1～3分者评定为"不适合（rarely appropriate，R）"。所有临床场景中45%的临床场景为适合植入，33%的临床场景为可能适合植入，22%的临床场景为不适合植入。

真实临床场景涵盖了六个领域：①ICD用于心脏性猝死二级预防，②ICD用于心脏性猝死一级预防，③合并症，④更换ICD脉冲发生器，⑤单腔/双腔ICD选择，⑥CRT植入。虽然该标准可以指导病例选择和器械植入时机，但需要强调的是，并非每例患者都完全符合文中所列临床场景，在实际应用中仍然要坚持个体化原则。

（一）领域一：ICD 二级预防心脏性猝死

1. 室颤或持续性多形性室速幸存者（表 37-1 至表 37-6）

（1）发生室颤或持续性多形性室速的急性心肌梗死（<48 h）患者，特别是左心室收缩功能正常或仅轻到中度降低的患者不应植入 ICD（不适合），因为这类患者的心律失常多为可逆性。但是，左心室射血分数（LVEF）≤35%者可考虑植入 ICD（可能适合）。对于存在冠状动脉狭窄、LVEF≤35%但不愿意接受血运重建治疗的患者，应植入 ICD（适合）；这部分患者由于未接受血运重建治疗，依然存在再发心律失常风险，因此心律失常是非可逆原因所致（表 37-1）。

（2）发生持续性室速或室颤的非缺血性心脏病患者，包括遗传性疾病、浸润型心肌病和心肌炎等，由于现行指南或临床试验未具体提及，因此需要综合有限的临床证据做出判断，以决定是否植入 ICD。

表 37-1 冠状动脉疾病（CAD）：急性心肌梗死（MI）（<48h）（初诊，既往无 LVEF 评估）合并室颤（VF）或血流动力学不稳定的室速（VT）

适应证	适合植入评分（1～9）		
心博骤停后完成血运重建			
	LVEF≥50%	LVEF 36%～49%	LVEF≤35%
1 ● 单次室颤发作或单次急性心肌梗死（<48h）多形性室速发作	R（2）	R（3）	M（4）
2 ● 反复室颤或急性心肌梗死（<48h）多形性室速发作	R（3）	R（3）	M（5）
3 ● 室颤或急性心肌梗死（<48h）多形性室速发作			
● 心肌梗死后 4 天非持续性室速	M（5）	A（7）	A（8）
● 血运重建≥4 天后电生理检查可诱发室速/室颤			
无血运重建情况（即无重要冠状动脉血管疾病）			
	LVEF≥50%	LVEF 36%～49%	LVEF≤35%
4 ● 单次室颤发作或单次急性心肌梗死（<48h）多形性室速发作	R（2）	R（3）	M（4）
5 ● 反复室颤或急性心肌梗死（<48h）多形性室速发作	R（2）	R（3）	M（5）
阻塞性冠状动脉血管疾病，冠状动脉解剖结构不适合血运重建			
	LVEF≥50%	LVEF 36%～49%	LVEF≤35%
6 ● 室颤发作或急性心肌梗死（<48h）多形性室速发作	M（5）	M（5）	A（7）
● 未行电生理检查			

注：A：适合植入（appropriate）；M：可能适合植入（may be appropriate）；R：可能适合植入（rarely appropriate）

表 37-2 冠状动脉疾病（CAD）：选择性血运重建后的室颤（VF）或血流动力学不稳定的室速（VT）（<48h）

适应证	适合植入评分（1～9）		
	LVEF≥50%	LVEF 36%～49%	LVEF≤35%
7 ● 没有证据表明存在急性冠状动脉闭塞、再狭窄、陈旧性梗死，或其他明确可逆转的原因	M（6）	M（6）	A（7）

表 37-3　冠状动脉疾病（CAD）：室颤（VF）或血流动力学不稳定的室速（VT）（室颤或室速发作前 40 天内无新近发生的心肌梗死病史或室颤、室速发作前 3 个月内无血运重建史）

适应证		适合植入评分（1~9）		
		LVEF≥50%	LVEF 36%~49%	LVEF≤35%
8	● 无明确一过性和完全可逆转的病因 ● 无需通过导管介入明确血运重建导致的室颤或室速	A（9）	A（9）	A（9）
9	● 未进行血运重建（导管介入明确显著的 CAD 导致的室颤或室速，但冠状动脉解剖结构不适宜血运重建）	A（9）	A（9）	A（9）
10	● 导管介入明确显著的 CAD 所导致的室颤或室速 ● 心搏骤停后实施完全开通血运重建	M（5）	A（7）	A（7）
11	● 导管介入明确显著的 CAD 所导致的室颤或室速 ● 心搏骤停后实施部分开通血运重建	A（7）	A（8）	A（9）

表 37-4　冠状动脉疾病（CAD）：与 CAD 显著相关的运动试验中出现的室颤（VF）或血流动力学不稳定的室速（VT）

适应证		适合植入评分（1~9）		
		LVEF≥50%	LVEF 36%~49%	LVEF≤35%
12	● 未行血运重建（导管介入明确显著 CAD 诱发的室颤或室速，但冠状动脉解剖不适合血运重建）	A（9）	A（9）	A（9）
13	● 导管介入明确显著 CAD 诱发的室颤或室速 ● 心搏骤停后实施完全开通血运重建	M（5）	M（6）	A（7）
14	● 导管介入明确显著 CAD 诱发的室颤或室速 ● 心搏骤停后实施部分开通血运重建	A（7）	A（7）	A（8）

表 37-5　冠状动脉疾病（CAD）：室颤（VF）或血流动力学不稳定的室速（VT）

适应证		适合植入评分（1~9）		
		LVEF≥50%	LVEF 36%~49%	LVEF≤35%
15	● 非缺血性扩张型心肌病	A（9）	A（9）	A（9）
16	● 滥用可卡因相关的室速/室颤	R（3）	M（4）	M（5）
严重瓣膜病修复术后或主动脉瓣或二尖瓣置换术后<48h 发作的室速/室颤				
17	● 无证据表明术后瓣膜功能异常	M（5）	M（6）	M（6）
室颤或血流动力学不稳定的室速与其他结构性心脏疾病				
18	● 结节性心肌病	A（9）		
19	● 心肌炎；非巨细胞性心肌炎	M（5）		
20	● 巨细胞性心肌炎	A（8）		
21	● Tako-Tsubo 心肌病（即应激性心肌病、左心室心尖球囊综合征） ● ≥48h 后出现症状	M（5）		

表 37-6 遗传性疾病相关的持续性室速/室颤*	
适应证	适合植入评分（1～9）
22	● 先天性长 QT 综合征	A（9）
23	● 短 QT 综合征	A（9）
24	● 儿茶酚胺敏感性多形性室速	A（9）
25	● Brugada 综合征	A（9）
26	● 导管成功消融的可诱导的 ARVC 单形性室速	A（9）
27	● 导管未能成功消融的可诱导的 ARVC 室速	A（9）
28	● 未尝试导管消融的 ARVC	A（9）
29	● 肥厚型心肌病	A（9）

ARVC：致心律失常性右心室心肌病；

* 遗传性疾病患者除非有特殊说明，均被假定为左心室和右心室功能正常

2. 对于无结构性心脏病患者，植入 ICD 应综合考虑各种因素（表 37-7 和表 37-8）

（1）存在长 QT 综合征、Brugada 特征心电图或儿茶酚胺敏感性室速者，应当植入 ICD（适合）。

（2）心电图正常者，无论有无猝死相关遗传性疾病都不应当植入 ICD（不适合）。

（3）左心室和右心室功能和解剖结构正常、合并特发性室速（如右心室流出道室速或左心室特发性室速）者，无论是否接受射频消融治疗，都不应当植入 ICD（不适合）。

表 37-7 无结构性心脏病（LVFE≥50%）或已知遗传病因的持续性室速/室颤	
适应证	适合植入评分（1～9）
药物诱导的持续性室速/室颤	
30	● 有明确使用抗心律失常药物史的非尖端扭转型室速/室颤	R（3）
31	● 药物诱导的尖端扭转型室速/室颤	R（2）
心室功能正常的特发性室颤	
32	● 无家族史的心脏性猝死	A（9）
33	● 直系亲属有心脏性猝死	A（9）
其他病因	
34	● 缓慢心律相关的室速/室颤	M（5）
35	● 预激综合征合并室速/室颤	R（2）
	● 旁路成功导管消融后	
	● 心脏结构无异常	

表 37-8　无结构性心脏病的晕厥患者[*]		
适应证		适合植入评分（1～9）
无结构性心脏病或遗传病因的一过性室性心律失常导致的不明原因晕厥		
36	● 心电图正常、心脏结构正常	R（3）
	● 猝死的家族史	
37	● 心电图正常、心脏结构正常	R（1）
	● 猝死家族史不明	
不明晕厥患者合并右心室或左心室流出道室速（特发性室速）且左心室、右心室功能和解剖结构未见异常		
38	● 晕厥发作时有记录持续单形性室速（左束支传导阻滞/电轴右偏）的证据	R（2）
	● 还未尝试导管消融	
39	● 有持续单形性室速（左束支传导阻滞/电轴右偏）的病史，但晕厥发作时未能及时记录	R（2）
	● 还未尝试导管消融	
40	● 晕厥发作时有记录持续单形性室速（左束支传导阻滞/电轴右偏）的证据	R（2）
	● 成功导管消融	
不明原因晕厥合并长 QT 综合征的患者		
41	● 正接受 β 受体阻滞剂治疗	A（9）
42	● 未接受 β 受体阻滞剂治疗	A（7）
不明原因晕厥合并 Brugada 心电图表现的患者		
43	● 未行电生理检查	A（8）
44	● 实施电生理检查	A（8）
	● 未诱导出室性心律失常	
45	● 实施电生理检查	A（9）
	● 可诱导的持续性室速/室颤	
46	● 正接受 β 受体阻滞剂治疗	A（8）
47	● 未接受 β 受体阻滞剂治疗	A（8）

[*] 除非有特殊说明，假定均未实施电生理检查

3. 对于合并冠心病患者，是否植入 ICD 取决于 LVEF（表 37-9）

（1）有心肌梗死病史、LVEF≤35％者，无论电生理检查有无心律失常，都应当植入 ICD（适合）。

（2）有心肌梗死史、LVEF 轻度减低（36％～49％）、电生理检查诱发室速/室颤者，应当植入 ICD（适合）；电生理检查未诱发心律失常者，可以考虑植入 ICD（可能适合）。

表 37-9　晕厥合并冠状动脉疾病的患者		
适应证		适合植入评分（1～9）
不明原因晕厥合并冠状动脉疾病、无急性心肌梗死、LVEF≥50％		
48	● 电生理检查及非侵入性检查均未查明晕厥原因	R（2）
	● 无陈旧性心肌梗死	
	● 非闭塞性 CAD；未显示血运重建	
49	● 电生理检查及非侵入性检查均未查明晕厥原因	R（3）

表 37-9　晕厥合并冠状动脉疾病的患者（续）

适应证		适合植入评分（1～9）
	● 无陈旧性心肌梗死	
	● 闭塞性 CAD；未尝试血运重建	
不明原因晕厥合并陈旧性心肌梗死、无急性心肌梗死、LVEF 在 36%～49%		
50	● 电生理检查未查明晕厥原因	M（5）
	● 非闭塞性 CAD；未显示血运重建	
51	● 电生理检查未查明晕厥原因	M（6）
	● 闭塞性 CAD；未尝试血运重建	
52	● 电生理检查提示可诱导出持续性室速/室颤	A（9）
不明原因晕厥合并陈旧性心肌梗死、无急性心肌梗死、LVEF≤35%		
53	● 未行电生理检查	A（9）
54	● 电生理检查时可诱导室速/室颤	A（9）
55	● 电生理检查时不能诱导出室速/室颤	A（8）

4. 对于合并非缺血性结构性心脏病患者，是否植入 ICD 取决于心脏病类型和 LVEF。

（1）有左心室心肌致密化不全、法洛四联症矫治术后 LVEF<50%者，应当植入 ICD（适合）。

（2）有扩张型心肌病和未达到肥厚型心肌病标准的左心室肥厚、LVEF≤35%者，应植入 ICD（适合）。

（3）有致心律失常性右心室心肌病者，无论电生理检查结果和射频消融是否成功，都应接受 ICD 治疗（适合）。

表 37-10　晕厥患者合并非缺血性结构性心脏疾病

适应证		适合植入评分（1～9）	
不明原因晕厥患者合并左心室肥厚，无肥厚型心肌病			
	LVEF≥50%	LVEF 36%～49%	LVEF≤35%
56　● 左心室肥厚/高血压性心脏病	R（3）	M（5）	A（8）
晕厥患者合并非缺血性心肌病			
	LVEF≥50%	LVEF 36%～49%	LVEF≤35%
57　● 非缺血性扩张型心肌病	M（4）	M（6）	A（8）
58　● 左心室心肌肥厚	M（6）	A（7）	A（8）
59　● 肥厚型心肌病	A（8）		
60　● 心肌淀粉样变性	M（6）		
61　● 法洛四联症矫正术前	A（7）		
不明原因晕厥患者合并 ARVC			
62　● 未行电生理检查	A（7）		
63　● 电生理检查时未诱导出室速/室颤	A（7）		
64　● 电生理检查时可诱导出室速/室颤	A（7）		
● 所有可诱导的室速可被消融			
65　● 电生理检查时可诱导出室速/室颤	A（8）		
● 消融失败			

注：LVEF 为假设在药物治疗时测定

5. 血流动力学稳定的持续性单形性室速患者（表 37-11）

此类室速致心律失常基质及对射频消融反应与血流动力学不稳定的室速或室颤不同。

（1）LVEF≤35％者，无论基础心脏病类型及有无室速射频消融史，均应植入 ICD（适合）。

（2）LVEF 正常（≥50％）者，如果有心肌梗死病史或者未接受室速消融的扩张型心肌病，应植入 ICD（适合）；如果成功接受室速射频消融术，可以考虑植入 ICD（可能适合）。

表 37-11 血流动力学稳定的持续性单形性室速合并结构性心脏病

适应证		适合植入评分（1～9）		
		LVEF≥50％	LVEF 36％～49％	LVEF≤35％
66	● CAD 合并心肌梗死病史	A（7）	A（7）	A（9）
67	● CAD 合并心肌梗死病史	M（6）	M（6）	A（9）
	● 可成功消融可诱发的室速			
68	● CAD 合并心肌梗死病史	M（5）	A（7）	A（8）
	● 继发于室速的肌钙蛋白升高			
	● 可成功消融可诱发的室速			
69	● 非缺血性扩张型心肌病	A（7）	A（7）	A（9）
70	● 非缺血性扩张型心肌病	M（5）	A（7）	A（8）
	● 可成功消融可诱发的室速			
71	● 成功消融束支折返	M（4）	A（7）	A（8）
	● 患者合并非缺血性心肌病			

注：LVEF 为假设在药物治疗时测定

（二）领域二：ICD 一级预防心脏性猝死

1. ICD 应用于一级预防时需要强调时间窗，例如急性心肌梗死后 40 天、血运重建治疗后 3 个月，以及首次诊断心肌病后 3 个月等。这些时间窗的确立基于既往临床试验、指南或者临床实践经验。如 DINAMIT 和 IRIS 研究证实，心肌梗死后早期（30～40 天）植入 ICD 无生存获益。此外，心脏病类型、LVEF、NYHA 分级和（或）药物治疗时间等也是需要考虑的临床因素。心肌梗死或血运重建后究竟多久植入 ICD，电生理检查时机，这都是需要明确的问题。但目前相关资料有限，证据主要来源于 MUSTT、MADIT-Ⅱ 研究。电生理检查时间多在血运重建治疗或心肌梗死后 30 天内或 30～40 天进行，诱发持续性室速时应当植入 ICD（适合）（表 37-12 至表 37-14）。

表 37-12 急性心肌梗死后（≤40 天）LVEF≤30％的患者

适应证	适合植入评分（1～9）
计划血运重建（还未手术者）	
72　　　● 无非持续性室速（NSVT）	R（2）
急性心肌梗死后血运重建	
73　　　● 无非持续性室速（NSVT）	R（2）
74　　　● 无症状性非持续性室速（心肌梗死后>4 天）	R（3）
● 未进行电生理检查	
75　　　● 无症状性非持续性室速（心肌梗死后>4 天）	A（7）

表 37-12　急性心肌梗死后（≤40 天）LVEF≤30%的患者（续）

适应证		适合植入评分（1~9）
76	● 电生理检查可诱发持续性室速（血运重建后行电生理检查，心肌梗死后 30 天之内） ● 无症状性非持续性室速（心肌梗死后＞4 天） ● 电生理检查可诱发持续性室速（血运重建后行电生理检查，心肌梗死后 30~40 天之间）	A（8）
77	● 无症状性非持续性室速（心肌梗死后＞4 天） ● 电生理检查未能诱发持续性室速（血运重建后行电生理检查，心肌梗死后 30 天之内）	R（3）
78	● 无症状性非持续性室速（心肌梗死后＞4 天） ● 电生理检查未能诱发持续性室速（血运重建后行电生理检查，心肌梗死后 30~40 天之间）	M（4）
阻塞性冠脉血管疾病因解剖结构不适于冠脉血运重建		
79	● 无非持续性室速	R（2）
80	● 无症状性非持续性室速（心肌梗死后＞4 天） ● 未行电生理检查	M（4）
81	● 无症状性非持续性室速（心肌梗死后＞4 天） ● 电生理检查可诱发持续性室速（心肌梗死后 30 天之内行电生理检查）	A（7）
82	● 无症状性非持续性室速（心肌梗死后＞4 天） ● 电生理检查可诱发持续性室速（心肌梗死后 30~40 天之内行电生理检查）	A（8）
83	● 无症状性非持续性室速（心肌梗死后＞4 天） ● 电生理检查未能诱发室速（心肌梗死后 30 天之内行电生理检查）	M（4）
84	● 无症状性非持续性室速（心肌梗死后＞4 天） ● 电生理检查未能诱发室速（心肌梗死后 30~40 天之内行电生理检查）	M（4）

表 37-13　急性心肌梗死后（≤40 天）LVEF 在 31%~40%的患者

适应证		适合植入评分（1~9）
急性心肌梗死后血运重建		
85	● 无非持续性室速	R（2）
86	● 无症状性非持续性室速（心肌梗死后＞4 天） ● 未行电生理检查	R（3）
87	● 无症状性非持续性室速（心肌梗死后＞4 天） ● 电生理检查可诱发持续性室速（心肌梗死后 30 天之内，血运重建后行电生理检查）	A（7）
88	● 无症状性非持续性室速（心肌梗死后＞4 天） ● 电生理检查可诱发持续性室速（心肌梗死后 30~40 天之内，血运重建后行电生理检查）	A（7）
89	● 无症状性非持续性室速（心肌梗死后＞4 天） ● 电生理检查未能诱发室速（心肌梗死后 30 天之内，血运重建后行电生理检查）	R（3）
90	● 无症状性非持续性室速（心肌梗死后＞4 天） ● 电生理检查未能诱发室速（心肌梗死后 30~40 天之内，血运重建后行电生理检查）	R（3）

表 37-14　急性心肌梗死后（≤40 天）并且既往有慢性心肌病病史（≥3 个月）的患者

适应证		适合植入评分（1～9）
91	● 由于陈旧性心肌梗死 LVEF≤35％ ● 心功能 I 级（NYHA 分级）	A（8）
92	● 由于陈旧性心肌梗死 LVEF≤35％ ● 心功能 II～III 级（NYHA 分级）	A（9）
93	● 由于非缺血性原因导致的 LVEF≤35％ ● 心功能 II～III 级（NYHA 分级）	A（8）

NYHA：美国纽约心脏协会

2. 已经存在心肌病≥3 个月且 LVEF≤35％，无论病因为何，都应植入 ICD（适合），即使在急性心肌梗死后 40 天内（适合）。理由是心肌病已存在且非急性心肌梗死所致，因此不可能恢复。

此外，对于急性心肌梗死后需要植入永久性起搏器（≤40 天）、LVEF≤35％者，植入 ICD 也是适合的（表 37-15，表 37-16）。

表 37-15　心肌梗死后（≤40 天）并且需要指南指导的心肌梗死后起搏器治疗（如病窦综合征、完全心脏传导阻滞或其他永久起搏器适应证）

适应证		适合植入评分（1～9）
94	● LVEF≤35％	A（7）
95	● LVEF 在 36％～49％	M（6）

表 37-16　心肌梗死后（＞40 天）合并缺血性心肌病

适应证			NYHA 分级	
		I	II	III～IV
近期无 PCI 或 CABG 史（≤3 个月）				
96	● LVEF≤30％	A（8）	A（9）	A（9）
97	● LVEF 在 31％～35％	A（7）	A（9）	A（9）
98	● LVEF 在 36％～40％ ● 无症状性非持续性室性心动过速 ● 未行电生理检查		M（5）	
99	● LVEF 在 36％～40％ ● 无症状性非持续性室性心动过速 ● 电生理检查未诱发出室速或室颤		M（5）	
100	● LVEF 在 36％～40％ ● 无症状性非持续性室性心动过速 ● 电生理检查可诱发出持续性室速或室颤		A（8）	

表 37-16 心肌梗死后（>40 天）合并缺血性心肌病（续）	
适应证	适合植入评分（1～9）
近期 PCI 或 CABG（≤3 个月）	
101 　● LVEF≤35% 　　● 无已知既往心肌病史	M（6）
102 　● 既往心肌病史在 PCI 或 CABG 之前在指南指导下治疗>3 　　　个月 　　● LVEF≤35%	A（8）
103 　● LVEF≤35% 　　● 血运重建后需要永久起搏器治疗（如病窦综合征、完全心 　　　脏传导阻滞或其他永久起搏器适应证）	A（8）
104 　● LVEF 在 36%～40% 　　● 血运重建后需要永久起搏器治疗（如病窦综合征、完全心 　　　脏传导阻滞或其他永久起搏器适应证）	M（6）

PCI：经皮冠状动脉介入治疗；CABG：冠状动脉旁路移植术

3. 非缺血性心肌病患者接受合理药物治疗至少 3 个月后，若 NYHA Ⅰ～Ⅲ级、LVEF≤35%，应当植入 ICD（适合）。推荐药物治疗 3 个月以上的目的主要是希望非缺血性心肌病患者接受正规药物治疗后左心室功能有所改善。对于新诊断的心肌病（LVEF≤35%），3 个月内不应接受 ICD 治疗（不适合）。同样，无近期心肌梗死病史的缺血性心肌病患者，植入 ICD 前也需要至少服用合理药物治疗 3 个月，除非患者有非持续性室速或电生理检查诱发持续性室速/室颤。根据 MADIT-Ⅱ 研究结果，心肌梗死>40 天、LVEF≤30%、3 个月内未行血运重建术的缺血性心肌病患者，无论心衰治疗时间长短，均应植入 ICD（适合）（表 37-17 至表 37-19）。

表 37-17 缺血性心肌病在指南指导下治疗期间无新发心肌梗死（无血运重建指征）	
适应证	适合植入评分（1～9）
105 　● LVEF≤35% 　　● 指南推荐下药物治疗<3 个月	M（5）
106 　● LVEF≤35% 　　● 指南推荐下药物治疗<3 个月 　　● 非持续性室性心动过速 　　● 电生理检查可诱发持续性室速	A（8）
107 　● LVEF≤35% 　　● 指南推荐下药物治疗≥3 个月	A（9）

表 37-18　非缺血性心肌病

| 适应证 | | 适合植入评分（1～9） | | |

近期诊断（＜3 个月）心肌病合并窄 QRS 波，且自诊断后开始治疗

		NYHA 分级		
		I	II～III	IV
108	● LVEF≤30％	R（3）	M（4）	
109	● LVEF 在 31％～35％	R（3）	R（3）	

指南指导下至少治疗 3 个月

		NYHA 分级		
		I	II～III	IV
110	● LVEF≤30％	A（7）	A（9）	
111	● LVEF 在 31％～35％	A（7）	A（9）	
112	● LVEF 在 36％～40％	M（4）		

近期瓣膜手术联合冠状动脉旁路移植术（即同院治疗或＜3 个月）

113	● LVEF≤35％	A（7）	
	● 需要起搏器、左心室功能受损不可逆		

特殊病因

		LVEF≤35％	LVEF＞35％
114	● 心脏肉瘤	A（8）	M（6）
115	● 强直性肌营养不良	A（8）	M（5）
116	● 登革热病	A（8）	M（6）
117	● 心肌淀粉样变合并心衰	M（6）	M（5）
118	● 急性淋巴细胞性心肌炎	R（3）	R（3）
	● 新近确诊（＜3 个月之前）		
119	● 巨细胞性心肌炎	A（8）	A（7）
120	● 围生期心肌病	A（8）	M（4）
	● 产后持续＞3 个月		

表 37-19　遗传因素

适应证		适合植入评分（1～9）
121	● 肥厚型心肌病合并 1 个或多个危险因素	A（7）
122	● 致心律失常性右心室发育不良/心肌病由于心律失常无症状	A（7）

遗传性长 QT 综合征合并 1 个或多个危险因素

123	● 未接受指南指导的药物治疗	
124	● 接受指南指导的药物治疗	

儿茶酚胺敏感性多形性室速（非持续性室速、无晕厥）

125	● 未接受 β 受体阻滞剂、氟卡尼、普鲁卡因	A（7）
126	● 接受 β 受体阻滞剂	A（7）
127	● β 受体阻滞剂治疗基础上仍有非持续性室速	A（8）

表 37-19 遗传因素* （续）

适应证	适合植入评分（1~9）
心电图偶然发现 Brugada（Brugada Ⅰ型心电图波形），无症状或无猝死家族史	
128　　　　●未行电生理检查	R（3）
129　　　　●电生理检查时可诱发室速或室颤	A（7）
130　　　　●电生理检查时未诱发室速或室颤	R（3）
与心脏性猝死相关的遗传性扩张型/非缺血性心肌病（右心室/左心室）	
131　　　　●有结构性心脏病证据但是 LVEF＞35％	A（7）
132　　　　●心电图和超声心动图正常，但是携带可能致病基因	M（6）
133　　　　●左心室心肌肥厚，LVEF＞35％	A（7）

* 除外晕厥和持续性室速，其领域一已阐述

（三）领域三：合并症

合并症可缩短患者预期生存期或增加死亡风险，指南建议个体化分析每例患者的潜在风险和获益。研究发现，应用一种简单的危险评分系统（包括外周动脉疾病、年龄≥70 岁、肌酐≥176.82μmol/L 和 LVEF≤20％）可准确预测 1 年死亡风险（表 37-20）。

表 37-20　患者有特殊情况或合并症的一级预防（诊断 LVEF≤30％心力衰竭患者在指南推荐下治疗＞3 个月，符合 ICD 植入指征）

适应证	适合植入评分（1~9）		
预期生存期			
134　　●由于心源性或非心源性因素预期生存期＜1 年	R（1）		
135　　●非心源性疾病预期生存期在 1~2 年	M（4）		
老年人			
		NYHA 分级	
	Ⅰ	Ⅱ	Ⅲ~Ⅳ
136　　●80~90 岁	M（4）	M（5）	M（5）
137　　●≥90 岁	R（3）	M（4）	M（5）
认知功能障碍性疾病			
138　　●不能理解或提供知情同意	M（4）		
●医疗保健机构代理同意植入 ICD			
139　　●不能理解或提供知情同意书	R（3）		
●没有医疗保健机构代理			
进展性精神障碍疾病			
140　　●严重的精神疾病可能由于植入装置后加重疾病进展，或不能按时定期随访	R（1）		

表 37-20　患者有特殊情况或合并症的一级预防（诊断 LVEF≤30％心力衰竭在指南推荐下治疗＞3 个月，符合的 ICD 植入指征）（续）

适应证		适合植入评分（1～9）		
肾脏疾病			NYHA 分级	
		I	II	III～IV
141	● 严重的周围血管疾病症状（如需外周介入干预或临床出现跛行）	M（6）	A（7）	A（7）
142	● 需透析的慢性肾病 ● 非肾移植候选人	M（5）	M（6）	M（6）
143	● 慢性肾病，肌酐清除率＜30ml/min，还未透析，但即将准备透析患者			
其他合并症				
144	● 静脉药物滥用（使用中）		R（2）	
145	● 有血液播散风险的未控制的感染		R（2）	
146	● 对药物治疗及随访依从性差		R（3）	
心力衰竭心功能 IV 级				
147	● 列入心脏移植的等待移植名单		A（8）	
148	● 非心脏移植、CRT 或心室辅助装置的候选患者 □ 口服药物仍有难治性心衰症状		R（2）	
149	● 装有心室辅助装置的患者		M（6）	
150	● 非心脏移植或心室辅助装置的候选患者 ● 不符合 CRT 植入指征 ● 为缓解门诊持续静脉应用强心剂的症状		R（2）	

（四）领域四：更换脉冲发生器

目前关于更换电池接近耗竭的 CRT 或 ICD 脉冲发生器的研究较少。由于患者的临床场景和合并症会随时间推移而发生变化，因此不仅要考虑更换脉冲发生器，而且可能要改变器械类型，如从 ICD 改为普通起搏器。

对于首次植入 CRT-D 用于猝死一级预防的患者，若治疗后左心室收缩功能改善可考虑更换为 CRT（可能适合）。这是因为左心室功能部分改善后，猝死或室性心律失常风险是否会降低的相关资料缺乏，证据并不充分（表 37-21 至表 37-24）。

表 37-21　ICD 初次植入的一级预防

适应证		适合植入评分（1～9）
自从植入 ICD 后无临床相关室性心律失常发作		
151	● 患者 LVEF≤35％时接受 ICD 一级预防 ● 植入后 LVEF 未改变	A（8）
152	● 患者 LVEF≤35％时接受 ICD 一级预防 ● 植入后 LVEF 在 36％～49％	M（6）

表 37-21　ICD 初次植入的一级预防（续）

适应证		适合植入评分（1～9）	
153	● 患者 LVEF≤35％时接受 ICD 一级预防	M（5）	
	● 植入后 LVEF≥50％（正常）		
自从植入 ICD 后无临床相关室性心律失常发作（现在预测电池寿命＜1 年）		更换 ICD	更换起搏器
154	● 患者接受 ICD 一级预防	M（4）	A（8）
	● 起搏器依赖		
155	● 患者接受 ICD 一级预防	R（2）	
	● 无起搏器依赖		
自从植入 ICD 后有临床相关室性心律失常发作			
156	● 患者 LVEF≤35％时接受 ICD 一级预防	A（9）	
	● 植入后 LVEF 未见改变		
157	● 患者 LVEF≤35％时接受 ICD 一级预防	A（8）	
	● 植入后 LVEF 在 36％～49％		
158	● 患者 LVEF≤35％时接受 ICD 一级预防	A（8）	
	● 植入后 LVEF≥50％（正常）		
159	● 患者接受 ICD 一级预防	M（5）	
	● 现在预测电池寿命＜1 年		

表 37-22　ICD 初次植入的二级预防

适应证		适合植入评分（1～9）
160	● 患者接受 ICD 二级预防	A（8）
	● 自从植入后无室性心律失常发作	
161	● 患者接受 ICD 二级预防	A（9）
	● 在监测持续＞30s 时有快速室性心律失常发作，但是由于初次植入，室性心律失常未得到治疗	
162	● 患者接受 ICD 二级预防	A（9）
	● 自植入后接受 ICD 治疗室性心律失常	

表 37-23　初次植入的一级预防：CRT-ICD 的择期更换指征

适应证		适合植入评分（1～9）	
初次植入的一级预防：CRT-ICD 的择期更换指征		更换 CRT-ICD	更换 CRT 起搏器
163	● 患者 LVEF≤35％时植入 CRT-ICD	A（9）	R（3）
	● 植入后 LVEF 未改变（尽管临床症状得到改善）		
164	● 患者 LVEF≤35％时植入 CRT-ICD	A（8）	M（5）
	● 植入后 LVEF 在 36％～49％		
165	● 患者 LVEF≤35％时植入 CRT-ICD	A（7）	M（6）
	● 植入后 LVEF≥50％（正常）		

表 37-24　初次植入的二级预防：CRT-ICD 的择期更换指征

适应证		适合植入评分（1～9）	
初次植入的二级预防：CRT-ICD 的择期更换指征		更换 CRT-ICD	更换 CRT 起搏器
166	● 患者 LVEF≤35％时植入 CRT-ICD ● 植入后 LVEF 未改变（尽管临床症状得到改善）	A（9）	R（3）
167	● 患者 LVEF≤35％时植入 CRT-ICD ● 植入后 LVEF 在 36％～49％	A（9）	R（3）
168	● 患者 LVEF≤35％时植入 CRT-ICD ● 植入后 LVEF≥50％（正常）	A（8）	R（3）

（五）领域五：双腔 ICD（相对于适合植入单腔 ICD 患者）

虽然目前仍存争议，但理论上讲双腔 ICD 应优于单腔 ICD。因为双腔 ICD 可更好地鉴别室性和室上性心动过速，减少不适当电击治疗。发生下列情况者可能考虑植入双腔 ICD：由于可能的传导系统疾病导致潜在的起搏需要，药物可能影响窦房结或房室传导功能，特殊情况下心房起搏可能抑制室性心律失常，需要依靠双腔 ICD 鉴别诊断心律失常。

长 QT 综合征适合植入双腔 ICD，不过并非必需，某些情况下单腔 ICD 更合适。其他一些临床场景，如同时存在传导阻滞或符合起搏适应证，存在房性心律失常并计划进行节律控制等也应植入双腔 ICD（适合）。某些未达到起搏器植入指南标准的情况也应植入双腔 ICD（适合），如无症状的窦缓、阵发性房性心律失常病史，或较为缓慢的室速，其频率区与窦速重叠，应用双腔 ICD 有助于心律失常的鉴别诊断。相反，长程持续性、永久性房颤或房扑患者，不应植入双腔 ICD（不适合），这是不恰当植入双腔 ICD 的唯一情况。

在本节中，症状是指那些可能与心动过缓相关的症状，如头晕、晕厥、意识、乏力或运动耐力降低。除非另有说明，所有列出的方案都是无症状情况下的（表 37-25 至表 37-27）。

表 37-25　传导系统异常

适应证		适合植入评分（1～9）
符合 ICD 植入标准：传导系统异常、窦房结功能障碍		
169	● 窦房结功能障碍（包括窦性停搏、变时功能不全，或是窦性心动过缓药物治疗后提示仍需其他治疗的情况） ● 有临床症状者	A（9）
170	● 静止状态下窦性心动过缓（静止心率＜50 次/分） ● 无临床症状	A（7）
符合 ICD 植入标准：传导系统异常、房室传导疾病（窄 QRS＜120ms）		
171	● 三度房室传导阻滞或高度房室传导阻滞（莫氏Ⅱ型传导阻滞或高度传导阻滞） ● 有临床症状者 ● 未运行 CRT	A（9）
172	● 三度房室传导阻滞或高度房室传导阻滞（莫氏Ⅱ型传导阻滞或高度传导阻滞）	A（8）

表 37-25　传导系统异常（续）

适应证		适合植入评分（1～9）
	● 无临床症状	
	● 未运行 CRT	
173	● 莫氏 I 型传导阻滞	M（6）
	● 无临床症状	
	● 未运行 CRT	
174	● 一度房室传导阻滞（PR＜300ms）	M（5）
	● 无临床症状	
175	● 一度房室传导阻滞（PR≥300ms）	M（6）
	● 无临床症状	
传导系统异常、束支传导阻滞		
176	● 窦性节律、PR 间期正常	M（5）
	● 左束支传导阻滞	
	● 未运行 CRT	
177	● 窦性节律合并一度房室传导阻滞	M（6）
	● 左束支传导阻滞	
	● 未运行 CRT	
178	● 窦性节律、PR 间期正常	M（5）
	● 双分支阻滞（右束支传导阻滞/左前分支阻滞或左束支传导阻滞/左后分支阻滞）	
	● 未运行 CRT	
179	● 窦性节律合并一度房室传导阻滞	M（6）
	● 双分支阻滞（右束支传导阻滞/左前分支阻滞或左束支传导阻滞/左后分支阻滞）	
	● 未运行 CRT	
180	● 右束支传导阻滞与左束支传导阻滞交替	A（8）
	● 未运行 CRT	

急性心肌梗死或缺血事件后的传导系统异常

		窄 QRS（≥120ms）	宽 QRS（≥120ms）
181	● 考虑是由于缺血继发的一过性房室传导阻滞	M（5）	A（7）
	● 血运成功重建后的状态		
182	● 考虑是由于缺血继发的一过性房室传导阻滞	M（6）	A（7）
	● 不适合血运重建		

心脏瓣膜疾病术后传导系统异常

183	● 一过性房室传导阻滞	M（5）
	● 窄 QRS 波（＜120ms）	
184	● 新发左束支传导阻滞合并一度房室传导阻滞	A（7）

表 37-26　无传导异常	
适应证	适合植入评分（1～9）
符合 ICD 植入标准（窄 QRS＜120ms）	
185　　　● 窦性节律、PR 间期正常	M（4）
● 无临床症状	

表 37-27　心动过速	
适应证	适合植入评分（1～9）
房性心律失常或室上性心动过速（SVT）以及"不符合起搏器适应证"	
186　　　● 阵发性房性心律失常	A（7）
187　　　● 潜在的结构性心脏疾病（如缺血性或非缺血性心肌病）	M（5）
● 未知有无阵发性房性心律失常或室上速（SVT）	
188　　　● 心脏结构正常	M（4）
● 未知有无阵发性房性心律失常或室上速（SVT）	
189　　　● 长期持续性或永久性房颤或房扑	R（1）
● 未计划实施转复心律或节律控制	
已知慢室性心律失常	
190　　　● 积极患者	A（8）
● 已知"慢室性心律失常"包括窦速	

（六）领域六：首次植入 CRT 器械

近期研究显示，完全性左束支传导阻滞和 QRS 时限≥150 ms 的心衰患者从 CRT 治疗中获益最大。对于 LVEF≤35％、窄 QRS 波、预期需要频繁右心室起搏（时间占比＞40％）的心衰患者，即使自身 QRS 波窄，联合植入 CRT 和 ICD 也是合适的（适合）。如果预期心室起搏时间≤40％，获益可能减少，可考虑植入 CRT（可能适合）（表 37-28 至表 37-34）。

表 37-28　其他心律失常疾病	
适应证	适合植入评分（1～9）
遗传性疾病	
191　　　● 先天性长 QT 综合征	A（7）
● ICD 用于二级预防	
192　　　● 先天性长 QT 综合征	A（7）
● ICD 用于一级预防	
193　　　● 肥厚型心肌病	M（6）
● 窄 QRS＜120ms	
● 无心动过缓起搏器适应证	
194　　　● 肥厚型心肌病	M（6）
● 宽 QRS≥120ms	
● 无心动过缓起搏器适应证	

表 37-29　缺血性心肌病

适应证		适合植入评分（1～9）		

缺血性心肌病，LVEF≤30%

		NYHA 分级		
		Ⅰ	Ⅱ	Ⅲ～Ⅳ
195	● QRS＜120ms ● 窦性心律	R（1）	R（1）	R（1）
196	● QRS 在 120～149ms ● 左束支传导阻滞 ● 窦性心律	M（5）	A（7）	A（8）
197	● QRS≥150ms ● 左束支传导阻滞 ● 窦性心律	A（7）	A（8）	A（9）
198	● QRS 在 120～149ms ● 非左束支传导阻滞 ● 窦性心律	R（3）	R（3）	M（6）
199	● QRS≥150ms ● 非左束支传导阻滞 ● 窦性心律	M（4）	M（6）	A（7）

缺血性心肌病，LVEF 在 31%～35%

		NYHA 分级		
		Ⅰ	Ⅱ	Ⅲ
200	● QRS＜120ms ● 窦性心律	R（1）	R（1）	R（1）
201	● QRS 在 120～149ms ● 左束支传导阻滞 ● 窦性心律	M（5）	A（7）	A（8）
202	● QRS≥150ms ● 左束支传导阻滞 ● 窦性心律	M（6）	A（8）	A（9）
203	● QRS 在 120～149ms ● 非左束支传导阻滞 ● 窦性心律	R（3）	R（3）	M（6）
204	● QRS≥150ms ● 非左束支传导阻滞 ● 窦性心律	M（4）	M（6）	A（7）

表 37-30　非缺血性心肌病

适应证		适合植入评分（1～9）		

非缺血性心肌病，LVEF≤30%

		NYHA 分级		
		Ⅰ	Ⅱ	Ⅲ～Ⅳ
205	● QRS＜120ms ● 窦性心律	R（1）	R（1）	R（1）
206	● QRS 在 120～149ms ● 左束支传导阻滞 ● 窦性心律	M（4）	A（7）	A（8）
207	● QRS≥150ms ● 左束支传导阻滞 ● 窦性心律	M（6）	A（9）	A（9）
208	● QRS 在 120～149ms ● 非左束支传导阻滞 ● 窦性心律	R（3）	R（3）	M（6）
209	● QRS≥150ms ● 非左束支传导阻滞 ● 窦性心律	M（5）	M（6）	A（8）

非缺血性心肌病，LVEF 在 31%～35%

		NYHA 分级		
		Ⅰ	Ⅱ	Ⅲ
210	● QRS＜120ms ● 窦性心律	R（1）	R（1）	R（1）
211	● QRS 在 120～149ms ● 左束支传导阻滞 ● 窦性心律	M（5）	A（7）	A（8）
212	● QRS≥150ms ● 左束支传导阻滞 ● 窦性心律	M（6）	A（8）	A（9）
213	● QRS 在 120～149ms ● 非左束支传导阻滞 ● 窦性心律	R（3）	R（3）	M（6）
214	● QRS≥150ms ● 非左束支传导阻滞 ● 窦性心律	M（5）	M（6）	A（7）

表 37-31　任何致病因素导致的 LVEF＞35％（ICD 植入指征）

适应证		适合植入评分（1～9）	
		NYHA 分级	
		Ⅰ～Ⅱ	Ⅲ～Ⅳ
215	● QRS＜120ms ● 窦性心律	R（1）	R（1）
216	● QRS 在 120～149ms ● 左束支传导阻滞 ● 窦性心律	R（3）	M（4）
217	● QRS≥150ms ● 左束支传导阻滞 ● 窦性心律	M（4）	M（5）
218	● QRS 在 120～149ms ● 非左束支传导阻滞 ● 窦性心律	R（2）	R（3）
219	● QRS≥150ms ● 非左束支传导阻滞 ● 窦性心律	R（3）	M（4）

表 37-32　任何致病因素导致的 LVEF≤35％

适应证		适合植入评分（1～9）
静脉应用强心剂且心功能Ⅳ级（NYHA）患者		
220	● QRS 在 120～149ms ● 左束支传导阻滞	M（6）
221	● QRS≥150ms ● 左束支传导阻滞	M（6）
222	● QRS 在 120～149ms ● 非左束支传导阻滞	M（4）
223	● QRS≥150ms ● 非左束支传导阻滞	M（5）

表 37-33　既往存在或预测需植入 ICD 或起搏器起搏右心室的临床适应证

适应证		适合植入评分（1～9）	
固有窄 QRS 波，LVEF≤35％			
		NYHA 分级	
		Ⅰ～Ⅱ	Ⅲ～Ⅳ
224	● 预计右心室起搏≤40％	M（4）	M（5）
225	● 预计右心室起搏＞40％	A（7）	A（8）

表 37-33　既往存在或预测需植入 ICD 或起搏器起搏右心室的临床适应证（续）

适应证		适合植入评分（1～9）	
固有窄 QRS 波，LVEF＞35％			
		NYHA 分级	
		Ⅰ～Ⅱ	Ⅲ～Ⅳ
226	● 预计右心室起搏≤40％	R（2）	M（4）
227	● 预计右心室起搏＞40％	M（5）	M（6）

表 37-34　血运重建后＜3 个月和（或）心肌梗死后≤40 天的难治性心衰（心功能Ⅲ/Ⅳ）

适应证		适合植入评分（1～9）
无其他适应证：右心室起搏、LVEF≤35％		
228	● QRS 在 120～149ms ● 左束支传导阻滞	A（7）
229	● QRS≥150ms ● 左束支传导阻滞	A（8）
230	● QRS 在 120～149ms ● 非左束支传导阻滞	M（5）
231	● QRS≥150ms ● 非左束支传导阻滞	A（7）
无其他适应证：右心室起搏、LVEF 在 36％～50％		
232	● QRS 在 120～149ms ● 左束支传导阻滞	R（3）
233	● QRS≥150ms ● 左束支传导阻滞	M（4）
234	● QRS 在 120～149ms ● 非左束支传导阻滞	R（3）
235	● QRS≥150ms ● 非左束支传导阻滞	R（3）

（张梅静　易　忠）

第三十八章 埋藏式心脏复律除颤器/心脏再同步化治疗适应证的合理应用

第一节 埋藏式心脏复律除颤器适应证的合理应用

心脏性猝死（sudden cardiac death，SCD）是由各种心脏原因引起的突然发生、进展迅速的自然死亡，死亡发生在症状出现后 1h 内。美国每年有（18～45）万人发生 SCD[1-2]，欧洲 SCD 的年发生率与美国接近，为（50～100）/10 万[3]。我国 SCD 的年发生率与其他亚洲国家相近，为（37～43）/10 万[4-5]。SCD 大多发生在院外，抢救成功率极低，是威胁人类生命的一大问题。

20 世纪 60 年代后期，美国 Mirowski 医生最先提出了用埋藏式心脏复律除颤器转复心室颤动的设想，并在犬身上实验成功。1972 年，Mirowski 等与美国匹兹堡 Medrad 公司合作，研制了为临床应用的埋藏式自动复律除颤器。此后心脏复律除颤器（implantable cardioverter defibrillator，ICD）不断更新发展，1995 年双腔 ICD 问世，并逐步开发了远程监测功能，近年来皮下植入 ICD 的面世为临床应用提供了更多选择。AVID、CIDS 和 CASH 三项试验的 meta 分析已经显示，ICD 治疗可以降低 50％ 的心律失常性死亡风险及 28％ 的全因死亡风险[6]，ICD 是预防 SCD 最有效的措施。

一、国外指南中 ICD 治疗的适应证概述

1. 美国 FDA 于 1980 年制定了最早的 ICD 植入适应证。2008 年，ACC/AHA/HRS 发布《心脏节律异常器械治疗指南》[7]，详细阐述了 ICD 植入的各类适应证，2012 年 ACCF/AHA/HRS 联合发布新的《心脏节律异常器械治疗指南更新》[8] 时，ICD 适应证部分没有变化。

Ⅰ 类适应证

（1）非可逆性原因引起的室颤或血流动力学不稳定的持续室速导致的心搏骤停（证据等级 A）。

（2）伴有器质性心脏病的自发性持续性室速，无论血流动力学稳定或者不稳定（证据等级 B）。

（3）不明原因的晕厥，但心脏电生理检查能够诱发出临床相关的、具有明显血流动力学障碍的持续性室速或者室颤（证据等级 B）。

（4）心肌梗死后 40 天以上，NYHA 心功能分级 Ⅱ 级或 Ⅲ 级，左心室射血分数（LVEF）≤ 35％（证据等级 A）。

（5）非缺血性扩张型心肌病患者，NYHA Ⅱ 级或 Ⅲ 级，LVEF≤35％（证据等级 B）。

（6）心肌梗死后 40 天以上，NYHA Ⅰ 级，LVEF≤30％（证据等级 A）。

（7）陈旧性心肌梗死伴非持续性室速，LVEF≤40％，电生理检查可诱发室颤或者持续性室速（证据等级 B）。

Ⅱa 类适应证

（1）不明原因的晕厥，伴有显著左心室功能障碍的非缺血性扩张型心肌病（证据等级 C）。

（2）心室功能正常或接近正常的持续性室速（证据等级 C）。

（3）肥厚型心肌病，有一项或一项以上的心脏性猝死主要危险因素（证据等级 C）。

（4）致心律失常性右心室心肌病，有一项或一项以上心脏性猝死主要危险因素（证据等级 C）。

（5）长 QT 综合征患者在应用 β 受体阻滞剂情况下仍出现晕厥或室速（证据等级 B）。

（6）在院外等待心脏移植的患者（证据等级 C）。

（7）有晕厥史的 Brugada 综合征患者（证据等级 C）。

（8）有明确室速发作但未引起心搏骤停的 Brugada 综合征患者（证据等级 C）。

（9）儿茶酚胺敏感性多形性室速综合征患者，应用 β 受体阻滞剂后仍出现晕厥和（或）记录到的持续性室速（证据等级 C）。

（10）结节病性心脏病、巨细胞性心肌炎或美洲锥虫病（证据等级 C）。

Ⅱb 类适应证

（1）LVEF≤35%，NYHA Ⅰ 级的非缺血性心脏病（证据等级 C）。

（2）长 QT 综合征伴有心脏性猝死危险因素（证据等级 B）。

（3）晕厥伴严重器质性心脏病，有创或无创检查均不能明确晕厥的原因（证据等级 C）。

（4）有猝死史的家族性心肌病患者（证据等级 C）。

（5）左心室心肌致密化不全的患者（证据等级 C）。

Ⅲ 类适应证（或禁忌证）

（1）即使符合上述 Ⅰ、Ⅱa 和 Ⅱb 类适应证，但预期寿命短于 1 年（证据等级 C）。

（2）无休止的室速或者室颤（证据等级 C）。

（3）有明显的精神疾病，可能被器械植入术加重，或是不能进行系统的随访（证据等级 C）。

（4）药物难以控制的心衰，NYHA Ⅳ 级，无条件进行心脏移植或心脏再同步化治疗除颤器（CRT-D）治疗（证据等级 C）。

（5）原因不明的晕厥，既没有可诱发的室性

快速性心律失常亦不合并器质性心脏病（证据等级 C）。

（6）经手术或导管消融术可以治愈室速者（证据等级 C）。

（7）无器质性心脏病，由完全可逆原因导致的室性快速性心律失常（如电解质紊乱、药物、外伤）（证据等级 B）。

2.2015 年欧洲心脏病学会（ESC）年会上公布了新版《室性心律失常管理和心脏性猝死预防指南》[9]，该指南是对 2006 年 ACC/AHA/ESC《室性心律失常治疗及心脏性猝死预防指南》的更新，其中关于 ICD 治疗的适应证如下：

（1）二级预防 ICD 治疗适应证

1）已优化药物治疗，预期寿命＞1 年，心肌梗死 48h 后发生的，无可逆性原因的室颤或血流动力学不耐受室速的患者建议植入 ICD（Ⅰ，A）。

2）已优化药物治疗，预期寿命＞1 年，心肌梗死 48h 后反复发生持续性室速的患者建议植入 ICD（Ⅱa，C）。

3）有 ICD 植入指征，但 ICD 无法植入、存在禁忌或患者拒绝时，可应用胺碘酮（Ⅱb，C）。

皮下植入 ICD 指征：患者有 ICD 指征，但无起搏治疗需求（Ⅱa，C）；或经静脉植入困难或需反复植入 ICD 治疗的患者（Ⅱb，C）。

可穿戴式心脏复律除颤器植入指征：短期内有 SCD 风险但不适合植入型 ICD 的成年患者（如心脏移植前、经静脉植入前或围生期心肌病、急性心肌炎、心肌梗死后的早期）（Ⅱb，C）。

（2）冠心病患者 ICD 治疗适应证

1）已行完全血运重建且优化药物治疗后，患者仍反复发作室速、室颤或电风暴，尤其浦肯野纤维缺血相关室性早搏诱发的室速/室颤可考虑行导管消融术，之后再酌情植入 ICD（Ⅱa，C）。

2）心肌梗死后 40 天以内的患者存在如下情况：不完全血运重建、左心室收缩功能不全、ACS 48h 后的多形性室速或室颤时可考虑植入 ICD 或短期应用可佩戴式心脏复律除颤器（Ⅱb，C）。

3）心肌梗死后 40 天内的患者不建议应用 ICD 作为一级预防（Ⅲ，A）。

（3）左心室功能不全患者 ICD 治疗适应证

经过≥3个月的正规药物治疗，预期寿命在1年以上的症状性心衰（NYHA分级Ⅱ～Ⅲ级）及LVEF≤35%患者，建议植入ICD，包括缺血性心肌病（心肌梗死后6周以上）（Ⅰ，A）和非缺血性心肌病患者（Ⅰ，B）。

（4）扩张型心肌病患者ICD治疗适应证

1）发生血流动力学不耐受的室速/室颤，预期寿命1年以上时建议植入ICD（Ⅰ，A）。

2）经过≥3个月的药物治疗，预期寿命＞1年的症状性心衰（NYHA Ⅱ～Ⅲ级）及LVEF≤35%患者，建议植入ICD（Ⅰ，B）。

3）有明确 *LMNA* 致病基因突变[10]及临床危险因素［非持续性室速（NSVT），首次LVEF＜45%，男性，非错义突变（插入、缺失、截断或影响剪接的突变）］可植入ICD（Ⅱa，B）。

（5）肥厚型心肌病（HCM）患者ICD治疗适应证

1）二级预防：室速/室颤导致心搏骤停生还者或自发持续性室速引起晕厥或血流动力学不耐受者（Ⅰ，B）。

2）5年猝死风险（详见 http://doc2do.com/hcm/webHCM.html）≥6%时可考虑植入ICD（Ⅱa，B）。

3）4%≤5年猝死风险＜6%均可考虑植入ICD（Ⅱb，B）。

4）5年猝死风险＜4%，评估风险及获益后亦可考虑植入ICD（Ⅱb，B）。

与其他HCM指南相比，本指南并未将5年SCD风险＜4%列入植入ICD的Ⅲ类推荐，是因为该类患者在不植入ICD时所面临的风险尚不确定。

（6）致心律失常性右心室心肌病

1）发生SCD生还及血流动力学不耐受室速者建议植入ICD（Ⅰ，C）。

2）血流动力学可耐受的持续性室速，权衡风险及获益后可考虑植入ICD（Ⅱa，B）。

3）合并≥1项SCD风险因素，对ICD植入的并发症及对患者生活方式、社会经济及心理健康的影响进行临床评估后，可考虑植入ICD（Ⅱb，C）。

（7）心脏淀粉样变患者，轻链或甲状腺转运蛋白的淀粉样变性及SCD导致血流动力学不稳定可植入ICD（Ⅱa，C）；伴有血流动力学不稳定的持续性室性心律失常的限制型心肌病患者可考虑植入ICD（Ⅰ，C）。这两种疾病尚无充足依据对一级预防做出推荐。

（8）左心室心肌致密化不全患者、严重左心功能受损及合并持续性室性心律失常的患者是否需植入ICD参考DCM的标准。

（9）遗传性原发性心律失常综合征

1）长QT综合征患者：应用足量β受体阻滞剂仍发作晕厥和（或）室速者，可考虑植入ICD（Ⅱa，B）；携带致病基因 *KCNH2* 或 *SCN5A*，QTc＞500ms的无症状患者，应用β受体阻滞剂外，可考虑植入ICD（Ⅱb，C）。

2）短QT综合征患者：发生心搏骤停存活，和（或）自发的持续室速，建议植入ICD（Ⅰ，C）。

3）Brugada综合征：发生心搏骤停和（或）明确的自发持续性室速者建议植入ICD（Ⅰ，C）；具备自发Ⅰ型心电图特点和晕厥史者可植入ICD（Ⅱa，C）；诊断为Brugada综合征的患者，心室程序刺激时不同位点进行早搏刺激时可诱发室颤者均可考虑植入ICD（Ⅱb，C）。

4）儿茶酚胺敏感性多形性VT：已用β受体阻滞剂，（未）用氟卡尼的患者，若发生过心搏骤停，反复发作晕厥或多形/双向性VT者，建议植入ICD（Ⅰ，C）。

（10）先心病

1）心搏骤停生还者，排除可逆性原因，有症状的持续性VT，经过血流动力学和电生理评价后建议植入ICD（Ⅰ，B）。

2）成人先心病，LVEF＜35%的症状性心衰患者，经正规药物治疗，NYHA仍为Ⅱ级或Ⅲ级者，建议植入ICD（Ⅰ，C）。

3）合并左心室功能不全或心室程序刺激可诱发持续性室速/室颤的患者出现不明原因的晕厥，应考虑植入ICD（Ⅱa，B）。

4）法洛四联症合并多个SCD危险因素时可考虑植入ICD（Ⅱa，B）。

5）右心室功能不全合并其他危险因素如NSVT、NYHA功能Ⅱ或Ⅲ级或严重的房室瓣反流可植入ICD（Ⅱb，B）。

二、欧美指南中 ICD 治疗适应证的异同和临床应用

2015年ESC《室性心律失常管理和心脏性猝死预防指南》中ICD治疗的适应证与2012年AC-CF/AHA/HRS联合发布的《心脏节律异常器械治疗指南更新》中的ICD治疗适应证内容相似，只是ESC指南中对各种特殊类型的心脏病患者ICD植入的适应证进行了细化，临床医生在使用时更具备可操作性。然而，临床的实际情况往往更加复杂，一些疾病风险以外的因素亦可影响ICD的应用。因此，2013年ACCF/HRS/AHA/ASE/HFSA/SCAI/SCCT/SCMR联合发布了一份《ICD、CRT/CRT-D植入装置的合理使用标准》[11]（见第三十七章），报告中采用了独立的1～9分评分系统，评分7～9分判定为合理，4～6分判定为可能合理，1～3分认为不太合理。报告中对于ICD的适应证范围定义基本与2012年《心脏节律异常器械治疗指南更新》相似，对ICD更换指征、单腔/双腔ICD的选择以及患者合并其他临床情况时的考虑等方面做了更加详细的推荐建议，更关注临床实践的多样性和指南践行的可行性，旨在提出一个更加高效、更能合理使用和整合心血管保健资源的建议报告。然而，报告中采用的独立评分系统读者尚未熟悉，大篇幅的表格和流程图略显繁琐，使用的便捷性受到较大影响。因此，目前ICD治疗的临床实践中依然是2012年ACCF/AHA/HRS联合发布的《心脏节律异常器械治疗指南更新》和2015年ESC《室性心律失常管理和心脏性猝死预防指南》应用更为广泛。

三、我国 ICD 治疗指南的更新

中华医学会心电生理和起搏分会（CSPE）于2002年发布了第一个国内的ICD适应证指南[12]。随着循证医学的进展及国外指南的不断更新，结合近年ICD在我国的应用情况，2014年中华医学会心电生理和起搏分会对于ICD植入适应证进行

了更新[13]。

（一）我国 ICD 治疗适应证

Ⅰ类适应证

（1）非可逆性原因导致的室颤或血流动力学不稳定的持续室速，引起的心搏骤停存活者；

（2）合并自发持续性室速的器质性心脏病患者；

（3）不明原因的晕厥患者，电生理检查诱发出血流动力学不稳定的持续性室速或室颤；

（4）心肌梗死40天以上，LVEF≤35%，心功能Ⅱ或Ⅲ级患者；

（5）心功能Ⅱ或Ⅲ级，LVEF≤35%的非缺血性心肌病患者；

（6）心肌梗死后40天以上，NYHA Ⅰ级，LVEF≤30%；

（7）心肌梗死后非持续性室速，LVEF≤40%，电生理检查可诱发室颤或者持续性室速。

Ⅱa类适应证

（1）不明原因的晕厥，伴有显著左心室功能障碍的非缺血性扩张型心肌病；

（2）心室功能正常或接近正常的持续性室速；

（3）伴随1个或以上SCD主要危险因子（心搏骤停史、自发性持续性室速、猝死家族史、不明原因晕厥、左心室壁厚度≥30mm、异常的运动后血压反应、自发性非持续性室速）的肥厚型心肌病患者；

（4）伴随1个或以上SCD主要危险因子（心搏骤停史、室速引起的晕厥、广泛右心室受累的证据、左心室受累及、存在多形性室速和心尖室壁瘤）的致心律失常性右心室心肌病患者；

（5）长QT综合征患者在应用β受体阻滞剂情况下仍出现晕厥和（或）室速；

（6）在院外等待心脏移植的患者；

（7）有晕厥史的Brugada综合征患者；

（8）有明确室速发作但未引起心搏骤停的Brugada综合征患者；

（9）儿茶酚胺敏感性多形性室速综合征患者，应用β受体阻滞剂后仍出现晕厥和（或）记录到持续性室速；

（10）心脏肉瘤病、巨细胞心肌炎或 Chagas 疾病。

Ⅱb 类适应证

（1）LVEF≤35%，NYHA Ⅰ级的非缺血性心脏病；

（2）有 SCD 危险因素的长 QT 综合征患者；

（3）合并严重器质性心脏病的晕厥患者，全面的有创和无创检查不能明确病因；

（4）有猝死史的家族性心肌病患者；

（5）左心室心肌致密化不全的患者。

Ⅲ 类适应证

（1）满足以上Ⅰ、Ⅱa 和Ⅱb 类适应证，但患者不能以较好的功能状态生存 1 年以上时；

（2）无休止室速或室颤患者；

（3）存在明显的精神疾病，可能由于 ICD 植入而加重，或不能进行系统的随访者；

（4）心功能Ⅳ级，不适合心脏移植或心脏再同步化治疗（CRT）的顽固性充血性心衰患者；

（5）不合并器质性心脏病的不明原因晕厥患者，且无诱发的室性心律失常；

（6）手术或导管消融可治疗的室颤或室速患者；

（7）无器质性心脏病，由完全可逆原因导致的室性快速性心律失常（如电解质紊乱、药物或创伤）。

（二）我国 ICD 临床应用存在的问题及对策

我国应用 ICD 的历史仅 20 余年，最初每年植入不足 100 例，随着经济发展和对 SCD 预防意识的提高，ICD 植入数量不断增长。尽管如此，对于预防 SCD 的发生来说还相差甚远。我国早在 2002 年制定的 ICD 治疗适应证中就已经充分强调了 ICD 对 SCD 二级预防的重要性。目前国内植入 ICD 患者中超过 50% 是二级预防，然而仍有许多符合二级预防的患者未能接受 ICD 治疗，至于 ICD 一级预防在国内的应用则更加有限。其主要原因表现在医生及患者对 SCD 及 ICD 疗法的认识不足；医疗保险覆盖不够以及患者不接受体内植入物，ICD 是姑息性治疗且需要多次更换等其他因素，大大限制了 ICD 的临床应用，导致 ICD 的实际应用远远低于其适应证范围，尤其是在一级预防方面。

针对存在的上述问题，加大对医生和相关患者人群宣传 ICD 预防 SCD 作用及其适应证的力度、提升医生医疗行为以及提高 ICD 的医保报销比例等都是今后推动 ICD 在我国发展的解决对策。然而，如何提高 ICD 的费用效果比是一个难题，毕竟 ICD 价格昂贵，而接受一级预防的患者并非都会发生恶性室性心律失常，且 ICD 存在一定比例的不适当治疗率。针对国内目前现状，在上述对策的基础上，推行所谓 ICD 的"1.5 级预防"可能是合适的。

"1.5 级预防"是指在符合一级预防适应证的基础上，同时满足以下一项或一项以上高危因素中的一个：①不明原因晕厥史；②室性心律失常：主要指非持续性室速；③更低的 LVEF 值（≤25%）。已有研究显示，当一级预防适应证患者合并上述高危因素时，全因病死率和发生 SCD 的风险更高[14-15]，则接受 ICD 治疗的获益更大。"1.5 级预防"不是一个新的适应证，而是在目前中国 ICD 一级预防工作开展举步维艰情况下使更多医生和患者接受 ICD 疗法的一种理念和举措，希望借此得到医生和患者更好的理解和依从性，提高应用 ICD 疗法的费用效应比，使国内更多高危患者免于 SCD。

第二节　心脏再同步化治疗适应证的合理应用

慢性心力衰竭（心衰）是各类心脏病的严重阶段或终末期表现，其发生率高、预后差。约 1/3 慢性心衰患者可出现心电-机械失同步化，表现为电激动的房室传导延迟、心室间传导阻滞和左心室内传导阻滞，导致心脏机械收缩不同步，这在慢性心衰患者的疾病进展中扮演着重要角色。

心脏再同步化治疗（cardiac resynchronization therapy，CRT）通过与心房同步的双心室起

（ESC）. Developed in collaboration with the European Heart Rhythm Association（EHRA）. 2013 ESC Guidelines on cardiac pacing and cardiac resynchronization therapy. Eur Heart J，2013，34（29）：2281-2329.

［17］ Moss AJ，Hall WJ，Cannom DS，et al. Cardiac-Resynchronization Therapy for the Prevention of Heart-Failure Events. N Engl J Med，2009，361：1329-1338.

［18］ 中华医学会心血管病学分会，中华心血管病杂志编辑委员会. 中国心力衰竭诊断和治疗指南 2014. 中华心血管病杂志，2014，42：98-122.

第六篇

心血管植入型电子器械远程遥控和监测

第三十九章　远程监测技术的历史概述

自 1958 年全球第一台人工心脏起搏器成功经静脉植入以来，起搏器的应用迄今已近 60 年。在此期间起搏器的工艺水平、电极及功能等不断发展，体积逐渐变小，电池寿命更长，起搏器从最初的固定频率起搏，发展到按需起搏、双腔起搏、抗心动过速起搏、频率适应性起搏，以及性能更优的三腔起搏（CRT）和有除颤功能的起搏。除此之外，还出现了治疗功能以外的程控和遥测等功能。起搏器作为心动过缓的首选治疗方法，已经挽救了无数患者的生命。我国自 20 世纪 70 年代开始应用起搏器，植入数量逐年增多，目前年植入量约 5 万余台。起搏器植入的适应证也在不断拓宽，不再局限于心动过缓的治疗，还可以应用于心衰、血管迷走性晕厥等，有除颤功能的 ICD 可以用于治疗快速性室性心律失常以及作为一些疾病的一级预防。

植入起搏器或 ICD 后，患者需要定期到门诊进行随访，每年平均 1～2 次，随访内容主要包括患者的临床状态及植入器械情况。临床状态包括基础心律、心律失常性质和频率、心房/心室起搏比例、疾病转归等，植入 ICD 的患者还应包括 ICD 放电情况。器械情况包括电极阻抗、起搏阈值、心房/心室的起搏/感知功能、预期使用寿命等。但随访期间很可能会出现心律失常、电极导线异常、器械程序故障等问题，患者可能无任何症状，使得一些重要问题被遗漏。增加门诊随访频率可能会浪费患者及医生的时间，占用医疗资源，也不能保证患者良好的依从性。TRUST 研究显示，仅有 6.6% 的患者可以每 3 个月定期到门诊随访[1]。远程监测技术将患者存储在心血管植入型电子器械（cardiovascular implantable electronic device，CIED）的信息与负责随访的医生或工程师进行远距离互通，从而可以避免上述门诊随访的弊端，也可以为患者提供更全面的监控。CIED 包括心脏起搏器、ICD、CRT 起搏器、植入型心电记录仪及植入型心血管监测器，后两者在我国的应用很少。

远程监测技术最早开始于起搏器的电话传输心电监测（trans-telephonic monitoring，TTM），但与常规门诊随访相比，TTM 获得诊断及参数设置的信息并不理想。随后出现了家用触发监控系统以及自动远程监测系统，家用触发监控系统可以获得与在诊室内随访相同的信息，包括心电图、心脏节律、CIED 参数等，但操作复杂，且容易遗漏无症状事件，不能保证患者的依从性，而自动远程监测系统除可以获得与在诊室内随访相同的信息外，其操作简单，能够及早发现问题，尤其对无症状的患者非常重要，在临床中的应用优势非常明显。

一、电话传输心电监测（trans-telephonic monitoring，TTM）

TTM 技术在 1971 年首次提出，当时的目的主要是为了监控起搏器的预期寿命。其基本原理是通过电话线将心电信息转换成声频信号传送至监测中心，再经调制解码器转换成心电图信号。TTM 实际上是患者的实时心电图，20 世纪 70 年代末期和 80 年代，一些文献报道了 TTM 作为其他问题的诊断工具，包括起搏器的起搏功能、感知阈值、夺获、电极导线损坏等[2-3]。20 世纪 90 年代，TTM 的临床效果得到证实。一项纳入 369 例起搏器植入患者的回顾性研究发现，TTM 的事件发现情况与在起搏器诊所内检查发现的事件情况一致，TTM 发现事件的敏感性为 94.6%，特异性为 98.5%，阳性预测值为 93.3%，阴性预测值为 98.8%，TTM 还可以鉴别部分不同类型的起搏器功能障碍及明显的心律失常[4]。

TTM 的实施依赖于患者的主动协作，由患者将特定装置放置在起搏器表面，并不能保证所有患者都有良好的主动性。另外，患者和负责 TTM 的护士或技师之间的语言交流非常重要，这样有助于对患者的临床状态进行实时评估。TTM 技术出现后很快得到广泛应用，为起搏器患者提供 TTM 随访在北美逐渐变得常见，因其可以远程评估患者的固有起搏频率，在一定程度上减少了患者的门诊访问次数，至今仍有无法替代的作用。尽管如此，TTM 也有其自身的缺陷，如只能传输瞬时的心电信息，不能为医生提供完整心电信息，使得一些重要信息可能会遗漏。2009 年的一项研究显示，TTM 仅发现了 190 次事件中的 3 次，其余事件在患者进行诊室内随访时发现[5]。除此之外，TTM 并不能从装置的存储资料中获得诊断信息，仅能提供起搏器功能的一些基本资料，并且容易受到皮肤电极位置及电话线噪声的影响。

二、家用触发监控系统

随着技术不断发展，20 世纪 90 年代末期，为了进行远程询问，触发监控技术被编入 CIED 中[6-7]。远程触发监控系统询问程序与传统的诊室内个人评估程序相似，除起搏夺获阈值外，获得的信息也相似。通过基于程控头的射频平台实现患者装置与收发器之间的信息传输。将程控头放置到患者的起搏器上，起搏器程控、存储以及测量的数据就可以传输到家庭收发器上。患者可以接收到关于传输成功或失败的回执。收发器接收到信息后再通过电话线或无线蜂窝网络将加密信息传输到中心存储器进行存储和处理。供应商、医生等有关人员可以在加密的专门网站检索到患者的信息。触发监控系统同样需要患者主动参与并启动询问和传输，虽然可以避免程控间期的部分不良事件，但不能发现无症状事件，且操作复杂、费时，不能保证患者的依从性，在临床中的应用效率也不理想[7-8]。

三、自动远程监测系统

最早的针对植入式起搏器和 ICD 的远程监测系统是德国百多力公司的家庭监控（home monitoring，HM）系统，在 2001 年获得 FDA 批准上市使用[9]。目前，已经有不同生产商生产的多种远程监测系统在临床应用，各生产商的远程监测系统只对自己的产品兼容。2005 年、2006 年、2007 年，美敦力公司的 CareLink 系统、波科公司的 Latitude 系统以及圣犹达公司的 Merlin. Net 系统分别上市。该远程监测系统无需患者主动参与并启动询问和传输，保证了患者的依从性，每日或定期传输信息到服务中心，即使无症状事件也可以记录到。随着远程监测系统不断发展，一些生产商又将部分家庭医疗监控设备加入到系统中，如体重计、血压计，从而进一步实现对患者的全面监控[10-11]。各生产商的远程监测系统特点见表 39-1。

表 39-1　各生产商的远程监测系统特点

	百多力	美敦力	波科	圣犹达
常用名称	Home monitoring	CareLink	Latitude	Merlin
上市时间	2001 年	2005 年	2006 年	2007 年
操作	自动	患者触发、自动	患者触发、自动	患者触发、自动
移动性	全球移动	固定	固定	固定
信息接收方式	无线	无线、手动	无线、手动	无线、手动

表 39-1 各生产商的远程监测系统特点（续）

	百多力	美敦力	波科	圣犹达
信息传输方式	移动电话、通讯线	通讯线	通讯线	通讯线
信息传输时间	每日、事件发生时	定期、事件发生时	定期、事件发生时	每日定时检查报警、事件发生时
异常事件提醒	自动	定时	定时	定时
事件通知医生方式	网站、传真、E-mail、短信	网站、传真、E-mail、短信	电话、传真	网站、传真
早期检测功能	<24h	部分事件<24h	部分事件<24h	部分事件<24h
每日监测对电池寿命影响	低	高	高	低

目前上述 4 个远程监测系统中，百多力公司的 HM 系统应用最广泛，在 2009 年进入我国临床，也是唯一进入我国临床的远程监测系统。以 HM 系统为例，其工作步骤见图 39-1（摘自百多力公司课件）。患者信息每日无线传输到终端设备，终端设备应与患者保持在有效距离，然后通过 GSM 网络传输到信息服务中心进行信息的存储、处理，最后自动上传至专门的网站，医生可以对其在线浏览，特殊事件则及时通过传真、短信等通知医生，从而使医生及时掌握患者信息，对事件及早做出干预。

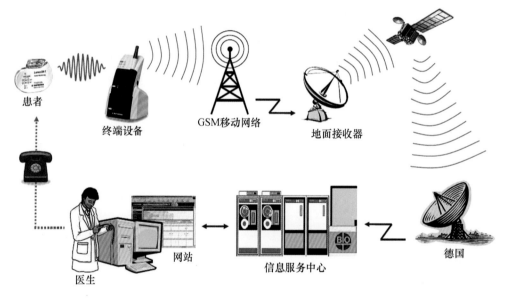

图 39-1　HM 系统工作步骤

从第一项临床研究开始，远程监测系统已经显示了其临床可行性及技术可靠性。目前大部分关于远程监测系统的大规模研究同时包括了远程询问和远程监测，远程询问和远程监测是两个不同但又有互补作用的功能，两者经常混用，早期的一些研究可能仅包括远程询问[6-7]。远程询问最初主要用于降低 ICD 患者的按季定期门诊访问次数。其可靠性、方便性，以及检测器械功能和心律失常的充分性，获得了患者和医生的认可[12]。

远程监测系统发展至今，已经在诸多方面显示了其优势。首先，与 TTM 和常规门诊随访相比，远程监测系统发现各种事件更早、更全面。一项比较远程监测与 TTM 识别起搏器患者临床可干预事件能力的研究，将所有患者以 1∶2 比例分为 TTM 组和远程监测组，TTM 组每 6 个月进行门诊随访，每 2 个月通过 TTM 传输心电图，远程监测组每 3 个月传输心电图。结果发现，远程监测组发现临床需干预事件的平均时间为 5.7 个月，明显早于 TTM 组的 7.7 个月（$P <$ 0.0001），且 TTM 组发现事件的概率仅为 2%，而远程监测组发现事件的概率为 66%[5]。TRUST 研究是一项比较常规门诊随访与远程监测的前瞻性多中心研究，该研究将所有患者以 2∶1 比例随机分入远程监测组和常规门诊随访组，常规门诊随访患者在 CIED 术后每 3 个月进行随访，期间必要时可以门诊随访，远程监测组仅在第 3、15 个月进行门诊随访，研究中远程监测组发现所有心律失常事件的平均时间 <2 天，常规门诊随访组则为 36 天（$P < 0.001$）[1]，进一步证实了远程监测的优势。另外，远程监测传输信息的速度也快于常规门诊随访，研究显示，远程监测每次传输信息的时间为（11.5±7.7）min，传统门诊随访获得信息的时间为（27.7±9.9）min，二者比较存在明显差异（$P < 0.01$）[8]。除发现事件早外，远程监测还可以监测到 95% 的无症状事件以及 73% 的可干预事件，遗漏重要事件的概率低，医生则可以根据监测及早做出处理[13-14]。

多项研究显示[1,5,15]，远程监测可以在保证安全的前提下，降低所有 CIED 患者大约 50% 的门诊访问次数。TRUST 研究中，远程监测减少了 45% 的门诊访问次数，同时减少了 60% 的每 3 个月预期门诊随访次数，与常规门诊随访相比，并没有增加死亡、卒中以及需要外科干预的发生率[1]。远程监测还可以使心衰、心律失常、ICD 相关问题的总门诊访问次数降低 23%[5]。ICD 患者应用远程监测可以降低 63.2% 的个人门诊访问次数，且不增加住院及死亡风险[15]。远程监测早期监测到装置或电极等的异常，可以减少 ICD 不恰当放电次数。ECOST 研究及其亚组分析，均发现远程监测组 ICD 不恰当放电的次数明显低于定期急诊随访组[16-17]。

远程监测中最常见的快速性心律失常是房性心律失常，其在临床中的作用也充分得到重视[5,14]。既往研究显示，快速性房性心律失常持续时间 ≥5min，卒中或死亡的风险增加一倍[18]。但是，在 2014 年美国心脏病年会公布的 IMPACT 研究结果表明，对于植入 ICD/CRT-D 的慢性心衰患者，房性心律失常的远程监测并不优于诊室评估和基于医生的判断，指导抗凝治疗也一样，该研究因无效而提前终止。远程监测技术除用于评价 CIED 的基本信息外，还可以通过不同参数监测心功能情况，这些参数包括体重、症状、心率变异性、经胸阻抗等。有研究发现，监测经胸阻抗比监测体重能更早预警心衰失代偿[19]，但目前不能实现远程报警，其临床获益也需进一步证实。

远程监测系统虽然方便，发现问题及时，但也有其局限性，如不能询问患者病史、症状，不能直接进行心脏评估，仅是一种检查工具，而不是治疗工具，所以患者即使心脏情况稳定，也应定期到专业门诊随访。2012 年《我国心血管植入型电子器械术后随访的专家共识》[20] 提到，远程监测的患者仍需要每年至少 1 次的门诊随访。共识中对 CIED 患者随访的时间做了具体阐述。每个 CIED 患者都应进行 1 次出院前随访，出院后的随访分 3 个阶段：①早期为植入 CIED 后 4～12 周内，目的是评价治疗效果及患者症状改善情况，确定有无并发症；②中期则根据患者临床状态和 CIED 类型，每 3～12 个月进行 1 次门诊随访或远程监测，ICD 患者随访间期不应超过 6 个月，不是所有 CIED 都有自动测量起搏或感知阈值功能，推荐每 6～12 个月对这些参数进行 1 次门诊评估；③后期为 CIED 接近择期更换指征时，考虑增加门诊或远程监测次数（每次间隔 1～3 个月）。

四、总结

远程监测技术有减少门诊访问次数、及早发现事件等优点，在 CIED 的随访中发挥着重要作用。我国 CIED 植入数量逐年增多，但整体比例仍然偏低，远程监测技术更是如此。目前，并不是所有 CIED 均装有远程监测系统，且远程监测的实施需要医生、护士、技师等的参与，大部分医院均不设置专门的岗位。另外，很多医生和患者没有认识到远程监测的重要性，门诊随访的依从性也较差。因此，我国 CIED 的术后随访及远程监控系统仍需不断发展和完善。

（谭 琛）

参考文献

[1] Varma N，Epstein AE，Irimpen A，et al. Efficacy and safety of automatic remote monitoring for implantable cardioverter defibrillator follow-up：the Lumos-T Safely Reduces Routine Office Device Follow-up（TRUST）trial. Circulation，2010，122（4）：325-332.

[2] Griffin JC，Schuenemeyer TD，Hess KR. Pacemaker followup：Its role in the detection and correction of pacemaker system malfunction. Pacing Clin Electrophysiol，1986，9（3）：387-391.

[3] Vallario LE，Leman RB，Gillette PC. Pacemaker follow-up and adequacy of Medicare guidelines. Am Heart J，1988，116：11-15.

[4] Gessman LJ，Vielbig RE，WaspeLE，et al. Accuracy and clinical utility of transtelephonic pacemaker follow-up. Pacing Clin Electrophysiol，1995，18：1032-36.

[5] CrossleyGH，ChenJ，ChoucairW，et al. Clinical benefits of remote versus transtelephonic monitoring of implanted pace makers. JAm Coll Cardiol，2009，54（22）：2012-2019.

[6] SchoenfeldMH，ComptonSJ，MeadRH，et al. Remote monitoring of implantable cardioverter defibrillators：a prospectiveanalysis. Pacing Clin Electrophysiol，2004，27：757-763.

[7] Al-KhatibSM，PicciniJP，KnightD，et al. Remotemonitoring of implantable cardioverter defibrillators versus quarterly device interrogations in clinic：results from arandomized pilot clinical trial. J Cardiovasc Electrophysiol，2010，21（5）：545-550.

[8] CroninEM，ChingEA，VarmaN，et al. Remote monitoring of cardiovascular devices：a time and activity analysis. Heart Rhythm，2012，9（12）：1947-1951.

[9] 华伟. 临床使用心脏起搏技术. 北京：人民卫生出版社，2012：174-194.

[10] 柳景华，程姝娟，马长生. 心脏起搏器起搏、除颤和再同步化治疗. 北京：中国协和医科大学出版社，2014：1170-1175.

[11] TheunsDA，ResJC，JordaensLJ. Homemonitoring in ICD therapy：future perspectives. Europace，2003，5（2）：139-142.

[12] Petersen HH，LarsenMC，NielsenOW，et al. Patient satisfaction and suggestions for improvement of remote ICD monitoring. JInterv Card Electrophysiol，2012，34（3）：317-324.

[13] Ricci RP，MorichelliL，D'OnofrioA，et al. Effectiveness of remote monitoring of CIEDs in detection and treatment of clinical and device-related cardiovascular events in daily practice：the Home Guide Registry. Europace，2013，15：970-977.

[14] CrossleyGH，BoyleA，VitenseH，et al. TheCONNECT（Clinical Evaluationof Remote Notification to Reduce Timeto Clinical Decision）trial：the value ofwireless remote monitoring with automatic clinician alerts. J Am Coll Cardiol，2011，57（10）：1181-1189.

[15] HindricksG，ElsnerC，PiorkowskiC，et al. Quarterly vs. yearly clinical follow-up of remotely monitored recipients of prophylactic implantable cardioverter-defibrillators：results ofthe REFOR Mtrial. Eur HeartJ，2014，35（2）：98-105.

[16] Guedon-MoreauL，LacroixD，SadoulN，et al. A randomized study of remote follow-up of implantable cardioverter defibrillators：safety and efficacy report of theECOST trial. Eur Heart J，2012，34（8）：605-614.

[17] Guedon-MoreauL，KouakamC，KlugD，et al. Decreased delivery of inappropriate shocks achieved by remotemonitoring of ICD：a substudy of the ECOST trial. J Cardiovasc Electrophysiol，2014，25（7）：763-770.

[18] GlotzerTV，HellkampAS，ZimmermanJ，et al. Atrial high rateepisodes detected by pacemaker diagnostics predict death and stroke：report of the Atrial Diagnostics Ancillary Study of the MOde Selection Trial（MOsT）. Circulation，2003，107（12）：1614-1619.

[19] CatanzaritiD，LunatiM，LandolinaM，et al. Monitoring intrathoracic impedance with an implantable defibrillator reduces hospitalizations in patients with heart failure. Pacing Clin Electrophysiol，2009，32（3）：363-370.

[20] 张澍，陈柯萍，黄德嘉，等. 心血管植入型电子器械术后随访的专家共识. 中华心律失常学杂志，2012，16（5）：325-329.

第四十章　远程询问和远程监测的支持证据

心血管植入型电子器械的远程询问（remote interrogation，RI）和远程监测（remote monitoring，RM）技术的发展最早始于 1971 年，大致可分为三个阶段。第 1 阶段始于 1971 年，利用电话线的模拟信号传输心脏起搏器参数，这时的技术只能允许传输即刻测定的阈值、感知及电池寿命等最基本的参数，而且不能查询和传输器械中以往的储存数据，所以其临床应用具有很大的局限性。第 2 阶段始于 20 世纪 90 年代晚期，出现了利用传感技术进行的远程数据传输：患者将查询探头置于植入器械部位的表面，起搏器相关信息便收集于接收器并通过电话线模拟信号或无线网络传输。这种方式操作依然较复杂，患者的依从性欠佳，尤其是不能自动传输患者发生的无症状事件。2001 年第一台自动 RM 设备的问世，标志着 RM 技术进入了崭新的阶段：患者与医师不再需要定期进行繁琐的数据收集和传输工作，设备根据预设定的时间间期进行详尽的数据收集并发送至服务器供随时调用查阅，患者在出现症状时也可以自行启动 RM，大大提高了设备的工作效率。

RI 是指远程设备定期进行的模拟患者本人至诊室随访（IPE）过程的查询，RI 所查询的项目即 IPE 时医务团队进行查询的内容，包括但不限于各导线起搏阈值、感知等。唯一的不足是有些早期的器械不具备自动阈值测定功能，这样阈值测定只能通过 IPE 完成。RM 则是指远程设备自动收集与传输关于器械功能或临床事件的信息，这些信息主要包括监测到的器械功能异常与心律失常事件等。临床研究与实践中对 RI 和 RM 的概念常常并不严格区分，甚至直接互换，互相补充[1-2]。

对于 RM 的临床证据仍然是来源于国际的大规模临床试验。其中多数的国际大规模随机试验都是应用 RI 和 RM 作为 IPE 的替代工具，只有早期的研究是仅用 RI 进行远程随访工具进行研究。

一、RI 的临床证据

早期有关单独应用 RI 的临床效果的研究，包括 2 项小规模的在 ICD 随访过程中应用 RI 的前瞻性研究和一项在起搏器随访过程中应用 RI 的多中心前瞻性随机对照研究（PREFER 研究），初步证实 RI 较 IPE 可以减少随访次数，同时提高不良事件的发现率[3-4]。

二、RI 和 RM 的临床获益

RI 和 RM 的结合，可以实现接近持续性的数据监测，并可以提供每日的超出阈值范围的自我检测和相关事件的检测。这些辅助性工具的应用的临床效果将在下文中的临床试验中进行详尽描述。

（一）随访的优化选择和患者的安全性

2008 年的美国专家共识建议作为植入器械的随访，既可以应用 IPE，亦可以应用 RI 进行，尽管那个时期对于其效果和理想性尚未获知。此后在 2010 年进行的 TRUST 试验比较了 2 种方法，结果显示 RI 与 RM 结合使用可以更加有效和长久地使患者在随访中得到合理的后续安排[5-6]。而且，许多研究显示无论是在门诊还是住院患者中，应用 RI 替代许多 IPE 都会利于提高随访效率[5,7-8]。

通过应用 RI 和 RM 相结合，可以帮助实现 CIED 患者的常规随访评估（起搏器每 6～12 个月一次；ICD 及 CRT 每 3～6 个月随访一次），许多研究均涉及此方面，其结果一致显示应用 RI 替代 IPE，可以使所有种类的 CIED 随访的间期至少缩短 50%，且可以确保安全，并可以提高临床重要事件的早期诊断率[5-6,9-10]。在 2007 年进行且发表结果的 TRUST 研究中[10]，RM 可以降低常规的和非常规的医院评估率接近 50%，并且未使死亡、卒中或需要再次手术的发生率升高，RM 也缩短发现心律失常的时间近 1 天。在 CONNECT 研究[11]中显示：从出现临床事件到做出临床处理的时间，在常规的诊室警示时间为 22 天，而应用远程监测则会降至 4.6 天（P＜0.01）。对于在 ICD 中应用 RM 的效益安全的 ECOST 研究中[12]显示应用 RM 的安全性可延长至少超过 24 个月。对于在植入 ICD 的心衰患者中评估安全性的 EVOLVO 研究中[13]显示与 IPE 相比，RM 可以使患者到急诊室的概率降低 35%。而且可以使患者因心衰、心律失常或 ICD 相关事件至医疗机构就诊的总发生率下降 21%。在 REFORM 研究中[14]显示：在植入 ICD 的患者随访中，辅助性应用 RM 可以使常规的 IPE 降低 63.2%，且不会造成住院率和死亡率的差异。上述研究的大多数患者应用了 ICD 和 CRT-D 治疗，同样在 COMPAS 研究中[15]以常规起搏器植入患者为研究对象，应用 RM，同样取得了相似的结果，利于发现患者早期事件，并使患者至门诊的负担减轻。

总之，许多前瞻性随机性临床试验中均显示在应用不同的 RM 技术（包括起搏器、ICD、CRT 中应用）的不同国家患者中，几乎一致的证实显示应用 RI 和 RM 技术可以降低患者至医疗机构的次数，提供早期察觉可操作性的临床事件，而不会影响安全性。

（二）患者生活质量和满意度

患者对 RI 与 RM 满意度的临床证据偏少且不统一。尽管有的研究显示 RM 与 IPE 对比并没有显著提高患者生活质量[11]，但更多的研究结果倾向显示 RI 与 RM 较 IPE 可以改善患者的满意度，

包括患者与医护人员的关系、器械的易用程度、心理状态改变以及随访的依从性，RI 与 RM 都获得了较正面的反馈。此外，由于无需亲自到诊室随访，还节省了患者的时间与费用[16-19]，仅有极少数患者出于对隐私的顾虑、对科技的恐惧以及希望保持与医护的直接接触等原因，拒绝 RI 与 RM。就整体而言，在临床研究中患者对 RI 与 RM 的接受程度均较高。

（三）设备监视

RM 会在下一次常规 IPE 或 RI 发现需要导线或设备更换前提示信息给植入器械的医师。自动频率转换的次数、室性心律失常，以及 R 波和 P 波高度均利于在临床症状出现前预示设备是否已经出现了功能不良。除了发现设备功能不良外，RM 还可以提示器械植入者一些诸如不能触发快速性心动过速治疗的人工程控的错误，尽管这种错误并不经常发生，但是仍然需要快速的识别和处理。更重要的是电池提前耗竭、高电压电路中断以及不可预期的导线故障会导致潜在的危及生命的并发症。其发生通常是突然的，及时发现这些情况面临挑战。尽管许多 CIED 已经建立声响或振动警报用来警告患者发生的重要事件。但这些提醒经常被忽视，特别是对于孩子和少于沟通的老年人[20]。RM 应用改进的时间分辨率，提供与护理者沟通的额外机制，确保 CIED 系统的完整性监视。这个机制比在常规诊室内能更迅速地发现和早期干预。

尽管对于植入器械的患者本人的监测频率升高最终也会检查到不良事件，从而使大多数患者不受影响，但是不断增多的诊室随访会变得繁重而低效。而与此相反，RM 可以准确、高效、快速地识别不正常参数值，使得患者可以更多地从植入器械中获益。

（四）减少 ICD 放电

临床研究还显示，RM 功能可以减少 ICD 与 CRT-D 的放电治疗。RM 功能可以连接监测心房颤动、T 波过感知、器械功能异常等，因此可进一步减少不适当的 ICD 放电[21]，同时可以及时地

监测到 ICD 适当治疗，也可以提示植入器械的医师尽早介入进行针对病因或诱发因素的治疗，进而减少总治疗的次数。RM 的这项功能在 ECOST 研究中得到了证实[12,22]；值得注意的是，RM 功能仅减少非适当治疗次数，对适当治疗次数并无显著影响。

（五）器械寿命的优化

研究显示 RM 可以较 IPE 节省器械耗电，延缓器械更换时间。尽管 RI 与 RM 功能本身会增加器械工作耗电，但同时 RM 可以在早期监测到增加耗电的其他事件并及早采取干预治疗，例如早期监测到频繁的 ICD 充电、起搏阈值升高、抗心动过速起搏（ATP）或室性早搏事件增加、新发心房颤动等，并提醒医师调整器械的相关参数或调整对应的药物治疗，可以有效地减少这些事件带来的耗电增加，从而抵消 RI 和 RM 本身带来的耗电增加，整体上节省器械用电量[12,22]。

（六）疾病管理

1. 心房颤动

（1）通过远程监测早期发现心房颤动：RM 已经被显示可促进早期发现和量化心房颤动发作和心律失常负荷[11,23]。在全球性的家庭监测数据分析中显示：有 11 624 名植入 ICD、CRT-D 的患者共传输 3 004 763 条数据。有超过 60% 植入 ICD 和 CRT-D 的患者和近 10% 植入普通起搏器的患者中的报警为心房颤动，RM 对于心房颤动的识别敏感性为 95%[24]，那些触发报警的心房颤动发作 90% 是症状性的。远程随访比标准的定期随访可以早 1～5 个月发现心房颤动[23]。在植入 CIED 的患者中，出现之前未被察觉的心房颤动的发生率为 30%～60%。通过 RM 早期发现心房颤动并干预，可以避免 ICD 的不恰当治疗、心衰以及丧失双心室起搏的功能。早期发现心房颤动还可以提供额外的时间去确认是否需要抗凝治疗[25]。

（2）器械发现的心房颤动相关的卒中风险：许多大型的临床试验已经证实了 CIED 发现的心房颤动与栓塞事件的关系[25-26]。即便是发生了短暂的心房颤动（5min），栓塞的风险也是增加的；

且随着心房颤动发生时间的延长，栓塞发生的风险进一步升高[26]。然而，在研究中的大多数人中，在栓塞发生前的 30 日内并未记录到心房颤动的发作，提示在栓塞时间和心房颤动发生的时序关系可能并不总是存在的[27]。心房颤动负荷与临床风险评分可以用于评估低危/高危的风险[25]。

对于通过 RM 发现的心房颤动的抗凝治疗指导数据较少。尽管来自于 RM 参与的心房颤动早期发现和心房颤动负荷的量化可能提示获益，但是这种获益仍然有待观察。由 Martin 等[28]进行的一个基于 RM 发现的心房颤动负荷而开始和结束口服抗凝药的国际性试验中，尽管基于 CHADS$_2$ 评分的严重性也未能显示出卒中发生率或所有原因死亡率的差异，另一项研究（COMPAS 研究[15]）显示出差异但是证据相对不足。无论是通过 RM 还是其他方式发现的心房颤动管理，均应该遵从 2014 年 AHA/ACC/HRS 对于心房颤动管理的指南。

2. 心力衰竭

应用 RM 中获得的数据用于预测急性失代偿心衰已引起许多研究者的兴趣。经胸测量的 CIED 的内膜电极和脉冲发生器之间的阻抗已经产生了混杂的临床结果。多中心试验已经估测出其对于收缩性心衰的阳性预测率从 38.1% 到 60%[29-33]。胸部感染、贫血和胸腔积液会造成假阳性。尽管经胸测量的阻抗在非随机/病例对照的研究中已经证实可以指导心衰的治疗[34-37]，但是在随机试验中显示因为这种检测引起的治疗可能会使心衰相关的住院率提高[38]。其他的诊断因素，例如无症状房颤、患者活动量、平均静息心室率、右心室起搏百分比以及 CRT 起搏百分比等数据的获得和相互结合，已经证实利于对引发心衰患者住院高风险因素的识别[33]。近期，应用植入设备对于心衰患者多参数远程监测的临床试验亦证实通过 RM 技术自动获得的每日数据可以确保对于急性失代偿心衰的报警征象做出早期干预（不包括经胸的阻抗），最终可使心衰的住院率和死亡率下降[39]。在另外一项大型随机试验中证实：应用远程监测的肺动脉血流动力学传感器感应肺动脉压力升高，并进行早期医学干预发生可以降低心衰住院率达 37%[40]。

3. 离子通道病

遗传性的离子通道病是少见的 ICD 植入适应证。然而，对于植入器械的年轻患者（不太可能参加随访）的管理正面临挑战。在这些疾病中可能发生离子通道活动的异常（特别是在离子通道病和心肌病中会间歇地发生 T 波过感知现象），这种异常使患者更容易发生不恰当的放电治疗，需要更加细致的程控。构成植入器械的内部元件故障的风险同样应该被关注，主要是这些患者是在年轻时植入了器械，需要更长时间的医疗服务，以及由于年轻人的高水平体力活动导致的导线张力增加。在儿童群体中，一般植入的是更容易受损伤的心外膜导线，RM 对于在这些患者中进行设备监视、早期发现，以及优先程控具有特别的应用价值[41]。在多中心的 Brugada 注册研究中[42]，与对照组相比，RM 组的门诊随诊率更低（P<0.001），而且显示具有可以减少不恰当放电的趋势。

4. 在植入式循环记录仪（ILR）中使用

植入式循环记录仪（ILR）在发现不频繁发生的心律失常和晕厥的评估中起重要作用。然而，其储存容量是有限的，数据很容易被覆盖，许多重要的诊断数据可能被不恰当地清除。在原因不明的卒中患者中，应用植入式循环记录仪结合 RI 技术已经被证实较传统心电监测的方法相比，可以提高心房颤动的诊出率[43]。有 RM 技术保证的 ILR 可以克服一些限制，它可以通过每日自动的和患者触发的传输数据促进早期诊断，RM 在 ILR 中的作用的国际策略尚需评估。

总之，从整体而言，在针对 RI 与 RM 的已完成的临床试验中所获得证据证实与 IPE 相比，其是获益的：它们可显著减少患者随访次数、提早发现器械相关临床事件、提高发现事件的概率，同时保证了患者的安全；患者对 RI 与 RM 的接受程度均较高；利于减少 ICD 与 CRT-D 的电击治疗；较 IPE 节省器械耗电，延缓器械更换时间。此外，远程监测技术的应用利于早期发现心房颤动，这种发现更利于医师依照相关心房颤动的管理指南为患者指导适合的抗凝方案；应用 RM 的

数据可以对于急性失代偿心衰的报警征象进行早期发现及干预，并最终可使心衰的住院率和死亡率下降。RI 和 RM 在因离子通道病植入 ICD 的患者的长期随访中也有优势。这些来自国际的临床试验的证据也已经被撰写入 2015 年 HRS《心血管植入型电子器械远程询问与监测专家共识》中，大量的临床证据为在 CIED 患者中更好地应用远程询问和远程监测技术提供了基础保证，更多的相关工作也一直在进行中。

（张竞涛）

参考文献

[1] DubnerS, AuricchioA, SteinbergJS, et al. ISHNE/EHRA expert consensus on remote monitoring of cardiovascular implantable electronic devices (CIEDs). Ann Noninvasive Electrocardiol, 2012, 17: 36-56.

[2] BurriH. Remote follow-up and continuous remote monitoring, distinguished. Europace, 2013, 15: i14-i16.

[3] Crossley GH, Chen J, Choucair W, et al. Clinical benefits of remote versus transtelephonic monitoring of implanted pacemakers. J Am Coll Cardiol, 2009, 54: 2012-2019. 10.

[4] Schoenfeld MH, Compton SJ, Mead RH, et al. Remote monitoring of implantable cardioverter defibrillators: a prospective analysis. Pacing Clin Electrophysiol, 2004, 27: 757-763. 11.

[5] Varma N, Epstein AE, Irimpen A, et al. TRUST Investigators. Efficacy and safety of automatic remote monitoring for implantable cardioverter-defibrillator follow-up: the Lumos-T Safely Reduces Routine Office Device Follow-up (TRUST) trial. Circulation, 2010, 122: 325-332.

[6] Varma N, Michalski J, Stambler B, et al. TRUST Investigators. Superiority of automatic remote monitoring compared with in-person evaluation for scheduled ICD follow-up in the TRUST trial—testing execution of the recommendations. Eur Heart J, 2014, 35: 1345-1352.

[7] Ricci RP, Morichelli L, D'Onofrio A, et al. Effectiveness of remote monitoring of CIEDs in detection and treatment of clinical and device-related cardiovascular

events in daily practice: the Home Guide Registry. Europace, 2013, 15: 970-977.

[8] Ricci RP, Morichelli L, D'Onofrio A, et al. Manpower and outpatient clinic workload for remote monitoring of patients with cardiac implantable electronic devices: data from the Home Guide Registry. J Cardiovasc Electrophysiol, 2014, 25: 1216-1223.

[9] Hindricks G, Elsner C, Piorkowski C, et al. Quarterly vs. yearly clinical follow-up of remotely monitored recipients of prophylactic implantable cardioverter-defibrillators: results of the REFORM trial. Eur Heart J, 2014, 35: 98-105.

[10] Varma N. Rationale and design of a prospective study of the efficacy of a remote monitoring system used in implantable cardioverter defibrillator follow-up: the Lumos-T Reduces Routine Office Device Follow-Up Study (TRUST) study. Am Heart J, 2007, 154: 1029-1034.

[11] Crossley G, Boyle A, Vitense H, et al. The CONNECT (Clinical Evaluation of Remote Notification to Reduce Time to Clinical Decision) trial: the value of wireless remote monitoring with automatic clinician alerts. J Am Coll Cardiol, 2011, 57: 1181-1189.

[12] Guedon-Moreau L, Lacroix D, Sadoul N, et al. A randomized study of remote follow-up of implantable cardioverter defibrillators: safety and efficacy report of the ECOST trial. Eur Heart J, 2012, 34: 605-614.

[13] Crossley GH, Chen J, Choucair W, et al. Clinical benefits of remote versus transtelephonic monitoring of implanted pacemakers. J Am Coll Cardiol, 2009, 54: 2012-2019.

[14] Hindricks G, Elsner C, Piorkowski C, et al. yearly clinical follow-up of remotely monitored recipients of prophylactic implantable cardioverter-defibrillators: results of the REFORM trial. Eur Heart J 2014; 35: 98-105.

[15] Mabo P, Victor F, Bazin P, et al. COMPAS Trial Investigators. A randomized trial of long-term remote monitoring of pacemaker recipients (the COMPAS trial). Eur Heart J, 2012, 33: 1105-1111.

[16] Guédon-Moreau L, Lacroix D, ECOST Investigators. Costs of remote monitoring vs. ambulatory followups of implanted cardioverterdefibrillators in the random-ized ECOST study. Europace, 2014, 16: 1181-1188.

[17] Petersen HH, Larsen MC, Nielsen OW, et al. Patient satisfaction and suggestions for improvement of remote ICD monitoring. J Interv Card Electrophysiol, 2012, 34: 317-324.

[18] Zanaboni P, Landolina M, Marzegalli M, et al. Cost-utility analysis of the EVOLVO study on remote monitoring for heart failure patients with implantable defibrillators: randomized controlled trial. J Med Internet, 2013, 15: e106.

[19] Burri H, Sticherling C, Wright D, et al. Cost-consequence analysis of daily continuous remote monitoring of implantable cardiac defibrillator and resynchronization devices in the UK. Europace, 2013, 15: 1601-1608.

[20] de Asmundis C, Ricciardi D, Namdar M, et al. Role of home monitoring in children with implantable cardioverter defibrillators for Brugada syndrome. Europace, 2013, 15: i17-i25.

[21] Mabo P, Victor F, Bazin P, et al. COMPAS Trial Investigators. A randomized trial of long-term remote monitoring of pacemaker recipients (the COMPAS trial). Eur Heart J, 2012, 33: 1105-1111.

[22] Guedon-Moreau L, Kouakam C, Klug D, et al. Decreased delivery of inappropriate shocks achieved by remote monitoring of ICD: a substudy of the ECOST-trial. J Cardiovasc Electrophysiol, 2014, 25: 763-770.

[23] Ricci RP, Morichelli L, Santini M. Remote control of implanted devices through Home Monitoring technology improves detection and clinical management of atrial fibrillation. Europace, 2009, 11: 54-61.

[24] Ricci RP, Morichelli L, D'Onofrio A, et al. Effectiveness of remote monitoring of CIEDs indetection and treatment of clinical and device-related cardiovascular events in daily practice: the Home Guide Registry. Europace, 2013, 15: 970-977.

[25] Botto GL, Padeletti L, Santini M, et al. Presence and duration of atrial fibrillation detected by continuous monitoring: crucial implications for the risk of thromboembolic events. J Cardiovasc Electrophysiol, 2009, 20: 241-248.

[26] Healey JS, Connolly SJ, Gold MR, et al. Subclini-

cal atrial fibrillation and the risk of stroke. N Engl J Med, 2012, 366: 120-129.

[27] Brambatti M, Connolly SJ, Gold MR, et al. Temporal relationship between subclinical atrial fibrillation and embolic events. Circulation, 2014, 129: 2094-2099.

[28] Martin DT, Bersohn MM, Waldo AL, et al. on behalf of the IMPACT Investigators. Randomized trial of atrial arrhythmia monitoring to guide anticoagulation inpatients with implanted defibrillator and cardiac resynchronization devices. EurHeart J. In press. Available at: http://eurheartj.oxfordjournals.org/content/ehj/early/2015/04/22/eurheartj.ehv115.full.pdf.

[29] Vollmann D, Nägele H, Schauerte P, et al. EISOS Investigators. Clinical utility of intrathoracic impedance monitoring to alert patients with an implanted device of deteriorating chronic heart failure. Eur Heart J, 2007, 28: 1835-1840.

[30] Conraads VM, Tavazzi L, Santini M, et al. Sensitivity and positive predictive value of implantable intrathoracic impedance monitoring as a predictor of heart failure hospitalizations: the SENSE-HF trial. Eur Heart J, 2011, 32: 2266-2273.

[31] Perego GB, Landolina M, Vergara G, et al. Implantable CRT device diagnostics identify patients with increased risk for heart failure hospitalization. J Interv Card Electrophysiol, 2008, 23: 235-242.

[32] Small RS, Wickemeyer W, Germany R, et al. Changes in intrathoracic impedance are associated with subsequent risk of hospitalizations for acute decompensated heart failure: clinical utility of implanted device monitoring without a patient alert. J Card Fail, 2009, 15: 475-481.

[33] Whellan DJ, Ousdigian KT, Al-Khatib SM, et al. Combined heart failure device diagnostics identify patients at higher risk of subsequent heart failure hospitalizations: results from PARTNERS HF (Program to Access and Review Trending Information and Evaluate Correlation to Symptoms in Patients With Heart Failure) study. J Am Coll Cardiol, 2010, 55: 1803-1810.

[34] Catanzariti D, Lunati M, Landolina M, et al. Monitoring intrathoracic impedance with an implantable defibrillator reduces hospitalizations in patients with heart failure. Pacing Clin Electrophysiol, 2009, 32: 363-370.

[35] Maines M, Catanzariti D, Cemin C, et al. Usefulness of intrathoracic fluids accumulation monitoring with an implantable biventricular defibrillator in reducing hospitalizations in patients with heart failure: a case-control study. J Interv Card Electrophysiol, 2007, 19: 201-207.

[36] de Asmundis C, Ricciardi D, Namdar M, et al. Role of home monitoring in children with implantable cardioverter defibrillators for Brugada syndrome. Europace, 2013, 15: i17-i25.

[37] Schwartz PJ, Spazzolini C, Priori SG, et al. Who are the long-QT syndrome patients who receive an implantable cardioverter-defibrillator and what happens to them? Data from the European Long-QT Syndrome Implantable Cardioverter-Defibrillator (LQTS ICD) Registry. Circulation, 2010, 122: 1272-1282.

[38] van Veldhuisen DJ, Braunschweig F, Conraads V, et al. Intrathoracic impedance monitoring, audible patient alerts, and outcome in patients with heart failure. Circulation, 2011, 124: 1719-1726.

[39] Hindricks G, Taborsky M, Glikson M, et al. Implant-based multiparameter telemonitoring of patients with heart failure (IN-TIME): a randomised controlled trial. Lancet, 2014, 384: 583-590.

[40] Abraham WT, Adamson PB, Bourge RC, et al. Wireless pulmonary artery haemodynamic monitoring in chronic heart failure: a randomised controlled trial. Lancet, 2011, 377: 658-666.

[41] Varma N, Michalski J, Epstein AE, et al. Automatic remote monitoring of implantable cardioverter-defibrillator lead and generator performance: the Lumos-T Safely RedUceS RouTine Office Device Follow-up (TRUST) Trial. Circ Arrhythm Electrophysiol, 2010, 3: 428-436.

[42] Sacher F, Probst V, Bessouet M, et al. Remote implantable cardioverter defibrillator monitoring in a Brugada syndrome population. Europace, 2009, 11: 489-494.

[43] Sanna T, Diener H-C, Passman RS, et al. Cryptogenic stroke and underlying atrial fibrillation. New England Journal of Medicine, 2014, 370 (26): 2478-2486.

第四十一章 心血管植入型电子器械随访的适应证、规范和频率

心血管植入型电子器械（cardiovascular implantable electronic devices，CIED）是主要用于多种类型心律失常及心衰的诊断、治疗和检测的植入型器械，主要包括心脏起搏器、埋藏式心脏复律除颤器（ICD）和心脏再同步化治疗（CRT）起搏器等。随着器械植入适应证的拓展和植入量的增加，植入术后的管理随访显得尤为重要。本章即参考 HRS/EHRA《心血管植入型电子器械监测的专家共识》对 CIED 随访的适应证、规范、频率的内容及国内现状进行概述。

第一节 《心血管植入型电子器械监测的专家共识》的概述

自 2008 年心律学会（HRS）/欧洲心律协会（EHRA）发布《心血管植入型电子器械监测的专家共识》以来[1]，新型植入设备和新的监测手段不断更新。大量涌现具有数据远程传输能力的装置为开展远程监测（remote monitoring，RM）带来了可能。远程询问（remote interrogation，RI）是指监测设备对植入器械定期进行的模拟诊室随访的一种远程检查过程[2-3]。除了起搏阈值以外，既往诊室检查所获得的随访数据目前均可以经过 RI 获得，而起搏阈值仅在具有自动阈值测试的设备中应用。远程监测（RM）则是指远程设备自动收集与传输关于器械功能或临床事件的信息，包括监测到的器械功能异常与心律失常事件等[4-5]。以往临床研究与实践中对 RI 和 RM 的概念常常并不严格区分，甚至直接互换，此次共识首次明确提出了两者的差异，同时指出两者在对患者的随访过程中是相互补充的。

RI 及 RM 技术上的不断创新潜移默化地改变着诊室随访（in-person evaluation IPE）与 CIED 远程评估之间的关系。在目前的情况下，IPE 仍然是评估植入设备功能以及疾病管理的首要方式，在可行的情况下应用 RI 及 RM 作为辅助。但是，不可否认的是，CIED 植入患者定期随访的比例

相对较低，就美国而言，2005—2009 年间植入 CIED 的患者中，仅有 42% 的患者在植入术后 2～12 个周内进行了第一次 IPE，此后连续每季度进行规律 RI 随访的患者数目逐步递减[6]。

随着越来越多的临床证据支持 RI 及 RM 的有效性，以及患者的诊室随访率并不乐观，目前推荐将 RM 及 RI 作为一种常规的术后随访方式。而诊室随访仅作为 CIED 植入术后首次及每年一次的随访来进行，此外，在设备自动报警时也应对患者进行诊室随访，因为这意味着患者此时需要一位电生理医生或心衰医生对其进行进一步诊治工作[7]。图 41-1 显示了事件相关的 CIED 检测及随访流程。一套有效且以患者为中心的 CIED 随访模式最终提高的是患者完成定期随访流程的比例，尤其对于地理位置偏远、无法经受长途跋涉的患者以及青少年患者具有重要的意义。

相对于非起搏器依赖的单腔起搏器患者来说，植入 ICD 和（或）CRT-D 的患者似乎可以从 RI 和 RM 中得到更大的获益。但统一的 CIED 随访模式简化工作流程，优化了管理策略，也提高了患者及随访医生随访成功率，因此建议对所有的 CIED 植入患者（包括起搏器、ICD、CRT-D）采取相同的 RI 和 RM 随访流程。

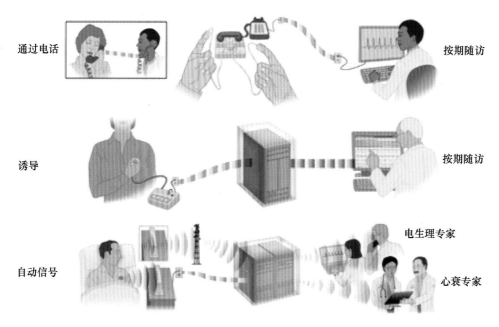

图 41-1　CIED 检测及随访流程

远程随访的含义及 RI 和 RM 的功能应在 CIED 植入术前作为术前宣教告知患者并记录于《知情同意书》中（框表 41-1）。但对于何时启用 RM 或 RI 目前并无统一的实践标准。目前建议两种开启方案，一种是患者在 CIED 植入后的首次诊室随访过程中启用 RI 及 RM 功能。另外一种方案为，患者在出院前开启 RI 及 RM 功能，并携带一个小型的 RM 收发器返回家中（框表 41-2）。患者通过连接硬件并启动手摇式接收器，RI 及 RM 功能即开始工作，并在术后首次诊室随访的时候进行确认远程数据传输是否正常。技术环境（与设备相匹配的远程接收器的性能）及患者自身的个体化特征（患者按照说明书操作接收器的能力）将限制出院前启动 RM 的可能（框表 41-2）。

框表 41-1　CIED 植入前首次术前宣教目的
解释 CIED 随访的临床应用
理解诊室随访与远程随访的区别
明确 CIED 的随访频率
明确 RM 及 RI 的不同
明确医疗团队的组成以及负责 CIED 随访的对象
评估患者是否适合入选 RM
明确患者是否有意愿获得 RM 数据

框表 41-2　RM 流程
纳入到连接
纳入患者进入 RM 系统
确保患者接受 RM 系统
出院前配置与患者的植入设备相匹配的接收器
确保患者与 RM 系统成功连接
连接到传输
获得心衰患者及 ICD 植入者的月度数据
获得起搏器及除颤器植入者的季度数据
明确接收器无法正常连接的患者
传输到沟通
任何警报提示均通知电生理医师
为电生理医师提供具有临床意义的数据
为医疗机构提供患者的医疗总结文档

1. RI 的频率

在 CIED 植入术后 2～12 个月内进行急性期内的询问、再次程控及伤口检查，此后 CIED 的功能状态及存储的心律失常事件可以通过每季度或每半年的 RI 进行数据传输（框表 41-2）。RI 的频率由 CIED 的种类及患者个体的指征进行确定，如患者一般情况、植入器械的种类、植入时间、居住地医疗情况等多种因素。2008 年 HRS/EHRA 发布的《心血管植入型电子器械监测的专家共识》[1] 指出，普通起搏器的随访频率应为每

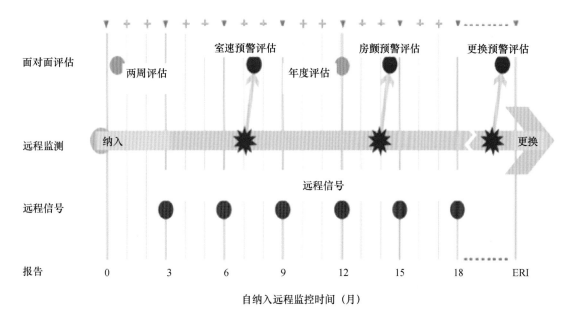

图 41-2　CIED 术后监测

3～12 个月一次，而 ICD 则为每 3～6 个月一次。此外，所有 CIED 植入患者应每年至少进行一次诊室随访，从而能够确认医疗行为的变化，更新患者的医疗记录。对于那些没有自动阈值管理的 CIED 而言，每年一次的诊室随访不仅可以对 CIED 进行起搏阈值的测试，调节其他程控参数，同时还为患者提供一个答疑解惑的机会。但需要注意的是，每年一次的诊室随访并不能替代医疗机构对于患者疾病的诊疗行为。

2. RM

通过临床医生的设置及 CIED 与 RM 接收器之间的定期应答，RM 可以进行周期性的事件报警。RM 所包含的内容，如电池电量、导线完整性及心律失常事件均为设置警报的依据。但是，多种内外因素可以妨碍、延迟甚至阻止设备如医生所希望的那样进行数据传输。例如，接收器在患者家中启动失败，CIED 及接收器之间的连接失败，临床医疗系统发生错误（设备损坏时患者并没有得到及时通知），以及 CIED 的事件警报并没有被传送给适合的医生。稳定的计算机系统对于患者与 RM 之间的连接是至关重要的，特别体现在存储数据以预定的频率进行传输，发现的问题可以在患者及医疗机构之间得到有效的沟通。

伴随着 RM 及 RI 技术上的进步，CIED 对心律失常事件的诊断功能强于治疗作用，针对这一现状，患者、相关医生及心衰专家之间的信息共享成为当前面临的一个极大的挑战。常规的 IPE 提供了患者与医生面对面交流以及实时反馈的机会，且随访检测报告可以在相关医疗机构间共享。因此建议 RI 也应在所推荐的频率内生成类似的报告。RM 检测出的事件输出以后可以通过全面询问、诊室随访甚至急救中心评估进行及时处理，而其中任何一个医疗单位均应与该患者就诊过的其他医疗机构进行沟通联系。特别对于某些心衰患者而言，心衰相关的诊断数据更加需要频繁且个体化的沟通来指导进一步诊治。

第二节　国内心血管植入型电子器械随访实践

随着器械植入适应证的拓展，我国 CIED 的植入量在逐年增加，我国每年植入起搏器的患者超过 5 万，且以年 10%～15% 的速度递增。越来越多临床证据的支持也促进了 ICD 及 CRT/CRT-

D 等功能复杂的起搏器在临床中的应用，但目前国内仍存在重植入、轻随访的现象，使得植入术后的管理问题亟待解决。针对上述情况，中华医学会心电生理和起搏分会组织专家结合临床应用经验，编写了《心血管植入型电子器械术后随访的专家共识》[8] 作为我国 CIED 植入术后随访的临床应用指南。随访的方式主要包括诊室随访和远程监测两种。依据我国的现状，该共识将 CIED 出院后随访分为三个阶段，分别为早期：植入后 4～12 周，对植入器械进行一次完整评估；中期：依据患者临床情况及 CIED 类型，每 3～12 个月进行一次诊室或远程随访，特别是 ICD 的随访间期通常不应超过 6 个月；后期：当 CIED 接近择期更换适应证时，应考虑增加诊室或远程监测次数。

在随访方式上，由于经济因素、患者自身因素等多方面的影响，目前远程监测及远程询问在我国的应用仍不广泛，目前无法作为一种常规的随访方式来替代诊室随访。我国专家共识推荐在以下情况时应用远程监测更有价值：CIED 随访稳定阶段，接近符合器械择期更换适应证需要增加随访时，出现市场纠正活动而需增加随访以便能及时发现 CIED 功能异常。

对 CIED 植入患者进行定期随访是器械治疗过程中的重要环节，定期随访不但可以了解器械治疗的效果，还可以及时发现处理手术及器械本身可能出现的并发症及故障，使患者从 CIED 植入治疗中最大受益。

（任　岚）

参考文献

[1] Wilkoff BL，Auricchio A，Brugada J，et al. HRS/EHRA Expert Consensus on the Monitoring of Cardiovascular Implantable Electronic Devices (CIEDs)：descrip-tion of techniques, indications, personnel, frequency and ethical considerations：developed in partnership with the Heart Rhythm Society (HRS) and the European Heart Rhythm Association (EHRA)；and in collaboration with the American College of Cardiology (ACC)，the American Heart Association (AHA)，the European Society of Cardiology (ESC)，the Heart Failure Association of ESC (HFA)，and the Heart Failure Society of America (HFSA). Endorsed by the Heart Rhythm Society, the European Heart Rhythm Association (a registered branch of the ESC)，the American College of Cardiology, the American Heart Association. Heart Rhythm，2008，5：907-925.

[2] Dubner S，Auricchio A，Steinberg JS，et al. ISHNE/EHRA expert consensus on remote monitoring of cardiovascular implantable electronic devices (CIEDs). Ann Noninvasive Electrocardiol，2012，17：36-56.

[3] Burri H. Remote follow-up and continuous remote monitoring，distinguished. Europace，2013，15：i14-i16.

[4] Varma N，Pavri BB，Stambler B，TRUST Investigators. Same-day discovery of implantable cardioverter defibrillator dysfunction in the TRUST remote monitoring trial：influence of contrasting messaging systems. Europace，2013，15：697-703.

[5] Varma N，Stambler B，Chun S. Detection of atrial fibrillation by implanted devices with wireless data transmission capability. Pacing Clin Electrophysiol，2005，28：S133-S136.

[6] Al-Khatib SM，Mi X，Wilkoff BL，et al. Follow-up of patients with new cardiovascular implantable electronic devices：are experts' recommendations implemented in routine clinical practice? Circ ArrhythmElectrophysiol，2013，6：108-116.

[7] Jacobs AK，Anderson JL，Halperin JL. The evolution and future of ACC/AHA clinical practice guidelines：a 30-year journey：a report of the American College of Cardiology/American Heart Association Task Force on Practice Guidelines. J Am Coll Cardiol，2014，64：1373-1384.

[8] 张澍，陈珂萍，黄德嘉，等. 心血管植入型电子器械术后随访的专家共识. 中华心律失常学杂志，2012，5（16）：325-329.

第七篇

室上性心动过速和特殊心动过速综合征

第四十二章 室上性心动过速概述

阵发性室上性心动过速（paroxysmal supraventricular tachycardia，PSVT，室上速）是临床上常见的一种快速性心律失常。广义的室上性心动过速包括窦性心动过速、房性心动过速、房室交界区性心动过速、房室折返性心动过速、心房扑动和心房颤动等，狭义上讲，阵发性室上速是指具有突然发作、突然终止特点的快速整齐的窄 QRS 波心动过速，发生机制特指房室旁路或房室结双径路引起的折返性心动过速。此类疾病的治疗目的主要是针对心动过速的终止，药物终止仍然是最常用的治疗手段，多非预防性用药。由于近年来射频消融技术的成熟，成功率高，并发症少，具有根治性的特点，几乎已成为反复发作的 PSVT 择期治疗首选的方法，同时也为 PSVT 的电生理研究提供了可靠依据。本章将聚焦狭义室上速（包括房室旁路或房室结双径路引起的折返性心动过速）的临床表现、发病机制及处理原则。

许多临床医生对心律失常的药物治疗常常感到棘手，归根到底主要是首先对 PSVT 的诊断和鉴别诊断问题。只有认真追问病史，仔细分析心电图，了解心动过速的病因和发生机制，加强对疾病的诊断能力，才能对药物的应用做到"有的放矢"。

一、临床特点

PSVT 可见于任何年龄，最小年龄甚至可发生于胎儿时期，男女发病率相似，与器质性心脏病无明确关系。本病的特点为突然发作、突然终止，持续时间数秒至数天不等。患者感到快速心跳、心悸、虚弱、头昏和晕厥前症状。不同患者心动过速的频率有很大差别，范围多在 150～280 次/分，少数可小于 150 次/分。如心室率较快，如大于 200 次/分，患者症状较重，甚至会发生晕厥。对合并器质性心脏病者，如冠心病患者可诱发心绞痛发作，或心功能不全患者心衰突然加重等。体格检查显示心律绝对规整，第一心音强度一致，颈静脉搏动强度一致。

二、病因和发生机制

随着近年来心内电生理研究的进展和射频消融技术的成熟，PSVT 的病因已十分明确，主要包括两类：①房室旁路参与的房室折返性心动过速（AVRT）。②房室结双（多）径路引起的房室结折返性心动过速（AVNRT）。两种病因所致的 PSVT 的发病率相近，根据目前的临床表现和体表心电图表现将很难避免地把部分阵发性房性心动过速和 2：1 下传的心房扑动病例诊断为 PSVT，有时需依赖描记经食管心电图或应用阻断房室结的药物进行鉴别。

房室旁路参与的房室折返性心动过速（AVRT）的发生如同其他折返性心律失常一样，必须具备折返三要素，即存在两条径路，其中一条径路存在单向阻滞，其中一条径路传导延缓。房室旁路是指心房与心室之间的异常传导径路，其表现形式有两种，即房室旁路存在前向传导的功能（显性预激）和仅具有逆向传导的功能（隐匿性预激）。这样，房室旁路和房室结构成了房室之间的两条径路，以显性预激为例，由于多数情况下房室旁路的不应期长于房室结的不应期，当房性早搏出现时，心房的激动将首先遇到旁路的有效不应期，而沿处于相对不应期的房室结下传心室，即出现一侧径路的传导延缓，这样，当心室激动后，将会沿房室旁路逆传回心房，心房的激动再次经房室结下传，而形成周而复始的AVRT。此心动过速的特点为经房室结前传，因此体表心电图表现为窄QRS波群的心动过速，我们称之为顺向型房室折返性心动过速。少数患者的房室旁路的不应期短于房室结的不应期，可引起经旁路前传和经房室结逆传的逆向型房室折返性心动过速。同样，室性早搏也可引起AVRT。因此，当我们了解了其心动过速的发生机制后，应用阻断房室结的药物或旁路的药物时，只要阻断一搏激动，心动过速即可终止。

另一种为房室结双径路引起的房室结折返性心动过速（AVNRT），是指在房室结和结周组织存在两条径路，其中一条快径路，另一条为慢径路，两条径路的传导特性均符合房室结传导的特性。心动过速的发生常为房性早搏引发，由于快径的不应期长于慢径不应期，房性早搏常引起慢径前传和快径逆传的慢-快型AVNRT，少数病例可见快-慢型AVNRT。由于心动过速经房室结下传引起心室激动，若不合并束支传导阻滞，心动过速的心电图也应为窄QRS波群的特点。药物的治疗只选用作用于房室结的药物即可。

三、诊断和鉴别诊断

PSVT的诊断除结合其临床特点外，最重要的是依据体表心电图进行诊断。对所有PSVT患者应尽量获得心动过速未发作时的体表心电图，观察是否存在显性预激。从上述的发生机制可见，AVRT的折返途径应当是P'-R-P'的关系，房室比例永远是1：1的传导关系，通常，R-P'＜P'-R，由于心房波是由心室激动引起，故P'总是位于QRS波群之后，且R-P'＞90ms。而AVNRT则不同，其PSVT发作时房室之间并没有传导与被传导的关系，心房和心室的激动是由房室结向两侧的激动传导所致，因此心房波（P'）与心室波（QRS）常重叠在一起，其R-P'常小于90ms。

对于窄QRS波群的心动过速，通过比较窦性心律和心动过速发作时的心电图和并结合临床特点，一般不难做出诊断。对于心室率为150次/分

左右的患者需特别注意与2：1房扑的鉴别，其P'波（实质上为F波）常位于R-R间期的中间部位，另一个F波埋藏在QRS波群内，最易辨认的导联为Ⅱ、Ⅲ、aVF导联，有时需借助经食管心电图去辨认F波进行鉴别。对于宽QRS波群心动过速，应注意室上速合并束支传导阻滞、逆向型AVRT，以及Mahaim旁路合并PSVT与室速、预激合并房颤等的鉴别，特别是注意辨别心房波，分析房室波之间的关系。

四、临床治疗

2015年ACC/AHA/HRS《成人室上性心动过速处理指南》将室上速治疗分成急性期治疗（图42-1）和稳定期治疗（图42-2）两种。

（一）急性期治疗

1. 迷走神经刺激法

刺激迷走神经的方法因其操作简单、省时而成为室上速的一线治疗。迷走刺激主要作用在房室结，延长其不应期及减慢传导。因此，这种治疗只对房室结依赖性的室上速治疗有效。其方法包括：①压舌板刺激咽喉，诱发恶心、呕吐。②Valsalva动作，对于Valsalva动作的技术尚缺乏金标准，只是让患者用力紧闭声门10～30s，相当于增加胸内压30～400mmHg。③压迫颈动脉窦，用三个手指在甲状软骨上缘，向颈椎方向压迫，先右后左，每次10～20s。颈动脉窦压迫后再给药物，效果较好。禁止两侧同时按压。脑动脉硬化时慎用。④压迫眼球即经典的divind反射（眼心反射）。患者闭眼，手指在眶下压迫眼球上部，感胀痛为止，每次10～30s，勿施行暴力，勿压迫角膜。青光眼、高度近视者禁用。

经刺激迷走神经终止室上速的成功率可达27.7%，而Valsalva动作比颈动脉窦按压更为有效。压迫眼球的方法有潜在危险，已屏弃不用。刺激迷走神经的治疗方法在AVRT和AVNRT治疗中为Ⅰ类推荐。

2. 同步电复律

当迷走神经刺激或腺苷治疗无效或不易实施，

患者又存在血流动力学不稳定时，指南Ⅰ类推荐应用同步电复律终止室上速，而对血流动力学稳定者，当用药物终止治疗无效时，也推荐（Ⅰ类）行电复律治疗。

电复律治疗可使血流动力学不稳定的室上速患者迅速恢复窦性心律，其成功率高、安全性强。2010年《成人高级心肺复苏指南》指出，对伴低血压、心律规整的窄QRS波室上速患者，在出现精神状态有改变、休克、胸痛、急性心衰综合征时，除推荐腺苷治疗外，首先考虑电复律治疗。

3. 药物转复

快速推注腺苷终止AVNRT和AVRT的成功率高达78%～96%，给药后患者可有胸部不适、气短、面部潮红等副作用，但腺苷的半衰期很短，

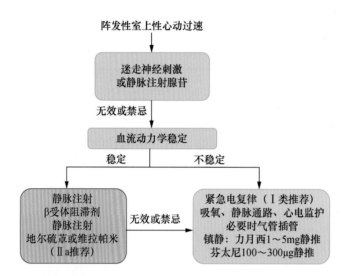

图 42-1 阵发性室上速急性期临床处理流程（改编自2015年 ACC/AHA/HRS《成人室上性心动过速处理指南》）

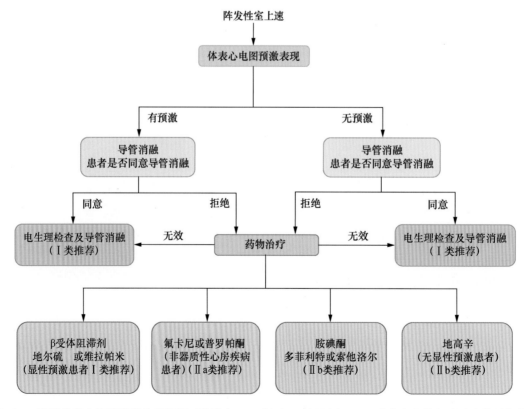

图 42-2 阵发性室上速稳定期治疗流程（改编自2015年 ACC/AHA/HRS《成人室上性心动过速处理指南》）

故症状多为一过性，发生严重副作用的情况罕见（详见"常用的终止阵发性室上性心动过速的药物"）。指南一线推荐腺苷用于 AVNRT 的治疗，终止有效率达 95%，对顺向型 AVRT 也为 I 类推荐，1min 内终止有效率为 90%～95%，但给药后可促进房颤发生。

（二）稳定期治疗

1. 导管消融的选择

尽早选择射频消融手术治疗，以免长期服用抗心律失常药物所带来的副作用，和反复发作所造成的心动过速性心肌病。

对于 AVNRT 患者，慢径的导管消融也为 I 类推荐，对有症状的 AVNRT 患者其为一线治疗，治疗成功率 >95%，发生房室传导阻滞的危险 <1%。

对于预激患者存在 AVRT 或房颤时，导管消融为一线治疗和 I 类推荐。治疗的成功率为 93%～95%，术后 8 年随访期发生较大合并症的风险为 3%。无休止性交界区心动过速（PJRT）的消融成功率也达 90%。Mahaim 束的消融成功率为 70%～100%。年轻的预激综合征者做旁路消融后，原有的房颤可消失，相反，年龄大的预激综合征患者旁路消融后可出现与旁路无关的房颤。

对于无症状预激患者，如果其属于心律失常事件发生高危者时（旁路不应期 <240ms），导管消融治疗为 IIa 类推荐。如患者为无症状预激，预激波形间断出现或在运动过程中消失，则该患者为低危者。

2. 药物治疗的选择

对于拒绝或不适合导管消融的患者，室上速反复发作，指南推荐给予 β 受体阻滞剂、地尔硫䓬、维拉帕米等药物口服控制发作。

五、常用的终止阵发性室上性心动过速的药物

（一）抑制房室结前向传导的药物

1. 腺苷或腺苷三磷酸（ATP）

腺苷和 ATP 是终止 PSVT 的首选药物之一。

目前我国由于腺苷价格相对较高，产品缺乏，应用较少。主要依靠 ATP，ATP 进入人体后可迅速分解成腺苷而发挥作用，其主要作用于房室结，通过腺苷受体和刺激迷走神经而产生负性变时和负性变传导作用。ATP 的半衰期只有 1～6s。因此，药物进入人体后可一过性阻断房室结，而终止 PSVT，并迅速代谢，间隔 2min 后可重复用药。目前也有应用 ATP 出现心脏停搏的报告，我们的研究认为主要是与非个体化用药剂量有关，因此提出 ATP 用药应遵循以下几条原则：①按患者的体重用药，而不采用 20mg 或 40mg 静脉注射的方法给药。②从小剂量开始（0.1mg/kg）给药，逐渐以 0.05mg/kg 的剂量递增，直至心动过速终止。③采用快速静脉注射（即"弹丸"式注射），注射后迅速应用 2～3ml 注射用水或生理盐水再次冲击。药品不必过分稀释，以便于能够快速推注至体内。④用药过程中需连续心电监测，并记录给药时间。经周围静脉给药，ATP 对房室结的最大作用时间在 20～30s，所以心动过速多在 30s 内终止，中心静脉给药多在 15s 左右终止心动过速。⑤给药间隔时间大于 2min。我们的研究结果显示，只要规范用药，ATP 终止 PSVT 的成功率可高达 90%～100%，未出现严重副作用。给药后几乎所有的患者均出现一过性面红、呼吸困难、胸部压迫感、手麻等症状，数秒内可消失。对老年或冠心病心绞痛患者、支气管疾病患者应当慎用。

2. 维拉帕米（verapamil）

又称异搏定，是钙通道阻滞剂的代表药物。其作用机制为阻滞心肌细胞膜的钙通道，抑制钙离子内流。对窦房结和房室结均有较强的抑制作用，而对房室旁路没有作用。维拉帕米对房室传导功能的影响主要表现为对房室结传导的抑制，使房室结传导能力下降，传导速度减慢，引起 AH 间期延长，延长房室结的有效不应期。口服后吸收完全，半衰期 3～7h，最大起效时间为 30～45min，故口服方法不适宜 PSVT 的终止。静脉注射 1～2min 起效，最强作用时间为给药后 10min。终止 PSVT 的有效率为 75%～95%，终止时间多在给药后 5～10min。我们建议静脉给药以 5～10mg 加

5％～10％葡萄糖稀释至 20ml，按每分钟 1mg 的速度缓慢静脉推注，并连续监测心电图。心动速一旦终止则立即停药。如应用 10mg 无效（结合患者体重和血压状况可适当增加剂量 2.5～5mg），应间隔 30min 后再静脉注射 2.5～5mg。维拉帕米的副作用较少见，部分患者有轻微头昏和胸闷，多发生在静脉注射过快时。因其可抑制心功能和舒张血管引起血压下降，因此对有心功能不全和血压明显下降者应慎用或减少剂量。

3. 其他

如洋地黄类药物、β受体阻滞剂和升压药物也可以作为终止 PSVT 的用药，但其终止率低，终止时间长，应当说均非首选用药。除非在一些特殊情况下，如器质性心脏病伴有心功能不全患者，终止 PSVT 用药受限时可考虑用洋地黄制剂。如条件许可而用药受限，此时应选择经食管调搏超速刺激终止。目前基层医院仍有人采用升压治疗（甲氧明或间羟胺）反射性兴奋迷走神经，使房室结抑制而终止 PSVT，其成功率仅为 50％～70％，对高血压患者、心功能不全和脑血管病患者更应慎重。

（二）抑制房室结、希浦系统和房室旁路的药物

1. 普罗帕酮

即心律平，属Ⅰc类抗心律失常药物。心肌细胞电生理作用为抑制细胞膜的钠通道，阻止钠离子内流，使动作电位的 0 相最大除极速度和幅度降低。电生理显示其对起搏和传导系统有较广泛的抑制作用。对房室旁路也有较强的抑制作用，应当说是一种广谱抗心律失常药物，也是临床急诊终止 PSVT 的常用首选药物之一。临床应用经验证实静脉注射普罗帕酮 70mg，终止率可高达 80％～90％，终止心动过速的时间为 5～15min，平均 8min。根据 PSVT 的发生机制可见，在 PS-VT 的折返环路上的任何部位传导阻滞均可终止

心动过速，尤其当临床医生通过心电图对心动过速的折返机制难以判定时更易选用该药物。给药方法多采用普罗帕酮 70mg 经 5％～10％葡萄糖水 20ml 稀释后，在心电图监测下缓慢静推（约 5～10min 注射完），给药过程中由于此药物作用在折返环的多个部位，有时可见心动过速首先出现频率减慢，常是心动过速终止的先兆。普罗帕酮的副作用主要是心动过速终止后的窦性频率的抑制，用药中注意监测。普罗帕酮有一定的负性肌力作用，对大多数心功能正常者几乎不引起心肌收缩力下降，有器质性心脏病尤其是心功能不全者，此药可引起或加重心功能抑制，重者可引起急性心功能不全。

2. 胺碘酮

为Ⅲ类抗心律失常药物，对心脏有广泛的电生理作用，随着近年来对其再认识的提高，并未发现其存在更多的副作用，由于其对房室结-希浦系统和房室旁路均有明显的抑制作用，有更加广谱的抗心律失常作用，近年来临床应用越来越多。静脉注射胺碘酮终止 PSVT 的成功率为 70％～90％，一般常规剂量不宜超过 5mg/kg，以每分钟 15～30mg 缓慢注射。由于该药的半衰期长，终止后常常为近期的射频消融术带来影响。另外静脉注射胺碘酮的国内经验并不很多，尤其对其副作用的危害尚缺乏更多的资料，因此我们建议胺碘酮仅适用于对其他抗心律失常治疗无效的患者。

PSVT 的药物治疗主要是急诊终止发作，用药的依据有赖于对心动过速心电图水平的提高，了解心动过速的发生机制，才能有针对性地选择合理的抗心律失常药物，提高疗效，减少副作用。

总之，阵发性室上性心动过速临床常见，掌握其发病机制及治疗原则，对于临床医生十分重要。其主要临床表现为突发、突止的发作特点，心电图可以初步评估其发病机制，急性期治疗腺苷为首选治疗，稳定期治疗首选导管消融治疗。

（李学斌）

第四十三章　室上性心动过速的治疗原则

第一节　国外指南的概述

室上性心律失常是一组常见的心律失常，最常用的治疗方法是药物和导管消融。为了提高和优化对室上性心律失常的处理，各国指南不定期更新。2003年10月，美国心脏病学会（ACC）、美国心脏协会（AHA）和欧洲心脏病学会（ESC）联合组成了一个专家委员会，制定了《室上性心律失常（SVA）管理指南》[1]。2005年1月，中华医学会心血管病学分会和中国生物医学工程学会心脏起搏与电生理分会及其相关杂志共同合作，组织国内有关专家讨论，将国外发表的循证医学资料与我国成功的工作经验加以综合，编写了中国的《室上性快速心律失常治疗指南》[2]。2015年9月，ACC、AHA、美国心律学会（HRS）专家工作组，根据近10年的发展情况，联合发布了新版《成人室上性心动过速（SVT）管理指南》（以下简称新版指南）[3]，对SVT的诊治流程做出了修改。

第二节　国外指南各个版本之间的变迁和变化依据

ESC和中国自2003年和2005年后便没有更新指南。美国于2015年更新了《成人SVT管理指南》。近十年来，临床试验越来越多，新的证据和药物也有所改变，大家对SVT的认识进一步加深，原先指南推荐的措施和诊治流程可能不再适合临床需求。新指南在证据和力度上都发生了一些变化，删除或修改了一些不太准确、证据不充分、相互重叠的建议。之前的指南，评估流程相对繁琐，难以熟练掌握，特别对于基层医院，不一定适合临床工作的需要。近期的临床试验，特别是电生理方面的研究数据增多，让医生重新认识SVT，了解如何使患者更好地获益。另外在当今医疗环境下，医疗费用的花销也是需要考虑的内容。美国专家组也参考了2014年ACC/AHA发表的成本/价值方法学指南和应用方法的声明，希望将成本和获益控制在一个平衡点。所有的建议方法，无论观察、药物或是消融，都应告知风险，评估利弊。

第三节　国外指南与我国指南的差异

2015年指南与我国指南相比，该分型与传统观念相似，而文字阐述简明扼要，更容易操作和掌握，实用性增强。就整体而言，新版指南有以下几个方面特点：①涵盖了除房颤（AF）之外的，希氏束以上（包括希氏束）参与的心律失常，包括节律规整及不规整的不同类型 SVT；②仅仅针对于 18 岁以上的成年 SVT 患者；③采用了 ACC/AHA 最新发布的对证据水平依赖程度更高的新版指南推荐分类系统，比如将证据等级细分为 A、B-R（随机）、B-NR（非随机）、C-LD（数据有限）及 C-EO（专家共识）几个层次；④推荐意见更加重视权衡具体每一位患者的临床获益和风险，而且也更加尊重个人意愿和选择；⑤临床实用性增强，我国老版指南按照窄 QRS 波心动过速和宽 QRS 波心动过速制定了分别的诊治流程，相对复杂难记。而新版指南没有区分宽窄 QRS 波，只分 SVT 是否律齐。老版指南文字很多，新版指南引入大量彩色表格和流程图将不同情况下 SVT 的推荐处理建议阐述得较为清晰。

新版指南将 SVT 的管理分为急性期和稳定期管理两大方面，分别加以建议，虽然思路与以前一样，但格式更加清晰、易于掌握。新版指南推荐对于心律规则的 SVT 患者进行迷走神经刺激或应用腺苷治疗。对于刺激迷走神经的方法，认为 Valsalva 动作比颈动脉窦按摩更为有效。压迫眼球这种方法存在潜在危险，已摒弃不用。刺激迷走神经的治疗在房室折返性心动过速（AVRT）和房室结折返性心动过速（AVNRT）的治疗中为 I 类推荐。而对于血流动力学不稳定的 SVT 患者，或者是药物复律无效，或存在药物治疗禁忌

的血流动力学稳定的 SVT 患者推荐进行同步电复律。

此外，急性期后的长期管理中指南推荐应用口服 β 受体阻滞剂、地尔硫䓬或维拉帕米用于有症状的非心室预激的窦性心律患者。推荐对于有症状的 SVT 患者进行心内电生理（EP）检查，必要时行射频导管消融术。

新版指南增加了伊伐布雷定在 SVT 中的治疗建议。该药物主要被用于稳定型心衰患者，使用了最大耐受剂量的 β 受体阻滞剂治疗后心率仍 ≥ 70 次/分的情况。尽管尚未被大规模研究证实，指南认为伊伐布雷定可用于治疗症状明显，而常规药物治疗不满意的窦性心动过速患者（Ⅱa 类推荐，证据等级 B-R 级）。

新版指南对无症状预激综合征（WPW 综合征）的治疗提出了新看法。认为运动试验中预激波形消失的患者，发生旁路快速顺传的风险可能较低，消融不用太积极，可以观察。利用这一方法，可鉴别哪些患者更应该考虑行消融治疗。对无症状的 WPW 患者进行电生理检查，以确定他们的危险度分层，这对于选择下一步的治疗策略至关重要（Ⅱa 类推荐）。指南推荐导管消融指征里包括从事特殊行业工作者，如飞行员，他们一旦发作心动过速，带来的危害比较大。因此对于某些特殊行业工作者，该指南积极推荐消融治疗。

第四节　2015 年《成人室上性心动过速管理指南》的建议（表 43-1）

表 43-1　新版指南中关于推荐类别和证据等级定义

推荐类别		证据等级	
Ⅰ	强，获益	A	一个或多个 RCT 的高质量证据。 多个高质量 RCT 的 meta 分析。
Ⅱa	中等强度获益	B-R（随机）	一个或多个中等质量的 RCT 结果。中等质量 RCT 的 meta 分析。
Ⅱb	弱，可能获益	B-NR（非随机）	一个或多个设计良好，排除标准良好的随机研究、观察性研究或注册研究。上述研究的 meta 分析。
Ⅲ	中等强度，不获益	C-LD（数据有限）	随机或非随机研究，设计或排除标准有缺陷。 上述研究的 meta 分析。人的药理或机制的研究。
Ⅲ	强，有害	C-EO（专家共识）	基于临床经验的专家共识。

一、急性发作时的治疗建议

在美国，每年有 5 万人次因 SVT 就诊。美国威斯康星州的 Marshfield 所做的流行病学调查的资料显示，SVT 的年发病率为 35/10 万人。室上速很难普查，根据病史调查不可信，根据心电图普查也不可靠，如果不在发作期，心电图检查也一无所获。中国没有具体的流行病学资料，根据每年完成的导管消融术推测，SVT 在中国比较常见。

SVT 发作时，12 导联心电图非常重要。通过心电图可以鉴别 SVT 的机制，判断 AVN 是否参与折返。有些 SVT 不依赖 AVN 折返，使用针对 AVN 的药物，无法终止心动过速。心动过速时，如果 QRS 波＞120ms，需要鉴别室速（VT）、SVT 伴差异性传导、WPW 和束支传导阻滞。特殊情况下，维拉帕米或地尔硫䓬治疗 VT 或 WPW 伴房颤（AF），可能导致 VT 和室颤（VF）的发生。

1. 对于急性发作律齐的 SVT，可使用迷走神经刺激（Ⅰ，B-R）（图 43-1）。Valsalva 动作和颈动脉窦按摩，容易操作且快速终止。患者还可以通过屏气 10～30s，提高颈内动脉压力 30～40mmHg[4]。颈动脉按摩，可按摩左侧或者右侧颈动脉窦 5～10s 直至听诊搏动音消失[5]。一个纳入 147 例 SVT 患者的研究显示，Valsalva 动作比颈动脉窦按摩更为有效[4]。还可以用冰毛巾敷脸[6]。另有实验证实，将脸浸入 10℃水中，也同样有效[7]。按压眼球的方法存在危险，现在已经不采用。

2. 对于急性发作律齐的 SVT，指南推荐腺苷（Ⅰ，B-R）。在急诊或非住院患者所做的研究中，腺苷终止 SVT 的有效率可达 78％～96％，药物可能出现一些胸闷、气短，脸热的副作用。严重副作用非常少见，因为腺苷半衰期很短。使用腺苷时如果不能终止某些房性心律失常，有可能是房颤或房速。使用腺苷时，应采用静脉弹丸注射的方式，并用盐水冲管。

3. 对于急性发作的血流动力学不稳定的 SVT，当迷走神经刺激或腺苷失败时，推荐同步电复律（Ⅰ，B-NR）。在 2010 年成人 ACLS 指南中建议[8]，出现低血压、急性神志障碍、有休克征象、胸痛或急性心衰表现的患者，选择同步电复律。但是当心动过速发作时，QRS 波窄且律齐，腺苷仍是首选。

4. 对于急性发作的血流动力学稳定的 SVT，当药物治疗失败或有禁忌时，推荐同步电复律（Ⅰ，B-NR）[9]。同步电复律对于终止 SVT 是极其有效的，如果患者情况稳定，先充分麻醉后再进行电复律[10]。大多数稳定的 SVT 患者对药物治疗反应好。用维拉帕米、地尔硫䓬、腺苷的转律成功率在 80％～98％[11]。某些患者可能需要第二次注射药物或者加大剂量，才能转律成功。然而一些少见的情况中，药物复律后不能维持窦性心律，仍需要电复律。

5. 对于血流动力学稳定的 SVT，可以静脉使用地尔硫䓬或维拉帕米（Ⅰ，B-R）[8,12-14]。有效率大概在 64％～98％。需要强调的是，如果是 VT 或 AF 伴预激的情况，使用上述药物可能导致血流动力学不稳定或增加室性心率。这些药物用于不能耐受 β 受体阻滞剂或使用腺苷之后复发的情况。对于患有收缩性心衰的患者，不建议地尔硫䓬或维拉帕米。

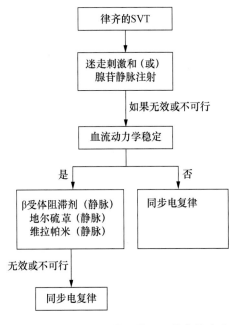

图 43-1　不明原因心律齐的 SVT 的急性治疗

6. 对于血流动力学稳定的急性 SVT，静脉使用 β 受体阻滞剂（Ⅱa，C-LD）。β 受体阻滞剂对终止 SVT 的效果有限。有研究比较了艾司洛尔和地尔硫䓬对终止 SVT 的效果[11]，证实地尔硫䓬更为有效。虽然效果有限，但 β 受体阻滞剂安全性非常好。对于血流动力学稳定的 SVT，也可以尝试使用 β 受体阻滞剂。

二、SVT 的急性发作时，静脉药物的选择

（一）核苷酸类

腺苷：3～6mg、1～2s 内静注，2min 内不终止，可再以 6～12mg、2s 内推注。腺苷三磷酸适应证与腺苷相同，10mg、2s 内静注，2min 内无反应，15mg、2s 再次推注。此药半衰期极短，1～2min 内效果消失。常有颜面潮红、头痛、恶心、呕吐、咳嗽、胸闷、胸痛等副作用，但均在数分钟内消失。由于作用时间短，可以反复用药。严重的副作用有窦性停搏、房室传导阻滞、气道高反应疾病，故对有窦房结和（或）房室传导功能障碍的患者不适用。腺苷三磷酸一次静注剂量＞15mg，副作用发生率增高。此药的优势是起效快，无负性肌力作用，可用于器质性心脏病的患者。

（二）β 受体阻滞剂

（1）艾司洛尔：负荷量 0.5mg/kg，1min 内静注，继之以 0.05mg/(kg·min) 静滴 4min，在 5min 末未获得有效反应，重复上述负荷量后继以 0.05～0.3mg/(kg·min) 滴注 4min。每重复一次，重复一次弹丸剂量。一般不超过 0.2mg/(kg·min)，连续静滴不超过 48h。用药的终点为达到预定心率，并监测血压不能过于降低。不良反应包括低血压、心衰加重、支气管痉挛、心动过缓。

（2）美托洛尔：2.5～5.0mg，2min 静脉弹丸注射。10min 后，可重复 2.5～5.0mg，最多重复 3 次。不良反应包括低血压、心衰加重、支气管痉挛、心动过缓。

（3）普萘洛尔：1mg，1min 内静推。每隔 2min 可重复 1mg 静推，最多重复 3 次。不良反应包括低血压、心衰加重、支气管痉挛、心动过缓。

（三）非二氢吡啶类钙通道阻滞剂

（1）地尔硫䓬：0.25mg/kg，2min 静脉弹丸注射。静注负荷量 15～25mg（0.25mg/kg），随后 5～15mg/h 静滴。如首剂负荷量心室率控制不满意，15min 内再给予负荷量。静注地尔硫䓬应监测血压。不良反应包括低血压、心衰加重、心动过缓、肝功能异常。

（2）维拉帕米：剂量 5～10mg（0.075～0.15mg/kg），5～10min 静注，如无反应，15min 后可重复 5mg/5min。不良反应包括低血压、心衰加重、肥厚型心肌病的患者肺水肿加重、心动过缓。

（四）强心苷类

毛花苷 C：0.4～0.8mg 稀释后静注，可以再追加 0.2～0.4mg，24h 内不应＞1.2mg。不良反应包括厌食、恶心、呕吐、心律失常等。

（五）Ⅲ类抗心律失常药

（1）胺碘酮：静注负荷量 150mg（3～5mg/kg），10min 注入，10～15min 后可重复，随后 1～1.5mg/min 静滴 6h，以后根据病情逐渐减量至 0.5mg/min。24h 总量一般不超过 1.2g，最大可达 2.2g。主要副作用为低血压和心动过缓，尤其用于心功能明显障碍或心脏明显扩大者，更要注意注射速度并监测血压。其他不良反应包括心动过缓、静脉炎、QT 间期延长、尖端扭转型室速。

（2）伊布利特：成人体重≥60kg 者用 1mg 溶于 5% 葡萄糖溶液 50ml 内静推。如需要，10min 后可重复。成人＜60kg 者，以 0.01mg/kg 按上法应用。房颤终止则立即停用。肝肾功能不全者无需调整剂量，用药中应监测 QTc 变化。当 QTc＞440ms 时为禁忌。合用高剂量镁剂，可增加有效期和安全性[15-16]。

三、心动过速的稳定期（后期）管理

治疗方案需根据 SVT 发作频率，持续时间，临床表现或可能的不良后果（图 43-2）。

1. 对于没有心室预激的患者，SVT 发作时伴有症状，推荐口服 β 受体阻滞剂、地尔硫䓬、维拉帕米（Ⅰ，B-R）。一些 RCT 研究中，维拉帕米最大剂量可至 480mg/d，可减少 SVT 发作频率[17]。β 受体阻滞剂的证据很少。一个小样本随机研究[18]，将 SVT 患者分为地高辛（0.375mg/d）、普萘洛尔（240mg/d）、维拉帕米（480mg/d）三组，各组均可以见到 SVT 发作次数和发作时间的减少，各组药物的耐受性良好。

2. EP 检查和消融对于 SVT 的鉴别诊断和治疗有帮助（Ⅰ，B-NR）。有症状的 SVT，EP 检查是一线方案。一些大型注册研究证实，消融对于 AVNRT 和 AVRT 的成功率很高，潜在的严重并发症并不常见。

3. 教育 SVT 患者如何进行迷走神经刺激（Ⅰ，C-LD）。如果迷走神经刺激的方法正确，可以终止 SVT，减少 SVT 的发作频率，进而减少患者就诊的次数。

4. 对于没有结构性心脏病或缺血性心脏病，发作时伴有症状的 SVT 患者，不适合或不愿意进行消融的，使用普罗帕酮（Ⅱa，B-R）。一些 RCT 均证实，使用普罗帕酮可以预防 SVT 的发作[19-24]。在一个 RCT 中，普罗帕酮 450mg/d 的有效率为 86%[21]。但是，在结构性心脏病和缺血性心脏病患者中，普罗帕酮有致心律失常作用，所以不建议使用[25]。

5. 有症状的 SVT 患者，不适合或不愿意进行消融的，可使用索他洛尔（Ⅱb，B-R）。索他洛尔是Ⅲ类抗心律失常药，有 β 受体阻滞剂特性，可以用于结构性心脏病或缺血性心脏病的患者。一个随机研究中入选了折返型 SVT（AVNRT 或 AVRT）和其他房性心律失常（如房颤或房扑），索他洛尔剂量为 80mg 或 160mg 每日 2 次，复发的频率减少，且没有明显致心律失常副作用[26]。

6. 有症状的 SVT 患者，不适合或不准备进行消融的，β 受体阻滞剂、地尔硫䓬、维拉帕米无效或无法使用时，可以考虑多菲利特（Ⅱb，B-R）。多菲利特是Ⅲ类抗心律失常药，但它不像索他洛尔，没有 β 受体阻滞剂特性。所以可以用于结构性心脏病或缺血性心脏病患者。在一个纳入 122 例患者的研究中[21]，随机分入多菲利特、普罗帕酮和安慰剂组，6 个月治疗无 SVT 发作为目标。多菲利特组 50% 有效，普罗帕酮组 54% 有效，安慰剂组 6% 有效。多菲利特和普罗帕酮组，与安慰剂组相比，均有显著性差异。但由于多菲利特有潜在的致心律失常作用，所以通常不用于可以进行消融的患者。

7. 对于发作时有症状的 SVT 患者，不适合或不准备进行消融的，β 受体阻滞剂、地尔硫䓬、维拉帕米、多菲利特、氟卡尼无效或不能使用时，可使用胺碘酮（Ⅱb，C-LD）[27]。由于胺碘酮长期使用导致的毒副作用，所以属于二线用药。如果患者无法使用 β 受体阻滞剂、地尔硫䓬、维拉帕米、多菲利特、氟卡尼、普罗帕酮时，长期服用胺碘酮可以考虑。

8. 对于有症状的 SVT 且没有预激的患者，不适合或不准备进行消融的，可使用地高辛（Ⅱ

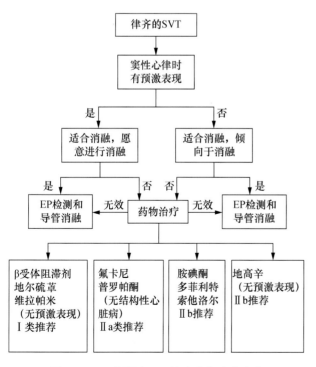

图 43-2 不明原因 SVT 的稳定期治疗方案

b，C-LD)[18]。地高辛的证据非常有限。上文提及的小样本随机研究[18]，将 SVT 患者分为地高辛（0.375mg/d）、普萘洛尔（240mg/d）、维拉帕米（480mg/d）组，SVT 发作次数和发作时间，在各组间效果类似。但是这个研究中，地高辛使用的剂量比临床常规使用剂量大。考虑到地高辛的毒副作用，该药只推荐于不能耐受 β 受体阻滞剂、地尔硫䓬、维拉帕米或 Ⅰ c 类抗心律失常药物的患者。肾功能不全时，需谨慎使用。一些临床研究显示，当地高辛浓度＞1.2ng/ml 时，与不良事件相关[28]。

四、SVT 稳定期（后期）的治疗，口服药物的选择

（一）β 受体阻滞剂

（1）阿替洛尔：初始剂量为每日 12.5～25mg，分 3 次使用，根据治疗反应和心率逐渐增加剂量，严重肾衰竭时减量。不良反应包括低血压、支气管痉挛、心动过缓。

（2）美托洛尔：初始剂量为 25mg 每日 2 次，最大维持剂量 200mg 每日 2 次。不良反应包括低血压、支气管痉挛、心动过缓。

（3）琥珀酸美托洛尔：初始剂量为 50mg 每日 1 次，最大维持剂量 400mg 每日 1 次。不良反应包括低血压、支气管痉挛、心动过缓。

（4）普萘洛尔：初始剂量为 10mg 每日 3 次，最大维持剂量每日 40～160mg。不良反应包括低血压、心衰加重、支气管痉挛。

（二）非二氢吡啶类 CCB

（1）地尔硫䓬：初始剂量为每天 120mg，分 4 次使用，或者使用长效制剂。每一至两天增加一次剂量，直至获得最佳剂量。最大维持剂量为每天 360mg。不良反应包括低血压、既往心功能不全加重、心动过缓、肝功能异常、急性肝损伤。

（2）维拉帕米：口服 80～120mg 每 8h 1 次，可增加到 160mg 每 8h 1 次，最大剂量每日 480mg，老年人酌情减量。不良反应包括低血压、

既往心功能不全加重、肥厚型心肌病出现肺水肿、心动过缓、肝功能异常。

（三）强心苷类

地高辛：维持量为 0.125～0.25mg 每日 1 次，根据年龄、体重、肾功能、药物相互作用调整。不良反应包括心动过缓、心脏阻滞、厌食、恶心、呕吐、视觉改变、地高辛中毒时出现心律失常。

（四）Ⅰ c 类抗心律失常药物

（1）氟卡尼：初始剂量为 50mg 每 12h 1 次。维持剂量为 150mg 每 12h 1 次（监测 PR 和 QRS 间期）。不良反应包括房扑 1∶1 传导、QT 间期延长、尖端扭转型室速、心衰加重、心动过缓。

（2）奎尼丁：转复房颤或房扑，首先给 0.1g 试服剂量，观察 2h，如无不良反应，可以两种方式进行复律：①0.2g 每 8h 1 次，连服 3d 左右。其中有 30% 左右的患者可恢复窦性心律；②首日 0.2g 每 2h 1 次，共 5 次，次日 0.3g 每 2h 1 次，共 5 次，第三日 0.4g 每 2h 1 次，共 5 次。每次给药前测血压和 QT 间期，一旦复律成功，以有效单剂量作为维持量，每 6～8h 给药一次。在奎尼丁复律前，先用地高辛或 β 受体阻滞剂减缓房室结传导，给予奎尼丁后应停用地高辛，不宜同用。对新近发生的房颤，奎尼丁复律的成功率为 70%～80% 左右。上述方法无效时改用电复律。复律前应纠正心力衰竭、低血钾和低血镁，且不得存在 QT 间期延长。奎尼丁晕厥或诱发扭转型室速多发生在服药的最初 3 天内，因此复律宜在医院内进行。

（3）普鲁卡因胺：有片剂和注射剂，用于室上性和室性心律失常的治疗，也用于预激综合征房颤合并快速心率，或鉴别不清室性或室上性来源的宽 QRS 波心动过速。它至今还是常用药物，但在我国无药供应。

（4）普罗帕酮：初始剂量为 150mg 每 8h 1 次。如需要，3～4d 后加量到 200mg 每 8h 1 次。最大 200mg 每 6h 1 次。如原有 QRS 波增宽者，剂量不得＞150mg 每 8h 1 次。应监测 PR 和 QRS 间期。肝功能异常时，减量。不良反应包括室内

传导障碍加重，QRS 波增宽，出现负性肌力作用，诱发或使原有心衰加重，造成低心排血量状态，进而室速恶化。因此，心肌缺血、心功能不全和室内传导障碍者相对禁忌或慎用。

（五）Ⅲ类抗心律失常药

（1）胺碘酮：口服胺碘酮负荷量 0.2g 每日 3 次、共 5～7d，0.2g 每日 2 次、共 5～7d。以后 0.2（0.1～0.3）g 每日 1 次维持，但要注意根据病情进行个体化治疗。此药含碘量高，长期应用的主要副作用为甲状腺功能改变，应定期检查甲状腺功能。在常用的维持剂量下很少发生肺间质纤维化，但仍应注意询问病史和体检，定期摄 X 线胸片，以早期发现此症。服药期间 QT 间期均有不同程度的延长，一般不是停药的指征。对老年人或窦房结功能低下者，胺碘酮进一步抑制窦房结，窦性心率＜50 次/分者，宜减量或暂停用药。副作用还有日光敏感性皮炎，角膜色素沉着，但不影响视力。

（2）多菲利特：当估计肾小球滤过率（eGFE）＞60ml/min 时，250～500μg 每 12h 1 次。当 eGFE 40～60ml/min 时，250μg 每日 1 次。当 eGFE 20～40ml/min 时，125mg 每日 1 次。当 eGFE＜20ml/min 时，没有公认的建议。需根据肾功能情况、体重和年龄调整剂量。最开始使用的 3 天，最好在医院使用，提供心电监测。如果基线 QTc＞440ms，或有心室传导异常的患者 QTc＞500ms，多菲利特为禁忌。开始使用后 2～3h 复查心电图，监测 QTc，如果 QTc 较基线增加 15%，或 QTc＞500ms，有心室传导异常的患者 QTc＞550ms，则剂量减半。每隔 2～3h，复查心电图。如果从第二个剂量以后，QTc＞500ms，有心室传导异常的患者 QTc＞550ms，则停止使用多菲利特。不良反应包括 QT 间期延长、尖端扭转型室速。

（3）索他洛尔：初始剂量为 40～80mg 每 12h 1 次。常用剂量 80～160mg 每日 2 次。其半衰期较长，由肾排出。最初 3 天，最好在医院内使用，进行心电监测。如果 QTc＞450ms，为禁忌。如果 eGFE＞60ml/min，每日 2 次使用。如果 eGFE 为 40～60ml/min，每日 1 次使用。eGFE＜40ml/min，避免使用。副作用与剂量有关，随剂量增加，扭转型室速发生率上升。电解质紊乱如低钾、低镁可加重索他洛尔的毒性作用。用药期间应监测心电图变化，当 QTc≥550ms 时应考虑减量或暂时停药。窦性心动过缓、心衰者不宜选用。

（六）其他

依伐布雷定：初始剂量为 5mg 每日 2 次。维持剂量为 7.5mg 每日 2 次。不良反应包括光幻视、房颤。禁忌：①使用其他可致心动过缓的药物，②失代偿心衰，③血压＜90/50mmHg，④严重肝损害。

（贾　娜　刘德平）

参考文献

[1] ACC/AHA/ESC. ACC/AHA/ESC Guidelines for the Management of Patients With Supraventricular Arrhythmias—Executive Summary A Report of the American College of Cardiology/American Heart Association Task Force on Practice Guidelines and the European Society of Cardiology Committee for Practice Guidelines（Writing Committee to Develop Guidelines for the Management of Patients With Supraventricular Arrhythmias）. J Am Coll Cardiol, 2003, 42: 1493-531.

[2] 中华医学会心血管病学分会，中国生物医学工程学会心脏起搏与心电生理分会，中国心脏起搏与心电生理杂志编辑委员会，等. 室上性快速性心律失常治疗指南. 中华心血管病杂志，2005, 33: 2-15.

[3] ACC/AHA/HRS. 2015 ACC/AHA/HRS Guideline for the Management of Adult Patients With Supraventricular Tachycardia. J Am Coll Cardiol, 2015, （16）pii: S0735-1097.

[4] Lim SH, Anantharaman V, Teo WS, et al. Comparison of treatment of supraventricular tachycardia by Valsalva maneuver and carotid sinus massage. Ann Emerg Med, 1998, 31: 30-35.

[5] Luber S, Brady WJ, Joyce T, et al. Paroxysmal supraventricular tachycardia: outcome after ED care. Am J Emerg Med, 2001, 19: 40-42.

[6] Tavsanoglu S, Ozenel E. Ice-water washcloth rather

than facial immersion (diving reflex) for supraventricular tachycardia in adults. Am J Cardiol, 1985, 56: 1003.

[7] Wayne MA. Conversion of paroxysmal atrial tachycardia by facial immersion in ice water. JACEP, 1976, 5: 434-435.

[8] Neumar RW, Otto CW, Link MS, et al. Part 8: adult advanced cardiovascular life support: 2010 American Heart Association guidelines for cardiopulmonary resuscitation and emergency cardiovascular care. Circulation, 2010, 122: S729-767.

[9] Stec S, Kryński T, Kulakowski P. Efficacy of low energy rectilinear biphasic cardioversion for regular atrial tachyarrhythmias. Cardiol J, 2011, 18: 33-38.

[10] Roth A, Elkayam I, Shapira I, et al. Effectiveness of prehospital synchronous direct-current cardioversion for supraventricular tachyarrhythmias causing unstable hemodynamic states. Am J Cardiol, 2003, 91: 489-491.

[11] Gupta A, Naik A, Vora A, et al. Comparison of efficacy of intravenous diltiazem and esmolol in terminating supraventricular tachycardia. J Assoc Physicians India, 1999, 47: 969-972.

[12] Madsen CD, Pointer JE, Lynch TG. A comparison of adenosine and verapamil for the treatment of supraventricular tachycardia in the prehospital setting. Ann Emerg Med, 1995, 25: 649-655.

[13] Lim SH, Anantharaman V, Teo WS, et al. Slow infusion of calcium channel blockers compared with intravenous adenosine in the emergency treatment of supraventricular tachycardia. Resuscitation, 2009, 80: 523-528.

[14] Lim SH, Anantharaman V, Teo WS. Slow-infusion of calcium channel blockers in the emergency management of supraventricular tachycardia. Resuscitation, 2002, 52: 167-174.

[15] Steinwender C, Hönig S, Kypta A, et al. Pre-injection of magnesium sulfate enhances the efficacy of ibutilide for the conversion of typical but not of atypical persistent atrial flutter. Int J Cardiol, 2010, 141: 260-265.

[16] Tercius AJ, Kluger J, Coleman CI, et al. Intravenous magnesium sulfate enhances the ability of intravenous ibutilide to successfully convert atrial fibrilla-

tion or flutter. Pacing Clin Electrophysiol, 2007, 30: 1331-1335.

[17] Mauritson DR, Winniford MD, Walker WS, et al. Oral verapamil for paroxysmal supraventricular tachycardia: a long-term, double-blind randomized trial. Ann Intern Med, 1982, 96: 409-412.

[18] Winniford MD, Fulton KL, Hillis LD. Long-term therapy of paroxysmal supraventricular tachycardia: a randomized, double-blind comparison of digoxin, propranolol and verapamil. Am J Cardiol, 1984, 54: 1138-1139.

[19] Tendera M, Wnuk-Wojnar AM, Kulakowski P, et al. Efficacy and safety of dofetilide in the prevention of symptomatic episodes of paroxysmal supraventricular tachycardia: a 6-month double-blind comparison with propafenone and placebo. Am Heart J, 2001, 142: 93-98.

[20] A randomized, placebo-controlled trial of propafenone in the prophylaxis of paroxysmal supraventricular tachycardia and paroxysmal atrial fibrillation. UK Propafenone PSVT Study Group. Circulation, 1995, 92: 2550-2557.

[21] Chimienti M, Cullen MT, Casadei G. Safety of flecainide versus propafenone for the long-term management of symptomatic paroxysmal supraventricular tachyarrhythmias. Report from the Flecainide and Propafenone Italian Study (FAPIS) Group. Eur Heart J, 1995, 16: 1943-1951.

[22] Anderson JL, Platt ML, Guarnieri T, et al. Flecainide acetate for paroxysmal supraventricular tachyarrhythmias. The Flecainide Supraventricular Tachycardia Study Group. Am J Cardiol, 1994, 74: 578-584.

[23] Pritchett EL, DaTorre SD, Platt ML, et al. Flecainide acetate treatment of paroxysmal supraventricular tachycardia and paroxysmal atrial fibrillation: dose-response studies. The Flecainide Supraventricular Tachycardia Study Group. J Am Coll Cardiol, 1991, 17: 297-303.

[24] Pritchett EL, McCarthy EA, Wilkinson WE. Propafenone treatment of symptomatic paroxysmal supraventricular arrhythmias. A randomized, placebo-controlled, crossover trial in patients tolerating oral therapy. Ann Intern Med, 1991, 114: 539-

544.

[25] Echt DS，Liebson PR，Mitchell LB，et al. Mortality and morbidity in patients receiving encainide，flecainide，or placebo. The Cardiac Arrhythmia Suppression Trial. N Engl J Med，1991，324：781-788.

[26] Wanless RS，Anderson K，Joy M，et al. Multicenter comparative study of the efficacy and safety of sotalol in the prophylactic treatment of patients with paroxysmal supraventricular tachyarrhythmias. Am

Heart J，1997，133：441-446.

[27] Gambhir DS，Bhargava M，Nair M，et al. Comparison of electrophysiologic effects and efficacy of single-dose intravenous and long-term oral amiodarone therapy in patients with AV nodal reentrant tachycardia. Indian Heart J，1996，48：133-137.

[28] Rathore SS，Curtis JP，Wang Y，et al. Association of serum digoxin concentration and outcomes in patients with heart failure. JAMA，2003，289：871-878.

第四十四章 室上性心动过速电生理检查、标测和消融的基本原则

室上性心动过速（SVT）是指所有希氏束及其以上传导系统病变造成的静息状态下心房和（或）心室率超过 100 次/分的快速性心律失常，在总人群中所占比例约为 2.25‰[1]。根据发病机制的不同，SVT 广义上又包括窦性心动过速、房性心动过速（房速，AT）、大折返房速（包括典型心房扑动）、交界区心动过速、房室结折返性心动过速（AVNRT）以及旁路参与的各种类型的房室折返性心动过速（AVRT）[1-2]。阵发性室上性心动过速（PSVT）是 SVT 中的主要类型，常以规律、快速、突发突止的心悸症状为主要临床表现，最常见的机制是 AVNRT 和 AVRT，少数为 AT。射频导管消融（RFCA）治疗 SVT 等快速性心律失常已有大约四十年的历史，自从 1991 年引入我国以来获得迅速发展和普及[3]，导管消融及相关的电生理检查技术已成为根治 SVT 的最重要临床手段，对于治疗此类疾病而言不啻为革命性的进步。近年来，新型的标测与导航工具以及新型消融能量在这一领域的临床应用和探索，更加推动了 SVT 相关的电生理检查和消融技术的进步与发展。本章主要阐述与 SVT 相关的电生理检查、标测与消融的基本原则和操作。

第一节 电生理检查

通过电生理检查，可诱发心动过速，精确诊断心律失常机制，帮助定位靶点，以便同台手术完成导管消融达到根治的目的。因此，电生理检查已经成为 SVT 等快速性心律失常消融术前的必备前奏步骤，仅有少数病例因临床病情需要或术中无法诱发心动过速等情况而单纯进行电生理检查。

由于 SVT 电生理检查的目的主要是为了实行导管消融，因此其适应证的把握以及围术期的处理原则可参考我国 2002 年《射频导管消融治疗快速心律失常指南（修订版）》，相关技术于多年前即已趋于成熟、完备，故该指南迄今仍具有指导意义[3]。完成电生理检查通常需要特定的设备、器械以及相关的医护人员等硬件和软件，国外已有相关的标准和规定[4]，我国也已推行了介入操作的准入制度，这些都是使手术顺利进行并提高安全性、减少风险和并发症的重要保障。

电生理检查时的具体操作包括：心腔内导管的置入，心房、心室的起搏和程序刺激以诱发 SVT 并进行鉴别，确定心动过速机制，指导消融靶点定位，消融后重复刺激以验证效果，并排除合并其他类型的心律失常等。在诊断性电生理检查过程中罕有并发症发生，但有时也可导致生命风险[5]。

一、导管的置入

通过血管穿刺技术，置入鞘管后依次将数根诊断标测导管或标测/消融导管沿血管径路（静脉或动脉）置于心腔内相应位置，以便诱发心动过

速并进一步标测与消融，是电生理手术操作过程中的重要步骤[1-2,6]。极少见情况下，如果心动过速的基质涉及心外膜，可能还需要剑突下心包穿刺途径完成置管。通常需放置多根不同电极数的导管（2 极、4 极、10 极等）至以下位置：高位右心房（4 极导管）、希氏束（4 极导管）、右心室（4 极导管）和冠状静脉窦（10 极或 20 极导管）。对于部分操作熟练的术者，或罕见情况下导管无法到位时，可酌情精减部分导管（如冠状静脉窦闭锁无法置管），但前提是能满足或便于诱发、诊断、标测和消融的需要。导管到位后应保持位置相对稳定并与心内膜或相应腔室良好接触，以便记录到清晰的心电信号，并能满足电刺激的需要，影像透视下稳定的导管亦能起到协助参考定位的作用[1,7]。放置导管时要避免导管扭曲、张力过大以防心肌或邻近的组织穿孔引起心脏压塞，特别是冠状静脉窦（CS）内置管以及右心房导管置于右心耳时更应注意手法。

二、电生理检查的目的、电刺激程序以及评估方法

SVT 患者进行电生理检查的目的包括：①评价和测量基础状态下电生理参数；②诱发 SVT；③评估和确定 SVT 的诱发模式（诱发"窗口"）；④确定 SVT 时的心房激动顺序；⑤明确 SVT 发作与维持过程中 P 波（心房）、QRS 波（心室）的激动关系；⑥若出现束支传导阻滞，评估其对心动过速的周长和 VA 间期是否有影响；⑦判断 SVT 的激动环路，了解心房、希氏束和（或）心室在 SVT 启动和维持中的作用；⑧评估 SVT 对心房、心室的程序刺激及超速起搏产生的反应；⑨评价药物及自主神经功能等对 SVT 的影响；⑩验证消融结果及终点[2]。

在临床工作中，电生理检查主要是为消融的实施及评估成功终点而进行，未必一定要完成上述所有目标，可以结合具体情况进行一些选择性操作，重点应放在确定 SVT 的诱发窗口、判断和鉴别 SVT 的性质、评估并标测心动过速的消融靶点部位以及消融成功终点的验证。

（一）窦性心律时的观察测量

多数 SVT 患者进行电生理检查伊始为窦性心律（窦律），少数可于术前、术中自发心动过速或放置导管时机械刺激出早搏而诱发心动过速，此时亦应在导管到位、初步判断心动过速性质以后，行超速起搏终止发作，观察和评估基础窦性心律下的心电特点，特别是 AH、HV 间期。窦性心律时心电图（ECG）有预激波且 HV 间期短于正常范围者，提示存在显性旁路，其心动过速为 AVRT 可能性大，但少见情况下也有可能是其他类型的 SVT 与旁路伴存。无预激波、HV 间期正常者，并不能排除 AVRT，因为 AVRT 可由隐匿性旁路介导[2]。短 PR 间期伴心动过速发作的患者，多数情况下 PR 间期短是归因于 AH 间期短，其 HV 间期往往正常，并非存在预激旁路，此类患者诱发出的心动过速类型多数为典型慢-快型 AVNRT。

（二）窦性心律时的程序电刺激

窦性心律时，通过心腔内不同部位的一系列程序电刺激，可观察到某些心电现象或使之更明显，也可诱发心动过速并确定其诱发的临界条件（诱发窗口）。刺激方案包括：①心室刺激：右心室心尖部频率递增的超速刺激（起搏周长至 300ms），右心室心尖部的不同周长（600～400ms）基础上的一个或两个（S_1S_2、$S_1S_2S_3$）心室期前刺激（VES），直至心室有效不应期或诱发心动过速；少见情况下需右心室其他部位（如流出道）刺激，甚至左心室刺激（某些左侧旁路）；②心房刺激：从高位右心房和 CS 进行增频的超速心房刺激至房室文氏传导或诱发心动过速，某些情况下刺激至 2 : 1 心房夺获（通常不常规采用，仅在心动过速较难诱发时进行，以防诱发出心房颤动等非临床类型的心动过速）；两个部位（如高位右心房和 CS）不同周长（600～400ms）基础上的一个或两个（S_1S_2、$S_1S_2S_3$）心房期前刺激（AES）至房室传导［房室结和（或）旁路］的有效不应期或诱发心动过速[2]。必要时可静脉应用药物后重复上述的部分或全部操作，常用药物为异丙肾上腺素，有时亦需要阿托品等药物。

1. 窦性心律时心房期前刺激和心房起搏，通常需关注以下内容[2]。

（1）房室结双径现象：AES 的配对间期（A_1A_2）或者起搏周长（A_1A_1）缩短 10ms，相应的 A_2H_2 间期或 H_1H_2 间期跳跃性延长超过 50ms，称为 AH 跳跃，提示存在房室结双径路前传，这是最为受到普遍认识的双径现象。此外，在心房刺激时，出现 1：2 反应，即一个心房激动后有两次心室激动波；或出现 1：1 慢径前传现象，即起搏后的 PR 间期超过起搏周长（SV 间期＞RR 间期），亦证明存在前传的房室结双径，这一现象在临床中较易观察到，主要见于典型的慢快型 AVNRT，尤其是慢径前传时间较长时。当慢径消融成功后，重复进行心房刺激，此种现象消失。

在出现房室结双径现象的同时或之后的程序刺激时，也可观察到房室结回波，即冲动沿慢径下传后，经快径逆激动心房。其特点是，通常在某一关键的 AH 间期后反复出现，心房激动顺序与快径逆传一致，最早心房激动点（EAA）位于希氏束区，局部 VA 间期非常短，亦可 VA 融合或局部 A 波略领先于 V 波。

关于房室结双径现象，应强调两点。首先，该现象虽然常见于 AVNRT 患者，但房室结双径合并 SVT 时，甚至出现 AH 跳跃现象后随即诱发了 SVT，都不足以确定其诊断是 AVNRT。比如某些 AVRT 的诱发，亦依赖于一定程度的房、室传导延迟（可表现为 AH 跳跃），即房、室传导经过快径下传时，并不容易与旁路逆传构成折返，但房室传导经过慢径下传时，却可诱发 AVRT。如果此时旁路恰好位于间隔部且为隐匿性旁路，间隔部记录的 VA 间期可较短，心房激动呈"向心性"，极易误诊为 AVNRT。其次，未能表现出房室结双径也不能排除 AVNRT，约 5% 的 AVNRT 患者并不表现出双径，是否能显示 AH 跳跃传导与快径和慢径的有效不应期（ERP）有关[2]。在心房多个部位采用多个周长进行起搏或程序刺激（多个 AES），以及应用某些药物后再进行电生理刺激，有助于观察到房室结双径现象。通常来说，基础状态下若快径前传被抑制，表现

为多个频率进行心房起搏时 AH 间期均较长，此时静脉应用异丙肾上腺素（偶尔应用阿托品）改善快径前传的效应较慢径更明显，从而易使 AH 跳跃现象显露。但若基础状态下快径的 ERP 非常短，则将掩盖慢径前传，提高镇静的强度或静脉应用 β 受体阻滞剂，可延长快径 ERP 而有可能使慢径前传较易显现[2]。

（2）心室预激：对于显性预激，由于窦性心律时房室前传存在着房室结（AVN）的竞争，预激程度并非最显著，少数情况下甚至极不明显而难以诊断。心房刺激通常有助于增强预激程度，特别是在靠近旁路的心房插入端的位置进行刺激，激动可相对更早地进入旁路下传，有助于产生更明显的预激波形和更短的 P-delta 间期[2]，预激程度增大时亦可协助判断、定位旁路的心室插入端在瓣环的位置。如果房室结的前传能力相对较弱，其 ERP 长于旁路，心房刺激时预激可逐渐变得显著（QRS 波更为宽大，HV 更短或为负值），直至达到旁路的前传 ERP 而出现房室传导阻滞[2]，但并不出现窄 QRS 波，在此过程中若房室结或另一条旁路能介导室房逆传，则有可能诱发逆向型 AVRT，此种情况尤其易见于 Mahaim 旁路。若房室结 ERP 短于旁路 ERP，旁路前传阻滞时可表现为心房起搏引起的宽 QRS 波突然变窄且 HV 间期正常化，说明此时房室传导转变为完全经房室结，若旁路能够介导室房逆传，则可表现为旁路心房回波或诱发顺向型 AVRT。

有些情况下心房起搏未必能增加预激程度，例如房室结传导功能显著增强，或者心房起搏的位置远离了旁路的心房插入端，或基础状态下预激程度已经接近最大[2]。此外，若存在多条显性旁路，心房起搏使预激程度变得更为显著的同时，也有可能出现预激形态的改变，在心房颤动伴有多条预激旁路前传时，更易观察到预激波形的多变。

2. 窦性心律时心室起搏和心室期前刺激，通常需关注以下内容[2]。

（1）逆向房室结双径现象：心室刺激时，当 VES 的配对间期（$V_1 \sim V_2$）或心室起搏周长（V_1V_1）递减 10ms，$H_2 \sim A_2$（或 A_1A_2）突然延

长超过 50ms，或发生 1∶2 反应（即单个心室刺激引起两个心房反应），即为逆向房室结双径。与前向房室结双径现象相似的是，AVNRT 患者也并不总是显示出逆向双径，特别是快径和慢径的逆向 ERP 相似时。通过多重 VES 刺激、多频率的心室刺激以及使用药物，有可能使其容易显现。

（2）逆向心房激动顺序：经房室结逆传的室房传导为向心性，其 EAA 多位于右心房前间隔希氏束区（快径逆传时），偶见于后间隔 CS 开口或稍内侧（慢径逆传时）。当存在房室旁路的逆传时，室房之间的逆向传导可经旁路、房室结或两者融合传导而激动心房。心室刺激时，若存在偏心性的心房激动，通常即提示存在旁路介导的室房逆传[2]。但是，间隔部的旁路逆传也可表现为向心性心房激动，此时应注意与房室结逆传相鉴别。还有少数旁路虽然具有逆传功能，但在常规的心室刺激时可出现室房分离或经房室结逆传，仅在心室特定部位刺激或某些特定频率刺激时方才使旁路逆传得以显现，此时应尽可能使心室起

搏点邻近旁路的心室插入端以促使激动易于经旁路逆传。

对于多旁路的患者，心室刺激时可出现多种偏心性的心房激动顺序，或成功消融一根旁路后，心室刺激时心房的激动顺序较消融前发生了改变，且经鉴别后排除了房室结逆传，则提示尚存在其他的逆传旁路。

（三）心动过速的诊断和鉴别

通过前述的心房、心室起搏和程序刺激等方法，多数情况下可诱发心动过速，下一步的重点随即转化为心律失常性质的鉴别和机制的判断。多年来，已衍生出多种电生理诊断和鉴别方法以资应用[2,8-15]。心动过速的诱发条件、心动过速时心电图和腔内电图的特点、心动过速时心房起搏或 AES 以及心室起搏或 VES 对心动过速的影响、窦性心律时心房起搏或心室起搏时测量某些电生理参数并与心动过速时的相应数值进行比较，均有助于鉴别。常用的 SVT 鉴别方法参见表 44-1。

表 44-1　AVNRT、顺向型 AVRT 和 AT 的常用鉴别方法

方法	下旁间隔 AVRT	AVNRT	AT
His 旁起搏	His 失夺获时，VA 间期不变	His 失夺获时，VA 间期延长	His 失夺获时，VA 间期延长
晚发的室早（RS2 刺激）	靠近旁路的心室提前激动可使心房激动提前	只有使逆传 His 提前，才能使心房激动提前	只有使逆传 His 提前，才能使心房激动提前
心动过速时心室起搏带动心房后，停止起搏，测量 PPI-TCL，SA-VA，以及观察有无 V-A-A-V 反应，观察 A 波激动顺序	除非是递减传导的旁路，否则 PPI-TCL < 115ms，SA-VA < 85ms；呈 V-A-V-A 反应（递减传导的旁路可能会呈 V-A-A-V 反应）	PPI-TCL > 115ms，SA-VA>85ms；呈 V-A-V-A 反应（快慢型或慢慢型可能会出现假的 V-A-A-V）	VA 分离或呈 V-A-A-V 反应，起搏时的逆传 A 波激动顺序与心动过速时的 A 波激动顺序可能不同
比较分别在心底部和心尖部以同一周长进行起搏时的 VA 间期	心底部的 VA 间期短	心尖部的 VA 间期短	心尖部的 VA 间期短
逆传 VA 间期	非递减性（除非是慢传导的旁路，如 PJRT）	递减性	递减性
以 TCL 进行心房和心室起搏	出现 1∶1 传导	可能会出现文氏传导	1∶1 前传，可能会出现 VA 阻滞
心动过速时的 VA 分离	不可能	可能	可能
心动过速时的 VA 间期	>60ms	通常<60～70ms	可能长于或短于 60ms
心动过速时的 HA 间期	固定	可能会变化	变化，特别是心室起搏后的第一个回归周长时

很多情况下，通过观察和测量 SVT 的一些基本电图特征，即能做出初步诊断[2]。①心房激动顺序：离心性激动可排除 AVNRT（除非是左侧变异型 AVNRT）。如果 EAA 远离房室沟和房室结、Koch 三角区，则高度提示 AT。②VA 间期：VA 间期小于 70ms 或心室至高位右心房间期小于 95ms，可排除顺向型 AVRT，支持 AVNRT，但也可见于长 PR 间期的 AT。③房室传导阻滞：心动过速发作过程中出现自发或诱发的房室传导阻滞，提示 AT 可能性大，这种现象虽不能排除 AVNRT，但在 AVNRT 中确实并不常见，可排除 AVRT。④束支传导阻滞对心动过速周长和 VA 间期的影响：束支传导阻滞不影响 AT、AVNRT 以及位于阻滞的束支对侧的旁路所介导的顺向型 AVRT，若束支传导阻滞使心动过速的 VA 间期延长，则无论其周长是否受到影响，均提示心动过速为顺向型 AVRT 且旁路位于阻滞的束支同侧。

心动过速持续过程中，进行心房和（或）心室起搏以及发放期前刺激等操作并观察和评估相应的电生理参数，是快速性心律失常鉴别方面的重要手段和工具，但需要以丰富的电生理知识和较高的技术素养作为后盾。某些情况下，还存在一些操作"陷阱"，对结果的不恰当判读会造成诊断错误。例如，SVT 时心室起搏拖带后的"A-V"反应提示 AVNRT 或 AVRT，而"A-A-V"反应提示为 AT，但起搏后的 VA 间期过长时可产生"假性 A-A-V"现象而导致误判[13]。采取"A-H"和"A-A-H"反应来替代上述标准有助于排除假性 A-A-V 反应[2]。在起搏拖带时，某些心动过速极易被终止，静脉应用异丙肾上腺素后再诱发可使心动过速变得容易持续，但也可能带来导致心动过速频率过快而难以完成拖带的弊端，采用发放单个或数个期前刺激的办法不易使心动过速终止，有利于在不使用异丙肾上腺素的情况下完成鉴别诊断。

总之，电生理医生通常需要掌握多种诊断和鉴别技术，不同方法所关注的鉴别点不同，避免仅靠单一的结果进行诊断，尤其是测量结果处于"临界"状态时，联合应用数种以上的方法可以提高诊断的准确度[14]。在消融过程中若遇到困难病例，应考虑到之前的诊断是否正确；若心动过速的特点（周长、心房激动顺序、房室关系等）发生变化时，亦应注意其性质是否已发生了改变，因少数病例可有两种以上类型的心动过速并存。在上述情况下均宜考虑重复进行鉴别诊断。

第二节 标 测

一、标测技术

在电生理操作中有多种标测技术，包括激动标测、起搏标测、拖带标测、三维技术指导下的基质标测等[1-2,7]，上述多种方法并非彼此孤立地相互排斥，临床工作中往往是根据病例特点综合运用数种手段。在 SVT 的标测中，最常用的方法是激动标测和起搏标测，有时辅助以三维技术，其核心点是通过比较电极在心腔内的局部激动时间，判断病理基质的位置。

起搏标测包括：①心室起搏时标测逆传的 EAA，是极为常用的方法，主要用于有逆传旁路的病例，有时也用于慢-慢型、快-慢型 AVNRT 病例；②心房起搏时标测前传的最早心室激动点（EVA）或旁路电位，为较少应用的方法，可用于显性旁路的病例，尤其是窦性心律时预激不明显者，通过心房起搏增加预激程度，便于标测和识别电图，而对于 Mahaim 旁路而言，在心房起搏时寻找旁路电位，则是此类病例的主要标测手段之一。

激动标测包括：①窦性心律时于 Koch 三角的中、下区域附近标测慢径电位，适用于各型 AVNRT 病例的慢径消融；②窦性心律时标测 EVA 或旁路电位：用于显性旁路的病例，因旁路电位较难识别和验证，故旁路电位的标测主要选择性地应用于 Mahaim 旁路；③心动过速时标测：寻找 EAA，用于顺向型 AVRT 时旁路心房插入端的定位以及局灶性 AT 起源点的标测；寻找旁路电位，主要用于 Mahaim 旁路介导的逆向型 AVRT；偶尔在逆向型 AVRT 时标测 EVA。

二、标测方法

（一）一般操作方法

利用电生理检查时所置入的数根 4 极、10 极等多极标测导管所提供的心电信息进行初步判断，或移动其中某根 4 极导管至感兴趣区，主要是起到粗标或提供路标的作用（比如左侧旁路时 CS 内置入的 10 极导管可提供旁路的大致定位信息），为进一步的精细标测提供定位参考。

以消融为目的的标测操作，通常是利用可控弯的标测/消融导管来完成，在标测到的理想位点处可发放消融能量，达到消除病灶、根治心律失常的目的。由于 SVT 的病理机制多与局灶病变有关，故多数仅通过"点消融"即能成功，因此操作消融导管到达感兴趣区后，细微调节导管头端，结合对电图的测量与评估，精确寻找理想靶点，乃电生理技术的难点和精华之所在，故再如何强调标测的重要性亦不为过。这要求术者熟悉心脏的解剖结构及其在各透视角度下的影像表现，熟悉相关导管的性能特点并熟练地掌握导管操作技术，并具备快速准确的电图阅读技能。一旦寻找到合适靶点，消融只是验证前述标测结果的正确与否。有效的消融往往建立在准确标测和判断的基础上，故提高标测的精准度，可减少无效消融次数，缩短后续的消融和观察验证所耗费的时间。不推荐在无把握的位置轻易尝试消融，或过度依靠消融反应来判断靶点，以防过多不必要的消融损伤。

（二）AVNRT 的标测

主要采用慢径消融法，其标测的兴趣区主要为右心房 Koch 三角的中、下区域，极偶尔情况下需快径消融，感兴趣区位于 Koch 三角的上部、顶部[6]。慢径和快径的标测，通常是在窦性心律下采用电图与解剖定位的方法相结合来完成，必要时辅助以心房、心室起搏或诱发心动过速来帮助判断。

（三）旁路的定位和标测

通过预激形态（显性旁路）或心动过速发作时的逆行 P′形态，可对旁路做出大致的定位判断，相对而言根据预激形态来初步定位旁路位置易于完成，且已形成较为成熟的定位流程图，而逆行 P′波形态有时难以识别而限制了其应用。由于旁路通常沿瓣环（二尖瓣环、三尖瓣环）分布，故标测的重点是在瓣环心室侧寻找 EVA，在瓣环心房侧寻找 EAA，但罕见情况下旁路的心房或心室插入端有可能远离瓣环，必要时应相应地调整标测位置[2,6]。在心内膜反复标测无理想靶点或试消融无效时，亦应考虑到心外膜旁路的可能，可相应地改变标测或消融策略、途径。

左侧旁路常通过经股动脉逆行主动脉途径，于二尖瓣环室侧标测，偶尔也可进行房侧标测，但并非每例均能完成；亦可经股静脉穿刺房间隔途径完成二尖瓣环房侧的标测。动脉途径和静脉途径互为补充，一种方法有禁忌或失败时，可改为另一种途径，多能获得成功[2,6]。在左侧旁路的标测过程中，应充分重视 CS 电极的路标作用，其置入的位置和电图特点（A、V 振幅大小），亦关系到对结果的判断。在合并永存左上腔静脉时，其路标作用则被大大削弱[6]。右侧旁路的标测主要经下腔静脉途径完成，偶尔需上腔静脉途径[6]。由于三尖瓣环无类似 CS 的结构，无法置入相应电极提供"路标"，故右侧旁路的标测主要是通过操作消融导管沿瓣环逐点进行，并在感兴趣位置密集细标。

（四）AT 的标测

局灶房速发作时 P′波的形态能帮助判断起源点的大概位置，如定位起源点在左心房、右心房或在心房内的上下关系。P′波形态不易识别时，可通过药物或颈动脉窦按摩改变房、室传导关系，或心室起搏后显露 P′波等方法，使其易于辨认[2]。

电生理术中的标测方法，主要是在局灶 AT 发作时根据 P′ 波形态和腔内电图特点，初步确定感兴趣区域后再精细标测 EAA，即为其靶点。对于折返性 AT，则要结合拖带标测和三维基质标测的结果，寻找关键峡部。

（五）新型标测技术

三维标测系统以及特殊的多极导管比如环状导管或多个分支的导管，有助于同时标测多个位置，提高标测的速度与空间分辨力[1,7]。目前，三维标测系统的临床应用已渐趋普及，大大提高了标测和消融的精确度与效率。国内外业已有多种三维系统投入应用，临床最常用的为 CARTO 和 Ensite 系统。这些技术有如下优势：更为精确地确定心律失常的机制，能够显示导管以及心动过速的激动过程，减少医生和患者的透视辐射，缩短手术时间（图 44-1 和图 44-2，分别为三维辅助

下 AVNRT 和右侧旁路标测消融），尤其是对于一些复杂心律失常或解剖结构异常者[16]。对于疑难复杂的室上速，例如多旁路、插入端远离房室瓣环的旁路、高风险位置的病例（如希氏束旁的旁路和 AT），在全面直观地反映异常传导、判断毗邻关系、精确定位等方面，三维技术相对于传统方法有较大优势。其缺点是花费较高以及需要额外的培训、技术支持和术前准备时间。几个研究已经显示了电解剖标测的优势，其成功率与传统方法一致，但能显著缩短透视时间[1]。总体而言，三维技术在电生理领域的应用日益受到重视，今后用于辅助 SVT 消融的比例将不断提高。亦应清醒地认识到，三维技术毕竟只是一种工具和手段，能否最大限度地体现其优势，亦与术者和辅助人员的专业素养密切相关，有关人员均应具备熟练完成传统手术操作的能力，并经过一定的学习曲线，方能充分地发挥三维技术的优势。

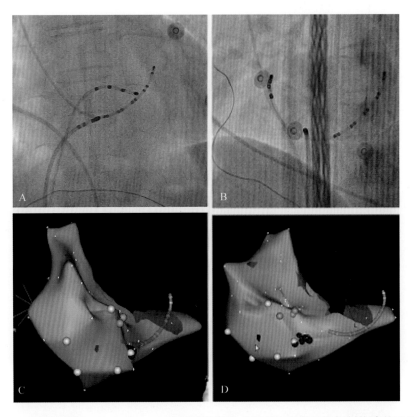

图 44-1 一例 AVNRT 消融的影像。A、B 和 C、D 分别是透视和 CARTO 系统三维解剖构建的正后位、左前斜位影像。在 CARTO 图中，蓝色壳为构建的右心房，黄点代表 His 区，数个白点勾勒出三尖瓣环的位置，冠状静脉窦 10 极导管亦被直观显示，红点代表慢径的消融位置。透视和三维影像之间反映的解剖和空间关系有良好的相关性

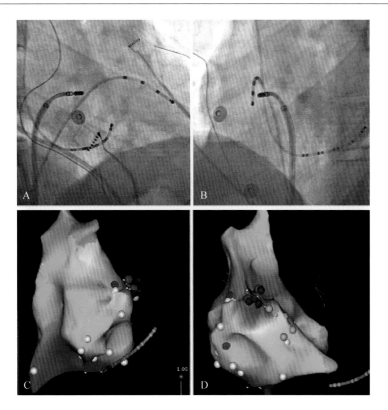

图 44-2　一例右前壁旁路（三尖瓣环 12 点）消融影像。A、B 和 C、D 分别是透视和 CARTO 系统三维构建的右前斜位、左前斜位影像，CARTO 反映的是心动过速发作时构建的右心房激动顺序，红色区域代表心房最早激动点（EAA），提示为旁路的心房插入端，红点代表成功消融靶点，黄点代表能记录到 His 电位的位置（His 云）

第三节　消融与消融能量

在消融环节中，关注的重点是消融时机的把握、消融的有效性及安全性的评估和判断。

一、消融的时机与有效性判断

完成心动过速的诊断且标测到认为理想的靶点后，可发放消融能量，随即密切关注和评判效果。既可以在窦性心律时进行消融，也可在起搏节律或心动过速时进行，要视具体情况而定。①AVNRT：多数在窦性心律时开始消融，消融 10～20s 左右出现频率较慢的交界心律提示为有效，但并非特异性指标，还需完成消融后再验证。②AVRT：显性旁路可在窦性心律或心房起搏时消融，预激消失提示阻断了旁路前传，10s（当然消失时间越短靶点越为理想）内阻断提示为理想靶点，阻断

旁路的前传后应通过心室起搏判断逆传是否亦被阻断（双向阻滞），因部分旁路的前传与逆传可能并非在同一位置被阻断，若逆传未被阻断，尚需重新标测和消融逆传；有逆传的旁路（特别是隐匿性旁路）可在窦性心律下消融，10s 后通过心室起搏判断是否有效，或在心室起搏时消融（适用于大多数旁路），能够更及时地评判效果。但要强调的是，间隔部的旁路不可在持续心室起搏下消融，以防阻断了正常房室传导却未及时发现。偶尔有时需在 AVRT 发作时消融，但在有效位置阻断旁路后，仍需在窦性心律下巩固消融，且心动过速终止时导管有可能偏离了有效靶点，通过三维系统的记忆功能有助于解决这一问题，而冷冻消融时的冷冻黏附特点可使导管不会因心动过速的终止而移位[17]，在这一方面冷冻技术有着得天

独厚的优势。③AT：多数在心动过速时消融，10s内使心动过速终止提示为有效靶点。窦性心律下巩固消融时应注意消融位置是否有偏移。对于折返性AT，可能在关键峡部需数点消融方能终止AT；还应注意消融点是否连续且横跨阻断峡部。

二、消融安全性的评估及消融后的验证

消融过程中，应通过多种方式评估消融的安全性，主要的监测手段是电图、透视影像和三维影像以及消融仪器的参数等，兼顾患者的生命征和主诉（多数为局麻，患者意识清醒）。对于AVNRT患者或邻近正常房室传导结构附近的旁路、AT，因其靶点毗邻正常房室传导系统，在消融过程中应密切观察有无正常房室传导受损的征兆，比如快交界心律、PR间期延长甚至房室传导阻滞、交界心律时VA传导阻滞、束支传导阻滞等高危信号，及时发现并立即停止消融，多数情况下可逆。透视和三维影像主要用于协助判断消融导管是否贴靠稳定、有无移位，透视下还能观察心影搏动、膈肌活动、呼吸运动等，有利于及时发现心脏压塞、膈神经受损、气胸等并发症，这些优势均为三维系统所不具备的，故不能单纯依赖三维影像。射频消融仪的温度、阻抗、功率参数也有助于监测有效性和安全性，温度偏低可能提示导管贴靠不良，温度达到预设的上限但功率却很低（10W以下）或阻抗突然明显升高，提示导管头端局部可能形成焦痂，或导管移位到血流缓慢的位置（如CS内）或死腔，应立即停止消融，寻找原因并处理。

消融过程结束后，仍需重复进行必要的电生理检查，部分需加用异丙肾上腺素后进行评估，并在观察一段时间（通常30min）后重复验证效果，还要排除可能合并的其他部位或类型的心动过速。确定达到消融终点，并评估患者安全后，可结束整个手术。

三、消融能量

已经有多种类型的能量用于心律失常的消融，包括射频、冷冻、超声、微波以及激光等[1,17]。目前，SVT消融最常用的能量为射频电流。对于特定的心律失常，比如AVNRT、希氏束旁AT或旁路，消融导致房室传导阻滞的风险相对较高，特别是一些特定人群（如儿童和青少年），一旦并发房室传导阻滞则后果严重，冷冻消融是降低这种风险的替代方法[1,17]。采用哪种能量方式，取决于术者的经验、心律失常靶点的位置、患者意愿等。已有诸多的研究和meta分析对射频与冷冻消融治疗AVNRT进行了比较，总体结果显示，冷冻比射频消融的复发率略高，但造成永久性房室传导阻滞的风险要低得多[18-20]。冷冻消融AVNRT的复发率可能与所用的导管电极头端大小以及手术终点的设定有关[19,21]。选择哪种能量完成消融操作也建立在医患双方沟通的基础上[1]。

四、无透视或少透视情况下的标测与消融

透视是电生理手术中最基本的显像方法。但电离辐射使得医患承担了短期和长期的放射暴露风险。关注理想的透视技术，采取减少放射量的策略，可降低医患的辐射剂量。目前的原则是"尽可能的低剂量（越少越好）"[1]。当然，其前提是透视应满足手术操作的需要。一些可替代透视的影像技术如三维标测和腔内心脏超声技术，有助于在少透视甚至无透视的情况下完成SVT标测与消融，成功率和并发症的发生率与传统技术相当[22-26]。通过机器人或三维解剖指导的磁导航导管与传统的透视进行叠影的技术可以进一步减少辐射[27]。对于儿科患者和妊娠期女性患者，减少透视的措施尤为重要。在实际手术过程中，也不宜过度强调减少透视而一味依赖非透视的影像技术，最好是在多种技术相结合的基础上权衡透视对医患影响的利弊，尽可能地控制曝光量。

总之，经过多年的应用和发展，SVT的电生

理检查与标测消融技术早已步入了成熟阶段，冷冻技术已经成为射频能量的重要补充，三维系统以及其他新型标测工具和辅助技术的相继应用更加提高了效率，并减少了对透视的依赖。电生理医生应熟练掌握相关的标测技术，努力提高导管操作技巧，合理地运用各种传统与新生器械和工具，方能使这一技术更好地造福患者。

（程　宽　朱文青）

参考文献

[1] Page RL，Joglar JA，Halperin JL，et al. 2015 ACC/AHA/HRS guideline for the management of adult patients with supraventricular tachycardia. JACC，2016，67（13）：e27-e115.

[2] Issa ZF，Miller JM，Zipes DP. Approach to paroxysmal supraventricular tachycardias. Clinical arrhythmology and electrophysiology：A companion to Braunwald's heart disease. New York：Elsevier，2009：377-391.

[3] 中国生物医学工程学会心脏起搏与电生理分会，中华医学会心电生理和起搏分会. 射频导管消融治疗快速心律失常指南（修订版）. 中国心脏起搏与心电生理杂志，2002，16：81-95.

[4] Haines DE，Beheiry S，Akar JG，et al. Heart rhythm society expert consensus statement on electrophysiology laboratory standards：Process，protocols，equipment，personnel，and safety. Heart Rhythm，2014，11：e9-51.

[5] Horowitz LN，Kay HR，Kutalek SP，et al. Risks and complications of clinical cardiac electrophysiologic studies：A prospective analysis of 1，000 consecutive patients. J Am Coll Cardiol，1987，9：1261-1268.

[6] 马长生，刘兴鹏. 心律失常导管消融治疗的器械选择与基础操作. 介入心脏病学（第2版）. 北京：人民卫生出版社：2012.

[7] Issa ZF，Miller JM，Zipes DP. Mapping and navigation modalities. Clinical arrhythmology and electrophysiology：A companion to Braunwald's heart disease. New York：Elsevier，2009：57-97.

[8] Benditt DG，Pritchett EL，Smith WM，et al. Ventriculoatrial intervals：Diagnostic use in paroxysmal supraventricular tachycardia. Ann Intern Med，1979，91：161-166.

[9] Miller J，Rosenthal M，Gottlieb C，et al. A new criterion reliably distinguishes atrioventricular nodal reentrant from septal bypass tract tachycardias. J Am Coll Cardiol，1987，9：A12.

[10] Martinez-Alday JD，Almendral J，Arenal A，et al. Identification of concealed posteroseptal kent pathways by comparison of ventriculoatrial intervals from apical and posterobasal right ventricular sites. Circulation，1994，89：1060-1067.

[11] Man KC，Niebauer M，Daoud E，et al. Comparison of atrial-his intervals during tachycardia and atrial pacing in patients with long rp tachycardia. J Cardiovasc Electrophysiol，1995，6：700-710.

[12] Hirao K，Otomo K，Wang X，et al. Para-hisian pacing. A new method for differentiating retrograde conduction over an accessory av pathway from conduction over the av node. Circulation，1996，94：1027-1035.

[13] Knight BP，Zivin A，Souza J，et al. A technique for the rapid diagnosis of atrial tachycardia in the electrophysiology laboratory. J Am Coll Cardiol，1999，33：775-781.

[14] Knight BP，Ebinger M，Oral H，et al. Diagnostic value of tachycardia features and pacing maneuvers during paroxysmal supraventricular tachycardia. J Am Coll Cardiol，2000，36：574-582.

[15] Michaud GF，Tada H，Chough S，et al. Differentiation of atypical atrioventricular node re-entrant tachycardia from orthodromic reciprocating tachycardia using a septal accessory pathway by the response to ventricular pacing. J Am Coll Cardiol，2001，38：1163-1167.

[16] Sporton SC，Earley MJ，Nathan AW，et al. Electroanatomic versus fluoroscopic mapping for catheter ablation procedures：A prospective randomized study. J Cardiovasc Electrophysiol，2004，15：310-315.

[17] Issa ZF，Miller JM，Zipes DP. Ablation energy sources. Clinical arrhythmology and electrophysiology：A companion to Braunwald's heart disease. New York：Elsevier，2009：100-115.

[18] Friedman PL，Dubuc M，Green MS，et al. Catheter cryoablation of supraventricular tachycardia：Results of the multicenter prospective "frosty" trial. Heart Rhythm，2004，1：129-138.

［19］ Hanninen M，Yeung-Lai-Wah N，Massel D，et al. Cryoablation versus RF ablation for AVNRT：A meta-analysis and systematic review. J Cardiovasc Electrophysiol，2013，24：1354-1360.

［20］ Rodriguez-Entem FJ，Exposito V，Gonzalez-Enriquez S，et al. Cryoablation versus radiofrequency ablation for the treatment of atrioventricular nodal reentrant tachycardia：Results of a prospective randomized study. J Interv Card Electrophysiol，2013，36：41-45.

［21］ Eckhardt LL，Leal M，Hollis Z，et al. Cryoablation for AVNRT：Importance of ablation endpoint criteria. J Cardiovasc Electrophysiol，2012，23：729-734.

［22］ Earley MJ，Showkathali R，Alzetani M，et al. Radiofrequency ablation of arrhythmias guided by nonfluoroscopic catheter location：A prospective randomized trial. Eur Heart J，2006，27：1223-1229.

［23］ Alvarez M，Tercedor L，Almansa I，et al. Safety and feasibility of catheter ablation for atrioventricular nodal re-entrant tachycardia without fluoroscopic guidance. Heart Rhythm，2009，6：1714-1720.

［24］ Hindricks G，Willems S，Kautzner J，et al. Effect of electroanatomically guided versus conventional catheter ablation of typical atrial flutter on the fluoroscopy time and resource use：A prospective randomized multicenter study. J Cardiovasc Electrophysiol，2009，20：734-740.

［25］ Casella M，Pelargonio G，Dello Russo A，et al. "Near-zero" fluoroscopic exposure in supraventricular arrhythmia ablation using the ensite navx mapping system：Personal experience and review of the literature. J Interv Card Electrophysiol，2011，31：109-118.

［26］ Razminia M，Manankil MF，Eryazici PL，et al. Nonfluoroscopic catheter ablation of cardiac arrhythmias in adults：Feasibility，safety，and efficacy. J Cardiovasc Electrophysiol，2012，23：1078-1086.

［27］ Xu D，Yang B，Shan Q，et al. Initial clinical experience of remote magnetic navigation system for catheter mapping and ablation of supraventricular tachycardias. J Interv Card Electrophysiol，2009，25：171-174.

第四十五章　窦性心动过速的诊治

一、窦性心动过速概论

（一）窦性心动过速定义

窦性心动过速（sinus tachycardia）是最常见的一种心动过速，它不是一种原发性心律失常，主要是生理和病理性的交感神经应激兴奋及迷走神经张力降低的心脏应答表现。临床定义为：窦房结发出的激动超过 100 次/分以上。窦性心动过速可由多种原因引起。生理状态下可因运动、焦虑、情绪激动引起，也可发生在应用肾上腺素、异丙肾上腺素等药物之后。在发热、血容量不足、贫血、甲状腺功能亢进症（甲亢）、呼吸功能不全、低氧血症、低钾血症、心衰等其他心脏疾患时极易发生。该病在控制原发病变或诱发因素后可治愈，但易复发。

（二）窦性心动过速病因

1. 生理因素

正常人的体力活动、情绪激动、饱餐、饮浓茶、饮咖啡、吸烟、饮酒、失眠、更年期、药物和酒精戒断等，使交感神经兴奋，心率加快。生理性窦性心动过速是一种"适应"现象。体位改变如立位时交感神经兴奋，心率也加快；卧位时心率则减慢。生理因素所致的窦性心动过速常为一过性，持续时间较短。

2. 药物因素

如拟交感神经药物如麻黄素和肾上腺素。副交感神经阻断药物如阿托品、咖啡因、甲状腺素、苯丙胺、激素、茶碱碱药物、支气管舒张药物、钙通道阻滞剂、扩血管药物、人参、黄芪等可引

起心动过速。

3. 病理因素

（1）心力衰竭：尤其在心功能失代偿的早期，慢性心衰急性加重时窦性心律的频率常增快。心力衰竭时，心率加快，是机体维持心排血量的代偿性机制之一。心力衰竭患者心率加快在一定范围内是具有代偿意义的。

（2）甲状腺功能亢进：大多数甲亢患者有窦性心动过速，心率一般在 100～120 次/分，甲状腺危象时心率可达到 120～240 次/分。临床常常以窦性心律下的心率控制<100 次/分，为甲亢治疗有效提示。

（3）急性心肌梗死：在急性心肌梗死病程中，窦性心动过速的发生率可达到 30%～40%。急性心肌梗死的病程中，窦性心动过速的发生率较高，这是由于在发病的初期，全身的应激反应、儿茶酚胺分泌增加、疼痛、紧张、血容量不足或并发感染、发热等因素有关。如持续出现窦性心动过速则是梗死面积大、心排血量减低、左心衰竭或坏死、心肌愈合修复较差的反映。

（4）休克：休克可引起窦性心动过速，在轻度休克时心率可达到 100 次/分以上；重度休克时心率更快，可大于 120 次/分。窦性心动过速的程度常作为休克严重程度的指标之一。

（5）急性心肌炎：多数患者可出现与体温升高不成比例的窦性心动过速，是由于心肌急性炎症而导致心功能受损所致。

（6）其他器质性心脏病：贫血、发热、感染、缺氧、自主神经功能紊乱、心脏手术后等均可出现窦性心动过速。体温每升高 1℃，心率每分钟可增加 12～15 次。

（三）窦性心动过速发病机制

窦性心动过速的发生主要与交感神经兴奋及迷走神经张力减低有关，当交感神经兴奋影响窦房结起搏细胞时，4 相上升速度加快，到达阈电位时间缩短，心率加快。

（四）窦性心动过速的临床表现

窦性心动过速的临床症状与心率增快影响血流动力学障碍的程度有关，与基础心脏状态亦有关。当心率轻度增快时，心排血量增大，心脏工作效率增加，患者可无任何症状。当心率过快时，患者可出现心悸、气短、胸闷、烦躁等症状，甚至可出现胸痛。症状的个体差异也较大。通常从休息状态下心率 70 次/分左右增加至 2.5 倍左右（180 次/分），心脏的工作效率最大；当超过 180 次/分时，则心脏工作效率明显降低，不能满足机体的需要，这是因为心率＞180 次/分时心肌耗氧量明显增加，冠状动脉血流量减少（有冠心病者更加明显），舒张末期缩短，心室充盈减少，每搏量减少等所致。体征：心率增快至 100～150 次/分，少数人可达 160～180 次/分。生理性者大多为一过性；系器质性心脏病所致者，则心动过速持续较久。心尖搏动有力，心音增强，颈动脉搏动明显。并发症：如心动过速持续时间长，心率过快或有心脏病的基础者可出现头晕、晕厥、黑矇等并发症。

（五）窦性心动过速的实验室检查

1. 体表心电图特点

（1）P 波：窦性心动过速时的 P 波由窦房结发出，P 波于 Ⅱ 导联直立、aVR 导联倒置。窦性心动过速时的 P 波较正常窦性心律时的 P 波振幅稍高，在 Ⅱ、Ⅲ 导联中更明显。这是因为窦性心动过速时，激动多发生于窦房结的头部，此部位系心房前结间束的起始部位，窦性激动多沿着前结间束下传所致。

（2）P-R 间期：在 0.12～0.20s。

（3）P-P 间期：常受自主神经的影响，可有轻度不规则。但 P-P 间期差异应＜0.12s。交感神经兴奋时，可使 P-P 间期缩短；而迷走神经兴奋时则 P-P 间期延长。

（4）QRS 波：形态、时限正常。心房率与心室率相等。

（5）频率：成人 P 波频率 100～160 次/分，多在 130 次/分左右，个别可达 160～180 次/分。婴幼儿的心率较成人略高。不同年龄窦性心动过速的诊断标准不同，如 1 岁以内应＞140 次/分，1～6 岁应＞120 次/分，6 岁以上与成人相同，应大于 100 次/分，通常不超过 160 次/分。个别婴幼儿的窦性心动过速频率可达 230 次/分左右。

2. 24h 动态心电图监测的特点

（1）一过性窦性心动过速：窦性 P 波频率逐渐加快至 100 次/分以上，持续数秒至数分钟后逐渐减慢至原有水平。心动过速时 P 波形态与正常窦性 P 波的形态相同。

（2）持续性窦性心动过速：24h 动态心电图所记录的 P 波总数应＞14.4 万次。

（3）窦性心动过速时 24h 动态心电图所记录到的其他伴随情况：①P 波振幅变尖或增高：提示激动起源于窦房结头部。②P-R 段下移：此系受心房复极波的影响所致。③可有不同程度的继发性 ST-T 改变：或原有 ST-T 改变，当发生窦性心动过速时恢复正常。④Q-T 间期缩短。⑤出现快心率依赖型阻滞、期前收缩等心律失常。

（六）窦性心动过速的鉴别诊断

1. 与阵发性房性心动过速鉴别

①阵发性房性心动过速的 P′波与窦性的 P 波不同。②阵发性房性心动过速的 P′波频率多为 100～180 次/分，大多在 160 次/分左右。而窦性心动过速的 P 波频率多在 140 次/分以下，并易受运动、站立、进食、情绪激动、卧床、休息、呼吸（深吸气使心率加快、深呼气可使心率减慢）等因素的影响。③阵发性房性心动过速的发作为突然发作、突然终止，终止时有代偿间歇。而窦性心动过速是逐渐发生的，并且逐渐终止，终止时无代偿间歇。④阵发性房性心动过速时的 P-P 间期绝对规律，而窦性心动过速时，P-P 间期常有轻度不规则。⑤阵发性房性心动过速发作前后常有房性期前收缩出现，而窦性心动过速则无房性期前收缩。⑥用压迫眼球或颈动脉窦等

刺激迷走神经的方法，自律性房性心动过速不能被终止但可诱发房室传导阻滞；而房内折返性心动过速则可被终止或诱发房室传导阻滞。窦性心动过速的频率可通过以上方法逐渐减慢，不可能突然被终止；而停止压迫时，又可恢复到原有较快水平。

2. 与冠心病时 ST-T 改变的鉴别

窦性心动过速时可表现 ST 段降低、T 波平坦或倒置。窦性心动过速时 T-P 段缩短，使 P 波与其前的 T 波重叠，此时不能将 T-P 段作为等电位线，去判断 ST 段是否降低。窦性心动过速时由于 P 波在 Ⅱ、Ⅲ 导联较高尖，其 P 波的复极波（Ta）亦较明显，其后段可延伸到 ST 段上，引起 ST 段降低，主要表现在 Ⅱ、Ⅲ 导联上。冠心病患者出现窦性心动过速时，可引起冠状动脉相对性供血不足，导致 ST 段降低及 T 波改变。有些患者在窦性心动过速后 ST-T 的改变往往要经过一段时间才能恢复正常。所以在窦性心动过速时不能单纯依据 ST-T 的改变去诊断冠心病，必须结合临床实际情况全面考虑。

（七）窦性心动过速的治疗

（1）消除诱因，治疗原发病。

（2）对症处理。

（3）用药原则：大部分患者在消除病因或诱因后，症状可消失。有明确的原发性疾病时应积极治疗。症状明显时可给予 β 受体阻滞剂或镇静剂等药对症处理。充血性心力衰竭引起的窦性心动过速，可应用洋地黄制剂、利尿药和血管扩张药等。窦性心动过速的纠正，常作为左心衰竭控制的指标之一。甲状腺功能亢进症所引起的窦性心动过速，应用洋地黄不能使心率减慢。注意：洋地黄过量也可引起窦性心动过速。以交感神经兴奋和儿茶酚胺增高为主所致的窦性心动过速患者，可选用 β 受体阻滞剂、镇静药等。急性心肌梗死患者，在无明确心功能不全时，窦性心律下的心率持续＞110 次/分时，为减慢心率，可临时试用小剂量 β 受体阻滞剂（如口服阿替洛尔 6.25～12.5mg）或钙通道阻滞剂（如口服硫氮卓酮 15～30mg），需要时可 8～12h 服 1 次。继发于左心衰竭的窦性心动过速，应主要处理心力衰竭。

二、不适当窦性心动过速（inappropriate sinus tachycardia，IST）

（一）IST 概况

1939 年 Codvelle 和 Boucher1 首次报道了不适当窦速。IST 的主要表现是与机体生理需求不匹配的心率增快。IST 定义静息心率＞100 次/分，24h 动态心电图监测平均心率＞90 次/分。IST 心率与基础病因无关，患者常常有间歇性、持续性或无休止性严重心悸、气短、头晕、胸痛、头疼、乏力甚至于晕厥，可能与心率太快致心排血量降低和低血压相关，或与服用大剂量 β 受体阻滞剂引起的低血压相关[1-3]。IST 常常合并有精神症状和情绪异常。许多患者表现为精神紧张、焦虑，主诉症状多，与心动过速的严重程度不符合。患者运动耐量明显下降，焦虑是重要的诱因，轻微活动或应激便可引起过度的心率反应，常可达 160～190 次/分。IST 以中年发病为主，发生率为 1.2%，患者中大约 90% 为女性，且常见于年轻女性，年龄一般在 20～45 岁之间，平均年龄为 38 岁±12 岁，且卫生工作者所占比例很高。IST 长期并发症不多，偶有报道引起心动过速性心肌病[4-5]，没有死亡率报道。IST 通常没有心电图异常，即 P 波形态正常[6]，可能的机制是交感神经活动增强和窦房结的 β 受体敏感性增加[7]。IST 诊断需要排除致窦性心动过速（如甲状腺疾病、用药、低血压、疼痛、焦虑等）原因，12 导联心电图可用于诊断并有助于鉴别诊断。

（二）IST 发生机制

1. 窦房结自律性调节功能异常

IST 患者心率变异性比正常人显著减小，交感神经张力高或迷走神经张力低，使得窦房结对情绪激动、运动、甲状腺功能亢进等因素不能做出正常的心率反应。

2. 窦房结本身功能异常

窦房结自律性显著增高，心脏迷走神经反射传出减慢，窦房结对 β 肾上腺素的敏感性增高，窦房结对交感神经具有高反应性。

3. HCN4 起搏通道基因缺陷

起搏离子流（funny current，If）是窦房结舒张期自动除极化的起搏电流，If 有电压依赖性，可被超极化激活。超极化激活环核苷酸门控离子通道（hyperpolarization-activated cyclic nucleo-tide-gated channel，HCN）是调控 If 的基因家族，HCN4 在心脏呈高度表达，HCN4 是正常起搏电流产生的重要因素，也是基本心率的决定因素。

最新研究发现，HCN4 的功能突变（R524Q）可以增加第二信使 cAMP 的敏感性，提出了 If 通道缺陷可以导致高交感依赖性心动过速的新观点[6]。

（三）IST 临床诊断和鉴别诊断

（1）IST 诊断：静息窦性心律下心率达 100 次/分，症状持续，P 波形态完整，心内膜激动顺序同窦性和排除继发性窦性心律过速。

（2）IST 鉴别诊断：见表 45-1。

图 45-1　IST 的鉴别诊断

	不适当窦速	直立位心动过速	窦房结折返性心动过速
	与疾病无关、与活动不成比例，静息心率增加，可出现症状或无症状	体位变化时心率增加，没有低血压，伴有自主神经症状	阵发性心动过速伴有窦性 P 波，自主神经症状
心率	心率＞100 次/分 24h 平均心率＞90 次/分	卧位心率＞30 次/分，直立位心率＞120 次/分	阵发性心率＞150 次/分
诊断	排除诊断	常规 12 导联心电图，24h 动态心电图，直立倾斜试验	常规 12 导联心电图，24h 动态心电图，电生理检查

（四）IST 的治疗

因为 IST 的预后良好，所以临床治疗的目的主要是改善症状和降低心率[8-9]。有时心率控制不一定改善症状，所以需要调整自主神经功能紊乱。IST 的治疗主要是药物、心脏康复和选择性射频消融。①对大多数患者来说，β 受体阻滞剂或钙通道阻滞剂（如维拉帕米和地尔硫䓬）是 IST 的一线治疗药物。但常常因为难以耐受有效治疗剂量。还可使用其他抗心律失常药物（如胺碘酮、普罗帕酮）。这些药物可以作用于窦房结，并降低其自律性。但这些药物长期使用可出现明显副作用，如头晕、四肢乏力等症状，同时可使血压下降、交感神经兴奋，致使窦性心动过速难以控制。可能长期锻炼对 IST 是有益的，但目前没有研究证实。②伊伐布雷定是窦房结起搏细胞 If 通道抑制剂，可以减少窦房结起搏细胞活性致心率减慢，不影响心肌收缩、心室复极或心内传导，因此，伊伐布雷定适用于窦性心动过速不能耐受 β 受体阻滞剂和钙通道阻滞剂的患者[10]。③射频消融术是一种非常重要的治疗难治性 IST 患者方法，窦房结头部发出激动频率快，交感神经张力占优势；尾部则以副交感神经张力占优势，对窦房结头部节律点进行射频消融，可使窦房结激动中心下移致使心率减慢。术式包括窦房结消融或改良和窦房结神经丛消融术。窦房结改良术长期随访成功率接近 80%，再次手术可提高成功率。窦性或房性心动过缓、右侧膈神经损伤、上腔静脉综合征、异位性房速和持续性交界性逸搏心律需要置入永久性心脏起搏器等是窦房结改良术后常见的并发症。去肾交感神经术近年来用于治疗 IST，临床研究表明，能够显著减慢心率、改善症状并在术后 3 个月停用拮抗交感神经的药物。虽然射频消融对治疗 IST 有意义，但是目前仍不推荐把射频消融作为 IST 患者的常规基础治疗。

三、体位性心动过速综合征（postural tachycardia syndrome，POTS）

（一）POTS 定义

患者出现直立位不耐受症状＞6 个月，直立位 10min 内，心率增加≥30 次/分，升至＞120 次/分，血压下降＜20/10mmHg。正常人直立位时心率上升 10～15 次/分，收缩压稳定不变，舒张压上升在 10mmHg 以内。美国有至少 50 万的 POTS 患者，其中 25％的患者丧失正常工作能力。POTS 多见于青中年女性（年龄 15～50 岁），80％～90％女性 POST 发生在孕期，常被误诊为严重的神经焦虑症。诊断应排除长期卧床、使用损伤自主神经调节的药物（利尿剂、血管扩张剂、交感拮抗和抗抑郁药）、慢性消耗性疾病引起的心动过速（脱水、贫血、甲亢），这些疾病可以有直立位心动过速，但缺乏 POTS 的典型症状，不能诊断为 POTS。POTS 临床表现：头晕、气短、心悸、胸闷、头疼、视物模糊、恶心和乏力。仅 30％的 POTS 患者有明显的晕厥，但常有日间眩晕。清晨卧位转直立位时心率显著增加是 POTS 的显著特征。50％患者有下肢发绀，皮肤温凉。

（二）POTS 的病理生理

POTS 按照发病原因可分为原发性和继发性两种。原发性 POTS（"部分自主神经功能障碍"）最常见，此类患者的自主神经病变使得外周血管不能对抗重力。在直立位时下肢、前臂和肠系膜血管的血液充盈远超过正常水平。中央循环的血流减少使得心率代偿性增快和心肌收缩力增强，以维持脑血流灌注的稳定，起初心率上升和心肌收缩力增强仅为代偿性，但随后外周静脉充盈持续增加并超过代偿所需，之后导致依赖骨骼肌的收缩以增加静脉回流来维持中心血压。另一种类型是继发性 POTS（"高肾上腺素能"），常有家族史。表现为渐进性加重的急性症状，而非突然发作。这一类型 POTS 患者的显著特点是与直立位心动过速相伴随的直立位高血压。

POTS 病理生理：心动过速是多种疾病病理生理过程的共同通路，POTS 合并神经病理性改变，患者有自主神经功能障碍，伴周围下肢去交感化。POTS 合并 RAAS 系统不规律的低醛固酮水平，导致异常的尿钠分泌和低血容量。POTS 合并高交感活动，于直立位时血浆去甲肾上腺素（NE）分泌＞600pg/ml，交感神经放电增加，直

立位血压显著升高。POTS 并 NE 转运体基因突变，神经的突触 NE 清除能力受损，导致高 NE 型，可以产生直立位心动过速。POTS 患者伴有非触发性肥大细胞脱颗粒，患者有阵发性潮红和尿液甲基组胺异常增加。

（三）POTS 的评估与治疗

1. POTS 评估

测量直立位、坐位、仰卧位心率和血压，每隔 2、5、10min 重复测量。直立位时肢体末端由于发绀而呈蓝色花斑样。POTS 的心率和血压反应与直立位的姿势相关，倾斜试验可以较为客观地评估。部分患者需检查自主神经系统功能，如温度调节发汗试验、皮肤阻抗、气传导率及交感皮肤电位等。测定立卧位血清去甲肾上腺素、肾上腺素和多巴胺水平可协助诊断高肾上腺素能型 POTS。

2. POTS 治疗

停用可能与症状相关的药物（利尿剂、乙醇、神经节阻滞剂、肼屈嗪、单胺氧化酶抑制剂、硝酸酯、阿片制剂、酚噻嗪、西地那非、三环类抗抑郁药）查找并治疗基础疾病（如淀粉样变、肿瘤）。物理康复训练（下肢和腹部及骨骼肌运动，每周进行 3 次，每次 20～30min 的有氧运动）。每天饮水 2L，摄入盐 3～5g（高肾上腺素能型 POTS 患者除外），穿着弹力袜。避免窦房结消融和进行患者健康教育。

（范　平　侯月梅）

参考文献

［1］PeyrolM，Lévy S. Clinical presentation of inappropriate sinus tachycardia and differential diagnosis. J Interv Card Electrophysiol，2016，46（1）：33-41.

［2］Ma′rcio Galindo Kiuchi，Hanry Barros Souto，MD，TetsuakiKiuchi，MD，et al. Case Report：Renal Sympathetic Denervation as a Tool for the Treatment of Refractory Inappropriate Sinus Tachycardia. Medicine（Bultimore），2015，94（46）：e2094.

［3］中国生物医学工程学会心脏起搏与电生理分会，中华医学会心电生理和起搏分会，《中国心脏起搏与心电生理杂志》编辑部. 射频导管消融治疗快速心律失常

指南（修订版）. 中国心脏起搏与心电生理杂志，2002，16（2）：81-95.

[4] Juan Pablo Salazar Adum，RohitArora. Treatment for Inappropriate Sinus Tachycardia. American Journal of Therapeutics，2015：1-5.

[5] Victor C. Nwazue，Sachin Y. Paranjape，Bonnie K. Black，et al. Postural Tachycardia Syndrome and Inappropriate Sinus Tachycardia：Role of Autonomic Modulation and Sinus Node Automaticity. JAHA，2014，3（2）：e000700. doi：10.1161/JAHA. 113. 000700.

[6] Baruscotti M，Bianco E，BucchiA，et al. Current understanding of the pathophysiological mechanisms responsible for inappropriate sinus tachycardia：role of the If

"funny" current. J Interv Card Electrophysiol，2016，46（1）：19-28.

[7] Lee RJ，Shinbane JS. Inappropriate sinus tachycardia. Diagnosis and treatment. Cardio Clin，1997，15（4）：599-605.

[8] OlshanskyB，SullivanRM. Inappropriate Sinus Tachycardia. J Am Coll Cardiol，2013，61（8）：793-801.

[9] Femenia F，Baranchuk A，Morillo CA. Inappropriate sinus tachycardia：current therapeutic options. Cardiol Rev，2012，20（1）：8-14.

[10] RakeshGopinathannair，Brian Olshansky，MD. Management of tachycardia. Prime Reports，2015，7：60.

第四十六章　局灶性房性心动过速及多源性房性心动过速的诊治

第一节　国外指南概述

室上性心动过速（superventricular tachycardia，SVT）为临床常见的心律失常。2003年美国心脏病学院（ACC）、美国心脏协会（AHA）与欧洲心脏病学会（ESC）联合发布了《室上性心律失常患者管理指南》[1]。中华医学会心血管病学分会与中国生物医学工程学会心脏起搏与电生理分会（现中国心律学会）也于2005年发布了《室上性快速心律失常治疗指南》[2]。十余年来，SVT的诊断与治疗尤其导管消融取得了长足的发展。有鉴于此，ACC、AHA和美国心律学会（HRS）于2015年9月再次公布了《成人SVT患者管理指南》（下称新版指南）[3]，对2003年指南进行了全面更新。本章结合新版指南的有关内容，旨在阐述房性心动过速（atrial tachycardia，AT）的诊断和治疗。

一、局灶性房性心动过速

（一）概述

局灶性房性心动过速（focal atrial tachycardia，FAT，房速）是室上性心动过速（SVT）的常见类型。FAT是从一小块心肌发出的规则的心动过速，并由这一点向周围离心性传播，心率100～250次/分，偶可高达300次/分。FAT可能持续发作也可以间歇性发作，间歇性发作的FAT在动态心电图检查上很常见，很少伴有症状，预后好，

通常不必治疗。持续性FAT相对少见，在儿童较多见，特别是先天性心脏病患儿。除无休止的局灶性房性心动过速可导致心动过速性心肌病以外，多数局灶性房性心动过速的预后良好。成人局灶性房性心动过速可发生在无器质性心脏病患者，但多数有基础心脏病。

（二）发病机制

局灶性房性心动过速的发病机制可以是自律性增高、触发活动或微折返。由于各项检查的敏感性及特异性有限，因此根据临床特征、心电图表现、药物试验甚至电生理检查只能大致判定局灶性房性心动过速的机制。自律性局灶性房性心动过速常表现为无休止性发作，腺苷及超速起搏可以一过性抑制FAT发作，β受体阻滞剂、维拉帕米及地尔硫䓬可以终止自律性FAT的发生。触发活动性局灶性房性心动过速可能被腺苷及超速起搏终止，其对于β受体阻滞剂、维拉帕米及地尔硫䓬的反应差异较大。微折返性局灶性房速常为阵发性，突发突止，心率基本恒定，可以被程序性刺激诱发以及终止，微折返性局灶性房速对于腺苷、β受体阻滞剂、维拉帕米及地尔硫䓬的反应取决于微折返环的解剖部位，在窦房结附近的FAT能够被上述药物终止，而其他部位的FAT效果较差。

（三）诊断

FAT的心电图特征：心率快，室上性QRS，

异常 P 波，P 波位于 QRS 前，P 波可重叠在前一次的 T 波中，可伴房室传导阻滞。P 波之间一般有等电位线，但偶尔因心率快、心房内传导延缓可表现为等电位线消失，类似心房扑动。局灶性房速起源点不均匀地分布于心房各处，右心房显著多于左心房。右心房局灶性房性心动过速大多数起源于界嵴（crista terminalis，CT）附近，其他部位包括房间隔、心耳、Koch 三角、三尖瓣环、上腔静脉等。左心房局灶性房性心动过速常起源于肺静脉（上肺静脉显著多于下肺静脉）、二尖瓣环、房间隔、冠状静脉窦、Marshall 韧带等，常成为心房颤动的诱发因素。根据心电图 P 波形态可推断起源点：Ⅰ、aVL 导联 P 波倒置，V₁ 导联 P 波直立提示左心房房性心动过速；Ⅰ、aVL 导联 P 波直立，V₁ 导联 P 波倒置或双相提示右心房房性心动过速。Ⅱ、Ⅲ、aVF 导联 P 波直立提示 FAT 起源于界嵴上部或上肺静脉。FAT 的准确起源常需在心内电生理检查及射频消融治疗中才能确定。

窦房结内折返性心动过速是一种由窦房结区域的微折返引起的 FAT，其 P 波形态与窦性心动过速时 P 波形态相同，二者之间进行鉴别的特征是窦房结内折返性心动过速具有突发突止，发作时具有较长的 RP 间期以及发作频率为 100～150 次/分的特点。电生理检查过程中通过拖带、程序刺激确定微折返环位于窦房结区能够诊断窦房结内折返性心动过速。

（四）急性期治疗

对于 FAT 的急性期药物治疗缺乏随机临床试验（RCT）的临床研究资料，目前的指南依据来源于包括婴幼儿及儿童在内的小型的观察性临床研究，由于纳入标准不同及临床定义不够严格导致这些临床试验的设计及实施也具有一定局限性。部分临床研究中纳入了先天性心脏病及心脏手术术后的患者，这些 FAT 的机制可能为微折返。部分研究中静脉应用药物的反应结果评价依赖于电生理检查而非临床情况。而临床上很难判断 FAT 的机制时可以采用刺激迷走神经的方法进行鉴别。

地高辛在治疗 FAT 急性期方面的研究较少，早期小规模的临床观察性研究中证实Ⅰc类药物对于 FAT 急性期有一定疗效。植入起搏器的患者可采用超速抑制的方法终止 FAT，但是应注意可能诱发心房扑动或者其他心律失常，因此应在操作过程中采用除颤仪进行保护，以便及时复律。

尽管电复律在 FAT 急性期治疗中的临床研究较少，但是对于血流动力学不稳定的抗心律失常药物抵抗的患者，急性期应立即电复律（Ⅰ，C-LD），折返导致的 FAT 可通过电复律终止，而触发活动导致的 FAT 对于电复律的反应差异较大，自律性增高导致的 FAT 对于电复律通常无效，应进行抗心律失常药物治疗。

对于血流动力学稳定的 FAT 患者，可静脉应用 β 受体阻滞剂、维拉帕米、地尔硫䓬治疗 FAT（Ⅰ，C-LD）。电生理检查中发现普萘洛尔和维拉帕米能够终止 30%～50%患者的 FAT 或者减慢 FAT 患者的心室率。尽管这些药物较为安全，但仍需注意用药过程中的低血压及心动过缓。腺苷在 FAT 的急性期处理中无论是中止心动过速还是对于疑似 FAT 患者的鉴别诊断都有一定效果（Ⅱa，B-NR）。腺苷能够终止触发活动引起的 FAT，一过性抑制自律性 FAT，但对于折返性的 FAT 效果通常无效。应用腺苷时短暂的房室传导阻滞伴有房速的持续发作可用于房速与房室折返性心动过速及房室结折返性心动过速的鉴别诊断。血流动力学稳定的 FAT 患者应用胺碘酮终止 FAT 以及减慢心室率也是合理的（Ⅱb，C-LD）。FAT 的急性期治疗中静脉应用盐酸胺碘酮主要作用在于对于心肌 β-肾上腺素能的拮抗以及钙通道的抑制作用。胺碘酮更趋向于应用于心室功能减退及既往有心功能不全病史的患者。其他药物无效时，可以应用伊布利特终止 FAT（Ⅱb，C-LD）（图46-1）。

（五）长期管理（后续治疗）

对于有症状的 FAT 患者，指南推荐导管消融治疗作为药物治疗的替代（Ⅰ，B-NR）。在过去的 20 年中，进行了多项关于 FAT 进行射频消融

［5］de Loma-Osorio áF，Díaz-Infante E，Gallego AM. Spanish Catheter Ablation Registry. 12th official report of the Spanish Society of Cardiology Working Group on electrophysiology and arrhythmias（2012）. Revista Española de Cardiología（English Edition），2013，66（12）：983-992.

［6］Medi C，Kalman JM，Haqqani H，et al. Tachycardia-mediated cardiomyopathy secondary to focal atrial tachycardia：long-term outcome after catheter ablation. Journal of the American College of Cardiology，2009，53（19）：1791-1797.

［7］Kang KT，Etheridge SP，Kantoch MJ，et al. Current Management of Focal Atrial Tachycardia in Children：A Multi-Center Experience. Circulation：Arrhythmia and Electrophysiology，2014：CIRCEP. 113. 001423.

［8］Miyazaki A，Ohuchi H，Kurosaki K-i，et al. Efficacy and safety of sotalol for refractory tachyarrhythmias in congenital heart disease. Circulation Journal，2008，72（12）：1998-2003.

［9］马坚，欧阳非凡，贾玉和，等. 主动脉无冠状窦内射频导管消融前间隔局灶性房性心动过速. 中华心律失常学杂志，2006，10（3）：207-211.

［10］杨平珍，吴书林，詹贤章，等. Carto 系统与常规 X 线下电生理标测射频消融治疗房性心动过速的临床研究. 中华心律失常学杂志，2006，10（2）：135-137.

［11］张劲林，苏晞，李振，等. 起源于三尖瓣环非间隔部位的房性心动过速体表心电图特点及射频消融治疗. 中国心脏起搏与心电生理杂志，2009，23（1）：37-39.

［12］马坚，麻付胜，贾玉和，等. 心房耳尖部持续性房性心动过速的临床特点和射频消融. 中华心律失常学杂志，2007，11（3）：168-173.

［13］姜大春，张倩，何国祥，等. 心动过速性心肌病临床诊断及防治. 心脏杂志，2007，19（1）：114-115.

［14］齐建光，邢长青，刘雪芹，等. 儿童心动过速性心肌病 12 例临床分析及随访. 中华儿科杂志，2011，49（12）：933-938.

第四十七章　房室结折返性心动过速的诊治

室上性心动过速（superventricualr tachycardia，SVT）为临床常见的心律失常。2003 年美国心脏病学院（ACC）、美国心脏协会（AHA）与欧洲心脏病学会（ESC）联合发布了《室上性心律失常患者管理指南》[1]。中华医学会心血管病学分会与中国生物医学工程学会心脏起搏与电生理分会（现中国心律学会）也于 2005 年发布了《室上性快速心律失常治疗指南》[2]。十余年来，SVT 的诊断与治疗尤其导管消融取得了长足的发展。有鉴于此，ACC、AHA 和美国心律学会（HRS）于 2015 年 9 月再次公布了《成人 SVT 患者管理指南》（下称新版指南）[3]，对 2003 年指南进行了全面更新。本章结合新版指南的有关内容，旨在阐述房室结折返性心动过速（atrioventricular nodal reentrant tachycardia，AVNRT）的诊断和治疗。

一、AVNRT 概述

SVT 泛指需要希氏束或以上组织参与的心动过速，其心房和（或）心室频率静息时超过 100 次/分。所谓阵发性 SVT 是指突发突止、快而规整的 SVT，包括 AVNRT、房室折返性心动过速（AVRT）和房性心动过速（AT），其中 AVNRT 最为常见，占 60% 左右，而 AT 最少见，约占 5%。AVNRT 根据折返环组成的不同，分为慢-快型（典型 AVNRT）、快-慢型与慢-慢型，后两者又称为不典型 AVNRT，其中典型 AVNRT 占 90% 左右，不典型 AVNRT 约为 10%[4]。AVNRT 多见于不伴结构性心脏病的患者，女性多见（占 60%），其首次发病年龄比 AVRT 患者大致晚 10 年。AVNRT 的心室率范围为 110～250 次/分，多在 160～200 次/分，也有心室率低于 100 次/分的情

形，但罕见。AVNRT 可自动发作，或因劳力、饮用咖啡、茶或酒等因素诱发。AVNRT 发作时，患者的症状存在个体差异，可出现心悸、胸闷、头晕甚或晕厥，但一般耐受良好，也很少危及生命。

二、AVNRT 的解剖基础和折返环

Koch 三角是心脏电生理最为关键的一个解剖区域[5]（图 47-1）。位于欧氏嵴内的 Todaro 腱和三尖瓣隔叶附着缘构成了三角的两条边，而冠状窦口为其底。希氏束位于 Koch 三角的顶部，致密房室结则位于冠状窦口的前上方。AVNRT 的解剖基质就是房室结双径路。既往认为这两条径路位于房室结内，只是电生理特性不同。实际上它们的解剖位置也完全不同。绝大多数情况下，快径路邻近 Koch 三角的顶部，而慢径路位于致密房室结组织的下后方。少数情况下，慢径路也可位于其他部位。

1998 年 Inoue S 与 Becker AE 发表的解剖研究结果对于 AVNRT 折返环的理解具有极其重要的意义[6]（图 47-2）。作者观察了 21 个人体心脏标本，发现 13 个标本既有右侧后延伸又有左侧后延伸，7 个标本只有右侧后延伸，1 个标本只有左侧后延伸，也就是说所有标本均有房室结延伸，而绝大多数为右侧后延伸（20/21）。目前认为房室结的右侧后延伸即是经典慢径路，而左侧后延伸也可作为折返环的一支。具体来说，典型 AVNRT 时，慢径路作为折返环的前传支（anterograde limb），而快径路作为逆传支（retrograde limb）；快-慢型 AVNRT 时，快径路作为折返环的前传支而慢径路为逆传支；慢-慢型 AVNRT 时，一条慢径路作为前传支，而另一条慢径路为逆传支。Nakagawa H 和 Jackman WM 提出了各

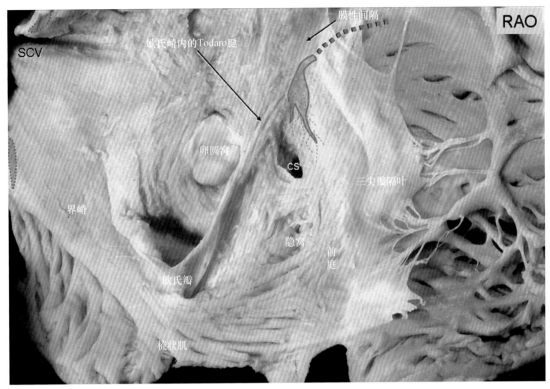

图 47-1　Koch 三角的组成。图中以右前斜位（RAO）展示右心腔内解剖结构。CS：冠状窦

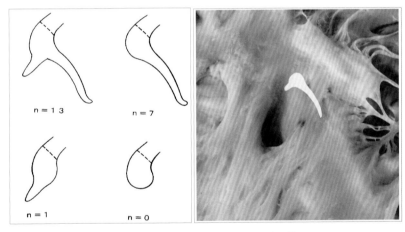

图 47-2　房室结的右侧与左侧后延伸

种 AVNRT 的可能折返环途径，对 AVNRT 的识别和导管消融有较大的指导价值[7]。绝大多数情况下，结周心房组织也参与了 AVNRT 的折返环。

三、AVNRT 的鉴别诊断

（一）症状

新版指南指出，颈部搏动（neck pulsation）有助于典型 AVNRT 与 AVRT 的鉴别[3]。这是由于典型 AVNRT 时，心房与心室几乎同时激动、收缩，当右心房收缩时三尖瓣已关闭，血液出现搏动性反流（pulsatile reversed flow），患者自述"衬衫摆动"（shirt flapping）和"颈部重击感"（neck pounding）。颈部查体则观察到颈静脉大炮波（cannon wave）。患者还有可能因为右心房压力和心房钠尿蛋白（atrial natriuretic protein）水平升高（左心房压增加所致）而表现多尿。相反，

AVRT 时，心房与心室不是同时收缩，故患者较少出现上述症状。

（二）心电图

绝大多数 AVNRT 为窄 QRS 波心动过速，且心律规整。慢-快型 AVNRT 时，慢径路前传而快径路逆传，激动从下位转折点（turnaround point）一方面经希氏束下传至心室（产生 QRS 波），另一方面由快径路逆传至心房（产生 P 波），由于这两条径路的传导速度均较快，因此心房与心室几乎同时激动，P 波与 QRS 波融合。这也表明 AVNRT 时，心室与心房之间并无激动的直接传导，意味着 V-A 间期是假间期。理解这一概念对于心电图及心内电图的判读至关重要。顺向型 AVRT 时，心室与心房依次激动，此时的 V-A 间期为真间期。而不典型 AVNRT 时，由于慢径路逆传，表现为心房的激动要落后心室的激动，V-A 间期变长，但仍为假间期，此时与 AT 及持续性交界性反复性心动过速（PJRT）在心电图上较难鉴别，需心内电生理检查进一步明确（图 47-3）。

因此，从心电图鉴别诊断的角度来说，首先明确心律是否规则，而后识别 P 波并明确 P 波在 RR 间期中的位置（RP 与 PR 的关系）。图 47-4

为新版指南推荐的窄 QRS 波心动过速鉴别诊断流程。

需要指出的是，这种依靠 P 波位置鉴别 SVT 的方法，一是基于心动过速的机制，二是根据每种心动过速的出现概率。譬如，AT 时的 P 波可出现在 R-R 间期的任何位置，当然也能表现为 P 波与 QRS 波的融合，只是由于其所占比率较低，此时更多会考虑典型 AVNRT 的诊断。值得注意的是，新版指南中 RP 间期的诊断切点为 90ms，但心内电图上 VA 间期仍设定为 70ms[3]。

（三）心内电生理检查[8-9]

首先，AVNRT 尤其要与间隔旁路参与的 AVRT 及间隔部 AT 进行鉴别，目前有多种电生理诊断方法（maneuver）可供应用，包括希氏束旁起搏、心室不同部位起搏、心室拖带刺激等。而用于鉴别不同类型 AVNRT 的心内电生理诊断依据有以下两点：①心动过速时 AH 间期和 HA 间期的长短，不涉及 V 波；②心房最早逆向激动部位，逆传是否经由慢径路并不是看其传导时间（或速度），而是激动顺序。凡是冠状窦口或其附近的逆传 A 波早于希氏束，即诊为慢径路逆传。所以慢径路的传导并不一定慢，理解这点非常重要。

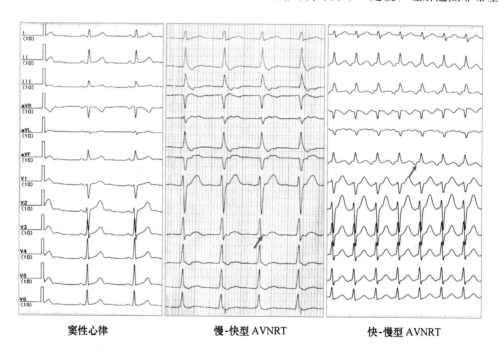

图 47-3　同一患者发生慢-快型和快-慢型 AVNRT 时的心电图。箭头指示 P 波的位置，慢-快型 AVNRT 时，P 波紧随 QRS 波终末部，RP＜90ms；快-慢型 AVNRT 时，P 波位于后 1/2 RR 间期，即 RP＞PR，表现为长 RP 心动过速，酷似 AT

（图下方标注）窦性心律　　慢-快型 AVNRT　　快-慢型 AVNRT

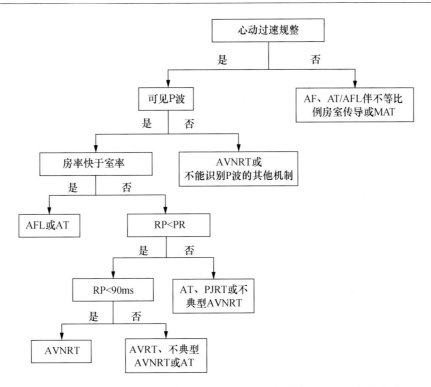

图 47-4　窄 QRS 波（＜120ms）心动过速的鉴别诊断流程。AF：心房颤动；AFL：心房扑动；MAT：多源性 AT；PJRT：反复无修止性交界区心动过速

（1）慢-快型 AVNRT：慢径路前传，快径路逆传（希氏束 A 波领先），AH 间期≥200ms。

（2）快-慢型：快径路前传，慢径路逆传（冠状窦口或其附近的 A 波领先），AH 间期通常＜HA 间期，且 AH 间期＜200ms。

（3）慢-慢型 AVNRT：慢径路前传，慢径路逆传（冠状窦口或其附近的 A 波领先），AH 间期通常＞HA 间期，且 AH 间期≥200ms。对于慢慢型 AVNRT，如果不在冠状窦口和希氏束区域进行详细的标测，多被误诊为慢-快型 AVNRT。

四、AVNRT 的治疗

AVNRT 的治疗包括急性发作时的治疗（acute treatment）（急诊治疗）和后续治疗（ongoing treatment）。新版指南在这方面给出了详细的建议，介绍如下[3]。

（一）急诊治疗

1. Ⅰ类推荐

（1）迷走神经刺激（证据等级 B-R）：刺激迷走神经如 Valsalva 动作（乏氏动作）和颈动脉窦按压，可迅速实施，应作为终止 SVT（包括 AVNRT）的一线干预手段。具体操作时，需将患者置于仰卧位。如何正确实施 Valsalva 动作，目前还没有一个"金标准"。但总体来说，当患者声门关闭（屏气）时用力呼吸 10～30s，至少使胸内压升高 30～40mmHg。只有经听诊证实局部没有杂音时才可进行颈动脉窦按压，即以稳定的压力在左或右颈动脉窦上按压 5～10s。此外，还有一种基于经典潜水反射的迷走神经刺激方法，即将一块冰冷的湿毛巾置于面部，或将面部浸于10℃的水中。有研究表明，Valsalva 动作的成功率高于颈动脉窦按压，二者交替使用终止 SVT 的总成功率为 27.7％。需指出的是，眼球按压有潜在的危险，现已摒弃。

（2）腺苷（证据等级 B-R）：对于窄 QRS 波心动过速而言，腺苷既可用于治疗，也可作为诊断性药物，从而揭示房扑或房速时的心房电活动。腺苷可使大约 95％患者的 AVNRT 终止。

（3）对于血流动力学不稳定的 AVNRT 患者，如腺苷和迷走神经刺激未能终止心动过速或不可行（not feasible），应采取心脏同步电复律（证据等级 B-NR）。这类患者需立即恢复窦性心律，因此如迷走神经刺激和静脉内药物治疗无效，应启动电复律治疗。

（4）对于血流动力学稳定的 AVNRT 患者，如药物治疗未能终止心动过速或其存在禁忌证，建议同步电复律（证据等级 B-NR）。维拉帕米、地尔硫䓬或腺苷等药物终止 SVT 的成功率为 80%～98%，只有少数患者需要同步电复律。

2. Ⅱa 类推荐

（1）对于血流动力学稳定的 AVNRT 患者，静脉内使用 β 受体阻滞剂、地尔硫䓬或维拉帕米是合理的（证据等级 B-R）。地尔硫䓬和维拉帕米转复 AVNRT 尤其有效，但这些药物只能用于血流动力学稳定的患者，且需排除室速或预激性房颤，否则可加重血流动力学紊乱并引起室颤。怀疑收缩性心力衰竭的患者也应避免使用。有关 β 受体阻滞剂终止 AVNRT 的证据有限，但鉴于其良好的安全性，可尝试用于血流动力学稳定的 AVNRT 患者。

3. Ⅱb 类推荐

（1）对于血流动力学稳定的 AVNRT 患者，口服 β 受体阻滞剂、地尔硫䓬或维拉帕米可能是合理的（证据等级 C-LD）。到目前为止，还没有临床试验专门观察单用口服 β 受体阻滞剂终止 AVNRT 的疗效。有两项研究显示联合口服地尔硫䓬与普萘洛尔能成功终止 AVNRT 或 AVRT。口服 β 受体阻滞剂因有良好的安全性，可与迷走神经刺激联合使用，尤其是尚未建立静脉通路的患者。

（2）对于血流动力学稳定的 AVNRT 患者，如其他治疗无效或存在禁忌，可考虑静脉使用胺碘酮（证据等级 C-LD）。一项小规模队列研究显示静脉使用胺碘酮能有效终止 AVNRT。静脉内短期使用胺碘酮还未观察到其长期毒性。

图 47-5 为新版指南推荐的 AVNRT 急诊治疗流程。仍需强调的是，AVNRT 发作时，首选治疗措施是刺激迷走神经和（或）静脉注射腺苷，但国内可能更多采用静脉注射地尔硫䓬、维拉帕米或胺碘酮甚至普罗帕酮，因此更应强调规范化治疗。没有腺苷时，可使用腺苷三磷酸替代。具体药物的使用剂量、潜在副作用和禁忌证可参阅新版指南和国内外相关指南。

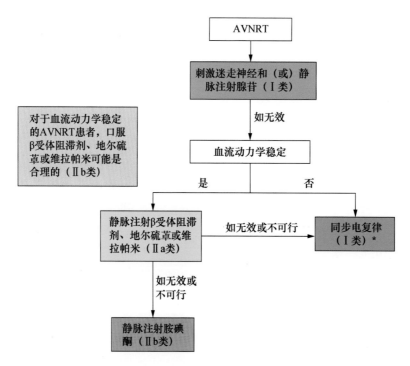

*: 对于自动终止或复发的心律失常患者而言，不适合心脏同步电复律治疗

图 47-5　AVNRT 急诊治疗流程

（二）后续治疗

1. Ⅰ类推荐

（1）对于不适合或不愿接受导管消融的AVNRT患者，建议口服维拉帕米或地尔硫䓬（证据等级 B-R）。这两个药物能有效预防 AVNRT 的复发，患者的耐受性也较好，可作为导管消融的替代治疗。一旦启动药物治疗，需注意防止心动过缓与低血压的发生。此外，应避免用于收缩性心力衰竭患者。

（2）建议经导管消融慢径路（证据等级 B-NR）。导管消融被视为症状性 AVNRT 的一线治疗，可以达到根治性效果，术后通常无需长期服用药物。慢径路为 AVNRT 消融时的首选靶点，也称慢径路改良。除了射频消融以外，还可进行冷冻消融。两者的急性成功率相似，而后者的房室传导阻滞发生率更低，但长期随访期间的复发率也更高。

（3）对于不适合或不愿接受导管消融的AVNRT患者，建议口服β受体阻滞剂（证据等级 B-R）。有关β受体阻滞剂在这方面的证据不足。一项小型研究显示，普萘洛尔与地高辛、维拉帕米的预防效果相似。

2. Ⅱa类

（1）对于不伴结构性心脏病或缺血性心脏病的 AVNRT 患者，如不适合或不愿接受导管消融，且应用β受体阻滞剂、地尔硫䓬或维拉帕米无效或存在禁忌，口服氟卡尼或普罗帕酮是合理的（证据等级 B-R）。这两个药物用于结构性心脏病或缺血性心脏病患者，具有促心律失常的风险，应视为禁忌。

（2）对于症状很轻的 AVNRT 患者，临床随访而不采取药物治疗或导管消融是合理的（证据等级 B-NR）。应告知这部分患者何时就医及如何进行迷走神经刺激。

3. Ⅱb类

（1）对于不适合或不愿接受导管消融的AVNRT患者，口服索他洛尔或多非利特可能是合理的（证据等级 B-R）。这两个药物不同于氟卡尼和普罗帕酮，其能够用于结构性心脏病或冠状动脉疾病患者。但由于其有引起 QT 间期明显延长进而引起尖端扭转型室速的潜在风险，初始应用时应住院进行心电图监测。通常情况下，索他洛尔和多非利特用于那些不适合β受体阻滞剂、地尔硫䓬、氟卡尼、普罗帕酮或维拉帕米，或对这些药物没有反应的患者。

（2）对于不适合或不愿导管消融的 AVNRT患者，口服地高辛或胺碘酮可能是合理的（证据等级 B-R）。由于它们具有潜在的副作用，一般情况下作为三线治疗药物，用于那些不适合β受体阻滞剂、地尔硫䓬、维拉帕米、氟卡尼或普罗帕酮，或对这些药物没有反应的患者。

（3）对于发作不频繁且耐受良好的 AVNRT患者，自服急性剂量（acute dose）的β受体阻滞剂、地尔硫䓬或维拉帕米（所谓 "pill in the pocket" 策略）可能是合理的（证据等级 C-LD）。由于部分患者可出现晕厥，这种单剂口服治疗的安全性仍不明确。如不能终止心动过速，患者应及时就医。

图 47-6 为新版指南推荐的 AVNRT 后续处理流程。

五、AVNRT 的导管消融

AVNRT 导管消融的即刻成功率为 96% ～ 97%，复发率为 5%，主要并发症的发生率为 3%，其中 0.7% 的患者需植入永久起搏器，而死亡率为 0[10]。需指出的是，与心房颤动导管消融类似，AVNRT 消融的成功率、复发率及并发症发生率与术者的经验有关。对于经验丰富的术者而言，AVNRT 的消融成功率接近 100%，完全性房室传导阻滞的发生率很低。三维标测系统指导下的导管消融，不仅进一步提高安全性，还能大大减少 X 线曝光量，甚至可完全避免 X 射线照射，达到所谓绿色电生理的要求，这将是现代临床心脏电生理学的大趋势。

（一）慢-快型 AVNRT 的消融

在窦性心律下采用电解剖法消融慢径路（右侧后延伸）。具体来说，在右前斜位和左前斜位投

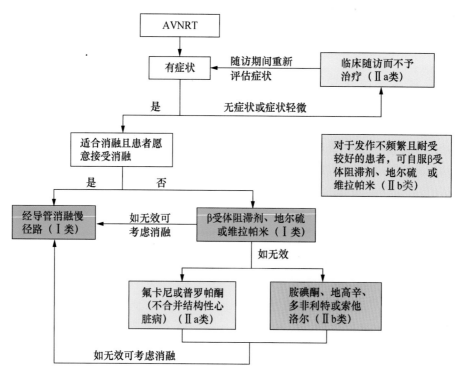

图 47-6 AVNRT 后续处理流程

照下，首先要求消融导管记录到希氏束电位，而后打弯至冠状窦口前方；局部电图要求 A 波尽量碎裂（起始部低钝而终末部锐利），A 波振幅低于 V 波。可采用温控模式消融，能量设定 20～40W，温度设定在 55℃ 左右；也可采用非温控模式。注意观察阻抗，冠状窦口下方常有隐窝（pouch），导管位于隐窝或冠状窦内，阻抗均会明显升高。初始消融部位宜低不宜高，只有放电效果（如交界区反应少）不佳时，导管才适当移向希氏束方向消融。慢径路阻断，或虽保留慢径路但静脉滴注异丙肾上腺素时诱发的心房回波小于 3 个，为慢径路的成功消融终点。

（二）快-慢型 AVNRT 的消融

其方法与旁路消融有点类似，即在右后下间隔、冠状窦口或其附近，于心动过速或心室起搏时标测最早的逆传心房激动，而后在该部位于窦性心律或心动过速时进行消融。慢径路逆传消失、不再诱发心动过速为消融终点。部分患者需要在冠状窦内甚至左后间隔区域进行消融，即消融左侧后延伸。

（三）慢-慢型 AVNRT 的消融

目前主张消融前传慢径路，即右侧后延伸。其方法同慢-快型 AVNRT，术后以不诱发 AVNRT 为消融终点。由于左侧后延伸（左侧慢径路）的逆传还在，即室房传导顺序为偏心性（冠状窦口或其内的 A 波最早），如果不进行认真细致的电生理检查，会误认为存在旁路而予以不当消融。

AVNRT 的消融相对简单，但其诊断有时却比较困难，尤其是不典型 AVNRT。可以说 AVNRT 所蕴含的电生理现象是整个电生理领域最为复杂、也最为令人着迷的，即使是消融经验丰富的医生也不例外。

六、小结

AVNRT 是最常见的窄 QRS 波心动过速。典型 AVNRT 的心电图诊断虽然比较容易，但其处理仍然有很多需要规范之处。新版指南的颁布将使临床心血管医生在 SVT 患者的管理方面更有针对性和更具合理性。新版指南的推荐更加重视证据的水平，并做了新的划分。新版指南还特别指出，医生在临床决策时一定要充分考虑到患者的意愿，应该充分告知每种治疗手段（包括导管消融）的获益和风险，不过分治疗，更要适当治疗。必须指出新版指南只是提供一个总体的处理纲要，很难具体到某些细节，如导管消融。作为电生理医生，应时刻牢记 AVNRT 绝大多数是良性心律失常，避免灾难性并发症——完全性房室传导阻滞永远是第一要务。

（陈良华）

参考文献

［1］Blömstrom-Lundqvist C，Scheinman MM，Aliot EM，et al. ACC/AHA/ESC guidelines for the management of patients with supraventricular arrhythmias—executive summary：a report of the American College of Cardiology/American Heart Association Task Force on Practice Guidelines and the European Society of Cardiology Committee for Practice Guidelines（Writing Committee to Develop Guidelines for the Management of Patients With Supraventricular Arrhythmias）. Developed in collaboration with NASPE-Heart Rhythm Society. Circulation，2003，108：1871-1909.

［2］中华医学会心血管病学分会，中国生物医学工程学会心脏起搏与心电生理分会，中国心脏起搏与心电生理杂志编辑委员会，等. 室上性快速性心律失常治疗指南. 中华心血管病杂志，2005，33：2-15.

［3］Page RL，Joglar JA，Al-Khatib SM，et al. 2015 ACC/AHA/HRS guideline for the management of adult patients with supraventricular tachycardia：a report of the American College of Cardiology/American Heart Association Task Force on Clinical Practice Guidelines and the Heart Rhythm Society. JACC，2016，67（13）：e27-e115.

［4］Katritsis DG，Camm AJ. Atrioventricular nodal reentrant tachycardia. Circulation，2010，122：831-840.

［5］Ho SY，Ernst S. Anatomy for Cardiac Electrophysiologists A Practical Handbook. Minneapolis：Cardiotext Publishing，2012：68.

［6］Inoue S，Becker AE. Posterior extensions of the human compact atrioventricular node：a neglected anatomic feature of potential clinical significance. Circulation，1998，97：188-193.

［7］Nakagawa H，Jackman WM. Catheter ablation of paroxysmal supraventricular tachycardia. Circulation，2007，116：2465-2478.

［8］Issa ZF，Miller JM，Zipes DP. Clinical Arrhythmology and Electrophysiology A Companion to Braunwald's Heart Disease. 2nd ed. Philadephia：Elsevier，2012：381-410.

［9］Lockwood DJ，Nakagawa H，Dyer J，et al. Electrophysiological characteristics of atrioventricular nodal reentrant tachycardia：implications for the reentrant circuits. In：Zipes DP，Jalife J，eds. Cardiac Electrophysiology From Cell to Bedside. 6th ed. Philadephia：Elsevier，2014：767-788.

［10］Spector P，Reynolds MR，Calkins H，et al. Meta-analysis of ablation of atrial flutter and supraventricular tachycardia. Am J Cardiol，2009，104：671-677.

第四十八章　显性和隐性旁路的诊治

第一节　概　述

旁路是房室之间异常的传导通路。旁路本质上是胚胎发育时二、三尖瓣环的纤维环未完全闭合，心房和心室肌之间出现穿过房室沟的肌性纤维，该肌纤维具有传导功能，形成除房室结外的附加房室传导径路。旁路多位于房室瓣环位置，不典型旁路包括房束纤维（atriofascicular pathways）、结室纤维（nodofascicular pathways）、束室纤维（fasciculoventricular pathways），其插入点均位于远端浦肯野纤维或心室肌，具有慢传导特性。上述不典型旁路有时也被统称为 Mahaim 纤维，Mahaim 纤维参与的心动过速近 90% 为房束纤维所致。

大约 60% 的房室旁路具有前向和逆向传导功能，单向传导的旁路以逆向传导更为常见。旁路具前向传导功能时，窦性心律下心电图通常表现有心室预激，此时旁路也称为显性旁路。体表心电图上心室预激表现为 PR 间期缩短，QRS 波时间延长，QRS 波起始部分顿挫（δ波）。相应地，仅具有逆向传导功能的旁路在窦性心律下心电图不表现心室预激，称为隐性旁路。

预激综合征（pre-excitation syndrome）通常也称作 Wolff-Parkinson-White（WPW）综合征，指窦性心律下存在心室预激的患者临床上伴有业

已证实的旁路相关的室上性心动过速（supraventricular tachycardia，SVT，本文中 SVT 指房室结依赖的 SVT）或具有与 SVT 相符的症状。因此单纯心电图上存在心室预激的表现即称为预激综合征并不准确，称作预激心电图更为合适。Lown-Ganong-Levine（LGL）综合征原指心房希氏束纤维引发的心室预激，心电图表现为 PR 间期缩短，而 QRS 波时间正常，并没有 δ 波。需要指出的是，LGL 综合征的解剖基础目前并没有得到证实，同时影响 PR 间期的因素有很多，并不能根据 PR 间期缩短来诊断 LGL 综合征。

旁路的传导是房室折返性心动过速（atrioventricular reentrant tachycardia，AVRT）的病理生理基础。经典的 AVRT 表现为房室结前向传导，旁路逆向传导，称为正向传导型 AVRT，占所有 AVRT 的 95% 左右；反之，房室结逆向传导而旁路正向传导的 AVRT 称为反向传导型 AVRT，心动过速时心电图 QRS 波增宽，有明显心室预激的表现。由于多数旁路传导速度快而不应期相对短，因此具有前向传导功能的旁路同时伴有房颤或房扑的时候，可能会出现极度快速的心室率而引发心脏性猝死。

第二节　旁路的诊断

旁路解剖位置的命名虽然在 1999 年曾有专家　　共识，但目前仍以传统的命名方法临床应用最广

（如图 48-1）。

一、心电图诊断

1945 年 Rosenhaum 提出预激综合征在心电图上分为 A、B 两型，至今对定位仍有实用性。A 型预激在 V_1 导联以 R 波为主，全部提示左侧旁路；B 型预激在 V_1 导联以 S 波为主，绝大多数旁路位于右侧，但要注意有少数旁路可能位于间隔的左侧。

根据心电图进一步定位显性旁路位置有很多流程方法，准确度和复杂程度也有所不同。总体而言，Ⅱ、Ⅲ、aVF 导联 δ 波正向提示位置偏前，等电位线或负向提示偏侧壁或后壁；位置逐渐向后，Ⅲ、aVF 导联和Ⅱ导联的 δ 波依次发生由正转负的变化。需要注意的是，如果Ⅱ导联 δ 波也变为显著的负向，需要考虑旁路位于冠状窦内的可能性。对于左侧旁路，Ⅰ导联 δ 波为等电位线提示旁路偏间隔，δ 波负向提示旁路位于游离壁；对于右侧旁路，V_1 导联呈 rS 型（δ 波为等电位线）提示旁路位于游离壁，呈 QS 型（δ波负向）提示旁路位于间隔。隐性旁路的心电图定位只能根据 SVT 发作时的逆行 P 波判断，但由于逆行 P 波往往很小，分辨困难，对定位帮助有限。

多旁路指一例患者同时存在两条或两条以上房室旁路，在各种类型预激综合征中，其发生率约占 10%～30%。多旁路致房颤、室颤等心律失常比例较单一旁路者高。体表心电图上旁路定位较为模糊或者互相矛盾，以及显性旁路 QRS 波或 δ 波极性多变都提示可能存在多旁路。

Mahaim 纤维是一种特殊类型的房室旁路，仅有前传功能且具有递减特性，其参与心动过速时，主要表现为左束支传导阻滞图形的心动过速。Mahaim 心动过速体表心电图特点为：①QRS 电轴在 0～75°范围内，②Ⅰ导联呈 R 波，Ⅲ导联呈 rS 或 QS 型，③V_1 导联呈 rS 型，胸前导联移行在 V_4 导联之后，④QRS 波时限通常在 150ms 之内。Mahaim 心动过速与普通 SVT 伴真性左束支传导阻滞在体表心电图上鉴别并不容易。

旁路的精确定位仍有赖于心内电生理检查，体表心电图可作为定位的初筛手段。

二、心内电生理检查

心内电生理检查的意义在于：①进一步明确诊断，确定旁路的位置与数目，②诱发心动过速，证实旁路是心动过速的旁观者抑或参与者，③在射频消融术后进行再评价，④对于无症状显性旁路者测定旁路前传不应期筛检高危者。一般需要常规放置右心房电极、希氏束电极、右心室电极以及冠状窦电极，每个心电生理导管室往往有自己的电极放置习惯，如果不考虑费用问题，三

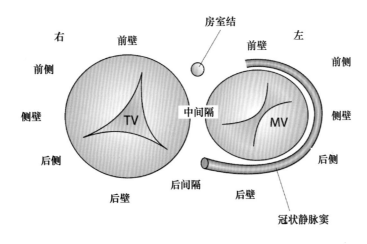

图 48-1 瓣环分区。房室结附近旁路也称前间隔旁路或希氏束旁旁路。TV：三尖瓣；MV：二尖瓣

尖瓣环放置 Halo 电极对右侧旁路的诊断和消融很有帮助。

电生理检查内容包括房室传导顺序、房室传导特性、室房传导顺序、室房传导特性及心动过速的诱发和终止等。窦性心律下,预激 QRS 是旁路传导激动心室与房室结传导激动心室的融合波,记录心室最早激动的位点即为最为接近旁路跨二尖瓣环(三尖瓣环)的位置。快速心房连续刺激或者逐渐提前的心房早搏刺激可以减慢房室结传导,增强旁路前传能力,从而暴露窦性心律下表现不明显的心室预激。

窦性心律下心室刺激室房传导的路径可以为经房室结或旁路逆传,或者二者兼而有之,抑或二者均没有逆传(室房分离)。由于旁路传导具有不应期短的特点,在快速心室连续刺激或者短联律间期室性早搏刺激时,最常见的室房逆传路径为完全经旁路传导。绝大多数旁路逆传与房室结逆传特点不同,除了不应期短之外,递减传导不明显,室房逆传的时间相对恒定。在希氏束电极以及冠状窦电极电位记录经旁路逆传心房激动

顺序如与经房室结逆传不同,称"偏心性"传导,而经房室结逆传心房激动顺序呈"向心性"传导(图 48-2)。偏心性室房传导顺序可确诊为房室旁路,向心性室房传导顺序需鉴别逆行激动是通过房室结还是房室旁路,室房无明确递减传导提示有房室旁路,但是有递减传导不能完全排除有房室旁路,需通过心动过速发作时的房室关系和特殊刺激方法(RS2 刺激和希氏束旁起搏)进行鉴别诊断。希氏束部位逆行心房激动早于冠状窦不完全等于室房逆行激动为经房室结传导,此时要标测右侧游离壁部位以发现是否有更早的逆行心房激动点,以免漏诊右侧隐匿性旁路,有右侧隐匿性旁路时室房传导往往无明显递减特性。

心内电生理检查以下特征提示 Mahaim 纤维:①心房起搏时,AH、AV 间期延长,HV 间期缩短或消失,②递增性心房起搏时,希氏束与右束支呈逆向传导关系,即右束支激动早于希氏束,③心室起搏及心动过速时心房最早激动点靠近房室结(希氏束或冠状窦口附近)。

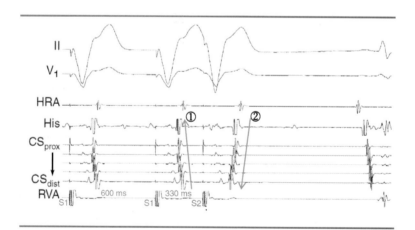

图 48-2 心室起搏时逆传心房激动的向心性与偏心性传导。心室 S1S2 600/330ms 起搏,心室 S1 刺激时,逆传心房激动经房室结逆传,在希氏束、冠状窦(CS)近端至远端按照由早到晚的顺序,称为室房"向心性"传导(箭头①);早搏(S2)刺激,房室结逆传进入不应期,激动经旁路逆传心房,心房激动顺序与经房室结逆传不同,不再是"向心性",称为室房"偏心性"传导(箭头②),提示存在旁路,此时 CS 电极记录到心房激动最早的位点即为旁路最靠近瓣环的位置。RVA:右心室心尖部;HRA:高位右心房

第三节　旁路及房室折返性心动过速的治疗

一、AVRT 的急诊处理

AVRT 与房室结折返性心动过速（atrioventricular nodal reentrant tachycardia，AVNRT）一样都是房室结依赖性心动过速，因此，理论上只要可以减慢房室结的传导，都可能终止心动过速，急诊处理措施基本相同。如果同时合并血流动力学不稳定或其他治疗措施无效，处理原则也同其他心动过速，应予电复律。

（一）迷走神经刺激

迷走神经刺激方法方便、无创，应作为 SVT 的首选治疗，但其终止心动过速的成功率有限，有报道通过迷走神经刺激终止心动过速的成功率约 5%～25%。迷走神经刺激的手法很多，包括常用的 Valsalva 动作、颈动脉窦按摩、咽后壁刺激以及冰水刺激面部等。有研究显示，在常规半卧位行 Valsalva 动作后立即转为直腿抬高的平卧位，可使 SVT 转复的成功率明显提高（17% *vs.* 43%）[1]。

（二）药物转复

如果迷走神经刺激无效，可以选择静脉输注药物转复，常用的药物包括腺苷、维拉帕米。

静脉予以腺苷 6mg，大约可以终止 60% 以上的 SVT，予腺苷 12mg 可将成功率提高到 90% 以上。如果没有腺苷，可以腺苷三磷酸（ATP）替代，ATP 10mg 对应等效腺苷剂量为 6mg。腺苷起效快，但半衰期极短，因此要求选择外周较大血管（如肘正中静脉）作为通道，快速推注药物。腺苷可能诱发哮喘，有哮喘病史者不宜选用。需要注意的是，腺苷有诱发短暂房颤（1%～15%）的可能，对基础心电图证实有心室预激的患者会增加极快心室率甚至恶化为室颤的风险，如果选用，须备好体外除颤器[2-3]。

维拉帕米首剂使用 5mg 静脉推注（5～

10min），如未转复，10min 后可以再予维拉帕米 5mg，总量 5～10mg 的维拉帕米转复 SVT 的成功率也可以达到 90% 以上。维拉帕米起效较腺苷慢但维持时间长，对抑制触发 SVT 的房性及室性早搏有作用，可减少 SVT 短时间内复发，但应注意观察低血压和心动过缓等副作用。鉴于腺苷与维拉帕米非常有效，这两种药物成为 SVT 药物转复治疗的优先选择。静脉艾司洛尔也可能有效，但对血压的影响可能更明显。

由于担心 AVRT 转复后发作房颤的可能，有基础心电图证实存在心室预激的 AVRT 使用非二氢吡啶类钙通道阻滞剂（CCB）以及 β 受体阻滞剂时宜慎重，因为这些药物可能存在阻断房室结，相对增强旁路传导的风险[4]。

迷走神经刺激以及上述药物处理同时也可以作为 SVT 鉴别诊断的方法，如出现 2∶1 或高度房室传导阻滞时心动过速仍未终止，基本可以除外 AVNRT 和 AVRT（少见情况下可以出现 2∶1 房室比例的 AVNRT）。

静脉氟卡胺、普罗帕酮、索他洛尔以及胺碘酮也可能终止心动过速。国内市场目前只有普罗帕酮和胺碘酮具有静脉制剂，这些药物起效时间相对较长，另外胺碘酮半衰期长，使用后可能在较长时间影响后续治疗（如消融治疗），因此上述药物并不是 SVT 急诊首选药物。Ⅲ类抗心律失常药伊布利特，在房颤伴有显性旁路以及逆向型 AVRT 时作为推荐药物[4]。

（三）非药物治疗

非药物治疗措施如经食管心房刺激（食管调搏）以及低能量直流电复律同样可以有效终止 SVT。心房食管调搏会给患者带来明显不适，甚至可以诱发房颤。直流电复律实施之前需要静脉药物镇静麻醉。鉴于药物转复成功率很高，临床上较少会用到心房食管调搏或直流电复律终止 SVT。

宽 QRS 波心动过速需要鉴别室性心动过速与 SVT。与旁路相关的规律宽 QRS 波 SVT 包括逆向型 AVRT、顺向型 AVRT 伴差异性传导或束支传导阻滞、房速/房扑伴心室预激等。虽有不同意见，窄 QRS 波心动过速的处理原则也可以适用于顺向型 AVRT 伴差异性传导或束支传导阻滞。房颤伴心室预激是旁路相关的不规则宽 QRS 波心动过速，在体表心电图上有特征性表现，包括心室律绝对不齐、QRS 波宽窄不一、在较长 RR 间期后的 QRS 波可见 δ 波成分等。血流动力学稳定的房颤伴心室预激，房速/房扑伴心室预激以及逆向型 AVRT 可以静脉使用伊布利特或普鲁卡因胺，避免使用洋地黄类药物、β 受体阻滞剂、非二氢吡啶类 CCB 以及胺碘酮；静脉普罗帕酮的应用证据不足[4]。

二、旁路及 AVRT 的长期治疗

（一）导管消融治疗

导管消融旁路成功率高，并发症少，是房颤伴心室预激和（或）具有 AVRT 发作病史的患者长期治疗的首选，绝大多数患者可以达到治愈的目的。导管消融目前有多种能量可以选择，本文介绍热消融，即射频消融在旁路治疗中的应用。

根据体表心电图和心内电生理检查结果，判断旁路位于左侧或右侧。左侧旁路常用经动脉逆行途径在二尖瓣环心室侧标测消融，也可以操作导管跨瓣在心房侧消融。房间隔穿刺途径在二尖瓣环心房侧消融也是左侧旁路的消融方法之一。右侧旁路多数情况下采用经股静脉途径，为了增强导管的稳定性和良好贴靠，常选用加硬消融导管和（或）SR 0 号 SWARTZ 鞘管支持；股静脉闭塞者，也可以选择颈内静脉或锁骨下静脉途径。

心内电生理检查中房室环上旁路传导引起心室或心房最早激动点的位置即指向消融靶点的位置，大头消融导管在此位置进一步细标，获得靶点图后开始消融。显性旁路靶点图特征为 A 波与 V 波相融合，或者为 V 波最早激动的位点，AV 振幅比值 1：4～1：1。双极标测右侧显性旁路时，

判断靶点图的 A 波与 V 波成分比较困难，常用的判断方法是消融导管记录电位与冠状窦口电位进行比较。窦性心律下三尖瓣环任何部位记录的 A 波都早于冠状窦口内的 A 波，而记录的右心室预激 V 波与冠状窦口 A 波相比几乎同时出现，但前者结束较后者晚，因此若消融导管记录的心内电图开始较冠状窦口 A 波早，结束比冠状窦口 A 波晚，则是 A 波与 V 波相融的理想靶点[5]。显性旁路消融后心室预激消失提示正向传导阻滞，此时仍应进一步检查旁路逆向传导功能以确定旁路逆向传导功能是否消失。如果旁路逆向传导仍然存在，则应按照隐性旁路的消融办法继续治疗。

隐性旁路的标测应在心动过速发作或心室起搏时标测逆传心房的最早激动点。由于 AVRT 发作时室房传导完全经旁路逆传，故此时房室瓣环上逆传心房波的位置即提示准确的旁路所在的位置；然而临床工作中常见心动过速难以诱发和维持或发作后患者难以耐受，此情形下必须在心室起搏下标测。心室起搏下标测旁路位置时容易受到房室结逆传的干扰，因此需要加快心室起搏频率或者通过心室早搏（可以一个或连续两个）刺激，在房室结逆传达到不应期时观察旁路逆传心房的最早激动点。

目前有多家公司生产射频消融导管，可以根据医师自己的经验和习惯选用。能量输出方式有功率控制和温度控制，由于温度控制消融能更为有效地控制能量的稳定释放，减少焦痂形成的概率，故建议采用温度控制。非盐水灌注消融导管多采用温度控制。预设温度为 55～70℃，功率一般预设在 40～50W，实测温度以不低于 50℃为宜。采用温度控制消融时，理想的消融效果要求在 10s 内阻断旁路传导。非温度控制消融时根据消融电极贴靠程度选择功率，贴靠程度主要由导管操作因素和消融部位决定。

Mahaim 纤维的消融：沿三尖瓣环以固定频率进行心房刺激，刺激信号至 Delta 波间期最短的刺激部位为 Mahaim 纤维在心房的起始位置，在此部位邻近的三尖瓣环上进一步标测寻找 Mahaim 电位，记录到 Mahaim 电位的部位可作为消融靶点。也有少部分患者在三尖瓣环上不能记录到

Mahaim 电位，而在三尖瓣环下右心室内或靠近心尖部位标测到心室最早激动点，放电消融后，也可成功阻断 Mahaim 纤维。

（二）药物治疗

对于不适合或者不愿意行导管消融的患者，可以选择药物治疗。在除外显性预激的情况下，首选 β 受体阻滞剂、非二氢吡啶类 CCB 口服；如无效，口服普罗帕酮、索他洛尔或胺碘酮。在伴有显性预激时，上述药物都可以选用，但选择 β 受体阻滞剂和非二氢吡啶类 CCB 需注意一旦发生房颤时可能增加旁路传导比例，加速心室反应。房颤伴心室预激的长期治疗可以选择口服普罗帕

酮、索他洛尔或胺碘酮，需要注意的是，这些药物的静脉制剂并不是房颤伴心室预激急诊处理的推荐药物，有的甚至被列为禁忌[4]。

（三）无症状心室预激的治疗

绝大多数无症状心室预激，尤其是间歇心室预激患者预后良好。右侧旁路应常规行超声心动图检查以除外埃布斯坦（Ebstein）畸形。心内电生理检查虽然并非无症状心室预激人群的常规检查，但越来越受到重视。某些特殊职业，如职业司机、飞行员等的无症状心室预激应予心内电生理检查，以进行危险分层。具有高危特征的无症状心室预激应予导管消融治疗（见下文）。

第四节　预激综合征及房室折返性心动过速相关指南

自 20 世纪 80 年代开始用消融的方法治疗心律失常，SVT 成为一种可以治愈的疾病。消融的方法学不断进展，人们对 SVT 的认识也不断加深，诊治趋于规范化，预激综合征以及旁路参与 AVRT 的处理相关指南开始出现。

1989 年 ACC/AHA 发布《临床心内电生理检查指南》，该指南针对不同临床情况包括预激综合征以及 SVT 的心内电生理检查给出了规范性指导意见。射频导管消融（RFCA）治疗快速性心律失常自 1991 年引入我国以来，得到了极为迅速的发展与普及。1996 年中国生物医学工程学会心脏起搏与电生理分会导管消融学组和《中国心脏起搏与心电生理杂志》编辑部组织全国有关专家、导管消融学组成员对当时国内开展 RFCA 治疗快速心律失常的经验加以总结，编写了《射频导管消融治疗快速心律失常指南》，这一指南对其后数年我国 RFCA 治疗快速心律失常工作的健康快速发展起到了重要的指导作用。2002 年为适应临床工作的需要，上述编写单位联合中华医学会心电生理和起搏分会发布了《射频导管消融治疗快速心律失常指南（修订版）》[6]。修订版指南将房颤合并心室预激伴快速心室率、反复发作或者一旦发作后果严重的 AVRT 列为明确的消融治疗适应

证；将预激综合征合并阵发性房颤心室率不快者、从事特殊职业（如司机、高空作业者等），或有升学就业等需求的显性预激患者以及发作较少的 AVRT 列为相对适应证。该指南对不同部位旁路以及不同类型的旁路消融途径、导管选择与操作以及消融时机和消融参数设置等都给出了较为详尽的指导意见。该指南列出的建议和要求对进一步规范心动过速的射频消融治疗，提高成功率，减少并发症意义重大，即使在当下对心脏电生理医生也具有重要的指导意义。

2003 年 ACC/AHA/ESC 发布《室上性心律失常患者管理指南》，该指南包括了各类型室上性快速心律失常的主要机制、诊断要点、临床特征、急性发作时的处理、预防复发的药物及非药物治疗、可能的并发症及预后等。2005 年我们国内的专家学者以 2003 年 ACC/AHA/ESC《室上性心律失常患者管理指南》为基础，并将国外发表的循证医学资料与我国成功的工作经验加以综合，公布了《室上性快速心律失常治疗指南》。这一时期的国内外指南为临床医生在处理或治疗绝大多数室上性快速心律失常方面提供了重要的参考依据。指南提出心室预激患者猝死危险分层的概念，高危特征包括①在自发或诱发的房颤中心室率过

快，RR 间期＜250ms；②有心动过速病史；③存在多条旁路；④合并埃布斯坦（Ebstein）畸形。家族性预激有高的猝死率，但家族性预激极为罕见。运动员和高风险职业者如飞行员也应属于高危患者。电生理检查不能诱发心律失常的患者属于低危，属于低危的情况还包括：间歇性预激；运动时或静脉应用普鲁卡因胺等药物预激波消失，提示旁路前传不应期长，并发房颤时心室率不快，危险性小。指南强调了对旁路相关的宽 QRS 波心动过速与窄 QRS 波心动过速急诊处理有所不同。指出逆向型 AVRT 以及房速/房扑伴心室预激不应选用非二氢吡啶类 CCB 及 β 受体阻滞剂，以及腺苷；这些心律失常与房颤伴心室预激一样，可以选择伊布利特、普鲁卡因胺或氟卡尼。指南同时也肯定了消融治疗在旁路相关性心动过速处理中的地位。在心动过速发作时血流动力学不稳定或症状严重者导管消融作为首选一线治疗。无论是首次治疗还是由于药物副作用或心律失常复发，导管消融对于有症状患者都是安全

有效的疗法。

2012 年 PACES/HRS 发布《年轻无症状心电图心室预激患者处理专家共识》。该共识中提到，"无症状"的定义是具有一定时限范围的，并非永久不变。在一个大规模的包括成人和儿童的以社区为基础的人口研究中，大约 1/3 的 40 岁以下无症状心室预激患者变为有症状性，发生了 SVT 或出现心悸。对于无症状预激综合征成人患者，调查显示 70% 的心脏电生理专家支持进行危险分层和预防性消融，77% 的专家认为对于房颤时最短预激 RR 间期＜250ms 的患者应该进行射频消融术[7]。该共识对无症状心电图心室预激患者处理流程建议如图 48-3。

2015 年 AHA/ACC/HRS 公布了《成人室上性心动过速患者管理指南》。该指南较以前的指南更加关注房颤合并心室预激的处理，指出房颤合并心室预激可导致晕厥和猝死。猝死在有心动过速病史的患者更有可能发生，但也可能是旁路的首发表现。血流动力学稳定的患者急诊处理应该

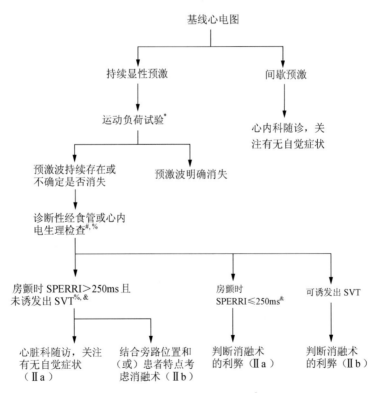

*，如不能行运动负荷试验，应通过电生理检查进行危险分层；#，有创检查前，应告知患者有创检查的获益与风险；%，从事中高强度竞技运动的患者应告知消融治疗的获益与风险（Ⅱa）；&，如未诱发房颤，可通过快速心房起搏确定最短预激RR间期(SPERRI)

图 48-3　无症状心室预激患者处理流程

静脉使用伊布利特或普鲁卡因胺。指南进一步明确作为急诊处理，静脉使用地高辛、胺碘酮，静脉或口服使用 β 受体阻滞剂、非二氢吡啶类 CCB，都应该予以避免（推荐为Ⅲ类）。文中对此的解释是上述药物可能加快旁路传导，引发快心室率，增加致命性室性心律失常的风险；其中地高辛缩短旁路不应期，而胺碘酮、β 受体阻滞剂、非二氢吡啶类 CCB 则可以引起血压下降，继发儿茶酚胺类物质分泌；除此之外，上述药物还延缓或阻滞房室结传导，增加心房激动经旁路传导的比例。同既往指南一样，长期治疗中消融旁路仍然是房颤合并心室预激的首选（Ⅰ类指征）。该指南将氟卡胺与普罗帕酮列为长期治疗相对适应证（Ⅱa类指征），而把索他洛尔、胺碘酮以及 β 受体阻滞剂、非二氢吡啶类 CCB 都列为Ⅱb类指征适应证，不建议使用地高辛（Ⅲ类适应证）[4]。

2015 年 AHA/ACC/HRS《成人室上性心动过速患者管理指南》对无症状性心室预激的治疗提出了新看法，认为显性预激旁路患者的心脏性猝死与旁路电生理特点的关联性高于患者是否有症状。鉴于心内电生理检查并发症极低（0.09%～1%），该指南较以往更加积极地建议这部分患者行心内电生理检查（Ⅱa类指征）。对无症状性心室预激的高危特征的界定与既往指南基本相同，只是增加了一条，即旁路前传不应期<240ms[4]。具高危特征或者特殊职业（如飞行员）的无症状心室预激患者建议消融治疗。

（陈太波　方　全）

参考文献

[1] Appelboam A1，Reuben A2，Mann C3，et al. Postural modification to the standard Valsalva manoeuvre for emergency treatment of supraventricular tachycardias（REVERT）：a randomised controlled trial. Lancet，2015，386：1747-53.

[2] Blomstrom-Lundqvist C，Scheinman MM，Aliot EM，et al. ACC/AHA/ESC guidelines for the management of patients with supraventricular arrhythmias—executive summary. J Am Coll Cardiol，2003，42（8）：1493-531.

[3] 蒋文平. 室上性快速心律失常治疗指南. 中华心血管病杂志，2005，1：2-15.

[4] Page RL，Joglar JA，Halperin JL，et al. 2015 ACC/AHA/HRS Guideline for the Management of Adult Patients With Supraventricular Tachycardia. Heart Rhythm，2015，pii：S1547-5271.

[5] 丁燕生. 预激综合征的电生理诊断和消融治疗. // 张澍 等主编. 心电生理及心脏起搏专科医师培训教程. 北京：人民卫生出版社，2007：226-236.

[6] 中国生物医学工程学会心脏起搏与电生理分会，中华医学会心电生理和起搏分会，《中国心脏起搏与心电生理杂志》编辑部. 射频导管消融治疗快速心律失常指南（修订版）. 中国心脏起搏与心电生理杂志，2002，2：81-95.

[7] Cohen MI，Triedman JK，Cannon BC，et al. PACES/HRS expert consensus statement on the management of the asymptomatic young patient with a Wolff-Parkinson-White（WPW，ventricular preexcitation）electrocardiographic pattern；developed in partnership between the Pediatric and Congenital Electrophysiology Society（PACES）and the Heart Rhythm Society（HRS）. Heart Rhythm，2012，9：1006-1024.

第四十九章　心房扑动的诊治

心房扑动（房扑）是一种大折返机制的房性快速性心律失常。与房颤相比，国内外关于房扑的流行病学数据较少，报道的发病率低于房颤的十分之一，在年龄低于50岁的人群年发病率为5/万人，年龄大于80岁时则升高到587/万人[1]。房扑可合并房颤或先于房颤出现，孤立性房扑患者大约有56%进展为房颤[2]。目前国内外还没有单独的关于房扑的诊治指南，但从2012年欧洲心脏病学会《心房颤动患者管理指南》开始，房扑的抗凝治疗建议被推荐为与房颤一致[3]。

一、房扑的分类（图49-1）

（一）峡部依赖性房扑

房扑是一种大折返机制的房性心律失常，体表心电图表现为相对恒定的房波频率和形态的窄QRS波群心动过速。当房扑的折返环经过下腔静脉-三尖瓣峡部（cavotricuspid isthmus，CTI）时称为峡部依赖性房扑（图49-2）。如果峡部依赖性房扑的激动顺序为逆钟向（沿房间隔向上、沿游离壁向下），称为典型性房扑；在少见的情况下，峡部依赖性房扑的折返方向为顺钟向，称为反向典型性房扑（reverse typical atrial flutter）[4]。峡部依赖性房扑的房波频率多介于250次/分到350次/分之间，如果患者有明显的心房纤维化、服用抗心律失常药和接受过导管射频消融，则房扑波频率较慢。逆钟向房扑F波在下壁导联呈负向或先负后正的双向波，V$_1$导联呈正向或先正后负的双向波，称为锯齿波（图49-3）[5]。顺钟向房扑的F波在下壁导联呈正向，在V$_1$导联呈宽的负向波。逆钟向房扑和顺钟向房扑可见于同一患者。

房扑多发生在与房颤临床状况类似的患者[6-7]，可被房颤和房速诱发，或同时合并房颤。房扑患者经过CTI消融后，有22%～50%在术后14～30个月进展为房颤，术后5年该比例则升高到82%[8]，进展为房颤的危险因素有：既往房颤

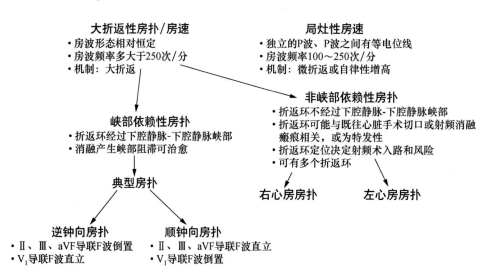

图49-1　房扑的分类

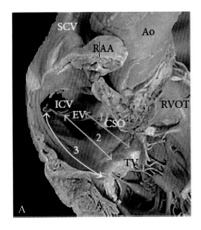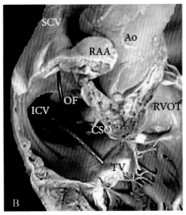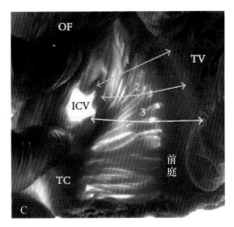

图 49-2　下腔静脉-三尖瓣峡部解剖结构。（a） 右前斜位的下腔静脉三尖瓣峡部，分为间隔侧、下部和下外侧部，分别标示为 1、2、3。**（b）** 消融导管的位置与解剖。**（c）** 从心房方向观察三尖瓣峡部。Ao：主动脉，CSO：冠状静脉窦前庭，EV：欧氏瓣，ICV：下腔静脉，OF：卵圆窝，RAA：右心耳，RVOT：右室流出道，SCV：上腔静脉，TC：终末嵴，TV：三尖瓣

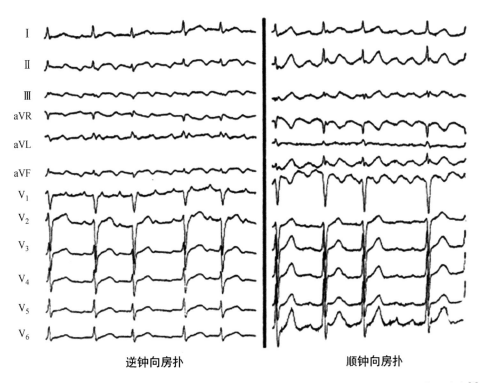

逆钟向房扑　　　　　　　　顺钟向房扑

图 49-3　逆钟向房扑和顺钟向房扑的体表心电图，可见典型的峡部依赖性房扑的心电图特点[5]

病史，左心室功能受损，结构性心脏病或缺血性心肌病，术中可诱发房颤，以及左心房内径增大[6,8-12]。

　　房扑还可由房颤经抗心律失常药物治疗衍变而来，尤其多见于应用氟卡尼、普罗帕酮、胺碘酮[13-14]的房颤患者，此时行 CTI 消融可预防房扑的发作[14]。

　　一般认为房扑患者发生血栓栓塞的风险与房颤患者相同，所以房扑的抗凝治疗，包括电复律或药物复律前后的抗凝治疗与房颤相同[6,10,15]。

（二）非峡部依赖性房扑

　　非峡部依赖性房扑是折返环不经过 CTI 的大折返性房性快速性心律失常。具体的折返环路有

多种，例如围绕二尖瓣环，经左心房顶部，围绕左心房或右心房的手术瘢痕或修补后的房间隔缺损。非峡部依赖性房扑多见于因心脏手术或射频消融产生心房瘢痕的患者，也可见于其他类型的器质性心脏病患者，或者为特发性[16-18]。非峡部依赖性房扑可同时合并峡部依赖性房扑或多个折返环相关的房扑[19-20]。折返性房扑分为大折返（直径数厘米）和微折返（直径小于2cm），后者与局灶性房扑难以鉴别[21]。

如果患者有明显的心房纤维化，或者既往有心脏手术或者导管射频消融术病史，则很难根据体表心电图判断房扑是否为CTI依赖性[22-25]。V_1导联正向或正负双向、以负向波为主的房扑波伴有其他导联不同于典型逆钟向房扑的波形提示为不典型房扑，明确的诊断有赖于心内电生理检查。

和CTI依赖性房扑相比，非CTI依赖性房扑的导管射频消融需要更严密的心内膜标测，而消融的成功率则更低，其折返环的位置决定了消融的方法和手术风险。

（三）心脏手术或房颤射频消融术相关的房扑

心脏外科手术后的大折返性房性快速性心律失常的基质是心房切口和插管处形成的瘢痕和瓣膜疾病本身导致的心房肌纤维化，有时被称为切口折返性房速。折返环的位置取决于手术入路，常见的患者为二尖瓣修复或置换术、房间隔缺损修补术患者[26-29]，也可见于房颤导管消融或外科消融术后的患者[30-31]，分为0字折返、8字折返或局灶性房速。仔细回顾既往手术过程中心房切口或消融的位置有助于指导标测。

房颤射频消融术后约有5%的患者出现微折返或大折返性左心房房速[29,32-33]。只进行肺静脉电隔离时则该比例较低，而消融前房颤持续时间越长、左心房内径越大，或进行了附加线的消融，则术后出现房速的可能性增大[32-37]。术后出现的局灶性房速常起源于损伤区域的边缘或肺静脉电隔离的漏点[32]。治疗上可再次进行肺静脉电隔离或消融非肺静脉起源的局灶点，有效率约90%左右[34]。术后也可出现右心房的峡部依赖性房扑[33]，

但多数房性快速性心律失常起源于左心房。

同其他类型的房扑一样，房颤射频消融术后的非峡部依赖性房扑的心室率控制是难点。此时如果药物治疗效果不佳，可能需要药物复律或者电复律恢复窦性心律。房颤射频消融或心脏外科手术后3个月内出现的房扑大多数不再复发，故建议针对房颤消融术后出现的房扑的消融应在术后3个月空白期结束之后进行[3]，但少数情况下应用抗心律失常药物难以实现理想的节律控制，此时可进行早期的再次消融。

房扑的分类见图49-3。

二、房扑的节律控制

（一）电复律

将房扑转为窦性心律可预防心动过速性心肌病。当决定采取节律控制时，血流动力学稳定的房扑患者应用直流电复律是合理的[38-40]。房扑的电复律所需能量低于房颤[38]。复律相关的抗凝治疗与房颤相同，见2014版《心房颤动患者管理指南》[15]。

对于房扑急性发作时血流动力不稳定、药物治疗效果差的患者，应迅速进行直流电复律[38,41-43]。药物治疗常难以控制房扑的心室率。如果出现任何房扑导致的血流动力受损的症状和体征，应立即进行同步电复律以及合理的抗凝治疗。

心血管植入型电子器械：植入永久起搏器、ICD或心脏手术后临时起搏的患者出现房扑急性发作时，可利用植入装置行快速心房起搏进行电复律。快速心房起搏转复房扑的成功率约50%[44]，存在心房电极的情况下应用更多，例如在心脏手术后植入临时起搏器、植入可程控的心血管植入型电子器械的患者。如果镇静药物禁忌，或者地高辛中毒时无法进行电复律，此时可植入临时心房电极进行心房快速起搏。具体做法是用快于房扑F波频率5%～10%的频率拖带心房，持续起搏至少15s，逐次增加起搏频率（以5～10ms为步长缩短联律间期），直到恢复窦性心律

或诱发房颤。如果快速心房起搏诱发了房颤，则能更容易地控制心室率并转为窦性心律。心房快速起搏相关的抗凝治疗建议和药物复律、电复律相同。

（二）药物复律

口服或静脉应用伊布利特可用于房扑急性发作时药物复律[45-50]。房扑药物复律的成功率低于同步电复律，且抗心律失常药物具有潜在的致心律失常作用。当缺乏镇静条件，或患者无法耐受镇静药物，或患者不接受电复律时可选择药物复律。

静脉应用伊布利特转复房扑的成功率约为60%[48]，主要的副作用是尖端扭转型室速，多出现在左心室射血分数下降的患者。应用伊布利特时应进行心电监护，并持续到用药结束后4h。事先应用镁剂可增加转复的成功率并降低尖端扭转型室速的风险[45]。药物复律相关的抗凝治疗同电复律。

（三）窦性心律的维持

根据基础心脏病和共患疾病的情况，阵发性房扑患者可选用以下药物维持窦性心律：胺碘酮、多非利特、索他洛尔。患者存在导管消融禁忌证或拒绝导管消融时，可选用多种抗心律失常药物来维持阵发性房扑患者的窦性心律。这些药物通过抑制触发活动和改变心肌组织不应期起作用。为做出合理的用药选择，应了解每种药物的不同特性。

（1）胺碘酮在房性心律失常中应用的临床资料大多数来源于房颤患者[15]，而关于房扑患者的研究较少。胺碘酮对多种器官有副作用，只用于其他药物禁忌或无效的情况。但是胺碘酮的应用在大多数情况下仍是合理的，尤其是患者合并心力衰竭或器质性心脏病时。

（2）多非利特可能比多数抗心律失常药更有效，但只能用于住院患者[50-51]，并需要根据肾功能情况调整剂量，还需密切注意心电图QT间期和肾功能变化。

（3）索他洛尔也是一种Ⅲ类抗心律失常药，多数情况下耐受良好，但有时会出现与β受体阻滞剂类似的副作用如乏力、心动过缓。索他洛尔和多非利特主要的用药风险是尖端扭转型室速。

（4）如果患者不合并结构性心脏病、缺血性心脏病，则氟卡尼和普罗帕酮可用于窦性心律维持。该证据来源于同时纳入了房颤和房扑患者的临床研究，其中大多数为房颤患者，所以其对房扑的疗效很可能劣于对房颤的疗效[52]。氟卡尼和普罗帕酮能延长房扑波的联律间期，可能导致房扑1∶1下传的快速心室反应[53]，所以应慎用，此时合用房室结阻滞剂如β受体阻滞剂、维拉帕米、地尔硫草可预防房室1∶1传导。

（四）射频消融术

导管消融可作为反复发作的非峡部依赖性房扑患者的首选治疗方法。目前还没有比较抗心律失常药物与导管消融治疗非峡部依赖性房扑有效性和安全性的随机对照研究。观察性研究显示在有经验的中心，导管消融是有效并安全的[26,54]。房颤消融术或心脏外科手术后出现的大多数房扑在术后3个月以后不再出现，故建议针对其消融应在术后3个月空白期结束之后进行，除非药物治疗和电复律无效[54]。

1. 峡部依赖性房扑

如果患者为症状性房扑或者药物治疗效果不佳，可进行下腔静脉-三尖瓣峡部射频消融。房扑的心室率控制较难，多采取节律控制策略。峡部依赖性房扑进行导管射频消融的效果优于长期的药物治疗，三尖瓣峡部是导管消融的最佳靶点，因为下腔静脉口到三尖瓣峡部的消融线能有效阻断折返环（图49-4）。消融成功与否取决于三尖瓣峡部阻滞线是否能完全阻断折返环。术中房扑终止提示消融成功，应再行电生理检查示消融线的双侧阻滞以验证。

2. 非峡部依赖性房扑

反复发作的症状性非峡部依赖性房扑患者经至少一种抗心律失常药物治疗无效后可进行导管消融。目前缺乏比较抗心律失常药物和导管消融治疗非峡部依赖性房扑的有效性及安全性的前瞻性随机对照研究。总体上，非峡部依赖性房扑的折返环较为复杂，缺乏均一的解剖基础，定位和

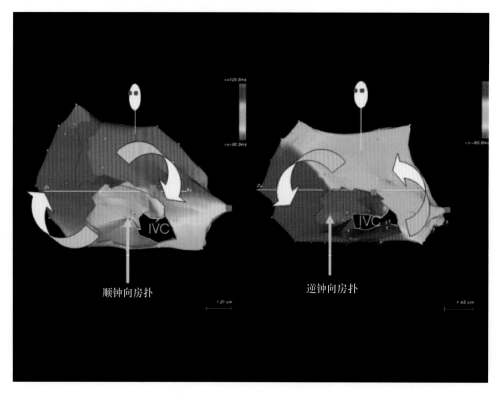

图 49-4 CARTO 系统下顺钟向房扑和逆钟向房扑的心房激动顺序

消融的难度比峡部依赖性房扑更大。了解既往心脏手术或导管消融的方法和过程，以及进行详细的激动顺序标测、拖带标测有助于消融，消融的入路和并发症风险取决于折返环的位置（图 49-5）。现有的观察性研究显示，在有经验的中心导管消融的有效性和安全性较好[16,26]。

3. 房颤药物治疗或射频消融后出现的房扑

房颤患者接受氟卡尼、普罗帕酮或胺碘酮后出现峡部依赖性房扑时，可进行导管消融治疗。部分房颤患者接受氟卡尼、普罗帕酮或胺碘酮后会转变为房扑，如果房扑成为患者主要的心律失常，进行三尖瓣-下腔静脉峡部的消融并继续服用

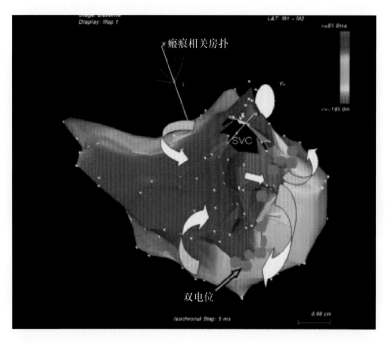

图 49-5 CARTO 系统下围绕心房切口瘢痕的房扑的激动顺序。 可见围绕切口瘢痕的折返环。在灰色点的部位可记录到双电位。SVC：上腔静脉

抗心律失常药物能减少房扑的发作，改善房颤药物治疗的效果[13,55-56]。

房颤患者进行导管消融时，如果有自发的或诱发的峡部依赖性房扑，可进行三尖瓣-下腔静脉峡部的消融[57]。一项随机临床试验显示，房颤和房扑共存时，接受房颤消融的患者（联合房扑消融或不联合）心律失常的控制情况和症状评分优于仅仅接受房扑消融的患者[57]。可能的原因是房颤的消融足以控制两种心律失常，虽然只进行

CTI消融的患者早期复发率更低[58]。

4. 无症状的阵发性房扑

导管消融可用于无症状的阵发性房扑的治疗[6,59-60]。房扑的导管消融有很好的有效性和安全性[6,59]，单次手术的成功率大于90%[6]。导管消融联合药物治疗也能更好地维持阵发性房扑患者的窦性心律。对阵发性房扑进行导管消融还能避免房扑导致的心动过速性心肌病。

综上，房扑的长期管理和节律控制策略如图49-6。

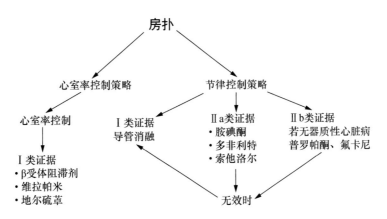

图49-6 房扑的长期管理和节律控制策略。 如果采取节律控制策略，不论药物复律还是电复律都需要确保在足够的抗凝治疗之后进行，或者经食管超声心动图排除了左心房血栓。房扑患者应用普罗帕酮或氟卡尼时应联用房室结传导阻滞剂如β受体阻滞剂、非二氢吡啶类钙通道阻滞剂等

三、房扑心室率的控制

口服或静脉应用β受体阻滞剂、地尔硫䓬或维拉帕米可用于控制房扑发作时血流动力学平稳患者的心室率[61-62]。与房颤相比，房扑的心室率更难控制。β受体阻滞剂、地尔硫䓬或维拉帕米可直接作用于房室结，降低房扑患者的心室率，主要的不良反应是低血压。地尔硫䓬和维拉帕米禁用于心力衰竭、未植入起搏器的房室传导阻滞、病态窦房结综合征和预激患者。

β受体阻滞剂通过降低交感神经张力控制心室率。其中静脉输入艾司洛尔起效迅速，是常用的药物。β受体阻滞剂慎用于失代偿心力衰竭和气道高反应性疾病患者。

另外，当心力衰竭患者合并房扑急性发作而β受体阻滞剂禁忌或无效时，静脉应用胺碘酮可用于患者心室率的控制（前提是患者无预激）。胺碘酮能延缓房室结的传导，延长房室结的不应期，可用于控制不合并预激的房扑患者的心室率。胺碘酮的负性肌力作用和低血压的副作用比β受体阻滞剂、地尔硫䓬和维拉帕米低，可用于重症患者和血流动力学稳定性低的患者。但是由于潜在的器官毒性，不应长期服用胺碘酮来控制心室率。少数情况下胺碘酮能转复房扑，所以对于房扑持续时间超过48h、未经有效抗凝的患者应仔细评估应用胺碘酮转复房扑致血栓栓塞的风险。只有当其他方法受到限制时才考虑用胺碘酮控制心室率。

综上，房扑发作时的处理流程如图49-7。

四、房扑的抗凝治疗

目前，国内外还没有单独的关于房扑的诊治指南，但从2012年欧洲心脏病学会《心房颤动患

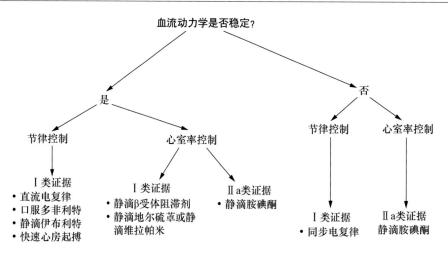

图 51-7　房扑发作的处理流程。 如果房扑反复自发出现，不宜行三尖瓣峡部射频消融和右心房快速起搏

者管理指南》开始，房扑的抗凝治疗建议被推荐为与房颤一致（证据等级 C）。房颤的脑卒中风险已经得到了充分的认识，多个随机临床试验已经证实了抗凝治疗能预防合并其他卒中危险因素的房颤患者的血栓事件。抗凝治疗还能预防复律前后的卒中事件[63]。一直以来，房扑患者的卒中风险是否和房颤患者相同是有争议的，但目前几项主要纳入了房扑患者的前瞻性观察研究的结论持肯定态度[63-67]。还有几项研究显示抗凝治疗能降低房扑患者的卒中风险。一项纳入了 13 项研究的 meta 分析显示房扑复律时短期的卒中风险为 0%～7%，持续房扑患者年平均血栓栓塞事件发生率为 3%[64]。其他研究报道的血栓风险和抗凝治疗对卒中的预防作用与房颤类似[67]。根据目前已有的资料，房扑抗凝治疗的建议与房颤一致[15]。

（杜　鑫　单兆亮）

参考文献

[1] Granada J，Uribe W，Chyou PH，et al. Incidence and predictors of atrial flutter in the general population. Journal of the American College of Cardiology，2000，36 (7)：2242-6.

[2] Halligan SC，Gersh BJ，Brown RD，et al. The natural history of lone atrial flutter. Annals of internal medicine，2004，140 (4)：265-8.

[3] Calkins H，Kuck KH，Cappato R，et al. 2012 HRS/ EHRA/ECAS expert consensus statement on catheter and surgical ablation of atrial fibrillation：recommendations for patient selection，procedural techniques，patient management and follow-up，definitions，endpoints，and research trial design：a report of the Heart Rhythm Society (HRS) Task Force on Catheter and Surgical Ablation of Atrial Fibrillation. Developed in partnership with the European Heart Rhythm Association (EHRA)，a registered branch of the European Society of Cardiology (ESC) and the European Cardiac Arrhythmia Society (ECAS)；and in collaboration with the American College of Cardiology (ACC)，American Heart Association (AHA)，the Asia Pacific Heart Rhythm Society (APHRS)，and the Society of Thoracic Surgeons (STS). Endorsed by the governing bodies of the American College of Cardiology Foundation，the American Heart Association，the European Cardiac Arrhythmia Society，the European Heart Rhythm Association，the Society of Thoracic Surgeons，the Asia Pacific Heart Rhythm Society，and the Heart Rhythm Society. Heart rhythm：the official journal of the Heart Rhythm Society，2012，9 (4)：632-96. e21.

[4] Saoudi N，Cosio F，Waldo A，et al. A classification of atrial flutter and regular atrial tachycardia according to electrophysiological mechanisms and anatomical bases：a Statement from a Joint Expert Group from The Working Group of Arrhythmias of the European Society of Cardiology and the North American Society of Pacing and Electrophysiology. European heart journal，2001，22 (14)：1162-1182.

［5］　Mir GC. Nonpharmacological therapy of arrhythmias for the 21st century. The state of the art. Revista Española De Cardiologia，1999，52（25）：458-560.

［6］　Perez FJ，Schubert CM，Parvez B，et al. Long-term outcomes after catheter ablation of cavo-tricuspid isthmus dependent atrial flutter：a meta-analysis. Circulation Arrhythmia and electrophysiology，2009，2（4）：393-401.

［7］　Waldo AL，Feld GK. Inter-relationships of atrial fibrillation and atrial flutter mechanisms and clinical implications. Journal of the American College of Cardiology，2008，51（8）：779-786.

［8］　Ellis K，Wazni O，Marrouche N，et al. Incidence of atrial fibrillation post-cavotricuspid isthmus ablation in patients with typical atrial flutter：left-atrial size as an independent predictor of atrial fibrillation recurrence. Journal of cardiovascular electrophysiology，2007，18（8）：799-802.

［9］　Hsieh MH，Tai CT，Chiang CE，et al. Recurrent atrial flutter and atrial fibrillation after catheter ablation of the cavotricuspid isthmus：a very long-term follow-up of 333 patients. Journal of interventional cardiac electrophysiology：an international journal of arrhythmias and pacing，2002，7（3）：225-231.

［10］　Tai CT，Chen SA，Chiang CE，et al. Long-term outcome of radiofrequency catheter ablation for typical atrial flutter：risk prediction of recurrent arrhythmias. Journal of cardiovascular electrophysiology，1998，9（2）：115-121.

［11］　Paydak H，Kall JG，Burke MC，et al. Atrial fibrillation after radiofrequency ablation of type I atrial flutter：time to onset，determinants，and clinical course. Circulation，1998，98（4）：315-322.

［12］　Chinitz JS，Gerstenfeld EP，Marchlinski FE，et al. Atrial fibrillation is common after ablation of isolated atrial flutter during long-term follow-up. Heart rhythm：the official journal of the Heart Rhythm Society，2007，4（8）：1029-1033.

［13］　Reithmann C，Hoffmann E，Spitzlberger G，et al. Catheter ablation of atrial flutter due to amiodarone therapy for paroxysmal atrial fibrillation. European heart journal，2000，21（7）：565-572.

［14］　Bertaglia E，Bonso A，Zoppo F，et al. Different clinical courses and predictors of atrial fibrillation oc-currence after transisthmic ablation in patients with preablation lone atrial flutter，coexistent atrial fibrillation，and drug induced atrial flutter. Pacing and clinical electrophysiology，2004，27（11）：1507-1512.

［15］　January CT，Wann LS，Alpert JS，et al. 2014 AHA/ACC/HRS guideline for the management of patients with atrial fibrillation：a report of the American College of Cardiology/American Heart Association Task Force on Practice Guidelines and the Heart Rhythm Society. Journal of the American College of Cardiology，2014，64（21）：e1-76.

［16］　Jais P，Shah DC，Haissaguerre M，et al. Mapping and ablation of left atrial flutters. Circulation，2000，101（25）：2928-2934.

［17］　Baker BM，Lindsay BD，Bromberg BI，et al. Catheter ablation of clinical intraatrial reentrant tachycardias resulting from previous atrial surgery：localizing and transecting the critical isthmus. Journal of the American College of Cardiology，1996，28（2）：411-417.

［18］　Satomi K，Chun KR，Tilz R，et al. Catheter ablation of multiple unstable macroreentrant tachycardia within the right atrium free wall in patients without previous cardiac surgery. Circulation Arrhythmia and electrophysiology，2010，3（1）：24-31.

［19］　Akar JG，Kok LC，Haines DE，et al. Coexistence of type I atrial flutter and intra-atrial re-entrant tachycardia in patients with surgically corrected congenital heart disease. Journal of the American College of Cardiology，2001，38（2）：377-384.

［20］　Seiler J，Schmid DK，Irtel TA，et al. Dual-loop circuits in postoperative atrial macro re-entrant tachycardias. Heart（British Cardiac Society），2007，93（3）：325-330.

［21］　Roberts-Thomson KC，Kistler PM，Kalman JM. Focal atrial tachycardia I：clinical features，diagnosis，mechanisms，and anatomic location. Pacing and clinical electrophysiology，2006，29（6）：643-652.

［22］　Barbato G，Carinci V，Tomasi C，et al. Is electro-cardiography a reliable tool for identifying patients with isthmus-dependent atrial flutter? Europace：European pacing，arrhythmias，and cardiac electrophysiology：journal of the working groups on cardiac pacing，arrhythmias，and cardiac cellular electrophysiology of the European Society of Cardiology，2009，11（8）：1071-1076.

[23] Akar JG，Al-Chekakie MO，Hai A，et al. Surface electrocardiographic patterns and electrophysiologic characteristics of atrial flutter following modified radiofrequency MAZE procedures. Journal of cardiovascular electrophysiology，2007，18（4）：349-355.

[24] Chugh A，Latchamsetty R，Oral H，et al. Characteristics of cavotricuspid isthmus-dependent atrial flutter after left atrial ablation of atrial fibrillation. Circulation，2006，113（5）：609-615.

[25] Shah D. ECG manifestations of left atrial flutter. Current opinion in cardiology，2009，24（1）：35-41.

[26] Delacretaz E，Ganz LI，Soejima K，et al. Multi atrial maco-re-entry circuits in adults with repaired congenital heart disease：entrainment mapping combined with three-dimensional electroanatomic mapping. Journal of the American College of Cardiology，2001，37（6）：1665-1676.

[27] Magnin-Poull I，De Chillou C，Miljoen H，et al. Mechanisms of right atrial tachycardia occurring late after surgical closure of atrial septal defects. Journal of cardiovascular electrophysiology，2005，16（7）：681-687.

[28] Kanagasundram AN，Baduashvili A，Liu CF，et al. A novel criterion for conduction block after catheter ablation of right atrial tachycardia after mitral valve surgery. Circulation Arrhythmia and electrophysiology，2013，6（1）：39-47.

[29] Teh AW，Medi C，Lee G，Morton JB，et al. Long-term outcome following ablation of atrial flutter occurring late after atrial septal defect repair. Pacing and clinical electrophysiology，2011，34（4）：431-435.

[30] McElderry HT，McGiffin DC，Plumb VJ，et al. Proarrhythmic aspects of atrial fibrillation surgery：mechanisms of postoperative macroreentrant tachycardias. Circulation，2008，117（2）：155-162.

[31] Wazni OM，Saliba W，Fahmy T，et al. Atrial arrhythmias after surgical maze：findings during catheter ablation. Journal of the American College of Cardiology，2006，48（7）：1405-1409.

[32] Gerstenfeld EP，Callans DJ，Dixit S，et al. Mechanisms of organized left atrial tachycardias occurring after pulmonary vein isolation. Circulation，2004，110（11）：1351-1357.

[33] Chugh A，Oral H，Lemola K，et al. Prevalence，mechanisms，and clinical significance of macroreentrant atrial tachycardia during and following left atrial ablation for atrial fibrillation. Heart rhythm：the official journal of the Heart Rhythm Society，2005，2（5）：464-471.

[34] Veenhuyzen GD，Knecht S，O'Neill MD，et al. Atrial tachycardias encountered during and after catheter ablation for atrial fibrillation：part I：classification，incidence，management. Pacing and clinical electrophysiology，2009，32（3）：393-398.

[35] Karch MR，Zrenner B，Deisenhofer I，et al. Freedom from atrial tachyarrhythmias after catheter ablation of atrial fibrillation：a randomized comparison between 2 current ablation strategies. Circulation，2005，111（22）：2875-2880.

[36] Sawhney N，Anousheh R，Chen W，et al. Circumferential pulmonary vein ablation with additional linear ablation results in an increased incidence of left atrial flutter compared with segmental pulmonary vein isolation as an initial approach to ablation of paroxysmal atrial fibrillation. Circulation Arrhythmia and electrophysiology，2010，3（3）：243-248.

[37] Neumann T，Vogt J，Schumacher B，et al. Circumferential pulmonary vein isolation with the cryoballoon technique results from a prospective 3-center study. Journal of the American College of Cardiology，2008，52（4）：273-278.

[38] Gallagher MM，Guo XH，Poloniecki JD，et al. Initial energy setting，outcome and efficiency in direct current cardioversion of atrial fibrillation and flutter. Journal of the American College of Cardiology，2001，38（5）：1498-1504.

[39] Botkin SB，Dhanekula LS，Olshansky B. Outpatient cardioversion of atrial arrhythmias：efficacy，safety，and costs. American heart journal，2003，145（2）：233-238.

[40] Pizzale S，Lemery R，Green MS，et al. Frequency and predictors of tachycardia-induced cardiomyopathy in patients with persistent atrial flutter. The Canadian journal of cardiology，2009，25（8）：469-472.

[41] Neumar RW，Otto CW，Link MS，et al. Part 8：

adult advanced cardiovascular life support: 2010 American Heart Association Guidelines for Cardiopulmonary Resuscitation and Emergency Cardiovascular Care. Circulation, 2010, 122 (18 Suppl 3): S729-767.

[42] Reisinger J, Gstrein C, Winter T, et al. Optimization of initial energy for cardioversion of atrial tachyarrhythmias with biphasic shocks. The American journal of emergency medicine, 2010, 28 (2): 159-165.

[43] Van Gelder IC, Crijns HJ, Van Gilst WH. Prediction of uneventful cardioversion and maintenance of sinus rhythm from direct-current electrical cardioversion of chronic atrial fibrillation and flutter. The American journal of cardiology, 1991, 68 (1): 41-46.

[44] Peters RW, Shorofsky SR, Pelini M, et al. Overdrive atrial pacing for conversion of atrial flutter: comparison of postoperative with nonpostoperative patients. American heart journal, 1999, 137 (1): 100-103.

[45] Steinwender C, Honig S, Kypta A, et al. Pre-injection of magnesium sulfate enhances the efficacy of ibutilide for the conversion of typical but not of atypical persistent atrial flutter. International journal of cardiology, 2010, 141 (3): 260-265.

[46] Ellenbogen KA, Stambler BS, Wood MA, et al. Efficacy of intravenous ibutilide for rapid termination of atrial fibrillation and atrial flutter: a dose-response study. Journal of the American College of Cardiology, 1996, 28 (1): 130-136.

[47] Suttorp MJ, Kingma JH, Jessurun ER, et al. The value of class IC antiarrhythmic drugs for acute conversion of paroxysmal atrial fibrillation or flutter to sinus rhythm. Journal of the American College of Cardiology, 1990, 16 (7): 1722-1727.

[48] Stambler BS, Wood MA, Ellenbogen KA, et al. Efficacy and safety of repeated intravenous doses of ibutilide for rapid conversion of atrial flutter or fibrillation. Ibutilide Repeat Dose Study Investigators. Circulation, 1996, 94 (7): 1613-1621.

[49] Kingma JH, Suttorp MJ. Acute pharmacologic conversion of atrial fibrillation and flutter: the role of flecainide, propafenone, and verapamil. The American journal of cardiology, 1992, 70 (5): 56A-60A; discussion A-1A.

[50] Vergara G. Efficacy and safety of oral dofetilide in converting to and maintaining sinus rhythm in patients with chronic atrial fibrillation or atrial flutter. Italian heart journal Supplement: official journal of the Italian Federation of Cardiology, 2001, 2 (3): 322-323.

[51] Pedersen OD, Bagger H, Keller N, et al. Efficacy of dofetilide in the treatment of atrial fibrillation-flutter in patients with reduced left ventricular function: a Danish investigations of arrhythmia and mortality on dofetilide (diamond) substudy. Circulation, 2001, 104 (3): 292-296.

[52] Crijns HJ, Van Gelder IC, Kingma JH, et al. Atrial flutter can be terminated by a class III antiarrhythmic drug but not by a class IC drug. European heart journal, 1994, 15 (10): 1403-1408.

[53] Alboni P, Botto GL, Baldi N, et al. Outpatient treatment of recent-onset atrial fibrillation with the "pill-in-the-pocket" approach. The New England journal of medicine, 2004, 351 (23): 2384-2391.

[54] Coffey JO, d'Avila A, Dukkipati S, et al. Catheter ablation of scar-related atypical atrial flutter. Europace: European pacing, arrhythmias, and cardiac electrophysiology: journal of the working groups on cardiac pacing, arrhythmias, and cardiac cellular electrophysiology of the European Society of Cardiology, 2013, 15 (3): 414-419.

[55] Huang DT, Monahan KM, Zimetbaum P, et al. Hybrid pharmacologic and ablative therapy: a novel and effective approach for the management of atrial fibrillation. Journal of cardiovascular electrophysiology, 1998, 9 (5): 462-469.

[56] Schumacher B, Jung W, Lewalter T, et al. Radiofrequency ablation of atrial flutter due to administration of class IC antiarrhythmic drugs for atrial fibrillation. The American journal of cardiology, 1999, 83 (5): 710-713.

[57] Mohanty S, Mohanty P, Di Biase L, et al. Results from a single-blind, randomized study comparing the impact of different ablation approaches on long-term procedure outcome in coexistent atrial fibrillation and flutter (APPROVAL). Circulation, 2013, 127 (18): 1853-1860.

[58] Wazni O, Marrouche NF, Martin DO, et al. Randomized study comparing combined pulmonary vein-

left atrial junction disconnection and cavotricuspid isthmus ablation versus pulmonary vein-left atrial junction disconnection alone in patients presenting with typical atrial flutter and atrial fibrillation. Circulation, 2003, 108 (20): 2479-2483.

[59] Spector P, Reynolds MR, Calkins H, et al. Meta-analysis of ablation of atrial flutter and supraventricular tachycardia. The American journal of cardiology, 2009, 104 (5): 671-677.

[60] Natale A, Newby KH, Pisano E, et al. Prospective randomized comparison of antiarrhythmic therapy versus first-line radiofrequency ablation in patients with atrial flutter. Journal of the American College of Cardiology, 2000, 35 (7): 1898-1904.

[61] Blackshear JL, Stambler BS, Strauss WE, et al. Control of heart rate during transition from intravenous to oral diltiazem in atrial fibrillation or flutter. The American journal of cardiology, 1996, 78 (11): 1246-1250.

[62] Singh S, Zoble RG, Yellen L, et al. Efficacy and safety of oral dofetilide in converting to and maintaining sinus rhythm in patients with chronic atrial fibrillation or atrial flutter: the symptomatic atrial fibrillation investigative research on dofetilide (SAFIRE-D)

study. Circulation, 2000, 102 (19): 2385-2390.

[63] Gallagher MM, Hennessy BJ, Edvardsson N, et al. Embolic complications of direct current cardioversion of atrial arrhythmias: association with low intensity of anticoagulation at the time of cardioversion. Journal of the American College of Cardiology, 2002, 40 (5): 926-933.

[64] Ghali WA, Wasil BI, Brant R, et al. Atrial flutter and the risk of thromboembolism: a systematic review and meta-analysis. The American journal of medicine, 2005, 118 (2): 101-107.

[65] Hart RG, Pearce LA, Aguilar MI. Meta-analysis: antithrombotic therapy to prevent stroke in patients who have nonvalvular atrial fibrillation. Annals of internal medicine, 2007, 146 (12): 857-867.

[66] Schmidt H, von der Recke G, Illien S, et al. Prevalence of left atrial chamber and appendage thrombi in patients with atrial flutter and its clinical significance. Journal of the American College of Cardiology, 2001, 38 (3): 778-784.

[67] Lanzarotti CJ, Olshansky B. Thromboembolism in chronic atrial flutter: is the risk underestimated? Journal of the American College of Cardiology, 1997, 30 (6): 1506-1511.

第五十一章　儿童和成人先天性心脏病患者室上性心动过速的处理

在临床工作中，常规室上性心动过速（supraventricular tachycardia，SVT）的处理已被熟知，AHA、ESC 也先后颁布指南对 SVT 的处理提出规范化的指导意见。但我们经常会遇到一些特殊的患者，他们在功能状态、代谢水平、对药物的反应方面与普通患者存在差异，或伴有其他合并症等特殊的临床情况，我们将这类患者称为特殊人群。由于其特殊的体质，临床策略与普通人群往往不一致。心律失常时的特殊人群通常包括小儿、先天性心脏病、孕妇、老年人和外科手术的围术期患者。通过对现有指南的分析，结合临床实际情况，本章将儿童和成人先心病人群 SVT 的处理策略进行总结。

一、小儿室上性心动过速

室上性心动过速是儿科常见的心律失常，是阵发性室上性心动过速（paroxysmal supraventricular tachycardia，PSVT）、非阵发性交界性心动过速（permanent junctional reciprocating tachycardia，PJRT）、房性心动过速（atrial tachycardia，AT）、心房扑动（atrial flutter，AFL）、心房颤动（Atrial fibrillation，AF）的总称。因心房颤动在儿科患者中发生率非常低，常为其他 SVT 如 PSVT 或 AT 演变而来，不予介绍。本章节主要介绍无器质性心脏病患儿 SVT 的处理，先天性心脏病相关 SVT 的处理原则与成人类似。

无器质性心脏病患儿 SVT 的发病机制与成人类似[1]，根据临床症状和心电图大多可以确诊。处理策略包括物理治疗、药物治疗及射频消融治疗。因为目前国内外缺乏专门针对这一临床情况

的指南，我们通过归纳总结专家共识，结合 ACC/AHA/HRS《成人室上性心动过速患者管理指南》，联系临床实际情况阐述无器质性心脏病患儿 SVT 的处理策略。

（一）儿科患者 SVT 的流行病学及病理生理学特征

SVT 在 19 岁以下人群中发病率为 2.25/1000[1]。约一半的 SVT 在出生后 4 个月内发病。除此之外发病的两个高峰年龄段为 5～8 岁及 13 岁以后。其中一半以上为房室折返性心动过速（atrioventricular reentrant tachycardia，AVRT），婴儿期为 70%，青少年时期为 55%。房室结折返性心动过速（atrioventricular nodal reentrant tachycardia，AVNRT）在婴儿 SVT 中占 9%～13%，青少年中占 50%。AT 和 AFL 在儿科患者中发生率较低，分别占儿童 SVT 的 5%～10% 和 3% 以下。AFL 主要发生于先天性心脏病患儿，在无器质性心脏病患儿中发生率非常低，常为其他 SVT 如 AVRT 或 AT 诱导所致[1]。

对于无器质性心脏病的患儿，SVT 一般不引起严重血流动力学紊乱，但也有发生心动过速性心肌病、心脏性猝死的可能。SVT 患儿中显性预激占 20%～35%，快速性室上性激动（通常为 AF）经不应期短的旁路前传可以导致室颤/心脏性猝死，其发生率为 1.3%～1.6%。因此对显性预激的患儿需要评估猝死风险，临床上常用 24h 动态心电图或运动平板试验进行危险分层。值得注意的是，既往无恶性心律失常发作史的患儿并不意味着无猝死风险，心脏性猝死也可能为显性预激患儿的首发症状。

（二）儿科患者 SVT 的治疗

1. 胎儿 VT

SVT 可以发生于胎儿，多为 AVRT 和 AFL，发作持续时间较长时可导致胎儿水肿，增加胎儿死亡率。因此对于胎儿持续性 SVT 需要药物治疗。通常采用母体口服给药，药物经过胎盘屏障达到胎儿体内起效。氟卡尼、索他洛尔、地高辛单用或联合使用转复成功率为 60%～90%。少数病例经上述治疗无效，可给予母体口服负荷剂量的胺碘酮 2～7 天。

（1）氟卡尼：100～150mg 口服，2 次/天，最大剂量 400g/d。

（2）索他洛尔：无胎儿水肿时，孕妇体重低于 100kg 起始剂量为每次 80mg，2 次/天；体重大于 100kg 起始剂量为每次 80mg，3 次/天。合并胎儿水肿时，孕妇体重低于 100kg 起始剂量为每次 80mg，3 次/天；体重大于 100kg 起始剂量为 160mg，2 次/天。若症状无缓解，逐渐加量，最大剂量为 48mg/d。

（3）地高辛：0.4～0.8mg 口服，1 次/天，可根据情况加量，若能进行血药浓度监测，可用至治疗剂量的上限（2～2.5g/ml）。

2. 儿童 SVT

（1）儿童 SVT 发作时的治疗

1）刺激迷走神经终止发作：EHRA/AEPC 推荐无血流动力学障碍的患儿首选刺激迷走神经的方法终止发作，如刺激咽部、压迫颈动脉窦、屏气、面部浸入冰水中等，婴儿还可以用插胃管的方法终止发作[1]。

2）药物治疗：对于物理治疗无效或复律后很快复发者可用药物终止 SVT，因为缺乏针对儿科 SVT 药物复律的随机对照试验，现有的指南及专家共识中证据等级均为 B 级。常用药物见表 51-1。

（2）小儿 SVT 的预防性用药

新生儿和婴儿是儿科患者中 SVT 发病率最高的人群，多为旁路介导的 AVRT，随着生长发育，30%～40%患儿在 1 岁以后自愈。对于反复发作的婴幼儿，恰当地给予药物减少发作是合理的。对于药物治疗无效或发作时血流动力学紊乱的患儿

表 51-1　儿科 SVT 的药物剂量

药物	剂量	推荐类别	证据等级
腺苷	婴儿：0.15mg/kg，>1 岁：0.1mg/kg，最大剂量：0.3mg/kg	I	B
维拉帕米[a,b]	0.1mg/kg 静脉缓推（2min 以上）	I	B
氟卡尼[a]	1.5～2mg/kg 静脉缓推（5min 以上）	IIa	B
普罗帕酮[a]	负荷量 2mg/kg（2h 以上），维护量 4～7μg/(kg·min)	IIa	B
胺碘酮	负荷量 5～10mg/kg（60min 以上），维持量 5～15μg/(kg·min)	IIb	B

注：[a] 抑制心肌收缩力；[b] 禁用于<1 岁的婴儿

仍需要行射频消融术。欧洲大多数医生主张对反复发作的患儿进行 6～12 个月的预防性治疗。III 类和 Ic 类抗心律失常药、β 受体阻滞剂、地高辛均具有预防 SVT 复发的作用，但所有结果均来源于观察性研究。常用药物的用法、用量及注意事项见表 51-2。

（3）儿童 SVT 的导管消融治疗

导管消融治疗小儿 SVT 的即时成功率与成人相当，左侧旁路消融成功率最高，AT 最低。早期报道导管消融的并发病发生率为 4%～8%，严重并发症（房室传导阻滞需要起搏治疗、心脏穿孔、冠状动脉或二尖瓣损伤）的发生率为 0.9%～3.2%。体重<15kg 的患儿并发症发生率明显增加。导管消融技术水平的提高、更先进的标测手段及冷冻消融的使用大大降低了并发症的发生。1 岁以上的小儿 SVT 自愈的可能性很小，因此对于反复发作的患儿可以行导管消融术。对于儿童导管消融，目前没有绝对的年龄限制，2015 年 AHA/ACCP《成人室上性心动过速患者管理指南》建议体重<12kg 的患儿一般不进行导管消融，导管消融仅用于药物治疗无效、合并心动过速性心肌病或行某些心脏外科手术前（该手术引起的结构改变可能对导管入路造成困难）[1]。此外，北美起搏与电生理学会在 2002 年的《小儿及先心病患者室上性心动过速导管消融专家共识》中对小儿导管消融的适应证做出了如下明确的建议：

表 51-2　婴儿和儿童常用抗心律失常药物的用法、用量及注意事项

药物	每日剂量	用法	主要禁忌证	需要减量或停药的情况	对房室结的抑制作用
地高辛	—	—	显性预激合并房颤	心动过缓	中
普萘洛尔	1～3mg/kg	分 3 次口服	支气管哮喘	心动过缓	中
阿替洛尔	0.3～1.3mg/kg	顿服	支气管哮喘	心动过缓	中
维拉帕米	4～8mg/kg	分 3 次口服	心功能不全	心动过缓	强
氟卡尼	2～7mg/kg	分 2 次口服	肾功能不全（肌酐清除率<50ml/min）或心功能不全	QRS 波时限增加 25%	无
普罗帕酮	10～15mg/kg	分 3 次口服	心功能不全	QRS 波时限增加 25%	弱
索他洛尔	2～8mg/kg	分 2 次口服	左心室肥厚，收缩性心力衰竭，QT 间期延长，低钾血症、支气管哮喘和肾功能不全（肌酐清除率<50ml/min）	QT 间期>500ms	
胺碘酮	负荷量 10mg/kg	分 3 次口服，共 10 天			
	维持量 5mg/kg	顿服	慎用于与引起 QT 间期延长的药物合用时、心力衰竭	QT 间期>50ms	弱

Ⅰ类适应证：

- 曾发生过室颤/心脏性猝死的预激综合征（Wolff-Parkinson-White syndrome，WPW）患儿；
- WPW 合并房颤时 RR 间期<250ms 或电生理检查提示旁路前传不应期<250ms；
- 长期的反复的 SV 发作导致心功能不全者。

Ⅱa类适应证：

- 年龄>4 岁，反复发作和（或）伴有明显症状，常规药物治疗无效者；
- 将要行先心病外科手术，该手术引起的结构改变可能对以后导管入路造成困难者；
- 持续的无休止的 SVT 发作（发作时间>6～12 个月），不伴心功能受损者；
- 慢性或频繁发作的房内折返性心动过速者；
- 电生理检查时诱导出伴心悸症状的持续性 SVT。

Ⅱb类适应证：

- 无症状性 WPW 综合征，年龄>5 岁，无心动过速发作史；
- 年龄>5 岁的 SVT，但药物控制良好者；
- 年龄<5 岁的 SVT，药物不能满意控制或药物副作用不能耐受者；

- 房内折返性心动过速，每年发作 1～3 次需要医学干预者；
- 难治性房内折返性心动过速，拟将房室结消融及永久起搏器植入作为治疗方案者。

Ⅲ类适应证：

- 年龄<5 岁的无症状性 WPW 综合征；
- 年龄<5 岁，可经常规抗心律失常药物控制的 SVT；
- 非持续性 SVT，发作症状轻微不需特殊治疗可以自行终止者。

二、先天性心脏病患者 SVT 的处理

先天性心脏病（congenital heart disease，CHD）SVT 在发病机制、病理生理学改变、解剖结构、疾病转归等方面与普通人群差异较大，因此其处理策略有所不同。2003 年 ACC/AHA/ESC《室上性心动过速患者管理指南》对各种先心病合并 SVT 的处理策略进行了简要介绍，并对需要行导管消融和外科消融的情况做出推荐。2014 年 PACES/HRS《成人 CHD 心律失常认识与管理专家共识》和 2015 年 ACC/AHA/HRS《成人室上性心动过速患者管理指南》对成人

CHD 合并 SVT 的药物治疗、导管消融等做了明确的说明，并提出了抗凝治疗在 AT、AFL、AF 中的重要地位。

成人 CHD 合并 SVT 的发生率为 10% ～ 20%，最常见为大折返性 AT（也称 AFL），占 SVT 的 75% 以上。无外科手术史的 CHD 多为三尖瓣峡部依赖的 AFL，外科手术后的患者容易发生瘢痕相关性 AFL，但也可与三尖瓣峡部依赖的 AFL 合并存在。局灶性 AT、AVNRT 和 AVRT 在 SVT 中的比例均＜8%。AT 在埃布斯坦（Ebstein）畸形、单心室先心病或 Fontan 术后、法洛四联症、大动脉转位和房间隔缺损中的发生率为 20% ～ 45%。SVT 还与原发病相关，埃布斯坦（Ebstein）畸形患者旁路或 AVRT 发生率高。

（一）SVT 急性期的处理

1. 抗凝治疗

发作时间＞48h，CHD 合并 AT 和 AFL 时应进行抗凝治疗（Ⅰ，C）。观察性研究显示，同 AF 类似，AFL 患者具有很高的卒中风险。抗凝治疗可降低 AFL 患者的卒中风险。经过数周的抗凝治疗，可以减少 AFL 复律前后卒中的发生。虽然目前无直接证据表明 CHD 合并 AT 可从抗凝治疗中获益，CHD 本身存在血液高凝状态，而且有研究显示 CHD 合并房性心律失常时可见心房内血栓形成。

2. 对心律失常的治疗

对 SVT 急性期的处理流程见图 51-1。

（1）电复律：对血流动力学紊乱的 SVT 直接行同步电复律（Ⅰ，B）。

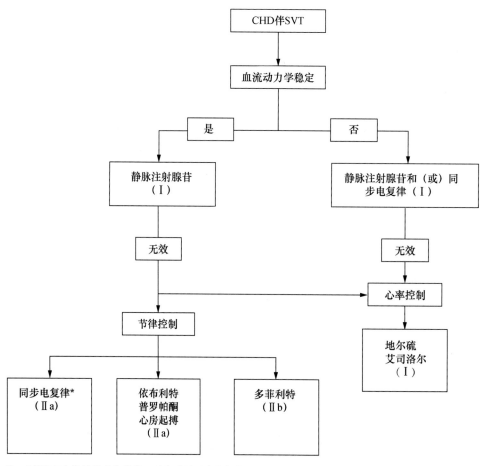

注：*若SVT自发性终止和复发，不宜采用同步电复律

图 51-1　CHD 伴 SVT 急性期的处理流程

（2）控制心率：无血流动力学障碍的 SVT，推荐静脉注射地尔硫䓬或艾司洛尔，用药过程中密切观察血压，防止低血压（Ⅰ，C），这两种药物会减慢房室传导，降低心率，减少心脏作功。

（3）控制心律：静脉注射腺苷也可用于终止 AVNRT、AVRT 及某些局灶性 AT，但对折返性 AT、AFL 无效（Ⅰ，B）。CHD 大部分（＞70％）SVT 为折返性 AT 或 AFL，虽然不能被腺苷终止，但腺苷使房室结传导减慢，从而清楚地显示心房电活动，具有诊断价值。对于血流动力学稳定的 AFL 也可使用依布利特或普鲁卡因胺转律（Ⅱa，B）。转复成功率为 71％，不良反应为尖端扭转型室速（2.7％）。对抗心律失常药物治疗有禁忌或合并窦房结功能障碍的 AFL，经过规范化抗凝治疗后可采用心房起搏终止心动过速（Ⅱa，B），转复成功率为 54％～82％。对于药物治疗无效或有药物治疗禁忌证的患者，若 SVT 发展成心力衰竭或栓塞的风险高，可行同步电复律（Ⅱa，B）。口服多非利特或索他洛尔可能对 AT 或 AFL 有效，在其他治疗方案无效时可以尝试（Ⅱb，B）。

（二）CHD 合并 SVT 稳定期的处理

CHD 合并 SVT 稳定期的处理策略见图 51-2。

1. 与 AF 一样，CHD 合并 AT、AFL 需要行抗凝治疗，抗凝治疗指征与 AF 一致（Ⅰ，C）。

2. 评估是否需要对 CHD 原发病进行干预是 SVT 稳定期选择处理策略的重要内容。AT、AFL 或 AF 的发生往往与心腔内血流动力学异常不断加剧相关。

3. 拟行外科手术治疗的埃布斯坦（Ebstein）畸形，在术前行导管消融或术中行外科消融旁路或 AT 是合理的（Ⅱa，B）。Ebstein 畸形中 SVT 的发生率为 33％，右侧旁路占 15％～30％，其中 29％以上为多旁路。旁路导管消融成功率为 75％～89％，外科手术成功率为 92％～100％。右心房迷宫术或三尖瓣峡部消融 AFL/AF 的成功率为 75％。有报道显示，Ebstein 畸形修补术的 SVT 患者术中接受消融手术者术后发生 SCD 的风险降低。

4. 反复发作的 AT 或 AFL 可给予 β 受体阻滞剂或索他洛尔预防发作（Ⅱa，B）。β 受体阻滞剂可以减少由交感兴奋诱导的 SVT，并可以减慢发作时的心室率。对 SVT 反复发作的 CHD，接受索他洛尔治疗使 41％～46％的患者在观察期内无 AT 发作。

5. 反复发作的 SVT 可以行导管消融治疗（Ⅱa，B）。

6. 对需要行外科手术的 CHD，术中行外科消融对 AT 和 AFL 是有效的（Ⅱa，B）。研究发现行 CHD 外科手术修补心脏结构的同时，行外科消融对根治心律失常的效果显著，也不因此增加死亡率。

7. 合并窦房结功能障碍的 CHD，用心房起搏以减少 AT 或 AFL 复发可能是合理的（Ⅱb，B）。研究显示心房起搏可以减少 AT 或 AFL 的复发，

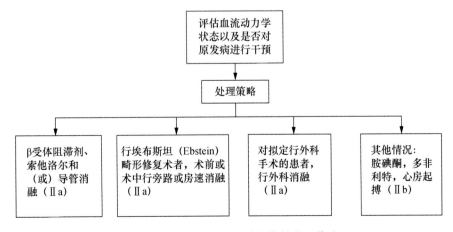

图 51-2　CHD 合并 SVT 稳定期的处理策略

但这些研究均为小样本观察性研究，提供的证据有限。

8. 口服多非利特对反复发作的 AT 或 AFL 可能有效（Ⅱb，B）。两项小样本研究显示口服多非利特转复 AT 或 AFL 的成功率高，而且长期有效率也在 70%～80%，但其并发尖端扭转型室速的发生率高达 10%，因此仅作为 β 受体阻滞剂或索他洛尔无效时的二线用药。

9. 导管消融不成功且其他药物治疗无效或有禁忌证的 AT 或 AFL，胺碘酮治疗可能是合理的（Ⅱb，B）。胺碘酮对维持 CHD 患者窦性心律是有效的，但其不良反应也不能忽视，包括甲状腺功能异常、房室传导阻滞。不良反应发生率与剂量呈正相关，因此推荐使用最小有效剂量。

（杨　庆）

参考文献

[1] Friedman R，Walsh EP，Silka MJ，et al. NASPE Expert Consensus. Radiofrequency Catheter ablation in Children with and without Congenital Heart Disease Report. PACE，2002，25（6）：1000-1017.

第五十二章　妊娠期和老年患者室上性心动过速的处理

特殊人群通常包括儿童、成人先天性心脏病（adult patients with congenital heart disease, ACHD）患者、妊娠以及老年人群。特殊人群的室上性心动过速（supraventricular tachycardia, SVT）处理与普通患者存在一定差异，本章将结合相关指南对以上问题进行阐述。关于特殊人群的 SVT 处理在 2003 年的 ACC/AHA/ESC《室上性心律失常患者管理指南》[1]中单列出来进行描述，当时仅仅将妊娠以及 ACHD 患者纳入指南特殊人群。其后，我国专家参照 2003 年美国指南制定并于 2005 年发布了我国的《室上性快速心律失常治疗指南》[2]，其关于特殊人群 SVT 的描述基本与美国指南相似。特殊人群中关于 ACHD 患者以及儿童心律失常的处理均有专门指南或专家共识，分别为 2014 年美国的《ACHD 心律失常认识与管理专家共识》[3]，以及 ESC 的《儿童心律失常药物及非药物治疗专家共识》[4]。在 2015 年 ACC/AHA/HRS 共同推出了《成人室上性心动过速患者管理指南》[5]，此次新指南并非既往指南的修订，而是全新编撰的关于 SVT 的诊疗指南，该版指南中将特殊人群扩大至儿童、ACHD 患者、妊娠以及老年人群进行分别阐述，本章节将结合以上指南对妊娠期患者和老年人 SVT 的处理进行阐述[6]。

一、妊娠期患者

妊娠期 SVT 是最常见的一种心律失常，其发生率约为（13～24）/1000。即使没有合并器质性心脏病，孕妇对于心律失常也更加敏感。妊娠同样增加心律失常恶化的风险，例如既往存在心律失常基础的患者在妊娠期心动过速的发作更加频繁，或者更加难以终止。既往已经报道过妊娠期 SVT 发作对于母体及胎儿的不良影响。尽管某些药物或者非药物治疗对于胎儿具有潜在毒性，但对于大多数患者来说，仍然是安全有效的治疗选择[5]。

（一）妊娠期 SVT 的非手术处理策略

文献关于妊娠期患者心律失常的处理局限于个案报道或小样本研究，且多使用较老的抗心律失常药物，因为这些药物临床应用经验较为丰富。尽管所有药物在妊娠的所有阶段对于孕妇及胎儿均有潜在副作用，如有可能，我们仍需尽量在妊娠初期 3 个月避免药物使用，因为此时致畸风险最大，同时使用药物遵循起始量最小原则，并进行严密的临床监测。

目前美国食品药品管理局（FDA）按对胎儿风险将妊娠期心血管病用药分为 5 类。分别为 A 类——妊娠期患者可安全使用：妊娠期对照研究中，未发现药物对妊娠初期、中期和后期的母体和胎儿有危险。该类药物对胎儿的影响甚微；目前尚无可划入 A 类的药物。B 类——有明确指征时慎用：在动物繁殖研究中（未进行孕妇的对照研究），未见到药物对胎儿有不良影响或副作用，但这些副作用并未在设对照组的妊娠妇女中得到证实。这类药物可用于妊娠期，目前仅包括索他洛尔。C 类——确有应用指征时，充分权衡利弊决定是否选用：动物研究证明药物对胎儿有危害性（致畸或胎儿死亡等），或尚无设对照的妊娠妇女研究，或尚无对妊娠妇女进行研究。只有在权衡对孕妇的益处大于对胎儿的危害之后，方可使用。大多数抗心律失常药物包括腺苷、普罗帕酮、比索洛尔、拉贝洛儿、美托洛尔、普萘洛尔、地尔硫䓬、维拉帕米和地高辛都为 C 类。D 类——避免应用，但在确有应用指征且患者受益大于可能的风险时应于严密观察下慎用：已有明确证据显示，药物对人类胎儿有危害性，但尽管如此，孕妇用药后绝对有益（如该类药物用于挽救孕妇

生命或用其他较安全的药物治疗无效的严重情况）。胺碘酮和阿替洛尔属于此类。X 类——禁用：对动物和人类的药物研究或人类的用药经验表明，药物对胎儿有危害，而且孕妇应用这类药物无益，因此禁用于妊娠和可能怀孕的患者。表52-1 列出常用心律失常药物的妊娠期分级、致畸性以及对哺乳是否有影响[7]。

表 52-1　妊娠期抗心律失常药物特性

药物	FDA 分级	潜在副作用	致畸性	哺乳期应用
奎尼丁	C	血小板减少、耳毒性、TDP	无	可用，需谨慎
普鲁卡因	C	药物性狼疮、TDP	无	可短期应用
利多卡因	B	心动过缓、神经系统副作用	无	可用
美西律	C	心动过缓、神经系统副作用	无	可用
氟卡尼	C	结构正常，心脏耐受良好	无	可用
普罗帕酮	C	同氟卡尼	无	未知
普萘洛尔	C	心动过缓、生长迟缓、哮喘	无	可用
美托洛尔	C	心动过缓、生长迟缓、哮喘	无	可用
阿替洛尔	D	低体重	无	不可用
索他洛尔	B	β受体阻滞剂副作用、TDP	无	可用，需谨慎副作用
胺碘酮	D	胎儿甲状腺功能减退、生长迟缓、早熟	有	避免
多非利特	C	TDP	未知	未知
决奈达隆	X	血管肢体畸形、腭裂	有	禁忌
伊布利特	C	TDP	未知	未知
维拉帕米	C	母体低血压、胎儿心动过缓	无	可用
地尔硫䓬	C	同维拉帕米	未知	可用
腺苷	C	呼吸困难、心动过缓	无	未知
地高辛	C	低体重	无	可用

TDP：尖端扭转型室速

1. 妊娠期 SVT 急性期处理[5]

Ⅰ类指征 C-LD 证据：

● 孕妇发作 SVT 推荐迷走神经刺激的方法治疗。对于 SVT 的急性转复，迷走神经刺激，包括 Valsalva 动作和颈动脉窦按摩可以快速实施，应该是 SVT 的首选治疗手段。实施上述刺激时应让患者仰卧位。对于没有房室结参与的折返性心律失常，刺激迷走神经的方法可能无效。目前并无 Valsalva 动作的金标准，一般需要持续 10～30s，来达到提升胸腔内压力 30～40mmHg

的作用。颈动脉窦按摩需要听诊确认无颈动脉杂音后实施，均匀按压左侧或右侧颈动脉窦 5～10s。另一种迷走神经刺激方法是应用冰水毛巾敷脸部，试验证实面部浸入 10℃冷水中可有效终止心动过速。按压眼球有潜在风险，一般禁止使用。

● 孕妇发作 SVT 急性处理推荐腺苷注射。当迷走刺激的方法无效时，腺苷可以作为孕妇的一线使用药物。由于腺苷的半衰期较短，一般难以进入胎儿血液循环而产生相应的药物副作用。起始剂量 6mg 快速弹丸

式静推。如果无效，可以进行 12mg 反复静推两次。部分情况下可能需要更高剂量的腺苷使用，报道提及 24mg 也是安全剂量。

- 当药物治疗无效或存在禁忌时，对于血流动力学不稳定的 SVT 孕妇推荐同步电复律治疗。研究提示妊娠所有阶段电复律治疗均为安全的。电复律电极的放置需要避开子宫位置。如果时间允许，尽可能在复律时及复律后进行严密胎儿监护。复律能量选择等同于非妊娠患者。

Ⅱa 类指征 C-LD 证据

- 如果腺苷治疗无效或禁忌时，可以静脉应用美托洛尔或普萘洛尔。对于多种妊娠期心律失常，β 受体阻断剂可作为一线选择。因为百年来大量研究均提示其使用的安全性。

Ⅱb 类指征 C-LD 证据

- 如果腺苷及 β 受体阻断剂治疗无效或禁忌时，可选择维拉帕米。
- 对于妊娠 SVT 患者静推普鲁卡因胺。
- 当妊娠患者发作威胁生命的 SVT，且其他治疗无效或禁忌时，可考虑静脉应用胺碘酮治疗。

2. 妊娠期 SVT 稳定期处理[5]

Ⅱa 类指征 C-LD 证据

- 地高辛、氟卡尼、美托洛尔、普罗帕酮、普萘洛尔、索他洛尔、维拉帕米，单独或联合使用可用于症状明显的 SVT 孕妇。如果可能应避免妊娠前 3 个月使用抗心律失常药物。妊娠期使用新型抗心律失常药物，如多非利特的几乎没有报道。如需使用，初始应使用最小剂量，后根据临床反应调整剂量。对于长期预防，口服美托洛尔、普萘洛尔、地高辛均可作为一线选择，尽管 β 受体阻断剂有可能发生子宫内发育延缓的风险，但此类风险的报道多集中于阿替洛尔，且多为妊娠早期使用，并且持续时间较长。氟卡尼及普罗帕酮可有效治疗多种孕妇及胎儿心律失常，因此对于无潜在器质性心脏病或缺血性心脏病的孕妇也

可以使用。

Ⅱb 类指征 C-LD 证据

- 症状明显、反复发作的 SVT，且其他治疗无效或禁忌可考虑口服胺碘酮治疗。尽管口服胺碘酮妊娠期安全使用的报道存在，但对于胎儿的多种副作用已有报道，其中重要的一项就是胎儿甲状腺功能减退，发生率为 17%。此外，胺碘酮可能具有直接的神经毒性，可能会导致胎儿神经发育异常。

（二）妊娠期 SVT 的手术处理策略

妊娠期进行导管消融治疗最大的问题在于 X 线暴露对于母体及胎儿的影响，尤其是对于胎儿生长发育可能产生的不良后果。这些潜在风险包括：胎儿死亡、子宫内发育迟缓、主要器官畸形、认知功能缺陷、小头畸形等等。因此对于妊娠期的导管消融仅仅限于药物治疗无效、反复发作、症状明显或者伴有严重并发症的患者，且需要尽可能采取各种方法减少射线暴露，指南推荐类别为 Ⅱb 类指征 C-LD 证据[5]。

随着三维电解剖标测系统以及心腔内超声的临床应用，使得 SVT 的无射线消融成为可能。对于妊娠期患者的三维标测下无射线消融，目前没有大样本资料，仅有少量病例报告。在 2015 年的 *J Cardiovasc Electrophysiol* 上发表的一篇关于妊娠期导管消融的 meta 分析中[8]，共有 9 例妊娠期 SVT 患者成功接受无射线导管消融，成功率及手术操作时间均与普通患者无明显差异。相信随着三维标测下无射线电生理的蓬勃发展，未来 SVT 的导管消融对于妊娠期患者将不再有任何禁忌。

二、老年人群[5]

老年患者中房速发生比例最高，AVNRT 比例高于 AVRT，同时由于接受房颤消融患者的增多，不典型房扑和大折返房速发生比例有所增加。目前缺乏此类患者大样本随机临床研究，因此对于老年 SVT 患者接受药物或导管消融治疗需要充分评估风险以及获益后决定。2015 年《成人室上

性心动过速管理指南》中对于老年人群患者的内容相对较少，其中推荐的Ⅰ类指征为 B-NR 证据，主要提到年龄大于 75 岁的 SVT 患者，其诊断治疗策略需要遵循个体化原则，要综合年龄、合并疾病、身心状态、患者个人意愿和症状严重程度决定。

部分研究提示 SVT 老年患者伴随疾病更多，器质性心脏病比例更高，SVT 发作时症状也更加严重，因此需要更好地采用药物或导管消融的方法来控制 SVT。但是随着年龄增加，合并器质性心脏病及其他疾病的增加，抗心律失常药物的副作用和导管消融的手术风险也相较于年轻患者增加。关于老年人群的导管消融，现有证据表明对于部分选择的高龄患者导管消融的成功率大于 95%。来自德国 3234 例接受 AVNRT 消融的患者，259 例（8%）年龄超过 75 岁，高龄组成功率 98.5%，与年轻组消融成功率无明显差异。该研究中并发症发生率较低，血流动力学稳定的心脏穿孔发生率为 0.8%，没有发生需要起搏器植入的消融并发症。这些证据表明老年 SVT 患者导管消融治疗成功率较高，手术并发症处于可接受范围。具体到每位患者，需要结合患者自身情况，综合评估药物治疗及导管消融的风险及获益，进行个体化治疗选择。

（谷云飞）

参考文献

［1］Blomstrom-LundqvistC，ScheinmanMM，AliotEM，et al. ACC/AHA/ESC guidelines for the management of patients with supraventricular arrhythmias. Circulation，2003，108：1871-1909.

［2］蒋文平，吴宁. 室上性快速心律失常治疗指南. 中华心血管病杂志，2005，33：2-15.

［3］KhairyP，Van Hare GF，BalajiS，et al. PACES/HRS expert consensus statement on the recognition and management of arrhythmias in adult congenital heart disease. Heart Rhythm，2014，11：e102-65.

［4］Brugada J，Blom N，Sarquella-Brugada G，et al. Pharmacological and non-pharmacological therapy for arrhythmias in the pediatric population：EHRA and AEPC-Arrhythmia Working Group joint consensus statement. Europace，2013，15：1337-82.

［5］Page RL，JoglarJA，Caldwell MA，et al. 2015 ACC/AHA/HRS Guideline for the Management of Adult Patients With Supraventricular Tachycardia：A Report of the American College of Cardiology/American Heart Association Task Force on Clinical Practice Guidelines and the Heart Rhythm Society. Circulation，2015，［Epub ahead of print］doi：10.1161/CIR. 0000000000000311.

［6］Philip Saul J，Kanter RJ，Abrams D，et al. PACES/HRS Expert Consensus Statement on the use of Catheter Ablation in Children and Patients with Congenital Heart Disease：Developed in partnership with the Pediatric and Congenital Electrophysiology Society（PACES）and the Heart Rhythm Society（HRS）. Endorsed by the governing bodies of PACES，HRS，the American Academy of Pediatrics（AAP），and the American Heart Association（AHA）. Heart rhythm，2016，［Epub ahead of print］doi：10.1016/j. hrthm. 2016.02.009.

［7］Enriquez AD，EconomyKE，Tedrow UB，et al. Contemporary Management of Arrhythmias During Pregnancy. CircArrhythmElectrophysiol，2014，7：961-967.

［8］Driver K，Chisholm CA，Darby AE et al. Catheter Ablation of Arrhythmia During Pregnancy. J Cardiovasc Electrophysiol，2015，26：698-702.

第五十三章　体位性心动过速综合征的诊治

"体位性心动过速综合征"（postural tachy-cardia syndrome，POTS）是以直立位心动过速为特征的临床综合征。在 1982 年首次用于病例报道[1] 的描述中，1993 年提出了正式的概念和定义[2]。根据最新的 POTS 定义[3]，临床表现包括三方面特点：①直立位时频繁出现症状，如头晕、心悸、震颤、全身乏力、视物模糊、不能耐受运动和疲乏；②从卧位到直立位，心率增加>30 次/分，并持续>30s（或年龄 12～19 岁，心率增加>40 次/分）；③无直立性低血压（收缩压下降>20mmHg）。与 POTS 有关的症状，如头晕和心悸，在直立位时出现；如腹胀、恶心、腹泻和腹痛，并不与特殊的体位有关；并可出现全身性症状，如疲乏、睡眠障碍和偏头痛。直立位心率通常≥120 次/分，早晨心率增加量大于夜间心率增加量。20 岁以后，随着年龄的增加，直立位心率增加量逐渐降低。POTS 是一种全身性疾病，体位性心动过速只是多项诊断标准中的一项。晕厥先兆非常常见，偶尔发生晕倒。

关于 POTS 的流行病学，国外报道的发生率大约是 0.2%，国内并无相关的报道。绝大部分患者的年龄在 15～25 岁，75% 为女性。POTS 是一种慢性的全身性症状，临床过程存在个体差异，其最终可能得到改善，远期死亡率不明。

第一节　国外指南

2015 年美国心律学会（Heart Rhythm Socie-ty）发布了关于 POTS 诊断和治疗的专家共识《体位性心动过速综合征、不恰当窦性心动过速、血管迷走性晕厥诊断和治疗专家共识》[3]，这一共识包括诊断和治疗两方面。根据美国心脏病学会的表述，专家共识推荐采用最常用的分类：Ⅰ、Ⅱa、Ⅱb 和Ⅲ类。Ⅰ类是强烈推荐，表示得益显著大于危险；Ⅱa 是稍弱推荐，表示得益可能大于危险；Ⅱb 表示得益可能等于或大于危险；Ⅲ类是推荐反对一项特殊的治疗，表示完全无效或完全有害。证据等级 A 级表示有最高的证据，通常来自在册的或非在册的多中心临床试验；B 级表示有中等的证据，来自随机试验（B-R）或设计良好的非随机试验（B-NR）；C 级表示证据来自小型的、局限性很大的研究；E 级是单纯的共识意见，没有已发表的可信证据。

一、POTS 的评估与诊断（表 53-1）

表 53-1　POTS 推荐的评估方法	推荐类别	证据等级
完整的病史和体格检查，直立位生命体征和 12 导联心电图必须用于 POTS 患者的评估中	Ⅰ	E
血细胞计数和甲状腺功能，有助于选择患者进行 POTS 评估	Ⅱa	E
24h 动态心电图，可用于选择患者进行 POTS 评估，但其临床价值不详	Ⅱb	E
详细的自主神经测试，超声心动图，直立倾斜试验和运动试验，可用于选择患者进行 POTS 评估	Ⅱb	E

专家共识对于推荐的评估方法进行了详尽的解释。POTS 患者的临床评定包括完整的病史和体格检查、直立位生命体征和 12 导联心电图。一

些患者可选择相应的检查，如甲状腺功能、血细胞计数、24h动态心电图、超声心动图和运动试验等。在病史方面应注重慢性症状，如引起直立位心动过速的可能性、影响因素、对日常生活的影响、可能的触发因素和家族史。需要特别关注患者的饮食和运动、脱水、发热、饮酒和运动常加重POTS患者的症状。根据自主神经病变的症状，决定是否进行全面的自主神经系统检查。假如直立位生命体征正常，临床又高度怀疑POTS时，直立倾斜试验可能有助于诊断。血细胞计数、心电图、24h动态心电图和超声心动图，足以能够筛选出潜在的心血管和全身性疾病。对于大多数患者，这些简易的检查能够明确诊断，并开始治疗，然而，若患者的症状不能得到缓解或明显改善，需要进一步的有关自主神经系统功能的检查。进一步的评估包括：评定自主神经病变的体温调节汗液试验（主要表现是异常的身体出汗）、卧位和直立位血浆肾上腺素和去甲肾上腺素测定、24h尿液评定钠摄入量和心理测试。这些试验不能作为常规检查，原因在于大多数患者中，这些检查不能改进其治疗过程。

二、POTS 的治疗

POTS的治疗存在困难，原因是没有一项治疗是独立有效的，必要时需要联合治疗。很少的治疗方法在随机临床试验中得到应用，针对POTS患者，是否需要特殊的治疗，是否需要统一的治疗，均未达成共识。

专家共识对于推荐的治疗方法进行了详尽的解释，包括非药物和药物治疗两方面（表53-2）。

（一）非药物治疗

所有的患者首先是非药物治疗，包括停用可能加重POTS症状的药物，如去甲肾上腺素运转抑制剂，摄入盐和水来增加血容量，穿戴弹性压力服装来减少静脉血池容量，减少条件反射等。参加定期的、整体的、运动量逐渐增加的和有监护的锻炼项目，方法是针对下肢的有氧阻抗训练。最初的训练限定在非直立位的运动，如划船机、卧式自行车和游泳，尽量减少直立对心脏的负荷。

表 53-2　POTS 推荐的治疗方法

	推荐类别	证据等级
对于POTS患者，定期的、整体的、运动量逐渐增加的锻炼项目是有效的	Ⅱa	B-R
短期临床失代偿的POTS患者，急诊静脉注射2L盐水，是合理的治疗方法	Ⅱa	C
POTS患者最好给予多学科的治疗方案	Ⅱb	E
POTS患者可考虑每日摄入2～3L水和10～12g盐	Ⅱb	E
POTS患者用氟氢可的松和吡啶斯的明治疗似乎是合理的	Ⅱb	C
POTS患者药物治疗可考虑用盐酸米多君和小剂量普萘洛尔（心得安）	Ⅱb	B-R
显著中枢性交感神经兴奋的患者，用可乐定或α-甲基多巴治疗似乎是合理的	Ⅱb	E
阻断去甲肾上腺素再摄入运转的药物，可以加重POTS患者的症状，应停用	Ⅲ	B-R
若POTS患者没有症状，并不推荐常规静脉注射盐水，慢性或反复静脉插管是有害的	Ⅲ	E
POTS患者并不推荐常规进行窦房结改良消融术、手术纠正Ⅰ型Chiari畸形和球囊扩张或颈静脉支架置入术，这些治疗是潜在有害的	Ⅲ	B-NR

（二）药物治疗

若非药物治疗不能完全有效时，可以针对特殊问题，选择药物治疗。高度怀疑有低容量的患者，每天必须饮水2～3L，同时增加盐的摄入量，大约10～20g/d。氟氢可的松有助于钠潴留，从而增加血容量，但是药物的疗效只能维持1～2天，疗效没有在随机临床试验中得到结果。盐酸米多君在体内代谢成周围α-1激动剂，有助于增加静脉回流。虽然盐酸米多君显著降低直立位心动过速，但是作用低于静脉注射盐水。盐酸米多君起效快，但只有短时的疗效，需要每日服用三次，只能在白昼服用，以免引起卧位高血压。

与血容量增加相关的治疗是静脉注射盐水。有报道，注射1L常用浓度盐水，可以在1h内减轻直立位心动过速，改善症状维持数小时至2天。这一方法没有在临床试验中得到评估，只推荐作为抢救治疗，针对临床失代偿、症状显著加重的患者。不推荐将长期静脉注射盐水作为常规治疗。

为了降低窦性心动过速和心悸的不适感，小剂量的普萘洛尔（口服 10～20mg）可以降低直立时的心率和改善症状，但是大剂量普萘洛尔耐受性不良。长效的普萘洛尔并不能改善患者的生活质量，其他 β 受体阻滞剂尚无研究。伊伐布雷定降低窦性心率，不影响血压。在开放试验中，大约 60% 的患者能改善症状。吡啶斯的明是周围乙酰胆碱酯酶抑制剂，能增加自主神经和毒蕈碱型受体中的乙酰胆碱。这一药物能缓解直立位心动过速，改善慢性症状，但是因为副作用而应用受限，副作用有腹泻、腹痛和痉挛、恶心和增加尿意和排尿次数等。

对于中枢性交感神经兴奋的患者，中枢性交感神经抑制剂可能有效，但是在神经源性病变的患者中，耐受性不良。可乐定是 α_2 受体激动剂，对于自主神经系统严重受损的患者，可以稳定其血流动力学。甲基多巴可能耐受性更好。不幸的是，这两种药物可以引起嗜睡和疲乏，可以加重心理阴影。莫达非尼可以考虑用于治疗疲乏和认知功能障碍，但是可能加重心动过速的症状。

第二节　国内状况

2001 年，对于 POTS，最早进入国内的名称是"直立性心动过速综合征"[4]，2006 年，被改称为"体位性心动过速综合征"[5]。POTS 国内的研究报道甚少，2005 年国内首次报道了一项小型的"儿童体位性心动过速综合征"的研究结果[6]，自 2012 年起，发表了一些新的小型研究结果[7-10]，主要在儿童中，针对药物治疗疗效和直立倾斜试验价值的研究。目前国内无相关的指南。

第三节　病例报道

病例，男性，17 岁，发作晕厥三次，在运动中和起床时发生。平时有活动中心悸感，有扩张型心肌病家族史。动态心电图中可见从卧位至直立位窦性心率明显增加>40 次/分，持续>30s（见图 53-1），符

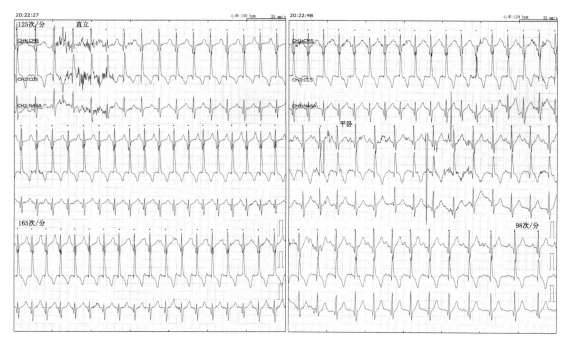

图 53-1　从卧位至直立位（左），再由直立位至卧位（右）的心电图改变。 42s 连续心电记录，其中两次有肌电干扰处，分别为体位改变时

合 POTS 的诊断标准（年龄 12～19 岁，心率增加 >40 次/分，持续 >30s），从直立位转为卧位时，窦性心率快速下降。超声心动图示左心房增大（直径 45mm），余房室内径和左心室射血分数正常。此后接受 β 受体阻滞剂和血管紧张素转化酶抑制剂治疗。这是一例有待观察随访的病例，其直立位的心动过速是否是潜在扩张型心肌病的前驱症状，有待探讨。

（刘　霞）

参考文献

［1］ Rosen SG，Cryer PE. Postural tachycardia syndrome. Am J Med，1982，72：847.

［2］ Schondorf R，Low PA. Idiopathic postural orthostatictachycardia syndrome：an attenuated form of acute pandysautonomia? Neurology，1993，43：132-137.

［3］ Sheldon RS，GrubbII BP，Olshansky B，et al. 2015 Heart Rhythm Society Expert Consensus Statement on the Diagnosis and Treatment of Postural Tachycardia Syndrome，Inappropriate Sinus Tachycardia，and Vasovagal Syncope. Heart Rhythm，2015，12：e41-e63.

［4］ 李宜富，胡大一. 直立性心动过速综合征. 中国心脏起搏与心电生理杂志，2001，15：66-67.

［5］ 王成. 体位性心动过速综合征. 实用儿科临床杂志，2006，21：879-880.

［6］ 张清友，杜军保，李万镇，等. 儿童体位性心动过速综合征的临床特征及随访研究. 中华儿科杂志，2005，43：165-169.

［7］ 孙薇薇. 盐酸米多君及美托洛尔治疗儿童体位性心动过速综合征的对比研究. 实用医学杂志，2012，28：1701-1703.

［8］ 李红霞，廖莹，憨贞慧，等. 体位性心动过速综合征患儿直立倾斜试验中血浆中介素的变化及意义. 中华儿科杂志，2015，53：375-378.

［9］ 蔺婧，刘平，王瑜丽，等. 儿童体位性心动过速综合征治疗随访的单中心研究. 中华实用儿科临床杂志，2015，30：983-987.

［10］ 蔺婧，刘平，王瑜丽，等. 直立试验心率变化预测口服补液盐治疗体位性心动过速综合征的效果. 中华儿科杂志，2015，53：25-29.

第五十四章　不适当窦性心动过速的诊治

不适当窦性心动过速（inappropriate sinus tachycardia，IST）又称为慢性非阵发性窦性心动过速（chronic non-paroxysmal sinus tachycardia）或永久性窦性心动过速（permanent sinus tachycardia），是 P 波形态与正常窦性心律相同，以休息状态下心率增快或在极轻用力时心率不成比例的增快为特征的一种窦性心动过速。该病于 1997 年由 Bauernfeind RA 等[1]首先报道，但一直对该病的发生机制、流行病学和预后等情况缺乏一致的共识。2015 年美国心律学会（HRS）组织欧洲心律协会（EHRA）、美国自主神经学会（AAS）、美国心脏病学会（ACC）、美国心脏协会（AHA）、亚太心律学会（APHRS）等多个著名国际心血管病学会的相关专家撰写和发布了 2015 年 HRS《关于体位性心动过速、不适当窦性心动过速和血管迷走性晕厥的诊断和治疗专家共识》（简称 2015 年 HRS 共识）[2]，对 IST 的流行病学、自然病程、发病机制、诊断和治疗等进行了系统阐述。本文将以这一最新的共识为基础，结合国内在这方面的研究对不适当窦性心动过速进行系统介绍。

一、流行病学情况

因为 IST 可能不是一个单一病因所致的疾病，诊断上需要排除许多继发性疾病，所以 IST 的流行病学资料很难准确统计。国外一组对 604 人的中年人群进行随机 24h 动态心电图观察，发现 24h 平均心率＞90 次/分和白天卧位或坐位时心率＞100 次/分者占该人群的 1.16%，明显高于预激综合征（0.15%～0.31%）、阵发性室上性心动过速（0.23%）和异位房性心动过速（0.46%）[1-8]。

二、自然病程

有关该病的长期预后知之甚少，对该病的实际死亡率、该病是否进展或进展的速度快慢都尚不清楚，但一般认为该病是一个慢性过程。非阵发性室上性心动过速可引起心动过速介导的心肌病，从而恶化患者的预后[9]。由于 IST 患者心率持续增高并伴有明显症状，有报道长期 IST 患者可伴有高血压病[10]，但总体来说，IST 患者的预后良好[11]。只见一例报道慢性非阵发性窦性心动过速患者出现了严重的左心室功能障碍[12]。

三、临床特征

临床上诊断为 IST 的患者并不多。根据国外文献报道，IST 患者多为女性，且多数为从事卫生医疗工作者，如心脏科护士或理疗师等，而且对这种现象并无很好的解释。推测可能这类人群接触到目前尚未被认识的致病的职业因素，或者是 IST 患者在人群中并不少见，只有那些接受了复杂的各项检查、反复就医的患者，最后才有机会被经过专门培训的心脏病或电生理专家确诊和治疗。IST 的症状轻重不一，患者常表现为心悸、头晕、胸闷、气短、乏力、易出汗等。虽然晕厥前症状和不能耐受运动的症状也不少见，但最常见的症状是心悸。多数情况下，症状与心动过速的程度不成比例。

四、发病机制

IST 发病的确切机制尚未完全明了。2015 年

HRS 共识认为主要由下列因素所致：窦房结自律性增高、β 肾上腺素能神经敏感性增高、副交感张力减低和神经体液调节受损[2]。窦房结自律性增高可能是多种病因所致，目前认为与下列三个方面有关：①自主神经失调：Bauerufeind 报道 7 例 IST 的患者，只有 1 例患者用普萘洛尔和阿托品完全阻断自主神经后固有心率有明显增加，2 例患者用普萘洛尔后窦性心律下心率明显减慢，而对苯福林引起的高血压的压力反射反应正常，5 例患者用阿托品后心率有迟缓增加，而压力反射的反应正常，因而认为这些患者是自主神经对窦房结的调控失常所致[1]，另外一些作者发现这些患者的心率变异性减低，而且主要是迷走张力减低[13]。②窦房结自律性异常：Lowe 等在 3 个 IST 患者中发现窦房结的超微结构异常。在这些有症状的患者中手术切除下来的窦房结组织经电子显微镜检查发现其中含有很多脂褐质空泡，虽然目前尚未明了引起这种改变的原因，但说明窦房结组织可出现细胞的异常变化[14]。Morillo 等证实用心得安和阿托品阻断自主神经后，其固有窦性心律下心率异常升高，而用心率变异性评估所有 6 例患者的交感-迷走神经平衡是正常的[15]。这些资料说明这些患者至少存在窦房结的原发性异常——自律性增高，有可能由于迷走反应被抑制或对儿茶酚胺的反应过度使得更加恶

化。③IST 的另一种潜在的机制是位于窦房结附近的局灶性房速。在临床上，与 IST 不同，房速的发作不可预见，而且与活动或肾上腺素刺激无关。从睡眠中将患者惊醒的"窦性"心动过速很可能是房速，特别是静息时窦性心律下心率正常时。但是，许多房速对儿茶酚胺敏感，而且可因用力而激惹，在这种情况下，临床上鉴别非常困难。

五、诊断与鉴别诊断

IST 的诊断主要是依据完整的临床特征，而不是仅仅靠电生理检查。也就是说，电生理检查的主要目的是在有明显伴随症状的 IST 患者中排除其他的心律失常。IST 患者可有各种不同的症状，如心悸、胸闷、胸痛、气短、头晕、晕厥前兆等，但症状的严重程度与心动过速不一定成正比。证明休息时或极轻用力时的症状与窦性心动过速相关是重要的，运动试验和动态心电图监测是证实这种心律失常及其与症状相关性的最有用的方法，不过 12 导联心电图能够更好地鉴别异位性房速。在行无创检查之后，可行固有心率测定和有创电生理检查，以便进一步明确患者的发病机制，排除类似 IST 的其他心动过速及指导治疗（表 54-1）。

表 54-1　有关 IST 各项临床资料和实验室检查的作用（2015 年 HRS 共识推荐）

项目内容	推荐类别	证据等级
推荐完整病史、体格检查和 12 导联心电图	I	E
血常规和甲状腺功能检查是有用的	IIa	E
24h Holter 监测是有用的	IIb	E
尿液/血液药物筛查是有用的	IIb	E
考虑行自主神经检查是值得的	IIb	E
考虑行平板运动试验是值得的	IIb	E

有关心血管自主神经反射的检查包括多种方法：心率对深呼吸、直立、Valsalva 动作、冷水浸脸的反应，心率变异性和压力反射敏感性试验

等。由于这些试验都没有被证实其有效性，不推荐常规应用。虽然平板运动试验也没有证实其实际作用，但它有助于证实用力产生心动过速加重

400

的反应。

1. 固有心率测定

评估固有心率有助于鉴别 IST 的发病机制和指导治疗。检查方法是用药物阻断自主神经，即先静注普萘洛尔 0.2mg/kg，然后在 2min 内，静注阿托品 0.04mg/kg，随后观察心率变化情况。正常的预测固有心率按 118.1－（0.57×年龄）计算。但是确定固有心率在实际指导治疗方面的有用性并未得到充分的评估，是否一定比按经验治疗的方法更好尚需进一步研究。

2. 电生理检查

当临床上拟诊为 IST 并已行无创检查之后，可以行电生理检查，排除类似 IST 的其他心动过速，如起源于界嵴（CT）上部附近或右上肺静脉的房性心动过速；证实心动过速是自发的，静脉注射儿茶酚胺类药物后更易诱发及心动过速的表现方式符合正常窦房结的生理反应等。

（1）电生理检查方法：在行电生理检查时，除放置常规的电极导管（HRA、HBE、CS、RVA）外，一般要沿 CT 放置一根 20 极的多极电极导管来检测心房的激动顺序变化。在检查中，要用程序刺激方法来试图激发心动过速，应常规应用儿茶酚胺类药物。静注异丙肾上腺素一般从 0.5～1mg/min 开始，每 3～5min 加量一次，逐渐达最大量 6mg/min，同时评估窦性心律下心率的周长和 CT 上的最早激动部位，也可用阿托品（1mg）后评估最大窦性心律下心率周长。由于窦房结在解剖上位于心外膜的界沟内，而在心内膜的类似结构就是界嵴（CT），因而直接从界嵴开始标测有助于确定 IST 的最早心房激动点。但遗憾的是用标准 X 线透视方法不能直接看到界嵴结构。为了克服这一局限性，欧美国家一般都采用心内超声（ICE）来识别心内膜的解剖结构如界嵴部。

（2）IST 的电生理特征：①用程序刺激方法不能诱发房性或室上性心动过速。②尽管应用自主神经刺激方法（阿托品或异丙肾上腺素），最早的心房激动点总是沿 CT 移动，并可用沿 CT 放置的多电极导管上的电激动顺序变化予以证实。③心动过速时，心房激动顺序在 CT 上呈头尾激动型，心率较快时，最早心房激动点向 CT 的上部移动，

而心率较慢时，向 CT 下部移动。而局灶性房速时，对自主神经刺激的变化的反应主要是频率的变化，而最早激动点应几乎是固定的。④与局灶性自律性房性心动过速患者相比，IST 患者的心动过速的发作和终止都是逐渐发生的。

3. IST 的诊断标准

①休息时，或极轻用力时，心率＞100 次/分，或 24h Holter 的平均心率＞90 次/分，且伴有相应的症状。②心电图 P 波形态与窦性心律相同或在 Ⅰ、Ⅱ、aVF 导联上为直立。③排除生理性窦性心动过速。④排除类似 IST 的其他心动过速如右心房房性心动过速或窦房结折返性心动过速等。

4. 鉴别诊断

2015 年 HRS 共识特别提到，IST 应该与体位性心动过速综合征（POTS）鉴别诊断，因为两者可以出现相似的症状。IST 可以由生理性和情感性因素引起，但 POTS 一般只能由体位直立因素所致。其他常见的需要鉴别诊断的疾病如下。

（1）窦房结折返性心动过速：在电生理检查时，IST 可用肾上腺素能药物（通常是异丙肾上腺素或阿托品）诱发。与窦房结折返性心动过速不同，IST 不能用程序刺激诱发，而窦房结折返性心动过速则可用期前刺激可靠地诱发。

（2）起源于窦房结附近的局灶性房速：鉴别 IST 和自律性房速可能是很困难的。部分原因是这两种心动过速都可被肾上腺素能药物所诱发。心房的激动顺序有助鉴别 IST 和起源于上部界嵴以外的房速。IST 的界嵴激动顺序总是从高到低。由于窦房结完全位于界嵴内，当用肾上腺素药物刺激时，随着窦性心律下心率的增加，心房的最早激动部位亦在界嵴内逐渐向头部移位。最早激动点和心率都是逐渐变化的。在局灶性房速，心率和心房的最早激动点都突然地变化成局灶性房速的频率和部位。随着肾上腺素能药物继续刺激，房速的频率可以继续增加，但通常其起源部位无明显的变化。IST 与局灶性房速和窦房结折返性心动过速的鉴别诊断要点如表 54-2。

表 54-2　IST 与窦房结折返性心动过速和局灶性房速的鉴别诊断要点

	IST	窦房结折返性心动过速	局灶性房速
诱发	肾上腺素能药物，阿托品	期前刺激易诱发	期前刺激，Burst 刺激，肾上腺素能药物
发作时心率的反应	数秒/数分钟逐渐	立即	立即，温醒现象发生在数个心搏以内
起源点移位	逐渐	突然	突然
局部心内电图	正常	正常	碎裂电位
终止方式	逐渐	突然	突然
对迷走神经刺激反应	减慢/下移	突然终止	无效，减慢但起源点无变化，终止

六、治疗

在 2015 年 HRS 共识中对 IST 治疗的推荐意见十分简单，而且推荐的证据等级为 E 级（无证据的专家观点）和 BR 级（有少数随机临床试验）。

目前尚无大系列的研究评估对 IST 的治疗。通常都先给予药物治疗，但药物治疗的效果往往不佳。2015 年 HRS 共识认为即使应用药物有效地控制了心率，但患者的症状往往仍持续存在。由于 IST 患者几乎普遍存在心理社会的压力和其相关问题的复杂性，这些患者需要特别的关怀和关注。密切的关注和有效的交流能够改善其预后，应该与所有患者尽早讨论生活方式改变的问题。但有充足证据的治疗方法非常少。共识认为 β 受体阻滞剂通常无效，而且可能还有相关的副作用。共识也提到其他治疗药物和方法包括氟氢可的松、苯巴比妥、可乐定、红细胞生成素、扩容、穿压力袜、精神病评估和运动训练等[2]。近十多年来，人们尝试了多种消融或改良窦房结的方法，但效果仍不确定，目前国内仍在应用下面的一些治疗方法。

1. 药物治疗

过去一般开始的药物治疗都是凭医生的经验，所用药物包括 β 受体阻滞剂、钙通道阻滞剂。在少数难治性患者，可能需要应用对窦房结的自律性抑制更明显的药物，如胺碘酮或心律平等，但必须慎重考虑这两种药物的潜在严重副作用。

2. 非药物治疗

在症状严重而药物治疗效果不佳的患者，则需要非药物治疗。非药物治疗方法包括外科手术切除窦房结[14,16]、窦房结动脉栓塞法[17]及导管消融法。导管消融法又包括激光消融和射频消融等。虽然激光消融的作用在动物实验中已得到证实，但没有在人体广泛应用[17-18]。射频消融已在人体得到较广泛的应用，并取得了一些效果，我国中国医学科学院阜外医院和第四军医大学唐都医院也进行过初步的临床应用[19-20]。

表 54-3　2015 年 HRS 共识中对 IST 治疗的推荐意见

推荐治疗项目	推荐类别	证据等级
寻找和治疗窦性心动过速的可逆性病因	I	E
依伐布雷定治疗 IST 是有用的	IIa	BR
不推荐窦房结改良、外科消融和交感去神经化作为常规治疗的一部分	III	E

3. 射频消融的原理

窦房结位于右心耳和上腔静脉连接处外侧部的界嵴附近，沿其长轴排列，呈扁平的椭圆形结构。长约 10～20mm，宽 5～7mm，位于心外膜下约 1mm 深处。另外，Boineau 在犬和人体心脏上均证实在窦房结之外的相邻心房组织内广泛分布有起搏细胞群，它们具有窦房结的功能。由于窦房结及其周围心房组织这种解剖学上和功能上的特点，构成了对其结构和功能进行部分改良的可行性。总之，射频消融治疗 IST 主要是基于这样一种共识：窦房结组织位于界嵴，其上部的自律性高于中下部。手术中首先用拟交感神经药物或阿托品促使窦房结的兴奋点上移至最顶端，通过电生理标测确定窦房结最顶端的部位后行射频消融，以便达到消除窦房结自律性最高的上部，而保留自律性较低的下部，同时保留窦房结的变时功能。消融窦房结的有效性和安全性首先在动物实验中得到证实[18,21]。1994 年 Waspe 首次用射频消融治疗患者的不适当窦性心动过速，随后，Morillo 和 Lee 相继报道用射频消融既可有效控制不适当窦性心动过速的心率，又能较好地保留正常窦房结功能[15,22]。

4. 射频消融的方法

射频消融前，常规将多极电极导管分别置于 CS、HBE、RVA，另将一根 20 极电极导管置于右心房的界嵴处，标测心房激动顺序。先行心内电生理检查，用 S1S2 程序刺激及短阵快速刺激（Burst）确定患者的心动过速是自发的，不能人为地诱发和终止，同时排除其他的心律失常如房速及室上速等。然后静脉滴注异丙肾上腺素，使患者达到较高的窦性心律下的心率，以便确定患者最快窦性心律下的心率时的最早心房激动点（理论上是窦房结的最顶端）。射频消融的靶点先从心房的最早激动点（即界嵴的最上端）开始，沿界嵴逐渐下移。射频消融时采用温控导管，温度设置为 60～70℃，功率 20～40W，每次放电持续时间 30～60s[23]。由于窦房结位于界嵴内，集中标测界嵴并消融可以缩短手术时间、提高消融的成功率。遗憾的是在 X 线荧屏下不能直观地看到界嵴，因而国外学者用心内超声检查的方法来确定界嵴的部位，明显地提高了手术的成功率[24]。心内超声可以达到三个方面的作用：一是可以指导并保证多极电极导管沿界嵴正确放置，提高电极导管标测的准确性，另一方面是可以监测和保证消融导管在窦房结所在的界嵴部位消融（图 54-1），从而提高消融的有效性和成功率。另外，还可以监测消融过程，防止和早期发现相关的并发症如上腔静脉狭窄、心脏压塞和局部血栓形成等。但缺点是心内超声的设备和导管目前比较昂贵，另外操作和诊断需要较高的专业知识和经验。由于三维电生理标测技术的发展，电解剖标测技术在指导不适当窦性心动过速方面具有很多的优势。根据我们的应用经验[25]，电解剖标测可以准确地提供两方面的信息：一是可以标测静滴异丙肾上腺素后心房的最早激动点，从而准确地定位窦房结自律性最高的最顶部，二是可以确定最早心房激动点的三维空间部位，为有效的消融提供准确的解剖部位。

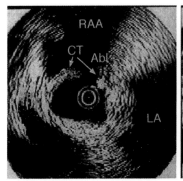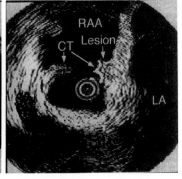

图 54-1　在 ICE 指导下，将消融导管放置在紧靠界嵴的位置。两幅图均采自上腔静脉/右心房交界处，同时可见右心耳。因界嵴跨行于上腔静脉的前面，所以在侧壁和间隔面均可见到界嵴。左幅图可见界嵴侧面的特征性扇形影像，而且显示消融导管紧密地与组织保持接触。右幅图显示射频消融产生的损伤灶。每幅图中心的清晰的圆圈是 ICE 自身的导管。RAA＝右心耳；LA＝左心房；CT＝界嵴；Abl＝消融导管；Lesion＝消融损伤灶

5. 射频消融的终点

相同条件下，窦性心律下的心率下降 30 次/分或<90 次/分，甚至有报道称需要出现交界性心律。

6. 射频消融的并发症

RFCA 治疗 IST 最主要的并发症是发生窦性心动过缓而需要植入心脏起搏器。部分自主神经功能失调的女性，RFCA 术后心率虽然有所减慢，但症状改善可能不明显。因此，对 IST 患者行 RFCA 应严格掌握适应证，必须确属 IST，其症状系由于心率过快引起者方可行射频消融治疗。

7. 经验和体会

作者所在医院曾先后对 2 例难治性 IST 患者行射频消融治疗取得了较理想的效果。

第一例患者女性，52 岁，自 1980 年开始自觉心悸、胸闷，静卧时脉率一般在 90 次/分左右，稍活动脉率则达到 120～130 次/分。于 1997 年 10 月

23 日来我院行射频消融治疗。入院检查心电图示：窦性心动过速，动态心电图 24h 总心搏 173 490 次，最慢心率 79 次/分，最快心率 200 次/分，平均心率 117 次/分；采用静脉注射美托洛尔 10mg、阿托品 2mg 测固有心率为 166 次/分。采用普通的多极电极导管标测，在 X 线透视引导下行 RFCA 术，共放电 35 次，窦性心律下的心率从消融前的 166 次/分降到 98 次/分。心房激动的最早激动点从 CT1.2 下移到 CT5.6（图 54-2）。RFCA 术后第 5 天按同样方法测固有心率为 93 次/分。心率变异性分析示 LF/HF 比率增高，PNN50 及 RMSSD 降低。提示患者不适当窦性心动过速可能是因交感神经张力增高或迷走神经张力减低而引起窦房结自律性增高所致。本例在 RFCA 中沿界嵴自上至下约 10mm 的范围反复释放射频电流达 35 次，使窦性心律下的心率从消融前的 166 次/分

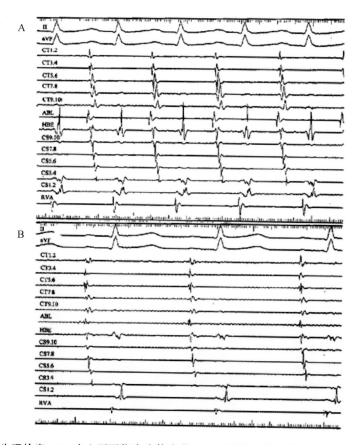

图 54-2　射频消融前后电生理检查。A. 自上而下依次为体表 II、aVF 导联，沿界嵴放置的 5 对电极（CT$_{1.2}$～CT$_{9.10}$），大头导管（ABL），希氏束导管（HBE），冠状窦导管自远而近的 5 对电极（CS$_{9.10}$～CS$_{1.2}$）及右心室心尖部（RVA）记录心内电图，射频消融前心房激动顺序在 CT 导管上以 CT$_{1.2}$ 最早，大头导管在此附近标测到更提前的心房激动点，此部位即是开始射频消融的靶点。**B.** 体表及心内电图的排列顺序同 A，射频消融结束时，心房激动的最早激动点已下移到 CT$_{5.6}$

逐渐降到 98 次/分。射频消融中除出现两次极短暂的 2∶1 窦房传导阻滞外，未出现窦性停搏、三度窦房传导阻滞或其他心律失常。术后追踪随访已近 20 年，目前患者仍维持正常的窦性心律下的心率，日间心率在 70～90 次/分，无任何不适。

第二例患者女性，34 岁。因持续性心悸、胸闷两年半于 2003 年 1 月被转来我院行射频消融术治疗。患者入院后 Holter 示最大心率 176 次/分，平均心率 127 次/分；测固有心率 126 次/分。常规导管的放置和心内电生理检查方法与上例相同，但采用了 CARTO 标测。在基础心率状态下用 CARTO 标测系统标测右心房，构建右心房的三维解剖结构图，并在此图上显示心房激动的顺序（图 54-3）。然后静滴异丙肾上腺素 2μg/min，使心率提高 20～30 次/分后再重复 CARTO 标测。比较静滴异丙肾上腺素后和基础状态下标测到的右心房电激动顺序图，证实窦房结激动在心率提高时向上腔静脉方向移行。然后在心房激动的最早点开始行射频消融，直到使心率下降 30 次/分为止。然后用重复标测模式，标测射频消融后心

房激动顺序，证实射频消融使心率下降后，窦房结的激动沿界嵴向下移行。结果显示，在基础心率下用 CARTO 标测右心房，可见心房最早激动点位于上腔静脉和右心房交界的后外侧（图 54-3A）。当静滴异丙肾上腺素后心率升高，右心房最早激动点移行于上腔静脉与右心房交界处的前上方（上移约 3mm，图 54-3B），在此处行 RFCA（输出功率 20～35W，温度 55～65℃，时间 30～60s）共 21 次，心率从 RFCA 前未静滴异丙肾上腺素时的 145 次/分降至 98 次/分，静滴异丙肾上腺素后的心率从 RFCA 前的 170 次/分降至 140 次/分。再次标测右侧心房，心房最早激动点向下移至右心房中部（图 54-3C）。术后第 3 天 Holter 示最大心率 125 次/分，平均心率 95 次/分；固有心率 94 次/分。射频消融的放电次数明显少于我们以前用常规标测方法指导射频消融治疗 IST 的放电次数（35 次）。术后患者病情明显好转，心悸、气短等症状明显减轻。随访 10 余年，患者一直正常上班工作，除偶尔工作劳累后感心悸外，日常生活均恢复正常。

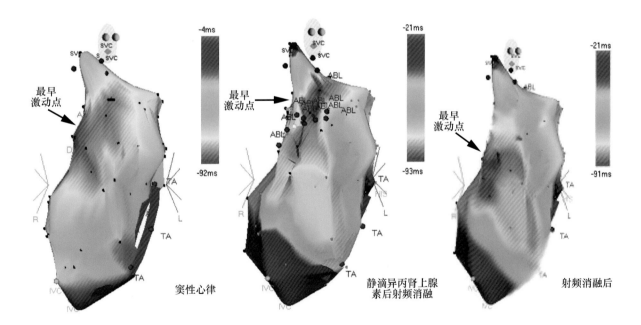

图 54-3　**A.** 在窦性心律下，心房激动的最早激动点位于上腔静脉与右心房交界处的前外侧（沿界嵴向下）；**B.** 静滴异丙肾上腺素后心房激动的最早激动点向上方移动，射频消融从最早激动点逐渐向下；**C.** 射频消融后心房激动的最早激动向下移动至右心房中部

（李晓枫　陈雄彪　冯　莉　雷　森　方丕华）

参考文献

[1] Bauernfeind RA，Amat-Y-Leon F，Dhingra RC，et al. Chronicnonparoxysmal sinus tachycardia in otherwise healthy persons. Ann Intern Med，1979，91：702-710.

[2] Robert SS，Blair PG，BrianO，et al. 2015 Heart Rhythm Society Expert Consensus Statement on the Diagnosis and Treatment of Postural Tachycardia Syndrome，Inappropriate Sinus Tachycardia，and Vasovagal Syncope. Heart Rhythm，2015，12，(http://dx. doi. org/10. 1016/j. hrthm. 2015. 03. 029)

[3] Still AM，RaatikainenP，YlitaloA，et al. Prevalence，characteristicsandnaturalcourseofinappropriate sinus tachycardia. Europace，2005，7：104-112.

[4] Packard JM，Graettinger JS &.Graybiel A. Analysis of the electrocardiograms obtained from 1000 young healthy aviators：ten year follow-up. Circulation，1954，10：384-400.

[5] Hejtmancik MR . The electrocardiographic syndrome of short P-R interval and broad QRS complexes：a clinical study of 80 cases. Am Heart J，1957，54：708-721.

[6] Guize L，Soria R，Chaouat JC，et al. Prevalence and course of Wolf-Parkinson-White syndrome in a population of 138048 subjects . Ann Med Interne，1985，136：474-478.

[7] Orejarena LA，Vidaillet H，Jr DeStefano F，et al. Paroxysmal supraventricular tachycardia in the general population. J Am Coll Cardiol，1998，31：150-157.

[8] Poutiainen AM，Koistinen MJ，Airaksinen KEJ，et al. Prevalence and natural course of ectopic atrial tachycardia. Eur Heart J，1999，20：694-700.

[9] Shinbane JS，Wood MA，Jensen DN，et al. Tachycardia-induced cardiomyopathy：a review of animal models and clinical studies. J Am Coll Cardiol，1997，29：709-715.

[10] Lopera G，Castellanos A，Moleiro F，et al. Chronic inappropriate sinus tachycardia in elderly females. Ann Noninvasive Electrocardiol，2003，8：139-143.

[11] Wising P. Familial congenital sinus tachycardia. Acta Med Scand，1941，108：299-305.

[12] Brandt RR &.Shen WK. Bradycardia-induced polymorphic ventricular tachycardia after atrioventricular junction ablation for sinus tachycardia-induced cardiomyopathy. J Cardiovasc Electrophysiol，1995，6：630-633.

[13] Sgarbossa EB，Yamanouchi Y，Rejna TG，et al. Autonomic imbalance in patients with inappropriate sinus tachycardia. J Am Coll Cardiol，1995，25：193A (abstract).

[14] Lowe JE，Hartwich T，Takla M，et al. Ultrastructure of electrophysiologically identified human sinoatrial nodes. Basic Res Cardiol，1988，83：401-409.

[15] Morillo CA，Klein GJ，Thakur RK，et al. Mechanism of "inappropriate" sinus tachycardia. Role of sympathovagal balance. Circulation，1994，90：873-877.

[16] Yee R，Guiraudon GM，Gardner MJ，et al. Refractory paroxysmal sinus tachycardia：Management by subtotal right atrial exclusion. J Am Coll Cardiol，1984，3：400-404.

[17] de Paola AA，Horowitz LN，Vattimo AC，et al. Sinus node artery occlusion for treatment of chronic nonparoxysmal sinus tachycardia. Am J Cardiol，1992，70：128-130.

[18] Littmann L，Svenson RH，Gallagher JJ，et al. Modification of sinus node function by epicardial laser irradiation in dogs. Circulation，1990，81：350-359.

[19] 王方正，张奎俊，方丕华，等. 射频消融治疗不适当的窦性心动过速一例. 中华心律失常杂志，1997，1：117-121.

[20] 杜日映，薛玉生，王毅. 窦房结改良术治疗不适当的窦性心动过速. 中国心脏起搏与心电生理杂志，1999，13 (2)：98-100.

[21] Yamashita T，Okada M，Yoshida M，et al. A new simplified method for laser sinus node modification without electrophysiological technique. Kobe J Med Sci，1996，42：389-398.

[22] SanchusJ Chorro FJ，Lopezmerino V，et al. Closed chest radiofrequency ablation of the sinoatrial node in dogs. PACE，1990，13：745.

[23] Lee RJ，Kalrnan JM，Fitzpatrick AP，et al. Radiofrequency catheter modification of the sinus node for inappropriate sinus tachycardia. Circulation，1995，92：2919.

[24] Kalman J，Lee R，Fisher W，et al. Radiofrequency catheter modification of sinus pacemaker function guided by intracardiac echocardiography. Circulation，1995，92：3070-3081.

[25] 方丕华，马坚，楚建民，等. CARTO标测指导射频消融治疗不适当的窦性心动过速. 中国心脏起搏与心电生理杂志，2004，18：12-15.

第八篇

晕 厥

第五十五章　晕厥诊治进展

第一节　概　述

晕厥（syncope）是临床上常见的症状，是指一过性全脑血液低灌注导致的短暂性意识丧失（T-LOC），特点为发生迅速、一过性、自限性，并能够完全恢复。欧洲急诊科患者晕厥发生率为 0.9%～1.71%，普通人群调查约 1% 的人发生过血管迷走性晕厥（vagovagal syncope，VVS）[1]，占住院患者的 1%～3%[2]。导致晕厥的病因很多，机制复杂，涉及多个学科。

国际各大相关学会均发表过关于晕厥的指南和专家共识或学会立场声明。欧洲心脏病学会（ESC）于 2001 年最早发表了《晕厥诊断与治疗指南》[3]，并于 2004 年和 2009 年进行了更新[1-2]。

2006 年 AHA/ACCF 发表了《晕厥评估的科学声明》[4]；2011 年加拿大心血管病学会发布了《晕厥诊断的标准方案》[5]；2015 年美国心律学会发表了《体位性心动过速综合征、不恰当窦性心动过速和血管迷走性晕厥诊断和治疗专家共识》[6]；2015 年欧洲心脏杂志发表了《急诊科晕厥危险分层和临床处理的国际专家共识》[7]。

在目前已经发表的有关晕厥诊断与治疗相关的指南、声明及专家共识中，ESC 指南堪称最为翔实、全面的文件。从晕厥的分类到发病机制，从诊断评估到治疗策略均进行了详细的描述。

第二节　国际指南的变迁和变化依据

一、定义

2001 年版 ESC 指南对晕厥进行了描述，指出晕厥是短暂的、自限性的意识丧失。直到 2009 年版 ESC 指南首次对晕厥进行了明确的定义，指出晕厥是指一过性全脑血液低灌注导致的短暂性意识丧失（T-LOC），特点为发生迅速、一过性、自限性，并能够完全恢复。

二、分类及病理生理

（一）分类

晕厥的分类变化较大。2001 年版和 2004 年版 ESC 指南分为 5 类，即神经介导的反射性晕厥综合征、直立（体位）性低血压、心律失常性晕厥、器质性心脏病或心肺疾患引起的晕厥和脑血管性晕厥。2009 年版去掉了脑血管性晕厥，并将心律失常性晕厥和器质性心肺疾患导致的晕厥合并为心源性晕厥；在直立性低血压类型中引入了直立不耐受综合征概念，对此类晕厥进行了亚分类。

1. 神经介导的反射性晕厥

反射性晕厥根据涉及的传出路径而分为交感性或迷走性。当直立位血管收缩反应降低导致的低血压为主要机制时，即为血管抑制型，当心动过缓或心脏收缩能力减弱为主要机制时，即心脏抑制型，这两种机制都存在时则为混合型。

2. 直立性低血压（OH）及直立不耐受综合征

年轻人的血管迷走性晕厥（VVS）为典型、单纯性的 VVS。老年人出现的晕厥常伴有心血管或神经系统异常，表现为直立位或餐后低血压。这种晕厥是病理的，主要与药物相关的自主神经系统（ANS）代偿反射受损和原发性或继发性自主神经系统功能衰竭（ANF）相关。

和反射性晕厥相比，ANF 时交感神经反射通路传出活性慢性受损，因此血管收缩减弱。起立后血压下降，出现晕厥或近似晕厥。OH 为起立时收缩压异常减低。

临床直立位不耐受综合征的临床特征见表 55-1。其中也包括直立位为主要诱发因素的反射性晕厥。

3. 心源性晕厥

心源性晕厥包括心律失常性晕厥和器质性心血管疾病性晕厥，为晕厥原因的第二位，也是危险性最高、预后较差的一类晕厥。

（1）心律失常

心律失常是心源性晕厥的最常见原因。心律失常引起血流动力学障碍，导致心排血量和脑血流明显下降。影响因素很多，包括心率、心律失常的类型（室上性或室性）、左心室功能、体位和血管代偿能力。后者包括压力感受器的神经反射和对心律失常引起 OH 的反应。

病态窦房结综合征为窦房结自主功能异常或窦房传导异常。这种情况下，晕厥是由于窦性停搏或窦房传导阻滞导致长间歇所致。房性快速性心律失常突然终止时经常出现长间歇（快-慢综合征）。

获得性房室传导阻滞的严重类型（莫氏Ⅱ型、高度以及完全性房室传导阻滞）与晕厥相关。这

表 55-1 各种体位性低血压及直立位不耐受综合征的临床特征

分类	用于诊断的检查	从站立到出现症状的时间	常见症状	常见临床伴随情况
早期 OH	卧立试验时连续监测血压	0～30s	站立后几秒出现头晕、视力异常（晕厥少见）	年轻、运动员、老年、药物引发（α 受体阻滞剂）、CSS
典型 OH（典型自主神经功能衰竭）	卧立试验（主动站立）或倾斜试验	30s 至 3min	头晕、近似晕厥、疲劳、虚弱、心慌、视力或听力异常（晕厥少见）	老年、药物引起（血管活性药物和利尿药）
延迟（进行性）OH	卧立试验（主动站立）或倾斜试验	3～30min	先兆症状出现时间较长（头晕、疲劳，虚弱，心慌，视力和听力异常，多汗，后背痛、颈部或心前区疼痛），常随后迅速出现晕厥	老年、自主神经功能衰竭、药物引起（血管活性药物和利尿药）、有合并症
延迟（进行性）OH＋反射性晕厥	倾斜试验	3～45min	先兆症状出现时间较长（头晕，疲劳，虚弱，心慌，视力和听力异常，多汗，后背痛、颈部或心前区疼痛），常随后迅速出现晕厥	老年、自主神经功能衰竭、药物引起（血管活性药物和利尿药）、有合并症
直立引起的反射性晕厥（VVS）	倾斜试验	3～45min	晕厥先兆症状和诱发因素明显（典型）	健康、年轻女性多见
POTS	倾斜试验	不定	有明显症状的心率增加和血压不稳，没有晕厥	年轻女性

CSS＝颈动脉窦综合征；OH＝体位性低血压；POTS＝体位性心动过速综合征；VVS＝血管迷走性晕厥

种情况下，心脏节律依赖低位起搏点起搏或逸搏。因为这些起搏点开始起搏的时间较晚，容易发生晕厥。此外，这些低位起搏点的频率相对较慢（25～40 次/分）；心动过缓使复极延长，容易引发多形性室性心动过速，尤其是尖端扭转型室性心动过速。

阵发性心动过速可能导致晕厥。如果心动过速引起的血流动力学异常持续存在，意识不能恢复，则发展为心脏性猝死。

（2）器质性心血管疾病

当血液循环的需求超过受损心脏代偿能力，心排血量不能相应增加时，器质性心血管疾病就会引起晕厥。表 55-1 列出了引起晕厥最常见的心血管疾病。

表 55-2 列出了基于主要病因和病理生理的晕厥分类，强调了表现相同但风险不同的情况。病理生理的共同特点是体循环血压下降伴脑血流量减少，亦是晕厥的发病基础。脑血流中断 6～8s 就足以引起意识丧失。

（二）病理生理

外周血管阻力减低可能是因为血管调节反射异常，引起血管扩张和心动过缓，表现为血管抑制、心脏抑制或混合型反射性晕厥。其他外周血管阻力减低的原因有自主神经系统（ANS）结构或功能受损，可能是药物引起的，也可能是原发或继发性自主神经功能衰竭（ANF）。此时交感神经血管舒缩反射不能在直立体位时增加外周血管阻力，重力的作用加上血管舒缩功能障碍导致膈以下静脉血液淤滞，引起静脉回流减少，最终导致心排血量减低。

一过性心排血量减低的原因有三个。首先是反射性心动过缓，即所谓的心脏抑制型反射性晕厥；其次是心律失常和器质性心血管疾病；第三是因为血容量减少或静脉淤滞导致的静脉回流减少。

血管迷走神经性晕厥是晕厥的最常见原因，其次为心源性晕厥，但住院的老年患者中心源性晕厥发病率较高。直立性低血压所致的晕厥多见于老年人，小于 40 岁的患者中少见。

表 55-2 晕厥分类
神经介导的反射性晕厥
血管迷走性晕厥
情绪引起：恐惧、疼痛、操作、恐血症
直立体位引起
情境性晕厥
咳嗽、打喷嚏
胃肠道刺激（吞咽、排便、腹痛）
排尿（排尿性晕厥）
运动后
餐后
其他（如大笑、操作、举重）
颈动脉窦性晕厥
不典型晕厥［没有明显诱发因素和（或）表现不典型］
直立性低血压性晕厥
原发性自主神经功能衰竭
单纯自主神经功能衰竭、多系统萎缩、没有自主神经异常的帕金森病、路易体痴呆
继发性自主神经功能衰竭
糖尿病、淀粉样变性、尿毒症、脊髓损伤
药物引起的体位性低血压
酒精、血管扩张剂、利尿剂、吩噻嗪类、抗抑郁药
血容量不足
出血、腹泻、呕吐等
心源性晕厥
心律失常性晕厥
心动过缓
窦房结功能异常（包括慢快综合征）
房室交界区功能异常
植入设备功能障碍
心动过速
室上性（包括房颤伴预激综合征）
室性（特发性、继发于器质性心脏病）
药物引起的心动过缓和心动过速
遗传性心律失常综合征（如长 QT 综合征、Brugada 综合征、短 QT 综合征、儿茶酚胺敏感性室速等）
器质性心血管疾病性晕厥
心脏：心脏瓣膜疾病、急性心肌梗死/缺血、梗阻型心肌病、心脏肿物（心房黏液瘤、肿瘤等）、心包疾病/心脏压塞、先天性冠状动脉异常、人工瓣膜异常
其他：肺栓塞、急性主动脉夹层、肺动脉高压

反射性晕厥是年轻人群中最为常见的导致短暂意识丧失的原因；而老年患者通常病情较为复杂，且相关病史也不及年轻人群可靠。

三、诊断及危险分层

三版 ESC 指南对晕厥的评估均分为初步评估

和再评估。但是，初步评估的内容逐渐丰富。由最初的询问病史、体格检查和标准 ECG，到 2009 年版根据病情增加了颈动脉窦按摩、超声心动检查、24h 动态心电图或实时心电监测、卧立位试验和（或）直立倾斜试验及神经科检查或血液检查。2009 年版 ESC 指南提出了不明原因晕厥的危险分层，2011 年加拿大心血管病学会发布的《晕厥诊断标准方案的立场文件》、2015 年欧洲心脏杂志发表的《急诊科晕厥危险分层和临床处理的国际专家共识》也均强调了这一点。

（一）初步评估

详细询问病史、体检（包括测量不同体位血压）、心电图和酌情选择如下检查：

1. 颈动脉窦按摩；

2. 超声心动检查；

3. 24h 动态心电图或实时心电监测；

4. 卧立位试验和（或）直立倾斜试验；

5. 神经科检查或血液检查。

初步评估的目的：

1. 明确是否是晕厥？

2. 是否能确定晕厥的病因？

3. 是否是高危患者？

T-LOC 包括了各种机制导致的、以自限性意识丧失为特征的所有临床病症，而晕厥是 T-LOC 的一种形式，需要与其他意识改变鉴别（图 55-1）。

（二）诊断

1. 反射性晕厥

（1）血管迷走性晕厥：晕厥由情绪紧张和长时间站立诱发，并有典型表现如伴有出汗、面色苍白、恶心及呕吐等。一般无心脏病史。

（2）情境性晕厥：晕厥发生于特定触发因素之后（表 55-2）。

（3）颈动脉窦过敏综合征：晕厥伴随转头动作、颈动脉窦受压（如局部肿瘤、剃须、衣领过紧）。

2. 直立性低血压性晕厥

（1）发生在起立动作后；

（2）晕厥时记录到血压降低；

T-LOC中的晕厥临床表现

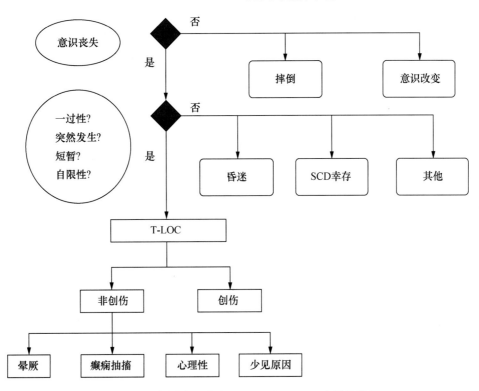

图 55-1　短暂性意识丧失（T-LOC）。SCD=心脏性猝死

（3）发生在开始应用或调整引起血压降低的药物剂量之后；

（4）存在自主神经疾病或帕金森病。

3．心源性晕厥

（1）心律失常性晕厥：心电图有如下表现之一：

1）清醒状态下持续性窦性心动过缓＜40次/分，或反复性窦房传导阻滞或窦性停搏≥3s；

2）莫氏二度Ⅱ型或三度房室传导阻滞；

3）交替性左束支和右束支传导阻滞；

4）室性心动过速或快速性阵发性室上性心动过速；

5）非持续性多形性室性心动过速、长QT或短QT综合征、Brugada综合征等。

（2）器质性心血管疾病性晕厥：晕厥发生在伴有心房黏液瘤、重度主动脉狭窄、肺动脉高压、肺栓塞或急性主动脉夹层、急性心肌缺血或心肌梗死时。

（三）危险分层

当初步评估后尚无法明确晕厥原因时，应立即对患者的主要心血管事件及心脏性猝死的风险进行评估。风险分层的流程如图55-2所示。高危患者应在急诊科进行监测，或安排在能够进行心肺复苏的场所，以防止发生不测。高危因素和高危患者见表55-3。

（四）辅助检查

1．颈动脉窦按摩（CSM）

对年龄大于40岁，不明原因的晕厥患者建议进行CSM检查。当按摩颈动脉窦导致心脏停搏时间＞3s和（或）收缩压下降＞50mmHg时，应诊断为颈动脉窦高敏感（CSH），即检查阳性。当伴有晕厥时，则诊断为颈动脉窦性晕厥（CSS）。CSS相对少见，检查时要分别在卧位和立位顺次

表55-3 高危因素和高危患者

≥1个如下高危因素患者为高危患者
晕厥特点
运动中晕厥
卧位晕厥
伴初发胸部不适
晕厥前心悸
猝死家族史
既往史
心力衰竭
主动脉狭窄
左心室流出道疾病
扩张型心肌病
肥厚型心肌病
致心律失常性右心室心肌病
左心室射血分数（LVEF）＜35％
既往记录到室性心律失常
冠心病
先心病
陈旧性心肌梗死
肺动脉高压
已植入ICD患者
体征及化验结果
血红蛋白＜9g/dl
急诊科最低收缩压＜90mmHg
窦性心动过缓＜40次/分
心电图特征
新发（或既往不明）LBBB
双束支传导阻滞＋一度房室传导阻滞
Brugada心电图特征
心电图急性缺血改变
非窦性心律（新发）
双束支传导阻滞
QTc延长（＞450ms）

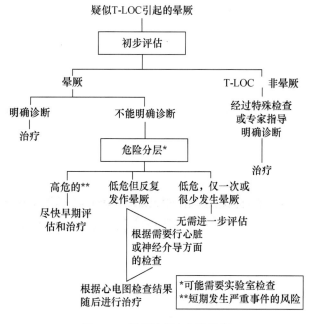

图55-2 晕厥诊断与评估流程

按摩右侧和左侧颈动脉窦，10s 内诱发晕厥症状即可做出诊断，整个过程要持续心率和血压监测。

2. 直立位评价

由仰卧位变为直立位时胸部血液流向下肢，导致回心血量降低。当缺乏代偿机制时，血压下降可导致晕厥。目前有"卧立位试验""直立倾斜试验"两种检查方法。

（1）卧立位试验：对可疑体位性低血压者，在平卧位时和站立 3min 后用常规血压计分别测上臂血压，测量频率不应超过每分钟 4 次；如果需要，也可应用持续性无创血压监测。诊断标准如下。

1）阳性：出现症状性血压下降，与基线值相比收缩压下降 $\geqslant$ 20mmHg，或舒张压下降 $\geqslant$ 10mmHg。

2）可疑阳性：出现无症状性血压下降：收缩压与基线值相比下降 $\geqslant$ 20mmHg，或舒张压下降 $\geqslant$ 10mmHg，或收缩压降至 90mmHg 以下。

（2）直立倾斜试验：怀疑反射性晕厥者建议进行倾斜试验（详见附件）。

倾斜试验的终点是出现低血压/心动过缓或迟发型直立性低血压，伴有晕厥或先兆晕厥。根据对血管或心脏产生抑制的不同，分为血管减压型、心脏抑制型或混合型。阴性结果不能排除反射性晕厥。心脏抑制型的反应对临床心脏停搏导致的晕厥具有高度预测价值，而血管减压型、混合型甚至阴性反应都不能排除心脏停搏导致的自发性晕厥。

3. 心电监测（无创和有创）

心电监测包括院内心电监测、Holter、体外或植入式循环记录仪（植入式 Holter，ILR）和远程心电监测。心电监测的建议如下。

适应证

（1）对高危患者（表 55-3）立即行院内心电监测。

（2）频繁发作晕厥或先兆晕厥的患者行 Holter 检查。

（3）ILR 适应证：

1）对高危反复发作的不明原因晕厥，预计在仪器电池寿命期限内症状再发的患者；

2）经过全面检查不能明确晕厥原因或是否进行特殊治疗的高危患者；

3）反复发作、造成创伤而怀疑为反射性晕厥患者，在安装心脏起搏器前评价心动过缓与临床症状的关系。

（4）对 4 周以内的症状期患者可考虑应用体外循环记录仪。

（5）远程心电监测：适用于长期随访。

4. 电生理检查

电生理检查的敏感性和特异性不高。近年来大量无创方法的进步（如长时程监护表现出更高的诊断价值）降低了电生理检查的重要性。电生理检查对于诊断以下特殊临床情况仍有价值。

（1）可疑间歇性心动过缓；

（2）束支传导阻滞（几乎高度房室传导阻滞）患者的晕厥；

（3）可疑心动过速。

5. 腺苷三磷酸（ATP）试验

本试验需在心电监护下一次性、快速（<2s）注射 10～20mg ATP（或 6～12mg 腺苷）。诱发的房室传导阻滞伴室性停搏时间持续 >6s，或可诱发的房室传导阻滞持续 >10s，为异常。ATP 试验在一些不明原因的晕厥患者（特别是无器质性心脏病的老年女性患者）会产生异常反应，表明阵发性房室传导阻滞可能是不明原因晕厥的病因。

6. 超声心动图和其他影像学技术

超声心动图是诊断结构性心脏病非常重要的技术，在以左心室射血分数为基础的危险分层中具有重要作用。超声心动图可明确少见的晕厥原因（如主动脉瓣狭窄、心房黏液瘤、心脏压塞等）。

某些患者（如主动脉夹层和血肿、肺栓塞、心脏肿瘤、心包和心肌疾病、冠状动脉先天畸形）可进行经食管超声心动图、计算机化断层显像（CT）和磁共振成像（MRI）检查。

7. 运动试验

运动诱发的晕厥较常见。在运动过程中或之后不久出现晕厥的患者应进行运动试验。因为晕厥会在运动过程中或之后即刻发生，运动过程中及恢复期要密切监测心电图和血压。发生在运动过程中的晕厥可能是心源性的，而运动之后发生的晕厥几乎都是由于反射机制所致。运动诱发的、心动过速之后的二度和三度房室传导阻滞表明病变可能位于房室结末端，并预示着可能进展为永久性房室传导阻滞。静息心电图通常表现为心室内传导异常。一般晕厥患者无运动试验指征。

8. 心脏导管检查

对于可疑心肌缺血或梗死的患者应行冠状动脉造影，除外心肌缺血导致的心律失常。

9. 精神心理评价

（1）适应证：怀疑为心理性假性晕厥的一过性意识丧失患者应进行心理评估。

（2）诊断标准：倾斜试验同时记录脑电图和录像监测可用于诊断假性晕厥或假性癫痫。

10. 神经评估

（1）常见相关疾病

1）自主神经功能衰竭

自主神经功能衰竭（ANF）时自主神经系统（ANS）不能应对生理需求，可导致直立性低血压（OH）、运动后低血压。自主神经功能衰竭有三种类型：

a. 原发性 ANF：包括神经变性疾病，如单纯 ANF、多系统萎缩、帕金森病和路易体痴呆。

b. 继发性 ANF：指由其他疾病导致的自主神经损伤，如糖尿病、淀粉样变性和各种多发性神经病。

c. 药物诱发 OH 是最常见的原因，引起 OH 的常见药物包括抗高血压药、利尿剂、三环类抗抑郁药、酚噻嗪类药物和酒精。

原发性和继发性 ANF 的功能衰竭是由于 ANS 的结构损伤所致（中枢或外周的），而药物诱发的 OH 是功能性的。

原发性 ANF 应考虑进行神经方面的评估。预警症状是早期阳痿、排尿紊乱和随后的帕金森病和共济失调。考虑患者为继发性 ANF 还是药物诱发的 OH 有利于治疗其潜在疾病。

2）脑血管疾病

"锁骨下窃血"是指由于锁骨下动脉狭窄或闭塞、血流通过椎动脉供应上肢血液，上肢剧烈运动时，椎动脉不能供应双上肢和脑部血流从而导致短暂性脑缺血发作（TIA）。TIA 只是由于椎动脉（后循环）窃血（见下文）或一侧上肢的相关运动所致。

颈动脉（前循环）相关的 TIA 不引起 T-LOC。椎动脉系统引起的 TIA 可导致 T-LOC，但总有定位体征，通常是肢体无力、步态和肢体的共济失调、眼球运动失调和口咽功能失调。临床实践中，一般 TIA 有神经系统定位体征而无意识丧失，而晕厥恰恰相反。

3）癫痫

癫痫可引起 T-LOC：患者发生无反应、摔倒、遗忘，这种情况仅在强直、阵挛、强直-阵挛及全身发作时出现。在儿童失神发作和成人部分复杂癫痫表现为意识的变化，而不是丧失；与 T-LOC 相比，这些患者在站立时出现症状发作。

（2）神经科相关检查：脑电图

晕厥患者发作间期的脑电图正常。但发作间期正常的脑电图不能除外癫痫，须根据临床情况分析。

四、治疗

（一）治疗的一般原则

晕厥的治疗原则是延长患者生命，防止躯体损伤，预防复发。

晕厥的病因对选择治疗至关重要。晕厥病因和机制的评估一般应同时进行，决定最终采取合适的治疗方案。晕厥的标准治疗应针对引起全脑低灌注的病因。但对某些疾病病因不明确或对目前治疗无效时（例如对于退行性房室传导阻滞无特异性治疗），则应针对导致全脑低灌注的发病机制治疗（例如对于退行性房室传导阻滞应行起搏治疗）。应根据危险分层，进行合适的治疗。如图 55-3 所示。

（二）反射性晕厥的治疗

治疗目标主要是预防复发和相关的损伤，改善生活质量。

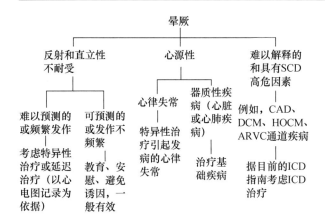

图 55-3　晕厥治疗原则。 ARVC：致心律失常性右心室心肌病；CAD：冠状动脉疾病；DCM：扩张型心肌病；HOCM：梗阻性肥厚型心肌病；ICD：埋藏式心脏复律除颤器；SCD：心脏性猝死

1. 预防策略

反射性晕厥非药物治疗的基石是教育。让患者相信这是一种良性情况，让患者了解这一疾病，避免诱因（如闷热而拥挤的环境，血容量不足），早期识别前驱症状，采取某些动作以终止发作（如仰卧位），避免引起血压降低的药物（包括 α 受体阻滞剂、利尿剂和酒精）。虽然引起该类晕厥的机制很多，但预防策略均适用。

但对于不可预测的、频繁发作的晕厥需给予其他治疗，特别是发作非常频繁，影响到生活质量、反复晕厥没有或仅有非常短时的晕厥前兆、有外伤的危险、晕厥发生在高危作业时（如驾驶、操作机器、飞行、竞技性体育运动等）。

2. 治疗方法

（1）物理治疗

1）物理反压动作（physical counterpressure manoeuvre，PCM）：非药物性"物理"治疗已经成为反射性晕厥的一线治疗。双腿（双腿交叉）或双上肢（双手紧握和上肢紧绷）做肌肉等长收缩，在反射性晕厥发作时能显著升高血压，多数情况下可使患者避免或延迟意识丧失。

2）倾斜训练：高度敏感的年轻患者，直立位诱发血管迷走神经兴奋的症状时，强迫直立，逐渐延长"倾斜训练"时间可减少晕厥复发。

（2）药物治疗

治疗反射性晕厥的药物疗效均欠佳。包括 β 受体阻滞剂、丙吡胺、东莨菪碱、茶碱、麻黄碱、依替福林、米多君、可乐定和 5-羟色胺再摄取抑制剂等。

长时间站立或从事诱发晕厥的活动前 1h 服用单剂量的药物（"随身备一片药"策略），除生活方式和物理反压动作外，这项治疗在有些患者中可能有效。

氟氢可的松广泛用于成年反射性晕厥患者，但无试验证据支持。β 受体阻滞剂可能有效。帕罗西丁可减少患者对突发事件产生的焦虑，是精神类药物，所以在无严重精神疾病的患者中应慎用。

（3）心脏起搏

心脏起搏还很少用于反射性晕厥的治疗，除非发现严重心动过缓。起搏对颈动脉窦晕厥可能有益。

（三）直立性低血压和直立性不耐受综合征的治疗

1. 非药物治疗

健康教育和生活方式的改变同样可显著改善直立性低血压的症状，即使血压的升高幅度很小（10～15mmHg），也足以在机体自身调节范围内产生功能上的显著改善。

药物诱发的自主神经功能衰竭的治疗原则是消除药物作用和扩张细胞外液容量。对无高血压的患者，应指导摄入足够的盐和水，每天达到 2～3L 液体和 10g 氯化钠。睡眠时床头抬高（10°）可预防夜间多尿，可维持良好的体液分布，改善夜间血压。

老年患者的重力性静脉淤滞可使用腹带或弹力袜治疗。应鼓励有先兆症状的患者进行"物理反压动作"如下肢交叉和蹲坐。

2. 药物治疗

与反射性晕厥相反，在慢性自主神经功能衰竭患者使用 α 激动剂米多君应作为一线治疗。米多君可升高卧位和直立位血压，从而减缓 OH 的症状。米多君用量为 5～20mg，每天 3 次。

氟氢可的松（每天 0.1～0.3mg）是一种盐皮质激素，促进钠潴留和扩充液体容量。用药后患者症状减少且血压升高。

（四）心源性晕厥的治疗

1. 心律失常性晕厥

这类晕厥的影响因素有多方面：心室率、左心室功能以及血管代偿程度（包括潜在的神经反射作用）等。治疗则主要是针对病因进行相应治疗。

（1）病因治疗

1）窦房结功能异常

当晕厥发作时心电图记录到心动过缓或晕厥伴窦房结恢复时间（SNRT）异常时，应植入心脏起搏器。对于需要心房起搏的患者建议用最新的基于心房、最小心室起搏的模式来代替传统的DDDR起搏（双腔频率适应性起搏器）。

停用加重或诱发心动过缓的药物。如果没有合适的替代药物，必须进行心脏起搏。消融治疗可应用于以快-慢综合征为主要表现的病态窦房结综合征，但仅有少数患者用于晕厥的一级预防。

2）房室传导系统疾病

与晕厥相关的房室传导阻滞应行心脏起搏治疗。对于那些合并 LVEF 低下、心力衰竭以及 QRS 时限延长的房室传导阻滞患者，应进行双心室起搏。

3）阵发性室上性心动过速和室性心动过速

对房室结折返性心动过速、房室折返性心动过速以及典型房扑相关的晕厥患者首选导管消融。这些患者，药物治疗仅限于准备消融前或者消融失败的患者。对于与房颤或者非典型房扑相关的晕厥的治疗应个体化。

尖端扭转型室速导致的晕厥并不少见，如果是药物引起的获得性 QT 间期延长，应立即终止应用可疑药物。对心脏正常或仅有心功能轻度受损的心脏病患者，室速（VT）引起的晕厥可选择导管消融或药物治疗。对于心功能受损且有晕厥的患者、非可逆性原因导致的室速或室颤患者，应植入 ICD。尽管 ICD 不能防止晕厥的复发，但可减少心脏性猝死。

2. 心律植入装置功能异常

少数情况下，先兆晕厥或晕厥由起搏器故障诱发。

与植入装置有关的晕厥可能是脉冲发生器电池耗尽或出现故障、电极脱位。应替换电极或重新植入装置。有些患者的症状可能是"起搏器综合征"等多重机制导致的低血压。对有房室逆向传导的起搏器综合征患者重新设置起搏程序，个别患者需更换起搏器（如用双腔起搏替代心室单腔起搏）。与 ICD 有关的晕厥常常是因为 ICD 的有效干预太晚，不能防止意识丧失。对 ICD 再次设定程序〔更积极抗心律失常起搏和（或）更早放电〕不能解决问题者，应用抗心律失常药物或导管消融可能有效。

3. 器质性心血管疾病性晕厥

对于继发于器质性心脏病的晕厥患者，包括先天性心脏畸形或者心肺疾病，治疗目标不仅是防止晕厥再发，而且要治疗基础疾病和减少心脏性猝死的风险。

对器质性心脏病相关晕厥的治疗不尽相同。严重主动脉瓣狭窄和心房黏液瘤引发的晕厥应行外科手术。继发于急性心血管疾病的晕厥，如肺栓塞、心肌梗死或心脏压塞，治疗应针对原发病。伴或不伴流出道梗阻的肥厚型心肌病患者出现晕厥应使用抗心律失常药，大部分患者应植入 ICD 防止心脏性猝死。大多数情况下，心肌梗死相关晕厥应用药物或再血管化治疗。

4. 心脏性猝死高危患者出现不明原因的晕厥

有些晕厥患者，即使全面检查后其发生机制仍不清楚或不肯定，这种情况下，对于心脏性猝死高危患者仍应针对疾病进行特异性治疗，以减少死亡率或威胁生命的不良事件的发生。对这些患者的治疗目标主要是降低死亡风险。

不明原因的晕厥伴心脏性猝死高危患者安装 ICD 的指征如下：

1）缺血性心肌病伴有 LVEF 明显下降或心力衰竭；

2）非缺血性心肌病伴有 LVEF 明显下降或心力衰竭；

3）高危肥厚型心肌病患者；

4）高危致心律失常性右心室心肌病患者；

5）自发性 I 型心电图改变的 Brugada 综合征

患者；

6）长 QT 综合征有高危因素者应考虑 β 受体阻滞剂和 ICD 联合治疗。

五、晕厥专科

2009 年前的 ESC 指南针对可疑晕厥的短暂意识丧失的评估在不同内科医生和医院间有很大不同，导致不恰当的检查、误诊或者发生意外的情况，促使其提出成立晕厥专科。建议通过高效处理流程把患者转给晕厥专科，改善诊断效率，提高成本效率。晕厥专科将单一专业模式转变为多学科专家共同协作处理晕厥。目前晕厥专科分急诊模式、门诊模式和病房模式。

第三节　指南和共识在我国的实际应用状况及在预防-治疗-康复一体化中的作用

目前，针对中国人群晕厥的相关研究，无论流行病学、发病机制还是治疗手段方面，都缺乏大样本、多中心、随机对照的临床研究以及相关的基础研究。仅有一些小样本的研究资料，在儿童晕厥的研究略显优势。鉴于这种情况，中国心律学会及中国老年学学会心脑血管病专业委员会参照 ESC 和加拿大心血管病学会等有关晕厥的指导性文件[1,5]及近年来的进展，于 2014 年发表了《晕厥诊断与治疗中国专家共识》（2014 年更新版）[8]。

随着对于晕厥诊断和治疗指南与共识的学习，我国对晕厥的认识逐步提高，临床医生的重视程度提高，晕厥的诊断与治疗水平也在提高。针对中国人群晕厥的相关研究较前有所丰富，包括流行病学、临床特征、诊断方法及有关血管迷走性晕厥、心源性晕厥的预后分析，尤其是儿童晕厥的研究，在病因、临床特征、诊断治疗方法等方面发表了一系列研究论文。

但是，目前我国临床上仍有许多医生对晕厥的认识不足，分类混乱，导致检查方法和治疗不规范。对反射性晕厥患者的健康教育缺乏，导致这部分患者不必要的焦虑及反复就诊。同时对高危晕厥患者认识不足，未采取相应的、恰当的预防和治疗措施。

荟萃 2002—2015 年国内发表的 59 篇有关直立倾斜试验研究，发现各个医院该项试验检查方法差别很大，试验前平卧时间 5～45min 不等，倾斜角度 60°～80°不等，倾斜时间 15～45min 不等，诱发药物种类剂量也不同。与国际指南和中国专家共识推荐方法有很大差距。

目前我国很少有晕厥门诊及晕厥病房。中国专家共识对建立晕厥门诊也做了推荐，由在晕厥诊治方面有经验的心内科医生负责，组织有神经内科、精神科等科室医生参加的团队，初步评估后，明确晕厥诊断，排除非晕厥性意识丧失。按照诊断流程进行下一步诊断治疗。急诊科医生对患者进行初步评估后，进行危险分层，根据危险大小决定患者的去向，低危患者可离院，中危患者转至门诊，高危患者收入院。有条件的医院应建立晕厥病房，由经过专门训练的心内科医生为主体，建立有神经科、精神科、老年科以及内分泌科医生参加的团队，由多学科专家共同协作来处理晕厥患者。

在今后的临床工作中，应进一步加强指南的落实，按照上述指南推荐的诊断与治疗意见，正确管理晕厥患者。

（刘文玲）

参考文献

[1] Moya A，Sutton R，Ammirati F，et al. Guidelines for the diagnosis and management of syncope（version 2009）. Task Force for the Diagnosis and Management of Syncope；European Society of Cardiology（ESC）；European Heart Rhythm Association（EHRA）；Heart Failure Association（HFA）；Heart Rhythm Society（HRS），Eur Heart J，2009，30（21）：2631-2671.

[2] Brignole M，Alboni P，Benditt DG，et al. Guidelines on management（diagnosis and treatment）of syncope—update 2004. Europace，2004，6（6）：467-537.

[3] Brignole M，Alboni P，Benditt D，et al. Guidelines on management（diagnosis and treatment）of syncope. Eur Heart J，2001，22（15）：1256-1306.

[4] Strickberger SA，Benson DW，Biaggioni I，et al. AHA/ACCF scientific statement on the evaluation of syncope：from the American Heart Association Councils on Clinical Cardiology，Cardiovascular Nursing，Cardiovascular Disease in the Young，and Stroke，and the Quality of Care and Outcomes Research Interdisciplinary Working Group；and the American College of Cardiology Foundation In Collaboration With the Heart Rhythm Society. J Am Coll Cardiol，2006，47（2）：473-84.

[5] Sheldon RS，Morillo CA，Krahn AD，et al. Standardized approaches to the investigation of syncope：Canadian Cardiovascular Society position paper. Can J Cardiol，2011，27（2）：246-253.

[6] Sheldon RS，Grubb BP 2nd，Olshansky B，et al. 2015 heart rhythm society expert consensus statement on the diagnosis and treatment of postural tachycardia syndrome，inappropriate sinus tachycardia，and vasovagal syncope. Heart Rhythm，2015，12（6）：e41-63.

[7] Costantino G，Sun BC，Barbic F，et al. Syncope clinical management in the emergency department：a consensus from the first international workshop on syncope risk stratification in the emergency department. Eur Heart J，2015，pii：ehv378.

[8] 刘文玲，胡大一，郭继鸿，等. 晕厥诊断与治疗中国专家共识（2014年更新版）. 中华内科杂志，2014，53（11）：916-925.

附件　直立倾斜试验

方法

（1）若建立静脉通路，在倾斜开始前应至少平卧 20min，若没有静脉通路则应在倾斜开始前至少平卧 5min。

（2）倾斜角度应在 60°～70°。

（3）被动期持续时间最短 20min，最长 45min。

（4）在直立体位下给予舌下含服硝酸甘油，固定剂量 300～400μg。

（5）给予异丙肾上腺素时，（1～3）μg/min，逐渐增加，使平均心率超过基线水平的 20%～25%。

指征

（1）在高风险情况下发生的不明原因的单次晕厥事件（如晕厥发生可能导致创伤或从事高风险职业）；或无器质性心脏病反复发生晕厥；或虽然存在器质性心脏病，但心源性晕厥的可能已经被排除。

（2）明确患者发生反射性晕厥的易感程度。

（3）鉴别反射性晕厥和直立性低血压性晕厥。

（4）鉴别伴有抽搐的晕厥和癫痫。

（5）评估不明原因的反复发作的晕厥。

（6）评估频繁晕厥和心理疾病的患者。

（7）不推荐用于评估治疗。

（8）缺血性心脏病是异丙肾上腺素倾斜试验的禁忌证。

诊断标准

（1）无结构性心脏病患者出现反射性低血压/心动过缓伴有晕厥或进行性直立性低血压（伴或不伴有症状），分别诊断为反射性晕厥和体位性低血压。

（2）无结构性心脏病患者出现反射性低血压/心动过缓，未诱发出晕厥者为可疑反射性晕厥。

（3）出现意识丧失时不伴有低血压和（或）心动过缓可考虑心理性假性晕厥。

倾斜试验并发症和禁忌证

倾斜试验是一项安全的检查，没有应用硝酸甘油出现并发症的报道。虽然在缺血性心脏病或病窦综合征患者中应用异丙肾上腺素后可能出现致命性心律失常或自限性的心房颤动，但尚无试验过程中出现死亡的报道。常见的轻微副作用包括异丙肾上腺素引起的心悸和硝酸甘油导致的头痛。尽管试验的风险很低，仍建议准备好必要的抢救设备。

异丙肾上腺素的禁忌证包括缺血性心脏病、未控制的高血压、左心室流出道梗阻和重度主动脉瓣狭窄，对已知有心律失常的患者也要慎重。

晕厥。

（3）心源性晕厥：包括心律失常性晕厥、器质性心血管疾病性晕厥。

晕厥的诊断可以用病因诊断，也可以用诱因诊断。比如：血管迷走性晕厥、排尿性晕厥、药物性晕厥等。

三、晕厥的危险分层

晕厥患者的风险不是晕厥本身发生机制决定的，而是其潜在疾病决定的。在初步评估时不能明确晕厥原因时，要考虑患者发生风险的独立危险因素，进行风险评估。

无论患者有主要危险因素还是有次要危险因素，都要考虑紧急心脏评估。评估发现有危及生命的高风险患者应该收住院治疗或者观察。

晕厥患者的心血管系统的整体风险水平是制定治疗策略的基础。发生高风险的独立危险因素主要有：心电图异常（表现为心动过缓、心动过速或传导系统疾病，新近发生的心肌缺血或陈旧性心肌梗死），心脏疾病史（表现为心肌缺血、心律失常、心肌梗死、心脏瓣膜疾病），收缩压＜90mmHg的

低血压以及既往发生或者现有的心力衰竭。有其中一项主要危险因素患者要紧急进行心脏性猝死的评估。次要危险因素包括：＞60岁的老年人，有呼吸困难、贫血、高血压、脑血管疾病，有＜50岁的猝死家族史以及卧位、运动或没有先兆症状的特殊情境晕厥。有其中一项或几项次要因素的患者，强调要进行主要心血管事件风险评估（图56-1）。

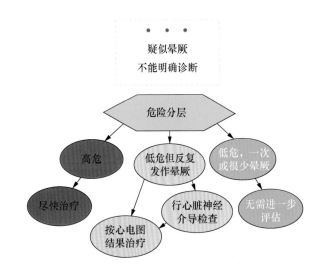

图56-1 疑似晕厥风险评估流程。 高危意味着短期发生严重事件的风险。危险分层可能需要实验室检查

第三节 合理选择心电图系列检查

依据新的技术和循证医学证据，目前强调采取以长时间监测为基础的新的诊断策略，而不是以传统的实验室检查为基础的诊断策略。心电图检查无创、简易、实用，已经在各种考虑与心血管相关的症状或疾病中广泛应用，基础扎实，普及性好。适宜技术还包括院内心电监测、24h动态心电图、运动负荷心电图、远程心电监测和体外或植入式循环记录仪监测，以及心电生理检查。

一、心电图

心电图检查是最基本的检查。性价比最好、普及性最广，医院、诊所都可以进行操作。疑难病例一般有上级医院或上级医师会诊。晕厥患者必须进

行心电图检查，无论寻找病因还是排除诊断。

二、动态心电图

24h动态心电图在我国已经广泛应用，患者也普遍接受。长时间心电图检查可以发现偶发心律失常以及患者发作时心电异常。但是其属于回顾性分析的检查，对于晕厥患者阳性率偏低。频发发作晕厥或先兆晕厥的患者要做24h动态心电图检查。

三、院内监测及远程监测心电图

我国较为普及的院内心电监测在大型和中型

医院普遍开展，住院患者也普遍接受。对于高危患者立即行院内心电监测。但是，发作频率低的晕厥患者住院监测费用高，不适宜。远程心电监测已经过30多年的推广，概念已经深入人心，技术也已经较为成熟，设备和系统在逐步普及，适用于发作频次少的患者，主要用于长期随访。相信随着远程医疗的发展和可穿戴技术的发展，远程心电监测仪和体外循环记录仪会像血压计、血糖仪一样，按需配置，满足各种晕厥患者的监测。

四、植入性心电循环记录仪

植入式心电循环记录仪价格昂贵，虽然微创技术成熟但使用电池寿命有限，主要适用者：反复发作但不明原因，且风险很高，预计在仪器电池寿命期限内会再发晕厥的患者；虽然全面检查完成，需要决定特殊治疗的，原因不明的高危患者；怀疑反射性晕厥反复发作、造成创伤，安装

起搏器前评价心动过缓与临床症状关系的患者。

五、心脏电生理检查

心脏电生理检查研究敏感性和特异性均不高。只适用于间歇性心动过缓、束支传导阻滞、几乎高度房室传导阻滞及怀疑心动过速晕厥患者。无心脏病史、无心悸症状、无心电图异常者，不建议心电生理检查。

六、运动负荷试验心电图

在运动过程中或者运动之后不久出现晕厥的患者应该行运动负荷试验心电图检查。可以监测到运动晕厥伴心电图异常或严重低血压，或二度Ⅱ型、三度房室传导阻滞。运动中发生晕厥可能是心源性的，运动后发生晕厥几乎都是反射机制所致。

第四节　大力推广倾斜试验

国外的倾斜试验应用普及好，对于晕厥有标准流程。中国目前在相当多的医院尚未开展倾斜试验，大多数医师未能熟练掌握这项技术方法，大力推广还有待时日。比较切合实际的情况是先多开展简单、易行的卧立位试验，有条件的地方积极推广开展倾斜试验。

一、卧立位试验

卧立位试验方法是：将疑诊直立性低血压患者平卧，常规测量上臂血压，然后患者站立，3min后测量相同部位血压。立位血压与卧位血压相比，收缩压下降≥20mmHg和（或）舒张压下降≥10mmHg，同时伴有症状者为阳性。虽有血压达标，即收缩压下降≥20mmHg和（或）舒张压下降≥10mmHg，或收缩压下降到90mmHg以下，但无症状者为可疑阳性。

二、倾斜试验及判别标准

倾斜试验方法是：应用倾斜试验床，在血压、心电图监测下进行检查。患者被动倾斜60°～70°站立20～45min，必要时给予硝酸甘油或异丙肾上腺素。适用于不明原因的从事高风险职业单次晕厥事件；无器质性心脏病或排除了心源性晕厥的反复发生晕厥的患者；鉴别反射性晕厥、直立性低血压晕厥、癫痫及心理疾病。不用于治疗评估，对已知的心律失常患者慎用，对缺血性心脏病、未能控制的高血压、左心室流出道梗阻、重度主动脉瓣狭窄患者禁用[5]。

判别标准：无结构性心脏病患者出现反射性低血压和（或）心动过缓并晕厥发作为反射性晕厥阳性；无结构性心脏病患者出现反射性低血压和（或）心动过缓没有诱发出晕厥，为可疑反射性晕厥。无结构性心脏病患者出现进行性直立性低血压为直立性低血压阳性。出现意识丧失，但

不伴有低血压和（或）心动过缓为心理性假性晕厥。

（王红宇）

参考文献

［1］ Task Force for the Diagnosis and Management of Syncope，European Society of Cardiology（ESC），European Heart Rhythm Association（EHRA），et al. Guidelines for the Diagnosis and Management of Syncope（version 2009）. Eur Heart J，2009，30：2631-2671.

［2］ Brignole M，Alboni P，Benditt DC，et al. Guidelines on Management（Diagnosis and treatment）of Syncope—update 2004. Europace，2004，6：467-537.

［3］ 刘文玲，胡大一，郭继鸿，等. 晕厥诊断与治疗中国专家共识（2014更新版）. 中华内科杂志，2014，11：916-925.

［4］ Sheldon RS，Morillo CA，Krahn AD，et al. Standardized approaches to the investigation of Syncope：Canadian Cardiovascular Society position paper. Can J Cardiol，2011，27：246-253.

［5］ 刘文玲，向晋涛，胡大一，等. 晕厥的诊断与治疗指南2009年版详解. 中国心脏起搏与电生理杂志，2010，24：4-9.

第五十七章　晕厥的诊断和治疗

第一节　国外指南概述

2009 年 12 月欧洲心脏杂志发表了 ESC 发布的《晕厥诊断与治疗指南》，对于晕厥的指南进行了大幅的更新[1]。此次指南首次明确了晕厥的定义：晕厥是由于短暂的全脑组织缺血导致的短暂性意识丧失（transient loss of consciousness, T-LOC），特点为发生迅速的、短暂的、自限性的，并且能够完全恢复意识。

在此指南中，将晕厥主要分为 3 类：①神经反射性晕厥：血管迷走神经性晕厥；情境性晕厥；颈动脉窦性晕厥；非典型性晕厥［诱因不明和（或）症状不典型］。②直立性低血压性及直立位不耐受综合征性晕厥：原发性自主神经异常性晕厥；继发性自主神经异常性晕厥；药物致直立性低血压；血容量不足。③心源性晕厥：心律失常性晕厥；器质性心脏病变性晕厥。

一、晕厥的初始评估

对出现 T-LOC 的患者进行初步评估时，首先应弄清以下 3 个关键问题：意识丧失是不是晕厥？有无心脏病？病史中是否有提示诊断的重要线索？初始评估的方法首先要详细询问病史、体格检查（包括测量不同体位血压）及心电图检查，其次可以适当增加其他的检查以保证诊断准确：①40 岁以上患者建议首先进行颈动脉窦按摩。②对于有心脏病病史或怀疑此次晕厥与器质性心脏病或其他心血管疾病有关的患者，建议进行超声心动图检查。③对于怀疑因心律失常而导致晕厥的患者，应给予

实时心电监测。④若晕厥与体位变化有关或怀疑反射性晕厥时，则应进行相关检查，如卧立位试验和（或）直立倾斜试验等。⑤仅在怀疑非上述晕厥原因造成的 T-LOC 情况下，进行神经科检查或血液检查。当初步评估后尚无法明确晕厥原因时，要求立即对患者的主要心血管事件及猝死风险进行评估。

二、晕厥的诊断

（一）诊断要素

大多数情况下，根据详细的临床病史就可初步判定晕厥的诊断，对于不易判定的情况，需要注意：①意识丧失是否是完全的？②意识丧失是否为一过性，发作较快，历时较短？③意识丧失是否完全自行恢复且无后遗症？④发作时患者是否肌紧张消失？若上述 4 点全部满足，即为晕厥发作。如果≥1 项不具备，需要重新评估以排除其他形式的意识丧失。

（二）病因学诊断

23%～50%的晕厥通过病史特点、体格检查及心电图检查可以判定晕厥的发作及发病原因，不需要进一步的评估。但有些复杂情况，需要进一步检查以明确诊断（见表 57-1）。

（三）晕厥的诊断方式

1. 颈动脉窦按摩（carotid sinus massage CSM）　按摩颈动脉窦时，如果出现窦性停搏＞3s 和

表 57-1　通过初步评估确定诊断的建议		
确定诊断的建议	推荐类别	证据等级
血管迷走性晕厥：由突然的精神刺激或直立所引起，或伴随典型的晕厥先兆	Ⅰ	C
情境性晕厥：发生在特殊触发事件之时或之后迅速发生的晕厥	Ⅰ	C
直立性晕厥：由站立诱发的晕厥且既往有 OH 病史	Ⅰ	C
心律失常相关性晕厥：可通过如下心电图标准诊断	Ⅰ	C
● 清醒状态下持续性窦性心动过缓心率＜40 次/分，或反复发作窦房传导阻滞或窦性停搏≥3s		
● 莫氏Ⅱ型或三度房室传导阻滞		
● 交替性 LBBB 和 RBBB		
● VT 或快速性阵发性 SVT		
● 非持续性多形性 VT 及长 QT 或短 QT 综合征		
● 起搏器或 ICD 功能障碍伴心脏停搏		
心脏缺血相关性晕厥：晕厥时有急性心肌缺血的心电图表现伴或不伴心梗	Ⅰ	C
心血管性晕厥：晕厥发生在伴有心房黏液瘤、重度主动脉狭窄、肺动脉高压、肺栓塞或急性主动脉夹层患者	Ⅰ	C

OH：直立性低血压；LBBB：左束支传导阻滞；RBBB：右束支传导阻滞；VT：室性心动过速；SVT：室上性心动过速；ICD：埋藏式心脏复律除颤器

（或）收缩压下降＞50mmHg（1mmHg＝0.1333kPa），可诊断为颈动脉窦过敏（CSH）；如同时伴有自发性晕厥则为颈动脉窦综合征（CSS）。CSM 适用于经初步评估原因不明、年龄＞40 岁的晕厥者（Ⅰ，B）。有研究提示 CMS 阳性者自发性心脏停搏的发生率较高。既往 3 个月内发生过短暂性脑缺血或卒中、或有颈动脉血管杂音者（除非颈动脉超声除外严重狭窄）应避免此项检查（Ⅲ，C）。

2. 直立倾斜试验

由卧位改为立位时，如收缩压下降≥20mmHg或舒张压下降＞10mmHg，或收缩压＜90mmHg且伴晕厥者，即为直立倾斜试验阳性（Ⅰ，C）；如无晕厥者，则为可疑阳性（Ⅱa，C）。

直立倾斜试验的适应证：①从事高危作业且原因不明的单次发作、反复发作但无器质性心脏病、虽有器质性心脏病但已排除心源性晕厥者（Ⅰ，B）；②临床提示可能为神经反射性晕厥者

（Ⅰ，C）；③鉴别神经反射性和直立性低血压性晕厥（Ⅱb，C）；④评估不明原因反复晕倒者（Ⅱb，C）；⑤评估反复晕厥与精神疾病者（Ⅱb，C）；⑥不建议评估治疗效果（Ⅲ，B）；⑦缺血性心脏病患者禁用异丙肾上腺素倾斜试验（Ⅲ，C）。

直立倾斜试验的诊断标准：①无器质性心脏病者，如果出现反射性低血压/心动过缓伴晕厥或直立性低血压（无论有无晕厥症状），即可分别诊断为反射性晕厥和直立性低血压（Ⅰ，B）；②无器质性心脏病者，如仅出现反射性低血压/心动过缓而无晕厥者，可能为反射性晕厥（Ⅱa，B）；③在考虑直立倾斜试验阳性所致的反射性晕厥前应先排除器质性心脏病、心律失常或其他心血管疾病引起的晕厥（Ⅱa，C）；④无低血压和（或）心动过缓而出现意识丧失，可能为心理障碍性晕厥（Ⅱa，C）。

3. 心电监测（无创和有创心电监测）

心电监测主要用于有临床症状或心电图示有心律失常性晕厥者（Ⅰ，B）。几种常见心电监测方式：①住院心电监测：仅适用于致命性心律失常高危因素者。②Holter 监测：频发（每周≥1次）晕厥或先兆晕厥者建议行 Holter 监测（Ⅰ，B）。③体外循环记录仪：适用于晕厥间歇期≤4周者（Ⅱa，B）。与 Holter 监测相比，该装置可提高确诊率。但患者佩戴该记录仪很难坚持数周，晕厥发作不频繁者较难记录到有症状的心电图。④植入式循环记录仪（ILR）：用于诊断所有检查结果均为阴性、原因不明的晕厥，其适应证包括：a. 早期评估反复不明原因性、无晕厥高危因素而有高复发可能性者（Ⅰ，B）；b. 经充分评估仍不明确或需特殊治疗者（Ⅰ，B）；c. 对反射性晕厥伴频繁发作或有外伤性晕厥发作者，评估起搏治疗前心动过缓情况（Ⅱa，B）。

4. 电生理检查

电生理检查的灵敏度和特异度通常偏低。左心室射血分数（LVEF）严重下降的晕厥患者，不建议行电生理检查。

（1）间歇性心动过缓、心动过速：心电图或心电监测存在无症状窦性心动过缓（心率＜50 次/分）或窦房传导阻滞时，应高度怀疑心动过缓相关性

晕厥。窦房结恢复时间（SNRT）≥1.6s或2s，或校正窦房结恢复时间（CSNRT）≥525ms即可诊断为SNRT延长。

晕厥前有短暂心悸感多提示室上性或室性心动过速，为明确其发病机制尤其是经导管消融能治愈者，可考虑电生理检查。陈旧心肌梗死伴LVEF正常的患者中，如果电生理检查可诱发出持续单形性室性心动过速（VT），提示晕厥原因可能为VT；但疑为Brugada综合征的晕厥患者是否可采用电生理检查及应用Ⅰ类抗心律失常药物诱发尚存在争议。

（2）双束支传导阻滞伴晕厥（近似高度房室传导阻滞）：右束支传导阻滞尤其是伴有晕厥史和希氏束-心室（HV）间期延长者，发生高度房室传导阻滞的风险较高，增加心房起搏频率时，出现希氏束或希氏束以下阻滞，高度提示可能发生房室传导阻滞，但敏感性很低。Ⅰ类抗心律失常药诱发自发性房室传导阻滞的敏感性较高，但药物诱发HV间期延长≥120ms而未出现房室传导阻滞时，其预后价值尚不清楚。约1/3电生理检查阴性者植入ILR，经随访发现有间歇性或永久性房室传导阻滞，这证实电生理检查的敏感性和特异性较低。

5. 腺苷或腺苷三磷酸（ATP）试验

静脉快速注射（<2s）20mg的ATP（或3～6mg腺苷），如出现房室传导阻滞伴室性停搏持续>6s，或出现房室传导阻滞持续>10s为异常。ATP可诱发一些原因不明晕厥者（尤其是无器质性心脏病的老年女性）的异常反应，提示阵发性房室传导阻滞可能是某些不明原因性晕厥的病因。但近期有研究发现自发性晕厥者，经ATP诱发的房室传导阻滞与心电监测（ILR）记录结果无相关性，提示ATP试验的预后价值较低。

6. 超声心动图

怀疑晕厥由器质性心脏病引起时应做超声心动图检查（Ⅰ，B）。其结果（依据LVEF值）有助于心脏病危险分层，且对严重主动脉瓣狭窄、肥厚型心肌病、心房黏液瘤或血栓、心脏压塞、主动脉夹层、先天性冠状动脉异常引起的晕厥做出明确诊断（Ⅰ，B）。

7. 运动试验

如运动中或运动后即刻发生晕厥应行运动试验（Ⅰ，C）；运动中或运动后即刻诱发出晕厥、心电图有异常改变或严重低血压者具有诊断意义（Ⅰ，C）；运动中出现二度Ⅰ型或三度房室传导阻滞，即使未发生晕厥也有诊断意义（Ⅰ，C）。运动中发生晕厥可能是心脏原因所致（有病例报告过度反射性血管扩张也可能引起晕厥），而运动后晕厥几乎均是神经反射机制所致。运动相关性心动过速诱发的位于房室结远端的二度或三度房室传导阻滞是发生永久性房室传导阻滞的先兆，但目前尚无证据支持晕厥患者应常规进行运动试验。

8. 其他检查

疑有心肌缺血或心肌梗死者应行心导管介入手术（如冠状动脉造影）以排除缺血性心律失常所致的晕厥；可疑为心理性晕厥者应行心理评估（Ⅰ，C）；可疑由癫痫或自主神经异常所致者应行神经系统检查（Ⅰ，C）。

三、晕厥的风险分层

若初步评估后晕厥病因仍不明确，那么下一步就应该对主要心血管事件或心脏性猝死的风险进行评价。这类患者的诊断流程图参见图55-2。根据最近的心脏性猝死和心脏起搏指南，表57-2列举了高风险的主要特征。

四、晕厥的治疗

1. 晕厥治疗的一般原则

晕厥治疗的一般原则除了延长生命、预防复发外，还增加了防治躯体损伤。根据晕厥不同病因和机制以及危险分层，采取不同的治疗策略。指南增加了治疗流程，详见图55-2。

2. 反射性晕厥的治疗

（1）身体反压调整（PCM）：非药物的物理治疗，为反射性晕厥的一线治疗。PCM即双腿肌肉等长收缩（双腿交叉），或双上肢肌肉等长收缩（双手紧握和上肢紧绷），多中心前瞻性研究显示，

表 57-2　晕厥的危险分层

需要立即住院和详细评估短期内有高度风险的指标

严重的器质性心脏病或冠心病（心力衰竭、LVEF 降低或陈旧性心肌梗死）

提示心律失常性晕厥的临床或心电图特征
- 劳力或卧位时发生晕厥
- 晕厥之前感觉心悸
- 有家族性 SCD 家族史
- 非持续性 VT
- 双束支传导阻滞（LBBB 或 RBBB 合并左前分支或左后分支阻滞）或其他室内传导阻滞伴 QRS 波时限 ≥120ms
- 在没有应用负性变时性药物和体育训练的情况下，出现的窦性心动过缓（<50 次/分）或窦房传导阻滞
- 预激综合征
- QT 间期延长或缩短
- 伴 $V_1 \sim V_3$ 导联 ST 段抬高的 RBBB（Brugada 综合征）
- 右胸导联 T 波倒置，Epsilon 波和心室晚电位提示 ARVC

严重并发症
- 严重贫血
- 电解质紊乱

LVEF：左心室射血分数；LBBB：左束支传导阻滞；RBBB：右束支传导阻滞；VT：室性心动过速；ARVC：致心律失常性右心室心肌病

使用这种方法，在反射性晕厥发作时能够显著升高血压，多数情况下可使患者避免或延迟意识丧失。

（2）倾斜训练：可能会减少晕厥复发，但是患者依从性较差，治疗受到影响。

（3）药物治疗：许多试图用于治疗反射性晕厥的药物结果都令人失望。这些药物包括 β 受体阻滞剂、丙吡胺、东莨菪碱、茶碱、麻黄碱、依替福林、米多君、可乐定和 5-羟色胺再摄取抑制剂。由于在反射性晕厥时外周血管常常不能得到适当的收缩，激动 α 受体的血管收缩剂（依替福林和米多君）曾被使用，但是，治疗效果不一致。专家组认为，反射性晕厥患者长期单独使用 α 受体激动剂药物治疗可能有一些作用，对于偶发患者不建议长期治疗。在长时间站立或从事常常诱发晕厥的活动前 1h 服用单剂量的药物避免晕厥发生，对有些患者可能有用。

（4）心脏起搏：起搏治疗反射性晕厥的随机对照试验得出了相反的结果。专家组认为在迷走神经性晕厥中血管减压部分通常起主要作用。而颈动脉

窦晕厥心脏起搏治疗可能有效，双腔起搏一般优于单腔心室起搏。反射性晕厥治疗的建议见表 57-3。

3. 直立性低血压（OH）和直立性不耐受综合征的治疗

教育和生活方式的改变可使血压发生小幅度升高（10～15mmHg），可显著改善 OH 的症状。药物诱发的自主神经功能衰竭的治疗原则是消除药物作用。扩张细胞外容量是重要的治疗目标。对无高血压的患者，应指导摄入足够的盐和水。每天达到 2～3L 液体和 10g 氯化钠。专家组还对生活方式提出了细致的建议，如睡眠时床头抬高，老年患者可使用腹带或弹力袜治疗。

表 57-3　反射性晕厥的治疗建议

建议	推荐类别	证据等级
对所有患者进行诊断的解释并给予安慰，解释复发的危险	I	C
对有先兆症状的患者建议行 PCM	I	B
CSS 以心脏抑制为主的患者应考虑心脏起搏	IIa	B
频繁发作的反射性晕厥，年龄＞40 岁，监测过程中记录到自发性心脏抑制反应，此类患者应考虑心脏起搏	IIa	B
对改变生活方式无效的 VVS 患者推荐使用米多君	IIb	B
倾斜训练对患者的教育可能有用，但长期获益依赖于患者的依从性	IIb	B
对于倾斜诱导的心脏抑制反应，且伴频繁复发的难以预料的晕厥及年龄＞40 岁，其他治疗失败的患者，建议行心脏起搏	IIb	C
对于未记录到心脏抑制性反应的患者不建议行心脏起搏	III	C
不建议使用 β 受体阻滞药	III	A

PCM：身体反压调整；CSS：颈动脉窦综合征；VVS：血管迷走性晕厥

与反射性晕厥相比，在慢性自主神经功能衰竭的患者中，物理疗法结合 α 受体激动剂米多君的治疗有效（米多君，5～20mg，每天 3 次），但无法治愈，亦非对所有患者均有效。氟氢可的松（0.1～0.3mg，每天 1 次）可以扩充液体容量。OH 治疗建议见表 57-4。

表 57-4　OH 治疗的建议		
建议	推荐类别	证据等级
● 保持充分的水分和盐的摄取	I	C
● 如需辅助治疗应给予米多君	IIa	B
● 如需辅助治疗应给予氟轻可的松	IIa	C
● 建议 PCM	IIb	C
● 可推荐腹带和（或）弹力袜以减少静脉淤滞	IIb	C
● 建议头高睡姿（＞10°）以增加液体容量	IIb	C

4. 心律失常性晕厥的治疗

治疗目标仍然是预防症状复发，改善生活质量，延长生存期。2009 年欧洲心脏病学会（ESC）和欧洲心律协会（EHRA）《晕厥诊断与治疗指南》对心律失常性晕厥治疗的建议较 2004 年指南更全面、更详细[2]。进一步明确了窦房结功能异常和房室传导系统疾病导致的晕厥，应进行起搏治疗。对于那些合并 LVEF 受损、心力衰竭以及 QRS 波时限延长的房室传导阻滞患者，应该行双心室起搏。

对房室结折返性心动过速、房室折返性心动过速以及典型心房扑动相关性晕厥的患者治疗上首选导管消融。对于这些患者，药物治疗仅限于准备消融前或者消融失败的患者。对于与房颤或者非典型房扑有关的晕厥的治疗应该个体化。

尖端扭转型 VT 导致的晕厥并不少见，如果是药物引起的获得性 QT 间期延长所致，治疗是立即终止应用可疑药物。对心脏正常或仅有心功能轻度受损的心脏病患者，VT 引起的晕厥，可选择导管消融或药物治疗。对于心功能受损且有晕厥的患者、非可逆性原因导致的 VT 或室颤患者，应植入 ICD。尽管 ICD 不能防止晕厥的复发，但是可以减少 SCD。心律失常性晕厥治疗的建议见表 57-5。

5. 继发于器质性心脏病或心血管疾病晕厥的治疗

治疗目标不仅仅是防止晕厥再发，而且要治疗基础疾病和减少 SCD 的风险。

（1）缺血性心肌病：急性或慢性冠心病且 LVEF 受损的患者，死亡风险增高，必须进行缺

表 57-5　心律失常性晕厥治疗的建议		
建议	推荐类别	证据等级
心律失常造成的晕厥必须针对病因进行治疗	I	B
心脏起搏		
● 窦性停搏（症状-心电图相关）且病因无法治愈的窦房结疾病应起搏治疗	I	C
● 晕厥并且 CSNRT 异常的窦房结疾病应起搏治疗	I	C
● 晕厥伴有无症状停搏大于 3s（除外年轻运动员、睡眠中或药物相关）的窦房结疾病应起搏治疗	I	B
● 晕厥伴二度莫氏 II 型、高度和完全房室传导阻滞的患者应行起搏治疗	I	B
● 束支传导阻滞并且电生理检查阳性的晕厥患者应行起搏治疗	IIa	C
● 对不明原因的晕厥且有束支传导阻滞的患者考虑起搏治疗	IIb	C
● 对不明原因的晕厥且有无症状持续性窦性心动过缓的患者可以考虑起搏治疗	III	C
● 对不明原因的晕厥但没有任何传导异常证据的患者不建议起搏治疗	I	C
导管消融		
● 对症状与心电图记录心律失常相关的 SVT 和 VT，且无器质性心脏病的患者应行导管消融（房颤除外）	I	C
● 与快速房颤发作相关的晕厥应行导管消融治疗	IIa	C
抗心律失常药物治疗		
● 与快速房颤发作相关的晕厥应予以包括心室率控制药物在内的抗心律失常药	I	B
● 对症状与心电图记录心律失常相关的 SVT 和 VT，且不能进行导管消融或者失败的患者应予以药物治疗	IIa	B
ICD		
● 有器质性心脏病，且有 VT 证据的患者应予以 ICD	I	B
● 有心梗病史且电生理检查可以诱发持续性单形性 VT 的患者应予以 ICD	I	B
● 有 VT 证据且有遗传性心肌病或离子通道病的患者可以考虑予以 ICD	IIa	B

CSNRT：校正的窦房结恢复时间；SVT：室上性心动过速；VT：室性心动过速

血评价，如果符合指征应行再血管化治疗。除此之外必须进行心律失常评价，包括心室刺激在内的电生理检查，因为再血管化治疗并不能改善发

生恶性室性心律失常的病理基础。

（2）心衰患者：如果符合目前指南中 ICD 植入指征，无论晕厥发生机制如何，均应安装 ICD，包括缺血性或扩张型心肌病 LVEF 减低的患者。

（3）肥厚型心肌病：晕厥是肥厚型心肌病发生 SCD 的一个主要危险因素，特别是近期发生过晕厥（<6 个月），其 SCD 相对风险较高；与其相反，年龄较大（>40 岁）且为远期晕厥史（>5 年）的患者以及有典型血管迷走性晕厥的患者发生 SCD 的风险低。然而，除了自限性 VT 外，还有其他许多机制能导致肥厚型心肌病患者出现晕厥，包括 VT、严重流出道梗阻、心动过缓、运动时血压不能相应升高以及反射性晕厥。有无其他 SCD 危险因素如家族性 SCD、非持续性 VT 的发生频率、运动低血压以及显著心肌肥厚有助于危险性评估。研究表明 ICD 对有高危因素的肥厚型心肌病有效。

（4）致心律失常性右心室心肌病（ARVC）：大约有 1/3 的 ABVC 患者发生晕厥。青年、广泛右心室功能异常、累及左心室、多形性 VT、晚电位、Epsilon 波以及家族性 SCD，应予以 ICD 治疗。

（5）原发性心电疾病患者：晕厥被认为是遗传性心脏离子通道病患者的不良预兆。在没有其他原因可以解释或者不能除外晕厥是由 VT 引起时，应该考虑安装 ICD。尽管晕厥的机制多种多样，但只有一些是由威胁生命的心律失常引起的，而大多数则为良性原因所致，如反射性晕厥等。因此，在这种情况下，晕厥并不意味着会出现危及生命的心脏事件，其敏感程度远不及有明确心搏骤停史。在长 QT 综合征（LQTS）中，特别是 LQTS 2 和 LQTS 3 型，18 岁前心脏事件的次数、QT 间期显著延长以及女性均预示预后不良。自发性 I 型心电图改变的 Brugada 综合征患者的预后比 II 型心电图改变或者由药物诱发的患者要差。ICD 对晕厥患者的作用仍存争议，比在心搏骤停

存活者中使用 ICD 的问题要多。然而。基于传统检查的遗传性疾病在良性与恶性之间的鉴别诊断上往往十分困难，因此，在一些患者考虑安置 ICD 之前，理论上应该进行更详尽准确的检查（比如：ILR 记录），以诊断晕厥的发生机制。对于这类患者，尽管目前已有一些研究资料，但不足以给出明确建议。关于短 QT 综合征合并晕厥，由于相应的数据很少，因此专家组没有给出建议。

不明原因的晕厥和 SCD 高危患者植入 ICD 指征的建议见表 57-6。

表 57-6　不明原因的晕厥和 SCD 高危患者植入 ICD 指征的建议

建议	推荐类别	证据等级
● 缺血性心肌病伴有 LVEF 明显下降或心衰，根据目前的 ICD-再同步化治疗指南植入 ICD 治疗	I	A
● 非缺血性心肌病伴有 LVEF 明显下降或心力衰竭，根据目前的 ICD-再同步化治疗指南植入 ICD 治疗	I	A
● 高危肥厚型心肌病患者应该考虑植入 ICD（非高危患者则考虑 ILR 检查）	IIa	C
● 高危右心室心肌病患者应该考虑植入 ICD（非高危患者则考虑 ILR 检查）	IIa	C
● 自发性 I 型心电图改变的 Brugada 综合征患者应该考虑植入 ICD（非自发 I 型心电图改变的患者则考虑 ILR 检查）	IIa	B
● 长 QT 综合征有高危因素者应该考虑 β 受体阻滞剂和植入 ICD 联合治疗（非高危患者则考虑 ILR 检查）	IIa	B
● 缺血性心肌病但 LVEF 无明显下降或心衰，程序电刺激阴性时可以考虑 ICD（考虑 ILR 检查有助于明确不能解释晕厥的原因）	IIb	C
● 非缺血性心肌病但 LVEF 无明显下降或心衰，可以考虑 ICD（考虑 ILR 检查有助于明确不能解释晕厥的原因）	IIb	C

第二节　国外指南各个版本之间的变迁和变化依据

　　2001 年 ESC 发表了第一个关于晕厥的指南，并于 2004 年由同一工作组进行了指南的更新，

2009 年欧洲心脏杂志发表的 ESC 和 EHRA 制定的《晕厥诊断与治疗指南》，对于之前的指南进行

了大幅的更新，此次制定指南的工作组成员超过60％为新制定者，许多其他领域的专家也参加了指南起草，包括 ESC 和 EHRA 的全部成员，以及国际神经病学、自主神经疾病、内科、急诊科、老年医学和全科医学的专家。

2009 年的 ESC 和 EHRA 的《晕厥诊断与治疗指南》有两个重要的方面与以往不同。首先，强调了从两个方面评价晕厥的患者：①找出确切的原因以便进行有效的、针对病理机制的治疗；②识别出患者的风险，这种风险常取决于潜在的疾病，而不是晕厥本身的机制。其次，确定了一个非常详细的指南，不仅面向心脏科医生，而且面向所有对该领域感兴趣的医生。

最明显的变化包括：①在 T-LOC 的大框架内对晕厥进行了分类的更新。②提出了流行病学新的证据。③在初步评估后制订了重点针对心脏性猝死和心血管事件风险分层的新的诊断策略，治疗方面指南增加了治疗流程，强调了防治躯体损伤，提出对某些高危不明原因晕厥患者的治疗建议。④强调采取以长时间监测为基础的诊断策略，而不是传统以实验室检查为基础的诊断策略。⑤更新了以循证医学为基础的治疗方法。

2011 年加拿大心血管病学会发表的《晕厥诊断的标准方案》中首次列出了晕厥的短期危险因素，更细化了晕厥的危险评估（表 57-7）[3]。

表 57-7　晕厥的短期危险因素	
危险因素	表现
主要：心电图异常	心动过缓、心动过速或传导系统疾病
	新发生的心肌缺血或陈旧性心肌梗死
心脏疾病史	心肌缺血、心律失常、心肌梗死、心脏瓣膜疾病
低血压	收缩压<90mmHg
心力衰竭	既往史或目前发生
次要：年龄>60 岁	
呼吸困难	
贫血	血细胞比容<0.30
高血压	
脑血管疾病	
早发猝死家族史	猝死年龄<50 岁
特殊情境	卧位、运动或没有先兆症状的晕厥

第三节　国外指南在我国的实际应用状况

中国医师协会循证医学专业委员会和中国生物医学工程学会心律学分会 2006 年发布了《晕厥诊断与治疗中国专家共识》，近几年来，针对中国人群晕厥的相关研究较前有所丰富，包括流行病学、临床特征、诊断方法及有关血管迷走性晕厥、心源性晕厥的预后分析，但数据仍然有限，无论流行病学、发病机制还是治疗手段方面，均缺乏大样本、多中心、随机对照的临床研究以及相关的基础研究。我国儿童晕厥的研究略显优势，在病因、临床特征、诊断治疗方法等方面发表了一系列研究，使得我们对中国儿童人群的晕厥有了进一步了解。

鉴于上述情况，2014 年由国内本领域的专家集体编写，主要参照 ESC 和 EHRA 2009 年修订的《晕厥诊断与治疗指南》及 2011 年加拿大心血管病学会发布的《晕厥诊断的标准方案》，并结合国内临床研究的结果，制订了 2014 年更新版的《晕厥诊断与治疗中国专家共识》，旨在制订一个适合我国国情的晕厥诊断与治疗的指导性文件，帮助临床医生确立晕厥诊断，制定恰当的治疗方案[4]。

第四节　我国指南与国外指南的差异

2014 年 11 月，中国生物医学工程学会心律分会、中国老年学学会心脑血管病专业委员会、中华内科杂志专家组联合发布了《晕厥诊断与治疗中国专家共识（2014 年更新版）》。

2014 年更新版中国共识与 2009 年 ESC 指南的主要区别体现在风险评估方法上，提出了 2 种风险评估方法：①参照 2009 年 ESC 和 EHRA 修订的指南，风险分层流程参见图 55-2，近期（7～30d）有危及生命风险者应住院诊治或观察。②参照加拿大心血管病学会 2011 年发表的《晕厥诊断的标准方案》中列出的短期危险因素，如表 57-7 所示，主要危险因素包括心电图异常、心脏疾病史、低血压及既往或目前发生心力衰竭；次要危险因素包括年龄＞60 岁、呼吸困难、贫血、高血压病、脑血管疾病、早发猝死家族史（猝死年龄＜50 岁）及卧位、运动或无先兆症状的晕厥。具备 1 个主要危险因素者、至少 1 个次要危险因素者应紧急（2 周内）进行心脏评估。

第五节　指南在预防-治疗-康复一体化中的作用

晕厥在普通人群中较常见，首次发病多出现在特定年龄段，约 1% 幼儿患血管迷走神经性晕厥，10～30 岁首发者更多，15 岁达高峰（其中女性 47%、男性 31%）。研究显示，40～65 岁者约 5% 首发晕厥，65 岁以上发病率再次升高。70 岁以后，晕厥发病率急剧上升，平均年发病率由 5.7‰（60～69 岁）增至 11.1‰（70～79 岁）。其中以神经反射性晕厥最常见，其次为心血管疾病性晕厥。

基于晕厥的流行病学资料特点，晕厥的指南更重视从预防、治疗、康复三方面进行发病的干预。晕厥治疗的一般原则即包括延长生命、预防复发、防治躯体损伤。在晕厥的诊治指南中，神经反射性晕厥及直立性低血压性晕厥的某些类型可以在发作晕厥前进行一定程度的预防，如咳嗽、打喷嚏、胃肠道刺激、排尿、运动后、餐后等引起的情境性晕厥，针对发作特定情境进行预防性干预，可以减少或尽量避免晕厥的发作。如在直立性低血压和直立性不耐受综合征的治疗方面，指南指出，教育和生活方式的改变可以使血压小幅度升高，从而明显改善直立性低血压的症状。指南对生活方式方面亦提出了细致的建议，如睡眠时床头抬高（10°）可预防夜间多尿，可维持更好的体液分布，改善夜间高血压。老年患者可使用腹带或弹力袜治疗。有晕厥先兆症状的患者应鼓励他们进行"PCM"动作，如下肢交叉和蹲坐。

根据晕厥的诊断治疗指南，以预防、治疗和康复一体化的诊治思路进行晕厥的干预，将使患者得到更大受益。

（于海波　王祖禄）

参考文献

[1] Task force for the diagnosis and management of syncope; European Society of Cardiology (ESC); European Heart Rhythm Association (EHRA); et al. Guidelines for the diagnosis and management of syncope (version 2009). Eur Heart J, 2009, 30: 2631-2671.

[2] Brignole M, Alboni P, Benditt DG, et al. Guidelines on management (diagnosis and treatment) of syncope: update 2004 [J]. Europace, 2004, 6: 467-537.

[3] Sheldon RS, Morillo CA, Krahn AD, et al. Standardized approaches to the investigation of syncope: Canadian Cardiovascular Society position paper. Can J Cardiol, 2011, 27: 246-253.

[4] 刘文玲, 胡大一, 郭继鸿, 等. 晕厥诊断与治疗中国专家共识（2014 年更新版）. 中华内科杂志, 2014, 53（11）: 916-925.

第五十八章　血管迷走性晕厥

晕厥的定义是一过性短暂意识丧失，常伴随不能维持正常直立状态，可快速而自发恢复，没有其他引起短暂性意识丧失（例如癫痫发作等）的临床特征。血管迷走性晕厥（vasovagal syncope, VVS）是一个晕厥综合征，通常表现为以下四个特征：①常常发生在直立位 30s 以后或在情感应激、疼痛、药物等因素刺激下出现；②临床症状除了黑矇、晕厥外，还常常表现为腹泻、潮热、恶心、苍白等；③临床体征常常合并低血压和（或）心动过缓；④意识恢复后常常出现疲乏感。

一、流行病学和自然病史

目前尚无 VVS 的精确发生率和流行病学资料。据估计，1/3 人都会有晕厥发作，而且大多数患者常常表现为反复发作。荷兰的一项临床调查研究显示在 60 岁以上人群中，42％女性和 32％男性至少有一次 VVS 发作[1-2]。VVS 发生率在 11 岁左右开始出现明显增加，平均首发年龄 14 岁，大多数患者首次发病年龄在 40 岁之前[3]。而根据急诊室就诊资料显示 VVS 的就诊年龄在 60～65 岁，大约占不明原因晕厥患者的 35％，而在晕厥病因明确诊断的患者中 30％～50％患者被诊断为 VVS；仅有少部分患者为颈动脉窦敏感性晕厥。

尽管大多数 VVS 患者预后是良性的，但复发率较高。1 年复发率为 25％～35％，并且发作次数越多复发率越高[4]。少部分患者因 VVS 反复发作导致生活质量明显下降，而大多数患者在充分临床评估后不再发作，原因尚不清楚[5-8]。

二、生理学

血管迷走性反射的生理学机制尚存争论。直立体位的重力学改变导致 500～800ml 血液流入静脉系统，主要分布在盆腔和脾循环及下肢静脉系统。静脉反流的突然下降导致心排血量和血压的明显下降，这些变化可快速被动脉和心肺感受器感知，触发交感肾上腺素能血管收缩和相应的心率加快[9]。VVS 发作时，由于血管迷走反射反应效能下降，导致静脉池血液流向外周和（或）脾区域[9-12]。最终导致矛盾性血管舒张，进一步加重低血压和意识丧失[13]。晕厥发作时常常出现迷走神经介导的相对性或绝对性心率下降，即心脏抑制型。血管迷走性反应常常表现为低血压和心动过缓，甚至会因窦性停搏和房室结传导阻滞导致长时间心脏停搏状态。

直立体位应激触发的 VVS 起初血压下降可导致心排血量降低 50％，与此同时部分患者同时出现血管舒张反应[14-16]。大多数患者因前负荷张力降低引起低血压、脑血流灌注下降导致先兆晕厥或晕厥发作。部分患者前负荷下降并不是导致晕厥发作的主要病因，相反，外周血管的舒张反应起到重要作用。FU 等[17]发现大多数先兆晕厥患者心排血量中度下降的同时出现血管舒张反应，少数患者晕厥发生时外周血管阻力并未改变。晕厥发生并始前交感神经支配的血管收缩效应和压力反射敏感性仍被保留，低血压发生之后才出现肌肉交感神经活性（muscle sympathetic nerve activity, MSNA）下降。这些研究中年龄的差异提示静脉反流降低是老年人发生晕厥的主要因素，而年轻人同时表现为血管舒张反应激活。

很多年来，VVS 一直被认为是外周交感神经活性丧失导致的，并且推测 VVS 的病理生理机制是 MSNA 的顿抑或停止[18-20]。然而，最近的研究发现 VVS 发作时 MSNA 持续存在，从而引发对交感神经活性回退是参与意识丧失最终生理事件的质疑[21-22]。这些研究改变了交感神经活性突然下降导致 VVS 的推测。

反复发作的体位性晕厥患者可能是交感神经系统的病理表型[23]。有研究通过测量 MSNA、血浆去甲肾上腺素（norepinephrine，NE）、交感神经蛋白表达等评估交感神经系统活性。患者分为低血压表型（收缩压＜100mmHg）和正常血压表型（收缩压＞100mmHg）。两种表型患者倾斜位 NE 均低于正常。低血压表型患者酪氨酸羟基化酶水平较低，这可能是导致 NE 合成减少的原因。而正常血压表型表现为 NE 转移子水平增加，伴随 NE 再摄取效应扩大。正常血压表型患者 MSNA 正常，而低血压表型患者 MSNA 增加。这提示 VVS 可以分为两种不同生理组，并且在临床上可通过测量仰卧位血压区别。这两种表型患者 NE 活性均下降，最终导致应对直立位应激的神经循环反应受损。

表 58-1　VVS 的初始评估

推荐建议	推荐类别	证据等级
直立倾斜试验（tilt-table testing，TTT）对于评估临床怀疑 VVS 但在最初的临床评估中尚未明确诊断的患者是有益的	Ⅱa	B-BR
TTT 可以用于区分反复发生的晕厥和癫痫、诊断假性晕厥、怀疑 VVS 但没有清晰的诊断特征时	Ⅱa	B-BR
植入式心律记录仪（implantable loop recorders，ILR）有助于评估合并反复发作的不明原因晕厥而且致命预后低危的老年人	Ⅱa	B-BR
TTT 并不能用于预测特殊药物治疗 VVS 的反应	Ⅲ	B-BR

三、诊断

VVS 的诊断主要根据临床病史，其诊断的四个关键要素包括：发作前的情况、主要症状、体格检查、恢复时间及症状。虚脱常常发生在长时间站立或坐位时，但是也能在医疗或牙科诊所中由仰卧位、疼痛、损伤场景触发。其他特征包括

进行性先兆晕厥、腹泻、潮热感、视物模糊甚至丧失。意识丧失时患者通常不能活动。然而，10% 患者可以出现肌肉抽动，导致被误诊为癫痫发作[24]。意识丧失常常持续 1～2min，但是很快就完全恢复。意识恢复后患者常常感觉疲乏，并且持续数分钟至数小时。VVS 患者通过仔细询问病史常常可以明确诊断，并不需要进一步检查[25]。

诊断积分通常建立在患者自述症状基础上[26-28]，然而在不同研究中定义是不同的[29-30]。尽管这些研究中报道的诊断积分系统诊断精确性较高，但是需要更大样本人群的检验。诊断积分系统作为重要的诊断提示，已形成了各种各类可复制的标准，被各种观察性、基因性、随机对照干预研究应用[26,31-32]。

（一）直立倾斜试验

直立倾斜试验（tilt-table testing，TTT）通过延长直立位应激判断患者是否有发生 VVS 的自主神经基质。血管迷走性反射通常可被异丙肾上腺素、硝酸甘油、异丙嗪等药物激发。然而，随着激发方案的激进其诊断的特异性就会下降。阳性反应定义为发生先兆晕厥或晕厥同时出现低血压，常常伴随心动过缓。根据方法的不同，大多数怀疑 VVS 的患者发生先兆晕厥或晕厥，而正常患者没有发生。对于那些怀疑 VVS 可能性较大的患者 TTT 诊断的敏感性达 78%～92%，目前推荐的方案特异性接近 90%。80°倾斜位时应用大剂量异丙肾上腺素超过 10min TTT 的特异性随之下降[33]。倾斜试验可以帮助鉴别诊断那些较难获得病史资料的老人和确定不明原因的猝倒发作[34-35]。

TTT 并未在怀疑 VVS 患者中进行前瞻性验证试验。另外，目前没有理想的实施方案，只能在敏感性和特异性之间获得平衡。而且，倾斜试验的补充作用、病史和（或）定量诊断积分尚未充分评估，目前 TTT 的适应证仍停留在专家共识层面[36]。

TTT 阳性提示存在 VVS 倾向或先前条件，但并不能用于确定是患者晕厥的病因。尽管 TTT 在评价晕厥病因中的重要作用逐渐下降，但检查

有助于临床确定患者心脏血管自主张力异常状态，例如自主神经性神经疾病、神经源性直立位低血压、神经介导的晕厥和体位性心动过速。

直立倾斜试验可用于以下特定情况：

- 鉴别伴有抽搐的晕厥和真正的癫痫发作。
- 尽管仔细询问病史，晕厥病因仍不清楚。
- 假性晕厥的明确诊断。

假性晕厥是一种少见的综合征，表现为明显的晕厥发作但没有脑灌注下降或能够引起脑低灌注的血流动力学改变。

（二）长时程心电监测

目前诊断心律失常性晕厥的金标准是记录到晕厥发作时的心电图。晕厥发作时出现的房室结和窦房结抑制很可能是 VVS 的结果。而晕厥发作时伴随正常窦性心律可能是直立性低血压、血管迷走和颈动脉窦反射，甚至是假性晕厥的表型。体外监测仪器能够持续记录和删除心电图，检测 1 个月的诊断精确性大约 10％～25％。植入式心律记录仪存储的心电图证据可在患者发生晕厥之后被激活，或者根据心率或心律标准达到自动检测的标准时自动激活。这种器械在局麻下植入皮下，监测持续近 3 年。

大量的观察性研究表明植入式心律记录仪能够确诊大约 35％患者。随机对照试验证实其有效性，研究结果表明不明原因晕厥的老年人应该更早应用[37-39]。这些临床试验中的研究人群主要是 70～80 岁人群。

与传统方法相比，体外心电图监测能够提供更早的诊断和更高的效价比。然而，该设备仅仅用于老年、ILR 证实为心脏停搏患者、TTT 阴性、大多数被诊断为 VVS 患者。这些患者可以通过永久起搏获益[40-47]。

四、治疗

（一）保守药物治疗

VVS 通常是良性疾病，其自然病史显示 VVS 可以自愈而不再复发。年轻人和老年人的治疗方法完全不一样，后者常常合并并发症和需要药物治疗。尽管 VVS 是良性的，但频繁发作的患者仍需要治疗。VVS 的治疗需要权衡自然病史、潜在害处和晕厥发作而不是症状严重程度和治疗有效的可能性。就诊之前的晕厥发作次数可以预测疲乏感觉出现的可能性。晕厥预防试验（prevention of syncope trial，POST）研究中[26]，既往没有晕厥发作患者未来 1 年中有 7％的可能性发生虚脱现象，而那些发作至少 1 次以上的患者有 40％的可能性再次发生虚脱现象[4]。

在不影响高血压和心力衰竭的情况下，减少可能引起低血压的药物数量是有用的。很多系统性回顾评估了生活方式改变和药物治疗的益处[48-51]。在未控制的临床试验和短期对照试验中结果通常是阳性的，而长期、空白、对照、前瞻试验结果却不理想。而且，只有大多数治疗较为积极的患者承认药物治疗能够预防每年都有的晕厥发作。

（二）身体对抗压力训练

两个临床研究证实大块肌肉的等距运动能诱导倾斜试验中发生反射性晕厥时血压明显增加，避免或延迟意识丧失的发生[52-53]。在随机、前瞻、平行临床试验中，身体对抗训练优于对照组，能降低相对危险约 39％[54]。然而，仅有少数患者出现晕厥复发，并且这个研究是开放标签研究。身体对抗压力训练对于那些没有或很少有前驱症状的患者没有用。由于这些手法没有危险性，因此可以作为各种 VVS 患者治疗核心策略之一[54]。

（三）倾斜训练

倾斜训练有两种形式。一种是患者在监护状态下开始进行竞争性倾斜测试练习。另外一种是患者在家中安静环境中单一进行站立持续较长时间。前者可能获益，但是后者不能获益[49]。大多数针对倾斜训练的研究控制较差。采用这种治疗方法常常因为患者依从性差而中断，导致很难继续延续，其潜在的生物机制尚不清楚。

（四）β受体阻滞剂

随机对照试验结果显示 β 受体阻滞剂治疗

VVS 没有效果。最大前瞻、空白对照、随机试验是 POST 1 试验，评估了美托洛尔治疗倾斜试验阳性患者[26]。另一个随机双盲研究也证实阿替洛尔不能有效预防复发性晕厥[55]。然而，POST 1 亚组分析和观察性研究发现，美托洛尔对 40 岁以上患者有效[56]。目前一项前瞻、随机试验（POST 5）正在验证这种效应。因此，美托洛尔用于老年患者而非年轻患者是合理的。

（五）氟氢可的松

POST 2 试验比较了氟氢可的松和空白对照治疗复发性 VVS，结果显示氟氢可的松具有较强的获益倾向。这个试验结果并未公布，亦未发表。小样本的儿童试验提示患者口服空白剂预防晕厥和先兆晕厥的效果优于氟氢可的松[57]。

（六）米多君

4 个随机试验显示米多君能够降低 70％ 的复发危险性。然而，由于患者选择或临床试验设计的问题，没有一个试验能够提供高水平的证据。在儿童的临床试验采用倾斜试验效果作为主要标准，研究亦非针对常规症状、开放标签。一个小的低强度交叉试验报道了低剂量米多君对既往曾经应用对抗训练治疗失败患者的效果[58]。在这个 23 例患者的试验中米多君的效果仅仅限于开始治疗的 3 个月。这些研究都没有针对中重度症状患者进行空白对照、随机临床试验[59-62]。POST 4 研究正在进行，但是结果尚不清楚[63]。米多君的主要缺陷是需要频繁服药，可引起仰卧位高血压，致畸效应尚不清楚。需要注意的是在老年人还可以导致尿潴留。

（七）5-羟色胺再摄取抑制剂

5-羟色胺在中脑调节心脏和血压中有重要作用。基于这些证据，很多观察性研究和 3 个小的随机临床试验研究了 5-羟色胺再摄取抑制剂对预防 VVS 的效果[64-66]。对于其有效性仍存在不肯定性。

（八）起搏治疗（表 58-2）

通常，起搏治疗仅仅限于典型的 VVS 患者。

尽管早期观察、开放标签、单盲试验证实其有效性，但是随后的两个双盲研究却是阴性结果[67-71]。目前没有针对 40 岁以下 VVS 患者的阳性空白对照研究。对于这些患者，起搏治疗应该是最后的选择。起搏治疗仅仅用于高度选择的患者，例如年龄大于 40 岁、反复发生晕厥相关的伤害、有限的前驱症状、确实存在心脏停搏的证据。起搏治疗对某些晕厥患者有效的事实并不意味其是必需的。在考虑永久起搏治疗之前必须确定症状和严重的心动过缓之间的明确关系。长时间的心电图监测特别是植入式心律记录仪是非常必需的。

1. 怀疑或者明确 VVS 合并心电图证实的心脏停搏的起搏治疗

典型的 VVS 同时存在低血压和心脏抑制，TTT 能够确定反射性低血压[47]。因此，TTT 能够评估低血压的易感性和确定哪些患者对永久性起搏治疗没有反应。尽管 TTT 中出现长时间的心脏停搏反射能够预测自发性晕厥是同样反应，对 TTT 试验中出现心脏抑制性患者进行起搏治疗的获益仍未证实[47]。

在第三次不明原因晕厥国际研究（ISSUE-3/随机双盲试验）中 511 例 40 岁以上复发性晕厥患者植入 ILR[47]。仅有 17％ 患者在晕厥发生时出现心脏停搏或发生 6s 以上心脏停搏而没有发生晕厥。大多数患者被分配到具有频率骤降反应或仅有感知功能的起搏器组。在随访期内，起搏器关闭患者 2 年估计晕厥复发率为 57％，而起搏器开发患者晕厥复发率为 25％，相对风险降低 57％。

最近的 ISSUE-3 亚组分析显示心脏停搏患者的晕厥复发率，无论是否有晕厥发生，TTT 阴性患者为 5％，而阳性患者为 55％，这一观察与没有起搏治疗的观察性研究相似[47]。对于晕厥发生心脏停搏但是 TTT 试验阴性患者可能从心脏起搏中获益，ISSUE-3 建议 TTT 可用于筛查哪些患者不应进行永久性心脏起搏治疗。

2. 不明原因的晕厥、没有前驱症状、心脏结构正常患者的起搏治疗

不明原因晕厥、突然发生而没有前驱症状、心脏结构和心电图正常的患者常常表现为血浆腺苷水平较低的晕厥综合征。晕厥并不是因为血管

迷走性反射，而是这种晕厥患者存在与 VVS 相似的临床症状。不明原因晕厥患者血浆腺苷水平较低，外源性注射腺苷三磷酸或腺苷更容易导致短暂性完全性心脏阻滞。这可以发生在没有窦房结传导缓慢或进展性房室传导延迟患者。在临床晕厥发作时，阵发性房室传导阻滞合并 1 次以上连续停搏可以发生于没有前驱症状或合并存在的窦房结或房室结功能改变的情况。心脏起搏可有效预防晕厥复发[47,72-73]。在一个小项高选择 80 例老年人不明原因晕厥的研究中，心脏起搏器能显著降低 2 年的晕厥复发（对照组 69% vs. 23% 起搏组）[74]。

3. 儿童患者的起搏治疗

一个小项单盲随机试验结果显示永久起搏能明显降低儿童反复发生晕厥合并经证实的心脏停搏[75]。这些患者对多种药物治疗效果不好，可以从起搏治疗中获益。然而，这种明显的获益反应也能在单盲的成人试验中观察到，而这种获益并未在双盲试验中复制。

4. 起搏模式

上述临床试验中大多是采用双腔起搏器，具有频率骤降反应，即一旦心跳下降快速即可触发快速起搏。然而，没有比较传统单腔和双腔起搏的试验。

表 58-2 起搏器治疗晕厥		
推荐意见	推荐类别	证据等级
对于 40 岁以上反复发生晕厥或不明原因晕厥、临床上晕厥发生存在 3s 以上心脏停搏或无症状的心脏停搏 6s 以上患者进行双腔起搏器治疗是有效的	Ⅱa	B-R
TTT 试验可以确定那些低血压反应而不可能从永久起搏治疗中获益的患者	Ⅱb	B-NR
儿童反复发生晕厥、存在症状性心脏停搏的证据、药物治疗无效可以考虑进行起搏治疗	Ⅱb	B-R
腺苷敏感性老年人合并不明原因晕厥而且没有先兆、心电图正常、心脏结构正常患者可以考虑永久起搏治疗	Ⅱb	C

（九）治疗策略（表 58-3）

我们推荐以下药物和保守治疗策略。

对于偶尔发生晕厥的患者，可采用安慰治疗，增加盐和水摄入量，进行身体对抗训练。对于近期无头晕患者无需治疗。

对于反复发作患者，除了上述治疗之外，需要核查患者药物应用史，对于可能引起低血压的药物尽可能减量或停用。对于反复发生 VVS 患者和上述保守治疗无效患者可考虑应用氟氢可的松、米多君，起搏治疗前可应用 β 受体阻滞剂（如果年龄大于 40 岁），但这些药物缺乏高强度的证据支持。

表 58-3 生活方式和药物治疗		
推荐意见	推荐级别	证据等级
教育、安慰、增加盐和水的摄入量适合所有患者，除非存在禁忌证	Ⅰ	E
VVS 患者减少或取消可能引起低血压的药物可以获益	Ⅱa	E
身体对抗训练对于有很长前驱期的 VVS 患者有用	Ⅱa	B-R
对于反复发作的 VVS 患者如无禁忌证使用氟氢可的松是合理的	Ⅱb	E
年龄大于 40 岁以上反复发生 VVS 患者可以考虑应用 β 受体阻滞剂	Ⅱb	B-R
复发性 VVS 如无高血压或尿潴留应用米多君是合理的	Ⅱb	B-R

（刘　俊　侯　煜　方丕华）

参考文献

[1] Ganzeboom KS, Mairuhu G, Reitsma JB, et al. Lifetime cumulative incidence of syncope in the general population: a study of 549 Dutch subjects aged 35-60 years. J Cardiovasc Electrophysiol, 2006, 17: 1172-1176.

[2] Serletis A, Rose S, Sheldon AG, et al. Vasovagal syncope in medical students and their first-degree relatives. Eur Heart J, 2006, 27: 1965-1970.

[3] Sheldon RS, Sheldon AG, Connolly SJ, et al. Age of first faint in patients with vasovagal syncope. J Cardiovasc Electrophysiol, 2006, 17: 49-54.

[4] Sumner GL, Rose MS, Koshman ML, et al. Recent

history of vasovagal syncope in a young, referral-based population is a stronger predictor of recurrent syncope than lifetime syncope burden. J Cardiovasc Electrophysiol, 2010, 21: 1375-1380.

[5] Chen LY, Gersh BJ, Hodge DO, et al. Prevalence and clinical outcomes of patients with multiple potential causes of syncope. Mayo Clin Proc, 2003, 78: 414-420.

[6] Brignole M, Menozzi C, Bartoletti A, et al. A new management of syncope: prospective systematic guideline-based evaluation of patients referred urgently to general hospitals. Eur Heart J, 2006, 27: 76-82.

[7] D'Ascenzo F, Biondi-Zoccai G, Reed MJ, et al. Incidence, etiology and predictors of adverse outcomes in 43, 315 patients presenting to the Emergency Department with syncope: an international meta-analysis. Int J Cardiol, 2013, 167: 57-62.

[8] Baron-Esquivias G, Errazquin F, Pedrote A, et al. Long-term outcome of patients with vasovagal syncope. Am Heart J, 2004, 147: 883-889.

[9] Mosqueda-Garcia R, Furlan R, Tank J, et al. The elusive pathophysiology of neurally mediated syncope. Circulation, 2000, 102: 2898-2906.

[10] Glick G, Yu PN. Hemodynamic changes during spontaneous vasovagal reactions. Am J Med, 1963, 34: 42-51.

[11] Hargreaves AD, Muir AL. Lack of variation in venous tone potentiates vasovagal syncope. Br Heart J, 1992, 67: 486-490.

[12] Manyari DE, Rose S, Tyberg JV, et al. Abnormal reflex venous function in patients with neuromediated syncope. J Am Coll Cardiol, 1996, 27: 1730-1735.

[13] Thomson HL, Atherton JJ, Khafagi FA, et al. Failure of reflex venoconstriction during exercise in patients with vasovagal syncope. Circulation, 1996, 93: 953-959.

[14] Verheyden B, Liu J, van Dijk N, et al. Steep fall in cardiac output is main determinant of hypotension during drug-free and nitroglycerine-induced orthostatic vasovagal syncope. Heart Rhythm, 2008, 5: 1695-1701.

[15] Gisolf J, Westerhof BE, van Dijk N, et al. Sublingual nitroglycerin used in routine tilt testing provokes a cardiac output-mediated vasovagal response. J Am Coll Cardiol, 2004, 44: 588-593.

[16] Verheyden B, Gisolf J, Beckers F, et al. Impact of age on the vasovagal response provoked by sublingual nitroglycerine in routine tilt testing. Clin Sci (Lond), 2007, 113: 329-337.

[17] Fu Q, Levine BD. Pathophysiology of neurally mediated syncope: Role of cardiac output and total peripheral resistance. Auton Neurosci, 2014, 184: 24-26.

[18] Morillo CA, Eckberg DL, Ellenbogen KA, et al. Vagal and sympathetic mechanisms in patients with orthostatic vasovagal syncope. Circulation, 1997, 96: 2509-2513.

[19] Mosqueda-Garcia R, Furlan R, Fernandez-Violante R, et al. Sympathetic and baroreceptor reflex function in neurally mediated syncope evoked by tilt. J Clin Invest, 1997, 99: 2736-2744.

[20] Jardine DL, Melton IC, Crozier IG, et al. Decrease in cardiac output and muscle sympathetic activity during vasovagal syncope. Am J Physiol Heart Circ Physiol, 2002, 282: H1804-1809.

[21] Cooke WH, Convertino VA. Association between vasovagal hypotension and low sympathetic neural activity during presyncope. Clin Auton Res, 2002, 12: 483-486.

[22] Vaddadi G, Esler MD, Dawood T, et al. Persistence of muscle sympathetic nerve activity during vasovagal syncope. Eur Heart J, 2010, 31: 2027-2033.

[23] Vaddadi G, Guo L, Esler M, et al. Recurrent postural vasovagal syncope: sympathetic nervous system phenotypes. Circ Arrhythm Electrophysiol, 2011, 4: 711-718.

[24] Sheldon R. How to Differentiate Syncope from Seizure. Cardiol Clin, 2015, 33: 377-385.

[25] van Dijk N, Boer KR, Colman N, et al. High diagnostic yield and accuracy of history, physical examination, and ECG in patients with transient loss of consciousness in FAST: the Fainting Assessment study. J Cardiovasc Electrophysiol, 2008, 19: 48-55.

[26] Sheldon R, Rose S, Connolly S, et al. Diagnostic criteria for vasovagal syncope based on a quantitative history. Eur Heart J, 2006, 27: 344-350.

[27] Sheldon R, Rose S, Ritchie D, et al. Historical criteria that distinguish syncope from seizures. J Am Coll Cardiol, 2002, 40: 142-148.

[28] Sheldon RS, Koshman ML, Murphy WF. Electro-encephalographic findings during presyncope and syncope induced by tilt table testing. Can J Cardiol, 1998, 14: 811-816.

[29] Romme JJ, van Dijk N, Boer KR, et al. Diagnosing vasovagal syncope based on quantitative history-taking: validation of the Calgary Syncope Symptom Score. Eur Heart J, 2009, 30: 2888-2896.

[30] Exposito V, Guzman JC, Orava M, et al. Usefulness of the Calgary Syncope Symptom Score for the diagnosis of vasovagal syncope in the elderly. Europace, 2013, 15: 1210-1214.

[31] Alboni P, Brignole M, Menozzi C, et al. Diagnostic value of history in patients with syncope with or without heart disease. J Am Coll Cardiol, 2001, 37: 1921-1928.

[32] Sud S, Klein GJ, Skanes AC, et al. Predicting the cause of syncope from clinical history in patients undergoing prolonged monitoring. Heart Rhythm, 2009, 6: 238-243.

[33] Natale A, Akhtar M, Jazayeri M, et al. Provocation of hypotension during head-up tilt testing in subjects with no history of syncope or presyncope. Circulation, 1995, 92: 54-58.

[34] Del Rosso A, Ungar A, Maggi R, et al. Clinical predictors of cardiac syncope at initial evaluation in patients referred urgently to a general hospital: the EGSYS score. Heart, 2008, 94: 1620-1626.

[35] Rafanelli M, Ruffolo E, Chisciotti VM, et al. Clinical aspects and diagnostic relevance of neuroautonomic evaluation in patients with unexplained falls. Aging Clin Exp Res, 2014, 26: 33-37.

[36] Blanc JJ. Clinical laboratory testing: what is the role of tilt-table testing, active standing test, carotid massage, electrophysiological testing and ATP test in the syncope evaluation? Prog Cardiovasc Dis, 2013, 55: 418-424.

[37] Farwell DJ, Freemantle N, Sulke N. The clinical impact of implantable loop recorders in patients with syncope. Eur Heart J, 2006, 27: 351-356.

[38] Krahn AD, Klein GJ, Yee R, et al. Cost implications of testing strategy in patients with syncope: randomized assessment of syncope trial. J Am Coll Cardiol, 2003, 42: 495-501.

[39] Krahn AD, Klein GJ, Yee R, et al. Final results from a pilot study with an implantable loop recorder to determine the etiology of syncope in patients with negative noninvasive and invasive testing. Am J Cardiol, 1998, 82: 117-119.

[40] Krahn AD, Klein GJ, Norris C, et al. The etiology of syncope in patients with negative tilt table and electrophysiological testing. Circulation, 1995, 92: 1819-1824.

[41] Krahn AD, Klein GJ, Yee R, et al. Use of an extended monitoring strategy in patients with problematic syncope. Reveal Investigators. Circulation, 1999, 99: 406-410.

[42] Moya A, Brignole M, Menozzi C, et al. Mechanism of syncope in patients with isolated syncope and in patients with tilt-positive syncope. Circulation, 2001, 104: 1261-1267.

[43] Moya A, Brignole M, Sutton R, et al. Reproducibility of electrocardiographic findings in patients with suspected reflex neurally-mediated syncope. Am J Cardiol, 2008, 102: 1518-1523.

[44] Solano A, Menozzi C, Maggi R, et al. Incidence, diagnostic yield and safety of the implantable loop-recorder to detect the mechanism of syncope in patients with and without structural heart disease. Eur Heart J, 2004, 25: 1116-1119.

[45] Brignole M, Sutton R, Menozzi C, et al. Early application of an implantable loop recorder allows effective specific therapy in patients with recurrent suspected neurally mediated syncope. Eur Heart J, 2006, 27: 1085-1092.

[46] Brignole M, Menozzi C, Moya A, et al. Pacemaker therapy in patients with neurally mediated syncope and documented asystole: Third International Study on Syncope of Uncertain Etiology (ISSUE-3): a randomized trial. Circulation, 2012, 125: 2566-2571.

[47] Brignole M, Donateo P, Tomaino M, et al. Benefit of pacemaker therapy in patients with presumed neurally mediated syncope and documented asystole is greater when tilt test is negative: an analysis from the third International Study on Syncope of Uncertain Etiology (ISSUE-3). Circ Arrhythm Electrophysiol, 2014, 7: 10-16.

[48] Sutton R, Brignole M, Benditt DG. Key challenges

in the current management of syncope. Nat Rev Cardiol, 2012, 9: 590-598.

[49] Kuriachan V, Sheldon RS, Platonov M. Evidence-based treatment for vasovagal syncope. Heart Rhythm, 2008, 5: 1609-1614.

[50] Vyas A, Swaminathan PD, Zimmerman MB, et al. Are treatments for vasovagal syncope effective? A meta-analysis. Int J Cardiol, 2013, 167: 1906-1911.

[51] Brignole M, Disertori M, Menozzi C, et al. Management of syncope referred urgently to general hospitals with and without syncope units. Europace, 2003, 5: 293-298.

[52] Krediet CT, van Dijk N, Linzer M, et al. Management of vasovagal syncope: controlling or aborting faints by leg crossing and muscle tensing. Circulation, 2002, 106: 1684-1689.

[53] Brignole M, Croci F, Menozzi C, et al. Isometric arm counter-pressure maneuvers to abort impending vasovagal syncope. J Am Coll Cardiol, 2002, 40: 2053-2059.

[54] van Dijk N, Quartieri F, Blanc JJ, et al. Effectiveness of physical counterpressure maneuvers in preventing vasovagal syncope: the Physical Counterpressure Manoeuvres Trial (PC-Trial). J Am Coll Cardiol, 2006, 48: 1652-1657.

[55] Madrid AH, Ortega J, Rebollo JG, et al. Lack of efficacy of atenolol for the prevention of neurally mediated syncope in a highly symptomatic population: a prospective, double-blind, randomized and placebo-controlled study. J Am Coll Cardiol, 2001, 37: 554-559.

[56] Sheldon RS, Morillo CA, Klingenheben T, et al. Age-dependent effect of beta-blockers in preventing vasovagal syncope. Circ Arrhythm Electrophysiol, 2012, 5: 920-926.

[57] Salim MA, Di Sessa TG. Effectiveness of fludrocortisone and salt in preventing syncope recurrence in children: a double-blind, placebo-controlled, randomized trial. J Am Coll Cardiol, 2005, 45: 484-488.

[58] Romme JJ, van Dijk N, Go-Schon IK, et al. Effectiveness of midodrine treatment in patients with recurrent vasovagal syncope not responding to non-pharmacological treatment (STAND-trial). Europace, 2011, 13: 1639-1647.

[59] Samniah N, Sakaguchi S, Lurie KG, et al. Efficacy and safety of midodrine hydrochloride in patients with refractory vasovagal syncope. Am J Cardiol, 2001, 88: A7, 80-83.

[60] Perez-Lugones A, Schweikert R, Pavia S, et al. Usefulness of midodrine in patients with severely symptomatic neurocardiogenic syncope: a randomized control study. J Cardiovasc Electrophysiol, 2001, 12: 935-938.

[61] Ward CR, Gray JC, Gilroy JJ, et al. Midodrine: a role in the management of neurocardiogenic syncope. Heart, 1998, 79: 45-49.

[62] Qingyou Z, Junbao D, Chaoshu T. The efficacy of midodrine hydrochloride in the treatment of children with vasovagal syncope. J Pediatr, 2006, 149: 777-780.

[63] Raj SR, Faris PD, McRae M, et al. Rationale for the prevention of syncope trial IV: assessment of midodrine. Clin Auton Res, 2012, 22: 275-280.

[64] Theodorakis GN, Leftheriotis D, Livanis EG, et al. Fluoxetine vs. propranolol in the treatment of vasovagal syncope: a prospective, randomized, placebo-controlled study. Europace, 2006, 8: 193-198.

[65] Takata TS, Wasmund SL, Smith ML, et al. Serotonin reuptake inhibitor (Paxil) does not prevent the vasovagal reaction associated with carotid sinus massage and/or lower body negative pressure in healthy volunteers. Circulation, 2002, 106: 1500-1504.

[66] Di Girolamo E, Di Iorio C, Sabatini P, et al. Effects of paroxetine hydrochloride, a selective serotonin reuptake inhibitor, on refractory vasovagal syncope: a randomized, double-blind, placebo-controlled study. J Am Coll Cardiol, 1999, 33: 1227-1230.

[67] Sutton R, Brignole M, Menozzi C, et al. Dual-chamber pacing in the treatment of neurally mediated tilt-positive cardioinhibitory syncope: pacemaker versus no therapy: a multicenter randomized study. The Vasovagal Syncope International Study (VASIS) Investigators. Circulation, 2000, 102: 294-299.

[68] Connolly SJ, Sheldon R, Roberts RS, et al. The North American Vasovagal Pacemaker Study (VPS). A randomized trial of permanent cardiac pacing for the prevention of vasovagal syncope. J Am Coll Cardiol,

1999，33：16-20.

[69] Ammirati F，Colivicchi F，Santini M，et al. Permanent cardiac pacing versus medical treatment for the prevention of recurrent vasovagal syncope：a multicenter，randomized，controlled trial. Circulation，2001，104：52-57.

[70] Connolly SJ，Sheldon R，Thorpe KE，et al. Pacemaker therapy for prevention of syncope in patients with recurrent severe vasovagal syncope：Second Vasovagal Pacemaker Study（VPS II）：a randomized trial. JAMA，2003，289：2224-2229.

[71] Raviele A，Giada F，Menozzi C，et al. A randomized，double-blind，placebo-controlled study of permanent cardiac pacing for the treatment of recurrent tilt-induced vasovagal syncope. The vasovagal syncope and pacing trial（SYNPACE）. Eur Heart J，2004，25：1741-1748.

[72] Deharo JC，Guieu R，Mechulan A，et al. Syncope without prodromes in patients with normal heart and normal electrocardiogram：a distinct entity. J Am Coll Cardiol，2013，62：1075-1080.

[73] Brignole M，Deharo JC，De Roy L，et al. Syncope due to idiopathic paroxysmal atrioventricular block：long-term follow-up of a distinct form of atrioventricular block. J Am Coll Cardiol，2011，58：167-173.

[74] Flammang D，Church TR，De Roy L，et al. Treatment of unexplained syncope：a multicenter，randomized trial of cardiac pacing guided by adenosine 5'-triphosphate testing. Circulation，2012，125：31-36.

[75] McLeod KA，Wilson N，Hewitt J，et al. Cardiac pacing for severe childhood neurally mediated syncope with reflex anoxic seizures. Heart，1999，82：721-725.

第五十九章　儿童患者的体位性心动过速综合征和血管迷走性晕厥

第一节　体位性心动过速综合征和血管迷走性晕厥概述

体位性心动过速综合征（postural tachycardia syndrome，POTS）及血管迷走性晕厥（vasovagal syncope，VVS）发生时多伴有血压下降。因而需了解它们与直立性低血压（orthostatic hypotension）的异同。

一、直立（体位）性低血压

（一）定义[1]

直立性低血压是指直立状态下，或直立倾斜检查床倾斜角度至 60°以上时，在 3min 内，患者收缩压下降幅度超过 20mmHg，或舒张压下降幅度超过 10mmHg。如果原有高血压的患者，建议将收缩压下降幅度的标准定为超过 30mmHg 以上。

（二）病理生理

正常情况下，当人体从卧位变为立位时，由于重力的因素，有 500～800ml 的血流会立即分布到内脏或下肢静脉丛中，导致回心血量减少，继而使每搏量及心排血量下降。为了对抗这一反应，机体会迅速动员交感神经，而使副交感神经的张力下降，从而提高血管张力、心率及心肌的收缩力，以稳定血压。而且在立位时，下肢骨骼肌的收缩，也会有利于增加回心血流。

如果自主神经功能受损，导致血管收缩的效应不足以对抗重力的影响时，即会产生直立性低血压。

随着年龄的增长，直立性低血压的发生率会明显增高。

二、体位性心动过速综合征[2]

（一）定义

体位性心动过速综合征（POTS）是一种临床综合征，其特征为①常于直立位时出现症状，表现为头昏、心悸、全身发抖、虚弱、视物模糊、活动乏力，以及疲乏；②从卧位变为立位，持续时间超过 30s 后，心率上升的幅度超过 30 次/分（12～19 岁之间的青少年，心率上升的幅度则超过 40 次/分）；③不伴有血压的明显下降，即无直立性低血压。

（二）流行病学及自然病程

POTS 的发生率约为 0.2%[3-6]。大部分患者发生在 15～25 岁年龄段，且超过 75% 为女性。由于病程长，症状反复出现，而治疗困难，因此患者的生活质量明显下降。目前尚无 POTS 导致死亡的报道。

（三）发生机制

一般认为，POTS 与如下机制相关[7]：①外周自主神经功能减弱，使血管张力下降；②低血容量，继发肾素-血管紧张素系统激活；③交感神经系统过度亢奋，可伴有血压的升高；④去适应状态（deconditioning），运动耐量下降；⑤过度警觉（hypervigilance）及焦虑状态。

（四）诊断

对于疑有POTS的患者，应该详细询问病史，进行全面的体格检查，测试直立位时的生命体征，并查12导联心电图。还可查甲状腺功能、24h动态心电图及经胸超声心动图，以及运动负荷试验。如果这些检查还不能确立或排除诊断，则可进行体温调节出汗试验（thermoregulatory sweat test）以检测自主神经功能。还可查立卧位的血浆肾上腺素及去甲肾上腺素的水平，及24h尿钠，必要时需进行心理学评估。

（五）治疗

目前POTS尚缺乏有效的治疗，需要采取综合措施进行干预。对于所有的患者，都需首先尝试非药物手段：如①停用去甲肾上腺素抑制剂；②增加水和盐的摄入以升高血容量；③减少直立位的活动。对于非直立位的活动，如游泳，可不过多限制。若这些措施无效，可考虑药物治疗。不建议对窦房结行导管消融改良术。

药物包括：①增加水和盐的摄入以纠正低血容量；②氟氢可的松（fludrocortisone），可减少水和钠的丢失；③当外周血管张力下降时，可使用α-受体激动剂米多君（midodrine）；④针对心动过速症状，使用小剂量美托洛尔有效；伊伐布雷定（ivabradine）也有利于降低窦性频率；⑤对于中枢交感亢进的患者，可以考虑使用可乐定或美多巴。

三、血管迷走性晕厥 [2]

（一）定义

血管迷走性晕厥（VVS）是一种晕厥综合征：①在直立位持续30s以上，或情绪应激、疼痛刺激等条件下发生；②伴出汗，恶心，面色苍白；③与血压下降及相对性心动过缓相关；④恢复后常伴疲乏。

（二）流行病学及自然病程

VVS很常见。大约有42%的女性及32%的男性，在60岁之前至少会经历一次VVS发作[8-9]。其中发生在幼儿期的不到1%～3%。通常情况下第一次晕厥多发生于11岁之后，平均在14岁左右。大部分患者，第一次晕厥均出现于40岁之前。据统计，VVS约占晕厥的30%～50%。

VVS的预后相对良好，不会增加死亡率。但症状的频繁发生会严重影响患者的生活质量。

（三）发生机制

正常情况下，当人体处于直立位时，由于重力因素的影响，会有500～800ml的血流重分布到下肢、盆腔或内脏静脉丛中。此时回心血量明显下降，继而会引发心排血量及血压的下降。这种效应会立即被体动脉及心、肺压力感觉器所感知，从而触发交感神经系统释放去甲肾上腺素，以收缩血管（可伴有心率的增快）。

如果这一反射性的交感神经系统效应失灵，则大量血液淤滞于外周或内脏静脉丛中，同时血管反而扩张，进一步加重低血压状态，即可引发意识丧失，从而导致VVS。此时，常会伴有迷走神经介导的心动过缓，称为心脏抑制（cardioinhibition），可表现为窦性心动过缓及房室传导阻滞。

当VVS发生时，心排血量下降的幅度可达50%，从而使血压下降。血管扩张效应仅在一部分患者身上出现。对于多数患者，仅前负荷下降引起的低血压，即可使颅内血流的灌注降低至发生意识丧失的水平。

（四）诊断

VVS的诊断在很大程度上依赖病史。询问病史时要注意4个方面的关键特征：①诱发因素及环境；②前驱症状；③体征；④苏醒的时间及苏醒后症状。晕厥常发生于直立位超过2～3min后，也可出现于牙科手术、疼痛及外伤等情绪应激条件下。前驱症状包括进行性加重的先兆晕厥、出汗、发热感、恶心、腹部不适、视物模糊及一过性失明等。意识丧失时，患者通常是无自主运动的，但有 10% 的患者会出现细的震颤或阵挛，有可能被误诊为癫痫。苏醒后，患者常感疲乏，持续时间自数分钟至数小时不等。此外，以下检查有助于 VVS 的诊断。

1. 直立倾斜试验

直立倾斜试验的原理是通过被动的体位负荷，以检测患者是否存在可引发 VVS 的自主神经功能障碍。阳性反应定义为出现了先兆晕厥或晕厥症状，伴有血压及心率的下降。这一试验的敏感性为 78%～92%，特异性为 90%。如果使用异丙肾上腺素进行药物负荷，可以提高敏感性，但会降低特异性。

需要注意的是，试验阳性，只是提示患者更容易发生 VVS，但并不能说明晕厥的原因一定是 VVS。

直立倾斜试验在如下情况时也有帮助：①与痫性发作相鉴别；②协助诊断不明原因晕厥；③明确是否为假性晕厥，即有类似晕厥的表现，但却无导致颅脑低灌注的客观依据（低血压或血流动力学改变）。

2. 长程心电监测

植入性事件记录器，最长可监测 3 年的心电变化，可使约 35% 的晕厥患者得到确诊。

（五）治疗

VVS 预后相对良好，通常情况下不需特殊治疗。要尽量避免使用会导致血压下降的药物。下列药物及措施可能有益。

1. 抗压锻炼（physical counterpressure maneuver）

有报道，对大肌群进行等长运动（isometric exercise）锻炼时，可在 VVS 患者出现压力反射时升高血压，避免或延缓意识丧失的发生。这一措施对无前驱症状或前驱症状轻微的患者无效。但它无任何风险，可以对所有症状较重的 VVS 患者试用此手段。

2. 直立倾斜锻炼

这一措施的目的是提高患者对直立体位的适应性。但目前没有依据证实这一措施有效。

3. β 受体阻滞剂

POST 1 试验的结果表明，美托洛尔对年龄超过 40 岁的患者有效，但对年轻患者不适用[10]。此外，其他 β 受体阻滞剂未能显示出在治疗 VVS 方面的益处。

4. 氟氢可的松

目前没有确切的证据表明氟氢可的松对 VVS 有益。但对于症状特别严重的患者，可以考虑试用。

5. 米多君

有限的证据表明，米多君对儿童 VVS 患者，可使其相对危险下降 70%。但缺乏对成人 VVS 的临床依据。

6. 5-羟色胺（serotonin）转运体抑制剂

已知 5-羟色胺是中脑调节心率及血压的介质，因而从逻辑上说使用 5-羟色胺转运体抑制剂可能对 VVS 有效。但目前尚缺乏确切的临床证据。

第二节　国内关于儿童患者体位性心动过速综合征和血管迷走性晕厥的临床观点

一、儿童患者的 POTS

（一）定义

儿童患者的 POTS 是指患儿在直立试验或直立倾斜试验的 10min 内心率上升的幅度超过 30 次/分，或心率最大值超过 120 次/分，同时伴有直立后的头晕、胸闷、头痛、心悸、面色改变、视物模糊、倦怠、晨起不适，严重时可出现晕厥等症状。

（二）发病机制

正常儿童体位由卧位或坐位变为直立位时，在 1min 内可以迅速适应新的体位，并达到稳定状态。其机制为，当静脉回心血量下降时，心室充盈压下降，则会下调与脑干迷走神经背核直接相联系的心室后下壁心脏机械受体（或 C 纤维）的功能，并反射性增加交感神经冲动，结果使心率加快，周围血管收缩，血压升高，从而维持正常的脑灌注；另外下肢骨骼肌的挤压作用和静脉瓣也在血压的维持中起着一定的作用。如果这一机制发生失灵时，则会出现 POTS 症状。

（三）临床表现

POTS 患儿主要表现为直立不耐受，如起立后头晕或眩晕，甚至晕厥，伴胸闷、面色苍白、视物模糊、头痛等，多数还伴有消化道症状如恶心、呕吐等。少部分患儿还可出现多汗、心悸、疲乏等。2/3 的患儿在情绪紧张、持续站立或闷热环境（如洗澡）时症状加重；79％的患儿在清晨起床后或精神受到刺激（如父母的责骂）后出现症状或症状加重。

（四）诊断

儿童 POTS 的诊断流程大致同成人。除常规检查外，最有价值的辅助检查是直立倾斜试验。

儿童 POTS 的诊断标准为：①在直立试验或直立倾斜试验的 10min 内心率上升的幅度超过 30 次/分，或心率最大值超过 120 次/分；②伴有头晕、胸闷、头痛、心悸、面色改变、肢体颤动、倦怠、晨起不适、不能耐受运动，严重时可出现晕厥等症状。

（五）治疗

1. 健康教育及避免症状加重的因素

健康教育内容包括使患儿及家属正确认识 POTS 的常见先兆症状和诱发因素，并采取有效的干预措施。指导患儿及家长避免可能诱发晕厥发作的诱因，如长久站立、体位改变、情绪紧张、环境闷热、疲劳等。青少年避免饮酒及含咖啡饮料，以

及避免使用血管扩张剂、利尿剂及降压药等药物。

避免加重症状的因素主要是指当发生 POTS 的一些先兆时采取一定措施来避免症状加重。这些措施主要有：出现 POTS 的症状时，在保持呼吸道通畅情况下，通过适当改变体位，如立即取仰卧位或坐位或抬高大腿来使静脉血回流，增加周围血管阻力、减少下肢和腹部静脉丛的血流，增加周围动脉阻力，促进静脉血回流到心脏，增加心排血量和血压，避免 POTS 的症状加重。

2. 基础疗法

主要包括增加患儿饮食中的盐量及饮水的次数。增加水盐摄入，可增加细胞外液和血容量，避免直立倾斜时左心室充盈量不足导致的排空效应，防止迷走神经活性增强诱发晕厥发作，增强患儿对直立体位的耐受性。但也有资料表明，每日饮用 500ml 水，并不能使血压升高，所以有关饮水量的多少有待进一步评估。

3. 药物治疗

（1）β 受体阻滞剂：它能通过减少对心脏压力感受器的刺激和阻滞血液循环中高水平的儿茶酚胺来发挥作用。目前使用的 β 受体阻滞剂多数为美托洛尔，可根据年龄选择不同剂量。但 β 受体阻滞剂对 POTS 患儿治疗的临床效果尚须进一步进行随访研究。

（2）α 受体激动剂：它是一种血管收缩剂，通过增加外周血管阻力与减少静脉血容量发挥作用，主要代表药物为米多君。它对直立不耐受以及体位性心动过速有很好的疗效。它的副作用主要包括皮疹、感觉异常、尿潴留及平卧位高血压等。目前在儿童 POTS 中尚缺乏这方面的研究报道。

（3）氟氢可的松：该药通过增加肾对钠盐的重吸收来发挥其扩充血容量的作用。目前还未有氟氢可的松治疗儿童 POTS 的报道。

二、儿童患者的 VVS

（一）流行病学

晕厥是儿童的常见病症。美国的统计数据显示，患病率达 125.8/100 000。女孩比男孩发病率

高，发病的高峰年龄为 15～19 岁之间。其中 VVS 占了患儿所有晕厥的 80%。

（二）发病机制

血管迷走性晕厥的儿童一般其晕厥都发生在心脏充盈减少时或体内儿茶酚胺分泌增加时，如看到血液、疼痛、所处的环境闷热或洗热水浴等；运动时或紧张时也可诱发晕厥发作，然而最常见的诱因是持久站立。因此大多数人认为在这些条件下由于静脉池的过度淤血致心脏充盈减少而导致了自主神经的矛盾反射引起血压下降、心动过缓、黑矇、冷汗、面色苍白、听力下降和肌无力，脑血流减少和意识丧失，以至难以维持站立体位而摔倒。

一般当人站立时大约有 500ml 血液滞留于腹部及下肢。因此当正常儿童持久站立时，静脉回流减少，心室充盈血容量下降，从而减少了与脑干迷走神经背核直接联系的心室后下壁心脏机械受体（或 C 纤维）的激活，反射性增加交感神经冲动，结果使心跳加快 10～15 次/分，周围血管收缩，血压升高，从而维持正常的脑血流。

血管迷走性晕厥患儿起初也是回心血量减少，心室充盈下降。但由于患儿体内儿茶酚胺水平高，引起心室过度强烈收缩，造成"空排效应"，反而促使心室后下壁心脏机械受体冲动经 C 纤维传递到脑干迷走神经中枢，从而使迷走神经活性加强（该反射称为 Bezold-Jarish 反射），反馈抑制交感神经，从而作用于外周血管和心脏，使外周血管扩张、心脏抑制、血压下降、脑血流减少而发生晕厥。

（三）儿童 VVS 的诊断标准

儿童 VVS 的诊断是临床颇为棘手的问题之一。主要依据：①发病年龄多为年长儿（一般在 5 岁以上）；②晕厥发作前可有某些精神刺激、疼痛

刺激或持久站立等诱因；③晕厥发作前，部分患者可有先兆，如头晕，恶心，多汗等；④晕厥发作时间短暂，意识丧失，肌张力丧失；⑤直立倾斜试验阳性；⑥除外中枢神经系统疾病、心血管系统疾病、代谢性疾病。

对于直立倾斜试验，国外研究较多。一般认为基础试验特异度较高，但敏感性低。使用异丙肾上腺素或静滴硝酸甘油作为负荷，可明显提高敏感性，但特异性则会受影响。还可以舌下含服硝酸甘油作为负荷，安全性相对较好，敏感性及特异性与静脉滴注时相当。

（四）治疗

虽然 VVS 很少危及生命，但对患儿的生活质量影响很大，因而应予积极治疗。

1. 盐及液体疗法

饮食中增加盐的摄入和增加液体的摄入是治疗 VVS 的基础。因为盐的补充和增加液体的摄入既相对安全又容易被患儿及其家长接受，所以对于 VVS 患儿作为最初的治疗方法是非常值得推荐的。但其有效性尚应进一步采用大样本的随机对照研究来确定。

2. β 受体阻滞剂

这是治疗 VVS 最常用的药物，首选美托洛尔；也可考虑使用阿替洛尔，但缺乏大规模随机对照的临床研究结果。

3. 氟氢可的松

该药通过增加肾对钠盐的重吸收来发挥其扩充血容量的作用。疗效与阿替洛尔相当。

4. α 受体激动剂

它是一种血管收缩剂，通过增加外周血管阻力与减少静脉血容量发挥作用。主要代表药物为米多君。目前认为该药物有一定的效果。

第三节　国外指南对儿童患者体位性心动过速综合征和血管迷走性晕厥的诊治建议

2015 年发布的美国心律协会《体位性心动过速综合征、不适当窦性心动过速、血管迷走性

晕厥诊断和治疗的专家共识》指出[2]，目前 POTS 及 VVS 的诊治建议，其依据多来自于成

人的临床文献。

一、儿童 POTS 及 VVS 的诊断

儿童 POTS 的诊断主要依赖病史和直立位试验。儿童患者直立倾斜试验的标准为：有不能耐受直立位的症状，且心率上升的幅度超过 40 次/分。这一标准较成人为高。此外，10min 站立试验，在小样本的成人试验中显示有价值，但对儿童的有效性未得到确认。

儿童患者的 VVS 症状明显较成人典型。因而其诊断也较为清晰。一般儿童所发生的运动相关的晕厥，多数为 VVS。另外，当出现与 VVS 类似的症状，但发作的次数明显更为频繁（每天至少发作一次），且晕厥的时间明显延长时，要考虑假性晕厥可能。

虽然直立倾斜试验对儿科患者有较高的敏感性和特异性，但出于安全性的考虑，不建议对疑有 VVS 的患儿常规行该项检查。常规心电图足以排除一些不常见但又风险极高的情况，如心肌炎、遗传性心肌病及遗传性心律失常（如长 QT 综合征等）。必要时可使用长程的心电监测。

二、儿童 POTS 及 VVS 的治疗

目前缺乏对儿科患者 POTS 及 VVS 预后的客观数据。但多数患儿在青春期晚期，症状会自动消失。因此很少有研发专门用于儿童 POTS 及 VVS 的治疗手段，尤其在起搏治疗方面。目前也没有证据表明，哪一项治疗措施对儿童一定有益（表 59-1）。

目前常规的治疗措施仍是对患儿及家人进行健康教育，建议增加盐及液体的摄入，进行抗压锻炼等。

小样本的资料显示，米多君对治疗儿童 POTS 及 VVS 有效。而氟氢可的松及美托洛尔并不比安慰剂有效。

还有一个小样本的研究资料显示，对于频发晕厥的 VVS 低龄儿童，起搏治疗可明显改善其症状。

表 59-1 儿童患者 POTS 及 VVS 的诊治建议

	推荐类别	证据等级
疑有 POTS 或 VVS 的患儿，应详细询问病史，仔细进行体格检查，并行 12 导联心电图检查	I	E
疑有 POTS 的患儿，应行直立位试验检查	I	E
经严格筛选的疑有 VVS 的患儿，进行直立倾斜试验看来是合理的	IIa	C
经严格筛选的患有 VVS 的儿童，使用米多君治疗看来是合理的	IIb	B-R
对于患有 POTS 或 VVS 的儿童，使用推荐给成人的治疗手段看来是合理的	IIb	E

（唐　恺　耿小红）

参考文献

[1] Freeman R, Wieling W, Axelrod FB, et al. Consensus statement on the definition of orthostatic hypotension, neurally mediated syncope and the postural tachycardia syndrome. Clin Auton Res, 2011, 21 (2): 69-72.

[2] Sheldon RS, Grubb BP 2nd, Olshansky B, et al. 2015 heart rhythm society expert consensus statement on the diagnosis and treatment of postural tachycardia syndrome, inappropriate sinus tachycardia, and vasovagal syncope. Heart Rhythm, 2015, 12 (6): e41-63.

[3] Low PA, Opfer-GehrkingTL, TextorSC, BenarrochEE, Shen WK, Schondorf R, Suarez GA, Rummans TA. Postural tachycardia syndrome (POTS). Neurology, 1995, 45: S19-S25.

[4] Garland EM, Raj SR, Black BK, et al. The hemodynamic and neurohumoral phenotype of postural tachycardias yndrome. Neurology, 2007, 69: 790-798.

[5] Robertson D. The epidemic of orthostatic tachycardia and orthostatic intolerance. Am J Med Sci, 1999, 317: 75-77.

[6] Schondorf R, Benoit J, Wein T, et al. Orthostatic intolerance in the chronic fatigue syndrome. J Auton Nerv Syst, 1999, 75: 192-201.

[7] Benarroch EE. Postural tachycardia syndrome: a heterogeneous and multi-factorial disorder. Mayo Clin Proc, 2012, 87: 1214-1225.

［8］ Ganzeboom KS，Mairuhu G，Reitsma JB，et al. Life
time cumulative incidence of syncope in the general
population：a study of 549 Dutch subjects aged 35～60
years. J Cardiovasc Electrophysiol，2006，17：1172-
1176.

［9］ SerletisA，RoseS，SheldonAG，et al. Vasovagal syn-
cope in medical students and their first-degree rela-
tives. Eur Heart J，2006，27：1965-1970.

［10］ Sheldon RS，Morillo CA，Klingenheben T，et al.
Age-dependent effect of beta-blockers in preventing
vasovagal syncope. Circ Arrhythm Electrophysiol，
2012，5：920-926.

第六十章　特殊情况的晕厥

一、老年晕厥

晕厥是由于一过性全脑组织缺血导致的短暂意识丧失，常伴有自主肌张力丧失，具有发作迅速、短暂、自限性且能够完全恢复的特点，是老年人常见的一个症状。老年人晕厥的原因很多，是临床上一个比较复杂的问题。晕厥既可以是一个良性的过程，也可以是严重威胁生命的疾病。随着年龄的增长，晕厥的发病率不断增加，70岁以上的老年人晕厥的发病率急剧上升。以往临床医生以单一疾病来解释这一症状，但这种方法不适用于老年人，因为老年人常常存在以下情况：①多种慢性疾病并存，如糖尿病、充血性心力衰竭、冠状动脉疾病或脑血管疾病，这些慢性病可能引发晕厥。②常常口服很多药物，如镇静药、利尿剂、血管扩张剂、β受体阻滞剂、降糖药、降压药等等，这些药物也有可能发生晕厥。③多方面与年龄相关的生理改变，如衰老使脑血流易受损，也有可能发生晕厥。老年人晕厥相比年轻人更具有致残性，如骨折、颅脑硬膜下血肿、软组织损伤等致残性的并发症，并由此长期卧床而引起褥疮、下肢静脉血栓等一系列并发症。因此，要重视老年晕厥，了解其病因学、病理生理、评估和处理。

（一）流行病学及病因

老年人晕厥的发病率约6%～10%，2年内的复发率为30%，在老年人集中的疗养院或敬老院可高达23%[1]。Soteriades报告发生率为6.2/1000人。意大利Brignole报告多中心研究结果为2.6/1000人年，占同期入院人数的1.1%[2]。Framingham研究显示，社区老年人晕厥发生率为6.2/1000人年，80岁以上

为19.5/1000人年，其中21.2%为VVS，36.6%为不明原因晕厥[3]。这种不同可能与研究对象、人群年龄、种族不同有关。70岁以上高发，70～79岁和80～89岁老年人占患者群的25%和22%[1]。

老年人晕厥的常见原因主要有直立性低血压、神经反射介导的晕厥（尤其是颈动脉窦晕厥，CSS）和心律失常[4]。上述原因可能在老年晕厥患者中同时存在，因此给临床诊断带来不少困难。

因直立性低血压而住院的发病率随着年龄增长而增加，65～74岁的老年人发病率为4.2%，75岁以上患者则增至30.5%[5]。老年人服用抗高血压和抗抑郁药物容易导致直立性低血压。Heitterach报告老年人收缩压下降＞20mmHg，且倾斜试验后3min内血压不稳定者易摔倒，比没有这种情况者高2倍。Weiss研究表明老年人夏天比冬天容易发生，特别容易发生在早晨。利尿剂和血管扩张剂易诱发直立性低血压。

神经介导在高龄患者晕厥的发病机制中亦发挥着很大的作用，但由于其不典型的临床表现常被忽视。颈动脉窦过敏是高龄晕厥患者易被忽略的一个原因，由于颈动脉窦过敏综合征的老年患者清醒后多数有逆行性遗忘，他们不记得自己发生过晕厥，以为是自己不小心跌倒。大约20%老年晕厥患者的晕厥原因与心脏抑制型CSS有关[6]。诱发因素为压迫颈动脉窦，如衣领过紧、过高，刮胡子，突然转身，主要发生在老年人。往往伴有冠心病和高血压。其他因素导致颈动脉窦过敏的有颈部淋巴结肿大，颈部瘢痕，颈动脉体肿瘤，腮腺、甲状腺、头部和颈部肿瘤等。近年来，随着直立倾斜试验的广泛开展，越来越多的老年人被诊断为血管迷走性晕厥（VVS）。VVS存在两个年龄高峰，分别是20～29岁（占9%）和70～

79岁（占23.3％），老年人的发病率近年轻人的3倍[7]。由于缺乏系统的检查，且许多老年人对意识丧失有遗忘现象，故目前流行病学资料都低估了老年人VVS的发生率[8]。

（二）评估及诊断

详细的病史、系统的体格检查、卧立位血压测量和标准12导联心电图是评估晕厥患者的基础。病史内容包括起病的诱因、前驱症状、意识丧失的表现、意识恢复时间、既往病史、用药史以及是否存在猝死家族史[9]。老年患者发生晕厥时常缺乏典型的发病诱因和前驱症状，合并其他疾病且存在遗忘现象，增加了临床诊断的难度，故需做进一步检查。2009年ESC《晕厥诊断与治疗指南》[9]指出：40岁以上晕厥患者建议首先进行颈动脉窦按摩；晕厥与体位变化有关时，应进行卧-立位试验；考虑存在器质性心脏病时，建议行超声心动图检查；怀疑存在心律失常，应给予实时心电监测；仅在怀疑非晕厥原因造成的短暂

意识丧失时，需血液检查或神经科检查，如脑部CT、颈动脉多普勒超声、脑电图等；以上无创检查阳性率为30％～60％。此外，还可以行电生理、运动试验和精神评估等检查方法。实时心电监测方法有24h动态心电监测、体外或置入型心电记录仪和远程遥感监测。置入型心电记录仪可监测和记录患者晕厥前后的心电图，有助于排查心律失常相关的晕厥，但其为有创性且费用昂贵，适用于直立倾斜试验及电生理检查不能明确病因的患者。

老年晕厥患者在临床评价和检查中应关注以下几点：怀疑直立性低血压引起的老年晕厥患者应多次重复测量血压，例如清晨起床后，或晕厥发生后；怀疑神经介导的反射性晕厥的老年患者中，倾斜试验尤其是硝酸甘油激发试验对老年人具有良好的敏感性、特异性、安全性及耐受性；怀疑药物或餐后低血压引起的老年晕厥患者应进行24h动态血压监测；由于老年人心律失常发生率增加，对于不明原因晕厥的老年人应行心电事件记录仪检查。图60-1显示如何对晕厥患者进行评估与检查。

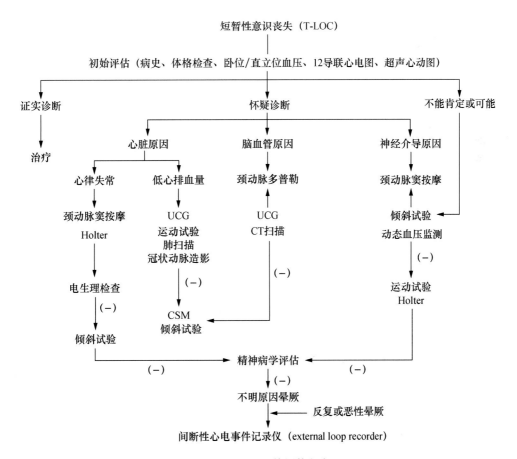

图60-1 T-LOC的评估程序

（三）治疗

老年人晕厥的原因很多，治疗必须针对病因治疗。直立性低血压患者，首先应停用任何引起低血压的药物，然后增加盐的摄入以扩充容量。避免长时间站立，穿弹力袜以增加静脉回流。对餐后低血压者可采用少量多餐，避免大量饱餐。加强预防晕厥的指导和教育，对情景性晕厥应避免长时间站立、静脉穿刺、大餐、太阳下暴晒、洗澡时水不要太热。此外，空腹、睡眠不足、饮酒也可能诱发晕厥，应避免。缓慢性心律失常引起的晕厥如二度、三度房室传导阻滞考虑行永久起搏器植入；快速性心律失常者根据具体病情考虑药物、射频消融或ICD植入等。

二、儿童晕厥

晕厥为儿童时期的常见急症，20%～25%的男孩和40%～50%的女孩至少经历过一次晕厥。晕厥占急诊量的1%～2%。流行病学资料显示，晕厥发病的两个年龄高峰分别为15岁左右和60岁以后。引起儿童晕厥的基础疾病包括自主神经介导性晕厥、心源性晕厥以及脑血管性晕厥等，其中自主神经介导性晕厥是儿童晕厥中最常见的基础疾病，它包括血管迷走性晕厥、体位性心动过速综合征、境遇性晕厥等。在所有晕厥病例中，70%有反复晕厥发作的病史，严重影响儿童的身心健康及学习与生活质量，部分患儿有猝死危险。有关儿童晕厥的诊断是目前儿科学领域的重大课题。

2009年中华医学会儿科分会心血管学组发布了《儿童晕厥诊断指南》，制定了适合我国儿童的晕厥诊断流程（见图60-2）[10]。

对于儿童晕厥的诊断，首先要详细询问患儿的晕厥诱因、晕厥先兆、晕厥持续时间、晕厥伴随症状、晕厥后状态，并进行详细的体格检查、卧立位血压及心电图检查。据此，①可以"明确诊断"以下疾病，如体位性心动过速综合征、直立性低血压、境遇性晕厥、药源性晕厥等。②对于心肌病、肺动脉高压、发绀型先天性心脏病及某些心律失常等疾病可以"提示诊断"，对这些患者

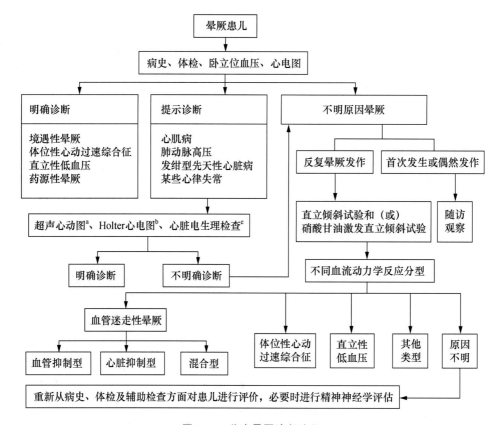

图60-2　儿童晕厥诊断流程

需进一步根据具体情况和需要，选择下列某项检查：超声心动图、Holter 心电图或心脏电生理检查等以期明确是否为心源性晕厥。③不能明确诊断也不能提示诊断的患者，即为"不明原因晕厥"，如其晕厥反复发作，则应进行直立倾斜试验（HUT）检查，帮助诊断血管迷走性晕厥及其不同血流动力学类型（血管抑制型、心脏抑制型以及混合型）、体位性心动过速综合征、直立性低血压等。④对于经过上述检查仍然不能明确诊断者，应重新从病史、体检及辅助检查对患儿进行评价，必要时进行精神神经学评估[10]。

儿童患者中，有时晕厥是危及生命的器质性心脏病的最初表现[9]，由于心源性晕厥是器质性心脏病的表现，有较高猝死的危险，而心电图对于鉴别心源性晕厥十分重要，因此对于每位有晕厥表现的患儿均应行心电图检查。心源性晕厥在所有引起晕厥的病因中其累计生存率是最低的。对于病史及心电图提示心源性晕厥的患儿应进行超声心动图、Holter，必要时进行心内电生理检查明确晕厥病因。心源性晕厥常见基础疾病包括：Brugada 综合征、儿茶酚胺敏感性多形性室速、先天性长 QT 综合征、致心律失常性右心室心肌病、梗阻性肥厚型心肌病、主动脉瓣狭窄及原发性肺动脉高压、心肌炎等。其中以心律失常最为多见。以下情况常常提示心源性晕厥：早发的心源性猝死家族史（30 岁前）；已有或高度怀疑心脏疾病；争斗、强烈情绪应激或巨大声响诱发；运动中（例如游泳）发作的晕厥等[9]。

儿童晕厥治疗与成人相同。对于血管迷走反射性晕厥的儿童，即使伴有较长的心脏停搏，起搏器的植入仍需慎重，因为有研究证实这类患儿往往预后较好，无需植入起搏器[11]。总之，儿童

时期晕厥较为常见，大多数为反射性介导的晕厥，仅有少数危及生命；病史、体格检查和心电图有助于判断和鉴别患儿晕厥的严重程度；对于反射性晕厥的青少年患者的治疗的核心内容是加强教育和功能锻炼，避免再次发作[9]。

三、驾驶与晕厥

一项入选 104 例患者的研究[12]显示，有 3% 患者的晕厥发生在驾驶过程中，仅有 1% 发生交通事故。由于引起晕厥的潜在病因学千差万别，因此再发晕厥的概率也不尽相同。尽管这类患者被建议不再驾车，仅有 9% 患者遵从医生建议。从保护患者本人和公众的角度，限制晕厥患者的驾驶十分必要。然而现实世界中，限制患者的驾驶权利可能会加剧医生患者间的紧张关系，平衡两者之间的关系有助于保护公众安全[13]。

AVID 研究显示驾驶中发生致晕厥的心动过速者的交通事故率很低，为 0.4%/患者年。这一发生率甚至低于总体人群中的交通事故率[14]。一项入选 3877 例晕厥患者的长期观察性研究显示[15]，380 例（9.8%）发生驾车过程中的晕厥，其中 37% 原因为反射性晕厥，12% 为心律失常性晕厥。其中仅有 10 例再次在驾车中发生晕厥。随访 8 年显示累计的驾车中晕厥发生率为 7%。该研究结果显示驾车中晕厥组的复发率和长期生存率与非驾车中晕厥组无明显差异。

尽管尚缺乏大规模的循证证据，基于保护公众安全和患者个人权利之间的伦理平衡，加拿大医学会、AHA/HRS 和 ESC 等指南仍对驾驶中晕厥患者能否驾车提供了一些治疗意见（详见表 60-1 至表 60-5）。

表 60-1　加拿大医学会关于非快速性心律失常性晕厥患者驾驶的建议

	私人驾车	职业驾车
典型血管迷走性晕厥仅发作 1 次	无限制	无限制
明确诊断的或需要治疗的疾病（例如：心动过缓需要植入永久起搏器，心脏瓣膜疾病、肥厚型心肌病）	观察 1 周	观察 1 月
可逆原因（例如：出血、脱水）	治愈疾病后	治愈疾病后
可避免的触发情境性晕厥（例如：排尿、排便）	观察 1 周	观察 1 周
仅发作 1 次的不明原因晕厥或反复发作的血管迷走神经性晕厥（12 个月内）	观察 1 周	观察 12 个月
反复发作不明原因的晕厥（12 个月内）	观察 3 月	观察 12 个月

表 60-2 加拿大医学会关于快速性心律失常晕厥患者驾驶的建议

	私人驾车	职业驾车
室颤（非可逆原因）	事件后 6 个月	取消资格
血流动力学不稳定性室速	事件后 6 个月	取消资格
可逆性原因的室颤或室速	不驾车直到潜在疾病已经被成功治疗	
阵发性室上性心动过速	满意控制	满意控制
房颤或房扑	满意控制	满意控制

表 60-3 AHA 和 HRS 关于神经介导性晕厥患者驾驶的建议

	私人驾车	职业驾车
轻度神经介导性晕厥	不受限	观察 1 周
已治疗的重度神经介导性晕厥	观察 3 周	观察 6 周
未治疗的重度神经介导性晕厥	完全禁止	
轻度颈动脉窦晕厥	不受限	
接受治疗并且被控制的严重颈动脉窦晕厥	观察 1 周	观察 1 周
接受治疗但不能明确是否控制的严重颈动脉窦晕厥	观察 3 周	观察 6 周
	完全禁止	

表 60-4 AHA 和 HRS 关于晕厥和相关心律失常未行治疗前患者驾驶的建议

	私人驾车	职业驾车
未植入永久起搏器的心动过缓	完全禁止	
非依赖性的植入永久起搏器的心动过缓	无限制	
依赖性的植入永久起搏器的心动过缓	观察 1 周	观察 4 周
非持续性室速	连续未发作 3 个月	连续未发作 6 个月
持续性室速	连续未发作 6 个月	完全禁止
室颤	完全禁止	
室上性心动过速	限制到被治愈后	
未被控制的室上性心动过速	完全禁止	

表 60-5 ESC 关于晕厥患者驾驶的建议

	私人驾车	职业驾车
轻度或仅单次发作的神经介导性晕厥	无限制	除非从事高风险活动，否则无限制
反复发作晕厥	症状控制后可驾车	除非有效治愈，否则终身禁止
不明原因晕厥	除无前驱症状/驾车时发作/患有严重器质性心脏病者，不受限	诊断及有效治疗后可以
接受药物治疗的心律失常	成功治愈后	成功治愈后
起搏器植入者	植入后 1 周	达到完全有效控制后
成功导管消融	达到完全有效控制后	长期随访观察明确成功治愈后

（吴永全　孙志军）

参考文献

[1] Grubb BP1, Karabin B, Syncope. evaluation and management in the geriatric patient. Clin Geriatr Med, 2012, 28 (4): 717-28.

[2] Brignole M, Menozzi C, Bartoletti A, et al. A new management of syncope: prospective systematic guideline-based evaluation of patients referred urgently to general hospitals. Eur Heart J, 2006, 27 (1): 76-82.

[3] SoteriadesES, EvansJC, LarsonMG, et al. Incidence and prognosis of syncope [J]. N Engl J Med, 2002, 347: 878-885.

[4] Galizia A, Abete P, Mussi C, et al. Role of the early symptoms in assessment of syncope in the elderly people. Results from the Italian Group for the Study of Syncope in the elderly (GIS STUDY). J Am Geriatr Soc, 2009, 57: 18-23.

[5] Linzer M, Pontinen M, Gold DT, et al. Impairment of physical and psychosocial function in recurrent syncope. J Clin Epidemiol, 1991, 44: 1037-1043.

[6] McIntosh SJ, Lawson J, Kenny RA. Clinical characteristics of vasodepressor, cardioinhibitory, and mixed carotid sinus syndrome in the elderly. Am J Med, 1993, 95: 203-208.

[7] DuncanGW, TanMP, NewtonJL, et al. Vasovagal syncope in the older person: differences in presentation between older and younger patients. Age Ageing, 2010, 39: 465-470.

[8] O'DwyerC, BennettK, LanganY, et al. Amnesia for loss of consciousness is common in vasovagal syncope. Europace, 2011, 13: 1040-1045.

[9] MoyaA, SuttonR, AmmiratiF, et al. Guidelines for the diagnosis and management of syncope (version 2009). Eur Heart J, 2009, 30: 2631-2671.

[10] 中华医学会儿科学分会心血管学组. 儿童晕厥诊断指南. 中华儿科杂志, 2009, 47 (2): 21-21.

[11] McLeod KA, Wilson N, Hewitt J, et al. Cardiac pacing for severe childhood neurally mediated syncope with reflex anoxic seizures. Heart, 1999, 82: 721-725.

[12] Maas R, Ventura R, Kretzschmar C, et al. Syncope, driving recommendations, and clinical reality: survey of patients. Br Med J, 2003, 326: 21.

[13] Raj SR. Driving restrictions in patients following syncope is difficult for physicians. Auton Neurosci, 2009, 151 (2): 71-3.

[14] Akiyama T, Powell JL, Mitchell LB, et al. Antiarrhythmics versus Implantable Defibrillators Investigators. Resumption of driving after life threatening ventricular tachyarrhythmia. N Engl J Med, 2001, 345: 391-397.

[15] Sorajja D, Nesbitt G, Hodge D, et al. Syncope while driving: clinical characteristics, causes, and prognosis. Circulation, 2009, 108-112.

第九篇

心房颤动

第六十一章　心房颤动的定义、分类、机制和病理生理改变

心房颤动（atrial fibrillation，AF）简称房颤，是一种十分常见的室上性心律失常。房颤的患病率高，临床危害大。在全球普通人群中房颤的患病率约为 0.4%～1.0%。根据 2004 年我国所发表的数据，我国 30～85 岁居民中房颤患病率为0.77%，随着年龄的增长患病率逐渐升高，80 岁以上人群中患病率达 7.5% 以上，男性患病率略高于女性，据此估计全国约有房颤患者 800 万例。血栓栓塞性并发症是房颤致死致残的主要原因，而脑卒中则是最为常见的表现类型。本章节对房颤的定义、分类、机制和病理生理进行阐述。

一、心房颤动的定义和分类

心房颤动（atrial fibrillation，AF）简称房颤，是一种常见的室上性心律失常，指心房内产生每分钟达 350～600 次不规则的激动，心房各部分肌纤维极不协调的颤动，从而丧失了有效的收缩[1]。房颤的心电图特征包括：①不规则的 R-R间期（存在房室传导时）；②规则有序的 P 波消失；③无规律的心房激动。房颤发生时心室律紊乱、心房不协调收缩、心室充盈不适当以及交感激活等是导致血流动力学改变的原因。临床症状个体差异大，包括无症状性房颤、劳累、心悸、呼吸困难、低血压、晕厥、心力衰竭等，其中最常见的症状是劳累。此外，房颤也可导致基础疾病临床表现的恶化。

根据房颤发作的时程，主要分为：①阵发性房颤，指房颤发作 7 天以内可自行或在干预下转复；②持续性房颤，指房颤持续 7 天以上；③长程持续性房颤，指房颤持续时间超过 12 个月；

④永久性房颤，指房颤已为患者和医生接受，共同决定放弃转复或维持窦性心律的进一步治疗[1]（见表 61-1）。

表 61-1　心房颤动分类

房颤分类	定义
阵发性房颤	常能自行终止，持续时间一般小于48h，最长持续不超过 7 天
持续性房颤	持续时间大于 7 天或者需要靠药物或者电转复的房颤
长程持续性房颤	房颤持续时间超过 1 年，拟采用节律控制治疗，包括接受导管消融
永久性房颤	房颤已为患者及医生所接受，不再考虑节律控制治疗的类型

房颤也可以分为瓣膜性房颤和非瓣膜性房颤。2012 年 ESC《心房颤动患者管理指南》将瓣膜性房颤定义为，风湿性心脏瓣膜疾病（二尖瓣狭窄为主）与心脏瓣膜置换术后的房颤类型。2014 年AHA/ACC/HRS《心房颤动患者管理指南》对非瓣膜性房颤定义为，无风湿性二尖瓣狭窄、无机械瓣或生物瓣、无二尖瓣修复史的房颤[1]。不难看出，欧美指南在风湿性二尖瓣疾病及瓣膜置换术后的房颤定义上已达成共识，但对于非二尖瓣的风湿性瓣膜病与瓣膜成形术是否属于瓣膜性房颤的范畴，仍存有疑问。之所以要区分瓣膜性房颤与非瓣膜性房颤，是因为两种房颤类型的血栓栓塞风险差异巨大。不合并瓣膜疾病的房颤，卒中发生率为每年 2%～10%，而合并瓣膜疾病的房颤，卒中发生率则高达 17%～18%。而且，心脏瓣膜疾病常与房颤伴发，据调查，63.5% 的房颤患者伴有瓣膜异常，包括轻度瓣膜异常。这也决

定了针对不同类型的房颤也应采取不同的抗凝策略。目前指南推荐，非瓣膜性房颤患者根据 CHA_2DS_2-VASc 评分指导抗凝治疗；瓣膜性房颤患者血栓栓塞风险较高，推荐口服华法林抗凝。

二、心房颤动的机制

房颤的机制复杂，当心房的结构和电生理发生异常时在心房组织形成异常冲动和（或）传导，导致房颤的发生（图 61-1）。这些异常往往由多种不同的病理生理机制所造成，因而房颤往往是多种疾病的最后共同通路，而房颤的机制也未完全阐明。

（一）心房结构异常

任何心房结构的异常均会增加房颤的易感性。高血压、冠心病、心力衰竭、心脏瓣膜疾病、心肌病等疾病常常引起炎症、纤维化和肥厚，引起心房压力的增加和心房扩大，继而导致房颤的发生。同样，浸润性疾病，如淀粉样变、结节病和血色素沉着病也会促进房颤的发生。心脏以外的因素，比如高血压、睡眠呼吸暂停、肥胖、甲状腺功能亢进症（甲亢）、酒精/药物也会影响心房的细胞结构和功能，导致房颤的发生。而即使在

被认为没有心脏结构改变的阵发性房颤患者，心房尸检也发现了与心肌炎和纤维化一致的炎症浸润。这些心房结构的异常可不均一性地改变心房电冲动的传导和（或）不应期，产生致心律失常性基质[2]。

（二）电生理机制

1. 触发机制

心房局灶电活动经常诱发房颤的发生，而诱发阵发性房颤的快速电活动大多数起源于肺静脉肌袖。这主要是由于肺静脉以及肺静脉和心房交界区具有独特的解剖和电生理特征，易于发生心律失常。这些重要发现奠定了肺静脉电隔离在房颤导管消融中的重要地位，目前其仍然是房颤消融治疗的基石。尽管肺静脉是触发房颤的异位兴奋灶最常见的发生部位，但是异位兴奋灶也可以存在于心房的其他部位，比如上腔静脉、左心房后壁、左心耳、Marshall 韧带、冠状窦等[3]。

2. 维持机制

目前主要有 3 个理论假说来解释房颤的维持机制，包括①多发折返子波：心房内存在异质性传导和不应期引起的多个独立的折返子波。②快速的触发局灶：心房内存在≥1 个快速的触发局灶，而这些局灶受心内神经节丛（ganglion plexi,

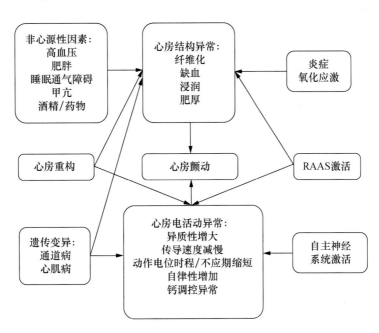

图 61-1　房颤的发生机制。 RAAS：肾素-血管紧张素-醛固酮系统（引自 2014 AHA/ACC/HRS《心房颤动患者管理指南》）

GP）的控制。③转子或螺旋波折返环，心房内存在≥1个转子或螺旋波折返环，波前在传导过程中遇到组织不应期，并发生碎裂，从而产生不规则和颤动样传导[4]。

这些房颤维持机制的提出大大促进了房颤治疗的进展。心房迷宫术和导管消融线可打断多发子波和螺旋折返环的路径从而起到治疗房颤的作用。

3. 自主神经系统（autonomic nervous system，ANS）的作用

在一些动物模型或人体均观察到了房颤发作前迷走神经和（或）交感神经活动的增强。自主神经系统可调节心房肌的电生理特性，迷走神经和交感神经刺激均可诱发房颤。迷走神经刺激主要通过释放乙酰胆碱，激活乙酰胆碱敏感性钾电流，缩短心房肌动作电位时程和不应期，增大复极离散度，从而形成折返的基质。交感神经刺激主要通过激活通过钙/钙调蛋白依赖的蛋白激酶Ⅱ（CaMKⅡ）和蛋白激酶A（PKA）磷酸化增加L型钙通道和ryanodine受体的开放概率以及增加肌浆网钙离子负荷，从而导致延迟后除极（DAD）和触发活动的发生，并诱发房颤[5]。

支配心脏的自主神经元分布于心外膜的脂肪垫和Marshall韧带内，这种聚集在一起的神经细胞团称为神经节丛（GP）。GP包含了交感神经和迷走神经，左心房GP主要分为右前、右下、左上、左下和Marshall韧带5组。位于肺静脉-左心房交界处的GP兴奋后可以激活远处的神经轴突，导致异位兴奋灶发放的快速冲动。GP所在的心房部位可记录到复杂心房碎裂电位，针对这些区域进行消融可提高房颤消融的成功率，但也有一些研究认为不能提高成功率。

（三）病理生理学机制

1. 心房重构

心房重构伴随房颤病程的延长而进展，可由阵发性房颤转变为持续性房颤，后期往往存在心房较为严重的心房组织结构重构和电学重构，临床上转复和维持窦性节律往往较为困难。结构重构以心房扩大和组织纤维化为特征。在多数情况

下，心房内径扩大是房颤折返环路持续存在的关键因素。纤维化通过阻断纤维束连续性和导致局部传导紊乱促进房颤的发生。心房电重构主要是指心房肌细胞离子通道的重构引起心房不应期的缩短和离散度增大、传导速度的减慢，有利于形成折返基质。心房电重构主要包括L型钙离子（I_{CaL}）电流下降、内向整流钾电流（I_{K1}）增加、小电导钙离子激活钾离子电流增加和缝隙连接重构[6-7]。

2. 肾素-血管紧张素-醛固酮系统的激活

病理情况下，心房肌组织肾素-血管紧张素-醛固酮系统激活，并促进心房结构重构和电重构，继而引起房颤的发生。肾素-血管紧张素-醛固酮系统激活不仅引起有害的血流动力学效应，还可激活多个细胞信号通路引起细胞内钙浓度升高、细胞肥大、凋亡、细胞因子释放、炎症、氧化应激，生长相关因子的产生刺激纤维化，并对离子通道和缝隙连接蛋白产生调节作用。而肾素-血管紧张素-醛固酮系统抑制剂（ACEI/ARB，醛固酮等）可抑制心房的氧化应激、炎症和纤维化，减轻心房的结构重构和电重构，从而降低部分患者的房颤发生风险[8]。

3. 炎症和氧化应激

研究发现，房颤时心房肌组织存在炎症细胞的浸润，提示炎症与房颤之间可能存在相关性。房颤患者血清炎症因子的水平显著升高。血清C反应蛋白（CRP）水平的升高可预测房颤的进展以及房颤消融和电复律后房颤的复发。白细胞介素（IL）-6受体基因多态性与房颤的发生及导管消融后房颤的复发密切相关。房颤患者心房肌组织中存在明显的氧化应激损伤改变，其与产生活性氧族的基因表达上调有关。有研究表明，房颤患者和房性心动过速动物心房肌NADPH氧化酶激活，导致活性氧簇的产生增加。而抗氧化治疗可显著改善心房肌的电重构，并明显降低患者术后房颤的发生[9]。

4. 钙调控异常

心房肌细胞钙调控异常最直接的后果就是导致延迟后除极（DAD）相关的自发性房性早搏活动的发生。长程持续性房颤患者心房肌CaMKⅡ

活性增高，使得肌浆网 RyR2 高度磷酸化和开放概率显著增加，引起 CaMK Ⅱ 依赖的肌浆网钙漏（calcium leak），因而发生致心律失常性 DAD/触发活动的风险显著增加。另外，房颤患者心房肌钠钙交换电流增大使得 DAD 更易发生。近期研究表明阵发性房颤患者易于发生 DAD，它是诱发阵发性房颤的主要因素，其主要机制包括受磷蛋白高度磷酸化导致的肌浆网钙离子负荷增加以及 ryanodine 受体异常（表达和开放概率增加），而非 RyR2 高度磷酸化。这些异常可能与潜在的心脏疾病或遗传倾向有关，而非继发于房颤[10]。

三、心房颤动的病理生理改变

房颤一旦发生，患者血流动力学发生明显的改变，引起一系列病理生理改变和临床后果。

1. 血栓形成与血栓栓塞

血栓形成与栓塞是房颤最严重的并发症。房颤时心房丧失收缩功能，血液容易在心房内淤滞而形成血栓，血栓脱落可随着血液至全身各处，可引起肾、肝、肠系膜动脉等栓塞，更严重且常见的是导致脑栓塞（即卒中，偏瘫）、肢体动脉栓塞（严重者甚至需要截肢）。缺血性脑卒中是房颤常见而严重的并发症，其可引起患者长期残废及死亡。脑卒中患者约 20% 因房颤引起，而急性脑卒中患者经心电图可确定 5% 因房颤引起。而未获诊断的无症状房颤可能是部分原因不明卒中患者的病因。与永久性和持续性房颤一样，阵发性房颤具有同等的卒中危险，SPAF 研究中，前后两者脑卒中的年发生率分别为 3.3% 和 3.2%。而有脑卒中或 TIA 病史并服用阿司匹林患者脑卒中的再发生率为 10%～12%。另外，部分患者的认知障碍可能与房颤相关，小型临床观察表明，无症状性血栓事件可能是无明显栓塞病史患者认知功能障碍的元凶[11]。

2. 房颤与心衰

房颤一旦发生，心房辅助泵的作用将丧失，将使得心功能降低 10%～11%，而房颤心室率的绝对不整也能使左心室功能下降约 9%，使心排血量下降，左心室舒张末压升高，心功能下降。部分患者房颤发作时心室率较快（大于 100 次/分），长时间的心动过速可诱发心动过速性心肌病，导致心功能不全。同时心衰又使心房压力升高及激活交感神经系统，促进心房纤维化，引起房颤发作，形成了房颤与心衰相互促进的恶性循环。Framingham 研究资料显示，在 1470 例新发的房颤或心衰患者中，两种情况并存者占 2%。心功能 Ⅰ 级（NYHA 分级）的患者中，房颤发生率为 4%，随着心功能恶化，房颤的发生率亦显著增加，在心功能 Ⅳ 级的患者中，有高达 40% 的患者合并房颤[12-13]。

3. 影响生活及工作质量

房颤患者通常会有心悸、头晕、气短等，因而感觉不舒服，生活、工作质量均会受影响。特别是心功能比较差的，日常生活不能胜任。部分房颤患者症状严重，如乏力、呼吸困难、晕厥等，有潜在心功能不全者则可引起急性肺水肿。研究表明，房颤患者的生活质量评分远低于年龄匹配的健康人。生活质量受影响程度较大的情况有：女性、年龄低于 69 岁、房颤的持续时间长（1 个月以上）、活动耐量下降的患者[14]。

4. 增加患者住院率和死亡率

有房颤患者的住院率是无房颤患者的 2 倍，且发生多次住院的可能性是无房颤患者的 3 倍。Framingham 研究表明房颤是死亡率增加的危险因素。在没有合并其他心血管疾病的患者，房颤可使死亡率增加 1 倍。合并心衰时，房颤者比没有房颤者死亡率男性增加 2.2 倍，女性增加 1.8 倍[15-16]。因此，从明显增加死亡率而言，房颤并不是一个无足轻重的良性心律失常。

总之，房颤是一种复杂的室上性心律失常，它的发生机制复杂，需触发因素和维持基质。近年来，房颤的基础和临床研究均取得了巨大进展，学者们提出了多种假说来解释房颤发生和维持的电生理机制，为房颤的射频消融治疗提供了理论基石。然而，房颤消融治疗的成功率仍然不能让人满意，因而房颤的研究仍然任重道远。房颤的发病率高、并发症多、临床危害巨大，因此临床上应积极预防房颤的发生，一旦发现房颤应尽早开始并坚持治疗，预防房颤并发症的发生。

（李毅刚　李　威）

参考文献

[1] January CT，Wann LS，Alpert JS，et al. 2014 AHA/ACC/HRS guideline for the management of patients with atrial fibrillation. A report of the American College of Cardiology/American Heart Association Task Force on Practice Guidelines and the Heart Rhythm Society. J Am Coll Cardiol，2014，64（21）：e1-76.

[2] Mandapati R，Skanes A，Chen J，et al. Stable micro-reentrant sources as a mechanism of atrial fibrillation in the isolated sheep heart. Circulation，2000，101：194-199.

[3] Haissaguerre M，Jais P，Shah DC，et al. Spontaneous initiation of atrial fibrillation by ectopic beats originating in the pulmonary veins. N Engl J Med，1998，339：659-666.

[4] Engelmann MDM，Svendsen JH. Inflammation in the genesis and perpetuation of atrial fibrillation. Eur HeartJ，2005，26：2083-2092.

[5] Shen MJ，Zipes DP. Role of the autonomic nervous system in modulating cardiac arrhythmias. Circ Res，2014，114：1004-1021.

[6] Stavrakis S，Humphrey MB，Scherlag BJ，et al. Low-level transcutaneouselectrical vagus nerve stimulation suppresses atrial fibrillation. J Am Coll Cardiol，2015，65：867-875.

[7] Fein AS，Shvilkin A，Shah D，et al. Treatment of obstructive sleep apnea reduces the risk of atrial fibrillation recurrence after catheter ablation. J Am Coll Cardiol，2013，62：300-305.

[8] Pandit SV，Jalife J. Rotors and the dynamics of cardiac fibrillation. Circ Res，2013，112：849-862.

[9] Katritsis DG，Pokushalov E，Romanov A，et al. Autonomic denervation added to pulmonary vein isolation for paroxysmal atrial fibrillations randomized clinical trial. J Am Coll Cardiol，2013，62：2318-2325.

[10] Huxley RR，Lopez FL，Folsom AR，et al. Absolute and attributable risks of atrial fibrillation in relation to optimal and borderline risk factors the atherosclerosis risk in communities（ARIC）study. Circulation，2011，123：1501-1508.

[11] Packer DL，Bardy GH，Worley SJ，et al. Tachycardia-induced cardiomyopathy：are versible form of left ventricular dysfunction. Am J Cardiol，1986，57：563-570.

[12] Thihalolipavan S，Morin DP. Atrial fibrillation and congestive heart failure. Heart Fail Clin，2014，10：305-318.

[13] Wang TJ，Larson MG，Levy D，et al. Temporal relations of atrial fibrillation and congestive heart failure and their joint influence on mortality-The Framingham Heart Study. Circulation，2003，107：2920-2925.

[14] Fatkin D，Kelly RP，Feneley MP. Relations between left atrial appendage blood flow velocity，spontaneous echocardiographic contrast and thromboembolic risk in vivo. J Am Coll Cardiol，1994，23：961-969.

[15] Jenkins LS，The AI. Quality of life in atrial fibrillation：The Atrial Fibrillation Follow-up Investigation of Rhythm Management（AFFIRM）study. Am Heart J，2005，149：112-120.

[16] Reynolds MR，Lavelle T，Essebag V，et al. Influence of age，sex，and atrial fibrillation recurrence on quality of life outcomes in apopulation of patients with new-onset atrial fibrillation：The FibrillationRegistry Assessing Costs，Therapies，Adverse events and Lifestyle（FRACTAL）study. Am Heart J，2006，152：1097-1103.

第六十二章　心房颤动血栓栓塞的预防

心房颤动（房颤）是临床上最常见的心律失常之一，随着年龄增长患病率逐渐升高。据调查显示，我国目前大约有房颤患者 1000 万以上，其中，80 岁以上老年人房颤的患病率高达 10％。房颤表面上看是"良性"的心律失常，但它所造成的心脏损害和风险不可小视。

严重的房颤患者，生活质量会受到较大影响，由于不规则心室率可以导致阵发或持续的心悸，尤其是在运动状态时更为明显，甚至行走或生活自理均可受到限制。另一方面。房颤快速的心室率可以导致心脏功能受损而引起"心动过速性心肌病"；房颤时心脏排血量较正常人降低 20％～30％，影响患者的心功能状态。因此，房颤是引起心衰的重要原因之一，也是心衰患者症状加重或发生心脏事件的重要诱因，房颤也是心衰患者的重要临床表现之一。房颤还可以增加血栓栓塞性并发症和心血管事件风险，如脑卒中等。有数据显示，房颤患者发生脑卒中的风险是一般人群的 2～5 倍。脑卒中是导致患者致死或致残的重要原因之一，脑卒中患者的生活质量明显下降，肢体行动不便，严重的脑卒中还会造成语言障碍，致残者会给家庭和社会带来沉重负担。

一、根据房颤抗凝治疗的风险与获益选择适宜抗栓方案

无论是阵发性、持续性和还是永久性房颤，也无论是有症状还是无症状房颤，均显著增加血栓栓塞性缺血性脑卒中的风险。非瓣膜病房颤患者发生卒中的风险是窦性心律患者的 5 倍，而二尖瓣狭窄的房颤患者发生卒中的风险是窦性心律者的 20 倍[1]。发生血栓栓塞的房颤患者再发卒中、严重致残和死亡的风险显著增加。合理使用抗栓药，控制其他危险因素包括高血压、高脂血症，可以显著降低卒中的风险。

对非瓣膜病房颤患者用于预防血栓栓塞的常规药物包括抗凝药物（普通肝素、低分子肝素、华法林、直接凝血酶抑制剂和 Ｘａ 因子抑制剂）和抗血小板药物（阿司匹林和氯吡格雷）。已经在许多随机对照试验中证实抗凝药物可以有效减少缺血性卒中的发生，但是也会增加出血的风险。抗血小板药物（单独或联合使用）的抗凝效果较华法林差，但是有些患者对其依从性更好，颅内出血的风险也较低。因此，应当个体化评估和权衡每例房颤患者的获益和出血风险。

（一）房颤卒中危险分层方案

目前多用 CHADS$_2$ 和（或）CHA$_2$DS$_2$-VASc 方法对非瓣膜病房颤患者进行缺血性卒中风险分层。①CHADS$_2$ 计分：充血性心衰（1 分），高血压（1 分），年龄≥75 岁（1 分），糖尿病（1 分），之前卒中或短暂性脑缺血发作（TIA）或血栓史（2 分）。②CHA$_2$DS$_2$-VASc 计分：见表 62-1。

已经在多个非瓣膜病房颤队列研究中证实了 CHADS$_2$ 评分的有效性，结果显示 CHADS$_2$ 得分每增加 1 分卒中的发生率增加 2％（从 CHADS$_2$0 分时的 1.9％到 6 分时的 18.2％）[2]。CHADS$_2$ 的一个局限性在于 CHADS$_2$ 评分＝1 分时认为卒中的风险为中等，因此不能有效识别处于最低风险的患者。此外，如果房颤患者 CHADS$_2$ 评分＝2 分，但是如果这 2 分是由于既往卒中史所得，则这些房颤患者发生栓塞的风险可能较其他原因导致 CHADS$_2$ 评分为 2 分的患者更大。

表 62-1　非瓣膜病房颤患者风险分层的 CHA_2DS_2-VASc 评分	
危险因素	评分
充血性心力衰竭/左心功能不全	1
高血压	1
年龄≥75 岁	2
糖尿病	1
卒中/TIA/血栓史	2
血管病变	
年龄 64～74 岁	1
性别（女性）	1
总分	9

目前最新的欧美心房颤动患者管理指南均推荐 CHA_2DS_2-VASc 评分用于风险分层。与 $CHADS_2$ 评分比较，CHA_2DS_2-VASc 评分对于非瓣膜病房颤分值范围更宽（0～9 分），并且包含了更多危险因素（还包括了女性、65～74 岁和血管疾病）。丹麦的一项全国性的注册研究显示，CHA_2DS_2-VASc 评分能更好地区分基线的 $CHADS_2$ 评分为 0～1 分的患者发生卒中的风险，提高了预测能力。CHA_2DS_2-VASc 评分较 $CHADS_2$ 评分能更清晰地提出抗凝建议。更多的患者（特别是老龄女性）从低危人群被划归到高危人群。一项瑞典的非瓣膜病房颤研究再次证实，女性较男性发生卒中的风险轻度增加，但是 65 岁以下无其他房颤危险因素的女性卒中的风险较低，因而无需接受抗凝治疗[3]。但是，需动态评估房颤相关栓塞风险。

（二）出血风险的评估

抗凝治疗的获益，必然伴随着出血并发症的问题，关键是如何在有效抗凝治疗获益的同时，还控制出血风险。目前，国内外较多指南和专家共识均倾向于应用 HAS-BLED（Hypertension，Abnormal renal/liver function，Stroke，Bleeding history or predisposition，Labile INR，Elderly，Drugs/alcohol concomitantly）评分定量评估出血风险。HAS-BLED 评分根据以下存在的危险因素进行评分：高血压（收缩压＞160mmHg）、肝或肾功能异常、既往卒中或出血史、INR 不稳定、

老年（＞65 岁）、使用促进出血的药物或酗酒[4]。≥3 分提示为潜在出血高风险患者，需密切观察患者的不良风险，密切检测 INR 值或调整口服抗凝药或阿司匹林的剂量。

二、2014 美国《心房颤动患者管理指南》[5] 对于临床实践中抗凝治疗的具体建议

Ⅰ 类

基于医患共同决策、全面衡量卒中和出血风险并结合患者的偏好进行个体化抗栓治疗（证据等级 C）。不论是阵发性、持续性还是永久性房颤，应当根据发生血栓栓塞的风险选择抗栓治疗[6-9]（证据等级 B）。对非瓣膜病的房颤患者推荐采用 CHA_2DS_2-VASc 评分评估卒中风险[10-12]（证据等级 B）。对机械瓣置换术后的房颤患者，建议华法林抗凝。国际标准化比值（international normalized ratio INR）的目标值应根据人工瓣膜的类型和部位来决定（2.0～2.5 或 2.5～3.5）[13-15]（证据等级 B）。推荐既往有卒中、短暂性脑缺血发作史或 CHA_2DS_2-VASc 评分≥2 分的非瓣膜病房颤患者服用口服抗凝药。可选择的药物包括：华法林（INR2.0～3.0）[10-12]（证据等级 A）、达比加群[16]（证据等级 B）、利伐沙班[17]（证据等级 B）或阿哌沙班[18]（证据等级 B）。应用华法林的起始阶段，至少每周监测一次 INR，INR 值稳定后至少每月监测一次[19-21]（证据等级 A）。非瓣膜病房颤患者使用华法林不能保持 INR 在治疗范围内时，建议使用直接凝血酶抑制剂或 Ⅹa 因子抑制剂（达比加群、利伐沙班或阿哌沙班）（证据等级 C）。建议治疗期间定期重新评估卒中和出血的风险，评估抗栓治疗的必要性和抗栓方案的选择（证据等级 C）。对房颤合并机械瓣术后服用华法林的患者，停用华法林后，推荐低分子肝素或普通肝素用于机械人工心脏瓣膜抗凝的桥接治疗，且需要平衡卒中和出血风险（证据等级 C）。未植入机械瓣的房颤患者，当某些手术需中断华法林或新型抗凝药治疗时，中断抗凝治疗的时间和是否使用普通肝素或低分子肝素桥接抗凝治疗需权衡卒中和出血的风险（证据等级

C）。使用直接凝血酶抑制剂或 Xa 因子抑制剂前应评估肾功能，临床有指征时需再次评估，并且至少每年一次[22-24]（证据等级 B）。对房扑患者建议使用与房颤相同的风险分层进行抗凝治疗（证据等级 C）。

Ⅱa 类

非瓣膜病的房颤患者 CHA_2DS_2-VASc 评分＝0 分时，无需抗凝治疗[22-23]（证据等级 B）。非瓣膜病房颤患者 CHA_2DS_2-VASc 评分≥2 分伴终末期慢性肾脏疾病（$CrCl<15ml/min$）或透析治疗，可以使用华法林抗凝[24]（证据等级 B）。

Ⅱb 类

非瓣膜病房颤患者 CHA_2DS_2-VASc 评分＝1 分时，可以考虑不抗凝或口服抗凝药或阿司匹林治疗（证据等级 C）。非瓣膜病房颤患者 CHA_2DS_2-VASc 评分≥2 分伴中至重度慢性肾脏疾病，可以考虑减量使用直接抗凝血酶抑制剂或 Xa 因子抑制剂（如达比加群、利伐沙班或阿哌沙班），但是尚不明确安全性和有效性（证据等级 C）。房颤患者接受经皮冠状动脉介入治疗（percutaneous coronary intervention，PCI）时，应考虑使用金属裸支架，最大程度减少双联抗血小板治疗的时间。PCI 时可以暂时中断口服抗凝药，减少外周动脉穿刺处出血的风险（证据等级 C）。房颤合并冠状动脉血运重建术（PCI 或外科治疗）后 CHA_2DS_2-VASc 评分≥2 分时，可以联合使用氯吡格雷（75mg 每日 1 次）加口服抗凝药，但是应避免加阿司匹林[25]（证据等级 B）。

Ⅲ 类：无获益

不推荐房颤合并终末期 CKD 或透析患者使用直接凝血酶抑制剂达比加群和 Xa 因子抑制剂利伐沙班[16-18,26-28]（证据等级 C）。

Ⅲ 类：有害

对房颤合并机械瓣置换术后的患者，不推荐使用直接凝血酶抑制剂达比加群[29]（证据等级 B）。

三、心房颤动抗血栓策略的选择

抗栓药物的选择应当根据患者的如下具体情况而考虑：卒中的危险因素、费用、耐受性、患者意愿、药物间的潜在相互作用和其他临床特征，包括患者在接受华法林治疗时 INR 在目标值的时间，而不考虑患者是阵发性、持续性还是永久性房颤。

（一）抗血小板药物

除了 SPAF Ⅰ（Stroke Prevention in Atrial Fibrillation Ⅰ）研究，没有研究显示房颤患者单独使用阿司匹林有预防卒中获益。8 个临床试验共有 4876 例患者参与了抗血小板治疗与安慰剂或不治疗的比较[23]。对于一级预防，使用阿司匹林可以减少 19％的卒中发生率（95％的可信区间：1％～35％），每年绝对风险降低 0.8％（需治疗的患者数为 125 例），95％的可信区间包含 0，即阿司匹林对减少卒中无实际效果。对于既往有短暂性脑缺血发作或卒中的患者的二级预防，阿司匹林可以每年使绝对风险降低 2.5％，需治疗的患者数为 40 例。但这篇 meta 分析中观察到的 19％的卒中发生率的减少是由唯一达到阳性结果的随机对照试验——SPAF Ⅰ试验所贡献的。在这个试验中，阿司匹林的使用是每天一次、每次 325mg，并且各组间阿司匹林的影响有显著不同。阿司匹林对年龄＞75 岁的患者预防卒中无效，对严重卒中也无预防效果。

此外，在 ACTIVE-W（Atrial Fibrillation Clopidogrel Trial With Irbesartan for Prevention of Vascular Events-W）试验中评估了氯吡格雷联用阿司匹林预防卒中的效果[30]。因为双联抗血小板氯吡格雷（75mg，每日 1 次）加阿司匹林（75～100mg，每日 1 次）在 $CHADS_2=2$ 分的房颤患者中的疗效劣于华法林（INR 目标值 2.0～3.0），因此该试验提前终止。ACTIVE-W 试验发现，与双联抗血小板比较，使用华法林可以降低卒中相对风险比 40％（95％可信区间 18％～56％，$P<0.001$）。另一项 ACTIVE-A 研究对比了氯吡格雷联用阿司匹林与单用阿司匹林对不适合口服抗凝药且有≥1 个其他卒中危险因素患者的抗栓疗效[31]。ACTIVE-A 的研究结果显示，与单用阿司匹林比较，氯吡格雷联用阿司匹林使所有卒中的风险降低

28%（95%可信区间 17%～38%，*P*<0.0002）。但是联合应用使严重出血的风险显著增加约 57%（95%可信区间 29%～92%，*P*<0.001）。AC-TIVE-W 和 ACTIVE-A 的结果证实，使用适量的华法林预防卒中的疗效显著优于氯吡格雷加阿司匹林，而氯吡格雷加用阿司匹林又优于单用阿司匹林。但是后者的获益被显著增加的严重出血事件所抵消。

AVERROES 研究（Apixaban Versus Acetyl-salicylic Acid to Prevent Stroke）是一项双盲研究，纳入了 5599 例不适合华法林治疗的房颤患者[28]。入组患者被随机分入阿哌沙班组（每次 5mg、每天两次，年龄≥80 岁、体重≤60kg、肌酐值≥1.5mg/dl 有以上 2 种及以上因素者阿哌沙班减量至每次 2.5mg、每天两次）或阿司匹林组（81mg 或 325mg，每天一次）。该研究的主要终点事件是发生任何卒中或体循环栓塞。平均随访 1.1 年后，由于阿哌沙班对主要终点事件的预防优于阿司匹林，提前终止了该项研究。

（二）口服抗凝药及其相关研究

1. 华法林

华法林是维生素 K 拮抗剂，于 1950 年开始作为口服抗凝药在房颤患者中用于预防卒中。它可以抑制维生素 K 参与的凝血因子 Ⅱ、Ⅶ、Ⅸ、Ⅹ 在肝的合成。在 6 个随机对照试验的 2900 例患者中比较了适量华法林（平均 INR 范围 2.0～2.9）与安慰剂或无治疗的效果。与安慰剂比较，适量的华法林降低缺血性和出血性卒中的风险比 64%（95%可信区间 49%～74%）。绝对的风险每年降低 2.7%，也就是每 37 例患者使用华法林可以预防 1 例发生卒中，而在既往有卒中或短暂性脑缺血发作的患者每 12 例患者中便可以预防 1 例卒中[23]。

BAFTA 研究（Birmingham Atrial Fibrilla-tion Treatment of the Aged）也评估了较高风险、年龄＞75 的老年房颤患者使用华法林的有效性[32]。BAFTA 研究的设计是比较华法林和阿司匹林对初级保健的人群中年龄≥75 岁的房颤患者致命和非致命卒中、颅内出血和其他临床严重动

脉栓塞的预防效果。华法林预防卒中或体循环栓塞优于阿司匹林，并且出血风险无显著增加。华法林组与阿司匹林组每年颅外出血的风险分别为 1.4% 和 1.6%。

尽管有充分的证据支持华法林的有效性，但是华法林的一些局限性导致其应用不足。有效治疗窗窄和出血风险增加（包括颅内出血）限制了其广泛使用，尤其是老年患者。与其他药物相互作用、疗效受食物影响和需频繁验血密切监测 INR 值，使得医师和患者掌控华法林剂量面临挑战。即使在执行情况较好的临床试验中，文献报道应用华法林的患者只有 55%～66%处于治疗范围内[16-18]，而在一些社区医疗机构则约 50%。

2. 新型口服抗凝药

（1）达比加群：达比加群是美国食品和药物管理局（Food and Drug Administration，FDA）批准的第一个用于房颤患者预防卒中的新型口服抗凝药，它是直接凝血酶抑制剂。RE-LY（Ran-domized Evaluation of Long-Term Anticoagulation Therapy）试验对比了达比加群和华法林的抗凝疗效。这是一个开放的随机对照研究，在 18 113 例患者对比了达比加群（单盲形式、110mg 或 150mg，每日两次）与适量华法林的抗凝疗效，该研究的中位随访时间为 2 年[16]。患者平均 $CHADS_2$ 评分为 2.1 分，主要终点事件是卒中（包括任何类型）和体循环栓塞，主要安全终点是任何严重出血。随机分入华法林治疗的患者，平均达到治疗范围的概率为 64%。达比加群 150mg，每日两次的主要疗效终点优于华法林；而 110mg，每日两次的主要疗效终点不劣于华法林。与华法林比较，110mg 和 150mg 剂量的出血性卒中的风险也显著降低（低 74%）。110mg 剂量组严重出血的发生率显著降低，但是在 150mg 剂量组未发现严重出血的发生率降低。两种剂量颅内出血和致命性出血的发生率均较低，而 150mg 剂量组胃肠道出血的发生率较高（年发生率 1.6%）。两种剂量发生呼吸困难均较常见。对于卒中二级预防的结果与一级预防相当，但是由于样本量小统计学效力较低。

达比加群经肾排泄，RE-LY 研究排除了肾功能

重度损害即内生肌酐清除率（CrCl）<30ml/min 的房颤患者。慢性肾脏疾病增加达比加群和华法林治疗时的出血风险。对于肾功能重度损害的房颤患者，FDA 只批准较高剂量的达比加群 150mg 一天两次，没有批准较低剂量的 110mg 一天两次。根据药理学模型，FDA 还批准了达比加群 75mg 一天两次应用于 CrCl 严重降低（15～30ml/min）的患者，而这种剂量在临床研究中未曾使用过。

与华法林比较，达比加群在阵发性、持续性和永久性房颤患者中的有效性和安全性获益相当[8]。较高的 CHADS$_2$ 评分增加房颤抗凝患者卒中或体循环栓塞、出血和死亡的风险。一项对达比加群上市后胃肠道和颅内出血的分析显示，与华法林比较，达比加群的出血事件发生率似乎并不高。

（2）利伐沙班：利伐沙班是一种直接 Xa 因子抑制剂，它主要通过肾排泄。FDA 批准利伐沙班的证据是根据 ROCKET AF（Rivaroxaban Versus Warfarin in Nonvalvular Atrial Fibrillation）研究的结果。这是一项随机对照研究，在 14 264 例患者中对比利伐沙班（20mg，每日 1 次；CrCl＝30～49ml/min 时 15mg，每日 1 次）与华法林的疗效[17]。ROCKET AF 研究与 RE-LY 研究的不同在于它选择的是较高风险的房颤患者（≥2 个卒中危险因素，RE-LY 研究中多为 1 个危险因素）。ROCKET AF 研究中的患者年龄较大，CHADS$_2$ 平均得分较高（3.47 分），主要终点事件是任何卒中或体循环栓塞，主要的设计是非劣效性设计，与其他房颤研究相似。主要安全终点是临床相关的出血事件。这是一项双盲试验，入选患者平均达到治疗范围的比例较低（55％）。这个试验证实，利伐沙班不劣于华法林。但是，在意向治疗分析中，与华法林比较未达到优效性（P＝0.12）。利伐沙班严重出血的发生率与华法林相当，但是致命性出血和颅内出血发生率较低。在试验结束改为开放治疗时，使用利伐沙班发生卒中的患者多于使用华法林的患者。但是，在一项回顾性分析中显示，ROCKET AF 研究中部分暂时停用利伐沙班的患者与使用华法林的患者比较，卒中或非中枢神经系统栓塞的风险无显著差异。

分配入利伐沙班组和华法林组患者卒中的风险相当。ROCKET AF 研究显示，肾功能下降是发生卒中的独立预测因素。

（3）阿哌沙班：阿哌沙班是另一个直接 Xa 因子抑制剂，主要通过肝排泄，与血浆蛋白结合性很高，并且已经在两个临床试验中进行了研究。ARISTOTLE（Apixapan Versus Warfarin in Patients With Atrial Fibrillation）试验在平均 CHADS$_2$ 评分 2.1 分的 18 201 例房颤患者以随机、双盲的形式比较了阿哌沙班（5mg，一天两次）与华法林的效果[18]。在合并≥2 个下述情况的患者中应用阿哌沙班（2.5mg，每日 1 次）：年龄≥80 岁、体重≤60kg 或肌酐值≥1.5mg/dl。与其他新型口服抗凝药一样，主要终点事件是任何卒中或体循环栓塞，主要安全终点是严重出血。患者平均随访时间为 1.8 年，平均年龄 70 岁。应用华法林患者达到治疗范围的时间为 62％。结果显示，阿哌沙班显著优于华法林，总的卒中（缺血性和出血性卒中）、体循环栓塞和严重出血事件少于华法林。使用阿哌沙班的患者颅内出血的发生率也显著减少，但是两组患者胃肠道出血并发症发生率相当。应用阿哌沙班的患者较使用华法林的患者死亡减少。

AVERROES 研究在 5599 例被认为不适合华法林治疗的患者中进行了比较阿哌沙班与阿司匹林的双盲研究[28]。平均 CHADS$_2$ 评分为 2 分，36％的患者 CHADS$_2$ 评分为 0～1 分。平均随访 1.1 年后，由于阿哌沙班预防任何卒中或体循环栓塞优于阿司匹林，而两种治疗出血风险相似，研究提前终止。

ARISTOTLE 和 AVERROES 试验排除了合并严重和终末期慢性肾病（肌酐＞2.5mg/dl 或 CrCl＜25ml/min）的患者[18,28]。鉴于有限的新的药代学结果，修改了阿哌沙班的处方建议，即在终末期慢性肾病维持稳定透析的患者，建议剂量为 5mg，每天两次，而在年龄≥80 岁或体重≤60kg 的患者减量为 2.5mg，每天两次；未提供终末期慢性肾病未行透析治疗患者的建议剂量。

（三）房颤抗凝药物选择时的考虑

抗凝治疗药物的选择与许多因素有关，包括

临床因素、医师和患者的意愿，在某些情况下还包括费用。目前新型口服抗凝药的价格比华法林高出许多。但是，应用新型口服抗凝药无需注意饮食和反复监测 INR 值。如患者稳定、依从性好、对华法林治疗满意，无需转换为其他新型抗凝药。但是，如果患者情况适合新型抗凝药，需要与患者沟通决定是否使用新型抗凝药。

与华法林比较，这些新型口服抗凝药的药理学效应更易预测，药物间相互作用少，食物的影响不显著，颅内出血的风险较低。这些药物起效迅速，在从非肠道抗凝药过渡至口服抗凝药的起始治疗时无需重叠使用，而在长期治疗中由于有创手术需短暂停用抗凝药物时也无需过渡抗凝治疗。但是，对这些新型口服抗凝药保持严格的依从性很重要。即使漏服一次都可能造成一段时间血栓栓塞的预防作用消失，因此可能需要用另一种抗凝药覆盖。此外，尽管还在研究这些抗凝药的拮抗剂，但是目前尚无拮抗剂可用。这些药物的半衰期短，可能减少了使用拮抗剂的需要。尽管合并慢性肾病或极端体重的患者要求调整剂量，应用这些新型抗凝药无需常规监测 INR 或活化的部分凝血酶时间。

值得注意，这 3 个主要的研究（RE-LY、ROCKET AF 和 ARISTOTLE）排除了机械瓣置换术后或血流动力学改变的二尖瓣狭窄患者，因这些患者应当使用华法林。但是主动脉瓣狭窄或主动脉瓣关闭不全的患者经过当地临床随机试验的主要研究者评估，一些预计在试验结束前不需

外科处理的患者被纳入了研究。RE-ALIGN（Randomized，Phase Ⅱ Study to Evaluate the Safety and Pharmacokinetics of Oral Dabigatran Etexilate in Patients After Valve Replacement）研究[29]是比较达比加群在机械瓣置换术后患者中应用的 2 期剂量调整研究，结果显示，与华法林比较，达比加群发生卒中、心肌梗死和机械瓣血栓形成的患者较多，因而终止该研究。瓣膜置换术后患者使用达比加群发生出血也多于应用华法林的患者，因此达比加群禁用于机械瓣置换术后的患者。目前尚缺乏有关利伐沙班和阿哌沙班在机械瓣置换术后安全性和有效性的资料。新型抗凝药在生物瓣患者中的应用尚无研究。上述 3 个大型研究均排除了孕妇或哺乳期妇女、儿童、有可逆原因的房颤或严重高血压（收缩压＞180mmHg，舒张压＞100mmHg）的患者。近期卒中（7～14 天内）、严重肝病和合并多种慢性疾病的复杂患者也从这些研究中排除。

对慢性肾病患者，可以调整新型抗凝药的剂量（表 62-2）。然而，对有严重或终末期慢性肾病的患者，仍应选择华法林。关于这些患者的资料非常有限，对透析的患者，可以接受应用华法林的风险[24]。

尽管使用达比加群后 INR 和活化的部分凝血酶时间增加，但是并不呈线性关系，不能用来监测抗凝水平。凝血酶时间是更精确检测抗凝水平的指标，但是这种监测在美国没有获得批准，在其他国家也没有得到广泛应用。如果发生出血或过

表 62-2　非瓣膜病房颤患者伴慢性肾病（CKD）时口服抗凝药的剂量选择

肾功能	华法林	达比加群酯	利伐沙班	阿哌沙班
正常/轻度肾功能障碍	调整剂量使 INR 达 2.0～3.0	150mg 每日两次（CrCl＞30ml/min）	20mg 每晚一次与餐同服（CrCl＞50ml/min）	5.0mg 或 2.5mg 每日两次
中度肾功能障碍	调整剂量使 INR 达 2.0～3.0	150mg 或 75mg 每日两次（CrCl＞30ml/min）	15mg 每晚一次与餐同服（CrCl 30～50ml/min）	5.0mg 或 2.5mg 每日两次
重度肾功能障碍	调整剂量使 INR 达 2.0～3.0	75mg 每日两次，（CrCl 15～30ml/min）	15mg 每晚一次与餐同服（CrCl 15～30ml/min）	不推荐
非透析的终末期 CKD	调整剂量使 INR 达 2.0～3.0	不推荐（CrCl＜15ml/min）	不推荐（CrCl＜15ml/min）	不推荐
终末期 CKD 型透析	调整剂量使 INR 达 2.0～3.0	不推荐（CrCl＜15ml/min）	不推荐（CrCl＜15ml/min）	不推荐

量，应停用抗凝药。可以考虑使用活性炭来减少药物吸收。透析可以清除达比加群，但是阿哌沙班和利伐沙班与血浆蛋白高度结合，透析不能清除。

达比加群、利伐沙班和阿哌沙班是外向转运体 P-糖蛋白的底物。P-糖蛋白抑制剂（例如酮康唑、维拉帕米、胺碘酮、决奈达隆和克拉霉素）可能增加其血浆浓度。此外，P-糖蛋白诱导剂（例如苯妥因、卡马西平、利福平）可以降低这些药物的血药浓度至治疗水平以下，应当避免同时服药。利伐沙班和阿哌沙班不能与细胞色素 P4503A4 的抑制剂（例如唑类真菌药、利托那韦和克拉霉素）配伍。

（四）房颤抗凝治疗的中断和恢复

对有出血史和需要外科或介入手术的患者，经常需要中断抗凝治疗。应当个体化考虑抗凝药物中断的时间和手术后抗凝药重新开始的时间，并且根据栓塞事件的风险和手术创伤的大小以及围术期出血风险的高低进行综合评估。对于使用华法林并且对于发生血栓栓塞风险低，或已转为窦性心律、正在接受有出血风险的外科或诊断性检查的患者，公认的做法是停用华法林 1 周，允许 INR 值降至正常而无需用普通肝素替换，达到充分止血后继续使用华法林。对血栓栓塞风险较高的患者（机械瓣、既往卒中史、CHA_2DS_2-VASc≥2），常用普通肝素或低分子量肝素桥接，但是对低分子量肝素的资料有限。有些手术过程中不中断华法林，正逐渐成为常规的方法。处于 INR 目标值范围的患者射频消融治疗房颤不增加出血风险，并且可以降低栓塞的风险。在服用华法林并且 INR 处于目标值范围需行起搏器或除颤器植入的患者，与停用华法林改用普通肝素或低分子量肝素桥接抗凝比较，术后出血的风险较低，因此，在需要器械植入并且处于中至高危栓塞风险的患者，可以考虑不中断华法林治疗。

ROCKET AF 试验显示，择期手术或介入手术前停用利伐沙班 2 天，次急手术停用 24h。应认真权衡出血风险和手术或介入操作的紧迫性。重

新开始抗凝治疗应当注意，新型抗凝药比华法林起效迅速，但是缺乏特异的拮抗剂，一旦发生出血，处理起来会很棘手。对于择期手术并且肾功能正常的患者，术前停用 1 天（达比加群和阿哌沙班停 2 个剂量，利伐沙班停 1 个剂量）一般足够[33]。需完全止血的操作（例如腰椎穿刺、脊髓/硬膜外置管或大手术）并且肾功能正常的患者需停用≥48h。活化的部分凝血酶时间对达比加群、凝血酶原时间对阿哌沙班和利伐沙班可能提供有用的信息。接近对照的水平提示这些药物的血药浓度较低。在导管消融的患者或其他容易导致心脏穿孔的操作，应当谨慎使用这些新药，因为出现心脏压塞后缺乏认可的拮抗剂。有些情况下，活化的凝血酶原复合物和重组的Ⅶa因子可以应用于拮抗这些新药的抗凝效应。目前尚无特异性的逆转剂，但是正在研发。尚不清楚经桡动脉途径冠状动脉介入是否较经股动脉途径更易止血和安全。需要长期使用这些抗凝药时，可以选择使用金属裸支架或冠状动脉旁路移植术。药物洗脱支架需长期服用双联抗血小板药物，可能增加出血风险。

接受 PCI 的患者，需使用双联抗血小板，防止支架血栓形成。口服抗凝药和抗血小板治疗联用（三联治疗）致命性和非致命性出血的年发生风险较高，最近正在研究，对口服抗凝药经皮冠状动脉介入的患者，比较联用阿司匹林和氯吡格雷与单用氯吡格雷抗血小板治疗的有效性和安全性[25]。抗凝药物合用氯吡格雷较三联应用时出血的发生率降低，而不增加栓塞事件的发生率。

四、心房颤动卒中预防的非药物性手段

近年来，房颤卒中预防手段除了药物抗凝治疗以外，非药物治疗手段，尤其是左心耳封堵治疗的应用日趋成熟。

（一）经皮封堵左心耳

外科和器械的方法已尝试切除（或封堵）左

心耳，达到减少房颤患者血栓栓塞的目的。常用的经皮封堵左心耳的方法有两种。第一种策略是经皮植入器械达到隔离和封堵左心耳的目的。封堵左心耳的器械包括WATCHMAN装置和Amplatzer心脏封堵装置。国产的左心耳封堵装置LAmbre已经成功用于临床试验中，并且显示了非常好的临床应用效果。WATCHMAN装置经皮房间隔穿刺释放，一层聚乙烯薄膜覆盖在可延展的镍钛合金笼上，通过倒钩锚定在左心耳上[34]。早期研究显示，对于卒中、体循环栓塞和心血管死亡的复合终点事件，WATCHMAN不劣于华法林。但是10％的患者发生早期不良事件（包括心包积血）。对1588例植入WATCHMAN装置患者的长期随访显示，WATCHMAN装置不劣于华法林[34]。后续植入WATCHMAN装置的经验资料提示，随着术者经验的增多，早期器械相关的并发症逐渐减少。Amplatzer心脏封堵装置是经欧共体机构批准的器械，由一个小的近端圆盘、中心聚酯补片和大的远端圆盘构成，通过挂钩锚定在左心耳，它无需抗凝。一项对欧洲人群的研究显示，释放/植入成功率为96％，但是严重并发症的发生率为7％[35]。

第二种策略是使用一种捕捉器将左心耳结扎，需要用诸如LARIAT的装置。最初使用这种装置的结果似乎很有前景，通过经食管超声心动图证实可使97％的左心耳腔闭合并且安全性较好[36]。尚不明确LARIAT装置的长期结果，因此需要随机对照试验来证实其减少卒中的风险和安全性。这种装置需从剑突下进入心包，在心包粘连的情况下操作可能不易成功，也可能发生心包炎，有些心包炎可以很严重，并且这种装置不适合所有的左心耳解剖。尚不明确使用LARIAT装置封堵左心耳能否降低卒中的风险。

（二）外科手术切除/封堵左心耳

对行心脏手术的患者可以考虑外科切除左心耳（Ⅱb，C）。

心脏手术过程中外科切除左心耳由于几个方面的原因尚存争议。技术上看似很简单和可重复的操作——切除左心耳，结果却不一致，并且左

心耳的解剖变异很大。冠状动脉回旋支靠近左心耳底部，外科医师顾虑在缝合左心耳附属物的过程中伤及回旋支动脉，因此以心外膜和心内技术为基础的外科手术用来封堵左心耳效果经常不理想。心内技术包括附属物的翻转、切除，然后从心内膜面缝合底部。

外科封堵左心耳的效果不十分理想，随访时的心脏超声检查提示有≥50％的患者封堵不完全。一项最大规模的研究回顾性分析了2546例经食管超声心动图证实的患者左心耳结扎的成功率[37]。137例患者尝试了外科手术封堵左心耳，结果对52例进行左心耳切除，对85例进行隔离（缝合和钉钉法）。在这组患者中，共50例（40％）封堵不成功。成功率与采用的技术有关：切除成功率73％，缝合隔离成功率23％，钉钉法成功率0％。特别需要注意，应用缝合隔离或钉钉法封堵，在未成功的患者中≥25％的患者发现有血栓形成。这些结果为外科左心耳结扎术后的患者需继续抗凝治疗提供了重要的资料。

关于是否应在行心脏手术时同时封堵左心耳，仍不清楚其成功率和对预防卒中的有效性。LAAOS（Left Atrial Appendage Study）研究将77例有卒中危险因素的患者在接受冠状动脉旁路移植手术时随机分为左心耳封堵和对照组[38]。研究期间，允许使用缝合＋封堵或钉钉＋封堵。结果缝合组左心耳封堵的成功率为45％，钉钉组为72％。研究期间9例左心耳发生撕裂（1例为对照组，8例为治疗组），但是这些撕裂没有造成发病或死亡。封堵组有2例血栓事件，对照组没有血栓事件。该研究得出结论，可以安全进行左心耳封堵。但是需大规模对照试验来验证在行非房颤相关心脏手术时左心耳封堵能否降低有房颤危险因素的患者发生卒中的危险。一项回顾性研究分析了205例二尖瓣置换术的患者，其中58例行左心耳封堵术。其中52例左心耳结扎完全，6例有持续血流。主要结果是左心耳未封堵或封堵不完全与血栓栓塞时间密切相关[39]。

总之，目前关于在心脏手术时同时行左心耳封堵缺乏明确共识，由于外科切除的技术不一致，左心耳封堵成功率差异很大，也不明确左心耳封

堵对以后血栓栓塞事件的影响。

（焦占全 李广平）

参考文献

[1] Wolf PA, Abbott RD, Kannel WB. Atrial fibrillation as an independent risk factor for stroke: the Framingham Study. Stroke, 1991, 22: 983-988.

[2] Gage BF, van Walraven C, Pearce L, et al. Selecting patients with atrial fibrillation for anticoagulation: stroke risk stratification in patients taking aspirin. Circulation, 2004, 110: 2287-2292.

[3] Friberg L, Benson L, Rosenqvist M, et al. Assessment of female sex asa risk factor in atrial fibrillation in Sweden: nationwide retrospective cohort study. BMJ, 2012, 344: e3522.

[4] Pisters R, Lane DA, Nieuwlaat R, et al. A novel user-friendly score (HAS-BLED) to assess 1-year risk of major bleeding in patients with atrial fibrillation: the Euro Heart Survey. Chest, 2010, 138: 1093-1100.

[5] January CT, Wann ST, Alpert JS, et al. 2014 AHA/ACC/HRS guideline for the management of patients with atrial fibrillation. A report of the American College of Cardiology/American Heart Association Task Force on Practice Guidelines and the Heart Rhythm Society. Circulation, 2014, 130: e199-e267.

[6] Ahmad Y, Lip GY, Apostolakis S. New oral anticoagulants for stroke prevention in atrial fibrillation: impact of gender, heart failure, diabetes mellitus and paroxysmal atrial fibrillation. Expert Rev Cardiovasc Ther, 2012, 10: 1471-1480.

[7] Chiang CE, Naditch-Brule L, Murin J, et al. Distribution and risk profile of paroxysmal, persistent, and permanent atrial fibrillation in routine clinical practice: insight from the real-life global survey evaluating patients with atrial fibrillation international registry. Circ Arrhythm Electrophysiol, 2012, 5: 632-639.

[8] Flaker G, Ezekowitz M, Yusuf S, et al. Efficacy and safety of dabigatran compared to warfarin in patients with paroxysmal, persistent, and permanent atrial fibrillation: results from the RE-LY (Randomized Evaluation of Long-Term Anticoagulation Therapy) study.

J Am Coll Cardiol, 2012, 59: 854-855.

[9] Hohnloser SH, Duray GZ, Baber U, et al. Prevention of stroke in patients with atrial fibrillation: current strategies and future directions. Eur Heart J, 2007, 10: H4-10.

[10] Lip GY, Nieuwlaat R, Pisters R, et al. Refining clinical risk stratification for predicting stroke and thromboembolism in atrial fibrillation usinga novel risk factor-based approach: the Euro Heart Survey on Atrial Fibrillation. Chest, 2010, 137: 263-272.

[11] Olesen JB, Torp-Pedersen C, Hansen ML, et al. The value of theCHA$_2$DS$_2$-VASc score for refining stroke risk stratification in patients with atrial fibrillation with a CHADS$_2$ score 0-1: a nationwide cohortstudy. Thromb Haemost, 2012, 107: 1172-1179.

[12] Mason PK, Lake DE, DiMarco JP, et al. Impact of the CHA$_2$DS$_2$-VASc score on anticoagulation recommendations for atrial fibrillation. Am J Med, 2012, 125: 603-606.

[13] Cannegieter SC, Rosendaal FR, Wintzen AR, et al. Optimal oral anticoagulanttherapy in patients with mechanical heart valves. N Engl J Med, 1995, 333: 11-17.

[14] Acar J, Iung B, Boissel JP, et al. AREVA: multicenter randomized comparison of low-dose versus standard-dose anticoagulation in patients with mechanical prosthetic heart valves. Circulation, 1996, 94: 2107-2112.

[15] Hering D, Piper C, Bergemann R, et al. Thromboembolic and bleedingcomplications following St. Jude Medical valve replacement: results of the German Experience With Low-Intensity Anticoagulation Study. Chest, 2005, 127: 53-59.

[16] Connolly SJ, Ezekowitz MD, Yusuf S, et al. Dabigatran versus warfarin in patients with atrial fibrillation. N Engl J Med, 2009, 361: 1139-1151.

[17] Patel MR, Mahaffey KW, Garg J, et al. Rivaroxaban versus warfarin in nonvalvular atrial fibrillation. N Engl J Med, 2011, 365: 883-891.

[18] Granger CB, Alexander JH, McMurray JJ, et al. Apixaban versus warfarinin patients with atrial fibrillation. N Engl J Med, 2011, 365: 981-992.

[19] Matchar DB, Jacobson A, Dolor R, et al. Effect of home testing of internationalnormalized ratio on clini-

cal events. N Engl J Med, 2010, 363: 1608-1620.

[20] Ezekowitz MD, James KE, Radford MJ, et al. Initiating and maintaining patients on warfarin anticoagulation: the importance of monitoring. J Cardiovasc Pharmacol Ther. 1999; 4: 3-8.

[21] Hirsh J, Fuster V. Guide to anticoagulant therapy: part 2: oral anticoagulants. Circulation, 1994, 89: 1469-1480.

[22] Aguilar M, Hart R. Antiplatelet therapy for preventing stroke in patients with non-valvular atrial fibrillation and no previous history of stroke or transient ischemic attacks. Cochrane Database Syst Rev, 2005, 4): CD001925.

[23] Hart RG, Pearce LA, Aguilar MI. Meta-analysis: antithrombotic therapy to prevent stroke in patients who have nonvalvular atrial fibrillation. Ann Intern Med, 2007, 146: 857-867.

[24] Winkelmayer WC, Liu J, Setoguchi S, et al. Effectiveness and safety of warfarin initiation in older hemodialysis patients with incident atrial fibrillation. Clin J Am Soc Nephrol, 2011, 6: 2662-2668.

[25] Dewilde WJ, Oirbans T, Verheugt FW, et al. Use of clopidogrel with or without aspirin in patients taking oral anticoagulant therapy and undergoingpercutaneous coronary intervention: an open-label, randomised, controlled trial. Lancet, 2013, 381: 1107-1115.

[26] Hariharan S, Madabushi R. Clinical pharmacology basis of deriving dosingrecommendations for dabigatran in patients with severe renal impairment. J Clin Pharmacol, 2012, 52: 119S-125S.

[27] Lehr T, Haertter S, Liesenfeld KH, et al. Dabigatran etexilate in atrial fibrillationpatients with severe renal impairment: dose identification using pharmacokineticmodeling and simulation. J Clin Pharmacol, 2012, 52: 1373-1378.

[28] Connolly SJ, Eikelboom J, Joyner C, et al. Apixaban in patients with atrial fibrillation. N Engl J Med, 2011, 364: 806-817.

[29] Van de Werf F, Brueckmann M, Connolly SJ, et al. A comparison of dabigatran etexilate with warfarin in patients with mechanical heart valves: the Randomized, phase II study to Evaluate the safety and pharmacokinetics of oraldabigatranetexilate in patients af-

ter heart valve replacement (RE-ALIGN). Am Heart J, 2012, 163: 931-937.

[30] Connolly S, Pogue J, Hart R, et al. Clopidogrel plus aspirin versus oral anticoagulation for atrial fibrillation in the Atrial fibrillation Clopidogrel Trial with Irbesartan for prevention of Vascular Events (ACTIVE W): a randomised controlled trial. Lancet, 2006, 367: 1903-1912.

[31] Connolly SJ, Pogue J, Hart RG, et al. Effect of clopidogrel added to aspirin in patients with atrial fibrillation. N Engl J Med, 2009, 360: 2066-2078.

[32] Mant J, Hobbs FD, Fletcher K, et al. Warfarin versus aspirin for stroke prevention in an elderly community population with atrial fibrillation (theBirmingham Atrial Fibrillation Treatment of the Aged Study, BAFTA): a randomised controlled trial. Lancet, 2007, 370: 493-503.

[33] Lakkireddy D, Reddy YM, Di Biase L, et al. Feasibility and safety of dabigatran versus warfarin for periprocedural anticoagulation in patients under going radiofrequency ablation for atrial fibrillation: results from a multicenter prospective registry. J Am Coll-Cardiol, 2012, 59: 1168-1174.

[34] Reddy VY, Doshi SK, Siever H, et al. Percutaneous left atrial appendage closure for stroke prophylaxis in patients with atrial fibrillation: 2. 3 year follow-up of the PROTECT AF Trial (Watchman left atrial appendage system for embolic protection in patients with atrial fibrillation) trial. Circulation, 2013, 127: 720-729.

[35] Park JW, Bethencourt A, Sievert H, et al. Left atrial appendage closure with Amplatzer cardiac plug in atrial fibrillation: initial European experience. Catheter Cardiovasc Interv, 2011, 77: 700-706.

[36] Bartus K, Han FT, Bednarek J, et al. Percutaneous left atrial appendage suture ligation using the LARIAT device in patients with atrial fibrillation: initial clinical experience. J Am Coll Cardiol, 2013, 62: 108-118.

[37] Kanderian AS, Gillinov AM, Pettersson GB, et al. Success of surgical left atrial appendage closure: assessment by transesophageal echocardiography. J Am Coll Cardiol, 2008, 52: 924-929.

[38] Healey JS, Crystal E, Lamy A, et al. Left Atrial

Appendage Occlusion Study (LAAOS): results of a randomized controlled pilot study of left atrial appendage occlusion during coronary bypass surgery in patients at risk for stroke. Am Heart J, 2005, 150: 288-293.

[39] Garcia-Fernandez MA, Perez-David E, Quiles J, et al. Role of left atrial appendage obliteration in stroke reduction in patients with mitral valve prosthesis: a transesophageal echocardiographic study. J Am Coll-Cardiol, 2003, 42: 1253-1258.

第六十三章　心房颤动患者的心率控制

心房颤动（atrial fibrillation，AF）最早由 Sir Thomas Lewis 通过心电图记录到，由此证实了房颤确为一种不正常的心律，即规则有序的心房电活动丧失，代之以无序的颤动波[1]。房颤的分类方法较多，目前临床普遍将房颤分为阵发性房颤（paroxysmal AF）、持续性房颤（persistent AF）、永久性房颤（permanent AF），第一次发作者称初发性房颤。目前，房颤主要通过心电图或者 Holter 的结果确诊。房颤与全因死亡率、卒中风险、心衰和生存质量低下都有明确关联[2-4]。特别是与心衰关系紧密，它们不仅存在共同的危险因素，而且互相影响恶化。持续快速的心室率可通过肾素-血管紧张素系统（RAS）兴奋，心钠素消耗，氧化应激损伤[5-8]等多个机制导致心衰的发生，而节律控制治疗本身也可能会导致严重的收缩功能下降。加上脑卒中风险，使得房颤对人类的生命健康构成了巨大威胁，极大地加重了社会的医疗负担。

一、房颤的流行病学研究

从 20 世纪 50 年代开始，国外便开始了针对不同人群房颤的流行病学研究[9]。Framingham 最早通过大样本研究评估了成年人房颤的患病率，并探讨了其患病率的种族差异性，提出了当时很多新的观点：如房颤的患病率随年龄的增长而上升，男性患病率明显高于女性等[10]。目前，房颤流行病学的数据大多来源于北美和西欧的资料。由于种族、年代及研究方法如房颤的检出方法和定义范围的差异，房颤患病率也存在一定的差异，但总体的趋势基本相似。最新的美国心脏病协会《心房颤动患者管理指南》估计美国成人房颤的患病率为 0.4%～1.0%，男性高于女性，且随着年龄的升高而升高，60 岁以下的患病率最低，80 岁以上的患病率最高，高达 8%[11]。欧美各国整体评估的房颤患病率多在 1%～2%，而亚洲如日本和韩国评估的患病率低于欧美。2012 年，欧洲指南提示发达国家房颤的患病率为 1.5%～2.0%，随着年龄的增长而上升，并预测其患病率在 50 年内至少增长 2.5%[12]。目前，所有关于房颤患病率的研究均认为房颤的患病率被低估，最主要的原因是阵发性房颤的漏检及无症状房颤患者的就诊积极性偏低；且随着人口年龄结构的改变，60 岁以上的老年人比例增加，其他的危险因素如高血压病、冠心病、糖尿病等的患病率升高、肥胖人群增加，未来的房颤患病率会不断增高。

二、房颤的危险因素

目前，已知较为公认的房颤独立危险因素包括年龄、性别、吸烟、高血压病、糖尿病、心力衰竭、心肌梗死、心脏瓣膜疾病、心脏手术史、甲状腺功能亢进、呼吸睡眠暂停、高尿酸血症甚至酗酒、运动等因素[13]。

三、房颤的危害

（一）心力衰竭

2012 年欧洲《心房颤动患者管理指南》指出房颤患者心衰的发生率是正常人的 3 倍[12]。心衰可导致房颤，而房颤又加重心衰，这样一个恶性循环使患者的心功能不断下降。在致死的原因中心衰高于脑卒中[13]。Mountantonakis 对 99 810 名

［19］Lobos-Bejarano JM，Del Castillo-Rodríguez JC，MenaGonzález A，et al. Características de los pacientes yabordajeterapéuticodela fibrilación auricular renatenciónprimariaen España：Estudio FIATE. Med Clin (Barc)，2013，141：279-286.

［20］Camm AJ，Lip GYH，DeCaterina R，et al. 2012 focused update of the ESC Guidelines for the management of atrial fibrillation：An update of the 2010 ESC Guidelines for the management of atrial fibrillation. Developed with the special contribution of the European Heart Rhythm Association. Eur Heart J，2012，33：2719-2749.

［21］Al-Khatib SM，Allen LaPointe NM，Chatterjee R，et al. Rate-and Rhythm-Control Therapies in Patients With Atrial Fibrillation. Ann Intern Med，2014，160：760-773.

［22］Van Gelder I，Groenveld HF，Crijns HJ，et al. Lenient versus strict rate control in patients with atrial fibrillation. N Engl J Med，2010，362：1363-1373.

［23］Ulimoen SR，Enger S，Carlson J，et al. Comparison off our single-drug regimens on ventricular rate and arrhythmia-related symptoms in patients with permanent atrial fibrillation. Am J Cardiol，2013，111：225-230.

［24］Roden DM. Antiarrhythmic drugs：from mechanisms to clinical practice. Heart，2000，84 (3)：339-346.

［25］Velebit V，Podrid P，Lown B，et al. Aggravation An ocation of ventricular arrhythmias by antiarrhythmic drugs. Circulation，1982，65 (5)：886-894.

［26］Naccarelli GV，Dorian P，Hohnloser SH，et al. Prospective comparison of flecainide versus quinidine for the treatment of paroxysmal atrial fibrillation/flutter. The Flecainide Multicenter Atrial Fibrillation Study Group. Am J Cardiol，1996，77 (3)：53-59A.

［27］The Cardiac Arrhythmia Suppression Trial (CAST) Investigators. Preliminary report：effect of encainide and flecainide on mortality in a randomized trial of arrhythmia suppression after myocardial infarction. N Engl J Med，1989，321 (6)：406-412.

［28］Razavi M. Safe and effective pharmacologic management of arrhythmias. Tex Heart Inst J，2005，32 (2)：209-211.

［29］Hollmann M，Hege HG，Brode E. Pharmacokinetic and metabolic studies of propafenone in volunteers. In：Schlepper M，Olsson SB，editors. Cardiac arrhythmias：diagnosis，prognosis，therapy：proceedings，1st International Rytmonorm-Congress. New York：Springer-Verlag，1983：125-132.

［30］Khan IA. Single oral loading dose of propafenone for pharmacological cardioversion of recent-onset atrial fibrillation. J Am Coll Cardiol，2001，37 (2)：542-547.

［31］Lip GY，Tse HF，Lane DA. Atrial fibrillation. Lancet，2012，379 (9816)：648-661.

［32］Singh BN，Sarma JSM. Amiodarone and amiodarone derivatives. In：Singh BN，Dzau VJ，Vanhoutte PM，Woosley RL，editors. Cardiovascular pharmacology and therapeutics. New York：Churchill Livingstone，1994：689-710.

［33］Cobbe SM. Sotalol. In：Brugada J，Vaughan Williams EM，Campbell TJ，editors. Antiarrhythmic drugs. New York：Springer-Verlag，1989：365-387.

［34］Fuster V，Ryden LE，Cannom DS，et al. 2011 ACCF/AHA/HRS focused updates incorporated into the ACC/AHA/ESC 2006 Guidelines for the management of patients with atrial fibrillation：a report of the American College of Cardiology Foundation/American Heart Association Task Force on Practice Guidelines developed in partnership with the European Society of Cardiology and in collaboration with the European Heart Rhythm Association and the Heart Rhythm Society. J Am Coll Cardiol，2011，57 (11)：e101-198.

［35］Wyse DG，Waldo AL，DiMarco JP，et al. A comparison of rate control and rhythm control in patients with atrial fibrillation. N Engl J Med，2002，347：1825-1833.

［36］Wood MA，Brown-Mahoney C，Kay GN，et al. Clinical outcomes after ablation and pacing therapy for atrial fibrillation：A meta-analysis. Circulation，2000，101：1138-1144.

［37］Fuster V，Rydén LE，Cannom DS，et al. 2011 ACCF/AHA/HRS focused updates incorporated into the ACC/AHA/ESC 2006 Guidelines for the management of patients with atrial fibrillation：a report of the American College of Cardiology Foundation/American Heart Association Task Force on Practice Guidelines developed in partnership with the European Society of Cardiology and in collaboration with the European Heart Rhythm Association and the Heart Rhythm Society. J Am Coll Cardiol, 2011, 57: e101-e198.

[38] January CT, Wann LS, Alpert JS, et al. 2014 AHA/ACC/HRS guideline for the management of patients with atrial fibrillation: a report of the American College of Cardiology/American Heart Association Task Force on Practice Guidelines and the Heart Rhythm Society. J Am Coll Cardiol, 2014, 64: e1-e76.

[39] Camm AJ, Kirchhof P, Lip GY, et al. Guidelines for the management of atrial fibrillation: the Task Force for the Management of Atrial Fibrillation of the European Society of Cardiology (ESC) Eur Heart J, 2010, 31: 2369-2429.

[40] Brignole M, Auricchio A, Baron-Esquivias G, et al. 2013 ESC Guidelines on cardiac pacing and cardiac resynchronization therapy: the task force on cardiac pacing and resynchronization therapy of the European Society of Cardiology (ESC). Developed in collaboration with the European Heart Rhythm Association (EHRA) Eur Heart J, 2013, 34: 2281-2329.

[41] Fitzpatrick AP, Kourouyan HD, Siw A, et al. Quality of life and outcomes after radiofrequency His-bundle catheter ablation and permanent pacemaker implantation: impact of treatment in paroxysmal and established atrial fibrillation. Am Heart J, 1996, 131: 499-507.

[42] Kay GN, Ellenbogen KA, Giudici M, et al. The Ablate and Pace Trial: A prospective study of catheter ablation of the AV conduction system and permanent pacemaker implantation for treatment of atrial fibrillation. J Interv Card Electrophysiol, 1998, 2: 121-135.

[43] Ozcan C, Jahangir A, Friedman PA, et al. Sudden death after radiofrequency ablation of the atrioventricular node in patients with atrial fibrillation. J Am Coll Cardiol, 2002, 40: 105-110.

[44] Chatterjee NA, Upadhyay GA, Ellenbogen KA, et al. Atrioventricular nodal ablation in atrial fibrillation: a meta-analysis and systematic review. Circ Arrhythm Electrophysiol, 2012, 5: 68-76.

[45] Bedotto JB, Grayburn PA, Black WH, et al. Alter-ations in left ventricular relaxation during atrioventricular pacing in humans. J Am Coll Cardiol, 1990, 15: 658-664.

[46] Karpawich PP, Rabah R, Haas JE. Altered cardiac histology following apical right ventricular pacing in patients with congenital atrioventricular block. Pacing Clin Electrophysiol, 1999, 22: 1372-1377.

[47] Wilkoff BL, Cook JR, Epstein AE, et al. Dual-chamber pacing or ventricular backup pacing in patients with an implantable defibrillator: the Dual Chamber and VVI Implantable Defibrillator (DAVID) Trial. JAMA, 2002, 288: 3115-3123.

[48] Barsheshet A, Moss AJ, McNitt S, et al. Long-term implications of cumulative right ventricular pacing among patients with an implantable cardioverter-defibrillator. Heart Rhythm, 2011, 8: 212-218.

[49] Chen L, Hodge D, Jahangir A, et al. Preserved left ventricular ejection fraction following atrioventricular junction ablation and pacing for atrial fibrillation. J Cardiovasc Electrophysiol, 2008, 19: 19-27.

[50] Abraham WT, Fisher WG, Smith AL, et al. MIRACLE Study Group Cardiac resynchronization in chronic heart failure. N Engl J Med, 2002, 346: 1845-1853.

[51] Bristow MR, Saxon LA, Boehmer J, et al. Cardiac-resynchronization therapy with or without an implantable defibrillator in advanced chronic heart failure. N Engl J Med, 2004, 350: 2140-2150.

[52] Cazeau S, Leclercq C, Lavergne T, et al. Effects of multisite biventricular pacing in patients with heart failure and intraventricular conduction delay. N Engl J Med, 2001, 344: 873-880.

[53] Gras D, Leclercq C, Tang AS, et al. Cardiac resynchronization therapy in advanced heart failure the multicenter InSync clinical study. Eur J Heart Fail, 2002, 4: 311-320.

[54] Higgins SL, Hummel JD, Niazi IK, et al. Cardiac resynchronization therapy for the treatment of heart failure in patients with intraventricular conduction delay and malignant ventricular tachyarrhythmias. J Am Coll Cardiol, 2003, 42: 1454-1459.

[55] Linde C, Leclercq C, Rex S, et al. Long-term benefits of biventricular pacing in congestive heart failure: results from the MUltisiteSTimulation in cardiomyop-

athy（MUSTIC）study. J Am Coll Cardiol，2002，40：111-118.

［56］Young JB，Abraham WT，Smith AL，et al. Combined cardiac resynchronization and implantable cardioversion defibrillation in advanced chronic heart failure：the MIRACLE ICD Trial. JAMA，2003，289：2685-2694.

［57］Doshi RN，Daoud EG，Fellows C，et al. PAVE Study Group Left ventricular-based cardiac stimulation post AV nodal ablation evaluation（the PAVE study）J Cardiovasc Electrophysiol，2005，16：1160-1165.

［58］Molhoek SG，Bax JJ，Bleeker GB，et al. Comparison of response to cardiac resynchronization therapy in patients with sinus rhythm versus chronic atrial fibrillation. Am J Cardiol，2004，94：1506-1509.

［59］Gasparini M，Auricchio A，Regoli F，et al. Four-year efficacy of cardiac resynchronization therapy on exercise tolerance and disease progression：the importance of performing atrioventricular junction ablation in patients with atrial fibrillation. J Am Coll Cardiol，2006，48：734-743.

［60］Tolosana JM，Hernandez Madrid A，Brugada J，et al. Comparison of benefits and mortality in cardiac resynchronization therapy in patients with atrial fibrillation versus patients in sinus rhythm（Results of the Spanish Atrial Fibrillation and Resynchronization ［SPARE］ Study）. Am J Cardiol，2008，102：444-449.

［61］Gasparini M，Auricchio A，Metra M，et al. Long-term survival in patients undergoing cardiac resynchronization therapy：the importance of performing atrio-ventricular junction ablation in patients with permanent atrial fibrillation. Eur Heart J，2008，29：1644-1652.

［62］Ferreira AM，Adragao P，Cavaco DM，et al. Benefit of cardiac resynchronization therapy in atrial fibrillation patients *vs.* patients in sinus rhythm：the role of atrioventricular junction ablation. Europace，2008，10：809-815.

［63］Dong K，Shen WK，Powell BD，et al. Atrioventricular nodal ablation predicts survival benefit in patients with atrial fibrillation receiving cardiac resynchronization therapy. Heart Rhythm，2010，7：1240-1245.

［64］Delnoy PP，Ottervanger JP，Luttikhuis HO，et al. Comparison of usefulness of cardiac resynchronization therapy in patients with atrial fibrillation and heart failure versus patients with sinus rhythm and heart failure. Am J Cardiol，2007，99：1252-1257.

［65］Khadjooi K，Foley PW，Chalil S，et al. Long-term effects of cardiac resynchronization therapy in patients with atrial fibrillation. Heart，2008，94：879-883.

［66］Schutte F，Ludorff G，Grove R，et al. Atrioventricular node ablation is not a prerequisite for cardiac resynchronization therapy in patients with chronic atrial fibrillation. Cardiology，2009，16：246-249.

［67］Reddy VY，Knops RE，Sperzel J，et al. Permanent leadless cardiac pacing：results of the leadless trial. Circulation，2014，129：1466-1471.

第六十四章　心房颤动患者的心律控制

发生心房颤动（房颤）时心房收缩及房室收缩同步性的丧失，以及快速的、不规则的心室律是患者产生症状和导致心功能下降的两个主要原因。心室率控制和节律控制是改善房颤患者症状和心功能状态的两项主要治疗措施。节律控制是指尝试恢复并且维持窦性心律（窦律），即在适当抗凝和心室率控制的基础上进行包括心脏复律、抗心律失常药物治疗和导管消融治疗。

窦律是人类的正常心律，理论上采取节律控制可改善患者的心功能状态、提高生活质量、减少血栓栓塞的发生，似乎比心室率控制更具优势。然而，一系列评价节律控制或心室率控制的临床试验（STAF、PIAF、J-Rhythm、Hot Café、CTAF、caféII、RACE、AFFIRM、AF-CHF）[1-6]均未发现二者在主要心血管事件（脑卒中/栓塞、住院、心衰）和总体预后上存在差别，而节律控制组的住院事件更多。节律控制的优势不能显现的可能原因有：①抗心律失常药物用于节律控制有效率低且不良事件较多，包括尖端扭转型室速、心动过缓、血压降低以及出现房扑伴快速心室率等，不能降低甚至可能增加死亡率；②节律控制并不能减少卒中及栓塞的风险；③并没有为心衰患者带来更多益处；④仅轻微改善患者的症状及生活质量；⑤维持窦律的花费较高；⑥维持窦律的有效率较低，不能真正维持窦律。这些弊端抵消了节律控制带来的益处，使节律控制的优势丧失[7]。

但是，仍不能完全否定节律控制。几项对比节律控制和心室率控制的研究[8-11]显示，针对一些房颤患者实施节律控制可显著改善症状和生活质量，逆转心房和心室的电重构，降低全因死亡率、复合终点（死亡、缺血性脑卒中心肌梗死和

因心衰住院）和心血管事件的发生。此外，对经导管消融进行节律控制是否可改善心血管终点事件尚无大系列的随机对照临床研究评价。随着维持窦律有效率的提高、重视基础疾病的治疗、提高对抗凝的重视，节律控制的益处有望得以显现。房颤为进展性疾病，可由阵发性向持续性房颤进展，继发的电和心肌重构可能随着时间延长变为不可逆，故节律控制对预防房颤进展可能有益[12]。尤其是对年轻的房颤患者尽早采用节律控制，对防止进一步的电重构及心肌重构有益[13-14]。

因此，尽管初始的心室率控制对于大多数患者是合理的，但一些患者仍需考虑节律控制。房颤有相关症状是施行节律控制的最强适应证[15-20]。其他可考虑节律控制的情况包括心室率控制后症状仍不缓解或心室率不易控制、年轻患者、心动过速相关心肌病、初发房颤、急性疾病或一过性诱因导致的房颤。同时也需考虑患者的意愿。

一、心房颤动和心房扑动的电复律和药物复律

（一）药物复律和电复律的比较

房颤转复为窦律的方式有自动复律、药物复律、电复律及导管消融。在我国，经导管射频消融房颤技术尚未普及，药物复律和电复律仍为主要手段。对于血流动力学稳定患者，药物复律可先于电复律。房颤电复律与药物复律比较见表64-1。

（1）药物复律：与电复律比较，药物复律方法简单，患者易于接受，但复律的成功率低于电复律，对发作持续时间7d内的房颤较有效，而对持续时间超过7d的持续房颤疗效较差。抗心律失常

药物有一定的不良反应，偶可导致严重室性心律失常，发生致命的并发症，对于合并心脏明显增大、心衰及电解质紊乱的患者，应特别警惕。此外，某些抗心律失常药物如胺碘酮有增强口服抗凝剂华法林的作用，应注意药物的相互作用。

（2）电复律：复律成功率虽然更高，操作稍复杂，但需镇静或麻醉。电复律可能的并发症包括皮肤灼伤、短暂心律失常、麻醉所致低血压和呼吸抑制、肺水肿、心肌损伤等。

两种复律方式均存在发生血栓栓塞的风险，因此，不管采用何种复律方式，复律前都应依据房颤持续时间而采用恰当的抗凝。

表 64-1 房颤电复律与药物复律的比较

指标	药物复律	电复律
疗效	稍差	较好
麻醉	不需	需要
血栓栓塞并发症	相似	相似
抗凝适应证	相同	相同
并发症	不良反应 致心律失常 负性肌力作用	皮肤灼伤 短暂心律失常 低血压、呼吸抑制 心肌损伤、肺水肿

（二）复律时的抗栓治疗

两项观察性研究[21]显示，复律后最初 72h 发生血栓栓塞的风险最高，且大多数事件发生在 10d 之内。复律后血栓栓塞可能由于复律时血栓脱落或复律后心房功能仍处于抑制状态而形成血栓并脱落所致。因此，复律前后适当的抗凝治疗，对减少血栓栓塞至关重要。

对房颤持续时间明确<48h 的患者，通常不需行经食管超声检查，预先抗凝即可复律[22]，如果合并脑卒中高风险，例如二尖瓣狭窄或既往有血栓栓塞病史，建议复律前或复律后立即静脉应用肝素或低分子肝素或使用因子 Xa 或直接使用凝血酶抑制剂，而后进行长期抗凝治疗。如果血栓栓塞风险低，复律前可抗凝或不抗凝，复律后无需长期抗凝。房颤复律后是否需长期抗凝应基于 CHA_2DS_2-VASc 风险评分。

当房颤持续时间不明或≥48h，临床有两种抗凝方案[23]。一种是通过使用抗凝药来预防栓塞事件的发生。已有证据[24-25]表明，在实施复律前≥3 周（INR 达标后）至复律后≥4 周采用华法林抗凝可减少栓塞事件发生。现有的资料支持在患者围复律期应用新型口服抗凝药（NOAC）行抗凝治疗，这些资料包括对 RE-LY 研究中的达比加群

酯、ROCKET-AF 研究中的利伐沙班和 ARISTOTLE 研究中的阿哌沙班亚组分析结果[26-28]。此外，有一项房颤围复律期抗凝治疗的前瞻性随机对照研究比较利伐沙班与华法林的有效性及安全性，研究显示利伐沙班的有效性和安全性与华法林相似[29]。另一种抗凝方案为经食管超声指导复律，可作为替代复律前 3 周抗凝的一种方法[30-31]。如果抗凝达标且随后的经食管超声检查未发现血栓（包括左心耳），则可复律，并于转律后继续抗凝治疗≥4 周。即使经食管超声未发现左心房血栓也应在复律时和复律后进行抗凝治疗。ACUTE（Assessment of Cardioversion Using Transesophageal Echocardiography）研究中，住院患者在复律前开始经典的静脉肝素治疗，而门诊患者开始经典的华法林治疗 5d，并在复律时评估抗凝状态。为达到快速抗凝的效果，可应用普通肝素、低分子量肝素或 NOAC[32]。如果经食管超声检查证实有血栓，应再进行≥3～4 周抗凝之后，经食管超声复查，确保血栓消失[24]。若仍存在血栓，应考虑其他措施（例如控制心室率的同时进行适当抗凝）。

对血流动力学不稳定需紧急复律的房颤患者，不应因启动抗凝而延误采取稳定血流动力学的干预措施。目前尚无评价此类患者优化抗凝策略的

随机临床试验。如无禁忌,应尽早应用肝素或低分子量肝素或 NOAC。对房颤持续时间明确＜48h 伴有血栓栓塞危险因素的患者,复律后建议长期应用口服抗凝治疗;不伴有栓塞危险因素者,无需长期抗凝。对于房颤持续时间≥48h 或持续时间不确定的患者,建议紧急复律后应用口服抗凝药≥4 周(类似择期复律患者)。如使用华法林抗凝,应与普通肝素或低分子量肝素桥接治疗,直到 INR 达标。对于有血栓栓塞危险因素的房颤患者,建议长期应用口服抗凝治疗。

心房扑动(房扑)的复律评价资料有限。然而,房扑与房颤有相似的血栓风险。因此,建议房扑复律的抗凝治疗措施与房颤相同。

建议[19] Ⅰ类:①对房颤或房扑持续≥48h 或时间不详的患者,无论 CHA_2DS_2-VASc 评分或选用何种方法复律(电复律或药物复律),均建议至少在复律前 3 周和复律后 4 周应用华法林抗凝(INR2.0～3.0)(证据等级 B);②对房颤或房扑持续≥48h 或时间不详伴血流动力学不稳定者,需立即复律,同时应尽快启动抗凝(证据等级 C);③对房颤或房扑持续＜48h 的患者,若为脑卒中高危,建议在复律前尽快或复律后立即静脉应用肝素或低分子量肝素,或使用 NOAC,而后长期抗凝治疗(证据等级 C);④所有房颤患者在复律后是否需长期抗凝治疗,取决于血栓栓塞风险的评估结果(证据等级 C)。Ⅱa 类:①对房颤或房扑持续≥48h 或时间不详的患者,若抗凝治疗不足 3 周,可在复律前行经食管超声检查,若无左心房血栓且抗凝治疗在经食管超声检查前已达标,则可进行复律,复律后需继续抗凝至少 4 周(证据等级 B);②对房颤或房扑持续≥48h 或时间不详的患者,应用达比加群酯、利伐沙班或阿哌沙班在复律前抗凝至少 3 周,复律后抗凝 4 周(证据等级 C)。Ⅱb 类:对房颤或房扑持续＜48h 的患者,若血栓栓塞风险为低危,也可考虑复律前抗凝或不抗凝治疗,复律后无需口服抗凝药(证据等级 C)。

(三)电复律

1. 体外(经胸)直流电复律

(1)适应证及使用方法:持续性房颤伴血流动力学恶化,包括伴进行性心肌缺血加重、症状性低血压、严重心衰等患者的复律首选电复律[33,34]。房颤伴预激心室率快且血流动力学不稳定时,应立即行直流电复律。为避免诱发室颤,应采用与 QRS 波群同步电复律的方式。起始使用较高能量可提高有效率且减少电击次数和镇静持续时间[35]。疑有房室传导阻滞或窦房结功能低下者,电复律前应有预防性心室起搏的准备。如复律不成功,未恢复窦律,可通过增加电量、选择双相波放电方式、改变电极板位置(前-后电极放置优于前侧放置)、对前胸电极板施加一定压力提高能量传递,或使用药物(例如伊布利特)降低除颤阈值等方法提高复律成功率。如复律后恢复窦律可选择抗心律失常药物以提高维持窦律的可能性[36-37]。研究显示[38]胺碘酮可提高电复律的成功率、降低复律后房颤复发比例,而地尔硫䓬、氟卡尼、普鲁卡因胺、普罗帕酮和维拉帕米对提高复律成功率和预防电复律成功后房颤复发的作用不明确。此外,另一项研究[39]显示在电复律前 28d 给予胺碘酮或索他洛尔,房颤自发复律和电复律成功率相同。因此,对房颤复律失败或早期复发的病例,推荐在择期复律前给予胺碘酮、索他洛尔。

(2)并发症:房颤患者经适当的准备和抗凝治疗,电复律并发症较少,可能的并发症包括:血栓栓塞、镇静相关并发症、室性心动过速或室颤、缓慢性心律失常、皮肤灼伤或过敏、肌肉酸痛等。对已有左心功能严重损害的患者有诱发肺水肿的风险。体内植入电子设备后行电复律可改变/损坏其预置功能。此外,洋地黄中毒、低钾血症或其他电解质紊乱、急性感染或炎性疾病、未代偿的心衰及未满意控制的甲亢等情况时,电击可能导致恶性心律失常及全身病情恶化;超声或其他影像检查证实心腔内血栓形成者,直流电复律导致体循环栓塞风险甚高,通常需给予有效抗凝直至血栓溶解;多次电复律及预防性给予抗心律失常药物治疗仍复发房颤,且维持窦律时间较短的患者,再次电复律无助于窦律的维持。

2. 心内直流电复律

自 1993 年以来,低能量(＜20J)心内电复律技术已用于临床[40]。该技术采用两个大表面积电极导管，分别置于右心房（负极）和冠状静脉窦（正极）。其中一根电极导管也可置于左肺动脉作为正极，或因冠状静脉窦插管失败作为替代（正极）。复律的成功率可达 70%～89%。有研究表明心内直流电复律转复房颤的效果明显优于体外直流电复律（93% *vs.* 67%），在随访的半年期间维持窦律的患者亦以心内直流电复律组高[41]。该技术主要用于电生理检查或导管消融过程及体外循环心脏手术时的房颤，亦用于胸壁阻力大（如肥胖和严重肺病）的房颤患者，体内电复律仍需与体表心电图 R 波准确同步。

建议[19] Ⅰ 类：①对房颤或房扑的患者应用电复律是节律控制的方法之一，若复律未成功，可尝试调整电极板位置、对电极板施加一定压力或应用抗心律失常药物后重复电复律（证据等级 C）；②当药物治疗不能迅速控制房颤或房扑的心室率而导致心肌缺血、低血压或心衰时，应电复律（证据等级 C）；③当房颤或房扑合并预激伴快速心室率导致血流动力学不稳定时，建议电复律（证据等级 C）。Ⅱa 类：持续房颤患者在复律后能维持较长时间的窦律，如房颤复发可再次复律。当房颤伴随严重症状或患者有复律意愿时，可考虑重复电复律（证据等级 C）。

（四）药物复律

抗心律失常药物可用于房颤转复窦律，或提高电复律的成功率。大多数阵发房颤在 1～2d 内可自行转复，药物可加快转复速度。对于房颤发作持续时间 7d 内的患者，药物复律有效。超过 7d 很少自行转复，药物复律的有效性下降。目前用于房颤复律的主要药物是 Ⅰc 类（氟卡尼、普罗帕酮）和 Ⅲ 类（胺碘酮、伊布利特、多非利特、维纳卡兰）抗心律失常药物，它们分别通过减慢传导速度和延长有效不应期使折返激动终止而达到房颤复律的目的。目前尚无充分证据证实哪种药物更有效。不同的药物在起效时间、不良反应方面也存在不同。选择药物时需考虑患者是否有基础疾病、药物作用特点和安全性及治疗成本等问题。

对于无器质性心脏病患者，可静脉应用氟卡尼、普罗帕酮、伊布利特、维纳卡兰复律。这些药物耐受性较好，不良反应相对较小。对于既往使用氟卡尼、普罗帕酮药物复律安全有效的阵发房颤患者，可用氟卡胺、普罗帕酮顿服转复房颤，此法与持续服药预防复发相比可降低药物的不良作用。上述药物无效或出现不良反应，可选用静脉胺碘酮。口服多非利特也可用于房颤的复律治疗。

伴有器质性心脏病患者应根据不同基础病程度选用药物。伴有严重器质性心脏病患者选择静脉胺碘酮；伴有中等程度器质性心脏病患者选择静脉伊布利特、维纳卡兰，上述方法无效可选用胺碘酮。

伴有预激综合征的房颤患者，由于快速的心房激动可通过旁路下传，导致快速心室率，易诱发恶性室性心律失常。而目前尚无安全有效终止这类心律失常的药物。血流动力学不稳定患者应首选同步电复律。血流动力学稳定可用静脉普罗帕酮、伊布利特复律或控制心室率。对于静脉胺碘酮用于预激综合征伴房颤患者存在争议，静脉应用胺碘酮有加速心室率导致室颤的个案报道，基于此，2014 年美国房颤指南不建议应用[20]。

常用于复律的抗心律失常药物作用特点、应用方法及注意事项如下（见表 64-2）。①胺碘酮：静脉胺碘酮能转复节律和控制房颤心室率，短期应用安全性较好，但起效时间较迟。8～24h 的转复率为 35%～90%。当合并器质性心脏病和心衰时，首选胺碘酮复律。静脉负荷量 150mg 不少于 10min 静注，继之 1mg/min 维持 6h，此后根据心律失常控制情况酌减至 0.5mg/min 维持 18h 或改为口服给药。口服用药每日 0.6～0.8g 至总量 10g 后，减至每日 0.2g 维持。静脉用药期间注意低血压、肝损害、心动过缓、静脉炎等不良反应。长期应用时注意甲状腺功能、肺毒性、肝损害等不良反应。②普罗帕酮：对新近发生的房颤转复有效，对持续房颤、房扑疗效较差。作用较快，口服后 2～6h 起效，静脉注射后 0.5～2.0h 起效，转复率 41%～91%。口服 450～600mg（顿服）；静脉注射 1.5～2.0mg/kg，10～20min 注射完。普罗帕酮不良反应相对少见，包括室内传导阻滞、房扑伴快心室率、室性心动过速、低血压、转复后心动过缓等，可考虑用药前≥30min 先予 β 受体阻滞剂或非二氢吡啶类钙通道阻滞剂以防止出现1∶1房室传导所致的快速心室率。对合并器质性心脏病、心衰或严重阻塞性肺疾病患者应慎用。③氟卡尼：口服或静脉应用对新近发生的房颤有效，作用较快，口服复律时间3h，静脉复律时间为1h。转复率55％～85％。剂量：口服0.2～0.3g，静脉1.5～2.0mg/kg，10～20min注射完。不良反应较普罗帕酮稍多，可引起低血压，导致1∶1房室传导加快心室率等，建议用药前≥30min先予β受体阻滞剂或非二氢吡啶类钙通道阻滞剂以防止出现1∶1房室传导所致的快速心室率。应避免用于器质性心脏病，特别是心功能不好的患者。④多非利特：对持续1周以上的房颤效果较好，转复时间多在用药30h以内，对房扑复律作用似好于房颤，125～500μg，每日2次口服。不良反应有QT间期延长，需根据肾功能、体重和年龄调节剂量。国内迄今尚无此药。⑤伊布利特：起效快，对近期发生的房颤疗效较好，转复率25％～50％，平均转复时间＜30min。转复房扑有效率高于房颤[42]。电复律前应用伊布利特治疗能提高房颤患者经胸电复律的有效性。对病程较长的持续性房颤转复效果差。对普罗帕酮无效或使用普罗帕酮或氟卡尼后复发的房颤可能有效。剂量：1mg，10min静脉注射，继而观察10min，无效可给予第二剂1mg，10min静脉注射。体重＜60kg者，按0.01mg/kg，10min静脉注射。主要风险为QT间期延长，导致多形性室速/尖端扭转型室速，发生率3％～4％。用药后应持续心电监测≥4h，并应准备好心肺复苏设备。伊布利特应避免用于QT间期延长、明显低钾血症、左心室肥厚、LVEF明显降低（＜30％）者，以免发生促心律失常作用。⑥维纳卡兰：是目前处于研究阶段的选择性作用于心房肌的新型Ⅲ类抗心律失常药物。选择性阻滞心房的钠和钾离子通道，抑制心房组织的复极过程，延长心房肌的有效不应期。有静脉和口服两种剂型。临床研究显示房颤转复率48％～62％。AVRO研究比较了静脉维纳卡兰和胺碘酮转复新发房颤的有效性，结果显示90min的房颤转复率在维纳卡兰组明显优于胺碘酮组。目前公布的临床研究中没有直接导致室颤、室速的报告。不良反应包括低血压、房室传导阻滞、窦性停搏或长间歇、室上性心律失常、头痛、心衰、乏力、肢体痛等。不建议用于30d内急性冠状动脉综合征、低血压、中重度心衰、严重主动脉瓣狭窄和QT间期延长患者[43]。⑦其他：目前已很少使用奎尼丁和普鲁卡因胺转复房颤。丙吡胺和索他洛尔转复房颤的疗效尚不确定。静脉使用短效类β受体阻滞剂对新发房颤的转复有一定疗效，但作用较弱。非二氢吡啶类钙通道阻滞剂和洋地黄类药无转复房颤的作用。

建议[19] Ⅰ类：推荐使用氟卡尼、多非利特、普罗帕酮和伊布利特作为房颤的复律药物（证据等级A）。Ⅱa类：①房颤复律也可选择胺碘酮（证据等级A）；②对在医院内已经证实应用β受体阻滞剂或非二氢吡啶类钙通道阻滞剂联用普罗帕酮或氟卡尼可以安全终止房颤的患者，则可在院外联合应用上述两种药物转复房颤（证据等级C）。Ⅲ类：①地高辛和索他洛尔不建议用于药物复律（证据等级A）；②不建议在院外应用奎尼丁、普鲁卡因胺、丙吡胺进行药物复律（证据等级B）；③多非利特有明显延长QT间期导致尖端扭转型室速的风险，因此不应在院外使用（证据等级B）。

表64-2 常用转复心房颤动的药物

药物	给药途径	剂量和用法	不良反应及注意事项
胺碘酮	口服		静脉炎（静脉） 低血压，心动过缓 QT间期延长 尖端扭转型室速（罕见） 胃肠不适，便秘 INR升高
	静脉	0.15g超过10min静注 然后1mg/min维持6h 然后0.5mg/min维持18h或更改为口服给药	

表 64-2　常用转复心房颤动的药物（续）

药物	给药途径	剂量和用法		不良反应及注意事项
多非利特	口服	肌酐清除率 （ml/min）	剂量（μg，每日 2 次）	QT 间期延长 尖端扭转型室速 根据肾功能、体重及年龄调整剂量
		＞60	500	
		40～60	250	
		20～40	125	
		＜20	不建议	
氟卡尼	口服	0.2g～0.3g，顿服*		低血压，心房扑动伴 1∶1 房室传导，致室性心律失常作用；避免应用于冠心病和明显心脏结构异常患者
伊布利特	静脉	1mg 超过 10min 静注必要时可重复 1mg（体重＜60kg 者使用 0.01mg/kg）		QT 间期延长 尖端扭转型室速 低血压
普罗帕酮	口服	0.45g～0.6g，顿服*		低血压，心房扑动伴 1∶1 房室传导，致室性心律失常作用；避免应用于冠心病和明显心脏结构异常患者

* 建议给予 Vaughan Williams Class Ic 类药物前 30min 联合给予 β 受体阻滞剂或非二氢吡啶类钙通道阻滞剂[44]

二、预防房颤和维持窦性心律的药物

大多数阵发性或持续性房颤患者，恢复窦律后房颤复发风险仍然很大，故房颤复律后，维持窦律、预防房颤复发非常必要。房颤复发的危险因素包括：高龄、心衰、高血压、糖尿病、左心房扩大及左心室功能障碍等。控制并干预这些危险因素，有助于预防房颤复发。但是，不少患者仍需长期服用抗心律失常药物来预防房颤复发。在长期抗心律失常药物治疗中，所选药物的安全性至关重要。该治疗策略的根本目的在于降低死亡率、心血管事件发生率、住院率和改善生活质量。在长期抗心律失常药物治疗中，房颤的复发并不一定意味着治疗失败。复发的频率降低、每次复发时房颤持续的时间缩短、复发时症状减轻、由不能耐受变为可以耐受，都应视为已基本达到治疗目的。大约 80% 的房颤患者合并基础心脏疾病，故不少抗心律失常药物可致心功能恶化或有致心律失常作用；尚有部分抗心律失常药物长期服用具有较大的心脏不良反应等，均应密切观察。

（一）维持窦律的药物

临床常用于维持窦律的药物有胺碘酮、多非利特、普罗帕酮、索他洛尔、决奈达隆（表 64-3）和 β 受体阻滞剂。①胺碘酮：现有证据显示对阵发性和持续性房颤，胺碘酮维持窦律的疗效优于Ⅰ类抗心律失常药和索他洛尔[45]。由于胺碘酮心外不良反应发生率较高，且不良反应较大，在很多情况下，将其列为二线用药。但对伴有明显左心室肥大、心衰、冠心病的患者，胺碘酮为首选药物，其致心律失常的风险较低。②β 受体阻滞剂：对阵发或持续性房颤，不论是否合并器质性心脏病，β 受体阻滞剂均有预防房颤复发的作用。其维持窦律的疗效弱于Ⅰ类或Ⅲ类抗心律失常药，但长期应用其不良反应也明显少于Ⅰ类和Ⅲ类抗心律失常药。β 受体阻滞剂是心衰、冠心病和高血压的一线用药，有降低这些患者心血管事件发生率和死亡率的作用。此外，β 受体阻滞剂减慢心室率的作用还可减轻房颤复发时的症状。③多非利特：复律后，多非利特减少房颤复发[46]。用药后扭转型室速的发生率约为 0.8%，大多发生在用药前 3d 之内。因此开始用药阶段患者应住院治疗，并根据肾功能和 QT 间期延长的情况调整剂量。④普罗帕酮：能有效预防房颤复发，增加剂量，维持窦律的作用更佳，但不良反应也较多。应用普罗帕酮预防阵发性房颤或房扑时，可增加房室结 1：1 下传的可能性，房扑可致心室率增快，此时可联用 β 受体阻滞剂或非二氢吡啶类钙通道阻滞剂等抑制房室结内传导药物。与其他 Ⅰ c 类抗心律失常药物一样，普罗帕酮不应用于缺血性心脏病、心功能不良和明显左心室肥厚的患者。⑤索他洛尔：索他洛尔转复房颤的疗效差，但预防房颤复发的作用与普罗帕酮相当。对合并哮喘、心衰、肾功能不良或 QT 间期延长的患者应避免使用。⑥决奈达隆（dronedarone）是一种新的 Ⅲ 类抗心律失常药，其结构与胺碘酮相似，但不含碘。Athena 等临床试验结果发现，对阵发性房颤，决奈达隆可降低首次心血管病住院率和

心血管病死亡率，其抗房颤作用弱于胺碘酮。该药曾被认为是一种可以改善房颤远期预后、具有良好应用前景的抗心律失常药物。但之后的 Pallas 试验发现，对永久性房颤，决奈达隆可增加心血管病死亡率及脑卒中和心衰住院的风险[47]。根据这一试验结果，欧洲药品局（European Medicines Agency）提出限制其使用的建议：a. 决奈达隆仅用于阵发性和持续性房颤转复为窦律后，当患者心律为房颤时，不应使用；b. 应由专科医生使用并监护；c. 不可用于永久性房颤、心衰和左心室收缩功能障碍的患者；d. 如果房颤复发，应考虑停药；e. 如果过去使用胺碘酮或其他抗心律失常药发生过肝、肺损害，不应使用决奈达隆；f. 应用过程中应定期监测肺、肝功能和心律，开始使用数周内更应密切监测肝功能。

表 64-3　维持窦律的药物

药名	每日剂量	不良反应
胺碘酮	100～400mg	肺间质纤维化、多发性神经病变、光敏感、消化道症状、肝毒性、甲状腺功能紊乱、眼并发症
普罗帕酮	300～900mg	室性心动过速、心衰、房扑伴快心室率
多非利特	250～1000mg	扭转型室性心动过速
索他洛尔	160～320mg	扭转型室性心动过速、心衰、心动过缓、加重慢性阻塞性肺疾病或支气管痉挛
决奈达隆	800mg	心衰加重、肝功能损害、QT 间期延长

由于严重不良反应，现已不推荐普鲁卡因胺和奎尼丁用于维持窦律的治疗。非二氢吡啶类钙通道阻滞剂预防房颤复发的作用尚不确定。但因其具有降低心室率的作用，故可改善阵发性房颤患者的症状。地高辛无预防房颤复发的作用。

根据临床试验提供的依据，在维持窦律的治疗中选择抗心律药物时应依据患者基础心脏病性质、心功能状态和左心室肥大程度来决定，以减少抗心律失常药物的致心律失常作用和其他不良反应（图 64-1）。

（二）何时停用抗心律失常药物

在药物治疗过程中，如出现明显不良反应或患者要求停药，则应该停药；如药物治疗无效或

效果不确切，应及时停药。

建议[19] Ⅰ 类：①抗心律失常药物维持窦律主要是改善症状，不能改善远期预后，不主张长期使用（证据等级 C）；②使用抗心律失常药物之前应认真寻找并处理房颤的病因和诱因（证据等级 C）；③根据患者所合并的基础心脏病、其他疾病及心功能状况，从下列药物中选择恰当的药物：胺碘酮、多非利特、普罗帕酮、索他洛尔、决奈达隆（证据等级 A）；④用药前，应充分评估使用抗心律失常药的风险，包括致心律失常作用和其他不良反应（证据等级 C）；⑤胺碘酮维持窦性心律的效果较好，但鉴于胺碘酮有较大的不良反应，只有当其他药物无效或为禁忌时，方应考虑用于维持窦性心律的治疗，并应评估其风险（证据等

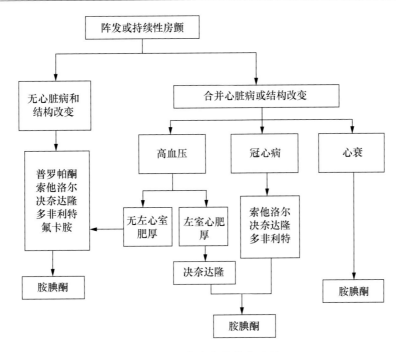

图 64-1　维持窦律的药物选择

级 C)。Ⅱa 类：对房颤导致的心动过速性心肌病，可采用药物维持窦律（证据等级 C）。Ⅱb 类：对已使用抗心律失常药治疗者，如果房颤复发次数减少，症状改善，并且能耐受房颤复发的症状，可继续维持抗心律失常药治疗（证据等级 C）；② 对于阵发性房颤，可单独使用中药参松养心胶囊（证据等级 B）或稳心颗粒（证据等级 C）维持窦律，也可与传统抗心律失常药物联合使用（证据等级 C）。Ⅲ 类：①当患者为永久性房颤时，应停止以维持窦律为目的的抗心律失常药物治疗（证据等级：决奈达隆 B，其他药物 C）；②决奈达隆不能用于心功能Ⅲ或Ⅳ级（NYHA 分级）的心衰患者，也不能用于过去 4 周有心衰失代偿临床事件的患者（证据等级 B）；③Ⅰc 类抗心律失常药物不能应用于缺血性心脏病、心功能不良和明显左心室肥厚的患者（证据等级 C）。

三、心房颤动导管消融维持窦性心律：建议

（一）导管消融的适应证和禁忌证

鉴于近年来导管消融治疗房颤优于抗心律失

常药物治疗的一致研究结果，且抗心律失常药物维持窦律的效果有限，2010—2012 年，ESC、CSPE、ACCF/AHA/HRS 和 CCS 相继出台或更新房颤治疗指南[17-18,48]，上述指南均将症状性阵发性房颤，不伴或仅伴轻微心脏结构异常，对至少一种抗心律失常药物治疗无效列为导管消融的适应证；但在患者选择上上述指南各有所侧重。值得关注的是，上述指南均首次考虑将导管消融列为房颤可能的一线治疗。ESC 指南推荐导管消融在选择性的患者中可作为一线治疗，而 CCS 指南建议导管消融在高度选择性的症状性阵发性房颤、无或仅伴轻微结构性心脏病患者中可作为一线治疗。2014 年 AHA/ACC/HRS 指南推荐，对有症状的阵发性房颤患者，权衡药物与导管消融风险及疗效后，导管消融可作为一线治疗[20]。

（1）阵发性房颤：多中心随机临床试验结果均表明导管消融对于阵发性房颤在维持窦律、减少房颤负荷、改善症状和运动耐量、提高生活质量等方面均明显优于抗心律失常药物，对于多个行肺静脉电隔离术的临床研究所进行的 meta 分析也支持以上结果[49]。最新研究证实，导管消融作为阵发性房颤的起始治疗也是安全有效的[50]，这些结果为导管消融作为阵发性房颤一线治疗提供

了依据。目前对于无症状房颤通过导管消融以期改善预后或取代长期服用华法林的做法仍需进一步研究。

（2）持续性房颤：随着一系列临床试验的发布及导管消融经验的积累，导管消融在持续性房颤治疗中的作用得到了肯定，2012 年 ESC 指南及 2014 年 AHA/ACC/HRS 指南中均推荐抗心律失常药物治疗无效的症状性持续性房颤患者作为导管消融Ⅱa 类适应证。通常认为，无心房器质性病变或病变轻微、左心房内径<45mm、房颤持续时间较短、年龄<65 岁、心房波相对"不碎"（f 波较大）、年龄较轻的患者，可能最能从导管消融中获益。

（3）长程持续性房颤：近年来一些有经验的中心已将导管消融用于长程持续性房颤的消融，并取得略低于阵发性房颤和持续时间较短的持续性房颤的导管消融近期成功率，但常需多次消融。消融术式也较复杂，除肺静脉电隔离外，多需结合左心房和（或）右心房的线径消融及心房碎裂电位的消融，消融时间通常延长，消融伴随的风险也较单纯肺静脉电隔离高，其晚期复发率和对临床疗效乃至预后的影响尚需进一步研究。

（4）房颤合并心衰：近年来导管消融房颤在治疗房颤合并心衰者中取得明显疗效，房颤合并心衰导管消融的成功率与无心衰房颤者相近，维持窦律组术后左心室功能、运动耐量及生活质量明显改善，而围术期并发症的发生率与无心衰者相比无明显差异。需指出的是，上述研究多在 LVEF 值为 30%～45% 的患者中进行，均由有经验的术者完成。在这些患者中，消融成功更加困难，故导管消融在房颤合并严重心衰患者中的疗效和安全性尚需进一步研究。PABA-CHF 试验[51]比较了合并心衰的房颤患者行导管消融与房室结消融加双心室起搏的疗效，结果显示房颤导管消融组在 LVEF、6min 步行距离和生活质量评分方面明显优于房室结消融加双室起搏组。需注意的是，由于心脏重构及常合并器质性心脏病，心衰患者复发率及并发症发生率更高[52]。meta 分析发现，房颤合并收缩功能障碍患者单次导管消融成功率低于收缩功能正常的患者，多次消融后二者成功率相似[53]。

（5）选择导管消融须考虑的因素：影响患者适应证选择和导管消融结果的因素包括年龄、左心房大小、房颤类型、房颤的持续时间、有无二尖瓣反流及其程度、有无基础心血管疾病及其严重程度、术者经验等。对于左心房直径>55mm、心房肌纤维化、房颤持续时间过长和伴有明确器质性心脏病而未完全纠正者，导管消融术后复发率高于无这些伴随情况的房颤患者。高龄患者由于心肌穿孔和血栓栓塞并发症明显升高和左心房明显扩大，可致成功率降低。导管消融可能导致并发症，故在给患者进行导管消融前，应认真权衡风险和获益。导管消融的禁忌证较少，仅左心房/左心耳存在血栓是绝对禁忌证。

建议[19] Ⅰ类：对于症状明显、药物治疗无效的阵发性房颤，导管消融可以作为一线治疗（证据等级 A）。Ⅱa 类：①对于病史较短、药物治疗无效、无明显器质性心脏病的症状性持续性房颤，导管消融可作为合理选择（证据等级 A）；②对反复发作的阵发性房颤，权衡药物与导管消融风险及疗效后，导管消融可以作为一线治疗（证据等级 B）；③对于存在心衰和（或）LVEF 减少的症状性房颤患者，导管消融可作为合理选择，但其主要症状和（或）心衰应与房颤相关（证据等级 B）。Ⅱb 类：对于病史较长、不伴有明显器质性心脏病的症状性长程持续性房颤，导管消融可作为维持窦律或预防复发的可选治疗方案之一（证据等级 B）。Ⅲ类：存在抗凝药物治疗禁忌的房颤患者，不宜选择导管消融（证据等级 C）。

执行上述建议时，需充分考虑到术者及所在中心的经验、患者的风险/获益比、影响房颤成功转复和维持窦律的影响因素、患者的意愿。存在左心房/左心耳血栓是房颤导管消融的绝对禁忌证。

（二）房颤导管消融术式及策略

经过近 20 年的发展，房颤消融方法策略较多，其基于不同房颤类型、不同中心，甚至不同术者经验认识，采取不同策略；但环肺静脉前庭消融至肺静脉电隔离仍是不同类型房颤导管消融的基础。对于持续性房颤、长程持续性房颤，则在上述肺静脉电隔离基础上，予以心房基质改良。消融治疗的术式主要包括以下几种，即节段性肺静脉电隔离（SPVI）、环肺静脉电隔离（CPVI）、线性消融、心房复杂碎裂电位消融（complex fractionated atrial electrograms，CFAE ablation）、神经节丛（GP）消融、转子（Rotor）消融及递进式消融等。

（三）心房颤动导管消融的终点

房颤导管消融应以最少的消融损伤达到消除触发因素和（或）改良心房基质为目的，环肺静脉前庭消融至肺静脉电隔离仍是不同类型房颤导管消融的基础。但由于房颤的发生机制仍不完全明了，而各种术式针对的房颤发作机制不同，因此在根据房颤患者的类型采取单一或者复合术式的基础上，除达到上述术式各自的终点之外，还存在以下几种消融终点：①非肺静脉触发灶消融；②以房颤消融终止为终点；③消融后进行诱发试验。除了"非肺静脉触发灶消融终点"可基本达成共识外，以"房颤消融终止为终点"和"消融后进行诱发试验，以房颤不能诱发作为消融终点"尚未形成一致意见。

建议[19]Ⅰ类：①肺静脉/肺静脉前庭电隔离是房颤消融的基石（证据等级 A）。②若消融策略将肺静脉或肺静脉前庭作为消融靶点，则肺静脉电隔离应作为消融终点，至少应证实肺静脉传入阻滞（证据等级 B）。初始肺静脉隔离后，应至少监测 20min，再次验证肺静脉电隔离（证据等级 B）。消融前应通过肺静脉造影和（或）三维解剖模型仔细确认肺静脉口部，避免在肺静脉内消融（证据等级 C）。③若存在肺静脉以外的触发灶（如上腔静脉、冠状静脉窦、左心耳等），则应同时消融（证据等级 B）。④对于大多数阵发性房颤，推荐 CPVI 治疗（证据等级 A）。同时，对于大多数阵发性房颤，可采用球囊冷冻消融 CPVI 治疗（证据等级 B）。⑤对于持续性房颤及长程持续性房颤，可在 CPVI 基础上进行复合式消融，即联合辅助消融策略，包括线性消融、CFAE、rotor 消融（证据等级 B）。若行线性消融，消融

线力求连续、完整，彻底实现双向阻滞，可以提高消融成功率（证据等级 B）。⑥若合并典型房扑病史或可诱发典型房扑，则术中同时行右心房峡部消融（证据等级 B）。Ⅱa 类：①肺静脉隔离后，推荐应用隔离后的药物验证（ATP 激发试验）（证据等级 B）。②导管消融时，推荐应用压力监测导管增加消融疗效，同时避免过高压力引起心脏压塞等风险（证据等级 B）。③对于持续时间较短的慢性房颤患者，术前应用抗心律失常药物或电复律转复窦律，然后行导管消融即易化消融是合理的，可减少心房不必要的损伤（证据等级 B）。

（四）围术期管理

房颤导管消融的围术期可涵盖术前 3 周、术中至术后 2～3 个月。围术期管理包括评估手术适应证、安全性和基础情况，抗凝和血栓排查，抗心律失常药物应用，术中镇静或麻醉，预防、发现和治疗并发症，术后随访等方面[19]。

四、起搏器和埋藏式心脏复律除颤器预防房颤

1. 起搏预防和治疗心房颤动的可能机制

房颤的发生和维持需异常的电生理基质和触发因素，房早是房颤发生的最常见触发因素，与房颤发生的有关因素还包括显著的心动过缓、房内及房间传导阻滞、心房复极离散度增加以及短-长周期现象，因此起搏治疗有可能预防房颤的发生。其可能的机制有：①起搏治疗心动过缓和长间歇，从而预防与心动过缓有关的房颤；②心房起搏减少复极离散度；③超速抑制房性早搏和短阵房速，消除房颤的触发因素；④抑制房早后的代偿间歇，消除短-长周期现象；⑤某些心房起搏方式（多部位起搏、间隔部起搏等）可以改变心房激动顺序，从而预防由于心房传导阻滞引起的房颤；⑥减少心房电生理重构。

2. 起搏预防和治疗心房颤动临床疗效的评价

目前临床用于预防房颤的起搏程序主要有 5种：①以略高于自身心房的频率持续心房超速抑制；②预防短-长周期现象；③房早后超速抑制；

④恢复窦律后超速抑制；⑤预防运动后频率骤降。

尽管部分研究显示预防房颤的起搏程序能减少房颤的发作次数及房颤负荷[54]，但多数研究为阴性结果，预防房颤程序本身也存在一些不足，如预防房颤程序通过提高心房起搏频率起作用，使部分患者出现心悸症状，而增加心房起搏百分比所致的心室起搏百分比的增加，抵消了前者的有益作用。因此，2008 年 ACC/AHA/HRS 指南将药物治疗无效的反复发作的有症状的房颤，伴有窦房结功能减低的患者列为Ⅱb类适应证，说明起搏预防和治疗房颤的证据仍不足。

但 2009 年发表的 SAFARI 研究[55]给起搏预防房颤带来一线希望，SAFARI 研究是迄今为止规模最大的前瞻性随机平行对照研究，74 个医学中心参与，共入选 240 例患者，旨在评价抗房颤特殊起搏功能的安全性和有效性。研究结果显示预防性起搏治疗对于阵发性房颤伴心动过缓的患者是安全、有效的，和常规起搏比较，能降低房颤负荷。

2015 年 4 月发表在 Heart Rhythm 杂志上的 MINERVA 研究同样显示了起搏预防房颤的积极作用。MINERVA 研究旨在明确新一代抗心动过速起搏功能的起搏器在预防房颤进展方面的作用，其结论显示在慢快综合征患者中，抗心动过速起搏能延迟房颤的进展。抗心动过速起搏的有效性是永久性和持续性房颤减少的独立预测因子[56]。

3. 稳定心室率的起搏方式

房颤患者心室率的特点为不规则、频率快，运动时频率上升过早过快。这种快速而不规律的心室率可引起血流动力学障碍并引发症状（如心悸）。针对房颤时的快速心室率，已研发出心室率稳定程序（ventricular Rate Stabilization，VRS），适用于阵发性房颤和永久性房颤患者。VRS 通过动态调整起搏器的逸搏间期来达到稳定心室率的作用：当感知到自身心室率时，提高心室起搏频率；当无自身心室率感知时，起搏频率缓慢下降。已有临床研究显示 VRS 可减少房颤患者心室率的不规则性，表明 VRS 对心室率稳定的有效性。

4. 右心室起搏对心房颤动的影响

右心室心尖部（RVA）起搏改变了心室激动

顺序，使左右心室激动不同步，可带来的不利血流动力学效应，抵消了双腔起搏带来的临床益处。多个大规模临床试验（CTOPP[57]、MOST[58]以及 UKPACE[59]）均未能证实双腔起搏（DDD）方式在改善患者预后方面优于单腔心室起搏（VVI）。关于起搏方式研究的 meta 分析同样显示基于心房起搏的方式（AAI 或 DDD）与单腔心室起搏方式比较，在改善生存率、降低住院率以及心血管病死亡方面无显著差异，但心房起搏的方式可明显降低房颤发生率[60]。MOST 亚组分析发现与累积心室起搏百分比（Cum%VP）<40%的患者相比，Cum%VP>40%的患者心衰危险性增加 2.6 倍；Cum%VP 每增加 1%，房颤发生率增加 1%。心室起搏导致心衰住院率和房颤发生率增加[61]。

临床试验显示心室起搏增加可导致房颤发生率增加，那么是否降低心室起搏百分比就能降低房颤发生率呢？SAVE PACe 研究[62]是首个评价双腔起搏器最小化心室起搏功能的前瞻性多中心临床研究，目的是验证最小化心室起搏策略能否减少病态窦房结综合征患者持续性房颤的发生。研究证实，具有最小化心室起搏功能的双腔起搏器能最大限度地减少双腔起搏器的心室起搏百分比，从而明显降低持续性房颤的发生率。

建议[19]Ⅱa 类：阵发性房颤合并窦房结功能不良的患者植入双腔起搏器后，若房室传导正常者，需程控双腔起搏方式，并达到最小化心室起搏以预防房颤（证据等级 B）。Ⅱb 类：应根据起搏器存储的资料，分析患者房颤发作的特点、房颤负荷以及持续时间等信息，进行个体化程控抗心动过速起搏功能（证据等级 B）。Ⅲ类：对于不伴有心动过缓的房颤患者，不建议植入心脏起搏器预防房颤发作（证据等级 B）。

5. 植入电子装置对房颤评估价值

心血管植入型电子器械（cardiac implantable electronic devices，CIED）包括永久起搏器、ICD、心脏再同步化治疗起搏器及可植入式心电记录系统（loop recorder）等。CIED 需事先程控合适的心房感知灵敏度、房颤诊断频率和模式转换时心房率的判断标准，通过心房电极导线感知心房除极波的节律、频率与持续时间，精确检出房颤事件及评估房颤负荷，并可通过脉冲发生器储存的腔内图信息对所记录事件进行回顾分析。此外，近年来出现的具有远程监测功能的起搏器同样能够实时记录房颤事件的发生情况。与传统的检测方式（心电图或动态心电监测）相比，CIED对房颤的检出具有较高的特异度（100%）及灵敏度（90%）[63]，它是目前检出房颤事件及房颤负荷最有效的方法。

既往临床研究显示，无症状房颤是脑卒中发生的潜在危险因素，故早期在房颤发生高危患者中检出无症状房颤显得尤为重要，而对于既往无房颤病史的一般患者来说，新发无症状房颤事件发生率同样较高（10%～28%）[64]，其中CIED的临床应用使新发无症状房颤的检出率明显增加。MOST研究[65]显示，CIED检出的无症状阵发性房颤（心房率＞220次/分且至少持续5min以上）者进展为永久性房颤的风险增加5.9倍，且其脑卒中发生率和全因死亡率分别增加6.7倍和2.5倍。随后的TRENDS[66]和ASSERT[67]临床研究相继证实，尽管各研究对房颤诊断频率和持续时间定义不同，但CIED检出的无症状房颤与脑卒中和体循环栓塞事件发生风险明显相关。然而，是否对CIED检出的无症状房颤常规进行抗凝治疗，目前临床研究仍未得出结论，但在CHADS$_2$或CHA$_2$DS$_2$-VASc评分系统基础上进一步结合CIED检出的房颤发生情况来划分血栓栓塞风险及指导抗凝治疗似乎更为合理。对于既往发生过隐源性脑卒中且无房颤病史的患者来说，对其进行房颤监测同样具有重要的治疗意义。CRYSTAL-AF研究[68]入选441例不明原因卒中患者，在卒中90天内接受至少24h的标准心脏监测，然后其中的一半患者随后使用植入式心脏监测器持续监测3年。结果显示，和对照组相比，植入式监测器在6个月、12个月和36个月时使房颤诊断率提高5～7倍（植入式检测器组8.9%～30%，对照组1.4%～3.0%）。但需要注意的是，本研究中植入式监测器发现房颤的中位时间为84天，提示目前房颤的常规检测方法有很大局限性。此外，CIED还可应用于抗房颤药物治疗或消融治疗前后

疗效的判断，这比常规不定期的门诊随访更准确、更客观且更可信[69]。

近年来，穿戴式长程心电监视器（能连续72h以上监测患者心电信息）在不明原因脑卒中的房颤检测方面作用显著。EMBRACE临床研究显示[70]，在不明原因缺血性脑卒中或TIA患者的房颤检出率和抗凝药物治疗指导方面，穿戴式长程心电监视器（可连续记录患者30d的心脏事件）明显优于传统24h动态心电图监测，而且与可植入式心电记录系统（loop recorder）相比，作为体外循环记录的穿戴式长程心电监视器效益/成本比更高。

由此可见，CIED对及时识别和检出无症状房颤事件作用显著，有助于早期指导抗房颤药物、抗凝药物治疗和（或）消融治疗，从而进一步降低血栓栓塞发生率。

五、房颤的外科治疗

外科治疗房颤历史悠久，从经典迷宫手术发展到能量消融，由大切口演变为微创切口，从单一外科技术发展到内外科联合的"杂交"（Hybrid）技术，房颤外科治疗实现了飞速发展。用于治疗房颤的外科术式包括左心房隔离术、走廊手术、心房横断术以及迷宫手术等。其中迷宫手术疗效最为确切。

1. 迷宫Ⅲ（COX Ⅲ）手术：迷宫手术由Cox等于1987年根据房颤发生的"房内折返学说"和切口间距须短于房颤波长的原则创建。这一手术需在左右心房内进行广泛的"切和缝"，同时又要确保窦性激动能够在心房内下传，使大部分心房肌能够被激动，从而保留患者心房的机械功能。与之前的术式相比，迷宫手术成功恢复了房室同步和窦律，并能降低远期脑卒中发生率[71-72]。迷宫Ⅰ型和迷宫Ⅱ型手术因术后有较高的起搏器植入率而被淘汰。迷宫Ⅲ型手术因治疗房颤15年的成功率仍可达95%以上[73]，术后永久性起搏器植入率较低（约2%～6%），术后远期心房功能恢复超过90%，而成为目前房颤治疗的"金标准"。然而，尽管迷宫手术疗效好，但手术操作复杂、技

术困难及创伤大、学习曲线长，因而未能得到广泛应用。尽管如此，Cox 的先期工作意义巨大，为创伤更小的迷宫Ⅳ型手术及其他房颤消融方法奠定了基础。

2. COX Ⅳ型手术

迷宫Ⅳ型手术采取用能量消融代替经典迷宫手术的切和缝。消融能量包括射频、冷冻、微波、激光和高强度聚焦超声，其中微波、激光和高能聚焦超声目前应用较少。

3. 微创外科房颤手术

2005 年 Wolf 最早报道了胸腔镜辅助下微创房颤外科消融手术，手术过程包括双侧肺静脉隔离消融、左心耳切除、Marshall 韧带离断、心外膜部分去神经化治疗等，手术经双侧肋间小切口进行[74]。多个研究报道微创房颤消融术后 5 年房颤消融成功率约为 70%。FAST 研究为微创外科房颤消融和导管消融的随机对照研究，结果提示术后 1 年微创外科消融组成功率明显高于导管消融组，但外科消融围术期并发症的发生率明显高于导管消融[75]。

建议[19] Ⅱa 类：房颤患者在其他心脏手术同期均应行外科手术治疗（证据等级 C）。Ⅱb 类：①症状性房颤在其他方法无法治疗时可以选择微创外科房颤消融（证据等级 B）；②左心房增大（>45mm）以及导管消融失败的房颤患者可选择微创外科房颤消融（证据等级 C）。

（于海波　王祖禄）

参考文献

[1] Carlsson J, Miketic S, Windeler J, et al. Randomized trial of rate-control versus rhythm-control in persistent atrial fibrillation: the Strategies of Treatment of Atrial Fibrillation (STAF) study. J Am Coll Cardiol, 2003, 41 (10): 1690-1696.

[2] Hohnloser SH, Kuck KH, Lilienthal J. Rhythm or rate control in atrial fibrillation-Pharmacological Intervention in Atrial Fibrillation (PIAF): a randomised trial. Lancet, 2000, 356 (9244): 1789-1794.

[3] Ogawa S, Yamashita T, Yamazaki T, et al. Optimal treatment strategy for patients with paroxysmal atrial fibrillation: J-RHYTHM Study. Circ J, 2009, 73 (2): 242-248.

[4] Hagens VE, Vermeulen KM, TenVergert EM, et al. Rate control is more cost-effective than rhythm control for patients with persistent atrial fibrillation-results from the RAte Control versus Electrical cardioversion (RACE) study. Eur Heart J, 2004, 25 (17): 1542-1549.

[5] Freudenberger RS, Wilson AC, Kostis JB. Comparison of rate versus rhythm control for atrial fibrillation in patients with left ventricular dysfunction (from the AFFIRM Study). Am J Cardiol, 2007, 100 (2): 247-252.

[6] Talajic M, Khairy P, Levesque S, et al. Maintenance of sinus rhythm and survival in patients with heart failure and atrial fibrillation. J Am Coll Cardiol, 2010, 55 (17): 1796-1802.

[7] Singla S, Karam P, Deshmukh AJ, et al. Review of contemporary antiarrhythmic drug therapy for maintenance of sinus rhythm in atrial fibrillation. J Cardiovasc Pharmacol Ther, 2012, 17 (1): 12-20.

[8] Akoum NW, Wasmund SL, Lux RL, et al. Reverse electrical remodeling of the ventricles following successful restoration of sinus rhythm in patients with persistent atrial fibrillation. Pacing Clin Electrophysiol, 2010, 33 (10): 1198-1202.

[9] Friberg L, Hammar N, Edvardsson N, et al. The prognosis of patients with atrial fibrillation is improved when sinus rhythm is restored: report from the Stockholm Cohort of Atrial Fibrillation (SCAF). Heart, 2009, 95 (12): 1000-1005.

[10] Okcun B, Yigit Z, Yildiz A, et al. What should be the primary treatment in atrial fibrillation: ventricular rate control or sinus rhythm control with long-term anticoagulation? J Int Med Res, 2009, 37 (2): 464-471.

[11] Steg PG, Alam S, Chiang CE, et al. Symptoms, functional status and quality of life in patients with controlled and uncontrolled atrial fibrillation: data from the Realise AF cross-sectional international registry. Heart, 2012, 98 (3): 195-201.

[12] Cosio FG, Aliot E, Botto GL, et al. Delayed rhythm control of atrial fibrillation may be a cause of failure to prevent recurrences: reasons for change to

active antiarrhythmic treatment at the time of the first detected episode. Europace，2008，10（1）：21-27.

[13] de Vos CB，Pisters R，Nieuwlaat R，et al. Progression from paroxysmal to persistent atrial fibrillation clinical correlates and prognosis. J Am Coll Cardiol，2010，55（8）：725-731.

[14] Wijffels MC，Kirchhof CJ，Dorland R，et al. Atrial fibrillation begets atrial fibrillation. A study in awake chronically instrumented goats. Circulation，1995，92（7）：1954-1968.

[15] Hagens VE，Ranchor AV，Van Sonderen E，et al. Effect of rate or rhythm control on quality of life in persistent atrial fibrillation-Results from the Rate Control Versus Electrical Cardioversion（RACE）study. J Am Coll Cardiol，2004，43（2）：241-247.

[16] Singh BN，Singh SN，Reda DJ，et al. Amiodarone versus sotalol for atrial fibrillation. N Engl J Med，2005，352（18）：1861-1872.

[17] Camm AJ，Kirchhof P，Lip GYH，et al. Guidelines for the management of atrial fibrillation The Task Force for the Management of Atrial Fibrillation of the European Society of Cardiology（ESC）. Eur Heart J，2010，31（19）：2369-2429.

[18] Camm AJ，Lip GY，De Caterina R，et al. 2012 focused update of the ESC Guidelines for the management of atrial fibrillation An update of the 2010 ESC Guidelines for the management of atrial fibrillation. Developed with the special contribution of the European Heart Rhythm Association. Eur Heart J，2012，33（21）：2719-2747.

[19] 中国医师协会心律学专业委员会心房颤动防治专家工作委员会，中华医学会心电生理和起搏分会. 心房颤动：目前的认识和治疗建议——2015. 中华心律失常学杂志，2015，19（05）：321-384.

[20] January CT，Wann LS，Alpert JS，et al. 2014 AHA/ACC/HRS Guideline for the Management of Patients With Atrial Fibrillation A Report of the American College of Cardiology/American Heart Association Task Force on Practice Guidelines and the Heart Rhythm Society. Circulation，2014，130（23）：e199-e267.

[21] Bermudez-Canete R，Santoro G，Bialkowsky J，et al. Patent ductus arteriosus occlusion using detachable coils. Am J Cardiol，1998，82（12）：1547-

1549，A1548.

[22] Weigner MJ，Caulfield TA，Danias PG，et al. Risk for clinical thromboembolism associated with conversion to sinus rhythm in patients with atrial fibrillation lasting less than 48 hours. Ann Intern Med，1997，126（8）：615-620.

[23] Prystowsky EN，Benson DW Jr，Fuster V，et al. Management of patients with atrial fibrillation. A Statement for Healthcare Professionals. From the Subcommittee on Electrocardiography and Electrophysiology，American Heart Association. Circulation，1996，93（6）：1262-1277.

[24] Jaber WA，Prior DL，Thamilarasan M，et al. Efficacy of anticoagulation in resolving left atrial and left atrial appendage thrombi：A transesophageal echocardiographic study. Am Heart J，2000，140（1）：150-156.

[25] You JJ，Singer DE，Howard PA，et al. Antithrombotic therapy for atrial fibrillation：Antithrombotic Therapy and Prevention of Thrombosis，9th ed：American College of Chest Physicians Evidence-Based Clinical Practice Guidelines. Chest，2012，141（2 Suppl）：e531S-575S.

[26] Flaker G，Lopes RD，Al-Khatib SM，et al. Efficacy and safety of apixaban in patients after cardioversion for atrial fibrillation：insights from the ARISTOTLE Trial（Apixaban for Reduction in Stroke and Other Thromboembolic Events in Atrial Fibrillation）. J Am Coll Cardiol，2014，63（11）：1082-1087.

[27] Nagarakanti R，Ezekowitz MD，Oldgren J，et al. Dabigatran versus warfarin in patients with atrial fibrillation：an analysis of patients undergoing cardioversion. Circulation，2011，123（2）：131-136.

[28] Piccini JP，Stevens SR，Lokhnygina Y，et al. Outcomes after cardioversion and atrial fibrillation ablation in patients treated with rivaroxaban and warfarin in the ROCKET AF trial. J Am Coll Cardiol，2013，61（19）：1998-2006.

[29] Cappato R，Ezekowitz MD，Klein AL，et al. Rivaroxaban vs. vitamin K antagonists for cardioversion in atrial fibrillation. Eur Heart J，2014，35（47）：3346-3355.

[30] Klein AL，Grimm RA，Murray RD，et al. Use of transesophageal echocardiography to guide cardiover-

sion in patients with atrial fibrillation. N Engl J Med, 2001, 344 (19): 1411-1420.

[31] Weigner MJ, Thomas LR, Patel U, et al. Early cardioversion of atrial fibrillation facilitated by transesophageal echocardiography: short-term safety and impact on maintenance of sinus rhythm at 1 year. Am J Med, 2001, 110 (9): 694-702.

[32] Wu LA, Chandrasekaran K, Friedman PA, et al. Safety of expedited anticoagulation in patients undergoing transesophageal echocardiographic-guided cardioversion. Am J Med, 2006, 119 (2): 142-146.

[33] Zimetbaum PJ. Dronedarone for Atrial Fibrillation-An Odyssey. N Engl J Med, 2009, 360 (18): 1811-1813.

[34] Pritchett EL, Page RL, Carlson M, et al. Efficacy and safety of sustained-release propafenone (propafenone SR) for patients with atrial fibrillation. Am J Cardiol, 2003, 92 (8): 941-946.

[35] Gallagher MM, Guo XH, Poloniecki JD, et al. Initial energy setting, outcome and efficiency in direct current cardioversion of atrial fibrillation and flutter. J Am Coll Cardiol, 2001, 38 (5): 1498-1504.

[36] Bianconi L, Mennuni M, Lukic V, et al. Effects of oral propafenone administration before electrical cardioversion of chronic atrial fibrillation: a placebo-controlled study. J Am Coll Cardiol, 1996, 28 (3): 700-706.

[37] Oral H, Souza JJ, Michaud GF, et al. Facilitating transthoracic cardioversion of atrial fibrillation with ibutilide pretreatment. N Engl J Med, 1999, 340 (24): 1849-1854.

[38] Capucci A, Villani GQ, Aschieri D, et al. Oral amiodarone increases the efficacy of direct-current cardioversion in restoration of sinus rhythm in patients with chronic atrial fibrillation. Eur Heart J, 2000, 21 (1): 66-73.

[39] Hiatt WR, Lincoff AM, Harrington RA. Acute pharmacological conversion of atrial fibrillation to sinus rhythm: is short-term symptomatic therapy worth it? A report from the December 2007 Meeting of the Cardiovascular and Renal Drugs Advisory Committee of the Food and Drug Administration. Circulation, 2008, 117 (22): 2956-2957.

[40] Friberg J, Gadsboll N. Intracardiac low-energy version transthoracic high-energy direct-current cardioversion of atrial fibrillation: a randomised comparison. Cardiology, 2003, 99 (2): 72-77.

[41] Schmitt C, Alt E, Plewan A, et al. Low energy intracardiac cardioversion after failed conventional external cardioversion of atrial fibrillation. J Am Coll Cardiol, 1996, 28 (4): 994-999.

[42] Murray KT. Ibutilide. Circulation, 1998, 97 (5): 493-497.

[43] Kowey PR, Dorian P, Mitchell LB, et al. Vernakalant hydrochloride for the rapid conversion of atrial fibrillation after cardiac surgery: a randomized, double-blind, placebo-controlled trial. Circ Arrhythm Electrophysiol, 2009, 2 (6): 652-659.

[44] Alboni P, Botto GL, Baldi N, et al. Outpatient treatment of recent-onset atrial fibrillation with the "pill-in-the-pocket" approach. N Engl J Med, 2004, 351 (23): 2384-2391.

[45] Hohnloser SH, Crijns HJ, van Eickels M, et al. Effect of dronedarone on cardiovascular events in atrial fibrillation. N Engl J Med, 2009, 360 (7): 668-678.

[46] Di Benedetto S. Quinidine versus propafenone for conversion of atrial fibrillation to sinus rhythm. Am J Cardiol, 1997, 80 (4): 518-519.

[47] Connolly SJ, Camm AJ, Halperin JL, et al. Dronedarone in High-Risk Permanent Atrial Fibrillation. N Engl J Med, 2011, 365 (24): 2268-2276.

[48] Verma A, Macle L, Cox J, et al. Canadian Cardiovascular Society Atrial Fibrillation Guidelines 2010: Catheter Ablation for Atrial Fibrillation/Atrial Flutter. Can J Cardiol, 2011, 27 (1): 60-66.

[49] Piccini JP, Lopes RD, Kong MH, et al. Pulmonary Vein Isolation for the Maintenance of Sinus Rhythm in Patients With Atrial Fibrillation A Meta-Analysis of Randomized, Controlled Trials. Circ-Arrhythmia Electrophysiol, 2009, 2 (6): 626-633.

[50] Nielsen JC, Johannessen A, Raatikainen P, et al. Radiofrequency Ablation as Initial Therapy in Paroxysmal Atrial Fibrillation. N Engl J Med, 2012, 367 (17): 1587-1595.

[51] Khan MN, Jais P, Cummings J, et al. Pulmonary-vein isolation for atrial fibrillation in patients with heart failure. N Engl J Med, 2008, 359 (17):

1778-1785.

[52] Cha YM, Wokhlu A, Asirvatham SJ, et al. Success of Ablation for Atrial Fibrillation in Isolated Left Ventricular Diastolic Dysfunction A Comparison to Systolic Dysfunction and Normal Ventricular Function. Circ-Arrhythmia Electrophysiol, 2011, 4 (5): 724-732.

[53] Wilton SB, Fundytus A, Ghali WA, et al. Meta-Analysis of the Effectiveness and Safety of Catheter Ablation of Atrial Fibrillation in Patients With Versus Without Left Ventricular Systolic Dysfunction. Am J Cardiol, 2010, 106 (9): 1284-1291.

[54] Carlson MD, Ip J, Messenger J, et al. A new pacemaker algorithm for the treatment of atrial fibrillation: results of the Atrial Dynamic Overdrive Pacing Trial (ADOPT). J Am Coll Cardiol, 2003, 42 (4): 627-633.

[55] Gold MR, Adler S, Fauchier L, et al. Impact of atrial prevention pacing on atrial fibrillation burden: primary results of the Study of Atrial Fibrillation Reduction (SAFARI) trial. Heart Rhythm, 2009, 6 (3): 295-301.

[56] Padeletti L, Purerfellner H, Mont L, et al. New-generation atrial antitachycardia pacing (Reactive ATP) is associated with reduced risk of persistent or permanent atrial fibrillation in patients with bradycardia: Results from the MINERVA randomized multi-center international trial. Heart Rhythm, 2015, 12 (8): 1717-1725.

[57] Connolly SJ, Kerr CR, Gent M, et al. Effects of physiologic pacing versus ventricular pacing on the risk of stroke and death due to cardiovascular causes. Canadian Trial of Physiologic Pacing Investigators. N Engl J Med, 2000, 342 (19): 1385-1391.

[58] Lamas GA, Lee KL, Sweeney MO, et al. Ventricular pacing or dual-chamber pacing for sinus-node dysfunction. N Engl J Med, 2002, 346 (24): 1854-1862.

[59] Toff WD, Camm AJ, Skehan JD. Single-chamber versus dual-chamber pacing for high-grade atrioventricular block. N Engl J Med, 2005, 353 (2): 145-155.

[60] Healey JS, Toff WD, Lamas GA, et al. Cardiovascular outcomes with atrial-based pacing compared with ventricular pacing: meta-analysis of randomized trials, using individual patient data. Circulation, 2006, 114 (1): 11-17.

[61] Sweeney MO, Hellkamp AS, Ellenbogen KA, et al. Adverse effect of ventricular pacing on heart failure and atrial fibrillation among patients with normal baseline QRS duration in a clinical trial of pacemaker therapy for sinus node dysfunction. Circulation, 2003, 107 (23): 2932-2937.

[62] Sweeney MO, Bank AJ, Nsah E, et al. Minimizing ventricular pacing to reduce atrial fibrillation in sinus-node disease. N Engl J Med, 2007, 357 (10): 1000-1008.

[63] de Voogt WG, van Hemel NM, van de Bos AA, et al. Verification of pacemaker automatic mode switching for the detection of atrial fibrillation and atrial tachycardia with Holter recording. Europace, 2006, 8 (11): 950-961.

[64] Ziegler PD, Glotzer TV, Daoud EG, et al. Incidence of newly detected atrial arrhythmias via implantable devices in patients with a history of thromboembolic events. Stroke, 2010, 41 (2): 256-260.

[65] Glotzer TV, Hellkamp AS, Zimmerman J, et al. Atrial high rate episodes detected by pacemaker diagnostics predict death and stroke: report of the Atrial Diagnostics Ancillary Study of the MOde Selection Trial (MOST). Circulation, 2003, 107 (12): 1614-1619.

[66] Glotzer TV, Daoud EG, Wyse DG, et al. Rationale and design of a prospective study of the clinical significance of atrial arrhythmias detected by implanted device diagnostics: the TRENDS study. J Interv Card Electrophysiol, 2006, 15 (1): 9-14.

[67] Healey JS, Connolly SJ, Gold MR, et al. Subclinical atrial fibrillation and the risk of stroke. N Engl J Med, 2012, 366 (2): 120-129.

[68] Sanna T, Diener HC, Passman RS, et al. Cryptogenic stroke and underlying atrial fibrillation. N Engl J Med, 2014, 370 (26): 2478-2486.

[69] Steven D, Rostock T, Lutomsky B, et al. What is the real atrial fibrillation burden after catheter ablation of atrial fibrillation? A prospective rhythm analysis in pacemaker patients with continuous atrial monitoring. Eur Heart J, 2008, 29 (8): 1037-1042.

[70] Gladstone D J, Spring M, Dorian P, et al. Atrial

fibrillation in patients with cryptogenic stroke. N Engl J Med，2014，370（26）：2467-2477.

[71] Prasad SM，Maniar HS，Camillo CJ，et al. The Cox maze Ⅲ procedure for atrial fibrillation：Long-term efficacy in patients undergoing lone versus concomitant procedures. J Thorac Cardiovasc Surg，2003，126（6）：1822-1828.

[72] Raanani E，Albage A，David TE，et al. The efficacy of the Cox/maze procedure combined with mitral valve surgery：a matched control study. Eur J Cardiothorac Surg，2001，19（4）：438-442.

[73] Cox JL，Schuessler RB，Boineau JP. The development of the Maze procedure for the treatment of atrial fibrillation. Semin Thorac Cardiovasc Surg，2000，12（1）：2-14.

[74] Wolf RK，Schneeberger EW，Osterday R，et al. Video-assisted bilateral pulmonary vein isolation and left atrial appendage exclusion for atrial fibrillation. J Thorac Cardiovasc Surg，2005，130（3）：797-802.

[75] Boersma LVA，Castella M，van Boven W，et al. Atrial Fibrillation Catheter Ablation Versus Surgical Ablation Treatment（FAST）A 2-Center Randomized Clinical Trial. Circulation，2012，125（1）：23-30.

第六十五章　特殊人群心房颤动的管理

第一节　国外指南概述及变迁

2006 年 8 月美国心脏病学会（American College of Cardiology，ACC）、美国心脏协会（American Heart Association，AHA）和欧洲心脏病学会（European Society of Cardiology，ESC）联合发布了《心房颤动患者管理指南》，该指南涵盖内容丰富，影响时间长、范围广，对临床实践工作产生了较深远的影响。该指南关于"特殊人群房颤管理"方面阐述了手术后房颤、急性心肌梗死、预激综合征、甲状腺功能亢进、孕妇、肥厚型心肌病及肺脏疾病合并房颤的管理。2011 年美国心脏病学会基金会（American College of Cardiology Foundation，ACCF）、AHA 和美国心律学会（Heart Rhythm Society，HRS）对该指南内容进行了部分更新，但是保留了"特殊人群房颤管理"方面的内容，未进行更新。随着相关技术的不断发展及更多循证医学证据的出现，新的治疗药物及治疗策略不断涌现，旧版的《心房颤动患者管理指南》在一定程度上已经难以指导目前的临床实践，2014 年 3 月 28 日 AHA/ACC/HRS 联合发布了最新版《心房颤动患者管理指南》，2014 年版指南对 2006 年版指南进行了全面补充与修订，融入了新的临床研究证据，对"特殊人群房颤管理"的内容进行了全面更新，涵盖运动员、老年人、肥厚型心肌病、房颤合并急性冠脉综合征、甲状腺功能亢进、急性非心源性疾病、肺脏疾病、预激综合征、心力衰竭、家族性（遗传性）房颤、心胸外科术后这些方面的建议，但是去除了孕妇合并房颤的相关内容[1]。

除美国之外，ESC 也在不断更新房颤治疗指南。自 2006 年与 ACC、AHA 联合发布《心房颤动患者治疗指南》后，于 2010 年单独发布了《欧洲心房颤动患者管理指南》，更新早于美国。该指南关于特殊人群房颤管理方面涉及心力衰竭、运动员、心脏瓣膜疾病、急性冠状动脉综合征、糖尿病、老年人、孕妇、手术后房颤、甲状腺功能亢进、预激综合征、肥厚型心肌病、肺脏疾病这 12 种情况的建议[2]。与 AHA/ACC/HRS《心房颤动患者管理指南（2006 版）》相比，增加了心力衰竭、运动员、心脏瓣膜疾病、糖尿病、老年人这 5 方面的内容，并将急性心肌梗死修改为急性冠状动脉综合征，覆盖范围更广、涵盖内容更全面，对临床实践的指导意义更大。虽然 2012 年 ESC 对《欧洲心房颤动患者管理指南》更新时并未增补这方面的建议，但是该指南关于"特殊人群房颤管理"的建议对之后 AHA/ACC/HRS《心房颤动患者管理指南（2014 版）》的发表仍然产生了一定影响。

从时间上看，随着基础研究和临床试验的长足进步，出现了更多的循证医学证据，以及新治疗技术的涌现和成熟，促进了房颤指南的变迁，增加了运动员、老年人、急性非心源性疾病及心力衰竭内容的更新，比如对运动员的房颤可以应用导管消融治疗，对经过选择的左心室功能障碍是由房颤导致的患者可以选择导管消融治疗和维持窦性心律以改善临床结果。近 10 年，随着全基因组分析的广泛开展，房颤基因方面的研究成果丰硕，涉及离子通道、信号分子及相关蛋白质，房颤患者及其家族中发现了许多基因突变，促进了指南中家族性（遗传性）房颤相关建议的更新，建议房颤患者和发生房颤的多代家族成员去三级医院进行遗传咨询和监测[1]。

横向比较美国和欧洲最新版《心房颤动患者管理指南》关于"特殊人群房颤管理"的内容，我们发现 AHA/ACC/HRS《心房颤动患者管理指南（2014 版）》增加了家族性（遗传性）房颤、急性非心源性房颤的内容，而欧洲《心房颤动患者管理指南》提到了心脏瓣膜疾病、糖尿病这方面的建议，并保留了孕妇相关推荐。造成这种差异的原因，一方面与各自指南发表、更新的年代相关，另一方面与美国房颤指南更加强调非瓣膜性房颤管理相关。

第二节　我国指南概述及与国外指南的差异

长期以来，由于我国缺乏有力的研究数据及循证医学证据，导致我国未正式发表过房颤的治疗及管理指南。2001 年中华医学会心电生理和起搏分会发布了我国首份《心房颤动：目前的认识和治疗建议——2001》（简称《认识和建议》），此后进行了一系列的修订和增补，该项《认识和建议》作为指导性文书促进了我国房颤临床治疗的规范化进程。

作为开山之作，《心房颤动：目前的认识和治疗建议——2001》为临床实践提供了指导，但是并未单独阐述"特殊人群房颤管理"相关内容。2006 年更新版《心房颤动：目前的认识和治疗建议——2006》，虽然仍未单独阐述这方面的内容，但是在"急性心房颤动的治疗"这一章节中提到了房颤合并预激综合征的治疗，建议药物治疗选择胺碘酮或普罗帕酮，既有减慢心室率的作用，也可能转复窦性心律；并首次阐述了"围术期心房颤动的处理"，包括心脏手术前及手术后房颤患者的预防和处理[3]。此后，2012 年更新的《心房颤动：目前的认识和治疗建议——2012》在房颤抗凝章节中单独提出了"特殊心房颤动人群的抗凝治疗"，包括老年人、冠状动脉介入术（PCI）后、血栓栓塞患者及围术期抗凝，但仍未列出单独章节阐述"特殊人群房颤管理"[4]。2015 年，中华医学会心电生理和起搏分会、中国医师协会心律学专业委员会进行了最近一次修订，发布了《心房颤动：目前的认识和治疗建议——2015》，首次使用单独的章节明确阐述了"特殊类型的心房颤动"，包括：运动员、老年人、肥厚型心肌病、急性冠状动脉综合征、甲状腺功能亢进、急性非心源性疾病、慢性阻塞性肺疾病、预激综合征、心力衰竭、家族性（遗传性）房颤、阻塞性睡眠呼吸暂停（obstructive sleep apnea，OSA）、心脏外科围术期房颤这 12 个方面的内容[5]。为临床实践提供了强有力的指导。

纵观我国《心房颤动：目前的认识和治疗建议》的历史变迁，随着新的研究数据及循证医学证据的出现，催生出新的治疗观念及治疗策略，以及我国学者在该领域的研究结果及临床经验不断问世，"特殊人群的心房颤动管理"方面的建议是一个从无到有的过程，证据不断充实、内容不断丰富的过程，不断地指导我国医师在房颤治疗领域的临床实践工作。

与欧美指南相比，我国的《心房颤动：目前的认识和治疗建议——2015》在"特殊人群心房颤动管理"方面的内容与最新版的 AHA/ACC/HRS《心房颤动患者管理指南（2014 版）》大体相当，但增加了 OSA 这部分推荐，建议对于存在 OSA 的房颤患者，除常规治疗及治疗可逆性因素外，要考虑对 OSA 进行针对性的诊治，治疗 OSA 或能减少房颤的复发[5]。此外，使用了更多的篇幅详细阐述了"心脏外科围术期房颤"相关内容，对临床实践具有更大的指导意义。与欧洲《心房颤动患者管理指南》相比，仍然缺乏心脏瓣膜疾病、糖尿病、孕妇这些方面的推荐。

第三节　指南的临床实践

以上阐述了"特殊人群心房颤动管理"方面国内外指南的历史变迁及差异，下面综合国内外指南的建议，从临床实践角度阐述指南在临床工作中的指导意义及实际应用情况。

（一）运动员

我国的专业运动员数量庞大，这部分人群阵发性或持续性房颤较为常见，但一般能自行转复。在实际工作中，这部分患者多见于专业运动医学医院的门诊，虽然在一般医院的门诊并不常见，但是心内科医生应该了解这些患者的一般临床管理。

对于年龄较大的患者，应考虑合并基础心脏疾病的可能，并进行心脏超声检查排除结构性心脏病。此外，应进行动态心电图检查评估房颤发作时的心室率，其中运动负荷应与患者训练运动量相似。导管消融治疗或抗心律失常药物均可在运动员房颤患者中应用[6]。

（二）老年人

随着生活质量的提高及医疗条件的改善，我国人均寿命不断延长，房颤发病率也逐年增加，80岁以上人群中约35％发作过房颤[7]。老年房颤患者是临床实践中最常见的患者人群，几乎每天的临床工作都会涉及这部分患者，老年房颤患者的临床症状可能轻微且无特异性，常有其他伴随疾病。对这些房颤患者的管理是一项既常见又富有挑战性的工作。

随着年龄增加，脑卒中的风险逐渐增长，指南建议根据 CHA_2DS_2-VASc 危险评分对老年患者给予抗凝治疗，以预防血栓性事件的发生。我国房颤患者的抗凝不充分是一个难以回避的事实，老年患者尤其明显，一方面是老年人合并基础疾病较多，服用华法林出血风险较高，并且依从性欠佳、活动不方便，难以频繁到医院监测 INR，另一方面是临床医生对房颤的抗凝认识不够，有时过分担心出血风险。心内科医师、神经科医师以及基层全科医师应完全熟悉 CHA_2DS_2-VASc 危险评分，给老年房颤患者正确的抗凝建议，"胆大心细"地应用抗凝治疗，并且随着新型口服抗凝剂的临床使用，这一情况也有望获得部分改善。对于条件许可并有意愿的老年患者建议到专科医院实施左心耳封堵术不失为一项有益的补充。

老年人对抗心律失常药物的代谢清除能力下降，并可能同时服用多种药物，更容易出现致心律失常作用，因此指南建议老年人房颤的治疗策略常优先选择控制心室率，使用 β 受体阻滞剂或非二氢吡啶类钙通道阻滞剂治疗，对于日常活动量较少的患者，也可用地高辛控制心室率，而直流电复律的应用较少[8]。随着导管消融技术的不断成熟，可以对有适应证的老年患者实施导管消融治疗，从而达到根治房颤的目的，避免了抗心律失常药物的应用。

（三）肥厚型心肌病

房颤在肥厚型心肌病（hypertrophic cardio-myopathy，HCM）患者中的年发病率约为2％，其中约2/3为阵发性房颤[9]。随着年龄增长，患者对房颤症状的耐受性也会下降。房颤与 HCM 患者病死率增加相关，其主要死因还是心衰。

尽管目前缺乏 HCM 患者抗凝治疗的临床随机对照研究，但由于栓塞发病率高，因此指南建议无论 CHA_2DS_2-VASc 评分如何，合并房颤的 HCM 患者均应抗凝治疗（Ⅰ类推荐）。新型口服抗凝剂（new oral anticoagulant，NOAC）可能降低 HCM 合并房颤患者的血栓栓塞风险，但是目前针对 HCM 患者的研究资料尚不够充分[9-10]。

由于 HCM 患者对房颤的耐受程度差，转复并维持窦性心律是优先选择的治疗策略。可以选择非二氢吡啶类钙通道阻滞剂和（或）β 受体阻滞剂控制心室率（Ⅱa 类推荐），胺碘酮或丙吡胺与控制心室率的药物联用（Ⅱa 类推荐），不建议使用正性肌力药物地高辛，以避免增加流出道压力阶差。考虑到医院等级不同及区域差异，临床实践中可供选择的药物主要有非二氢吡啶类钙通道阻滞剂、β受体阻滞剂和胺碘酮。对于抗心律失常药物治疗无效或不能耐受的患者可以考虑房颤导管消融治疗（Ⅱa类推荐）。

（四）急性冠状动脉综合征

急性冠状动脉综合征（acute coronary syndrome，ACS）患者新发房颤合并血流动力学不稳定、持续心肌缺血、心室率控制不佳，建议紧急电复律恢复窦性心律，维持血流动力学稳定，缓解心肌缺血（Ⅰ类推荐）。ACS合并房颤患者伴严重左心室功能不良或血流动力学不稳定，可使用胺碘酮或地高辛控制心室率（Ⅱb类推荐），由于β受体阻滞剂的负性肌力作用，指南未予推荐。

对于无心衰、血流动力学不稳定、支气管痉挛的患者，可以静脉使用β受体阻滞剂控制心室率、降低心肌耗氧量（Ⅰ类推荐），也可以选择非二氢吡啶类钙通道阻滞剂控制心室率（Ⅱb类推荐）。

在临床实践中，ACS抗血小板治疗通常使用阿司匹林联合氯吡格雷或替格瑞洛，若合并房颤则考虑使用华法林或NOAC[11]。通常这是一个比较棘手的问题，既要兼顾房颤抗凝及ACS抗血小板治疗，又要尽量避免联合用药的出血风险。对于这部分患者，指南仅仅做出了笼统的推荐：CHA_2DS_2-VASc评分≥2分的ACS合并房颤患者，若无禁忌推荐使用华法林抗凝（Ⅰ类推荐）。对于既往无房颤、CHA_2DS_2-VASc评分低危的ACS患者可考虑使用双联抗血小板药物。而对于持续性房颤或CHA_2DS_2-VASc评分中高危的患者则应评估是否需长期抗凝。

PCI术后的ACS合并房颤患者，应根据其血栓危险分层、出血危险分层、支架类型等决定抗栓治疗的策略和时间，尽量避免应用药物洗脱支架，以减少联合用药时间。CHA_2DS_2-VASc评分≥1分、HAS-BLED评分≤2分的ACS患者应选择三联抗栓治疗6个月，然后单用华法林或应用华法林联合氯吡格雷的两联抗栓治疗12个月；

ACS伴HAS-BLED评分≥3分的高出血风险患者，可以应用华法林联合氯吡格雷的两联或三联抗栓治疗4周，然后单用华法林或应用华法林联合氯吡格雷的两联抗栓治疗12个月[12]。

虽然NOAC和替格瑞洛在临床已经广泛应用，但是由于替格瑞洛联合华法林应用的研究数据不充分，缺乏NOAC在ACS合并房颤患者中的研究资料，指南中未推荐替格瑞洛和NOAC的使用，仍然建议应用华法林、阿司匹林以及氯吡格雷进行抗凝治疗。

（五）甲状腺功能亢进

合并有甲亢的房颤患者，如无禁忌，建议使用β受体阻滞剂控制心室率（Ⅰ类推荐），如有禁忌，可使用非二氢吡啶类钙通道阻滞剂控制心室率（Ⅰ类推荐）。这是因为，甲亢患者当甲状腺毒症持续存在时，药物转复及电复律均难以维持窦性心律，治疗重点是维持患者正常的甲状腺功能，控制心室率治疗，待甲状腺功能恢复正常后，再行房颤转复[13]。

对于长期使用胺碘酮所致甲亢的患者应该停用胺碘酮，甲亢患者在使用胺碘酮前应权衡利弊。指南建议对甲亢合并房颤的患者，应参照CHA_2DS_2-VASc评分使用抗凝药物。在实际工作中，当患者甲亢控制良好，恢复窦性心律后是否仍然需要长期抗凝困扰着临床医生，指南并未对此进行讨论和推荐。笔者认为，由于甲亢并非是房颤栓塞风险增加的独立危险因素，因此如果患者甲亢控制良好，稳定维持窦性心律，证实心房内血栓消失，可以不进行抗凝治疗，但需要监测甲状腺功能及心律情况。

（六）急性非心源性疾病

心内科会诊医生经常遇到急性非心源性疾病合并房颤患者的临床处理。此类患者的治疗重点是控制原发病和去除诱因，有效控制原发病后，大多数患者的房颤能自行转复[14]。控制心室率还是房颤转复取决于患者的原发疾病，如果存在血流动力学不稳定，则需要紧急电复律。由于此类患者常伴有儿茶酚胺水平升高，无禁忌时，首选β

受体阻滞剂。此外是否需抗凝治疗尚不明确，应综合考虑患者基础疾病、房颤的危险分层及房颤持续时间等。特别是高血压急症合并房颤患者，如果有抗凝适应证，一定要血压控制达标后再进行抗凝治疗，避免抗凝后脑出血等出血事件。

（七）慢性阻塞性肺疾病

对于合并慢性阻塞性肺疾病（chronic obstructive pulmonary disease，COPD）的房颤患者，推荐使用非二氢吡啶类钙通道阻滞剂控制心室率；合并肺部疾病的新发房颤伴血流动力学不稳定，可尝试直流电复律（Ⅰ类推荐）。

临床上COPD患者由于心房扩大，多存在房性心律失常。需鉴别房颤与多源性房速，多源性房速通常对直流电复律不敏感，而用非二氢吡啶类钙通道阻滞剂治疗有效。COPD患者发生房颤时，应首先治疗肺部基础疾病、纠正低氧血症和酸碱失衡。通常非二氢吡啶类钙通道阻滞剂或胺碘酮可安全有效控制心室率，如患者无支气管痉挛，可应用β受体阻滞剂。对于左心室射血分数正常的患者，可联合应用地高辛和钙通道阻滞剂。

（八）预激综合征

预激综合征伴房颤，心室率快、血流动力学不稳定时，推荐立即直流电复律（Ⅰ类推荐）；无血流动力学障碍时，可以静脉应用普鲁卡因胺和伊布利特转复窦性心律或控制心室率（Ⅰ类推荐）；由于旁路不应期短是房颤导致室颤的危险因素[15]，所以对旁路不应期短（<250ms）且伴有快速房室前传时推荐导管消融（Ⅰ类推荐）。

我国《心房颤动：目前的认识和治疗建议——2006》建议药物治疗选择胺碘酮或普罗帕酮，而《心房颤动：目前的认识和治疗建议——2015》中阐述静脉应用胺碘酮可增加室颤风险[16]，应避免使用，口服胺碘酮可减慢旁路传导或阻断旁路，可用于维持治疗；但是在建议级别中未涉及胺碘酮，仅提到静脉应用洋地黄、腺苷、非二氢吡啶类钙通道阻滞剂可能会引起快速心室率，对患者有害（Ⅲ类推荐）。而AHA/ACC/HRS《心房颤动患者管理指南（2014版）》明确提出预激综合征合并房颤的患者静脉应用胺碘酮可能有害（Ⅲ类推荐），这是因为有少数的文献报道预激综合征合并房颤的患者静脉应用胺碘酮导致室颤发生[16]。

（九）心力衰竭

心衰患者常合并房颤，并且心衰和房颤可以相互影响和促进，房颤可以加重心衰的临床症状，而心衰恶化也可导致房颤的心室率增加。主要治疗目标是预防栓塞和控制症状。除非有禁忌证，心衰合并房颤均应抗凝治疗。一般性治疗包括去除房颤诱因，优化心衰药物治疗。对于心衰恶化导致的房颤，节律控制策略并不优于心室率控制[17]，导管消融术是可选的房颤转复方案[18]。

对于代偿性心衰和射血分数正常的心衰患者，可以使用β受体阻滞剂或非二氢吡啶类钙通道阻滞剂控制静息心室率（Ⅰ类推荐）；无预激综合征的患者，可以静脉应用β受体阻滞剂（或非二氢吡啶类钙通道阻滞剂）控制心室率，但对于充血性心衰、低血压、射血分数明显降低的患者要慎用（Ⅰ类推荐），也可以静脉使用毛花苷C或胺碘酮控制心室率（Ⅰ类推荐）。对于活动时有症状的患者，建议评估活动时房颤心室率情况，并相应调整药物治疗方案（Ⅰ类推荐）。

对于失代偿性心衰和射血分数降低的心衰患者，使用地高辛控制静息时心室率（Ⅰ类推荐），也可以联合应用地高辛和β受体阻滞剂控制静息和运动心室率（Ⅱa类推荐），当二者联合应用效果不满意时，也可以口服胺碘酮（Ⅱb类推荐），但不建议使用决奈达隆、静脉使用β受体阻滞剂或非二氢吡啶类钙通道阻滞剂（Ⅲ类推荐）；其他方法无效或存在禁忌时，静脉应用胺碘酮有助于控制房颤患者心室率（Ⅱa类推荐）。

药物治疗不满意或不能耐受时，可以进行房室结消融术和心室起搏控制心室率[19-20]（Ⅱa类推荐）。对于疑诊长期快速心室率导致心动过速性心肌病的患者，可考虑行房颤转复，包括药物复律及导管消融（Ⅱa类推荐），如果不能控制心室率或怀疑心动过速性心肌病时，也可以进行房室结消融术（Ⅱb类推荐），但未尝试药物治疗前不应使用房室结消融术（Ⅲ类推荐）。

（十）家族性（遗传性）房颤

基因学研究已经证实房颤具有可遗传性，如果家族成员中有房颤患者，发生房颤的危险增加40%[21]。特别是一级亲属中有66岁以前发生房颤的患者，其发病危险性可成倍增加[22]。但是这些基因突变在房颤的危险分层、疾病演变及临床预后中的作用尚不明确，因此不推荐对房颤患者进行常规基因检测[23]。仅建议对于有房颤家族史的房颤患者，可考虑到有条件的医疗中心行相关基因的测序和检测（Ⅱb类推荐）。

（十一）阻塞性睡眠呼吸暂停（OSA）

相比欧美指南，我国《心房颤动：目前的认识和治疗建议——2015》增加了OSA这部分推荐，由于OSA患者房颤的发病率增高[24]，是房颤发生的独立危险因素，建议对于存在OSA的房颤患者，除常规治疗及治疗可逆性因素外，要考虑对OSA进行针对性的诊治。治疗OSA或能减少房颤的复发[25]。

（十二）心脏外科围术期房颤

心脏手术后房颤的发生率很高，大约有30%的冠状动脉旁路移植术（CABG）患者并发房颤或房扑，而瓣膜术后并发房颤或房扑的比例高达60%[26]。

如无禁忌证，为减少心脏手术围术期房颤，推荐口服β受体阻滞剂预防术后房颤（Ⅰ类推荐），对于存在术后房颤高风险的患者，推荐术前使用胺碘酮预防术后房颤的发生（Ⅱa类推荐），也可以考虑术前给予索他洛尔预防房颤（Ⅱb类推荐）。

术后发生房颤的患者应该使用β受体阻滞剂（Ⅰ类推荐），如果β受体阻滞剂对心室率控制不满意，可使用非二氢吡啶类钙通道阻滞剂（Ⅰ类推荐）；如果选择节律控制策略，建议应用伊布利特及直流电复律（Ⅱa类推荐）；对于需维持窦性心律和难治性术后房颤，可以给予抗心律失常药物治疗维持窦性心律（Ⅱa类推荐）。

心脏瓣膜修补或置换术后合并房颤的患者，建议口服华法林抗凝，INR目标值为3.0（2.5～3.5）（Ⅰ类推荐）。随访时房颤不能自发转复窦性心律时可采用抗凝联合心脏复律（Ⅱa类推荐）。

（十三）心脏瓣膜疾病

心脏瓣膜疾病患者常伴发房颤，多见于二尖瓣疾病所致左心房扩大患者[27]，也可见于主动脉瓣疾病导致左心室扩大及左心室舒张末压增高进而影响左心房功能的患者。

二尖瓣狭窄及临床症状明显的二尖瓣反流患者建议抗凝治疗，INR控制在2.0～3.0之间（Ⅰ类推荐）。症状明显的中重度二尖瓣狭窄患者出现新发房颤时，除外左心房血栓后，可以进行二尖瓣球囊成形术（Ⅱa类推荐）；严重的二尖瓣反流、左心室功能保留的新发房颤患者，即使症状不明显，如果瓣膜尚可修复，应尽早进行瓣膜手术（Ⅱa类推荐）。

（十四）糖尿病

研究证实13%的糖尿病患者合并房颤，糖尿病是房颤发生的独立预测因子。由于糖尿病患者多合并高血压病、血脂异常、冠状动脉粥样硬化等情况，建议糖尿病合并房颤的患者应该全面评估心血管风险，包括血压、血脂等（Ⅰ类推荐）。

（十五）孕妇

无论孕妇合并房颤，还是孕期新发房颤，均是一个棘手的临床问题。孕妇合并心律失常使胎儿并发症的发生率增加，并且临床用药捉襟见肘。

孕妇怀孕的整个孕期进行直流电复律均是安全的，当患者出现血流动力学不稳定或房颤使孕妇和胎儿的危险增高时，均建议直流电复律（Ⅰ类推荐）。对血栓栓塞风险高的孕妇，在整个孕期均要预防血栓栓塞事件，应该根据怀孕阶段的不同选择肝素或华法林治疗（Ⅰ类推荐）。由于孕期的最初3个月应用维生素K拮抗剂有致畸的可能[28]，所以在孕期的最初3个月和最后1个月建议皮下注射低分子肝素，并根据体重调整剂量，也可以使用普通肝素替代，监测活化部分凝血活酶时间（APTT）延长 1.5 倍（Ⅰ类推荐）。孕期 3 个月后至分娩前 1 个月，建议口服维生素 K 拮抗剂（Ⅰ类推荐）。

如果需要控制心室率，可以考虑使用 β 受体阻滞剂和非二氢吡啶类钙通道阻滞剂，在孕期的最初 3 个月使用 β 受体阻滞剂时需要仔细权衡药物对胎儿的不良影响（Ⅱa 类推荐），如果 β 受体阻滞剂和非二氢吡啶类钙通道阻滞剂存在禁忌时，可以考虑应用地高辛（Ⅱb 类推荐）。对血流动力学稳定、心脏结构正常的患者，如果必须转复房颤并且直流电复律不合适时，可以使用氟卡尼和伊布利特终止近期新发房颤（Ⅱb 类推荐）。

（刘兴鹏　郑志涛）

参考文献

[1] January CT，Wann LS，Alpert JS，et al. 2014 AHA/ACC/HRS Guideline for the Management of Patients With Atrial Fibrillation A Report of the American College of Cardiology/American Heart Association Task Force on Practice Guidelines and the Heart Rhythm Society. Circulation，2014，130：e199-e267.

[2] Cam AJ，LipGYH，CaterinaRD，et al. 2012 focused update of the ESC Guidelines for the management of atrial fibrillation. Eur Heart J，2012，33：2719-2747.

[3] 黄从新，马长生，杨延宗，等. 心房颤动：目前的认识和治疗建议——2006. 中华心律失常学杂志，2006，10：167-197.

[4] 黄从新，张澍，马长生，等. 心房颤动：目前的认识和治疗建议——2012. 中华心律失常学杂志，2012，16：246-289.

[5] 黄从新，张澍，黄德嘉，等. 心房颤动：目前的认识和治疗建议——2015. 中华心律失常学杂志，2015，19：321-384.

[6] CalvoN，MontL，TamboreroD，et al. Efficacy of circumferential pulmonary vein ablation of atrial fibrillation in endurance athletes. Europace，2010，12：30-36.

[7] CammAJ，KirchhofP，LipGYH，et al. Guidelines for the management of atrial fibrillation. The Task Force for the Management of Atrial Fibrillation of the European Society of Cardiology（ESC）. Eur Heart J，2010，31：2369-2429.

[8] Wyse DG. Pharmacotherapy for rhythm management in elderly patients with atrial fibrillation. J Interv Card Electrophysiol，2009，25：25-29.

[9] OlivottoI，CecchiF，CaseySA，et al. Impact of atrial fibrillation on the clinical course of hypertrophic cardiomyopathy. Circulation，2001，104：2517-2524.

[10] MaronBJ，OlivottoI，BelloneP，et al. Clinical profile of stroke in 900 patients with hypertrophic cardiomyopathy. J Am Coll Cardiol，2002，39：301-307.

[11] DewildeWJ，OirbansT，VerheugtFW，et al. Use of clopidogrel with or without aspirin in patients taking oral anticoagulant therapy and undergoing percutaneous coronary intervention：an openlabel，randomised，controlled trial. Lancet，2013，381：1107-1115.

[12] Lip GY，WindeckerS，HuberK，et al. Management of antithrombotic therapy in atrial fibrillation patients presenting with acute coronary syndrome and/or undergoing percutaneous coronary or valve interventions：a joint consensus document of the European Society of Cardiology Working Group on Thrombosis，European Heart Rhythm Association（EHRA），European Association of Percutaneous Cardiovascular Interventions（EAPCI）and European Association of Acute Cardiac Care（ACCA）endorsed by the Heart Rhythm Society（HRS）and Asia-Pacific Heart Rhythm Society（APHRS）. Eur Heart J，2014，35：3155-3179.

[13] AgnerT，AlmdalT，ThorsteinssonB，et al. A re-evaluation of atrial fibrillation in thyrotoxicosis. Dan Med Bull，1984，31：157-159.

[14] Dunning J，Treasure T，Versteegh M，et al. Guidelines on the prevention and management of de novo atrial fibrillation after cardiac and thoracic surgery. Eur J Cardiothorac Surg，2006，30：852-872.

[15] ZardiniM，YeeR，ThakurRK，et al. Risk of sudden arrhythmic death in the Wolff-Parkinson-White syndrome：current perspectives. Pacing Clin Electrophysiol，1994，17（5 Pt 1）：966-975.

[16] Simonian SM，LotfipourS，WallC，et al. Challenging the superiority of amiodarone for rate control in Wolff-Parkinson-White and atrial fibrillation. Intern Emerg Med，2010，5：421-426.

[17] Roy D，Talajic M，Nattel S，et al. Rhythm control

versus rate control for atrial fibrillation and heart failure. N Engl J Med，2008，358：2667-2677.

[18] Bortone A，Pujadas-Berthault P，Karam N，et al. Catheter ablation in selected patients with depressed left ventricular ejection fraction and persistent atrial fibrillation unresponsive to current cardioversion. Europace，2013，15：1574-1580.

[19] Brignole M，Botto G，Mont L，et al. Cardiac resynchronization therapy in patients undergoing atrioventricular junction ablation for permanent atrial fibrillation：a randomized trial. Eur Heart J，2011，32：2420-2429.

[20] Upadhyay GA，Choudhry NK，Auricchio A，et al. Cardiac resynchronization in patients with atrial fibrillation-A meta-analysis of prospective cohort studies. J Am Coll Cardiol，2008，52：1239-1246.

[21] DarbarD，HerronKJ，BallewJD，et al. Familial atrial fibrillation is a genetically heterogeneous disorder. J Am Coll Cardiol，2003，41：2185-2192.

[22] Lubitz SA，YinXY，FontesJD，et al. Association between familial atrial fibrillation and risk of new-onset atrial fibrillation. JAMA-J Am Med Assoc，2010，304：2263-2269.

[23] Ackerman MJ，PrioriSG，WillemsS，et al. HRS/EHRA Expert Consensus Statement on the State of Genetic Testing for the Channelopathies and Cardiomyopathies. Heart Rhythm，2011，8：1308-1339.

[24] MehraR，BenjaminEJ，ShaharE，et al. Association of nocturnal arrhythmias with sleep-disordered breathing-The Sleep Heart Health Study. Am J Respir Crit Care Med，2006，173：910-916.

[25] Ng CY，LiuT，ShehataM，et al. Meta-Analysis of Obstructive Sleep Apnea as Predictor of Atrial Fibrillation Recurrence After Catheter Ablation. Am J Cardiol，2011，108：47-51.

[26] Echahidi N，Pibarot P，O'Hara G，et al. Mechanisms，prevention，and treatment of atrial fibrillation after cardiac surgery. J Am Coll Cardiol，2008，51：793-801.

[27] Vahanian A，Baumgartner H，Bax J，et al. Guidelines on the management of valvular heart disease：the Task Force on the Management of Valvular Heart Disease of the European Society of Cardiology. Eur Heart J，2007，28：230-268.

[28] Bates SM，Greer IA，Pabinger I，et al. Venous thromboembolism，thrombophilia，antithrombotic therapy，and pregnancy：American College of Chest Physicians Evidence-Based Clinical Practice Guidelines (8th Edition). Chest，2008，133：p844S-886S.

第六十六章 左心耳封堵术的器械和适应证

脑卒中是心房颤动（简称房颤）患者主要并发症之一。大多数房颤患者需要长期口服抗凝（oral anticoalgulation，OAC）药物治疗。华法林是传统的口服抗凝药物，但是临床应用中存在诸多不便之处，例如：不同药物、食物影响抗凝效果，抗凝强度经常需要监测等。新型口服抗凝药物（new oral anticoalgulation，NOAC）虽然能够克服华法林抗凝治疗的不便，但是对于部分患者仍不适宜，例如严重肾功能不全等。经皮左心耳介入封堵术（left atrial appendage occlusion，LAAO）是近些年来新出现的预防卒中的有效治疗方法。由于介入封堵成功后不必长期口服抗凝药物，进而可避免长期口服抗凝药物导致的不利影响，故受到临床医师和患者的重视和青睐。目前国际上获得认证的左心耳封堵器主要有波士顿科技公司的 Watchman、圣犹达公司的 Amplatzer Cardiac Plug（ACP）、强生公司的 WaveCrest、中国深圳先健科技公司的 Lambre、美国 Sentre-HEART 公司的 LARIAT 等。为了规范左心耳介入封堵技术的临床应用，本文将介绍左心耳封堵术相关临床试验中患者入选适应证和禁忌证、国内外相关指南推荐意见、不同器械自身要求，以指导临床医师准确筛查出能够从左心耳介入封堵术中最大获益的患者。

一、国内外相关临床试验

2005 年《美国心脏病学杂志（JACC）》发表了第一个左心耳封堵术可行性研究（PALAATO）结果[1]。该研究入选患者标准包括：①所有患者均存在华法林禁忌证；②既往有短暂性脑缺血发作或卒中；③具有以下血栓栓塞高危因素之一：a. 充血性心力衰竭或左心室射血分数<40%；b. 高血压病史（收缩压>160mmHg）；c. 糖尿病；d. 年龄≥65 岁；e. 陈旧性心肌梗死或冠状动脉狭窄≥50%；f. 左心耳内自发性回声增强或血流速度≤20cm/s。排除标准包括：①左心房或左心耳血栓形成；②二尖瓣或主动脉瓣狭窄或反流；③左心房内径>65mm；④急性心肌梗死或不稳定型心绞痛；⑤新发（<2 个月）脑卒中合并症状性颈动脉疾病。尽管 PLAATO 研究中使用的封堵器现已弃用，但 PLAATO 研究首次验证了人体进行左心耳封堵治疗是可行的。

（一）Watchman 封堵器

目前，Watchman 封堵器的临床试验证据最多，并获得欧洲（CE）、美国（FDA）和中国（CFDA）认证。2007 年《JACC》杂志发表了 Watchman 封堵器首次应用于人体的初步经验[2]。该研究入选患者标准包括：①年龄>18 岁；②预期寿命>2 年；③非瓣膜病性房颤；④CHADS$_2$ 积分（卒中或短暂性脑缺血发作 1 分、充血性心力衰竭 1 分、糖尿病 1 分、高血压病 1 分、年龄≥75 岁 1 分）≥1 分。排除标准包括：①充血性心力衰竭；②房间隔缺损或房间隔瘤；③症状性颈动脉疾病；④症状性瓣膜疾病；⑤主动脉弓部动脉粥样硬化斑块；⑥瓣膜置换术后；⑦植入术前 48h 内经食管超声发现的左心耳血栓或自发性回声增强；⑧左心室射血分数（left ventricular ejection fraction，LVEF）<35%；⑨起搏器携带者；⑩高凝状态；⑪孕期。该研究首次证实采用 Watchman 封堵器的安全性和有效性。

2009 年《柳叶刀（Lancet）》杂志发表了 Watchman 封堵器的 PROTECT AF 研究结果[3]。

PROTECT AF 研究首次确定了房颤患者进行左心耳介入封堵术预防卒中效果不劣于长期口服华法林治疗。该研究患者入选标准包括：①年龄＞18 岁；②非瓣膜病性房颤；③CHADS$_2$ 积分≥1 分。排除标准包括：①华法林禁忌证；②非房颤病因需要长期抗凝治疗；③左心耳血栓；④房间隔瘤合并卵圆孔未闭和右向左分流；⑤活动性主动脉斑块；⑥症状性颈动脉疾病等。2011 年更大样本量、更长随访时间的登记研究（Contiuned Access Protocal，CAP）结果公布[4]。该结果显示随着数量的增加手术并发症发生率由最初的 7.7％降低至 3.7％、需要心包引流的发生率由 5.0％降至 2.2％。该结果同时显示长期（平均 45 个月）随访示 Watchman 优于华法林治疗。CAP 研究是 PROTECT AF 研究的延续，适应证和禁忌证相同。

2013 年《JACC》杂志发表的多中心、前瞻、非随机试验（ASASP）再次评估了 Watchman 封堵的安全性和有效性[5]。该研究入选患者标准包括：①非瓣膜病性房颤；②CHADS$_2$ 积分≥1 分；③年龄＞18 岁；④存在短期或长期抗凝治疗的禁忌证（包括活动性出血或出血倾向、恶性血液病、华法林高敏症、高危出血风险或高龄）；⑤需要 6 个月以上的三联抗栓治疗和终身口服阿司匹林。患者排除标准与 PROTECT AF 研究相同。

2014 年《JAAC》杂志再次发表了 Wachman 研究者与美国食品和药品管理局（Food and Drug Administration，FDA）共同发起的 PREVAIL 试验结果，再次证实了 Wachman 封堵器预防脑卒中效果不劣于华法林[6]。该研究入选标准包括：①非瓣膜病性房颤；②需要但不能长期坚持华法林抗凝治疗；③CHADS$_2$ 积分≥2 分；④如果 CHADS$_2$ 积分＝1 分需合并下列情况之一（女性年龄≥75 岁；LVEF≥30％且＜35％；年龄在 65～74 岁且合并糖尿病或冠心病；年龄≥65 岁合并充血性心力衰竭）。排除标准包括：①阿司匹林过敏或禁忌；②氯吡格雷适应证；③房间隔修补术后或房间隔缺损/卵圆孔未闭封堵术后；④机械瓣膜置换术后；⑤纽约心功能分级（NYHA）Ⅳ级心力衰竭；⑥静息心率＞110 次/分。除此之外，

该研究还增加了心脏超声排除标准包括：①LVEF＜30％；②心包积液＞2mm；③高危的卵圆孔未闭；④严重的二尖瓣狭窄；⑤主动脉弓降部活动性粥样硬化斑块；⑥心脏肿瘤。

Watchman 封堵器主体为一降落伞状的镍钛合金框架。在左心房面，附着有一 160μm 孔径聚四氟乙烯薄膜。在封堵器和心耳口周的锚定面存在锚定倒刺，可以减少封堵器移位和脱落的风险。封堵器底部和传送系统相连，并通过 14F 的导引鞘送至左心房。房间隔穿刺的部位倾向于偏后偏下的位置，以方便传送鞘和左心耳达到良好的同轴性位置。肝素抗凝维持活化凝血时间（ACT）＞250s。将猪尾导管放置到左心耳内造影，为了清楚暴露左心耳，左心耳造影时的最佳角度是右前斜位合并头位或者足位。左心耳的锚定区口径测量时后缘为左心耳/肺静脉脊部尖端心耳内深处 1cm，前缘为回旋支的心耳投射线。选择封堵器的大小应该大于测量锚定区大小的 10％～20％。将猪尾导管放置到左心耳深处，作为导引鞘进入左心耳的轨道。导引鞘上有三个代表不同封堵器大小型号的标记线，将导引鞘放置到左心耳时，需将相应封堵器大小的标志线与心耳口部平面的标志线重叠。预装有封堵器的传送系统，在进入导引鞘之前需要冲水排气。完成后，将传送系统推送至导引鞘的远端。最后，固定封堵器的位置，缓慢撤出导引鞘和传送系统，使封堵器展开。随后需要结合造影和经食管超声判定封堵器位置，并行牵拉试验，观察封堵器和左心耳是否同步运动。理想状况时，封堵器露肩高度不应该大于 4～7mm。并且，应该堵住整个左心耳口部，达到无分流或很少分流（＜5mm）。封堵器的压缩比率达到 8％～20％（有专家建议压缩比率达到 15％～30％），当所有这些指标达到时，方可以释放封堵器。否则，需要回收封堵器，更换封堵器并重新放置。

（二）ACP 封堵器

Amplatzer 封堵器是先天性心脏病介入封堵最常用的封堵器之一。临床医生最初尝试将先心病的封堵器应用于左心耳封堵器。直到 2011 年《导

管和心脏介入》杂志发表了专门用于左心耳封堵的 ACP 封堵器在欧洲最初使用经验[7]。该研究首次验证了应用 ACP 封堵器进行左心耳封堵的技术上的可行性。该研究提出了患者选择的重要性，并且强调必须排除发生卒中的低危患者。该研究结果还表明左心耳封堵术者的手术技巧训练亦非常重要。与此同时，2011 年还发表了亚太人群应用 ACP 的初步经验[7]。2013 年《JACC》杂志发表了 ACP 封堵器安全性和长期有效性的研究结果[8]。该研究入选患者标准包括：①CHADS$_2$ 积分≥1 分或 CHA$_2$DS$_2$-VASc 积分≥2 分的非瓣膜病性房颤患者；②存在 OAC 禁忌证。目前 ACP 封堵器已经获得了欧盟（CE）和中国（CFDA）认证，尚未获得美国 FDA 认证。

Amplatzer ACP 封堵器包含一个圆柱形的镍钛合金框架（体部）并通过一个具有弹性的连接杆（腰部）连接到用于覆盖于左心耳口部的镍钛合金盘（底部），两个镍钛合金组件都覆盖有多聚乙烯薄膜。与 Watchman 相似，ACP 的体部同样存在着固定刺，而弹性的腰部可以满足不同解剖形态心耳中左心耳封堵器的放置。与 Watchman 不同的是，ACP 的高度小于其直径，因此 Watchman 不能用于植入在长度小于口径的心耳，而 ACP 则可能能够适用于这种解剖特点的心耳。此系列新一代产品 Amulet，提供了更大型号的封堵器，更能够满足不同解剖心耳植入封堵器的要求。Amulet 封堵器适应的锚定区直径大小为 11～31mm，而根据所使用的封堵器大小的不同，其传送鞘内径大小也会有所改变（9～14F）。股静脉入路，房间隔穿刺，左心耳造影以及经食管超声技术与之前描述相同。与 Watchman 封堵器相同，在与推进杆分离之前，ACP 同样可以回收。放置时，传送鞘至少位于左心耳内 15mm 深度，封堵器的前半部分（体部）放置通过回撤传送鞘动作完成，而封堵器后半部分（底部）放置则通过推进推送杆和后撤传送鞘两个动作完成。放置成功后，体部稍稍压缩呈轮胎形，与底部存在一定的距离。底部呈凹面镜形，覆盖整个左心耳口部。在拖拽试验证实放置良好后，方可释放 ACP 封堵器。

（三）WaveCrest 封堵器

WaveCrest 封堵器是由 Coherex Medical 公司研制的一款新型左心耳封堵器，2013 年被美国强生公司收购。2012 年澳大利亚首先报道了 WaveCrest 封堵器进行左心耳封堵术[9]。WaveCrest 封堵器目前已经获得欧洲 CE 认证，在美国进行的临床试验（NCT02239887）结果尚未公布。

WaveCrest 封堵器也内含一个镍钛合金框架，但无金属暴露在血池中，在封堵器的左心耳面存在一泡沫状薄膜，可以加速机化过程（图 66-1）。而在左心耳面，附有 PTFE 薄膜，可以减少血栓形成。该封堵器可以顺应左心耳解剖形态。而该封堵器的固定锚也是可活动的，一旦获得良好的放置位置，可以获得良好的锚定效果。WaveCrest 的传送鞘并不需要放置到左心耳的深处，因为该封堵器设计的就是放置在左心耳的近端。在心耳较短、Watchman 和 ACP 相对较大时，可以考虑使用这一种封堵器。传送鞘为 12F 大小，经股静脉途径，穿刺房间隔（最好偏后）。经食管超声检查时测量左回旋支至 coumadin 脊部远端 10mm 处的距离以确定锚定区大小。需要测量左心耳口部最宽部位的大小。需要多个角度测量口部大小以充分评价左心耳口部的长径和短径。而 135°通常可以获得左心耳口部的最大直径。之所以要近端放置 WaveCrest 封堵器，是因为远端放置可能会压缩封堵器本身或者固定锚，压缩锚部会使左心耳封堵器无法完全展开。因此，近端放置（在所有分叶的近端）可以确保最佳的封堵，并且可以减少心包积液的发生。在分离封堵器之前，需要将传送鞘后撤 2cm，经过传送鞘造影左心耳远端。拉拽传送导管以确定封堵器和心耳呈一体化运动。如果需要调整左心耳封堵器位置，需要先回撤锚定钩，经过这些步骤后，方可以释放封堵器。

（四）LARIAT

与上述封堵器（心腔内操作）不同，LARIAT 是经心外膜与心内膜联合套扎封堵左心耳的技术。2013 年《JACC》杂志发表了房颤患者应用 LARIAT 的初期经验[10]。该研究入选标准包括：①

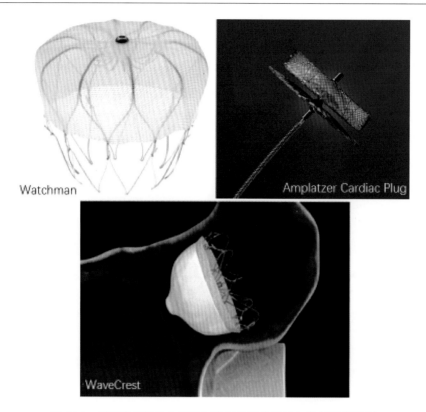

Watchman
Amplatzer Cardiac Plug
WaveCrest

图 66-1 目前使用最为广泛的三类经导管途径植入的封堵器装置

年龄＞18 岁；②非瓣膜病性房颤；③CHADS₂ 积分
≥1 分；④不适合华法林治疗或华法林治疗失败；
⑤预期寿命＞1 年。排除标准包括：①心包炎病史；
②心脏外科手术史；③漏斗胸；④近期（3 个月内）
发生的心肌梗死或栓塞事件；⑤NYHA 分级Ⅳ级；
⑥LVEF＜30％；⑦胸部放疗史。CT 图像排除标
准包括：①左心耳宽度＞40mm；②左心耳开口朝
上，于心耳尖部指向肺动脉干之后；③左心耳双
叶或多叶距离超过 40mm；④心脏向后转位。
2015 年《导管与心脏介入杂志》首次发表了临床
应用的初步经验[11]。该研究入选患者标准包括：
①CHADS₂ 积分≥2 分；②存在抗凝禁忌证或严重
出血史、不能解释的持续性贫血、抗凝下发生血栓
栓塞事件等。排除标准包括：①心脏外科术后；
②急性（30 天内）心包炎或栓塞事件；③术前 CT
证实左心耳朝上或口部直径≥40mm。

内外膜联合的 LARIAT 技术相对比较复杂，
但操作后在心脏内不留异物。封堵套圈经皮在外
膜途径到达左心耳基底部，并结扎。外膜途径需
要使用 14F 鞘建立，内膜途径则经过股静脉-穿房
间隔途径建立。内膜途径将一带磁铁头端的导丝

送至左心耳的尖部，在外膜途径将另一带磁铁头
端的导丝送至左心耳位置。通过内外膜的磁铁相
吸，建立套圈的轨道。内膜导丝球囊充盈有助于
判定心耳形态和心耳口部，同时方便套圈在外膜
抓住左心耳口部，最后将套圈收紧，并用经食管
超声和 X 线影像判定左心耳封堵，最后予以缝合。

（五）Lambre 封堵器

Lambre 封堵器是我国深圳先健公司研制的一
款新型左心耳封堵器。动物实验已验证其进行左
心耳封堵的可行性[12]。目前正在进行临床试验中
（NCT02029014/01920412），初步报道效果较好[13]。

（六）总结

通过仔细阅读上述临床试验中患者入选和排
除标准，可以清晰明确不同类型封堵器的适应证，
有助于指导临床医师正确筛选合适的患者。

二、国内外相关指南

2010 年欧洲心脏病学会（European Society

of Cardiology，ESC）发布的《心房颤动患者管理指南》中首次提及左心耳封堵治疗[14]，但是由于当时临床试验中手术并发症较高故未提出推荐意见。2011 年 CAP 研究结果[4]显示随着植入数量的增加手术并发症发生率由最初的 7.7% 降低至 3.7%、需要心包引流的发生率由 5.0% 降至 2.2%。因此，2012 年 ESC 发布了《心房颤动患者管理指南》更新[15]，该指南推荐对卒中高危但存在长期抗凝治疗禁忌证的患者可考虑左心耳介入封堵术（Ⅱb，B）。而在 2013 年《欧洲心脏杂志（EuroPACE）》发表了左心耳封堵预防卒中专家共识更新[16]。该专家共识总结了近些年左心耳临床研究结果，明确指出下列患者可考虑左心耳介入封堵术：

（1）尽管接受合适的口服抗凝药物治疗仍然复发缺血性脑梗死。在排除了其他栓子来源后应考虑进行左心耳封堵术。

（2）既往发生脑出血。左心耳封堵术应作为口服抗凝药物的替代治疗。

（3）复发性胃肠道出血。尽管采用消化道内窥镜检查仍然查不出原因或不明原因的胃肠道出血患者。内镜治疗不能到达部位的胃肠道出血。

（4）并发症。例如：难以控制的高血压病、脑微栓塞、脑血管淀粉样变。

（5）凝血系统疾病。例如：血小板减少、骨髓增生异常综合征。

（6）不耐受新型抗凝药物。例如：胃肠道不能耐受、严重肝肾功能不全。尽管此时华法林是首选，但左心耳封堵仍是次选方法。

2014 年欧洲心律失常协会（European Heart Rhythm Association，EHRA）和欧洲心血管介入心脏病学协会（European Association of Percutaneous Cardiovascular Interventions，EAPCI）共同发表了《左心耳导管封堵术专家共识》[17]。该共识详细描述了不同封堵器械相关操作技术和适应证，并提出了新的房颤患者卒中预防策略流程（见图 66-2）。该共识采用 $CHA_2DS_2\text{-}VASc$ 积分评估房颤患者卒中风险，采用 HAS-BLED 积分（高血压、异常肝肾功能、卒中史、出血史、年龄＞65 岁、增加出血风险的药物或嗜酒史）评估患者

长期口服抗凝药物的出血风险。该共识认为 $CHA_2DS_2\text{-}VASc$ 积分＞1 分患者均是左心耳封堵术的适应证。对于适合长期口服抗凝药物治疗患者可以将左心耳封堵术作为抗凝治疗的备用选择；而对于不适合长期口服抗凝药物治疗患者，左心耳封堵术可以作为抗凝治疗的替代。该共识还提出左心耳封堵术亦可作为抗凝治疗的补充或者与导管消融同时应用。该共识认为以下四类患者应积极推荐应用左心耳封堵治疗。

（1）长期口服抗凝药物治疗出血风险较高者（$CHA_2DS_2\text{-}VASc$ 积分＞2 分）。

（2）因严重冠状动脉疾病置入 1 个以上支架、需要长期三联抗凝治疗的房颤患者（$CHA_2DS_2\text{-}VASc$ 积分＞2 分）。三联抗凝治疗明显增加出血风险。

（3）患者存在未包含在 HAS-BLED 积分系统但增加出血风险的临床因素，例如：肿瘤、慢性炎症性肠病等。

（4）终末期肾病、高卒中风险、高出血风险患者。肌酐水平＜15ml/min 患者均不适合 NOAC，而肌酐水平在 15～30ml/min 患者口服抗凝药物出血风险亦较高。同时这些患者组织钙化和动脉粥样硬化水平均较高。

该共识同时指出，尽管上述四类患者在评估 NOAC 获益和风险后推荐应用 LAAO 作为抗凝治疗的替代，但是应告知患者在 LAAO 术后仍需 OAC 或双联抗血小板治疗 1～6 个月，相关的出血风险也应充分告知。

在美国，2014 年美国心脏病学会（American College of Cardiology，ACC）、美国心脏协会（American Heart Association，AHA）和心律学会（Heart Rhythm Society，HRS）发表了《心房颤动患者管理指南》[18]。在卒中的非药物方法中简述了不同封堵器械（Watchman/Amplatzer cardiac plug）和左心耳封堵（LARIAT/外科）。当时考虑到手术并发症较高（7%～10%）、尚缺乏大样本研究结果验证卒中预防的效果，故未对左心耳介入封堵术进行临床推荐。直到 2015 年 3 月 15 日美国 FDA 才批准 Watchman 可用于非瓣膜病性房颤患者合并下列情况：①基于 $CHADS_2$/

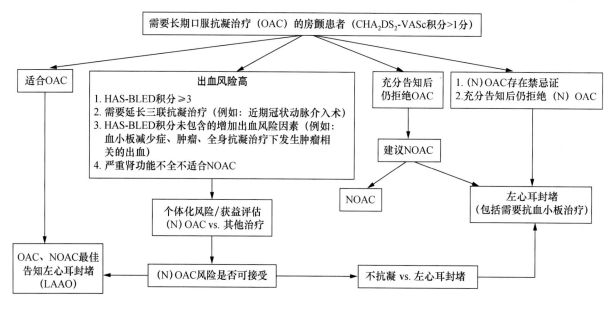

图 66-2 房颤患者抗凝治疗选择的流程图

CHA_2DS_2-VASc 积分显示卒中和全身栓塞风险较高；②需要长期口服华法林抗凝治疗；③寻找替代华法林抗凝治疗的合理需求。

2015 年中华医学会心电生理和起搏分会及中国医师协会心律学专业委员会心房颤动防治专家工作委员会共同制定了《心房颤动：目前的认识和治疗建议——2015》[19]。该建议认为对于 CHA_2DS_2-VASc 评分≥2 分的非瓣膜性房颤患者，如具有下列情况之一可行经皮左心耳封堵术预防血栓栓塞事件：①不适合长期规范抗凝治疗；②长期规范抗凝治疗的基础上仍发生脑卒中或栓塞事件；③HAS-BLED 评分≥3 分（证据等级 B）。术前应进行相关影像学检查以明确左心耳结构特征，以便除外左心耳结构不适宜手术者。考虑到经皮左心耳封堵术的初期学习曲线及风险，建议在心外科条件较好的医院开展此项技术。

三、器械自身要求

左心耳形态变异较大，患者的左心耳形态和内径参数也是决定是否可行介入封堵的重要因素。左心耳形态通常可分为三种类型，即鸡翅状（ChickenWing）、菜花状（Broccoli）、风向标状（WindScok）等。风向标状左心耳相对较容易植入封堵器，而菜花状左心耳植入封堵的难度较大。

左心耳内径参数主要包括口部直径、"着陆区"长度和最大深度等。不同植入器械对左心耳封堵亦有不同的要求，太大或太小均不适合左心耳封堵术。Watchman 封堵器要求左心耳口部最大直径在 17~31mm 之间。ACP 封堵器要求左心耳口部直径在 12.6~28.5mm 之间、"着陆区"至少 4~6mm、最大深度>10mm。LARIAT 要求左心耳口部最大直径<40mm。

综上所述，对于具有长期抗凝指征的非瓣膜病性房颤患者，如有抗凝禁忌证或出血风险较高患者应考虑行左心耳介入封堵术预防卒中。此外，左心耳影像学检查如经食管超声或 CT/MRI 检查也是决定是否能够进行介入封堵术的重要参数。

（刘　俊　刘　铮　贺　嘉　方丕华）

参考文献

[1] Ostermayer SH，Reisman M，Kramer PH，et al. Percutaneous left atrial appendage transcatheter occlusion（PLAATO system）to prevent stroke in high-risk patients with non-rheumatic atrial fibrillation：results from the international multi-center feasibility trials. J Am Coll Cardiol，2005，46：9-14.

[2] Sick PB，Schuler G，Hauptmann KE，et al. Initial worldwide experience with the WATCHMAN left atrial appendage system for stroke prevention in atrial fi-

brillation. J Am Coll Cardiol，2007，49：1490-1495.

［3］ Holmes DR，Reddy VY，Turi ZG，et al. Percutaneous closure of the left atrial appendage versus warfarin therapy for prevention of stroke in patients with atrial fibrillation：a randomised non-inferiority trial. Lancet，2009，374：534-542.

［4］ Reddy VY，Holmes D，Doshi SK，et al. Safety of percutaneous left atrial appendage closure：results from the Watchman Left Atrial Appendage System for Embolic Protection in Patients with AF（PROTECT AF）clinical trial and the Continued Access Registry. Circulation，2011，123：417-424.

［5］ Reddy VY，Mobius-Winkler S，Miller MA，et al. Left atrial appendage closure with the Watchman device in patients with a contraindication for oral anticoagulation：the ASAP study（ASA Plavix Feasibility Study With Watchman Left Atrial Appendage Closure Technology）. J Am Coll Cardiol，2013，61：2551-2556.

［6］ Holmes DR，Jr.，Kar S，Price MJ，et al. Prospective randomized evaluation of the Watchman Left Atrial Appendage Closure device in patients with atrial fibrillation versus long-term warfarin therapy：the PREVAIL trial. J Am Coll Cardiol，2014，64：1-12.

［7］ Park JW，Bethencourt A，Sievert H，et al. Left atrial appendage closure with Amplatzer cardiac plug in atrial fibrillation：initial European experience. Catheter Cardiovasc Interv，2011，77：700-706.

［8］ Urena M，Rodes-Cabau J，Freixa X，et al. Percutaneous left atrial appendage closure with the AMPLATZER cardiac plug device in patients with nonvalvular atrial fibrillation and contraindications to anticoagulation therapy. J Am Coll Cardiol，2013，62：96-102.

［9］ Incani A，Lee JC，Poon KK，et al. Left atrial appendage closure for non-valvular atrial fibrillation. Heart Lung Circ，2012，21：247-248.

［10］ Bartus K，Han FT，Bednarek J，et al. Percutaneous left atrial appendage suture ligation using the LARIAT device in patients with atrial fibrillation：initial clinical experience. J Am Coll Cardiol，2013，62：108-118.

［11］ Stone D，Byrne T，Pershad A. Early results with the LARIAT device for left atrial appendage exclusion in patients with atrial fibrillation at high risk for stroke and anticoagulation. Catheter Cardiovasc Interv，2015，86：121-127.

［12］ Lam YY，Yan BP，Doshi SK，et al. Preclinical evaluation of a new left atrial appendage occluder（Lifetech LAmbre device）in a canine model. Int J Cardiol，2013，168：3996-4001.

［13］ Kong B，Liu Y，Lam YY，et al. GW26-e2367 Implantation of LAmbre™ left atrial appendage closure device to prevent thrombosis embolism in patients with atrial fibrillation. Journal of the American College of Cardiology，2015，66：C186-C187.

［14］ European Heart Rhythm A，European Association for Cardio-Thoracic S，Camm AJ，et al. Guidelines for the management of atrial fibrillation：the Task Force for the Management of Atrial Fibrillation of the European Society of Cardiology（ESC）. Eur Heart J，2010，31：2369-2429.

［15］ Camm AJ，Lip GY，De Caterina R，et al. 2012 focused update of the ESC Guidelines for the management of atrial fibrillation：an update of the 2010 ESC Guidelines for the management of atrial fibrillation—developed with the special contribution of the European Heart Rhythm Association. Europace，2012，14：1385-1413.

［16］ Lewalter T，Ibrahim R，Albers B，et al. An update and current expert opinions on percutaneous left atrial appendage occlusion for stroke prevention in atrial fibrillation. Europace，2013，15：652-656.

［17］ Meier B，Blaauw Y，Khattab AA，et al. EHRA/EAPCI expert consensus statement on catheter-based left atrial appendage occlusion. Europace，2014，16：1397-1416.

［18］ January CT，Wann LS，Alpert JS，et al. 2014 AHA/ACC/HRS guideline for the management of patients with atrial fibrillation：a report of the American College of Cardiology/American Heart Association Task Force on Practice Guidelines and the Heart Rhythm Society. J Am Coll Cardiol，2014，64：e1-76.

［19］ 中华医学会心电生理和起搏分会，中国医师协会心律学专业委员会心房颤动防治专家工作委员会. 心房颤动：目前的认识和治疗建议——2015. 中华心律失常学杂志，2015，19：321-384.

第六十七章 经皮左心耳封堵术对术者、中心、注册研究的要求

经皮左心耳（LAA）封堵术是近年发展起来的一种创伤小、操作简单、耗时少的治疗方法，应用该技术预防心房颤动（房颤）血栓栓塞事件的研究也已证实，成功的经皮 LAA 封堵术后的预防栓塞效应不亚于华法林。在我国，经皮 LAA 封堵技术起步略晚于欧美国家，但是进展迅速。2013 年 3 月，阜外心血管病医院成功完成了我国第一例经皮 LAA 封堵术，随后国内几个大的心血管病中心也相继开展了 LAA 封堵预防房颤血栓栓塞的临床研究。2014 年，中华医学会心电生理和起搏分会制定了《左心耳干预预防心房颤动患者血栓栓塞事件：目前的认识和建议》，对于 LAA 封堵预防心房颤动血栓栓塞的临床治疗进行了规范，并将推动这项技术在我国的普及和推广。目前，我国自行设计研制的 LAA 封堵器 Lambre 系统的多中心、前瞻性临床研究正在进行，研究的初步效果良好。因此，为了促进这项新技术更好的发展及治疗效果最大化，对实施 LAA 封堵术的术者、开展 LAA 封堵术的中心及对 LAA 封堵术的登记注册研究应有相应的规范及要求。

第一节 左心耳封堵术对术者的要求

一、认知要求

经皮 LAA 封堵术为一项新的技术，在 Watchman 的临床研究中证实随着术者经验的积累，LAA 封堵术的相关并发症逐渐减少，安全性逐渐提升[1-2]。PREVAIL 临床研究证实经过规范化培训后的新中心，在 LAA 封堵术成功率及并发症发生率与经验成熟的中心相比无明显差异[3]。因此，在我国要广泛推广该技术及培训大批的专业术者同样需要科学、规范的培训，以保障手术操作的安全性及有效性，并持续以这样的规范化模式不断推动其向前发展。

二、术前准备

术前对房颤有充分的认识，包括：

（1）掌握房颤的临床管理及治疗措施。

（2）掌握房颤的心室率及节律控制原则。

（3）熟练应用房颤卒中风险评估工具，如 $CHADS_2$ 评分、CHA_2DS_2-VASc 评分系统。

（4）掌握房颤抗凝治疗的出血风险及出血风险的评估，如 HAS-BLED 评分系统。

（5）熟悉房颤口服抗凝治疗适应证及口服抗凝药物。

（6）理解房颤的心室率控制及节律控制的获益及风险。

（7）掌握房颤导管消融及介入性外科手术消融的适应证、风险及获益。

（8）对房颤的治疗提倡共同制定治疗决策。

三、手术相关技能要求

目前 LAA 封堵器应用较多的主要有两种：

Watchman、Amplatzer Cardiac Plug（ACP），不同装置系统虽然有其部分共性，但仍有其独特的技能要求。在实施 LAA 封堵术操作前，所有术者必须对 LAA 封堵术相关的基本技能达到高水平的培训标准。这些技能包括：①患者的筛选；②房间隔穿刺技术；③左心房内鞘管和导管的操作；④手术相关并发症的处理及管理。

（一）患者选择

选择适合的患者是任何治疗或手术成功的核心要求之一。目前尚无明确界定的左心耳封堵术适应证，但应建立在接受 LAA 封堵术的患者理论上获益大于风险的基础上。目前有较多声音支持 LAA 封堵术适应证不应仅限于随机对照试验的研究数据。随着 LAA 封堵术临床研究数据的丰富，其适应证将会逐步扩大。出血风险高或反复出血、药物抗凝治疗存在严重出血、相关高风险职业、不愿意接受或者不能长期耐受药物抗凝治疗的房颤患者及其他可从该技术获益的潜在人群均可被纳入研究[4]。

（二）房间隔穿刺技术

LAA 封堵术者应熟练掌握房间隔穿刺操作技术。国外的相关报道认为房间隔穿刺为 LAA 封堵术中关键的操作[5]，掌握这项技术平均每年需完成 20～25 例房间隔穿刺操作[6]。同样，心电生理介入界相关文献报道证实，在左心系统操作进行射频消融（穿间隔途径），其并发症于完成 25 例消融例数后呈明显的下降趋势。美国心血管造影与介入治疗学会（SCAI）、美国心脏病学会（ACC）与美国心律协会（HRS）一致认为，成为 LAA 封堵初级术者的前提必须至少已经完成了 50 例左心系统介入或射频消融术，并独立完成了 25 例房间隔穿刺术，同时应持续保持这种水平，在两年时间期限完成 25 例房间隔穿刺术，其中 12 例 LAA 封堵术[7]（表 67-1）。

房间隔穿刺时建议尽量在房间隔偏后偏下位置进行穿刺，合适的房间隔穿刺部位便于 LAA 封堵装置输送鞘管在左心房内的操作，选择恰当的房间隔穿刺位置应综合 LAA 开口方向、LAA 相对高度及左心房大小等因素的影响。房间隔穿刺时可结合 X 线透视及经食管超声心动图等影像的指导。有研究报道了心腔内超声心动图（ICE）在房间隔穿刺及 LAA 封堵术中的应用，但因 ICE 目前在该领域的应用较少，因此尚缺乏对其在 LAA 封堵术操作中的系统评估。

（三）鞘管及封堵器输送系统于左心房内操作的管理

术者需熟知患者 LAA 的解剖特点，包括 LAA 的大小、形态及位置。术者要严格掌握 LAA 封堵术的适应证及禁忌证，能够早期识别手术相关并发症，如心包积液/心脏压塞、空气栓塞、卒中和封堵器栓塞，并对上述并发症有丰富的治疗经验[10]。同时应熟练掌握 LAA 封堵器回收技术。

LAA 封堵术相关的血栓/气栓栓塞是值得重视的问题。LAA 封堵装置输送系统进入左心房前必须将空气排净，以免发生空气栓塞。左心房内进行相关的手术操作需警惕血栓栓塞，术中要进行充分的抗凝治疗。PROTECT AF 研究证实，学习曲线对 LAA 封堵术血栓栓塞事件的发生具有显著的影响[1]。左心房组织结构较薄，术中操作需非常谨慎，术者在整个手术操作过程中应清楚 LAA 封堵装置输送鞘管与 LAA、左心房顶部、肺静脉及左心房后壁的相互空间位置关系，整个手术操作过程应动作轻柔，以免发生心包穿孔。

LAA 封堵装置大小的选择需结合术中实时经食管超声心动图、LAA 造影影像确定，猪尾造影导管目前已广泛应用于 LAA 造影。术中猪尾造影导管能够达到 LAA 的深度及造影测量的 LAA 开口直径决定 LAA 封堵器大小的选择。在行 LAA 造影时，猪尾导管可于 LAA 最深处稍回撤以使造影能够清晰、完全地显示 LAA。猪尾造影导管的应用可明显降低心包穿孔的风险，PROTECT AF 临床试验中其心脏压塞的发生率明显降低，这得益于猪尾造影导管在该研究的广泛应用。同时也能解释继该研究后，初级术者较少发生（<1%）心脏压塞的原因[3]。

表 67-1 经皮 LAA 封堵术对术者、中心及数据收集的要求

LAA 封堵术者

初级术者要求

1. 已经完成了 50 例左心系统介入术或射频消融术，并独立完成了 25 例房间隔穿刺术；
2. 熟练掌握对房颤卒中风险及出血风险的评估，并对其治疗有丰富的临床经验；
3. 对手术相关并发症有治疗经验，包括心包穿刺术、血栓相关并发症的处理、封堵装置的回收；
4. 针对 LAA 封堵装置系统进行适当的培训；
5. 理解掌握 LAA 的解剖结构及影像。

进一步发展

1. 在两年时间期限完成 25 例房间隔穿刺术，其中 12 例 LAA 封堵术；
2. 是否需额外的培训基于该技术及临床情况的变化发展。

中心

1. 每年能完成 50 例结构性心脏病介入或左心系统导管射频消融手术，并且在开展 LAA 封堵术时至少已完成 25 例房间隔穿刺术，此后每年至少均能保持该要求手术量；
2. 至少有 1 名具有丰富经验的经食管超声医生；
3. 至少有 1 名在心血管领域有丰富经验的麻醉医生；
4. 多学科团队参与对患者的术前评估、LAA 封堵手术、术后即刻及长期随访；
5. 有心脏外科及体外循环医师的外科备台；
6. 有血流动力学监测的心脏介入导管室或杂交手术室。

数据收集和质量管理

1. 在国家临床试验管理中心注册登记，按要求上报随访数据；
2. 多中心对患者的筛选、预后及质量分析进行评估。

（四）并发症管理

心包积液和心脏压塞为 LAA 封堵术常见并发症，可发生于急性期（早期）或者数周后[8-9]。术者对心包积液的及早发现及快速及时处理是至关重要的，尤其是急性期心包积液。术中持续的血流动力学监测有利于对早期心包积液的发现。术者进行心包穿刺引流必须经过良好的理论知识及操作技能的培训。一旦确定有心包积液，手术团队需综合评估心包穿刺的风险及获益，并及时转变抗凝方式。不能控制的出血需立即联系心胸外科医生到达现场，并由一名经验丰富的介入术者与外科团队共同决策是否将患者送入外科。持续不减的出血应立即行急诊外科开胸手术。

除了心脏压塞，团队还需监测其他并发症，包括手术相关的缺血性脑卒中、空气栓塞和装置栓塞。术中操作时应持续监测超声图像以及时发现血栓，术中或术后发现缺血性脑卒中时，应及时获得卒中介入医生团队的帮助以降低卒中的危害。

第二节 左心耳封堵术对操作中心的要求

目前在国内能开展 LAA 封堵术的中心均为国内较大的心脏介入中心，对心脏介入手术已积累了丰富的经验，均符合开展 LAA 封堵术的硬件及软件等要求。但随着 LAA 封堵术的不断发展，LAA 封堵术的手术量将逐年增长，开展 LAA 封堵术的中心也将不断增加。因此，有必要对开展 LAA 封堵术的中心提出相应的规范要求，从而保障该技术能够持续、有效、安全的良性发展。

一、多学科手术团队

LAA 封堵术需要多学科团队合作完成。由心内科医师及心血管介入医师对房颤患者治疗方案进行评估，包括对房颤导管射频消融治疗、药物治疗及 LAA 封堵治疗的评估。心血管专业团队对患者各种治疗方案获益及风险综合评估后，选择

LAA 封堵治疗获益最大的患者行 LAA 封堵治疗。除了上述的初步评估，团队还需要心脏超声、放射（主要 CT）及麻醉领域的专家参与。LAA 封堵术需心脏外科备台以便在紧急情况下能够及时进行外科手术治疗。在对患者的筛选、术前评估、术中及术后的管理、出院随访及预后分析等过程中需要多学科团队协同合作。

LAA 封堵术需要在患者全身麻醉状态、经食管超声指导下进行，所以一名经验丰富的麻醉医师及经食管超声医师是整个手术团队的重要组成部分。同时参与手术的护士及相关技术人员应熟悉手术的每一个操作步骤，明确各自职责。手术护士应具备心血管介入护理经验，能熟练配合介入医生对不良事件及应急事件的处理。欧洲相关指南[10]对开展 LAA 封堵术的中心并未强制要求有心脏外科手术能力，仅要求在 LAA 封堵术中出现严重事件时能迅速转运到可实施心脏外科手术的医院，并能在 60min 内将患者送到外科手术间。结合中国国情，建议所有开展 LAA 封堵术的中心应该具备心脏外科手术能力，以便 LAA 封堵术中出现出血不止的心包穿孔能及时得到外科手术的救治。中心本身不能开展心脏外科手术而需转院进行的情况，在我国很难达到 60min 内送至外科手术间，患者极可能错过最佳治疗时机而出现意外。

二、基本要求

心血管专业和（或）心脏电生理介入和（或）

结构性心脏病介入学科及团队是对开展 LAA 封堵术中心的基本要求。LAA 封堵术是一个较复杂的手术，开展该手术的中心应在心血管专业、心脏电生理及结构性心脏病介入治疗方面具有丰富成熟的经验。新中心在开展 LAA 封堵术时应能够完成 50 例结构性心脏病介入手术或左心导管射频消融手术，并且其中至少有 25 例房间隔穿刺操作，此后每年至少保持这个要求的手术量[7]（表 67-1）。

三、设备要求

1. 心脏介入导管室或杂交手术室，手术过程中有持续的血流动力学监测。

2. 心脏介入导管室为保障手术操作的安全及处理可能发生的相关并发症应备有相应的器械及设备，包括各种血管鞘管、诊断导管、穿刺包、导丝、圈套、活检钳、血管封堵器及心包穿刺设备等。

3. 超声科能开展经胸及经食管超声检查，三维超声及心腔内超声对指导手术操作有用，但并非必需。

4. CT 室能提供高质量的心脏影像图，且分辨率越高越好。

5. 需要心脏外科及麻醉科作为外科支持。

6. LAA 封堵导管室尽量靠近心脏外科手术室，便于术中出现突发事件及时转运至外科手术室。

7. 有 LAA 封堵器的回收设备。

8. 术后配备有观察及管理的重症监护治疗病房。

第三节　左心耳封堵术对注册研究的要求

经皮 LAA 封堵术为近年来心血管领域的一项新技术，国外对这项技术的登记注册研究已较规范。我国房颤患者数量庞大，经皮 LAA 封堵术在我国将得到快速的发展，对这项治疗技术在中国人群中的效果及安全性的注册登记研究极为重要，因此对 LAA 封堵术的注册登记研究应有相应的规范及要求。

患者的筛选为 LAA 封堵术注册登记研究的重要部分。患者筛选的注册登记包括卒中风险的评估（CHA_2DS_2-VASc 评分）、出血风险评估（HAS-BLED 评分）、患者抗栓及抗凝治疗史、心脏结构及功能（包括 LAA 的形态及手术相关的结构/解剖因素）等（表 67-2）。同时 LAA 封堵术注册登记研究需收集患者的结局随访数据，包括手术即刻成功率、手术并发症、生存率、卒中（包括卒中类型）、出血以及再次住院情况、封堵器相关的远期并发症、随访期间患者抗栓及抗凝治疗情况等（表 67-2）。随访时间应该足够长，以提供对远期风险有价值的评估，比如 Watchman 封堵器的随访研究（在术后 45 天、6 个月、1 年、2 年以及 5 年的更长期随访[11]）。LAA 封堵的风险和获益的评估需与药物治疗组及无干预组进行对照，因为目前的临床研究数据对该项技术的获益还未得到充分的证实。PROTECT AF 研究[1] 及 CAP 研究[2,12]提供了 Watchman 封堵器的原始临床数据，但仅部分临床研究为随机对照研究。ACP 封

表 67-2　经皮 LAA 封堵术注册研究推荐收集的参数

人口学数据	术中更换封堵装置（型号及大小）
姓名或登记编号	围术期并发症
性别	死亡
年龄	缺血性卒中
封堵器的种类	短暂性脑缺血发作
Watchman	出血性卒中
ACP	心脏压塞
其他	瓣膜并发症（如：二尖瓣损害）
LAA 封堵失败史（种类、数据、原因）	封堵器表面血栓
心血管疾病史	出血（主要/轻微）
缺血性心脏病	周围血管并发症
充血性心力衰竭	肺水肿
心脏瓣膜疾病	心肌梗死
心肌病	心律失常（类型）
其他心律失常疾病史	肺栓塞
CHADS$_2$ 评分	出院时的抗凝治疗及抗凝治疗时间
CHA$_2$DS$_2$-VASc 评分	阿司匹林
HAS-BLED 评分	氯吡格雷
封堵术前抗血栓治疗史	华法林
阿司匹林	啊哌沙班
氯吡格雷	达比加群
华法林	普拉格雷
啊哌沙班	替卡格雷
达比加群	低分子肝素
利刐沙班	磺达肝葵
普拉格雷	其他
替卡格雷	有/无抗栓治疗
低分子肝素	经食管超声随访 6 周、3 个月、6 个月及 1 年
磺达肝葵	封堵器有无移位
其他	封堵器相关血栓
无抗栓治疗	封堵器分流（分流大小）
封堵器植入适应证	封堵器表面血栓
颅内出血史（大脑内及硬膜下）	术后临床随访第 6 周、12 个月及每年随访
泌尿道出血	死亡
颅内及泌尿道外的自发性出血（如腹膜后血肿）	缺血性/出血性卒中
反复摔倒	短暂性脑缺性发作
认知障碍	主要/轻微出血事件
应用非甾体抗炎药	周围血管并发症
封堵装置植入技术数据	肺水肿
成功/失败	心肌梗死
植入装置的型号大小	心律失常（类型）
LAA 测量的开口直径、锚定部位及 LAA 的深度	肺栓塞
LAA 的形态结构（单叶、多叶、菜花状、鸡翅状及风向袋型等）	抗凝治疗的类型

堵器的临床研究数据，无论是手术成功率还是并发症的发生率都是注册登记研究，但均为间接与口服抗凝药的对照研究[13]。并非所有对口服抗凝药有禁忌或口服抗凝药有严重不良反应的房颤患者均适合行 LAA 封堵术，因此还需要更详细的数据指导对患者的筛选。多中心的注册登记研究数据将更为可靠、更有指导意义。同时为保证注册登记研究工作顺利、高效、科学地可持续发展，研究工作的开展应有多名研究负责监护人，研究中心的术者应该至少具备 10 例 LAA 封堵术经验。规范的 LAA 封堵术的注册登记研究有利于在"真实世界"中评估手术的安全性及有效性。注册研究的另一关键内容是评估该技术的学习曲线（其在 Watchman 封堵装置中已经得到证实）。

（苏　晞）

参考文献

［1］ Holmes DR，Reddy VY，Turi ZG，et al. Percutaneous closure of the left atrial appendage versus warfarin therapy for prevention of stroke in patients with atrial fibrillation：a randomised non-inferiority trial. Lancet，2009，374：534-542.

［2］ Reddy VY，Holmes D，Doshi SK，et al. Safety of Percutaneous left atrial appendage closure：results from the Watchman Left Atrial Appendage System for Embolic Protection in Patients with AF（PROTECT AF）clinical trial and the Continued Access Registry. Circulation，2011，123：417-424.

［3］ Holmes DR，Jr，Kar S，Price MJ，et al. Prospective randomized evaluation of the Watchman Left Atrial Appendage Closure device in patients with atrial fibrillation versus long-term warfarin therapy：the PREVAIL trial. J Am Coll Cardiol，2014，64：1-12.

［4］ Whitlock RP，Healey JS，Holmes DR，et al. Left atrial appendage occlusion debate revisited. Circulation，2015，131：756-761.

［5］ Herrmann HC，Baxter S，Ruiz CE，et al. Results of the Society of Cardiac Angiography and Interventions survey of physicians and training directors on procedures for structural and valvular heart disease. Catheter Cardiovasc Interv，2010，76：e106-110.

［6］ Marmagkiolis K，Hakeem A，Cilingiroglu M，et al. The Society for Cardiovascular Angiography and Interventions Structural Heart Disease Early Career Task Force survey results：endorsed by the Society for Cardiovascular Angiography and Interventions. Catheter Cardiovasc Interv，2012，80：706-711.

［7］ Kavinsky CJ，Kusumoto FM，Bavry AA，et al. SCAI/ACC/HRS Institutional and Operator Requirements for Left Atrial Appendage Occlusion. Heart Rhythm，2015，S1547-5271，15：01533-7.

［8］ Zipes DP，Calkins H，Daubert JP，et al. 2015 ACC/AHA/HRS advanced training statement on clinical cardiac electrophysiology（a revision of the ACC/AHA 2006 update of the clinical competence statement on invasive electrophysiology studies，catheter ablation，and cardioversion）. J Am Coll Cardiol，2015［E-pub ahead of print］；

［9］ Schroeter MR，Danner BC，Hunlich M，et al. Uncommon delayed and late complications after Percutaneous left atrial appendage closure with Amplatzer（（R））Cardiac Plug. Clin Res Cardiol，2014，103：285-290.

［10］ Meier B，Blaauw Y，Khattab AA，et al. EHRA/EAPCI expert consensus statement on catheter-based left atrial appendage occlusion. Europace，2014，16：1397-1416.

［11］ Wiebe J，Franke J，Lehn K，et al. Percutaneous Left Atrial Appendage Closure With the Watchman Device Long-Term Results Up to 5 Years. JACC Cardiovasc Interv，2015，8（15）：1915-1921.

［12］ Gangireddy SR，Halperin JL，Fuster V，et al. Percutaneous left atrial appendage closure for stroke prevention in patients with atrial fibrillation：an assessment of net clinical benefit. Eur Heart J，2012，33：2700-2708.

［13］ Hylek E，Evans-Molina C，Shea C，et al. Major hemorrhage and tolerability of warfarin in the first year of therapy among elderly patients with atrial fibrillation. Circulation，2007，115：2689-2696.

第六十八章　左心耳封堵术的超声心动图评估

左心耳（left atrial appendage，LAA）的形态学评估有赖于影像学方法，主要包括超声心动图、CT、磁共振及造影等技术手段。经胸超声心动图通常只能在部分人群中显示左心耳且不够清晰，因此拟行左心耳封堵的所有患者术前需要经食管超声心动图（transoesophageal echocardiography，TEE）来评估左心耳形态及除外心耳血栓，另外心腔内超声心动图（intracardiac echocardiography，ICE）亦可以作为选择，ICE 基本不干扰介入操作但花费高昂及相对于 TEE 更为有创而应用较少。CT 拥有较高的空间分辨率，能够三维显示心耳的形态、心耳内梳状肌形态及测量心耳开口内径及长度等形态参数，受制于仪器及成像方式而不能用于术中实施监测及引导。在多数文献中 TEE 作为左心耳封堵的重要的引导方式，尽管部分左心耳的封堵过程可以不依赖 TEE，TEE 仍被认为是引导监测的金标准[1]。

术前影像学评估是否存在左心耳血栓是左心耳封堵能否实施的关键步骤，拟行心房颤动射频消融并充分口服抗凝的患者中左心耳血栓的发生率极低，CHADS₂ 增高仍是该患者群左心房或心耳血栓形成的预测因子，由于出血等并发症而停用口服抗凝药物拟行左心耳封堵的患者心耳血栓的发生率会增高。由于导管及封堵装置的输送及操作的过程极易导致心耳内的血栓脱落造成栓塞事件，因此心耳内存在血栓是左心耳封堵术的禁忌证。

TEE 是目前公认确认左心耳血栓最好的影像学方法，其可以在绝大多数患者中清晰显示左心耳，尽管 TEE 在部分病例中由于图像质量的关系可能将梳状肌或部分伪像误认为血栓。LAA 评估以二维 TEE 成像为主要评估手段，近年来经食管实时三维成像能够重点显示左心耳开口及内部梳状肌、血栓的形态，其最值得称赞的用处是封堵器释放前能够直观显示封堵器周边与左心耳、二尖瓣、肺静脉的位置关系从而评估封堵器封堵的密闭性、稳定性及评估有无不良影响，术后随访时实时三维 TEE 更可以显示封堵器有无血栓及血栓的位置。

一、术前超声心动图检查

（一）经胸超声心动图

常规经胸超声心动图（transthoracic echocardiography，TTE）对患者进行评估以除外瓣膜性心脏病，并对患者的心腔大小、心功能状态及瓣膜进行初步评估从而对患者进行筛选，避免不必要的 TEE 检查。

（二）经食管超声心动图

TEE 检查可以在全麻、镇静状态下或者清醒会厌局麻状态下进行，国内受制于巨大的就诊需求及缺乏麻醉医师的配合，多数采取清醒状态下局部麻醉进行 TEE 检查，清醒状态下 TEE 应主要对患者口腔分泌物进行处理，可以选择侧卧位使口腔分泌物自行流出，当封堵心耳患者处于仰卧位时，应尽可能减少 TEE 插管时间，如分泌物较多应及时负压吸引避免误吸。

TEE 检查步骤

（1）选用食管中段水平的相关切面进行左心耳评估与测量。

（2）选择四个具有代表性的角度进行评估，分别为 0°、45°、90°、135°（图 68-1），可基本完

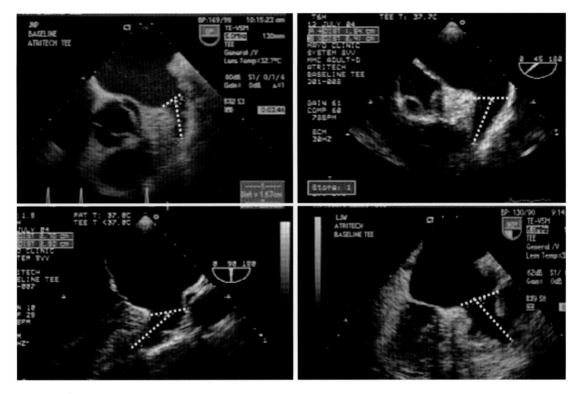

图 68-1　左心耳开口内径及长度测量示意图

成左心耳的评估。由于受患者心脏于胸腔内位置及气管等因素的影响，部分患者于 0°难以成像，上述角度并不是严格要求，通常可以在±5°范围进行调整。左心耳梳状肌形态及左心耳内分叶的形态通常在大于 100°的切面显示良好。

（3）左心耳大小的测量：左心耳开口内径及长度的准确测量对封堵器的大小选择具有重要的参考价值，测量采用前述四个角度。开口测量的内侧基准点标记为左冠状动脉回旋支的短轴所在，外侧基准点为左上肺静脉-左心房转折嵴上方 1～2cm 处（图 68-1）。由于左心耳开口的形态通常是椭圆形，应采用四个切面中最大的开口作为其内径。有学者研究报道三维 TEE 超声测量的 LAA 开口内径与 CT 相关性良好而二维 TEE 通常会低估 LAA 开口内径[2]，但三维 TEE 的准确性仍有待于进一步研究。对于 Watchman™封堵器受制于现有的封堵器大小，左心耳的开口内径应限于 17～31mm，开口内径＞31mm/＜17mm 的左心耳相对于可选择的最大/最小封堵器会使得封堵器压缩较小/较大，封堵器脱落、心耳破裂的风险较大，另外 Watchman™封堵器要求左心耳的长度要大于

开口内径，当遇到开口内径大于长度的粗短心耳时（图 68-2），Amplatzer™ Cardiac Plug 或 Lambre™ 可能是更好的选择，Amplatzer™ Cardiac Plug 封堵器的锚定区相当于左心开口，其封堵器大小选择如表 68-1，ACP 大小选择通常以 X 线造影为标准，由于造影状态下测量左心耳大小于造影剂注入瞬间压力变化较超声心动图偏大，因此 ACP 封堵器大小选择通常在 TEE 测量基础上加 4～6mm 为选用的封堵器大小，甚至可以选择在超声测量基础上加 8mm 的封堵器。

（4）左心耳的形态：目前主流的左心耳形态学分类主要依赖于 CT 对心耳进行的分类，Di Biase 等[3]将左心耳主要分类为仙人掌形、风袋形、鸡翅形及菜花形，其分类是基于心耳的外部轮廓，超声心动图尤其是 TEE 显示的主要为 LAA 的内部形态。45°仅仅是左心耳开口短轴方向的纵切图像，通常为风袋形状，由于该切面无法显示梳状肌的全貌，因此不能在该切面来进行心耳形态学分类。左心耳梳状肌及前上、后下角均需在大于 100°的切面才能完全展示，因此 LAA 的超声分类主要在 135°来进行，类似于 CT 对 LAA 的分类，

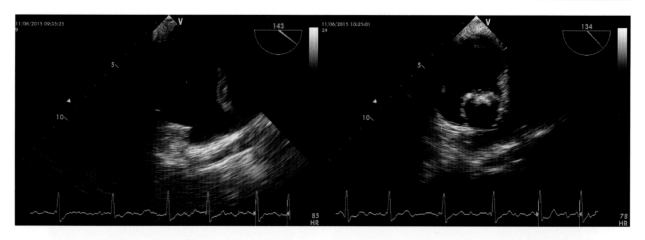

图 68-2 左图显示心耳深度较浅，右图显示内塞式心耳无法完全进入 LAA 导致定位不牢而无法释放封堵器

超声根据 LAA 梳状肌长短形成的分叶特点及 LAA 走行特点亦将其分类为风袋形、鸡翅形及菜花形，其中以菜花形最为多见，其次为鸡翅形，风袋形较为少见。不同类型的心耳对 LAA 封堵的影响不同，与 Amplatzer™ Cardiac Plug 或 Lambre™ 等塞盖式的封堵器受梳状肌影响较大不同，Watchman™ 等内塞式封堵器受心耳形态影响较大，菜花形 LAA 在实时心耳封堵时难度最大，尤其是梳状肌较为粗大且较长的 LAA，鸡翅形 LAA 的难度次之，风袋形 LAA 是难度最小的一种类型。

表 68-1	Amplatzer™ Cardiac Plug（ACP）型号选择	
锚定区内径（mm）	封堵器内盘大小（mm）	封堵器外伞大小（mm）
12.6～14.5	16	20
14.6～16.5	18	22
16.6～18.5	20	24
18.6～20.5	22	26
20.6～22.5	24	30
22.6～24.5	26	32
24.6～26.5	28	34
26.6～28.5	30	36

二、术中超声心动图检查

尽管部分类型的左心耳封堵器的应用及部分操作经验丰富的医师能够不依赖 TEE 的引导仅在 X 线透视引导下完成，目前仍强烈建议对患者实施左心耳封堵中进行 TEE 监测、引导及评估，尤其是对处于左心耳封堵学习曲线起始段的介入医师及刚开展该项技术的医院。

（一）术中引导与监测

1. 房间隔穿刺

由于左心耳开口于左心房左前上方，为达到降低导丝、鞘管等进入左心耳的难度并使释放的封堵器与左心耳保持较好的同轴性，左心耳封堵术的房间隔穿刺部位通常选择偏低且远离主动脉根部即近左心房后壁处，TEE 在食管中段主动脉根部短轴及双心房上下腔静脉切面（图 68-3）可以准确显示穿刺针头端所在的位置（多数超声仪器可以同时显示这两个正交平面），通常选取中后 1/3 及中下 1/3 的交界处（图 68-4）进行穿刺，该部位穿刺既可以达到使导丝、鞘管等以较小的弯曲度进入 LAA 降低操作难度，又可以降低房间隔穿刺过程中穿破心脏的风险。当房间隔穿刺完成时，可通过 X 线造影确认，TEE 亦可以直接观察到穿过房间隔针头的强回声，并可通过穿刺针注射少量生理盐水（相当于左心房声学造影）来确认（图 68-5）。

2. 导丝、鞘管等引导

当房间隔穿刺完成后，大多数的医师依靠 X 线来监测引导钢丝、输送鞘管、造影猪尾导管的就位，TEE 可以清晰显示上述医用材料所处部位，为临床医师提供最直观的提示并可以减少医患人员在 X 线下暴露的时间。

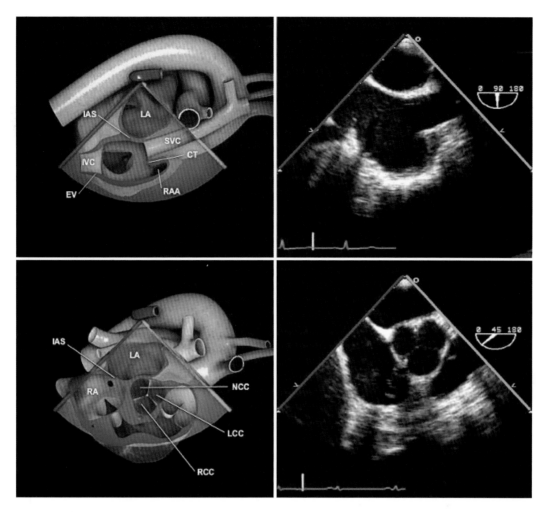

图 68-3　显示常用 TEE 显示房间隔切面。上两图为食管中段双心房及上下腔切面，下两图为主动脉短轴切面。LA：左心房；RA：右心房；IAS：房间隔；SVC：上腔静脉；IVC：下腔静脉；RAA：右心耳；NCC：无冠窦；LCC：左冠窦；RCC：右冠窦

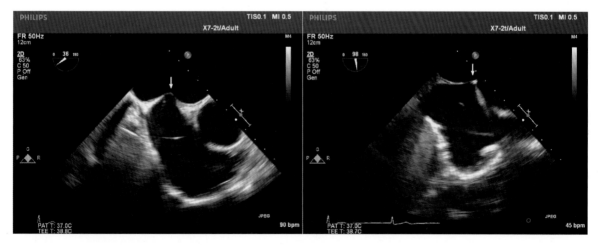

**图 68-4　**左图食管中段主动脉短轴切面显示穿刺部位偏后近房后壁，箭头示穿刺针头位置所在；右图食管中段双心房及上下腔静脉切面显示穿刺部位偏下，箭头示穿刺针头位置

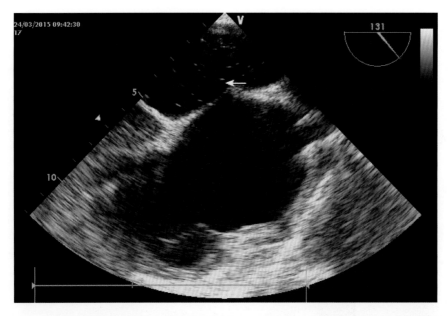

图 68-5　显示房间隔穿刺成功后注射少量生理盐水左心房微气泡显像。箭头所示为微气泡影

3. 封堵伞评估

对于不同类型的封堵伞，TEE 在封堵伞未完全释放前评估的重点略有不同；对于类似于 Watchman™ 内塞式封堵器，封堵器张开塑形后即刻 0°～180° 全面评估封堵伞的形态、位置及其对心耳的密闭性。位置：封堵伞位置太深容易遗漏心耳分叶而达不到完全封闭心耳的目的，太浅则露"肩"太多影响封堵器的稳固性，加大其脱落的风险，另外对于分叶明显（心耳内部梳状肌粗大）的左心耳，封堵器张开后容易转位使其与心耳在部分角度同轴性较差（图 68-6）并部分露"肩"，在通过牵拉试验及密闭性评估后通常部分露"肩"是可以接受的（如图 68-

7）。形态：内塞式封堵器张开塑形后应注意封堵器是否受梳状肌影响而没有良好塑形，另外测量两侧肩部距离（图 68-8）以评估内塞式封堵伞的压缩比例，厂家建议的封堵器前述四个角度压缩比例应介于 8%～20%，实际工作中部分患者压缩比接近 30% 亦可以接受，通常厂家会提供不同大小型号的封堵器压缩后大小对照表（表 68-2）。Amplatzer™ Cardiac Plug（ACP）或 Lambre™ 等塞盖式封堵器释放前评估相对于内塞式封堵器要求相对简单，主要是外伞盖密闭性的评估，外伞盖偏小可能部分陷入心耳开口内的锚定区，外伞盖太大部分遮挡肺静脉开口会影响肺静脉血液回流，彩色多普勒血流成像可以显示受遮挡的肺静脉

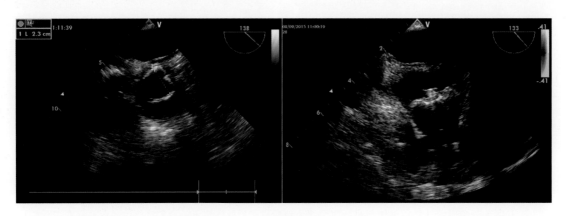

图 68-6　该图显示在同一个角度封堵器与 LAA 长轴同轴性。左图显示进入 LAA 的封堵器转位偏向于 LAA 的后下角，右图显示封堵器长轴与 LAA 长轴同轴性良好

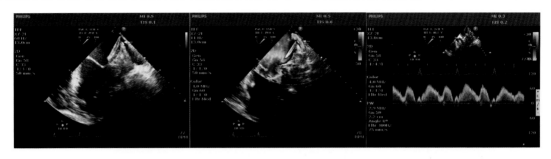

图 68-7　左图二维图像显示 ACP 封堵器上缘近于封闭左上肺静脉开口，中图显示同一患者左上肺静脉回心血流速度加快，右图脉冲多普勒显示左上肺静脉峰值回流速度处于正常范围

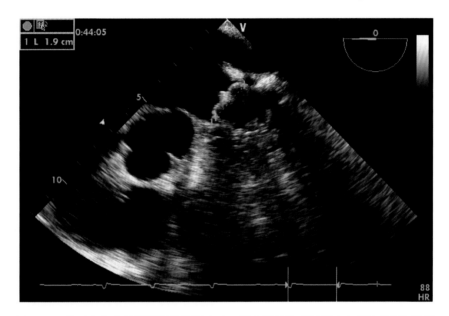

图 68-8　显示内塞式封堵器腰部测量方法，需在能够清晰显示中心螺栓的切面测量

表 68-2　不同大小 Watchman 封堵器释放后尺寸范围

原始内径（mm）	压缩后内径范围（mm）
21	16.8～19.3
24	19.2～22.1
27	21.6～24.8
30	24.0～27.6
33	26.4～30.4

彩色血流信号明显增强，脉冲多普勒可以定量肺静脉血流速度是否增快（图 68-7）。通常外伞盖很少影响二尖瓣叶的启闭，术后 TEE 亦应明确其边缘是否进入二尖瓣口造成瓣口狭窄或关闭不全。

上述两种不同类型的封堵器在释放前都需要评估稳固性、密闭性。稳固性评估：通过 TEE 或透视下牵拉未释放的封堵器来实现，二维或实时三维 TEE 可以清晰显示封堵器是否有明显位移，如果封堵器位置发生明显变化，提示封堵器位置不牢固易发生脱落，需要回收封堵装置重新定位释放封堵器，另外单从封堵器与 LAA 的位置关系亦可以评估其稳定性而不需要牵拉试验（图 68-2）。密闭性评估：心耳封堵是否完全是 TEE 进行评估的重要内容，TEE 不仅能够评估封堵器周边与心耳贴合的紧密程度，并可以定位其位置，封堵器周边应与左心耳紧密贴合以保证心耳的所有分叶均封闭于封堵器的远端，由于受心耳的形态、封堵器的类型及手术操作的影响，封堵器周边与心耳间或多或少存在缝隙，二维 TEE 图像可以清晰显示是否存在缝隙（图 68-9），当发现存在封堵

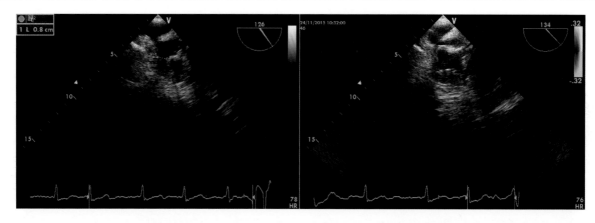

图 68-9 约 135°显示封堵器位置偏深，梳状肌阻挡封堵器完整张开，封堵器后下缘存在 8mm 缝隙，通过半回收－再释放封堵器达到封堵器完全张开及封堵 LAA

器周边漏的时候，彩色血流可以清晰显示封堵器周边漏的宽度（图 68-10），通常彩色交通血流束的宽度小于 5mm 为可接受范围，PROTECT AF（Watchman Left Atrial Appendage System for Embolic Protection in Patients with Atrial Fibrillation）研究显示封堵器周边漏＜5mm 并不增加血栓栓塞风险，当周边漏＞5mm 时，应重新调整封堵器位置，更换更大的封堵器，甚至可以在剩下的分叶中再植入一个封堵器以实现左心耳的完全隔离（图 68-11）。

左心耳封堵器释放后需要对其位置、形态及密闭性进一步评估，评估内容同术中释放前。

整个术中操作过程中 TEE 需要密切监测心包腔有无短时间内出现的明显无回声区，当无回声区明显增加合并患者血压下降时提示心脏压塞，需要进行紧急处理避免出现心源性休克。另外，

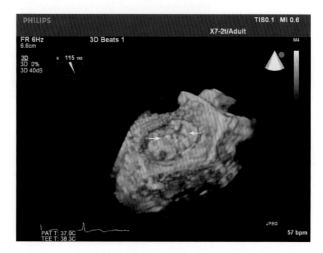

图 68-11 三维 TEE 显示左心耳内双封堵器形态。两个白色箭头所指为封堵器中部螺栓

尽管患者术中进行肝素化以避免血栓形成，但是作为外来物的钢丝、导管、鞘管等人工材料仍有血栓形成的风险，因此在房间隔穿刺前及整个术中操作过程均需要注意相关材料是否有血栓形成以减少栓塞的风险。

三、术后随访

左心耳封堵术后超声心动图随访评估主要依赖于 TEE，其检查目的主要是评估封堵器周边漏及封堵器有无血栓，其检查评估方法同术中 TEE监测。术后封堵器周边漏在 Watchman™ 封堵器中较为常见，发生率约 41％，而 Amplatzer™ Cardiac Plug 由于外伞盖完全覆盖左心耳开口，因

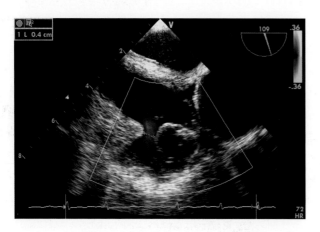

图 68-10 封堵器后下缘探及宽约 4mm 伞周交通血流信号

此术后封堵器周边漏较少。

（王建德）

参考文献

[1] Klein A，Grimm R，Murray R，Apperson-Hansen C，Asinger R，Black I et al. Use of transesophageal echocardiography to guide cardioversion in patients with atrial fibrillation. N Engl J Med, 2001，344：1411-1420.

[2] Guerios E，Schmid M，Gloekler S，et al. Left atrial appendage closure with the Amplatzer cardiac plug in patients with atrial fib-rillation. Arq Bras Cardiol，2012，98：528-536.

[3] Viles-GonzalezJ，KarS，DouglasP，et al. The clinical impact of incomplete left atrial appendage closure with the Watchman device in patients with atrial fibrillation：a PROTECT AF（Percutaneous Closure of the Left Atrial Appendage Versus Warfarin Therapy for Prevention of Stroke in Patients With Atrial Fibrillation）substudy. J Am Coll Cardiol，2012，59：923-929.

第六十九章　左心耳封堵的临床随访和转归

第一节　左心耳封堵术概述

一、左心耳与血栓形成

根据 Framingham 研究结果，非瓣膜病性心房颤动（简称房颤）引起卒中的风险较正常人群高 5 倍，而瓣膜病性房颤患者卒中风险更是正常人的 17.6 倍。既往研究显示，在非瓣膜病性房颤卒中患者中，高达 90% 的栓子起源于左心耳；且在心腔直视下，这些位于左心耳处的血栓清晰可见[1]。另有研究显示，心脏外科手术切除房颤患者左心耳，可有效降低卒中的发生率，从另一方面提示左心耳与房颤患者卒中的发生密切相关[2]。因此，为探讨左心耳易致血栓形成的机制，有学者对左心耳的形态结构与功能等进行了系列研究。

左心耳是心脏在妊娠第三周形成的原始左心房的残余附属结构，呈狭长、弯曲的管状形态，有一狭窄的尖顶部。与发育成熟的左心房不同，左心耳内有丰富的梳状肌及肌小梁。窦性心律时，左心耳因具有正常收缩能力而很少形成血栓，经食管超声心动图检查呈现特征性血流频谱：向上的排空波由左心耳主动收缩产生，其后的充盈波则由左心耳弹性回缩或当房室间压力阶差消失时肺静脉充盈左心房及左心耳所致。房颤时这种特征性频谱曲线消失，血流呈不规则的锯齿样改变，且其血流速度明显降低[3]。病理状态下左心房压力增高时，左心房及左心耳均通过增大内径及加强主动收缩力来缓解左心房压力，保证左心室足够的血液充盈。随着左心房的增大，左心耳的充盈和排空速度也逐渐降低。窦性心律患者或正常左心耳形态大多呈楔形，少数呈三角形。房颤时，左心耳入口明显增宽，呈球形或半球形改变，且失去有效的规律收缩，心耳壁的内向运动难以引起足够的左心耳排空，导致血液在左心耳淤积，进而形成血栓的病理基础[4]。另外，左心耳自身的形态特点及其内的肌小梁凹凸不平，易使血流产生漩涡和流速减慢，也是促使血栓形成的条件。

近年研究发现，房颤时左心耳内形成血栓与患者年龄、心脏功能、凝血状态及并存疾病（如高血压病、糖尿病）等因素有关。这些因素可引起心耳结构和功能改变、心耳内膜损伤及凝血功能改变，从而诱发和促进左心耳内血栓形成。此外，左心耳血栓的形成也与左心耳的解剖形态密切相关。Di Baise 等[5]研究发现，左心耳大致可以分为鸡翅形、菜花形、风袋形和仙人掌形共四种类型（图 69-1），其中鸡翅形最少发生血栓，而菜花形最容易形成血栓。

最新研究结果显示[6]，房颤患者左心耳复杂形态是左心耳血栓的危险因素之一，是独立于临床预测因子和超声心动图血液停滞的预测因素。该研究前瞻性观察了 564 例症状性房颤患者，均为药物治疗无效后再进行房颤导管消融术，在术前进行三维经食管超声心动图（3D TEE）检查（图 69-2），结果显示：36 例有左心耳血栓患者中，仅有 2 例（5.6%）左心耳为 1~2 叶，其余 34 例左心耳为 3~5 叶。在 296 例左心耳 1~2 叶的患者中，只有 2 例（1%）有左心耳血栓。所有

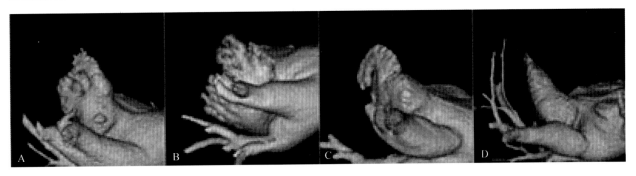

图 69-1　CT 左心耳造影显示左心耳形态：**A.** 仙人掌形；**B.** 菜花形；**C.** 鸡翅形；**D.** 风袋形

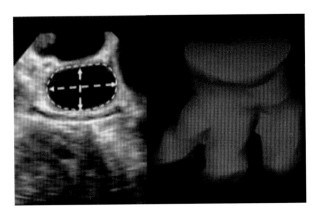

图 69-2　经食管三维超声心动图（3D TEE）检查显示左心耳形态

二、左心耳封堵术指南简介

2006 年左心耳封堵首次在 AHA 的《心房颤动患者管理指南》[7]中作为预防栓塞事件的非药物途径被提及，但指南仅提出这一新措施，提出应在临床实践中观察应用左心耳封堵术是否比抗凝治疗的安全性、疗效性更强。2010 年 ESC《心房颤动患者管理指南》[8]也以"旁观者"的角度提及，但认为尚需要更多的循证医学证据。在 2012 年 ESC《心房颤动患者管理指南》更新[9]中，推荐左心耳封堵术用于存在长期口服华法林治疗禁忌且具有栓塞高危因素的房颤患者（Ⅱb，B）。2014 年 AHA/ACC/HRS《心房颤动患者管理指南》[10]虽然回顾了几种左心耳封堵装置的相关研究，但没有给出相应推荐，仅指出接受心脏外科手术的房颤患者可同时切除左心耳（Ⅱb，C）。2014 年 6 月，英国 NICE《心房颤动患者管理指南》[11]进行了更新，并首次将左心耳封堵术作为存在抗凝禁忌或对抗凝治疗不能耐受患者的治疗推荐（Ⅰb，C）。同年 AHA/ASA 发表的《缺血性卒中及短暂性脑缺血发作的二级预防》[12]中，将 Watchman 装置封堵左心耳作为房颤伴缺血性卒中或 TIA 患者的Ⅱb 类推荐，证据等级 B。分析原因，多数新指南对左心耳封堵未给出推荐主要是认为相关证据尚不充分，另外对左心耳封堵术围术期安全性存在一定担忧。但是随着 PRO-TECT-AF 等研究结果公布和更长时间的随访，以及左心耳封堵通过多国卫生机构批准用于临床、左心耳封堵术实施例数的不断增加，左心耳封堵术在房颤栓塞预防中的重要作用逐渐得到业内的

的 564 例患者中，与左心耳没有血栓的患者相比，左心耳有血栓者排空速度更慢，开口面积、深度和容积更大，左心耳叶数更多（平均 3.4 *vs.* 2.5），$P < 0.001$。在多变量分析中，左心耳叶数和 CHADS$_2$ 评分作为左心耳血栓的独立预测因子，更加显著。对 CHADS$_2$ 评分为 0～1 分的患者进行单独分析，在基于临床特征卒中风险最低的患者中，最强的左心耳血栓预测因子为左心耳叶数、自发性超声显影程度和左心室射血分数，P 值分别为 0.008、0.003 和 0.022。该结果提示，在其他危险分层不能确定最佳治疗策略时，左心耳数目或许有助于指导医生进行抗凝治疗临床决策或是否行左心耳封堵术治疗。

基于左心耳与房颤栓塞并发症的密切关系，近年来发展起来的左心耳封堵术成为了服用华法林抗凝治疗有禁忌证且具有栓塞高危因素房颤患者预防栓塞并发症的一种新的有效治疗手段，在临床实践中也使患者显著获益，逐渐进入各国心房颤动患者管理指南的推荐条目中。

认可。2014 年 8 月，欧洲心律学会（EHRA）联合欧洲经皮心血管介入学会（EAPCI）共同发布了《基于导管的左心耳封堵术专家共识》[13]。2014年底中华医学会心电生理和起搏分会、中华医学会心血管病学分会、中国医师协会心律学专业委员会联合发布了相关的专家共识——《左心耳干预预防心房颤动患者血栓栓塞事件：目前的认识和建议》[14]，文中详细介绍其背景、各种类型的左心耳封堵系统，以及目前已有的研究依据，专家认为的适应证、禁忌证、评估标准和防治。2015 年美国心血管造影与介入治疗学会（SCAI）、美国心脏病学会（ACC）与美国心律协会（HRS）联合颁布了《左心耳封堵术医院及术者要求专家共识》[15]。该专家共识分享汇总了各学会在左心耳封堵方面的经验，并形成文件作为安全有效实施手术的标准，最终满足房颤患者的治疗需求。

现有的指南对左心耳封堵术的推荐级别均不太高，多为Ⅱb 类推荐，仅英国指南为Ⅰb 推荐。指南推荐用于存在长期口服华法林治疗禁忌且具有栓塞高危因素的房颤患者，也有指南提示对于不服用或不能耐受口服抗凝药的房颤患者，可考虑左心耳封堵。在 2014 年欧洲心律学会（EHRA）联合欧洲经皮心血管介入学会（EAPCI）发布的《基于导管的左心耳封堵术专家共识》专门提出：①当患者有条件应用口服抗凝药并不表现出增加出血风险时，左心耳封堵术的选项也应该被提及，尽管口服抗凝药（OAC）目前仍然是标准的治疗。②当患者存在OAC 禁忌时，左心耳封堵可作为 OAC 的替代治疗。③服用 OAC 依然出现栓塞事件的患者，可以将左心耳封堵与 OAC 联合使用。④对于有 OAC 服用相对禁忌的阵发性房颤患者，可考虑射频消融联合左心耳封堵治疗。

第二节　国外指南各个版本之间的变迁和随访结果

一、美国左心耳封堵术的发展、随访结果及相关指南的变迁

2002 年以来全球各中心共有数百名非瓣膜性房颤患者被试验性置入 PLAATO，尽管有少量严重并发症的出现，多个试验也显示了 PLAATO 一定的安全性和有效性。其中一项关于 180 名 CHADS$_2$ 评分为 2 分的患者的研究[16]中成功实施了 162 例左心耳封闭术，显示出不错的有效性前景：CHADS$_2$ 评分为 2 分的预期卒中年发生率为 6.6%，而在 129 例患者一年的随访中，只有 3 例发生了卒中，年发生率为 2.3%。然而，2006 年 EV3 公司因为经济原因已经停止了 PLAATO 计划。但该项开拓性的工作使得 AHA 在 2006 年的《心房颤动患者管理指南》中，在预防栓塞事件的非药物途径中首次提及左心耳封堵术，并提出关注在临床实践中应用左心耳封堵术是否比抗凝治疗的安全性、疗效性更强。这是左心耳封堵术第一次出现在心房颤动患者管理指南中。

2005 年由 Mayo 医学中心牵头，59 个研究中心参与，使用 Watchman 封堵装置的 PROTECT-AF 研究[17]，共纳入美国和欧洲 707 例患者，随访结束后在 2009 年公布结果，该试验为前瞻性、随机、非盲、多中心对照试验，该试验比较了口服华法林与 Watchman 封堵左心耳预防卒中的临床效果，该试验旨在评价使用 Watchman 封堵器封堵左心耳预防房颤卒中的有效性和安全性。其研究对象主要是有服用华法林适应证的卒中中-高危房颤患者，临床随访 5 年。主要有效终点事件包括缺血或出血性卒中、心血管死亡、体循环栓塞，主要安全性终点事件包括器械导致的栓塞、需治疗的心包积液、颅内或消化道出血或任何需要输血的出血。结果显示：Watchman 植入成功率为 91%，Watchman 封堵组血栓事件发生率为 3.0/年，Watchman 降低卒中相对风险 29%（$P >$ 0.05）。尽管由于学习曲线的原因，Watchman 封堵组的并发症发生率明显高于口服抗凝药物组，其主要终点事件不劣于药物组。2010 年美国 TCT 会议上，PROTECT-AF 的负责人 Holmes 公布了

该试验的 1500 例患者一年的最新随访结果，结果显示随着时间的延长，Watchman 装置的有效性优势更加突出，而安全性终点事件的比例也有所下降。2014 年 11 月，Reddy 等[18] 报告了 PRO-TECT-AF 研究 3.8 年随访结果显示，左心耳封堵组与华法林组事件发生率分别为 8.4% 和 13.95%，主要事件率分别为 2.3/1000 患者年和 3.8/1000 患者年。左心耳封堵组与华法林组比较，心血管病死亡率（3.7% vs. 9.0%，$P=0.005$）和全因死亡率（12.3% vs. 18.0%，$P=0.04$）分别降低了 60% 与 34%。表明左心耳封堵术预防房颤卒中效果优于华法林抗凝。但由于 Watchman 装置一直到 2015 年 3 月才获得美国食品药物管理局（FDA）的批准，因此在 2011 年的 ACCF/AHA/HRS 指南[19] 中，撰写委员会的推荐中仅提到 Watchman 封堵器的存在，称其结果尚在观测中。

除了 Watchman 装置，美国 AGA 公司研制的一种双盘样左心耳封堵装置——Amplatzer Cardiac Plug（ACP）封堵器也进入了人们的视线。2011 年，Park 等[20] 报道了 ACP 封堵器用于人体的第一个注册研究结果，该研究由欧洲 10 个医学中心参加，共纳入 143 例房颤患者，其中 137 例接受 ACP 封堵器封堵左心耳治疗，132 例成功（成功率 96.4%）；较严重并发症发生率为 7.6%（10/132），包括缺血性卒中 3 例、植入器械栓塞 2 例（均经皮成功取出）、心包积液 5 例。术后复查 TEE 显示封堵器无移位、左心耳封闭完全、封堵器表面无血栓形成，且对二尖瓣、左肺静脉、冠状动脉回旋支无影响。2012 年，Lam 等[21] 报道了亚太地区使用 ACP 封堵器预防血栓栓塞的初期临床经验，来自中国香港和澳大利亚两个医学中心参加，共入选 20 例具有栓塞高危风险但对华法林治疗禁忌的非瓣膜病性房颤患者。其中 19 例左心耳封堵成功，另 1 例因导管相关血栓形成放弃。术中发生冠状动脉空气栓塞 1 例、行 TEE 检查致食管损伤 1 例。术后 1 个月复查 TEE 见所有患者左心耳口部完全封堵，无器械相关血栓形成。平均随访 12.7 个月，无卒中事件或死亡发生。初期临床应用结果表明，用 ACP 封堵器封堵左心耳操作简单，安全有效。2013 年，Nietlispach 等[22] 报告了单中心十年左心耳封堵经验，共对 152 例患者施行左心耳封堵术治疗，其中 120 例用 ACP 封堵器，30 例使用非专用装置。平均随访 32 个月，早期操作相关并发症发生率为 9.8%（其中 ACP 封堵器发生率 2%、非专用封堵器发生率 12%），无死亡、卒中及全身血栓栓塞发生。晚期死亡 15 例（5 例死于心血管病、7 例死于非心血管病、3 例死因不明），神经系统事件 2 例，外周血栓栓塞 1 例，大出血 4 例。同年，Urena 等[23] 报道了加拿大 7 个医学中心、52 例非瓣膜病性房颤患者应用 ACP 封堵左心耳的经验，术后 1~3 个月应用双联抗血小板治疗，继后应用单一抗血小板药物。结果显示：操作成功率为 98.1%，主要并发症有封堵器脱位 1 例（1.9%）、心包积液 1 例（1.9%）。平均随访 20 个月，死亡 3 例（5.8%），卒中、心包积液和大出血各 1 例，无全身栓塞并发症发生。结果表明，对抗凝药物有绝对禁忌的心脏栓塞事件高危患者，应用 ACP 封堵器封堵左心耳后行单一和双联抗血小板药物治疗是安全、有效的。2015 年，Apostolos 等[24] 报告了 ACP 封堵器多中心临床研究结果，欧洲 22 个中心参加，共入选 1047 例患者，器械植入成功率 97.3%，平均随访 13 个月（1349 患者年），结果显示：系统性栓塞发生率下降 59%，主要出血并发症发生率下降 61%。

值得一提的是在 2013 年第 34 届美国心律学会年会（HRS）上，Reddy 代表课题组公布了一项前瞻性、随机临床研究结果，该研究共入选了 800 例非瓣膜病性房颤患者，平均随访 45 个月，结果显示：与口服华法林相比，采用 Watchman 进行左心耳封堵治疗患者，全因死亡、心血管死亡及出血性卒中的发生风险分别为 0.65（$P=0.04$）、0.4（$P=0.005$）和 0.18（$P=0.01$），而两组不良事件发生率相似。表明在预防房颤患者心脑血管事件方面，左心耳封堵术显著优于口服华法林治疗。

尽管现有的临床研究均显示出左心耳封堵较传统口服抗凝药物在预防非瓣膜病性房颤患者血栓栓塞事件上有不俗的表现，但缺乏更多的随机、双盲、多中心研究结果，因此，在 2014 年的 ACCF/AHA/HRS 指南[10]中经皮左心耳封堵术依然没有获得指南的推荐，但外科术中同时切除左心耳预防血栓为Ⅱb类建议，提示左心耳干预预防房颤患者血栓栓塞得到重视。2015 年 3 月，美国 FDA 批准了 Watchman 装置应用于临床。

相信随着 Watchman 封堵器及更多类型的左心耳封堵装置获批，以及更多循证医学证据的提出，左心耳封堵术最终会获得《心房颤动患者管理指南》的推荐，成为非瓣膜病性房颤患者预防血栓栓塞事件的另一选择。

由于左心耳封堵术在全球范围内的广泛开展与快速增长，尽管 AHA 的《心房颤动患者管理指南》一直未提出推荐，但 2014 年 AHA/ASA 发表的《缺血性卒中及短暂性脑缺血发作的二级预防》[11]中，将 Watchman 装置封堵左心耳作为房颤伴缺血性卒中或 TIA 患者的Ⅱb类推荐，证据等级 B。此外，2015 年美国心血管造影与介入治疗学会（SCAI）、美国心脏病学会（ACC）与美国心律协会（HRS）联合颁布了《左心耳封堵术医院及术者要求专家共识》[13]。该专家共识分享汇总了各学会在左心耳封堵方面的经验，并形成文件作为安全有效实施手术的标准，最终满足房颤患者的治疗需求。共识明确了左心耳封堵术的适应证、操作流程、对介入医师及机构资质提出相应的要求，并对术后患者的长期随访提出了相关的建议。该共识的推出，为左心耳封堵术在全球范围内的规范开展提出了标准化的建议。

二、欧洲左心耳封堵术相关指南的变迁

2010 年 ESC 房颤管理指南，基于 PLAATO 及 Watchman 封堵装置的实验研究结果，在预防卒中的非药物治疗方法一节中强调，对慢性抗凝治疗有禁忌证的患者可考虑使用左心耳封堵术，但文中提到"有可能（might be）"，仅以"旁观者"的角度提及，未进行正式的推荐，认为尚需要更多的循证医学证据。

由于 2010 年 PROTECT-AF 的长期随访研究

结果以及 2011 年后 ACP 装置的多个临床研究的结果发表，均显示出左心耳封堵术不劣于华法林的预防非瓣膜病慢性房颤患者血栓栓塞事件的良好效果。2012 年，ESC 的《心房颤动患者管理指南》在全球范围内首次将左心耳封堵术写入正式指南推荐中，将高卒中风险、长期抗凝存在禁忌的房颤患者行经皮左心耳封堵术列为Ⅱb类适应证（证据等级 B）。尽管推荐类别不高，但已经迈出了左心耳封堵术进入指南的第一步，有着"里程碑"的意义。

2014 年 8 月，欧洲心律学会（EHRA）联合欧洲经皮心血管介入学会（EAPCI）共同发布了《基于导管的左心耳封堵术专家共识》，对经导管左心耳封堵术的适应证、操作、随访提出了专家意见，对临床规范实施左心耳封堵治疗提供了指导意见。

三、英国左心耳封堵术相关指南的变迁

2014 年 6 月 19 日，《BMJ》杂志发表了 NICE《心房颤动患者管理指南》2014 年版本，是对 2006 年指南的更新。NICE 基于现有的最佳证据对指南进行了更新，提出了推荐意见，特别是对一些不确定和争议的问题。左心耳被认为是房颤患者血栓的主要来源，左心耳封堵治疗是基于导管技术对左心耳进行封闭或去除。如果患者存在抗凝禁忌或对抗凝治疗不能耐受，可考虑左心耳封堵术。该推荐基于极低到中等质量的 RCT 证据、轻度局限性及局部适用性的经济学分析和指南开发团队（GDG）经验与意见。相信随着更多病例的累积与临床研究结果的发表，左心耳封堵术在更新的指南中终将获得更高级别的推荐。

四、加拿大左心耳封堵术相关指南的变迁

2010 年的加拿大《心房颤动患者管理指南》提出：考虑到 Watchman 装置，证据指出其结果并不劣于传统的华法林抗凝治疗。然而，仍有少量的相关事件发生，且随访期较短、大量的学习

曲线需考虑，同时对卒中风险高的患者还需要大量的研究。而在 2012 年的《心房颤动患者管理指南》推荐中仍未提及左心耳封堵术，认为尚需更多循证医学证据。以上观点与同期的美国指南相似，都在等待更多的左心耳封堵术的循证医学证据的提出。

第三节　国外指南与我国指南的差异

我国的心房颤动患者管理指南从 2006 年起，到 2012 年最新一版的发表，均提到左心耳封堵术和闭合术——对于有血栓栓塞高危因素而又不能应用华法林进行长期抗凝治疗的患者，左心耳闭合或封堵术，可能是一项有效预防血栓栓塞事件的治疗方法，但仅是提及，在内容上并未更多涉及。其原因应为指南修订时，经导管左心耳封堵术尚缺乏大型、多中心的随机试验研究，无长期安全性和疗效性结论，无临床净获益，缺乏与新型口服抗凝药相对比的研究。这与同期美国的相关指南撰写专家组的意见相似。2012 年后有多个解答上述疑问的临床研究结果发表，例如在 PRO-TECT AF（Watchman 装置 $vs.$ 华法林）研究中，研究的主要有效性终点显示，手术预防卒中/系统栓塞/心血管死亡不劣于华法林，但手术并发症发生风险显著较高，但 5 年时统计学无明显差异，且随操作者经验的增加，Watchman 装置的安全性也明显增加。也许下一版指南更新时，左心耳封堵术会如 ESC 及 NICE 指南一样，被纳入推荐意见，甚至会获得更高级别的推荐。

左心耳封堵术虽然在《心房颤动患者管理指南》中只是很小的一部分，但其疗效得到越来越多的认可，尽管目前我国尚未将左心耳封堵术列为指南推荐，但在 2014 年底中华医学会心电生理和起搏分会、中华医学会心血管病学分会、中国医师协会心律学专业委员会联合发布了相关的专家共识——《左心耳干预预防心房颤动患者血栓栓塞事件：目前的认识和建议》。但该共识出版时中国开展这项治疗非常有限，还没有掌握足够的证据，所以中国的建议水平也只是停留在专家共识的基础上，预计将来一定会不断提升。

我国的专家共识提出经皮封堵左心耳适应证为：CHA_2DS_2-VASc 评分≥2 分的房颤患者，同时具有下列情况之一：①不适合长期口服抗凝者；②于服用华法林，国际标准化比值（INR）达标的基础上仍发生卒中或栓塞事件者；③ HAS-BLED 评分≥3 者。术前应进行相关影像学检查以明确左心耳结构，应除外其结构不宜植入封堵器者。考虑到左心耳封堵器植入初期学习曲线及风险，建议应在心外科条件较好的医院开展此项技术。该适应证的要求与 2014 年欧洲《经导管左心耳封堵专家共识》的要求基本吻合。但欧洲的专家共识适应证更明确，也有一定的扩展，提出对于适合口服抗凝治疗的患者仍应告知左心耳封堵治疗选择，并且对于有 OAC 服用相对禁忌的阵发性房颤患者，也可考虑射频消融联合左心耳封堵治疗。

我国的专家共识中详细介绍其背景、各种类型的左心耳封堵系统，以及目前已有的研究依据，专家认为的适应证、禁忌证、评估标准和防治等都十分清楚，但并未对相关术者及中心的资质提出相应的要求建议。2015 年美国《左心耳封堵术医院及术者要求专家共识》明确提出了对术者的要求。要求医生应在术前对房颤有充分的认识，包括：①掌握房颤的药物管理及临床病程；②掌握心律及心率的控制原则；③熟练运用 CHA_2DS_2-VASc 等卒中风险评估工具；④熟悉口服抗凝治疗适应证及口服抗凝药物；⑤理解心率及心律控制药物的风险及获益；⑥掌握口服抗凝相关的出血风险及出血风险评估工具，例如 HAS-BLED；⑦掌握导管消融及介入性外科手术消融的适应证、风险及获益；⑧提倡共同制定决策。此外，该专家共识还要求术者对左心房及左心耳有深刻的认识，并且有丰富的左心手术经验。并且要求医院在左心耳封堵术前至少进行过 50 例结构性心脏病或左侧导管消融手术，其中至少半数为经房间手术且房间隔完整。医院应配备电生理导管室或杂交导管室。其编者还建议医院对集体及医生个人的手术工作进行定期回顾总结。这些要求在一定程度上可确保医院及医生在进行左心耳封堵时具备必需的经验、培训与基础设施，以优化患者预后。这些都值得我国借鉴，相信在以后我国相关学会在制订左心耳封堵术规范化培训时会得以体现。

我国 SFDA 较美国 FDA 更早地批准了 Watchman 装置（2014.3）及 ACP 装置（2015.10）在临床的应用，足以显见我国对左心耳干预预防血栓栓塞作用的认可。相信随着经导管左心耳封堵术的深入开展，国人的相关临床研究的逐渐增多，左心耳封堵术最终会进入我国的房颤指南推荐中，成为抗凝治疗的有益补充。

第四节　国外指南在我国的实际应用状况

随着 Watchman™ 左心耳封堵器同时获得了中国 SFDA 批准、美国 FDA 批准和欧洲 CE 认证，ACP 装置新近也在我国获批，以及大量的临床试验数据使得我们对左心耳封堵术的开展更加有信心，左心耳封堵也有了更多的器械选择。基于美国、欧洲、中国等国家相继批准左心耳封堵装置用于临床，这使得中国的临床医生推进这项工作的底气更足。我们在短短 2 年的时间内，就积累了大量的左心耳成功封堵的临床病例，获得了大量宝贵的临床经验。

在适应证选择上，早期我们更多地遵循 2012 年 ESC《心房颤动患者管理指南》中的推荐意见，即高卒中风险、长期抗凝存在禁忌的房颤患者可行经皮左心耳封堵术（Ⅱb，B）。具体操作时遵循：①房颤发生时间＞3 个月，持续性房颤，或是长期持续性和永久性房颤患者（非风湿性瓣膜病所致）；②＞18 岁；③CHA_2DS_2-VASc 评分≥2 分；④HAS-BLED 评分≥3 分；⑤可长期服用氯吡格雷和阿司匹林；⑥有华法林应用禁忌证或无法长期服用华法林。但在具体操作时，考虑到左心耳相关的生理功能，操作时遵循选择高龄且有卒中病史或中高危卒中风险的持续性房颤患者。因为：①此类患者是导管消融术相对禁忌证；②华法林抗凝本身的出血风险已被证实高于其预防血栓的效能；③该人群预期寿命可能不足以使左心耳封堵的潜在负面效应显现。随着该项技术的开展，病例的累积，年龄限制在逐渐放宽，那些不愿服用口服抗凝药的较年轻的房颤患者，有意愿行左心耳封堵的患者也可进行该项手术。这与 2014 年 NICE 指南及 2015 年美国专家共识观点相似。同时对于经反复射频消融仍有房颤发作的患者，不愿或不能服用口服抗凝药者，也有术者对其进行封堵治疗。

另外，美国专家共识中对于术者及医院资质的要求，我国现实临床工作中也是基本遵循的。左心耳封堵作为一项新兴的技术，更多在一些大的心脏中心开展，以点带面蓬勃发展。从事该项技术的术者，多是从事房颤射频消融术或结构性心脏病介入治疗的专家，与美国专家共识的要求非常吻合。同时中华医学会心电生理和起搏分会、中华医学会心血管病学分会、中国医师协会心律学专业委员会也已经发布了相关的专家共识，详细介绍其背景、各种类型的左心耳封堵系统，以及目前已有的研究依据，专家认为的适应证、禁忌证、评估标准和防治等都十分清楚。另外，学会也拟在全国范围内进行左心耳封堵治疗的规范化培训。只有进行规范化培训才能使得其疗效和安全性得到充分的保证，让更多的医生去实施，使更多的患者获益，该疗法的优越性才会充分显现出来，更有利于这项技术在我国的健康开展。

（姚　青　宋治远）

参考文献

[1] Blackshear JL, Odell JA. Appendage obliteration to reduce stroke in cardiac surgical patients with atrial fibrillation. Ann Thorac Surg，1996，61：755-759.

[2] Katz ES, Tsiamtsiouris T, Applebaum RM, et al.

Surgical left atrial appendage ligation is frequently incomplete: a transesophageal echocardiographic study. J Am Coll Cardiol, 2000, 36 (2): 468-471.

[3] Donal E, Yamada H, Leelercq C, et al. The left atrial appendage, a small, blind-ended structure: a review of its echocardiographic evaluation and its clinical role. Chest, 2005, 128: 1853-1862.

[4] Leithauser B, Park JW. Cardioembolic stroke in atrial fibrillation-rationale for preventive closure ofthe left atrial appendage. Korean Circ J, 2009, 39: 443-458.

[5] Di Biase L, Santangeli P, Anselmino M, et al. Does the left atrial appendage morphology correlate with the risk of stroke in patients with atrial fibrillation? Results from a multicenter study. J Am Coll Cardiol, 2012, 60: 531-538.

[6] Yamamoto M, Seo Y, Kawamatsu N, et al. Complex left atrial appendage morphology and left atrial appendage thrombus formation in patients with atrial fibrillation. Circ Cardiovasc Imaging, 2014, 7 (2): 337-343.

[7] FusterV, RydenLE, Cannom DS, et al. ACC/AHA/ESC 2006 Guidelinesforthe Managementof Patientswith Atrial Fibrillation: areportofthe American Collegeof Cardiology/American Heart Association Task Forceon Practice Guidelinesandthe European Societyof Cardiology Committeefor Practice Guidelines (Writing Committeeto Revisethe 2001 Guidelinesforthe Managementof Patients With Atrial Fibrillation). Circulation, 2006, 114: e257.

[8] Camm AJ, Kirchhof P, Lip GY, et al. Guidelinesforthemanagementofatrialfibrillation: The Task Forceforthe Managementof Atrial Fibrillationofthe European Societyof Cardiology (ESC). EurHeart J, 2010, 31 (19): 2 369

[9] John Camm, Gregory Y. H, Raffaele DC, et al. 2012 focused update of the ESC Guidelines for the management of atrial fibrillation. An update of the 2010 ESC Guidelines for the management of atrial fibrillation Developed with the special contribution of the European Heart Rhythm Association. European Heart Journal, 2012, 33, 2719-2747.

[10] January CT, Wann LS, Alpert JS, et al. 2014 AHA/ACC/HRS guideline for the management of patients with atrial fibrillation: a report ofthe American College of Cardiology/American Heart Association Task Force on Practice Guidelines and the Heart Rhythm Society. J Am Coll Cardiol, 2014, 64 (21): e1-76.

[11] K Senoo, YC Lau, GY Lip., et al. Updated NICE guideline: management of atrial fibrillation (2014). Expert Review of Cardiovascular Therapy, 2014, 12 (9): 1037-1040.

[12] AHA/ASA. Guidelines for the prevention of stroke in patients with stroke and transient ischemic attack: a guideline for healthcare professionals from the American Heart Association/American Stroke Association. Stroke, 2014, 45 (7): 2160-2236.

[13] Bernhard M, Yuri B, AhmedA. Khattab, et al. EHRA/EAPCI expert consensus statement oncatheter-based left atrial appendage occlusion. Europace (2014) 16, 1397-1416.

[14] 中华医学会心电生理和起搏分会，中华医学会心血管病学分会，中国医师协会心律学专业委员会.《左心耳干预预防心房颤动患者血栓栓塞事件：目前的认识和建议》. 中国心脏起搏与心电生理杂志，2014, 28 (6): 471-486.

[15] Kavinsky CJ, Kusumoto FM, Bavry AA, et al. SCAI/ACC/HRS Institutional and Operator Requirements for Left Atrial Appendage Occlusion. Journal of the American College of Cardiology, 2015, 87 (3): 351-362.

[16] Bayard YL, Omran H, Neuzil P, et al. PLAATO (percutaneous left atrial appendage transcatheter occlusion) for prevention of cardioembolic stroke in non-anticoagulation eligible atrial fibrillation patients: results from the European PLAATO study. EuroIntervention, 2010, 6: 220-226.

[17] Sick PB, Schuler G, Hauptmann KE, et al. Initial worldwide experience with the WATCHMAN left atrial appendage system for stroke prevention in atrial fibrillation. J Am Coll Cardiol, 2007, 49: 1490-1495.

[18] Reddy VY, Sievert H, Halperin J, et al. Percutaneous left atrial appendage closure vs warfarin for atrial fibrillation: a randomized clinical trial. JAMA, 2014, 312 (19): 1988-1998.

[19] Valentin F, Lars ER, Davis SC, et al. 2011 ACCF/AHA/HRS Focused Updates Incorporated Intothe ACC/AHA/ESC 2006 Guidelines for the Management

ofPatients With Atrial Fibrillation. Circulation，2011，123：e269-e367.

[20] Park JW，Bethencourt A，Sievert H，et al. Left atrial appendage closure with Amplatzer cardiac plug in atrial fibrillation：initial European experience. Catheter Cardiovasc Interv，2011，77：700-706

[21] LamYY，Yip GW，Yu CM，et al. Left atrial appendage closure with AMPLATZER cardiac plug for stoke prevention in atrial fibrilation：initial Asia-Pacificexperience. Catheter Cardiovasc Interv，2012，79：794-800.

[22] Nietlispach F，Gloekler S，Krause R，et al. Amplatzer left arial appendage occlusion：single center 10-year experience. Catheter Cardiovasc Interv，2013，82：283-289.

[23] Urena M，JosepRodés-Cabau，Freixa X，et al. Percutaneous left atrial appendage closure with the AMPLATZER cardiac plug device in patients with nonvalvular atrial fibrillation and contraindications to anticoagulation therapy. J Am Coll Cardiol，2013，62（2）：96-102.

[24] Apostolos T，Samera S，Sameer G，et al. Left atrial appendage occlusion for stroke prevention in atrial fibrillation：multicentre experience with the AMPLATZER Cardiac Plug. Euro Intervention，2015，online publish-ahead-of-print.

第七十章 左心耳封堵术抗凝治疗

尽管左心耳（left atrial appendage，LAA）封堵术的治疗目的本是为了替代房颤的长期口服抗凝药物治疗，但是在围术期仍必须选择性使用抗凝和抗血小板药物。而且，因为接受 LAA 封堵术患者往往出血风险也高，抗凝治疗的方案也应该个体化。2015 年欧洲左心耳封堵术专家共识至少将这些患者分成三种情况[1]，即植入 Watchman 的低出血风险患者、植入 Watchman 的高出血风险患者和植入 ACP 装置患者。本文将就这三类情况的围术期抗凝治疗进行详细叙述。

一、植入前

影像学证实心腔内存在活动性血栓是经皮左心耳封堵术的禁忌证。对于这类患者，连续服用超过 4 周的口服抗凝药（包括新型口服抗凝药）[1] 可能使血栓溶解，需再经过经食管彩超证实血栓消失方可考虑左心耳封堵术。

二、植入中

股静脉穿刺本身不需要停用口服抗凝药物，但是大多数情况下仍希望术中将患者的 INR 维持在正常水平，术中使用静脉抗凝药物（通常是普通肝素）进行抗凝治疗。PROTECT AF 研究[2] 中采用的方案为将患者 INR 的水平降低至 2.0 以下才进行手术。该研究设计给予的具体方案是至少在术前一天即给予阿司匹林 81～325mg 口服，术中穿刺房间隔后给予 70～100IU/kg 肝素抗凝，并在整个手术过程中保证活化凝血时间（ACT）大于 200s[2]（而 2015 年欧洲左心耳封堵术专家共识推荐 ACT 水平在术中应大于 250s[1]）。另外，也

有部分术者不停用口服抗凝药，并且保持 INR 在治疗水平范围内进行手术，目前的数据并不支持但也不反对这种方案[1]。

PROTECT AF 研究是最早的一个随机、多中心的左心耳封堵术（Watchman）与华法林比较的非劣效临床研究。入选标准为非瓣膜性房颤患者，至少满足以下一条：既往卒中病史或者一过性脑缺血发作（TIA）、充血性心力衰竭、糖尿病、高血压或 75 岁及以上（即 CHADS2 积分至少 1 分）。一共入选 707 名符合条件患者，按照 2∶1 的比例随机分为 LAA 封堵组（n＝463）和口服华法林治疗组（n＝244，目标 INR 为 2～3）。复合一级终点包括脑卒中、心血管死亡和体循环栓塞。主要安全事件包括大出血、心包积液、装置相关血栓栓塞。结果显示，LAA 封堵组主要终点事件发生率为 3.0% 人年而口服华法林治疗组为 4.9% 人年。安全事件率则稍高于对照，分别为 7.4% 人年和 4.4% 人年[2]。而 PROTECT AF 研究 5 年的结果表明，在死亡和脑卒中的减少方面左心耳封堵术（Watchman）已优于最优化的华法林口服抗凝治疗[3]。

三、植入后

Watchman 封堵装置植入后，如果没有口服抗凝药禁忌证应服用华法林预防血栓形成直到完全内皮化[2]。使用 Watchman 封堵装置的中心一般采用 PROTECT AF 研究中提供的方案，即术后口服华法林 45 天，期间皮下注射低分子肝素进行桥接，直到 INR 达 2～3，接下来口服阿司匹林和氯吡格雷双抗血小板至术后 6 个月，再接下来阿司匹林终身服用[2]。然而，因 PROTECT AF

研究随机分为 Watchman 组和长期华法林抗凝组，因此入选的所有患者均应无口服华法林禁忌证。而临床实际中，可能存在一部分患者合并出血并发症或者其他长期口服抗凝药物的禁忌证，对这部分患者术后可不口服抗凝药。依据 ASAP 注册研究[4]的术后抗凝方案，指南推荐给予这部分患者双抗血小板药物治疗至少 1～6 个月并进行食管彩超复查再决定是否调整抗血栓药物。

ASAP 注册研究是第一个对术后不能服用华法林的非瓣膜性房颤患者的前瞻性、多中心、非随机的左心耳封堵术（Watchman）临床研究，其缩写 ASA 和 P 分别代表阿司匹林（Aspirin）和氯吡格雷（Plavix）。入选标准为 CHADS2 评分大

于 1 分且不能服用华法林的非瓣膜性房颤患者。主要联合终点事件包括缺血性卒中、出血性卒中、体循环栓塞和心血管死亡或不明原因死亡。该组患者平均的 CHADS2 评分和 CHA2DS2-VASc 评分分别为 2.8 分和 4.4 分。不能服用华法林的原因主要是出血史/出血倾向（93%）。植入 Watchman 封堵装置后接受氯吡格雷 6 个月及终身服用阿司匹林而不服用口服抗凝药物，缺血性卒中发生只有 1.7%，远低于预期的根据 CHADS2 评分计算的卒中风险 7.3%，甚至也低于 PROTECT AF 研究的 2.2%。另外，通常根据临床经验对未服过阿司匹林或者氯吡格雷的患者在术前给予负荷剂量。

表 70-1　左心耳封堵术术中及术后的抗凝和抗血小板治疗

封堵装置/患者情况	肝素（ACT>250S）	低分子肝素	阿司匹林	华法林	氯吡格雷	注解
Watchman/低出血风险	穿刺房间隔前或者穿刺房间隔后即刻	术后一直用到 INR>2	如此前未服用，在术前给予 500mg 负荷剂量，此后 100mg～325mg QD 终身服用	术后即开始服用并维持 INR 至 2～3，服用 45 天或者直至经 TOE 证实封堵完全	停用华法林后即开始服用，服用至术后 6 个月	有些中心并不停用华法林而是在治疗剂量 INR 情况下进行手术（没有数据支持或者反驳该方案）
Watchman/高出血风险	穿刺房间隔前或者穿刺房间隔后即刻	无	如此前未服用，在术前给予 500mg 负荷剂量，此后 100mg～325mg QD 终身服用	无	如此前未服用，在术前给予 300～600mg 负荷剂量，服用 1～6 个月或者直至经 TOE 证实封堵完全	出血非常高危患者通常给予氯吡格雷较短时间如果对阿司匹林耐受性差可考虑用氯吡格雷替代
ACP	穿刺房间隔前或者穿刺房间隔后即刻	无	如此前未服用，在术前给予 500mg 负荷剂量，此后 100mg～325mg QD 终身服用	无	如此前未服用，在术前给予 300～600mg 负荷剂量，服用 1～6 个月或者直至经 TOE 证实封堵完全	出血非常高危患者通常给予氯吡格雷较短时间如果对阿司匹林耐受性差可考虑用氯吡格雷替代

Amplatzer 封堵装置植入后血栓形成风险低，因为该封堵器类似于房间隔缺损（房缺）封堵装置，因此其血栓形成风险可参考房缺封堵器，一项纳入 1000 名患者的大规模研究证实，术后血栓形成发生率仅为 2%，而且一部分与术后发作房颤

和房间隔瘤相关，并且使用 Amplatzer 组的发生率为 0%[5]。因此专家共识推荐使用 Amplatzer 封堵装置可以只使用双抗血小板治疗而不服用口服抗凝药，具体方案是服用阿司匹林和氯吡格雷双抗血小板治疗 1～6 个月后，接下来终身服用阿司

匹林[1]。该装置的安全性及可行性已在相关注册研究中得到证实[6-7]，其中最近的一项多中心研究，该研究术后主要的抗栓治疗方案是术后 1～3 个月服用阿司匹林 80～100mg 和氯吡格雷 75mg，此后再继续服用阿司匹林 80～100mg 即可。但也根据患者个体情况和不同中心及术者的经验来决定。与根据 CHA2DS2-VASc 评分和 HAS-BLEED 评分估计的卒中风险和出血风险相比，Amplatzer 封堵装置植入后这两项风险分别下降了 59％和 61％[7]。

目前对于套扎装置的抗凝方案研究较少。最近的一项对于 Lariat 套扎装置的研究设计的抗凝方案是，对于有华法林禁忌证患者不使用华法林，但对于 CHADS2 评分 2 分但可耐受华法林即使依从性不好或者 INR 波动较大仍继续给予华法林。CHADS2 评分 1 分的患者由医生决定是否给予华法林治疗。对于所有不能服用华法林患者推荐服用阿司匹林[8]。

四、新型口服抗凝药

目前几乎所有大型临床研究均使用华法林作为术后口服抗凝治疗的选择。目前仅有一个较小的研究采用新型口服抗凝药，一共纳入 45 名患者，最开始 45 天 18 名患者服用口服抗凝药治疗，27 名患者服用双抗血小板治疗。45 天时复查食管彩超均未发现器械相关血栓形成，随访期间无脑卒中发生[9]。但因该研究样本量较小，新型口服抗凝药的安全性还需进一步研究证实。

五、长期随访

专家共识推荐术后 4～6 个月必须进行经食管彩超随访检查以确定封堵效果并确定进一步的抗凝治疗方案[1]。此外，对于使用华法林有禁忌的患者术后只服用抗血小板治疗，应考虑在 1 个月时即复查经食管彩超，因为理论上而言这是器械相关血栓形成的关键时期。

六、封堵装置相关血栓形成

PROTECT AF 研究中使用 Watchman 封堵装置相关血栓形成风险为 4.2％（20/478）。在这些患者中，只有 3 例发生了缺血性卒中（血栓相关的年化卒中风险发生率仅为 0.3％），其余患者无症状。这 20 例器械相关血栓形成的患者其中 4 例为活动性（3 例为带蒂的，1 例为薄片状），10 例为非活动性，其余 6 例未分类。3 例有器械血栓形成并发生卒中的患者中 1 例发生在带蒂的活动血栓[10]。对于 Amplatzer 封堵装置，也有常规经食管彩超随访发现器械相关血栓形成个案报道[11]。对于两种封堵装置而言，大部分患者在服用数周至数月口服抗凝药物后血栓可消失。因此，应推荐器械相关血栓形成的患者无论有无症状均应抗凝治疗直至经食管彩超证实血栓消失[1]。

七、封堵不完全

左心耳封堵不完全可将左心耳变成一个"含血栓的口袋"，并且这些血栓可能进入体循环引起卒中。根据 PROTECT AF 研究的数据，小于 5mm 的残余分流通常认为可以接受并且随着时间延长可能自动闭合。这种残余分流的存在并不需要进一步抗凝药物治疗或者器械治疗干预。45 天时，PROTECT AF 研究中有 14％的患者有残余分流大于 5mm，这些患者将继续使用华法林抗凝治疗。在 6 个月时，这一比例下降至 8％。持续的大的残余分流随着术者的经验增加将越来越少，而且可以通过选择合适大小的封堵器和合适的植入技术避免。而且，在 PROTECT AF 研究中，当把所有存在残余分流患者纳入一个亚组，不论是否服用抗凝药物，卒中风险与左心耳完全封堵的患者相比并无显著差异[12]。然而，当存在持续的大于 5mm 的较大分流时，应考虑进行长期的口服抗凝药物治疗或者尝试使用通用或者特制封堵器进行第二次封堵。

总结

由于出血和血栓风险的比例不同及植入装置不同,在围术期,植入 Watchman 的低出血风险患者、植入 Watchman 的高出血风险患者和植入 ACP 装置患者这三组的抗凝方案推荐各有差异。此外,对于因禁忌证或者出血风险高未服用华法林者,术后的血栓监测(食管彩超)应该更积极。而且,对于封堵不完全的患者,也应根据残余分流大小选择停药或者继续服用抗凝药物,或者选择二次封堵。值得充满信心的是,持续的大的残余分流随着术者的经验增加和器械设计的进步将越来越少。

(贺　嘉　刘　铮　陈雄彪

雷　森　方丕华)

参考文献

[1] Meier B, Blaauw Y, Khattab AA, Lewalter T, Sievert H, Tondo C, Glikson M, et al. EHRA/EAPCI expert consensus statement on catheter-based left atrial appendage occlusion. Europace: European pacing, arrhythmias, and cardiac electrophysiology: journal of the working groups on cardiac pacing, arrhythmias, and cardiac cellular electrophysiology of the European Society of Cardiology, 2014, 16 (10): 1397-1416.

[2] Holmes DR, Reddy VY, Turi ZG, Doshi SK, Sievert H, Buchbinder M, Mullin CM, et al. Percutaneous closure of the left atrial appendage versus warfarin therapy for prevention of stroke in patients with atrial fibrillation: a randomised non-inferiority trial. Lancet, 2009, 374 (9689): 534-542.

[3] Reddy VY, Sievert H, Halperin J, Doshi SK, Buchbinder M, Neuzil P, Huber K, et al. Percutaneous left atrial appendage closure vs warfarin for atrial fibrillation: a randomized clinical trial. Jama, 2014, 312 (19): 1988-1998.

[4] Reddy VY, Mobius-Winkler S, Miller MA, Neuzil P, Schuler G, Wiebe J, Sick P, et al. Left atrial appendage closure with the Watchman device in patients with a contraindication for oral anticoagulation: the

ASAP study (ASA Plavix Feasibility Study With Watchman Left Atrial Appendage Closure Technology). Journal of the American College of Cardiology, 2013, 61 (25): 2551-2556.

[5] Krumsdorf U, Ostermayer S, Billinger K, Trepels T, Zadan E, Horvath K, Sievert H. Incidence and clinical course of thrombus formation on atrial septal defect and patient foramen ovale closure devices in 1000 consecutive patients. Journal of the American College of Cardiology, 2004, 43 (2): 302-309.

[6] Park JW, Bethencourt A, Sievert H, Santoro G, Meier B, Walsh K, Lopez-Minguez JR, et al. Left atrial appendage closure with Amplatzer cardiac plug in atrial fibrillation: initial European experience. Catheterization and cardiovascular interventions: official journal of the Society for Cardiac Angiography & Interventions, 2011, 77 (5): 700-706.

[7] Tzikas A, Shakir S, Gafoor S, Omran H, Berti S, Santoro G, Kefer J, et al. Left atrial appendage occlusion for stroke prevention in atrial fibrillation: multicentre experience with the AMPLATZER Cardiac Plug. EuroIntervention: journal of EuroPCR in collaboration with the Working Group on Interventional Cardiology of the European Society of Cardiology, 2016, 11 (10): 1170-1179.

[8] Bartus K, Han FT, Bednarek J, Myc J, Kapelak B, Sadowski J, Lelakowski J, et al. Percutaneous left atrial appendage suture ligation using the LARIAT device in patients with atrial fibrillation: initial clinical experience. Journal of the American College of Cardiology, 2013, 62 (2): 108-118.

[9] Bosche LI, Afshari F, Schone D, Ewers A, Mugge A, Gotzmann M. Initial experience with novel oral anticoagulants during the first 45 Days after left atrial appendage closure with the Watchman device. Clinical cardiology, 2015, 38 (12): 720-724.

[10] Reddy VY, Holmes D, Doshi SK, Neuzil P, Kar S. Safety of percutaneous left atrial appendage closure: results from the Watchman Left Atrial Appendage System for Embolic Protection in Patients with AF (PROTECT AF) clinical trial and the Continued Access Registry. Circulation, 2011, 123 (4): 417-424.

[11] Cruz-Gonzalez I, Martin Moreiras J, Garcia E.

Thrombus formation after left atrial appendage exclusion using an Amplatzer cardiac plug device. Catheterization and cardiovascular interventions: official journal of the Society for Cardiac Angiography & Interventions, 2011, 78 (6): 970-973.

[12] Viles-Gonzalez JF, Kar S, Douglas P, Dukkipati S, Feldman T, Horton R, Holmes D, et al. The clinical impact of incomplete left atrial appendage closure with the Watchman Device in patients with atrial fibrillation: a PROTECT AF (Percutaneous Closure of the Left Atrial Appendage Versus Warfarin Therapy for Prevention of Stroke in Patients With Atrial Fibrillation) substudy. Journal of the American College of Cardiology, 2012, 59 (10): 923-929.

第十篇

室性心律失常和心脏性猝死的预防

第七十一章 心脏性猝死预防的定义、流行病学和未来前景

第一节 关于室性心律失常及心脏性猝死定义的国外指南概述

心脏性猝死（Sudden Cardiac Death，SCD）的诊断、预防与治疗一直备受关注，室性心律失常的分类与定义，以及 SCD 的定义均有明确的规定。2006 年美国心脏学会（ACC）、美国心脏协会（AHA）与欧洲心脏学会（ESC）联合发布了室性心律失常管理及心脏性猝死预防指南[1]（以下简称 2006 年 ACC/AHA/ESC 指南）。2014 年欧洲心律协会（EHRA）、心律学会（HRS）及亚太心律学会（APHRS）联合发布了室性心律失常专家共识[2]（以下简称 2014 年 EHRA/HRS/APHRS 专家共识），而目前最新的相关指南则是 ESC 于 2015 年发布的室性心律失常管理及心脏性猝死预防指南[3]（以下简称 2015 年 ESC 指南）。上述指南性质文件对上述相关概念作出了明确定义。

第二节 室性心律失常及心脏性猝死相关概念的定义

从 2006 年 ACC/AHA/ESC 指南到 2014 年 EHRA/HRS/APHRS 专家共识，再到 2015 年 ESC 指南，对室性心律失常的分类、定义以及对 SCD 的定义是一脉相承的，并无原则性的改变。但 2015 年 ESC 指南强调猝死患者尸检结果对于病因的关键作用，由此衍生出一些新的概念（见表 71-1）。

表 71-1 2006 年 ACC/AHA/ESC 指南对相关概念的定义

分类	概念	定义
血流动力学稳定	无症状或症状轻微（例如心悸）	心跳感、心跳有间歇、心跳快
血流动力学不稳定	接近晕厥	头晕、黑矇
	晕厥	突发意识丧失，肌张力下降，自发完全恢复
	心脏性猝死	非预料中的循环骤停，症状出现 1h 内发生，通常和心律失常相关
	心搏骤停（sudden cardiac arrest）	非预料中的循环骤停，症状出现 1h 内发生，通常和心律失常相关，医疗干预（例如除颤）逆转了事件发生
非持续性室速	/	符合室速定义，且在 30s 内自发缓解
持续性室速	/	符合室速定义，持续时间超过 30s 或因为血流动力学不稳定在 30s 内干预后终止

表 73-2　2015 年 ESC 指南对关概念的定义	
概念	定义
猝死	在表观健康的个体中发生的、非创伤性的、非预知的在症状出现后 1h 内出现的致命性事件；如果死亡无目击者，则此定义可用于致命性事件发生前 24h 处于健康状态的患者
突发原因不明死亡综合征（sudden unexplained death syndrome，SUDS）与婴儿突发原因不明死亡（sudden unexplained death in infancy，SUDI）	无明显原因的猝死，且未进行尸检的成人（SUDS）或婴儿（<1 岁）（SUDI）
心脏性猝死（sudden cardiac death，SCD）	当存在以下情况时，可应用此概念： 1. 已知先天性或获得性潜在致命心脏疾病；或者 2. 尸检确诊的可导致致命性事件的心脏或血管异常；或者 3. 尸检未发现明显心脏以外可导致致命事件的病因，从而认为心律失常事件可能是导致死亡的原因
猝发心律失常死亡综合征（sudden arrhythmic death syndrome，SADS）与猝发婴儿死亡综合征（sudden infant death syndrome，SIDS）	是指尸检及毒物检测均未能确定病因，心脏大体结构及病理检查均正常，非心脏病因已经被排除的猝死事件，若发生在成人阶段，为 SADS；若发生在婴儿期，则为 SIDS
流产（aborted）的心搏骤停	非预料中的循环骤停，在急性症状出现后 1h 内发生，经过成功的复苏治疗（例如除颤）自主循环恢复
特发性心室颤动	对心室颤动幸存者进行临床病因筛查未能发现异常者
心脏性猝死的一级预防	对存在心脏性猝死风险但未出现过心搏骤停或致命性心律失常的患者进行治疗，以降低其心脏性猝死风险
心脏性猝死的二级预防	对于经历过心跳骤停或致命性心律失常的幸存者，采取治疗措施以降低其心脏性猝死风险

第三节　心脏性猝死的流行病学：不同年龄人群的心脏性猝死病因

由于预防手段的进展，冠心病和心力衰竭的疾病负荷得到了控制，然而，在全球范围内，心血管疾病仍造成每年大约 1 700 000 例死亡，其中 25% 为心脏性猝死[4]。

男性心脏性猝死风险较女性高，流行病学数据显示，男性及女性的心脏心猝死发病率分别为 6.68/100 000 人年（95% CI 6.24～7.14）和 1.40/100 000 人年（95% CI 0.95～1.98）[5]。由于随着年龄的增长，冠心病的患病率增高，因此心脏性猝死的风险亦随年龄的增长而升高。

年轻人群和年老人群的心脏性猝死病因是不同的。在年轻人群，离子通道病、心肌病、心肌炎及药物滥用占主要比例，然而在老年人群，则以慢性退行性疾病（例如冠心病、瓣膜性心脏病、心力衰竭）为主。

确定心脏性猝死的病因有时是困难的，例如老年人常同时存在多种慢性心血管疾病，可能难以确定造成猝死的主要病因；对于年轻人，有时尸检也难以确定病因，因为在年轻人群常见的猝死病因中，离子通道病及药物诱发的心律失常通常并无心脏结构异常。

第四节　猝死患者的尸检与分子解剖

确定猝死患者的病因有助于其家庭成员对病情的了解，并且有助于评估其他家庭成员是否存在猝死风险。对所有猝死患者进行病理专家尸检以查找可疑的心脏病变是合理的。虽然大部分猝死是由于冠心病造成的，但是其他猝死病因也需要考虑，包括影响心肌结构或心肌细胞电学功能的基因异常。每当猝死患者确诊遗传性疾病，其亲属亦可能存在相同疾病，从而存在猝死风险，需要及时诊断和采取预防措施。

然而，即使进行了传统尸检，也有 2%～54% 的猝死患者未能明确病因[6]，其比例相差悬殊的原因可能和不同医学中心不同的尸检程序有关。为了令尸检程序标准化，关于心脏检查的尸检步骤、组织学采样的标准以及毒理学和分子病理学检查的指南（Guidelines for autopsy investigation of sudden cardiac death. Virchows Arch, 2008, 452: 11-18; Sudden cardiac death with normal heart: molecular autopsy. Cardiovasc Pathol, 2010, 19: 321-325）已经发布。总体而言，一次合格的尸检需要明确以下信息：（1）死亡是否和心脏疾病相关；（2）如果存在心脏疾病，其明确病因是什么；（3）死亡的机制是否和心律失常相关；（4）是否存在遗传性心脏疾病的证据，从而决定是否对死者亲属进行筛查；（5）是否存在使用毒物或违禁药物导致非自然死亡的可能性。

标准的心脏病理检查强调全面。建议将心脏标本送交专门心脏病理检查中心进行尸检。病理医师需要对心脏进行标准的大体检查，包括心尖部横切，进行组织采样，在用福尔马林对心脏组织固定前对血样及其他体液进行毒理学及分子病理学分析。而且，最好保留生物标本，以进行 DNA 提取进行"分子解剖"（molecular autopsy）。分子解剖是对标准尸检的重要补充，可以在患者死后对离子通道病作出诊断，数据显示其可明确15%～25%的猝发心律失常死亡综合征的病因[7]。对猝死患者的病因诊断，有助于对其亲属遗传背景风险的评估。目前遗传性心律失常诊治专家共识[8-9]认为，对于怀疑离子通道病的猝死患者，应该考虑进行死后基因检测。

2015 年 ESC 指南对猝死患者的尸检与分子解剖指征进行了如下推荐：推荐尸检以查找猝死病因，并确定猝死是否继发于心律失常，抑或因非心律失常机制（例如心脏破裂、主动脉瘤）造成（Ⅰ，C）。推荐标准组织学检查，包括左右心室心肌切面的检查（Ⅰ，C）。推荐对所有原因不明猝死患者的血样及其他采样充足的体液进行毒理学及分子病理学分析（Ⅰ，C）。当怀疑存在特异性遗传性离子通道病或心肌病时，可考虑对猝死患者进行可能导致猝死的潜在致病基因分析（Ⅱa，C）。

第五节　心脏性猝死的风险预测

心脏性猝死的发生是心脏已经存在的易损基质（遗传性或获得性的心脏电生理及机械异常）和多种一过性诱发因素共同作用的结果，不同人群，猝死风险并不相同。

一、无已知心脏疾病的普通个体

大约50%的心跳骤停发生在无已知心脏疾病的患者中，但其中大部分存在潜在的缺血性心脏病。因此，在普通人群中预防猝死最有效的方法就是根据危险因素评分定量评估缺血性心脏病的危险因素，并进行缺血性心脏病危险因素的控制，例如控制总血清胆固醇、血糖、血压、戒烟以及控制体重指数等。减少冠心病等心脏疾病的发病，可直接减少大约40%的猝死发生。

一些研究提示具有某些基因特征遗传背景的

人群有发生心脏性猝死的倾向。有研究提示，父母之一有猝死病史的患者，其猝死相对风险升高 89%（RR 1.89），若父母双方均有猝死病史，则相对风险更高（RR 9.44）[10]。Friedlander 等对 Framingham 研究的病例队列的研究中也发现，有心脏性猝死家族史的患者，猝死相对风险升高接近 50%[11]。2006 年 Dekker 等发现，与对照组相比，在原发性室颤幸存者中，猝死家族史阳性的比例更高（OR 2.72，95% CI 1.84 ~ 4.03）[12]。上述研究均提示，猝死风险和遗传背景密切相关。

二、缺血性心脏病患者

在过去 20 年里，全球的研究者都希望能找出缺血性心脏病患者发生猝死的预测指标。一些无创的检测指标有助于缺血性心脏病患者猝死的预测，例如心室程序性电刺激、晚期电位、心率变异、压力感受器敏感性、QT 间期离散度、微伏级 T 波电交替和心率震荡等。然而，尽管在早期研究中上述指标显示出了一定的预测意义，但是

上述指标尚未广泛用于临床。目前，唯一在各种研究中与猝死风险升高一致相关的指标是左室射血分数（LVEF）。LVEF 用于指导 ICD 植入进行心脏性猝死一级预防已经超过 10 年，在应用中通常和 NYHA 心功能分级联合使用。尽管 LVEF 并非高度可重复的测量指标，而且其预测准确性也不高，但其仍被用于心脏性猝死一级预防以评估 ICD 植入指征。

三、遗传性心律失常患者

对于不同的离子通道病和心肌病，其风险分层的方法有所不同。例如，校正的 QT 间期（QTc）是长 QT 综合征患者心脏事件的可靠预测指标；而对于肥厚型心肌病患者，室间隔的厚度则是预后的重要预测指标。至于其他疾病，例如 Brugada 综合征、短 QT 综合征等，猝死危险分层方法尚未确定，尚未明确哪些患者需要预防性植入 ICD。目前，基因背景信息仅在少数疾病例如长 QT 综合征和 lamin A/C 扩张型心肌病中被用于指导危险因素分层。

第六节 特殊情况下的心脏性猝死预防

一、普通人群心脏性猝死风险筛查

对遗传性心律失常性心脏疾病的心电图和超声心动图异常保持高度警惕性在临床实践中非常重要，其有助于早期识别出处于猝死风险的患者。然而，目前对于在存在猝死风险的人群中是否应该全面推广上述检查仍未确定。意大利和日本建立了心电图筛查系统，或可检测出存在遗传性心律失常疾病的无症状患者。欧洲和美国的专家共识则认为对田径运动员给予筛查[13-14]。没有明确的数据支持在普通人群开展全面的筛查。其原因在于筛查策略可能会造成未知比例的假阳性和假阴性。因此，需要更深入的研究，而且需要评估在不同的人群、不同的医疗卫生系统的心电

图筛查支出和收益平衡。由于高强度体育锻炼的人群有更高的心律失常及结构性心脏病和基因异常疾病的风险，对于竞技体育的运动员，推荐在参与体育锻炼竞赛前进行筛查。欧洲的共识认为，对于竞技体育运动员的筛查包括临床评估、现病史及家族史询问以及基线 12 导联心电图[14]。

二、对心脏性猝死患者家族成员的筛查

心脏性猝死患者的亲属有 50% 的机会存在遗传性心律失常疾病，最常见的是离子通道病，例如长 QT 综合征、Brugada 综合征、儿茶酚胺多形性室速，其他还包括肥厚型心肌病、致心律失常

右室心肌病和家族性高胆固醇血症。因此，若未能对死亡患者进行尸检，或者尸检未能明确心脏结构异常或毒物筛查阴性，死者的一级亲属应该被告知可能存在潜在的类似猝死风险，并且需要进行心脏情况评估。

对猝死患者一级亲属的筛查是发现猝死风险的重要手段，并且对指导猝死的预防和治疗有重要指导意义。目前，愿意接受筛查的家族成员比例不高，其原因除了缺乏足够的筛查医疗资源以外，也包括因亲人去世所造成的心理压力和紧张情绪。因此，需要对患者及其家属进行心理支持，并且需要多学科合作。

对猝死患者的家族成员的风险筛查有不同的筛查策略。通常首先采用较为经济而阳性率较高的筛查方法，随后在其基础上进行深入的检查。当存在心脏结构和电生理异常而怀疑存在某疾病的时候，就需要对该疾病进行标准筛查及诊断。准确的病史采集是患者死亡后获得确诊的第一步，病史采集应包括家族成员的病史。当猝死患者是年轻人的时候，其死因首先需要警惕心肌病和离子通道病。病史采集内容包括猝死前心脏相关症状、详细的死亡前后的临床情况。若死者超过 40 岁，则需要评估冠心病风险，包括目前或既往的吸烟病史、血脂异常病史、高血压和糖尿病病史。对于所有猝死和心脏疾病患者，完整的三代家系图需要完成，并且需要获取既往医疗记录。家族成员若出现提示存在心脏异常的症状，需要尽快评估，这些症状包括晕厥、心悸、胸痛等。

由于很多遗传性心律失常疾病的表现与年龄相关，需要对家族中的年轻成员进行定期随访；而无症状的成年家族成员，除非出现症状或有其他新的家族患病信息，则无需长期随访。

当怀疑存在遗传性心律失常疾病的时候，死亡患者的 DNA 样本是最好的诊断资源。若获得阳性检测结果，其家族成员需要进行异常基因筛查。但是在进行基因筛查前，需要和家族成员沟通是否希望获取遗传基因信息。若未能在已故患者处获得生物样本，可以考虑在其一级亲属进行基因筛查。但是，当缺乏对某疾病诊断的明确临床线索时，不宜对基因进行全面筛查。见表 71-2。

表 71-2　2015 年 ESC 指南对猝发原因不明死亡综合征（SUDS）及猝死心律失常死亡综合征（SADS）已故患者家族成员的诊断流程

筛查手段	筛查内容
病史采集及体格检查	现病史与个人史 心脏疾病或猝死的家族史
心电图	基线 12 导联心电图，包括标准胸前导联和高位胸前导联 24 小时动态心电图 运动负荷心电图 信号平均心电图 当怀疑 Brugada 综合征时，给予阿义马林或氟卡尼刺激试验
心脏影像学	二维超声心动图和（或）心脏磁共振（增强或非增强）
基因检测	当临床怀疑某特异遗传性疾病时，进行目标基因检测以及遗传咨询 转诊到遗传性心律失常专门诊治中心

三、对明确或可疑室性心律失常患者的筛查

（一）临床病史

心悸、接近晕厥及晕厥是最重要的三个症状，需要详尽的临床病史采集和进一步检查以排除或确定是否和室性心律失常相关。与室速相关的心悸通常表现为突发突止，并且可伴有接近晕厥和（或）晕厥。若发生猝发意识丧失，而不伴有任何前驱症状时，需要警惕室速或缓慢心律失常。若晕厥是在剧烈运动中或坐位或平卧时发生，必须警惕心源性晕厥，而其他情况下发生的晕厥，则需要考虑反射性晕厥或体位性低血压。和基础结

构性心脏病相关的症状，例如胸闷、气短、乏力等，也需要评估。当怀疑室性心律失常时候，猝死家族史需要询问，用药史，包括剂量也需要了解。心脏性猝死家族史阳性，是室性心律失常和心脏性猝死的强独立预测因素。虽然体格检查通常没有阳性发现，但有时却能发现有诊断价值的线索。

（二）无创及有创评估（表 71-3）

标准静息 12 导联心电图可发现与室性心律失常和 SCD 相关的遗传性心脏病的表现，例如离子通道病（长 QT 综合征、短 QT 综合征、Brugada 综合征、儿茶酚胺敏感多形性室速）和心肌病（致心律失常右室心肌病和肥厚型心肌病）。其他心电图异常有助于发现潜在心脏结构异常，例如左束支传导阻滞、房室传导阻滞、心室肥厚和 Q 波形成提示缺血性心脏病或浸润性心脏病。电解质紊乱及药物作用可导致心肌复极异常和（或）QRS 波增宽。

运动负荷心电图是评价室性心律失常患者是否存在潜在心肌缺血的最常用方法。无症状的中

表 71-3　2015 年 ESC 指南对可疑或已知室性心律失常患者的无创评估			
评估措施	推荐内容	推荐等级	证据级别
静息 12 导联心电图	所有怀疑室性心律失常的患者均需要检查	I	A
动态心电图	推荐用于明确心律失常的诊断。12 导联动态心电图推荐用于评估 QT 间期的变化或 ST 段的变化	I	A
	心脏事件记录仪推荐用于评估症状散发的患者，以评估其是否由心律失常引起	I	B
	植入式循环记录仪推荐用于症状散发，并且怀疑其与心律失常相关，但传统诊断手段难以明确的患者	I	B
	信号平均心电图推荐用于室性心律失常患者，以其诊断是否为致心律失常右室心肌病（ARVC），或用于存在致命室性心律失常风险的患者	I	B
运动负荷试验	当室性心律失常的成人患者，由于年龄及症状的关系提示存在冠心病中-高危风险的时候，运动负荷试验可用于诱发缺血或室性心律失常	I	B
	推荐用于已知或怀疑运动诱发室性心律失常的患者，包括儿茶酚胺敏感多形性室速（CPVT），以明确诊断和判断预后	I	B
	可考虑用于评价已知运动诱发室性心律失常患者对药物和消融的治疗反应	IIa	C
影像学	所有怀疑或已知室性心律失常患者，均推荐超声心动图检查用于评估左室功能和有否结构性心脏病	I	B
	若存在严重室性心律失常或 SCD 高风险，例如扩心病、肥厚型心肌病、右室心肌病、急性心肌梗死幸存者或 SCD 相关遗传性疾病患者的亲属，推荐超声心动图检查用于评估左室及右室功能和有否结构性心脏病	I	B
	当运动负荷心电图不可靠的时候（例如应用地高辛、左室肥厚、静息心电图 ST 段压低＞1mm、预激综合征或左束支传导阻滞患者），运动负荷心脏影像学检查（例如运动负荷心脏超声、核素心肌灌注显像等），推荐用于冠心病中危室性心律失常患者，以发现潜在心肌缺血	I	B
	当患者难以进行运动负荷的时候，药物负荷心脏影像学检查推荐用于冠心病中危室性心律失常患者，以发现潜在心肌缺血	I	B

表 71-3　2015 年 ESC 指南对可疑或已知室性心律失常患者的无创评估（续）

评估措施	推荐内容	推荐等级	证据级别
	心脏磁共振及 CT 可考虑用于存在室性心律失常，但心脏超声未能准确评价左室及右室功能及心脏结构异常的患者	Ⅱa	B
冠脉造影	致命室性心律失常或 SCD 幸存者，若由于年龄及症状的关系提示存在冠心病中-高危风险的时候，可考虑进行冠脉造影，以确诊或排除显著冠脉病变	Ⅱa	C
电生理检查	陈旧性心肌梗死患者，若有症状（心悸、接近晕厥、晕厥）提示室性心律失常时，推荐进行电生理检查	Ⅰ	B
	若晕厥患者的症状及无创评估提示其可能存在快速或缓慢心律失常，尤其合并结构性心脏病的时候，推荐进行电生理检查	Ⅰ	C
	电生理检查可考虑用于 ARVC、良性右室流出道室速或结节病的鉴别诊断	Ⅱb	B

年人中，接近 4% 可出现运动诱发的非持续性室速，然而此表现和死亡风险无关。对于肾上腺素依赖的心律失常，例如单形或多形室速（例如 CPVT），运动负荷试验有助于诊断和评估治疗反应。强烈推荐运动负荷试验用于曾发生致命室性心律失常患者的评估，因为可以诱发心律失常并评估风险，不过在检查过程中，必须准备相关抢救措施，例如除颤器、静脉药物及复苏设备，并且有接受复苏训练的医务人员在场。

持续或间断动态心电图记录技术有助于确立症状和心律失常的关系，而且可能发现无症状的心肌缺血。24 小时至 48 小时连续 Holter 记录可用于心律失常发作至少每天 1 次的患者。若发作稀少，心脏事件记录仪则更为有用，因为其记录时间更长。植入式皮下器械可以对心律进行持续记录，时间可长达数年，并且可以预先程控令其自动记录心律失常或由患者在症状发作时自行记录。此技术对于诊断严重心动过速或过缓非常有用。新发展的"注射式"循环记录仪不需要传统手术植入。

信号平均心电图可以提高体表心电图的信噪比，因此可以记录到 QRS 波终末的低振幅（微伏级）的心电信号，即"晚期电位"。晚期电位代表了异常心肌缓慢传导区，这是室性心律失常折返的基质。因此，信号平均心电图推荐用于结构性心脏病的鉴别诊断，例如 ARVC。

超声心动图是最常用的评估心脏结构的方法，与心脏磁共振和 CT 相比，其优势在于费用经济且容易获得，并可提供和室性心律失常和 SCD 相关的心肌、瓣膜和先天性心脏结构异常的准确信息。此外，还可以评估左室收缩功能和室壁运动情况。因此，对于怀疑有结构性心脏病的室性心律失常患者，以及严重室性心律失常及 SCD 高风险患者，例如扩张型心肌病、肥厚型心肌病、右室心肌病、急性心肌梗死幸存者或 SCD 相关遗传性心脏疾病患者的亲属，需要进行心脏超声检查。当静息心电图基础异常影响负荷心电图对于心肌缺血的判定的时候，运动或药物负荷超声心动图可用于怀疑缺血诱发室性心律失常的患者。

心脏磁共振技术的进展，令其可以评估搏动中心脏的结构和功能。心脏磁共振的影像分辨率优秀，有助于准确评估腔室容积、左室质量和心室功能。由于心脏磁共振可以提供右室大小、功能和室壁运动的信息，对于怀疑 ARVC 的患者的诊断尤其有价值。

心脏 CT 可以提供左室容积、左室射血分数、左室质量的准确定量评估，并且可以提供冠脉解剖信息和冠脉钙化程度评价。对于心脏超声和心脏磁共振均不适用的患者，可以考虑进行心脏 CT 检查。

当静息心电图基础异常影响负荷心电图对于心肌缺血的判定的时候，运动或药物负荷单光子发射断层心肌灌注显像（SPECT）可用于怀疑心肌缺血诱发室性心律失常的患者。核素门控心室造影可准确评估左室射血分数，可用于心脏超声无法评估左室射血分数的患者。

对于致命室性心律失常或 SCD 幸存者，冠脉造影对于冠脉病变导致的冠心病的诊断有非常重要的诊断和排除意义。

在电生理检查中，心室程序性电刺激可用于诱导室速，指导消融，并评估室速发作和 SCD 的风险，评估 ICD 植入的指征。不同的基础心脏病，不同的心脏病变严重程度，对电生理检查的阳性率有很大影响，此外是否存在自发持续室速、合

并用药、刺激部位和刺激程序都影响检查结果。心肌梗死后患者的诱发成功率最高，而且诱发的可重复性最好。目前，多数医学中心的刺激程序为在

右室心尖部给予 8 个周长为 600～400ms 的连续心室刺激，刺激强度为 2 倍阈值，刺激脉宽采用0.5～2ms，基线刺激 1～3 组，室性期前收缩（室早）刺激逐步提前，直到心室不应期或诱发持续室速。可以在静脉输注异丙肾上腺素后重复刺激。由于非常短的室早联律间期更容易诱发室颤，而不是单形室速，因此对于仅将诱发持续单形室速作为阳性终点的患者，联律间期须限制在不得小于 180ms。此外，刺激部位还可以在右心室流出道或左心室。见图 71-1。

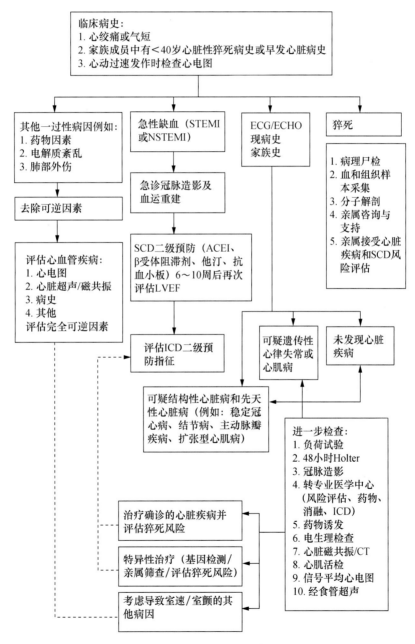

图 71-1　2015 年 ESC 持续室速或室颤的诊断流程

电生理检查可用于明确晕厥是否和心律失常相关，是晕厥评估流程的一个组成部分。电生理检查在左室功能不全的冠心病患者的心律失常评估中价值最高。当其他无创检查未能明确诊断的时候，有创电生理检查可明确或诱发缓慢心律失常或房室传导阻滞。电生理检查的阳性率在不同的人群中波动较大，若没有结构性心脏病，或体表心电图正常，其阳性率较低。对于慢性束支传导阻滞且左室射血分数小于 45% 的晕厥患者，42% 的患者电生理检查阳性。但对于束支传导阻滞的晕厥患者，电生理检查假阳性也比较常见。电生理检查可在左室功能正常且心脏结构正常的患者中诱发非特异性的心动过速。

对于 ARVC 和扩张型心肌病患者，电生理检查有一定价值。但其在发现高危肥厚型心肌病患者方面没有价值。在离子通道病中，长 QT 综合征、CPVT 和短 QT 综合征不必进行电生理检查，不过对于 Brugada 综合征，电生理检查的价值仍有争议。

结构性心脏病患者，尤其合并左室功能不全时，若出现晕厥，是预后不佳的提示。Holter 检查发现非持续性室速、有晕厥症状、存在心脏结构异常对于预测电生理检查阳性有高度敏感性。心源性晕厥伴左室射血分数下降者，晕厥复发率及死亡率均较高。对于既往心肌梗死且左室射血分数小于 40% 的患者，电生理检查是有用的，但对于非缺血性心脏病，其敏感性较低。在积极的刺激方法下诱导的多形性室速或室颤并不特异。

（杨德彦　方　全）

参考文献

[1] Zipes DP, Camm AJ, Borggrefe M, et al. ACC/AHA/ESC 2006 guidelines for management of patients with ventricular arrhythmias and the prevention of sudden cardiac death-executive summary: a report of the American College of Cardiology/American Heart Association Task Force and the European Society of Cardiology Committee for Practice Guidelines (Writing Committee to Develop Guidelines for Management of Patients with Ventricular Arrhythmias and the Prevention of Sudden Cardiac Death) Developed in collaboration with the European Heart Rhythm Association and the Heart Rhythm Society. Eur Heart J, 2006, 27: 2099-2140.

[2] Pedersen CT, Kay GN, Kalman J, et al. EHRA/HRS/APHRS expert consensus on ventricular arrhythmias. Europace, 2014, 16: 1257-1283.

[3] Priori SG, Blomstro¨m-Lundqvist C, Mazzanti A, et al. 2015 ESC Guidelines for the management of patients with ventricular arrhythmias and the prevention of sudden cardiac death. Eur Heart J, 2015, 36: 2793-2867.

[4] Mendis SPP, Norrving B. Global Atlas on Cardiovascular Disease Prevention and Control. Geneva: World Health Organization, 2011.

[5] Eckart RE, Shry EA, Burke AP, et al. Sudden death in young adults: an autopsy-based series of a population undergoing active surveillance. J Am Coll Cardiol, 2011, 58: 1254-1261.

[6] Mazzanti A, O'Rourke S, Ng K, et al. The usual suspects in sudden cardiac death of the young: a focus on inherited arrhythmogenic diseases. Expert Rev Cardiovasc Ther, 2014, 12: 499-519.

[7] Basso C, Burke M, Fornes P, et al. Guidelines for autopsy investigation of sudden cardiac death. Virchows Arch, 2008, 452: 11-18.

[8] Priori SG, Wilde AA, Horie M, et al. Executive summary: HRS/EHRA/APHRS expert consensus statement on the diagnosis and management of patients with inherited primary arrhythmia syndromes. Europace, 2013, 15: 1389-1406.

[9] Ackerman MJ, Priori SG, Willems S, et al. HRS/EHRA expert consensus statement on the state of genetic testing for the channelopathies and cardiomyopathies. Europace, 2011, 13: 1077-1109.

[10] Jouven X, Desnos M, Guerot C, et al. Predicting sudden death in the population: the Paris Prospective Study I. Circulation, 1999, 99: 1978-1983.

[11] Friedlander Y, Siscovick DS, Weinmann S, et al. Family history as a risk factor for primary cardiac arrest. Circulation, 1998, 97: 155-160.

[12] Dekker LR, Bezzina CR, Henriques JP, et al. Familial sudden death is an important risk factor for primary ventricular fibrillation: a case-control study in

acute myocardial infarction patients. Circulation，2006，114：1140-1145.

［13］ Maron BJ，Thompson PD，Ackerman MJ，et al. Recommendations and considerations related to pre-participation screening for cardiovascular abnormalities in competitive athletes：2007. update：a scientific statement from the American Heart Association Council on Nutrition，Physical Activity，and Metabolism：endorsed by the American College of Cardiology Foundation. Circulation，2007，115：1643-1455.

［14］ Ljungqvist A，Jenoure P，Engebretsen L，et al. The International Olympic Committee（IOC）consensus statement on periodic health evaluation of elite athletes，March 2009. Br J Sports Med，2009，43：631-643.

第七十二章　室性心律失常的治疗

第一节　器质性心脏病的治疗

室性心律失常的治疗和心脏猝死的预防最成功、有效的方法是积极地治疗和管理患者存在的器质性心脏病及其合并症。避免器质性心脏病的加重和进展，控制合并症，可有效地防止室性心律失常的发生发展。

大多数室性心律失常的患者均合并有器质性心脏病，常见的有心肌梗死、扩张型心肌病、肥厚型心肌病、心脏瓣膜病、心力衰竭等。此外还有心脏结构正常的先天性或获得性离子通道病。对于急性心肌梗死如能在 90 分钟内开通

梗死相关血管，可以缩小梗死范围，有效地保护心脏功能，从而减少和避免缺血导致的室性心动过速的发生。各种器质性心脏病导致的心力衰竭也是室性心律失常发生的重要因素。积极使用 β-受体阻滞剂、血管紧张素转化酶抑制剂及利尿剂等在改善心脏功能的同时也可控制室性心律失常。对于先天性心脏病、瓣膜病、心肌梗死合并室壁瘤等及时进行外科手术治疗有助于保护和提高心脏功能，减少或消除室性心律失常。

第二节　室性心律失常的药物治疗

抗心律失常药在临床上尤其是在基层医院仍然是治疗室性心律失常的基本方法。抗心律失常药在治疗心律失常的同时也有致心律失常的作用。有些药物甚至可加重或恶化心律失常。要想改善对心律失常的治疗效果就要停止致心律失常药物的使用。所以如何选择合适的药物对临床医生十分重要。

目前的随机对照研究中除了 β-受体阻滞剂还没有其他药物被证实可以有效地治疗恶性心律失常及预防心脏猝死。少数研究显示胺碘酮有效，但未获得一致的结果。总体来说，抗心律失常药在特定情况下对有心律失常倾向的患者作为辅助治疗是有效的。但由于其潜在的副作用使用时需小心谨慎。这里将治疗和预防室性心律失常的药

物根据分类、每日用量、副作用、适应证及禁忌证列在表 72-1 中。文中的用药剂量为 2015 年欧洲心脏病学会室性心律失常指南推荐。

表 72-1 中每一种药都可引起潜在的包括致心律失常在内的副作用。市场销售的许多用于心脏或非心脏的药物可引起窦性心动过缓、房室阻滞，一些药物可以损伤希-浦系统传导，产生房室或束支传导阻滞。其他一些药可延长心室复极和 QT 间期。所以抗心律失常药和其他非心血管药物一样可以引起突如其来的致死性室性心律失常。

ⅠA 类抗心律失常药在阻断钠电流的同时也可快速延迟整流钾通道（vapid-delayed vectifier postassium channel），使 QT 间期延长。因此，钠

表 72-1 临床使用的治疗室性心律失常的药物

抗心律失常药物 Vaughan Williams 分类法	口服剂量‡ (mg/d)	常见或重要的副作用	适应证	心脏禁忌证和慎用
胺碘酮（Ⅲ）	200～400	肺纤维化，甲状腺功能减退和甲状腺功能亢进症，神经病变，角膜沉积，光过敏，皮肤变色，肝毒性，窦性心动过缓，QT 间期延长，偶发 TdP	VT，VF	先天性或获得性 QT 间期延长；窦性心动过缓（不包括心搏骤停）；窦房结病变及严重的房室传导障碍（除非已植入心脏起搏器）；失代偿性心衰或心肌病
倍他乐克（Ⅱ）	无固定剂量	支气管痉挛，低血压，窦性心动过缓，房室阻滞，疲乏，抑郁，性功能障碍	PVC，VT，LQTS	严重窦性心动过缓、窦房结病变及房室传导障碍（除非已植入心脏起搏器）；心肌梗死急性期（伴心动过缓、低血压、左心衰竭）；失代偿性心衰；变异型心绞痛
双异丙吡胺（Ⅰa）	250～750	负性变力作用，QRS 间期延长，房室传导阻滞，窦性心动过缓，致心律失常（心房扑动，单形性室速，偶发 TdP），抗胆碱能作用	VT，PVC	严重窦房结病变及房室传导障碍（除非已植入心脏起搏器）；严重的室内传导障碍；陈旧性心肌梗死；冠心病；心衰；LVEF 降低；低血压
氟卡尼（Ⅰc）	200～400	负性变力作用，QRS 增宽，房室传导阻滞，窦性心动过缓，致心律失常（心房扑动，单形性室速，偶发 TdP），增加心肌梗死后的死亡	PVC，VT	窦房结功能障碍及严重的房室传导障碍（除非已植入心脏起搏器）；房颤/房扑（未同时使用房室传导阻断剂）；严重的室内传导障碍；陈旧性心肌梗死；冠心病；心衰；LVEF 降低；血流动力学显著改变的心脏瓣膜病；Brugada 综合征；遗传性长 QT 综合征（LQTS3 除外）；治疗引起 QT 间期延长
美西律（Ⅰb）	450～900	震颤，构音障碍，头晕，胃肠功能紊乱，低血压，窦性心动过缓	VT，LQT3	窦房结功能障碍及严重的房室传导障碍（除非已植入心脏起搏器）；严重心衰；LVEF 降低；遗传性长 QT 综合征（LQTS3 除外）；治疗引起 QT 间期延长
普鲁卡因胺（Ⅰa）	1000～4000	皮疹，肌痛，血管炎，低血压，红斑狼疮，粒细胞缺乏症，心动过缓，QT 间期延长，TdP	VT	严重窦房结病变及严重的房室传导障碍（除非已植入心脏起搏器）；严重的室内传导障碍；陈旧性心肌梗死；冠心病；心衰；LVEF 降低；低血压；LVEF 降低；Brugada 综合征
普罗帕酮（Ⅰc）	450～90	负性变力作用，胃肠功能紊乱，QRS 间期延长，房室传导阻滞，窦性心动过缓，致心律失常（心房扑动，单形性室速，偶发 TdP）	PVC，VT	严重窦性心动过缓、窦房结功能障碍及严重的房室传导障碍（除非患者有心脏起搏器）；房颤/房扑（未同时使用房室传导阻断剂）；严重的室内传导障碍；陈旧性心肌梗死；冠心病；心衰；LVEF 降低；血流动力学显著改变的心脏瓣膜病；Brugada 综合征；遗传性长 QT 综合征（LQTS3 除外）；治疗引起的 QT 间期延长

表 72-1　临床使用的治疗室性心律失常的药物（续）

抗心律失常药物 Vaughan Williams 分类法	口服剂量♯（mg/d）	常见或重要的副作用	适应证	心脏禁忌证和慎用
奎尼丁	600~1600	恶心，腹泻，听觉和视觉障碍，意识模糊，低血压，血小板减少症，溶血性贫血，过敏反应，QRS 和 QT 间期延长，TdP	VT，VF，短 QT 综合征，Brugada 综合征	严重窦房结病变及房室传导障碍（除非患者有心脏起搏器）；严重的室内传导障碍；陈旧性心肌梗死；冠心病；心衰；LVEF 降低；低血压；遗传性长 QT 综合征；治疗引起的 QT 间期延长
雷诺嗪（Ⅰb）	750~2000	头晕，恶心，便秘，低血压，胃肠道功能紊乱，头痛，皮疹，窦性心动过缓，QT 间期延长	LQTS3	严重窦性心动过缓、窦房结病变；严重心衰；遗传性长 QT 综合征（LQTS3 除外）；治疗引起的 QT 间期延长
索他洛尔（Ⅲ）	160~320	同其他 β 受体阻滞剂的副作用，TdP	VT，（ARVC）	严重窦性心动过缓、窦房结病变及房室传导障碍（除非患者有心脏起搏器）；严重心衰；变异型心绞痛；遗传性长 QT 综合征；治疗引起的 QT 间期延长
维拉帕米（Ⅳ）	120~480	负性变力作用（尤其是 LVEF 下降的患者），皮疹，胃肠道功能紊乱，窦性心动过缓，房室传导阻滞，室速	左室分支型室速	严重窦性心动过缓、窦房结病变及房室传导障碍（除非患者有心脏起搏器）；心肌梗死急性期（伴心动过缓、低血压、左心衰竭）；心衰；显著的 LVEF 降低；预激伴房扑或房颤

注意：
1. 本表为成人剂量。
2. 雷诺嗪只被批准治疗慢性稳定型心绞痛。注意其他剂量可用于特殊情况。
3. 索他洛尔适用于致心律失常性右室心肌病，但它的使用被质疑。

通道阻滞剂应谨慎用在 QT 延长或遗传性长 QT 综合征（LQTS）的患者。然而近来的研究显示有些钠通道阻滞剂既可抑制峰钠电流也可抑制晚钠电流（主要为ⅠB类如美西律及ⅠC类氟卡尼）。这样，这些药可以缩短 3 型 LQTS 患者的 QT 间期，因为这类疾病被认为是基因突变导致晚钠电流增加所致。目前还不知道晚钠电流阻滞剂是否对药物引起的长 QT 及基因变异引起的 LQTS 均有作用。

最近，德国的研究结果显示药物引起长 QT 所致的尖端扭转型室速（TdP）的年发生率为 3.2/百万[1]。根据 CAST 研究，在心肌梗死的患者中使用恩卡尼和氟卡尼，患者死亡率及非致死性心搏骤停的发生率达 7.7%，高于对照组的 3.0%。因此在心肌梗死的患者中禁用ⅠC类钠通道阻滞剂。并且这种禁忌证还扩大到整个Ⅰ类抗心律失常药，因为对于心肌梗死患者，这些抗心律失常药尽管可减少心律失常但不能减少死亡率。

对遗传性心律失常综合征如 LQTS、短 QT 综合征（SQTs）、Brugada 综合征及心肌病，抗心律失常药的使用还缺少循证医学证据。

（一）β 受体阻滞剂

β 受体阻滞剂抗心律失常的机制包括：竞争性抑制 β 肾上腺素能受体，减少交感神经介导的触发机制；减慢窦性心律；抑制钙离子通过兰尼碱受体通道的过度释放。β 受体阻滞剂对于伴有或不伴有心衰的患者可有效地抑制室性早搏、室性心律失常及心脏猝死。作为抗心律失常药 β 受体阻滞剂安全有效，是抗心律失常治疗的支柱。不过，近期的一项入选了 34661 例 ST 段抬高和非 ST 段抬高心肌梗死患者的注册研究发现，在伴有≥2 个休克危险因素的患者中使用 β 受体阻滞剂可显著增加休克及死亡的发生率[2]。这些危险因素包括：年龄＞70岁，心率＞110次/分，收缩压＜120mmHg等。但就总体而言，β受体阻滞剂是治疗室性心律失常及预防心脏猝死的一线药物。

（二）胺碘酮

胺碘酮是一个具有广谱作用的药物。它可以抑制除极的钠电流，也可阻滞钾通道的复极电流。这些作用通过影响自律性和折返而抑制或终止室性心动过速。

SCD-HeFT研究显示在LVEF≤35％的患者中胺碘酮与对照组相比没有显示出生存获益[3]。而和钠通道阻滞剂不一样的是胺碘酮没有增加心衰患者死亡率[4]。

一项入选了8522例心肌梗死或心衰患者的meta分析显示，胺碘酮每治疗1000例患者，可减少全因死亡5例，心血管死亡24例，猝死26例[5]。但全因死亡风险的减少（1.5％）没有达到统计学意义。

长期口服胺碘酮会出现药物之间的相互作用和心脏以外的副作用，如甲状腺、皮肤、肺和肝。需要常规监测肺功能、肝功能和甲状腺功能。总的原则，胺碘酮治疗时间越长、使用剂量越大，出现副作用的可能性就越大。与对照组相比，胺碘酮组有10％的患者需要停药。

（三）索他洛尔

索他洛尔是快速延迟整流钾电流的抑制剂，同时具有β-阻滞剂的特性。它可有效地抑制室性心律失常，在冠心病不伴心衰的患者中使用是安全的。有研究显示索他洛尔可以显著减少室性心律失常的复发，但不能提高生存率。同样，一项入选3121例心肌梗死伴左室功能障碍的研究因d-索他洛尔增加死亡率而被提前终止。尽管该研究中记录的TdP并不多，但死因可能还是与其致室性心律失常作用有关[6]。因此，索他洛尔不应被应用于心肌梗死合并左心功能不全的患者中，除非这些患者植入了ICD。索他洛尔在使用中应小心监测心电图，观察QT间期，尤其对低体重指数及肾功能不全的患者。

（四）联合用药

目前还没有数据指导抗心律失常药的联合应用。联合用药只见于其他抗心律失常治疗（包括不同的单药治疗、胺碘酮治疗及导管消融）均不能满意地抑制室性心动过速（室速）的发作。对于室速频发的患者可联合使用钠通道阻滞剂和钾通道阻滞剂（如：美西律联合索他洛尔，氟卡尼或普罗帕酮联合胺碘酮）。联合用药常用于已植入ICD而室速频繁发作的患者。β受体阻滞剂与胺碘酮联用可以减少ICD放电次数。然而，在相当多的患者中因副作用导致停药治疗。雷诺嗪与其他抗心律失常药联合可用于耐药的室速病例。在这些患者中应细心监测心电图和心功能以及早发现左心功能恶化及致心律失常的迹象。

（五）植入ICD患者的用药

许多植入ICD的患者使用β-受体阻滞剂以减少适当及不适当的ICD放电。对ICD频繁放电的患者换用索他洛尔可能获益。然而，索他洛尔应避免用于左心功能严重障碍的患者。因为这些患者常合并肾功能障碍，而胺碘酮联合β-受体阻滞剂可能优于索他洛尔[7]。

对患有致命性室性心律失常的患者抗心律失常药物治疗从未明确显示可减少猝死的风险。然而在心肌梗死后和心衰的患者胺碘酮可减少心律失常事件的发生并被认为可在室性心律失常发作时给患者提供保护。然而，心律失常相关死亡的减少并没有减少总死亡率，而胺碘酮相关的副作用进一步减少了治疗获益。尽管如此，对植入ICD的患者，胺碘酮联合β受体阻滞剂可以显著减少ICD放电[7]。

对植入ICD并伴有不适当放电的阵发性或慢性心房颤动伴快速心室率的患者，控制房颤的快速心室率是很重要的。针对这种情况可以谨慎地联合应用β受体阻滞剂和（或）非二氢吡啶类钙通道阻滞剂。如效果不好，胺碘酮可能有帮助。如果药物治疗和房颤消融治疗效果不好可行房室结消融。

（六）电解质

补钾治疗可以恢复正常的血钾水平，有利于心肌细胞的电稳定性，防治室性心律失常。补镁治疗对防治 TdP 尤其有利。

电解质紊乱在心衰患者中很常见，尤其是那些使用了大剂量排钾利尿剂的患者。近期，一项涉及 38 689 例急性心肌梗死患者的数据库研究显示当血钾浓度在 3.5～4.5mmol/L 之间，室颤、心搏骤停和心脏猝死的风险最低[8]。

（七）其他药物治疗

在心肌梗死后或非缺血性心肌病时心室肌可发生重构。这种结构改变和相关离子通道改变一样可使室性心律失常风险增加。有些药物可以改善心肌重构并减少心脏猝死的发生，如血管紧张素转化酶抑制剂（ACEI）、血管紧张素 II 受体拮抗剂（ARB）及盐皮质激素受体拮抗剂（MRA）[9-10]。并且，对高风险患者抗凝及抗血小板治疗有助于减少冠脉血栓事件。研究还发现他汀药可减少高风险患者致命性室性心律失常事件的发生[11]。

第三节　植入装置治疗

一、植入性心脏复律除颤器

植入性心脏复律除颤器（ICD）在临床应用已有 30 余年。最早的 ICD 需外科植入，导线通过开胸手术固定在心室肌上。现在这种方式仅偶尔使用，大多数则采用经静脉系统将起搏导线及除颤电极植入右心室的方法。众多临床研究表明 ICD 可预防猝死并延长猝死高风险患者的寿命。长期随访 8 年和 7 年的研究分别证实了 ICD 和心脏再同步治疗除颤器（CRT-D）的有效性[12-13]。

另一方面除颤器也可引起并发症，包括不适当放电。这种情况在儿童尤为突出。新近一项入选超过 3000 例植入 ICD 或 CRT-D 患者的研究显示在长达 12 年的观察中不适当放电高达 20%，装置相关的感染达 6%，导线功能障碍达 17%[14]。

尽管大量循证数据强烈支持心肌梗死合并射血分数减低的患者是 ICD 治疗的适应证，但在指南和临床实践之间存在较大的距离。ICD 应用受限的因素之一是它的高额费用。

在心脏猝死和室速的二级预防方面有几项对比研究。抗心律失常药与植入性除颤器对比研究（AVID）、加拿大植入性除颤器研究（CIDS）及汉堡心搏骤停研究（CASH）均是在患有心搏骤停或致命性室性心律失常患者中进行的。这些研究旨在对比植入 ICD 和抗心律失常药（大多

为胺碘酮）的治疗效果。三项研究的 meta 分析表明 ICD 治疗可以减少 50% 的心律失常相关死亡，并使总死亡率下降 28%[15]。对 AVID 研究结果的分析清楚地显示获益主要来自于 LVEF 20%～34% 的患者。这一治疗的成本效益是合适的，所以将 ICD 用于二级预防的指南多年来已得到广泛认可。ICD 二级预防的适应证及推荐级别见表 72-2。

二、皮下植入性心脏复律除颤器

ICD 电极导线经血管系统进入心脏在临床应用中存在着一些问题，如感染、导线功能障碍等。静脉导线问题的反复发生催生了皮下植入性心脏复律除颤器（皮下 ICD）的发展。皮下 ICD 仅有一套电极系统并且被完全放置在胸部皮下。该系统由三组电极组成：ICD 机体、除颤导线上的远端电极和距远端电极约 8cm 的近端电极。在远端和近端电极之间有一个与机体对应的除颤线圈。导线的远端放在胸骨左缘，ICD 机体放在第 5 肋间腋前线与腋中线之间。电极感知可通过程控进行精确设置。该设备具有 80J 的除颤能量，可实现大多数患者的成功除颤。

已得到的数据显示皮下除颤器对预防猝死是有效的。对于长期治疗的耐受性和安全性目前还没有数据。在一项入选了 330 例患者的大型研究中，植入成功的 304 例接受了适当的放电测试，平

表 72-2　心脏性猝死和室速 ICD 二级预防

推荐	推荐类别	证据等级
1. 对于非可逆性病因导致或心肌梗死后 48 小时之内发生室颤或血流动力学不稳定室速的、接受最佳药物治疗且预期保持良好功能状态存活时间＞1 年的患者，推荐植入 ICD	I	A
2. 对于接受最佳药物治疗、左室射血分数水平正常且预期保持良好功能状态存活时间＞1 年但反复发作持续性室速（非心肌梗死 48 小时之内）的患者，应考虑植入 ICD	Ⅱa	C
3. 对于存在 ICD 植入指征的室颤/室速患者，当无条件植入 ICD、存在禁忌证或患者拒绝时，可考虑使用胺碘酮	Ⅱb	C

均随访 11 个月，没有导线异常及导线放置相关的并发症。所有诱发出的室速均被成功终止。在 21 例患者中总共自发 119 阵室速，其中 118 阵室速被植入装置放电终止，1 阵发作在装置充电时自行停止。13％的患者出现了不适当的放电，主要是由于室上性心动过速的发生或 T 波过感知[16]。

最近一项 472 例患者的注册研究显示，在 18 个月的随访中有 85 例患者共记录到 317 阵自发事件。其中 53％的事件是室速或室颤并接受了放电治疗，只有 1 例患者因室颤反复发作及严重心动过缓死亡[17]。皮下 ICD 应用的适应证及推荐级别见表 72-3。

表 72-3　皮下植入式心脏复律除颤器

推荐	推荐类别	证据等级
1. 对于存在 ICD 植入指征但不需要行心动过缓、心脏再同步化或抗心动过速起搏治疗的患者，应考虑皮下 ICD 作为经静脉 ICD 的替代治疗方案	Ⅱa	C
2. 对于经静脉途径植入困难、因感染移除经静脉 ICD 的患者或需要长期 ICD 治疗的年轻患者，皮下 ICD 可作为经静脉 ICD 的有效替代方案	Ⅱb	C

皮下 ICD 不适用于需要心动过缓起搏的患者，除非起搏需要仅限于放电之后的较短时间内。因皮下 ICD 可在放电后 30s 内提供起搏，需要心脏再同步治疗的患者也不适合皮下 ICD。同样，易于通过抗心动过速起搏中止的快速心律失常患者也不适用皮下 ICD。当静脉通路情况较差、年轻患者需要终生治疗或者患者有菌血症风险时，皮下 ICD 是有帮助的。尽管皮下 ICD 适用于心脏猝死的一级预防，但在这些人群中还没有过长期大规模的临床研究，装置的长期使用情况也还不清楚。如：单个研究显示不适当放电及需要再干预的并发症的发生率高于平均值。这一结果是因为学习曲线的原因还是由于特定人群具有不适当放电的高危因素还需要进一步明确。最新一项入选了

852 例患者的荟萃分析显示没有出现电极故障，仅有 3 名患者因为需要右心室起搏而更换了装置，不适当放电比例＜5％[18]。比较皮下 ICD 与常规 ICD 有效性及并发症的前瞻性随机研究正在进行中。

三、可穿戴式心脏复律除颤器

一种贴附在可穿戴背心上的体外除颤器已被证实可成功地识别和终止室速及室颤。目前还没有对这种装置的前瞻性随机对照研究。但已有很多病例报告、病例系列及注册登记显示在有致命性室速风险的小规模人群中成功地使用了可穿戴式心脏复律除颤器（WCD）。如：Chung 等报道了在 3569 例使用 WCD 的患者中有 59 例患者出现

了 80 阵室速或室颤事件，76 阵无症状室速或室颤第一次电击即获得 100% 的成功，79 阵各类室速或室颤 99% 一次电击成功[19]。近期 Epstein 等报道了在 8453 例患者中 133 例患者接受了 309 次适当的放电，91% 的室速被终止[20]。显然，这种装置挽救了很多志愿者患者的生命，但它的有效性还没得到官方认证。在 LVEF 一过性损伤的患者中可使用 WCD 直到左室功能彻底恢复。这种心脏功能一过性损伤包括急性心肌梗死、产后心肌病、心肌炎及伴有一过性左室功能障碍的血运重建治疗。同样，有恶性室速病史或风险的患者或已计划行心脏移植的患者使用 WCD 可得到过渡性保护。WCD 的应用推荐见表 72-4。

四、公共场所除颤治疗

大多数心搏骤停都发生在医院外，而迅速除

颤比延迟除颤更可能获得有序的心律及稳定的心脏输出。公共场所心肺复苏的同时进行除颤治疗比单纯心肺复苏更有效。目前公共场所除颤系统已经建立，特别是在人多拥挤、气氛紧张的地方，尤其是可配备受过训练的志愿者的地方（如：娱乐场所、机场及体育场馆等）。尽管院外心搏骤停最常发生在家中，但因为常常没有目击者，故而不能通过家庭除颤器来预防。

体外自动除颤器项目在公共场所的启用减少了心搏骤停的死亡率。针对施救者已制定了基础复苏及高级生命支持的方案。这些文件由欧洲复苏委员会心肺复苏及心血管急救国际共识组发表，内容涵盖了各种临床情况及机制问题，并给出了清晰的治疗信息。作为治疗指南，尽管其证据水平被列为 C，然而它却是综合了源自证据水平从 A 到 C 的各种研究。

表 72-4　可穿戴式心脏复律除颤器（WCD）

推荐	推荐类别	证据等级
对于有严重左室收缩功能不全、一定时期内存在心律失常性猝死风险但又不适合植入型除颤器（例如经静脉移植的过渡、围生期心肌病、活动性心肌炎和心肌梗死后早期心律失常等）的患者，可考虑可穿戴式心脏复律除颤器	Ⅱb	C

第四节　持续性室性心律失常的紧急处理

心搏骤停的常见电学机制是室颤或室速、缓慢心律失常、心脏静止及电机械分离。总体来说，室性心动过速的存活率好于心脏静止。2010 年国际复苏联络委员会（ILCOR）根据在达拉斯举行的国际共识会议精神对室性心律失常急救的内容和推荐做了修改。如果发生心搏骤停，可以应用该流程进行抢救（见图 72-1）。

除颤之前的心肺复苏是否应该进行目前存在争议。一旦院外心搏骤停发生，包括胸部按压的心肺复苏应立即进行直到可以实施除颤。而院内一旦发生心搏骤停应立即进行电除颤，因为这种

情况下心搏骤停的原因很大可能是持续性室性心动过速。以最大输出能量开始除颤是明智之举。半自动除颤器作为一种先进技术提高了院内除颤的能力。对已植入 ICD 的患者，除颤贴片或手柄应放在距 ICD 机体至少 8cm 的位置。静脉应用胺碘酮使除颤更易成功并可预防室速或室颤的复发。除了电除颤治疗室性心动过速，高级生命支持措施也列在 2010 年 ILCOR 的文件中[21]。

患有持续性室速的患者应根据症状和对心律失常的耐受性进行治疗。单形持续性室速伴血流动力学不稳定者应立即采取直流电转复。血压低

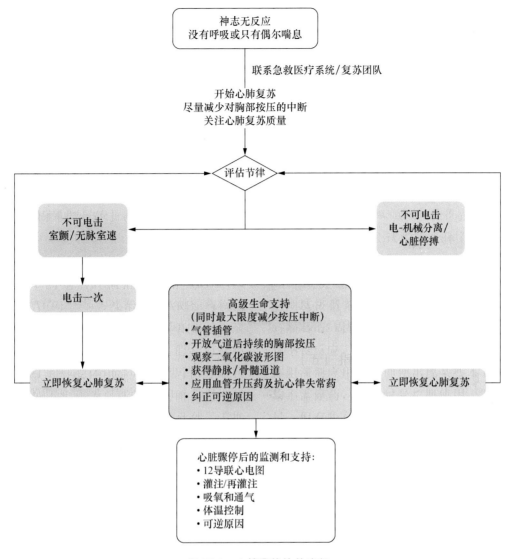

图 72-1　心搏骤停抢救流程

而神志清醒的患者复律前应给予镇静药。血流动力学稳定的宽 QRS 心动过速电转复应是一线治疗。不伴严重心衰和急性心肌梗死的患者可静脉使用普鲁卡因酰胺或氟卡尼。有心衰或怀疑缺血的患者应考虑静脉应用胺碘酮。利多卡因对单形性室速效果一般。左室分支性室速可使用静脉维拉帕米或 β 受体阻滞剂。总的原则，血流动力学稳定的持续室速应记录 12 导联心电图。指南对室性心律失常紧急处理推荐见表 72-5。

表 72-5　持续性室性心律失常紧急处理

推荐	推荐类别	证据等级
1. 推荐对持续性室速及血流动力学不稳定的患者行直流电复律	Ⅰ	C
2. 对于持续性室速但血流动力学稳定且无结构性心脏病的患者（例如特发性右室流出道室速），可考虑静脉推注氟卡尼或 β 受体阻滞剂、维拉帕米或胺碘酮	Ⅱb	C

第五节 介入治疗

一、导管消融

（一）瘢痕相关的室速

导管消融已成为瘢痕相关室速治疗的重要选择。关于缺血性心脏病的前瞻、随机、多中心的临床研究显示导管消融治疗室速可以减少 ICD 放电并预防室速反复发作[22]。导管消融常用于控制无休止室速或电风暴及减少和预防室速/室颤的发作。

ICD 可以有效地终止缺血性及非缺血性心肌病室速，但它不能预防室速的再发。有研究发现 ICD 放电与死亡率增高有关并损害患者的生活质量。β受体阻滞剂与胺碘酮联用可减少放电次数，但副作用显著常使治疗不能持续。通常瘢痕组织是室速发生的潜在基质。导管消融的部位是室速折返环中的缓慢传导区——峡部。折返环跨度可达几个厘米，涉及内膜、中层和外膜。瘢痕相关室速在同一个患者既可出现单形性室速，也可出现多形性室速。室速时 12 导联心电图形态有助于标测和消融。非缺血性心肌病患者的 QRS 形态可以帮助鉴别心外膜起源的室速。术前 CMR 检查通过无创手段帮助识别心肌梗死及心外膜室速的基质。

多形性室速的定义是 QRS 形态不断发生变化，常见于急性心肌梗死、获得性或遗传性离子通道病、心肌肥厚。这部分患者中一部分药物治疗无效，导管消融对浦肯野纤维触发的多形性室速可能是有效的[23]。

针对心脏结构的无创影像学检查最好的是 MRI，可用于指导室速消融。标测和消融可在室速发作过程中进行（激动标测）。三维电解剖系统有助于异常心室肌组织的定位，并可允许导管消融在窦律下进行（基质消融）而不必诱发室速，因为室速发作可导致血流动力学不稳定。非接触

标测系统可用于血流动力学不稳定的室速患者。消融技术包括：在折返环出口点对点消融、线性消融、心室肌异常电位消融。扩张型心肌病（DCM）或致心律失常性右室心肌病（ARVC）合并的室速常需要心外膜标测和消融。心外膜穿刺和消融的潜在并发症有：损伤冠状动脉、损伤周围脏器、左侧膈神经麻痹、出血导致心脏压塞。

心肌梗死后瘢痕相关的室速行导管消融的结果好于非缺血性心肌病室速。五项前瞻性多中心研究评估了导管消融治疗持续性室速的效果。大约 50% 的患者导管消融的结果比药物治疗更有效[24]。

就患者个体来讲，导管消融的成功率取决于梗死相关瘢痕的负荷量。医院的技术水平及治疗团队的经验对疗效也有影响。

心脏病患者室速导管消融的并发症有卒中、瓣膜损伤、心脏压塞及房室阻滞。介入相关的死亡率为 0～3%[25]，更常见于消融失败后的不可控制的室速。尽管导管消融已成为多种不同基质所致室速的一种治疗方法，但缺乏前瞻性的随机研究来证明其可以减少死亡率。

（二）心脏结构无显著异常的室速

心脏结构无显著异常的室速最常来自于右室或左室流出道。右室流出道室速体表心电图的特点为左束支传导阻滞伴电轴向下。左室流出道室速的心电图为右束支或左束支传导阻滞伴电轴向下。触发活动是最常见的病理生理机制。消融最早的激动电位往往取得较高的成功率。这类人群心脏猝死的发生率通常较低。小部分患者有涉及远端浦肯野纤维网的左室特发性室速。大多数患者可通过导管消融治愈且并发症很少。

二、抗心律失常外科治疗

在导管消融治疗室性心律失常的年代，外科

消融的需求是很少的。解剖指导左室室壁瘤切除已开展 50 多年。大的室壁瘤可以伴发室性心律失常，标测指导的室壁瘤切除不但可以改善左室功能也可消除室性心律失常。Josephson 等首先报道了切除心内膜治疗室性心律失常[26]。这项技术因围术期死亡率高达 10% 而仅在专业化很强的外科中心开展。如果患者度过了最初的术后阶段则远期效果很好。晚近的研究报道了心内膜次全切除

后外科冷冻消融治疗室速，复发率仍达 10%～20%，主要发生在术后头 90 天内[27]。因此，对术后可诱发室速的患者建议早期植入 ICD。

总之，外科消融应在有术前、术中电生理标测经验的中心进行。抗心律失常药治疗效果不好或在有经验中心导管消融失败的患者可考虑外科治疗，特别是心肌梗死后左室室壁瘤又需要血运重建的患者。

第六节　埋藏式心脏复律除颤器的社会心理学影响

除颤器对照研究显示 ICD 植入者与对照组相比生活质量得到提高。尽管如此，这些患者常出现焦虑和抑郁，尤其在经历了不适当放电或频繁放电后（>5 次）。在临床中这些问题常不被认识也未予治疗。对待这类患者虽然应立即找出频繁放电的原因，但治疗心理障碍也很重要。患者心理障碍的程度各不一样，有些可表现得很严重像创伤后应激障碍。近期有快速心律失常发作的 ICD 患者也会有放电预期所致的焦虑。植入 ICD 前顾虑重的患者更容易产生植入后的问题，并且抑郁程度尤为严重。因此，对心理障碍进行充分的评估和治疗十分重要。所有植入 ICD 的患者尤其是表现出心理障碍的患者为了提高治疗效果都需要学习怎样与植入装置共同生活。

植入 ICD 后对生活的许多方面都有影响，如：开车、性生活、睡眠质量、体形及体育运动。来自健康保健专业人员的帮助可减轻患者的忧虑，但还需要进一步的研究来完善保健过程并制订出有证据支持的干预方案。

（商丽华）

参考文献

[1] Sarganas G，Garbe E，Klimpel A，et al. Epidemiology of symptomatic drug-induced long QT syndrome and torsade de pointes in Germany. Europace，2014，16：101-108.

[2] Kontos MC，Diercks DB，Ho PM，et al. Treatment and outcomes in patients with myocardial infarction treated with acute beta-blocker therapy：results from the American College of Cardiology's NCDRw. Am Heart J，2011，161：864-870.

[3] Bardy GH，Lee KL，Mark DB，et al. Sudden Cardiac Deathin Heart Failure Trial（SCD-HeFT）Investigators. Amiodarone or an implantable cardioverter-defibrillator for congestive heart failure. N Engl J Med，2005，352：225-237.

[4] Singh SN，Fletcher RD，Fisher SG. Amiodarone in patients with congestive heart failure and asymptomatic ventricular arrhythmia. Survival Trial of AntiarrhythmicTherapy in Congestive Heart Failure. N Engl J Med，1995，333：77-82.

[5] Piccini JP，Berger JS，O'Connor CM. Amiodarone for the prevention of sudden cardiac death：a meta-analysis of randomized controlled trials. Eur Heart J，2009，30：1245-1253.

[6] Waldo AL，Camm AJ，deRuyter H，et al. Effect of d-sotalol on mortality in patients with left ventricular dysfunction after recent and remote myocardial infarction. The SWORD Investigators. Survival With Oral d-Sotalol. Lancet，1996，348：7-12.

[7] Hohnloser SH，Dorian P，Roberts R，et al. Effect of amiodarone and sotalol on ventricular defibrillation threshold：the optimal pharmacological therapy in cardioverter defibrillator patients（OPTIC）trial. Circulation，2006，114：104-109.

[8] Goyal A，Spertus JA，Gosch K，et al. Serum potassium levels and mortality in acute myocardial infarction. JAMA，2012，307：157-164.

[9] Alberte C, Zipes DP. Use of nonantiarrhythmic drugs for prevention of sudden cardiac death. J Cardiovasc Electrophysiol, 2003, 14: S87-S95.

[10] Pitt B, RemmeW, Zannad F, et al. Post-Acute Myocardial Infarction Heart Failure Efficacy and Survival Study Investigators. Eplerenone, a selective aldosteroneblocker, in patients with left ventricular dysfunction after myocardial infarction. N Engl J Med, 2003, 348: 1309-1321.

[11] Mitchell LB, Powell JL, Gillis AM, et al.. Are lipid-lowering drugs also antiarrhythmic drugs? An analysis of the Antiarrhythmics versus ImplantableDefibrillators (AVID) trial. J Am Coll Cardiol, 2003, 42: 81-87.

[12] Goldenberg I, Gillespie J, Moss AJ, et al. Executive Committee of the Multicenter Automatic Defibrillator Implantation Trial Ⅱ. Long-term benefit of primary prevention with an implantable cardioverter-defibrillator: an extended 8-year follow-up study of the Multicenter Automatic Defibrillator Implantation Trial Ⅱ. Circulation, 2010, 122: 1265-1271.

[13] Goldenberg I, Kutyifa V, Klein HU, et al. Survival withcardiac-resynchronization therapy in mild heart failure. N Engl J Med, 2014, 370: 1694-1701.

[14] van der Heijden AC, Borleffs CJ, Buiten MS, et al.. The clinical course of patients with implantable defibrillators: Extended experience on clinical outcome, device replacements, and device-related complications. Heart Rhythm, 2015, 12: 1169-1176.

[15] Connolly SJ, Hallstrom AP, Cappato R, et al Meta-analysis of the implantable cardioverter defibrillator secondary prevention trials. AVID, CASH and CIDS studies. Antiarrhythmics vs Implantable Defibrillator study. Cardiac Arrest Study Hamburg. Canadian Implantable Defibrillator Study. Eur Heart J, 2000, 21: 2071-2078.

[16] Jarman JW, Lascelles K, Wong T, Markides V, et al.. Clinical experience of entirely subcutaneous implantable cardioverter-defibrillators in children and adults: cause for caution. Eur Heart J, 2012, 33: 1351-1359.

[17] Dabiri Abkenari L, Theuns DA, Valk SD, et al. Clinical experience with a novel subcutaneous implantable defibrillator system in a single center. Clin Res Cardiol, 2011, 100: 737-744.

[18] Burke MC, Gold MR, Knight BP, et al. Safety and efficacy of the totally subcutaneous implantable defibrillator: 2-year results from a pooled analysis of the IDE Study and EFFORTLESS Registry. J Am Coll Cardiol, 2015, 65: 1605-1615.

[19] Chung MK, Szymkiewicz SJ, Shao M, et al.. Aggregate national experience with the wearable cardioverter-defibrillator: event rates, compliance, and survival. J Am Coll Cardiol 2010; 56: 194-203.

[20] Epstein AE, Abraham WT, Bianco NR, et al.. Wearable cardioverter-defibrillator use in patients perceived to be at high risk early post-myocardial infarction. J Am Coll Cardiol, 2013; 62: 2000-2007.

[21] Nolan JP, Hazinski MF, Billi JE, et al. Part 1: Executive summary: 2010 International Consensus on Cardiopulmonary Resuscitation and Emergency Cardiovascular Care Science With Treatment Recommendations. Resuscitation, 2010, 81 (Suppl 1): e1-25.

[22] Reddy VY, Reynolds MR, Neuzil P, et al.. Prophylactic catheter ablation forthe prevention of defibrillator therapy. N Engl J Med, 2007, 357: 2657-2665.

[23] Bansch D, Bocker D, Brunn J, et al.. Clusters of ventricular tachycardias signify impaired survival in patients with idiopathic dilated cardiomyopathy and implantable cardioverter defibrillators. J Am Coll Cardiol, 2000, 36: 566-573.

[24] Calkins H, Epstein A, Packer D, et al.. Catheterablation of ventricular tachycardia in patients with structural heart disease using cooled radiofrequency energy: results of a prospective multicenter study. Cooled RF Multi Center Investigators Group. J Am Coll Cardiol, 2000, 35: 1905-1914.

[25] Carbucicchio C, Santamaria M, Trevisi N, et al.. Catheter ablation for the treatment of electrical storm in patients with implantable cardioverter-defibrillators: short-and long-term outcomes in a prospective single-center study. Circulation, 2008, 117: 462-469.

[26] Josephson ME, Harken AH, Horowitz LN. Endocardial excision: a new surgical technique for the treatment of recurrent ventricular tachycardia. Circulation, 1979, 60: 1430-1439.

[27] Sartipy U, Albage A, Insulander P, et al. Surgery for ventricular tachycardiain patients undergoing surgical ventricular restoration: the Karolinska approach. J Interv Card Electrophysiol, 2007, 19: 171-178.

第七十三章　冠心病患者室性心律失常的管理和心脏性猝死的预防

第一节　国外指南的概述

世界卫生组织定义心源性猝死（SCD）为在急性症状出现后 1h 内死亡或在监测中无症状出现的 24h 内死亡。多数 SCD 发生在有器质性心脏病的患者。男性多于女性，SCD 中约 80% 由冠心病及其并发症引起。冠心病是室性心律失常的常见原因。在急性心肌梗死（AMI）病程演变及各种治疗手段应用过程中均可并发不同类型的心律失常，其中最常见的是室性心律失常，发生率高达 50%～95%。AMI 患者最初 12 小时内非持续性室速发生率为 67% 或更高，持续性室速发生率为 35%，室颤发生率为 4.1%。心肌梗死后 1 年死亡率可达 3%～5%，伴心功能不全或室壁瘤者则发生率更高。

美国心脏病学会、美国心脏病协会和欧洲心脏病学会（ACC/AHA/ESC）于 2006 年 9 月正式发表了室性心律失常治疗和心源性猝死（SCD）预防指南（Zipes et al. 2006）[1]。该指南为 ACC、AHA、ESC［包括欧洲心律协会（EHRA）和欧洲心律学会（HRS）］合并和更新过去重叠且有差异的包括室性心律失常治疗和 SCD 预防内容的 19 个临床指南和 4 个专家共识。该指南根据欧洲 ESC 和美国 ACC/AHA 发布的指南如 ACC/AHA/NASPE 2002 年植入型心脏起搏器及抗心律失常器械指南、ACC/AHA 2004 年 ST 段抬高型心肌梗死指南、ESC 2001 年和 2003 年预防心源性猝死指南、ESC 2005 年慢性心力衰竭的诊断和治疗指南、ACC/AHA 2005 年成人慢性心力衰竭的诊断和治疗指南对植入型复律-除颤器（ICD）植入减少 SCD 的一级预防的推荐差别，旗帜鲜明地确定了新的统一的治疗推荐级别和证据级别，并详细描述了室性心律失常的不同分类方法，包括临床特征分类、电生理分类、疾病单元分类。

2014 年 8 月 30 日，欧洲心律协会（EHRA）、美国心律学会（HRS）和亚太心脏节律学会（APHRS）联合发布了室性心律失常专家共识（Pedersen et al. 2014）[2]，这份共识提供了目前最好的室性心律失常评估和治疗策略，内容涵盖了整个室性心律失常谱，既有无症状性室性心律失常，也有致死性室性心律失常。这份共识主要是基于专家意见形成的，因为室性心律失常相关循证医学证据较少。但是，欧洲、美国、亚洲三大学会共同制定了这份共识，最大程度上减少了争议，对临床诊断和管理室性心律失常患者有重要价值。

欧洲心脏病学会（ESC）于 2015 年 8 月 29 日正式在 *European Heart Journal* 发表室性心律失常治疗和 SCD 预防指南（Priori et al. 2015）[3]，与 2006 年指南相比最大的一个特点就是按照心源性猝死及室性心律失常发生的不同心律失常病因进行了 ICD 植入适应证方面的阐述，尤其是对急性心肌梗死所致室性心律失常的一级预防、二级预防作了详尽说明。

本文结合目前国内外新近指南，主要对冠心病患者室性心律失常的管理和心源性猝死的预防作进一步阐述。

第二节　国外指南各个版本之间的变迁和变化依据

一、2014 EHRA/HRS/APHRS 室性心律失常专家共识更新及依据

1. 推荐针对潜在的心血管疾病和危险因素进行最佳治疗（I，LOE A）。室性心律失常患者临床表现或心律失常类型提示存在冠心病时，应该考虑进行心肌缺血检测（Ⅱa，LOE C）。心脏事件风险通常是由潜在的心脏疾病而不是心律失常所致。因此对于存在明显器质性心脏病者，应首先针对病因进行治疗。对于伴有冠心病的室性心律失常患者也同样如此，首先应针对心肌缺血进行治疗，以降低心律失常的频度与不良事件风险。在缺血性心脏病基础上所发生的室性心律失常与其他病因导致的心律失常的治疗原则有所不同，因此明确室性心律失常患者是否存在心肌缺血对于制定合理的治疗方案非常重要。

2. 心肌梗死幸存患者或左心室功能下降的患者合并非持续性室性心律失常，心律失常可对患者预后产生不利影响。虽然β受体阻滞剂的抗心律失常作用较弱，但是唯一被证实能够改善远期预后、降低死亡率的药物。若无禁忌证，指南推荐使用β受体阻滞剂（I，LOE A）进行预防。其他抗心律失常药（如Ⅰ类药物）虽然具有较强的抗心律失常作用，但并不能改善预后，甚至会增加死亡率，因此不宜选用。

3. 对临床试验中未包括的患者人群接受 ICD 治疗的专家共识

（1）心肌梗死 40 天内患者：根据 2008 年、2012 年 ACC/AHA/HRS 心律失常器械植入指南和 2013 年 ACC/AHA 心力衰竭治疗指南，心肌梗死后＞40 天、EF＜30％、NYHA Ⅰ级的患者和 EF＜35％、NYHA Ⅱ级或Ⅲ级患者是植入 ICD Ⅰ A 类适应证。AMI 发病 40 天内的患者，根据临床试验结果，不主张心肌梗死急性期植入 ICD，因为急性期患者的临床情况很差，心功能恢复程度不清。但指南编写小组鉴于一些严重情况，对心肌梗死 40 天内患者仍推荐植入 ICD，以下是对每一种情况 ICD 治疗的专家共识（图 73-1）。

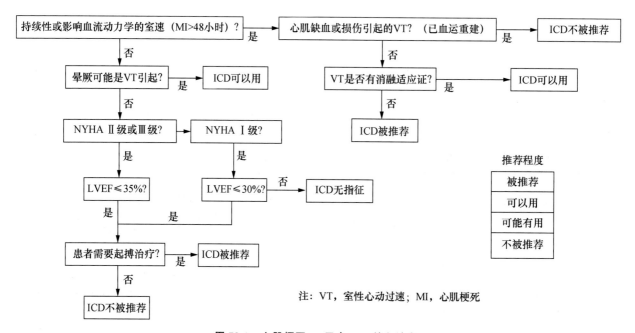

注：VT，室性心动过速；MI，心肌梗死

图 73-1　心肌梗死 40 天内 ICD 植入流程

（2）血运重建 90 天内患者：2002 年 ACC、AHA、心脏起搏和电生理学会（NASPE）联合发布的 ICD 治疗指南中指出，对血运重建 3 个月后，LVEF 小于或等于 30％患者 ICD 植入是ⅡA 适应证。因缺乏大样本、随机对照研究资料，共识对血运重建 90 天内患者 ICD 植入提出流程总结见图 73-2。

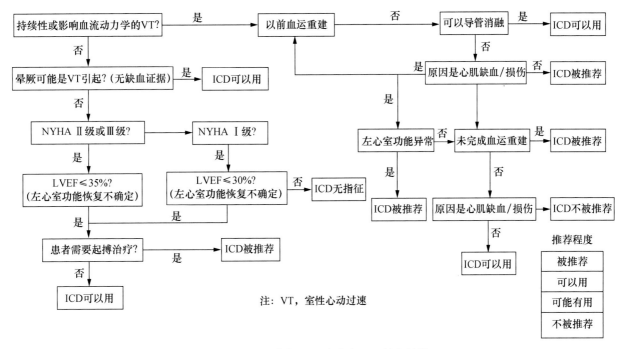

图 73-2　血运重建 90 天内患者 ICD 植入流程

二、2015 年 ESC 对于室性心律失常和心源性猝死预防的管理指南更新及依据

2015 年 ESC 对心源性猝死患者 ICD 二级预防指征与 2006 年指南相比，对急性心肌梗死患者植入 ICD 的时间切入点及适应证要求与 2006 指南基本保持一致，但对心肌梗死后需要 ICD 植入的具体情况更为细化说明。

1. 新指南在急性心肌梗死伴有猝死高风险人群中植入 ICD 适应证作了详尽说明，最重要的建议之一是识别猝死高危且可能从 ICD 获益的缺血性心脏病患者。MADITⅡ研究中 8 年的随访结果显示，射血分数 30％以下或轻度/中度心衰（NYHAⅡ或Ⅲ类）的患者可从 ICD 中获益。

2. 新指南强调心肌梗死后 48 小时为时间临界点，48 小时内出现的电生理紊乱与冠脉血流阻滞有关，48 小时后缺血对电生理的影响趋于稳定。心肌梗死 40 天内一般不推荐植入 ICD 作为心脏性猝死初级预防（Ⅲ，A）。

3. 对于急性心肌梗死 40 天内伴有左室心功能受损、不完全血运重建、心肌梗死后 48 小时之后出现的心律失常患者可考虑早期 ICD 植入或临时使用可穿戴式除颤器。

4. 对于接受最佳药物治疗、LVEF 正常且预期存活时间 1 年以上但反复发作持续性室速（非心肌梗死 48 小时之内）的患者，建议植入 ICD（Ⅱa，C）。对于无可逆性病因所致，或心肌梗死后接受最佳药物治疗且预期存活时间 1 年以上，但 48 小时之内发生室颤或血流动力学不稳定室速的患者，推荐植入 ICD（Ⅰ，A）。

5. 推荐对所有急性心肌梗死患者出院前评估心功能，患者心肌梗死后 6～12 周再次评估左室功能，以明确患者是否需要、仍有必要或者预防性植入 ICD。新指南是基于考虑部分患者血运重建后心功能改善，重新评估有助于避免不必要的 ICD 植入，另一方面也可发现 LVEF 仍低下的患者，以便及时植入 ICD 以预防猝死。

三、2015 年 10 月 15 日新版《美国心脏学会心肺复苏（CPR）指南和 ECC 指南》

2015 年 10 月 15 日新版《美国心脏学会心肺复苏（CPR）指南和 ECC 指南》（Neumar et al. 2015）隆重登场，相对于 2010 版 CPR 指南，对预防冠心病导致的心源性猝死措施强调早期实施冠脉造影及 PCI 干预。

（一）尽早行冠脉造影检查

新指南建议所有疑似心源性心搏骤停患者，无论是 ST 段抬高的院外心搏骤停患者，还是疑似心源性心搏骤停而没有心电图 ST 段抬高的患者，也无论其是否昏迷，都应实施急诊冠状动脉血管造影。

（二）尽早行 PCI 术

1. 患者若在急诊科出现 ST 段抬高心肌梗死（STEMI），而医院不能进行冠脉介入治疗（PCI），应立即转移到有 PCI 条件的医疗中心，而不应在初诊的医院先立即接受溶栓治疗。

2. 如果 STEMI 患者不能及时转诊至能够进行 PCI 的医院，应先接受静脉溶栓治疗。在溶栓治疗后最初的 3～6 小时内，最多 24 小时内，对所有患者尽早转诊，进行常规血管造影，不建议只在患者因缺血需要血管造影时才转诊。

第三节　国外指南与我国指南的差异

1. 国内外不断更新 ST 段抬高型心肌梗死（STEMI）的治疗指南，以有效降低其并发室性心律失常及心源性猝死的发生率和死亡率，如 2012 年 8 月 ESC 公布的《急性 STEMI 处理指南》以及 2012 年 12 月美国心脏病学基金会（ACCF）和 AHA 联合发表的《2013 年美国 ACCF/AHA 急性 STEMI 治疗指南》中，有很多新的亮点，如急性 STEMI 的处理流程、再灌注治疗以及抗血栓、抗凝治疗等。本文主要对比 2015 年《中国急性 ST 段抬高型心肌梗死（STEMI）诊断治疗指南》[4]（中华医学会心血管病学分会及中华心血管病杂志编辑委员会，2015），指出完全再灌注治疗的急救转运流程在整个急性 STEMI 诊疗过程中的重要性，并针对合并室性心律失常规范化做出处理。

（1）优化急性 STEMI 的急救转运流程：应尽可能缩短两个时间，即发病至首次医疗接触（FMC）的时间和 FMC 至开通梗死相关动脉的时间。通过增加健康教育和媒体宣传使患者明白什么情况下应及时就医，以缩短发病至首次 FMC 时间。通过建立区域协同救治网络，必要时进行合适的转运，尽可能缩短 FMC 至开通梗死相关动脉的时间。

（2）并发室性心律失常治疗：患者出现心室颤动或持续多形性室速应立即行非同步直流电除颤。单形性室速伴血流动力学不稳定或药物疗效不满意时，尽早行同步直流电复律。室速经电复律后仍反复发作建议静脉应用胺碘酮联合 β 受体阻滞剂治疗。无症状的室性早搏、非持续性室速（持续时间<30s）和加速性室性自主心律不需要预防性使用抗心律失常药物。2015 年 ESC 指南还建议，在使用 β 受体阻滞剂时出现复发性昏厥或多形/双向室速的患者，如果存在 ICD 置入风险或禁忌证，可联合使用氟卡尼进行治疗。

2. 相对于 2013 年中国非 ST 段抬高型急性冠脉综合征（NSTE-ACS）指南，2015 年 ESC 非 ST 段抬高型急性冠脉综合征（NSTE-ACS）指南（Jobs and Thiele，2015）更新要点：

（1）新指南强调对 NSTE-ACS 患者进行心律监测：大多数心律失常发生在发病后 12 小时内。NSTE-MI 急性期早期血运重建、使用抗栓药和 β 受体阻滞剂可以显著减少危及生命的心律失常的发生率。

（2）介入策略优化转运，尽早手术：新指南首次以流程图形式，将危险分层/转运策略/介入时机有机结合。并进一步细化侵入治疗风险分层，强调高危患者应在 24 小时内尽早行侵入治疗。

3. 稳定性冠心病（或稳定性缺血性冠心病）是冠心病中最常见的类型，2007 年和 2010 年我国曾先后发表了《慢性稳定性心绞痛诊断与治疗指南》及《慢性稳定性冠心病管理中国共识》，对稳定性冠心病的治疗提供了诊断、治疗和管理的基本原则。2014 年 ACC/AHA 联合发布了稳定性缺血性心脏病诊断和管理指南更新，主要进一步强调稳定性冠心病治疗的危险评估，并根据危险评估制定治疗策略，对于中、高危的不稳定患者应按照急性冠状动脉综合征进行紧急治疗，高危患者血运重建治疗可能改善预后。指南均未涉及心律失常的问题。

第四节　国外指南在我国的实际应用状况

尽管近年来经全国、地方相关学会及专业团体对 ICD 疗法努力推广，我国 ICD 植入总量、一级预防比例仍然很低。目前国内植入 ICD 患者中超过 50% 是二级预防。即便如此，仍有许多符合二级预防的患者未能接受 ICD 治疗，至于 ICD 一级预防在国内的应用则更加有限。存在的问题主要表现在：①医生及患者对 SCD 及 ICD 疗法的认识不足；②医疗保险覆盖不够：植入 ICD 的患者所需要的自付费用太高，患者及家属难以承受；③其他因素：如患者不接受体内植入物，ICD 需要多次更换以及 ICD 是姑息性治疗，不能治疗基础心脏疾病，也不能改善心力衰竭状态等。加大对医生和相关患者人群宣传 ICD 预防 SCD 作用及其适应证的力度、提升医生医疗行为以及提高 ICD 的医保报销比例等都是今后推动 ICD 在我国应用的解决对策。

针对国内目前现状，在上述对策的基础上，推行所谓 ICD 的"1.5 级预防"可能是合适的。"1.5 级预防"是指在符合一级预防适应证的基础上，同时满足以下一项或一项以上高危因素中的一个，应该植入 ICD：①不明原因晕厥史；②室性心律失常：主要指非持续性室速；③更低的 LVEF 值（≤25%）。

已有研究显示，当一级预防适应证患者合并上述高危因素时，全因病死率和发生 SCD 的风险更高，自 ICD 疗法中获益更大。"1.5 级预防"不是一个新的适应证，而是在目前中国 ICD 一级预防工作开展举步维艰的情况下使更多医生和患者接受 ICD 疗法的一种理念和举措，提高有适应证患者 ICD 的植入率。

第五节　指南在预防-治疗-康复一体化中的作用

一、急性冠脉综合征合并室性心律失常的管理

（一）AMI 早期合并室性心律失常的处理

由于急性心肌梗死 48 小时以内出现的室性心律失常多与冠状动脉血流中断引起的缺血和其产生的电生理紊乱有关，因此心律失常的处理首先是按照指南的要求实施充分的抗栓治疗和血运重建治疗；其次是进行心电监护，纠正电解质酸碱平衡紊乱，必要时以药物治疗为主。不推荐预防性抗心律失常药物治疗（除了 β 受体阻滞剂）（Ⅲ，B）。

1. 室性心律失常的预防

（1）充分的抗栓治疗和血运重建治疗。在急性心肌缺血时发生过室颤的患者，建议行冠脉再血管化治疗（ESC2015，Ⅰ，A）。反复发作 VT/VF 患者当不能排除心肌缺血时，建议紧急冠脉造影（Ⅰ，C）。

（2）心电监护。

（3）维持电解质和酸碱平衡，及时补钾补镁，应维持血钾 4.5mmol/L 以上，血镁在 2mmol/L 以上。

（4）早期静脉或口服应用 β 受体阻滞剂。

（5）除了 β 受体阻滞剂外，不建议常规加用其他抗心律失常药物进行室性心律失常的预防。

2. 多形性室速、室颤的处理

（1）电转复或除颤：首先采取的手段。首先用 200J 功率（单相除颤器）或进行非同步电转复；若不成功，再次 200～300J 电击；第三次 360J 电击。

（2）如果仍无效，或为无脉搏的 VT，可静脉注射胺碘酮 300mg 或 5mg/kg 后，再次电击。

（3）在上述治疗基础上，仍反复发作多形性室速，可首先考虑使用静脉注射 β 受体阻滞剂，如倍他乐克 5mg iv（ESC 2015，Ⅰ，B），其次是胺碘酮（ESC 2015，Ⅰ，B）。

（4）维持电解质和酸碱平衡，及时补钾补镁，应维持血钾 4.5mmol/L 以上，血镁在 2mmol/L 以上。

（5）已行完全血运重建且优化药物治疗后，患者仍反复发作 VT、VF 或电风暴，建议加用胺碘酮或 β 受体阻滞剂＋胺碘酮，不推荐使用钠通道阻滞剂作为主要抗心律失常治疗。对于浦肯野纤维缺血相关室性早搏诱发的 VT/VF，可考虑行导管消融术，之后再酌情植入 ICD。

3. 持续性单形性室速处理

（1）室速伴肺水肿，低血压（＜90mmHg）或心绞痛应电复律（100J 开始）。

（2）室速但血流动力学稳定，不伴肺水肿和低血压，静注胺碘酮 150mg（10 分钟），间隔 10～15 分钟可重复使用，以后 0.5～1mg/min 静脉滴注。如果药物治疗无效，电复律（50J 开始）。

（3）已行完全血运重建且优化药物治疗后，患者仍反复发作 VT、VF 或电风暴，尤其浦肯野纤维缺血相关室性早搏诱发的 VT/VF，可考虑行导管消融术，之后再酌情植入 ICD（ESC2015 Ⅱa，C）。

（4）应用抗心律失常药物后 VT 仍反复发作，

不可能行导管消融时，可考虑经导管行超速刺激（ESC2015 Ⅱa，C）。

4. 非持续性室速、室性早搏的处理

（1）若无血流动力学异常，部分患者可无需治疗。

（2）室性早搏频发或影响血流动力学的非持续性 VT，则建议应用胺碘酮。

5. PCI 中 VT/VF 的处理

PCI 术中 VT/VF 的发生率为 5%～13%，需要紧急电转复。部分 VT 为再灌注心律失常，一般无需特殊处理，只需要严密监护。PCI 中发生的 VF 不影响 PCI 的成功率，对住院死亡率和 1 年存活率也无影响。

6. 交感风暴的处理和预防

心室电风暴（VES）指 24h 内恶性室性心律失常（室速或室颤）发作≥3 次，由于心室电活动极度不稳定所导致，又称交感风暴、儿茶酚胺风暴、ICD 电风暴、电风暴。急性冠脉综合征后的 VES 指的是 24 小时内反复发作室速、室颤不少于 20 次，或每小时不少于 4 次。AMI 并发 VES 的风险及死亡率极高，约 30% 患者抢救无效死亡。

对于电风暴引起的室性心律失常及时采用电复律或电除颤。同时需要尽快进行药物治疗。

（1）β 受体阻滞剂可降低交感神经兴奋性，有助于阻止 VES 的发生，应做为首选。临床常用美托洛尔，首次剂量 5mg，加 10ml 生理盐水稀释，1mg/min 静脉推注，5～10 分钟后可重复使用，但用量不能超过 0.2mg/kg，15～30 分钟后改为口服维持。也可以选择盐酸艾司洛尔，首次给予 30mg，2min 注入，后 0.056～0.072mg/(kg·min) 维持。

（2）次选胺碘酮，胺碘酮通过抑制钙、钠、钾通道，抑制 VES 发生。首次剂量 3mg/kg 静脉推注，10 分钟后改为 1～1.5mg/min 维持。也可与 β 受体阻滞剂联合应用。

（3）上述药物无效，也可以选择利多卡因、溴苄铵（bretylium）等。在使用 β 受体阻滞剂时出现复发性昏厥或多形/双向室速、且具有 ICD 植入风险或禁忌证的患者，可联合使用氟卡尼进行治疗（ESC2015）。

（4）注意去除诱因，纠正水、电解质和酸碱平衡紊乱。对于仍存在缺血因素的，及时给予血运重建的治疗。对于焦虑或过度紧张的患者，应给予必要的镇静治疗，可应用地西泮或咪达唑仑。

7. 其他

院外发生心搏骤停，复苏后呈昏迷状态，心电图提示 ST 段抬高型心肌梗死的患者建议入院后直接进导管室行冠脉造影（2015ESC，Ⅰ，B）。

院外发生心搏骤停，复苏后呈昏迷状态，若心电图未提示 ST 段抬高型心肌梗死，建议先收入重症监护病房，当除外非冠脉原因后，尤其血流动力学不稳定患者，可考虑尽早（＜2 小时）行冠脉造影（2015ESC，Ⅱa，B）。

优化药物治疗后仍有反复发作 VT/VF、血流动力学不稳定者，可考虑左心辅助装置及体外生命支持治疗以赢得冠脉再血管化的机会（2015ESC，Ⅱa，B）。

对于难治性心搏骤停患者可考虑心脏辅助及再血管化治疗（2015ESC，Ⅱb，C）。

对于无可逆性病因所致，或心肌梗死后接受最佳药物治疗且预期存活时间 1 年以上但 48 小时之内发生室颤或血流动力学不稳定室速的患者，推荐植入 ICD（Ⅰ，A）。

AMI 患者 48h 内室性早搏（简称室早）发生率约为 90％。非持续性室速（NSVT）发生率为 6％～40％，24～48h 内不升高病死率，但 3 年的总病死率在有 NSVT 患者和无 NSVT 患者中分别为 33％和 15％。

（二）AMI 恢复期室性心律失常的管理

AMI 后 2 天至 40 天期间室性心律失常的发生机制与早期有所不同，后者更多与心室重构、低左室射血分数等有关，交感神经系统的激活程度下降，室颤的发生率大大下降。植入埋藏式心脏转复除颤器（ICD）及抗心力衰竭措施等能降低死亡率，改善预后。2015 年欧洲心脏病学会性心律失常和 SCD 预防指南在急性心肌梗死伴有猝死高风险人群中植入 ICD 适应证作了详尽说明，最重要建议之一是识别猝死高危且可能从 ICD 获益的

缺血性心脏病患者。MADIT Ⅱ 研究中 8 年的随访结果显示，射血分数 30％以下或轻度/中度心衰（NYHA Ⅱ 或 Ⅲ 类）的患者可从 ICD 中获益。此阶段 ICD 植入的指征如下。

1. 室性心律失常发生时的处理原则与 AMI 早期相似。

2. 对于没有接受血运重建治疗的患者，如果仍有缺血表现，仍应考虑血运重建治疗，或开通严重缺血的相关动脉。

3. 对于已经接受彻底的血运重建和最佳药物治疗后，仍然反复发作室性心动过速、心室颤动或电风暴的患者，应考虑在专科中心行射频消融术，并随后植入 ICD。

4. 对于急性心肌梗死 40 天内伴有左室心功能受损、不完全血运重建、心肌梗死 48 小时之后出现的心律失常患者可考虑早期 ICD 植入或临时使用可穿戴式除颤器。但是，后者仍未在国内上市，所以如果需要，仍以植入 ICD 为主。

5. 对于接受最佳药物治疗，左室射血分数水平正常且预期存活时间 1 年以上，但反复发作持续性室速的患者，建议植入 ICD（ESC2015，Ⅱ aC）。

6. 对原已植入 ICD 的患者，反复出现 ICD 不适当的治疗，建议对已植入的 ICD 进行程控（IC）。为了预防不适当的放电，也可程控 ICD（ESC2015，Ⅱ aC）。

7. 心肌梗死后早期（10 天以内）LVEF≤40％的患者，可行心室程序刺激（PVS）评估 SCD 的风险（Ⅱ bB）；不建议应用包括微伏 T 波电交替或信号平均心电图（SA-ECG）在内的无创检查进行 SCD 风险评估（ESC2015，Ⅲ B）。

8. 心肌梗死 40 天内一般不推荐植入 ICD 作为心脏性猝死一级预防（Ⅲ，A），作为一级预防早期植入 ICD（心肌梗死后 6～40 天）并没有明显降低全因死亡率。在 IRIS 研究中，也证实了 EF＜40％且心肌梗死后的患者 5～31 天内植入 ICD 并不会减少总体死亡率。

（三）NSTE-ACS 合并室性心律失常的管理

大多数心律失常发生在 NSTE-ACS 发病后 12

小时内。2015 年欧洲心脏病学会性心律失常和 SCD 预防指南强调对 NSTE-ACS 确诊患者需要监测心律失常，主要是非 ST 段抬高型心肌梗死（NSTEMI）。NSTE-MI 急性期早期血运重建、使用抗栓药和 β 受体阻滞剂可以显著减少危及生命的心律失常的发生率 3%。2015 年欧洲心脏病学会性心律失常和 SCD 预防指南对 NSTEMI 管理的建议如下：

1. 心电监护

心律失常低风险的 NSTEMI 患者，需要心电监护，时间≤24 小时；对于中高风险心律失常的 NSTEMI 患者，心电监护时间＞24 小时。而不稳定型心绞痛心绞痛患者不建议监护。

心律失常风险判断：至少有符合下列项目之一者，为中高风险。①血流动力学不稳定；②主要心律失常；③左室射血分数（LVEF）＜40%；④再灌注治疗失败；⑤其他冠脉大血管的严重狭窄病变；⑥出现 PCI 相关的并发症。

2. 冠脉造影及必要的 PCI 治疗

（1）引起致命性室性心律失常的 NSTEMI 患者，建议 2 小时内进行冠脉造影和必要的 PCI 术（ESC 2015，Ⅰ，C）。

（2）对于反复引起室性心动过速、心室颤动的患者，建议立即行冠脉血运重建术（ESC 2015，Ⅰ，C）。

（3）对于考虑冠心病可能性大的室性心律失常患者，尤其是血流动力学不稳定者，应考虑尽早行冠状动脉造影术。

3. 心律失常的处理，同上述治疗方案。

二、心肌梗死慢性期心脏性猝死的预防

心肌梗死患者慢性期容易遗留左心功能不全，同时由于心肌梗死瘢痕形成也是室性心律失常发生的重要基质（substrate）。因此，对于心肌梗死慢性期心源性猝死的评估主要基于两个方面：心功能的状态和室性心律失常的发作情况。如果室速是由于瘢痕形成的异常电生理基质所致，则血运重建不能消除室速。对心肌梗死患者，LVEF≤

35%，左心室存在较大的瘢痕，即使采用血运重建、β 受体阻滞剂、ACE 抑制剂治疗，远期发生致命性室性心律失常的危险也是增加的。ICD 对降低总死亡率、预防猝死可能有益，这种益处可能随着时间的推移而表现得更明显。

（一）电生理检查及药物预防

心肌梗死幸存患者或左心室功能下降的患者合并非持续性室性心律失常，若无禁忌证，推荐应用 β 受体阻滞剂作为猝死的预防措施（Ⅰ，LOE A）。此类心律失常可对患者预后产生不利影响。虽然 β 受体阻滞剂的抗心律失常作用较弱，但此类药物是唯一被证实能够改善远期预后、降低死亡率的药物。其他抗心律失常药（如 1 类药物）虽然具有较强的抗心律失常作用，但并不能改善预后，甚至会增加死亡率，因此不宜选用。

对于心肌梗死后幸存、左室射血分数保留以及不明原因晕厥的患者，应考虑行程序性心室刺激（Ⅱa，C）。

（二）心脏性猝死的二级预防：ICD 植入的适应证

不管心功能状态如何，心肌梗死（MI）慢性期并发室速和室颤的患者适用 ICD 预防性植入的二级预防。ESC 和 2012 年 ACCF/AHA/HRS 指南均推荐在血流动力学不稳定的室性心动过速（VT）或者室颤（VF）患者中植入 ICD，且不考虑左室功能。

在慢性 MI 患者（40 天后）发生早期 VT 或者 VF 的患者中，尽管已行血管重建术和合理用药，如果射血分数（EF）无明显改善可优先考虑 ICD 植入，因为心律失常复发率比较高。

LVEF 在 35%～40% 之间的 MI 患者持续性心律失常并导致血流动力学不稳定，也需考虑二级预防植入 ICD。

ICD 适用于预期寿命＞1 年的患者，可明显改善患者的死亡率。对心肌梗死后猝死的二级预防，ICD 应尽早植入，并不推荐使用电生理检查来决定 ICD 植入患者。

（三）ICD 的一级预防

严重心衰患者植入 ICD 可明显降低死亡率，特别是在心肌梗死后和缺血性心肌病发作后的患者中效果更明显。SCD-HEFT 试验证实在缺血性心肌病患者中植入 ICD 有明显获益。研究中纳入 2521 例 NYHA 分级为 Ⅱ～Ⅲ 级且射血分数≤35% 的患者，随机分配至治疗组和安慰剂组、传统治疗和胺碘酮、传统治疗和 ICD 植入组。发现胺碘酮并不会减少死亡率，ICD 组可明显减少死亡风险。

MADIT Ⅱ 试验中，入选了 1232 例心功能 Ⅰ～Ⅲ 级的 MI 患者，在 MI 后随访至少 1 个月发现 ICD 组较药物治疗组可减少 31% 死亡风险。

2008 年 ACC/AHA/HRS 指南对心肌梗死后猝死一级预防的 ICD 植入做如下推荐：

（1）心肌梗死所致 LVEF<35%，且心肌梗死后 40 天以上，NYHA 心功能 Ⅱ 或 Ⅲ 级（ACC/AHA/HRS2008：Ⅰ A）。

（2）心肌梗死所致 LVEF<30%，且心肌梗死 40 天以上，NYHA 心功能 Ⅰ 级（ACC/AHA/HRS2008：Ⅰ A）。

（3）心肌梗死后非持续室速，LVEF<40%，且心电生理检查能诱发出室颤或持续室速（ACC/AHA/HRS2008：Ⅰ B）。

ICD 植入时间至少应在心肌梗死 40 天后，同时要求在 MI 后患者经过合适药物治疗且预期寿命>1 年。指南中强调不推荐在 NYHA Ⅳ 级的心衰患者中植入 ICD。

（四）导管消融在心肌梗死后室性心律失常中的预防

对于心肌梗死后左心功能不全伴稳定性室速患者，可考虑在植入 ICD 前给予预防性导管消融。对于心肌梗死后稳定性室速，导管消融能有效减少 ICD 放电次数，但是尚不能替代 ICD 植入。

2007 年 Reddy 等进行的多中心 SMASH 研究结果显示，将 128 例心肌梗死后自发性室速或室颤患者随机分为 ICD＋导管消融组和 ICD 组（各 64 例），结果前者可明显降低 ICD 放电达 71%（$P=0.003$），死亡率也有降低趋势（9% vs. 17%，$P=0.29$）。

2010 年公布的 VTACH 研究由欧洲 4 国 16 个电生理中心共同完成，入选人群为存在心肌梗死病史、稳定发作的室速及左室 EF≤50% 者。研究共入选 110 例患者，随机分配至 ICD＋导管消融组及 ICD 组（对照组）。导管消融组在消融后 3 天植入 ICD。室速的消融方法主要包括在 CARTO 或 EnSite 三维标测系统指导下进行消融。结果显示，在上述患者（尤其是左室 EF≥30%）中早期进行预防性导管消融能显著延长 ICD 放电时间（平均 18.6 个月 vs. 5.9 个月）、减少术后 1 年和 2 年的 ICD 放电次数，且有改善患者临床症状、提高生活质量的趋势。随访期内，对照组有 22% 的患者转而接受消融，提示消融是治疗心肌梗死后室速非常有效的方法。

需要指出的是，VTACH 研究结果提示，消融仍然作为减少心肌梗死后室性心律失常发作的手段，作为植入 ICD 的补充。导管消融组并没有降低死亡率，因为非"临床"室速的诱发率较高，室速消融的成功率尚不满意，复发率仍较高。

（王　斌　胡创加）

参考文献

[1] Zipes DP, Camm AJ, Borggrefe M, et al. ACC/AHA/ESC 2006 guidelines for management of patients with ventricular arrhythmias and the prevention of sudden cardiac death: a report of the American College of Cardiology/American Heart Association Task Force and the European Society of Cardiology Committee for Practice Guidelines（Writing Committee to Develop guidelines for management of patients with ventricular arrhythmias and the prevention of sudden cardiac death）developed in collaboration with the European Heart Rhythm Association and the Heart Rhythm Society. Europace, 2006, 8 (9): 746-837.

[2] Pedersen CT, Kay GN, Kalman J, et al. EHRA/HRS/APHRS expert consensus on ventricular arrhythmias. Europace, 2014, 16 (9): 1257-1283.

[3] Priori SG, Blomström-Lundqvist C, Mazzanti A, et al. 2015 ESC Guidelines for the management of patients

with ventricular arrhythmias and the prevention of sudden cardiac death：The Task Force for the Management of Patients with Ventricular Arrhythmias and the Prevention of Sudden Cardiac Death of the European Society of Cardiology（ESC）Endorsed by：Association for

European Paediatric and Congenital Cardiology（AEPC）. Europace，2015，17（11）：1601-1687.

[4] 中华医学会心血管病学分会，中华心血管病杂志编辑委员会. 急性 ST 段抬高型心肌梗死诊断和治疗指南. 中华心血管病杂志，2015，43：380-393.

第七十四章　左心室功能不全患者室性心动过速和心室颤动的治疗

慢性心力衰竭（心衰）患者是心脏性猝死的高危人群，心脏性猝死也是慢性心衰的主要死亡原因。随着心力衰竭程度逐渐加重，室性心律失常（VA）的发生率和严重性也随之增加，两者互为因果。既往的研究显示80%～90%的心脏性猝死是由于致命性心律失常，80%的心律失常为VA，包括室性心动过速（室速）或心室颤动（室颤）[1]。所以，心衰患者室速的治疗及心脏性猝死的预防占有十分重要的地位。目前的临床研究显示，有多种方法可预测心源性猝死的风险。但事实上特异性都不高，对于这类患者很难准确地预测其猝死风险，唯一与猝死相关的独立危险因素为左心功能不全的程度及左室射血分数（LVEF）。近来新的预测指标包括血清生化指标如BNP、NT-proBNP检测对预测心源性猝死有一定意义[2-3]。

室速从持续时间来分，分为非持续性室速和持续性室速，前者为室性异位节律连续超过3个但持续时间<30s，频率>100次/分。持续性室速为持续时间>30s；从形态上来分，分为单型性室速（MMVT）和多形性室速（PMVT）。MMVT最常见的病因为缺血性心肌病。PMVT常见于器质性心脏病。持续性PMVT可蜕变为心室扑动或室颤。心功能不全的患者，持续性室速明显增加患者的死亡率。然而此类心血管事件的危险往往与基础心脏病有关，而非心律失常所致，因此应对基础心脏病和危险因素进行综合评价。即使对持续性室速，也是以治疗基础心脏病为主而不仅仅是治疗心律失常本身。

一、对左室功能不全，伴或不伴心衰患者室速和室颤的评估

评估的目的在于确诊VA的病因、了解患者心功能状态、判断室速的机制及依此而进行治疗策略的选择

2014年8月，欧洲心律协会（EHRA）、美国心律学会（HRS）和亚太心脏节律学会（APHRS）联合发布了"室性心律失常专家共识"[4]，推荐12导联心电图、超声心动图作为所有VA患者的初始评估（Ⅱa，B），强调应尽可能记录室速患者心律失常发作时的心电图（Ⅰ，B）。若无器质性心脏病证据，可进行其他影像方面的检查[4]

（一）在基础病的一般诊断检查方面，共识建议

1. 对持续单形性室速患者确诊是否患有器质性心脏病十分重要，对有非持续或持续VA记录的所有患者，均应进行12导联心电图和经胸廓超声心动图检查，心电图可提供一些器质性心脏病信息如异常Q波、ST-T异常及室速的起源部位。检测是否有潜在的心脏疾病包括遗传或者后天获得性心肌病，特别是心律失常形态提示特殊病因的患者。同时，应该评估瓣膜和右心形态及其功能（Ⅱa，B）。

2. 某些患者，尤其是新诊断的持续性单形VA患者，如果常规心电图、心脏超声检查未发现器质性心脏病，应该考虑选择第二种影像学检查方法来检测是否存在微细结构性心脏病，例如

①磁共振（Ⅱb，B），②运动试验（Ⅱb，B），③信号平均心电图（Ⅱb，C）。

3. 对于宽 QRS 心动过速患者如诊断不清，可考虑有创心内电生理检查明确心动过速的电生理机制（Ⅱa，C）。

4. VA 患者临床表现或心律失常类型提示存在冠心病时，应该考虑进行心肌缺血检测（Ⅱa，C）。

5. 如果心律失常为阵发或偶发，应延长心电图监测时间，必要时可安置植入式心电记录仪（Ⅱa，C）。

6. 对于持续单形性室速患者，在进行全面的心脏结构和功能评估时，尤其要注重心肌缺血评估。评估手段包括超声心动图、运动试验、心肌负荷/灌注显像、冠脉造影。心脏磁共振（MRI）以发现其他影像学检查所不能发现的心脏瘢痕区，从而区分室速的性质，见图 74-1。

心内电生理检查在 VA 诊断中占十分重要的地位，有持续性心悸症状诊断不明、尤其伴有缺血性心肌病、中度心功能下降及持续宽 QRS 心动过速诊断不明，共识均建议行电生理检查。虽然其对结果的预测价值还有局限性，但若诱发出持续性单形性室速，则有明确的临床意义。对有晕厥的患者，建议根据患者病情进行危险分层，对极高危、高危和部分中危患者行电生理检查[5]。

多形性室速患者有时可考虑药物诱发试验，例如静注钠离子通道阻滞剂可揭示 Brugada 综合征、肾上腺素可显露 1 型和 2 型长 QT 综合征、异丙肾上腺素可以在儿茶酚胺敏感性室速家族筛查运动试验呈阴性时使用、腺苷可在平时心电图不明显时揭示预激图形等[6]。

心肌瘢痕是 VA 发生的主要原因之一，心肌瘢痕伴 VA 的患者血流动力学耐受性更差，更易蜕变为室颤，甚至猝死。多数情况下，心脏超声检查可明确心肌的结构和功能状态，如心脏超声检查正常，MRI 心脏检查可提供一些少见的疾病如致心律失常性右室发育不良、肥厚型心肌病、结节病等，且能更清晰地显示心肌瘢痕的面积及心功能状况，有助于心脏结构和功能的判断[7]。

二、左室功能不全患者室性心动过速和室颤的治疗

对于合并有左室功能不全的室性心动过速和室颤患者来说，治疗不能仅着眼于心律失常本身的"标"，而要兼顾心功能改善的"本"，应标本兼治。

（一）左室功能不全的治疗

1. 药物治疗

基础心脏病及心功能不全是产生与诱发 VA 的主要原因，心功能改善有助于减少 VA 的发作，起到特殊的抗心律失常作用。针对左心功能不全患者的药物治疗，目前得到充分证据的药物包括血管紧张素转换酶抑制剂（ACEI）、β受体阻滞剂和盐皮质激素受体拮抗剂（MRA）。此三类药物可以明确减少心衰患者全因死亡率和猝死风险，所以在 2012 ESC《急性和慢性心力衰竭治疗指南》中推荐上述药物在收缩性心功能不全患者（LVEF≤35％～40％）中应常规使用[8]。

（1）ACEI 和血管紧张素受体阻断剂（ARBs）：在所有心力衰竭患者中应尽早使用 ACEI 类药物，且需终身服用，除非患者有血管神经性水肿的病史。ACEI 可以延长患者的生存期，

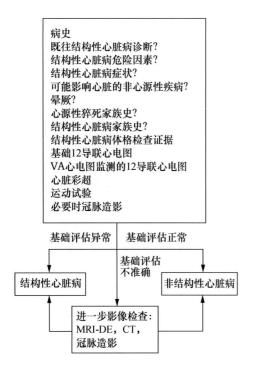

图 74-1　评估是否存在结构性心脏病

改变疾病进程，降低 15%～25% 的全因死亡率，适用于所有 LVEF 减低的患者[9]。ACEI 需从小剂量开始使用，1～2 周左右增加剂量，直至达到临床试验靶剂量或者是机体能耐受的最大剂量。剂量调整过程中，每 1～2 周测量血压，定期监测血钾水平和肝肾功能。需要注意的是，使用 ACEI 过程中患者收缩压可能会低至 80～90mmHg，只要没有症状，就无需特殊处理。

ARBs 治疗心力衰竭的效果总的来说略逊于 ACEI。目前国内外指南对于 ARBs 的主要适应证是心肌梗死后 LVEF 低但无心力衰竭症状者，如不能耐受 ACEI 可用 ARBs；对轻中度心力衰竭且 LVEF 低下者，特别因其他指征已用 ARBs 者，ARBs 可代替 ACEI 作为一线治疗。ARBs 药物使用方法与 ACEI 类似，也是从小剂量开始，逐渐增加到目标剂量。对于 LVEF<40% 的心力衰竭患者，经 ACEI 和 β 受体阻滞剂治疗后仍有症状者，加用 ARBs 不再作为一线推荐，而首先推荐加用 MRA，因其可以减少全因死亡。此外，不推荐在 ACEI+β 受体阻滞剂+MRA 基础上再加用 ARBs 进行治疗。

（2）β 受体阻滞剂：对心衰伴持续性室速的药物治疗要达到最大的阻断交感神经作用。在 MADIT-Ⅱ研究中，接受埋藏式复律除颤器（ICD）治疗的患者中，与未服用 β 受体阻滞剂的患者相比，使用最大剂量的 β 受体阻滞剂的患者发作需要 ICD 干预的室速或室颤事件可以显著减少[8]。在 OPTIC 研究中[10]，对比了 β 受体阻滞剂、索他洛尔、β 受体阻滞剂+胺碘酮等不同药物方案在预防 ICD 放电中的作用。和单用 β 受体阻滞剂、索他洛尔这两个亚组相比，β 受体阻滞剂+胺碘酮治疗可以减少 ICD 的放电风险。然而，在服用索他洛尔或胺碘酮联合 β 受体阻滞剂的患者中经常出现服药中断情况。在为期 1 年的研究中，药物中断率胺碘酮组为 18.2%，索他洛尔组为 23.5%，β 受体阻滞剂组为 5.3%，这些药物均为单独服用。应尽早应用 β 受体阻滞剂，有研究显示 β 受体阻滞剂可减少 35% 的死亡率，而且具有抗缺血和特殊的抗心律失常作用，可以显著降低猝死及早期死亡风险[8]。所有慢性收缩性心力衰竭 NY-HA Ⅱ～Ⅲ 级、病情稳定及无症状性心力衰竭或 NYHA Ⅰ 级（LVEF<40%）的患者均必须应用 β 受体阻滞剂，而且需终身使用，除非有禁忌证或不能耐受。NYHA Ⅵ 级者需待病情稳定（4 天内未静脉用药、已无液体潴留并体重恒定）后，在严密监护下由专科医师指导应用。国际指南建议选用临床试验证实有效的制剂，包括琥珀酸美托洛尔、比索洛尔或卡维地洛。要避免使用具有内在拟交感活性的 β 受体阻滞剂如吲哚洛尔和醋丁酰心安等。

心率是国际公认的 β 受体有效阻滞的指标，因而剂量滴定应以心率为标准，清晨静息心率在 55～60 次/分，即为达到目标剂量或最大耐受量。必须从极低剂量开始，如患者能耐受前一剂量，每隔 2～4 周将剂量加倍；如在前一较低剂量时出现不良反应，可延迟加量直至不良反应消失。β 受体阻滞剂应用早期即使出现某些不良反应，一般均不需停药，且可耐受长期使用，并达到目标剂量。但有些有顽固性水肿或者心力衰竭症状明显加重者，β 受体阻滞剂需要减少剂量或者暂停使用。但是最近有数据结果对 β 受体阻滞剂可以改善心衰合并房颤患者预后这一观点提出质疑，而且他们建议临床医生对心衰合并房颤的这一组患者应进行选择性治疗[7]。所以对于心衰伴房颤的这一组患者，β 受体阻滞剂的有效性还需要进一步的临床试验数据来支持。

（3）MRAs：对经 ACEI 和 β 受体阻滞剂充分治疗后仍有症状的患者，建议应用醛固酮受体拮抗剂，目前认为 MRAs 可能适用于所有慢性收缩性心力衰竭患者。MRAs 可以降低其死亡率及猝死风险[11-12]。在最近的关于依普利酮研究中，其中 20% 的心衰患者已经接受 ICD 或者心脏再同步治疗（CRT），结果显示药物治疗对于没有接受器械植入的患者仍有相同的治疗效果[12]。MRAs 的有效性已经有很好的临床数据支持，根据汇总 6 个临床试验的 meta 分析数据显示[13]，应用 MRAs 治疗的患者和对照组相比可以降低 23% 的心源性猝死发生率。因此对于左心室收缩功能不全的患者服用 MRAs 可降低心源性猝死风险。

（4）其他：利尿剂和地高辛仍用于许多心

力衰竭的患者，试验证实这两类药物可以改善患者症状，利尿剂可在几个小时或几天内控制心力衰竭患者的肺淤血和外周水肿症状。地高辛能控制心房颤动患者的心室率。然而不能改善心力衰竭患者的死亡率及猝死风险。所以地高辛不主张早期和常规应用，亦不推荐用于NYHA Ⅰ级患者。伊伐布雷定仅推荐用于部分心衰亚组患者[8]。伊伐布雷定加β受体阻滞剂减慢心率改善心力衰竭患者的预后。伊伐布雷定可用于β受体阻滞剂不能耐受或禁忌的慢性心力衰竭患者。

2. 非药物治疗

心脏再同步化治疗：既往的研究显示，约1/3慢性心衰患者存在心室收缩不同步现象，CRT是最近10余年心力衰竭治疗的最大进展之一。多个临床研究表明心脏再同步化治疗CRT不仅能够改善心力衰竭患者症状，提高生活质量，还能显著降低心力衰竭患者的远期死亡率，减少心律失常性猝死。目前我国及国际化指南一致将CRT治疗的Ⅰ类适应证设定为：对于窦性心律的心衰患者，符合左束支传导阻滞（LBBB），其QRS宽度在120～150ms或＞150ms，心功能（NYHA）Ⅱ～Ⅳ均推荐CRT治疗[14]。

两个大型随机对照试验（COMPANION[15]和CARE-HF试验[16]）显示CRT可以降低窦性心律的中-重度心功能不全患者（NYHA Ⅲ～Ⅳ）中心衰的发病率和死亡率。

COMPANION临床试验入选者为LVEF降低伴QRS宽度≥120ms的心衰患者。和仅进行优化药物治疗的心衰患者相比，应用CRT治疗的患者其全因死亡率有下降趋势，而应用心脏再同步化并心脏复律除颤器治疗（CRT-D）的患者其全因死亡率减少了36%。这个试验结果表明，应用CRT-D，可明确降低患者的心源性猝死发生率。CARE-HF临床试验同样入选QRS宽度≥150ms的患者，同时也入选了QRS宽度在120～149ms并伴有心室收缩不同步的患者。试验结果表明CRT降低了36%的全因死亡率。并且该试验长期随访数据结果表明（平均随访37个月），CRT也可将降低46%的猝死风险，同时降低40%的总体死亡率。

COMPANION和CARE-HF试验提供了对伴有QRS间期延长的中-重度有症状的LVEF减低的心衰患者应用CRT（CRT-P或CRT-D）治疗的有效证据，特别是那些伴有LBBB的患者。许多其他的注册临床试验同样支持合并LBBB的心力衰竭的患者接受CRT治疗后有良好获益这一观点。

在轻度心衰患者，MADIT-CRT研究[17]观察了CRT或CRT-D的疗效，包括了1820名患者，他们均为轻微症状型心衰（NYHA分级为Ⅰ级或Ⅱ级），且LVEF≤30%伴QRS时限≥130ms。最初的试验数据显示在主要终点事件中，CRT治疗可降低34%的全因死亡率或心衰事件。在远期随访中，和仅安装ICD的患者相比，仅仅LBBB的患者接受CRT-D治疗后可以显著降低死亡率，而非LBBB的患者在CRT-D治疗后未见到明显获益。Cleland等发表的meta分析[18]也得出了类似的结论：485名合并RBBB的心衰患者接受CRT治疗，并没有得到再同步化治疗的获益。

因此，目前的多国指南建议，对于心功能Ⅰ～Ⅱ级的心力衰竭患者，如果QRS时限≥150ms及LVEF≤35%，在经过最佳药物治疗基础上，可作为CRT-D/CRT-P的Ⅱa类适应证，证据水平A。

2014年新版《中国心力衰竭诊断和治疗指南》[19]对CRT适应证进行了更新。心功能条件放宽，由NYHA心功能Ⅲ～Ⅳ级扩大到NYHA Ⅱ级，左心室射血分数≤35%。但对QRS宽度及形态有更严格的限制，强调左束支阻滞图形和QRS时限。还要求临床决策前，严格遵循指南有3～6个月的标准的药物治疗，如果心功能仍无显著性改善可考虑CRT治疗

（二）室性心动过速和室颤的治疗

1. 药物治疗

对于心力衰竭合并有症状性VA患者（包括既往接受除颤起搏器治疗的患者及由于非持续性VA引起症状的患者），可选的抗心律失常药物很少，胺碘酮仍是抗心律失常药物的优选（Ⅱa，

A)，因为它不会对预后造成不良影响[20]。但是较易出现药物毒性作用，对于心衰患者不应作为常规使用。其他抗心律失常药物不推荐心衰患者使用[5]。

（1）急性治疗：血流动力学不稳定时，应使用直流电复律以尽快恢复组织器官灌注，条件许可时，可考虑使用镇静剂后再行直流电复律，或在使用镇静剂前先试用利多卡因（1mg/kg）静脉推注[21]。

急性治疗与现行心肺复苏指南一致，要根据当时的血流动力学情况确定治疗策略。盐酸胺碘酮可用于电复律患者，对室颤患者复苏后生存率的提高大于利多卡因。对于血流动力学稳定的流出道室速，可以使用短效β受体阻滞剂，但对伴有器质性心脏病的持续性单形性室速患者，最有效的治疗还是静注盐酸胺碘酮[20]。

VA电风暴是常见的心律失常急症，尤其对心力衰竭患者，预后较差。目前国际指南对室速/室颤风暴的定义为24h内发作≥3次，且需要ATP或电复律治疗。对室速/室颤风暴需要综合治疗，尽快查找电风暴的诱因如缺血、心动过缓、电解质紊乱等。采取相应措施，如紧急血运重建，临时起搏安置，纠正电解质紊乱。抗心律失常药物可选用短效β受体阻滞剂如盐酸艾司洛尔，即使已经口服β受体阻滞剂的患者也可应用，可联合盐酸胺碘酮以增加节律稳定性。利多卡因此时为三线用药[22-23]。在2015年更新ESC《室性心律失常和心脏猝死治疗指南》中建议，对VA电风暴和无休止室速可行导管消融（Ⅰ，B）[24]。见图74-2。

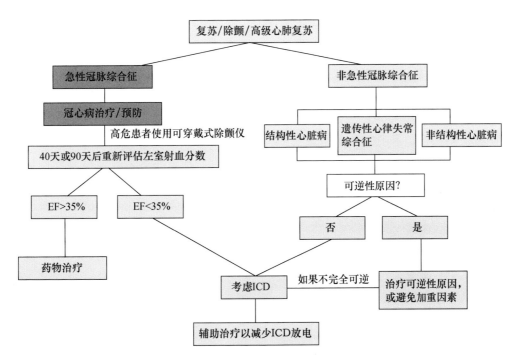

图 74-2 持续性多形性室性心动过速/室颤评估

（2）预防发作：对于合并左心功能不全的室速和室颤，胺碘酮是二级预防经典药物（Ⅰ，C），研究显示可明显减少1年内的ICD再治疗，但长期使用VT复发率及死亡率均较安慰剂高，故共识不推荐长期使用。其他常用药物有美西律、索他洛尔（Ⅱa，B）。索他洛尔可显著降低ICD放电率，且有研究显示其安全性与美托洛尔相当，故共识推荐在无QT间期延长及肾功能正常的情况下，索他洛尔可作为抑制阵发单形性室速复发的首选药物[24-25]。对于抗心律失常药物联用抑制VT复发的有效性及安全性，目前循证医学证据不足，故共识不推荐

2014年欧洲心律协会（EHRA）、美国心律学会（HRS）和亚太心脏节律学会（APHRS）联

合发布的"室性心律失常专家共识"整合了近几年针对VT/VF电风暴的研究进展，在原有基础上细化了如下几条建议[4]：

①住院期间的VT/VF电风暴患者应进行危险分层，高危患者应转入重症监护病房，给予机械通气、镇静、麻醉及血流动力学支持。

②对于置入ICD患者，重新进行程序设置诊断和治疗标准，最大程度减少不适当放电的发生，同时优化抗心动过速起搏（ATP）治疗。

③纠正可逆因素，如电解质紊乱、药物的致心律失常作用、心肌缺血、慢性心力衰竭失代偿（Ⅱa，B）。

④应用β受体阻滞剂、胺碘酮、利多卡因对室速/室颤电风暴进行药物抑制，可以改善患者的短期预后（Ⅱa，C）；β受体阻滞剂与胺碘酮联用可提高室速/室颤电风暴患者稳定性，利多卡因对于终止血流动力学稳定的室速相对无效，只作为第三选择。在严重左心功能不全患者中，应权衡药物所致的充血性心力衰竭及致心律失常作用。

⑤对于难治性室速/室颤电风暴患者，神经调节（左心交感神经切除术）和脊髓刺激可显著减少心律失常复发，为置入导管消融及左心辅助装置（LVAD）创造稳定的条件（Ⅱb，C）。

⑥在有经验的中心，可在条件允许的任何时间进行导管消融（Ⅱa，C）。

⑦对于严重器质性心脏病的室速/室颤电风暴患者，初始事件发生后即应考虑置入LVAD或进行心脏移植评估（Ⅱa，C）。

2. 非药物治疗

（1）ICD植入：目前的国际指南及2014年我国《植入型心律转复除颤器治疗的中国专家共识》均建议[26]，器质性心脏病SMVT患者应置入ICD（Ⅰ，证据水平A），但ICD电击无论恰当与否，均可升高患者死亡风险及降低生活质量，故在进行一级预防时应考虑将ICD程控为延长室速诊断时间及调高室颤检测频率，以最大程度避免ICD不适当放电（Ⅱa，A）。

一系列多中心临床试验证明埋藏式心脏复律除颤器是优于药物的有效治疗方法。早期关于

ICD在左心功能不全患者的治疗主要应用在既往发生过心脏骤停的患者中（二级预防）或左心功能不全伴有需要起搏治疗的患者中进行的。SCD-HeFT试验[27]和MADIT-Ⅱ试验[28]两个大规模临床试验提供了ICD治疗心衰伴有LVEF减低的患者一级预防的有力的数据支持。SCD-HeFT试验结果提示应用ICD治疗可以降低23％的死亡风险，可以降低60％的猝死风险；对于缺血性或非缺血性心力衰竭患者中，ICD治疗对于两组患者全因死亡率的影响没有差别，但是对于不同NYHA心功能分级的患者作用不同：ICD对于NYHA分级Ⅱ级的患者作用比较显著；MADIT-Ⅱ试验结果表明ICD可以减少31％的全因死亡率，并且这个试验的后期数据显示[29]，ICD治疗对心衰患者的获益是时间依赖性的，和其他组患者相比心肌梗死后心衰的患者可以得到更大的获益。随后，有更多的临床试验数据支持心肌梗死的患者进行ICD一级预防治疗（见表74-1），对于非缺血性病因的LVEF降低的心衰患者ICD使用也可以降低全因死亡率和致命性心律失常导致的死亡率。

另外目前没有任何随机研究对NYHA分级为Ⅳ的等待接受心脏移植的患者使用ICD的价值进行评估。但这些患者经常需要等待至少1年的时间才能接受心脏移植，同时对于这类患者，存在极高的猝死风险。有两项调查研究[29-30]共入选2000名患者，结果显示等待心脏移植的心衰患者接受ICD治疗后有助于增加其生存率。

总之，无论一级还是二级预防，ICD均使左心功能不全患者心律失常导致死亡的相对风险减少50％左右。因此，在常规抗心力衰竭治疗同时，植入ICD已成为左心功能不全患者预防猝死的标准疗法。我国心脏性猝死流行病学调查研究结果显示，我国猝死总人数超过美国，但从研究数据可以看到，我国应用ICD进行一级预防的比例与西方国家相比明显较低。究其原因，这一方面与我国的经济发展水平有关，另一方面来源于医生和患者的认识，广大医生应知道和熟悉ICD治疗的适应证及其卓越的疗效，把ICD治疗放在对有危及生命的VA的首选治疗，使患者最大程度获益。

表 74-1　左心室功能不全患者心源性猝死的一级预防建议

推荐内容	推荐类别	证据等级
药物		
ACEI 或 ARB（ACEI 不能耐受），β 受体阻滞剂和盐皮质激素受体拮抗剂推荐用于收缩性心功能不全患者（LVEF≤35%～40%）	I	A
植入式心脏复律除颤器		
症状性心衰（NYHA Ⅱ～Ⅲ级）患者接受至少 3 个月的优化药物治疗之后 LVEF≤35%，预期生存期超过 1 年并伴有以下情况		
缺血性心肌病（心肌梗死后 6 周以上）	I	A
非缺血性心肌病	I	B
等待接受心脏移植的患者，推荐植入 ICD 进行一级预防和二级预防心源性猝死	Ⅱa	C
心脏再同步化治疗		
尽管接受至少 3 个月的优化药物治疗，LVEF≤35%并伴有完全左束支传导阻滞（LBBB）的心衰患者，预期生存期至少 1 年，CRT 可以减少这类患者的全因死亡率		
QRS 宽度＞150ms	I	A
QRS 宽度 120～150ms	I	B
尽管接受至少 3 个月的优化药物治疗，LVEF≤35%非 LBBB 的心衰患者，预期生存期至少 1 年，CRT 可以减少这类患者的全因死亡率		
QRS 宽度＞150ms	Ⅱa	B
QRS 宽度 120～150ms	Ⅱa	B
房颤，QRS 时限≥120ms		
预期双室起搏比例可达到或接近 100%者	Ⅱa	B
双室起搏不完全的患者可考虑行房室结消融	Ⅱa	B
尽管接受至少 3 个月的优化药物治疗，NYHA Ⅱ级，QRS≥150ms 及 LVEF≤35%（无论 QRS 形态）的心衰患者，预期生存期至少 1 年，CRT-D 可以降低住院率		
QRS 时限≥130ms，合并 LBBB，LVEF≤30%	I	A
QRS 时限≥150ms，合并或不合并 LBBB，LVEF≤35%	Ⅱa	A

注：LVEF：左心室射血分数；ACEI：血管紧张素转化酶抑制剂；ARB：血管紧张素Ⅱ受体拮抗剂；NYHA：纽约心脏协会；LBBB：左束支传导阻滞；ICD：埋藏式心脏复律除颤器；CRT：心脏再同步化治疗

（2）导管消融：ICD 是预防 VA 猝死最有效的治疗措施之一。但 ICD 治疗仅限于终止室速，不能预防发作。另外 ICD 还存在以下问题：①反复发作的 VA 致 ICD 频繁放电，多次电除颤明显降低 ICD 患者的生活质量，部分患者极度痛苦，甚至出现精神障碍，既往的研究显示，频繁放电是影响患者生存的独立危险因子；②频繁放电加快 ICD 电池耗竭，减少 ICD 的使用寿命；③多次更换 ICD 装置可能导致感染。ALTITUDE 研究[31]随访 5 年发现约 1/3 患者有过放电，其中不恰当放电占 43%，放电是死亡的高危因子。另外，ICD 较昂贵，在我国目前有许多患者尚难以承受这一治疗措施。随着对器质性心脏病室速的基质研究深入，并且导管消融技术的成熟及三维标测系统的不断改进，消融的适应证进一步拓宽。研究表明对于存在器质性心脏病伴有持续室速的患者，导管射频消融可终止持续性室速发作并降低室速发作次数。

对于室性心律失常电风暴，有研究显示[33]和仅接受药物治疗的患者相比，紧急导管射频消融可以终止这种潜在的危及生命的室速发作，而且可以减少电风暴的发作次数。对于器质性心脏病持续性单形性室速患者，尤其是心肌梗死后瘢痕性室速的患者和非缺血性心肌病室速的患者相比，前者接受导管射频消融术的效果更好。导管消融优势明显，可显著降低持续性单形性室速发生率、复发率[33-34]。5 个前瞻性试验评估了导管射频消融术治疗持续性室速的作用[34-38]。来自多中心的 Thermocool 研究证实了其急性期成功率（消融术中诱发出来的全部室速）为 49％，在超过 6 个月的随访中 53％的患者没有室速发作[35]。在多中心研究的 Cooled RF 试验中[34]，急性期成功率为 41％，即消除了术中诱发出来的全部室速。在平均 8±5 个月的随访中，46％的患者没有室速复发。在 Euro-VT 研究中，导管消融的急性期成功率达到 81％，51％的患者没有室速复发[36]。SMASH-VT 研究[37]评估了在陈旧性心肌梗死合并 LVEF 减低患者中射频消融治疗的作用。在电生理检查过程中，出现室颤、血流动力学不稳定的室速或因引诱发出室速导致晕厥的患者需接受 ICD 治疗。对照组只接受 ICD 治疗。没有患者接受抗心律失常药物治疗。在窦性心律无需诱发室速的情况下，导管射频消融在窦性心律下进行异常心室电位的基质消融。在平均 23±6 个月的随访研究中，可观察到室速的发病率明显减少，对照组发病率为 33％而消融组为 12％。此外在接受射频消融治疗后 ICD 放电率从 31％降低至 9％。

在 VTACH 研究中[38]，将陈旧性心肌梗死、LVEF 减低（≤50％）以及血流动力学稳定的室速患者随机分为导管消融组和无额外治疗组（除外随后接受 ICD 治疗者）。主要终点为室速或室颤的复发。和对照组相比，接受导管消融组的患者超过 24 个月无室速复发的存活率明显增高（47％ vs. 29％）。接受射频消融治疗后患者，ICD 的平均年放电率从（3.4±9.2）次降低至（0.6±2.1）次。但导管射频消融不影响死亡率。目前认为对于器质性心脏病室速其潜在的病理生理机制为围绕瘢痕相关折返机制，通过激动标测及基质标测，来确定瘢痕部位及可能的折返环，消融靶点是折返环的关键峡部。然而，到目前为止，关于室速的导管射频消融和基质改良的随机对照研究仍十分缺乏。此外，对于理想的消融终点仍没有统一的观点。

束支折返性室速是一种少见的大折返心律失常，多见于器质性心脏病患者，其中主要为扩张性心肌病及冠心病等。这类室速患者在窦性心律时往往表现为束支传导阻滞，以 LBBB 多见（又以不完全的 LBBB 多见）。其发生机制为心室内右束支和左束支之间形成折返所致，其典型的传导为右束支前传和左束支逆传。在 12 导联心电图上可见 LBBB 伴心电轴左偏。束支折返性室速导管消融非常有效，右束支是理想的消融靶点，而且右束支更容易被消融。所以目前指南建议首选导管消融（Ⅰ，C）。但是消融治疗不会改善潜在的心脏结构异常，所以消融术后仍强烈建议患者接受 ICD 治疗。

总之，室速的经导管消融已取得很大的进展，对于血流动力学稳定的室速，射频消融可以很好地改善患者预后；而对于不适合 ICD 治疗和不能承受（由于经济原因）ICD 治疗的患者可作为首选治疗。对于血流动力学不稳定的室速，经导管射频消融可作为 ICD 的辅助治疗，可以明显减少放电次数及提高生活质量。随着新的标测和消融方法的出现和完善，室速消融成功率将会有进一步的提高。

2014 年 EHRA/HRS/APHRS《室性心律失常专家共识》推荐有关导管消融建议如下[4]：①诱发阵发室速/室颤的室性早搏仅有 1 种或少数几种形态，可考虑导管消融；②建议连续 12 导联心电图监测，以便识别触发阵发室速/室颤的室性早搏形态；③基础疾病为 Brugada 综合征的阵发室速/室颤，可考虑对右室流出道心外膜基质进行干预；④导管消融应尽可能在心律失常反复发作时进行，以增加记录到触发灶室性早搏图形的概率，但即使成功消融阵发室速/室颤，仍需要 ICD 治疗。

结语：器质性心脏病伴慢性左心功能不全患者常伴有室性心律失常（见图 74-3、表 74-2），也是猝死的高发人群，而 ICD 是目前最有效的预防心源性猝死的治疗措施，尽管 ICD 植入已列为我国慢性心功能不全伴 LVEF≤35％患者心源性猝死一级预防的Ⅰ类适应证，但由于医师的认识及我国的经济原因，ICD 的一级预防远远落后于其他国家。在发达国家，ICD 的植入量占所有起搏器植入量的 40％～50％，而在我们国家仅占＜5％

（每年约 2500 台），相比于我国每年约 40 万心源性猝死患者远不能减少意外的发生。然而尽管在我们国家，ICD 的植入尚不能满足一级预防的要求，但对于有器质性心脏病伴有室性心律失常及心功能不全的患者来说，应加强猝死的二级预防，以最大限度地减少心源性猝死的发生。

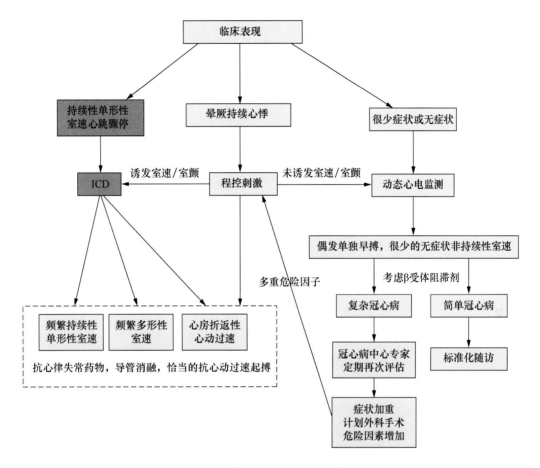

图 74-3　结构性心脏病患者 VA 的管理

表 74-2　左心室功能不全患者室性心律失常的治疗建议

推荐内容	推荐类别	证据等级
对反复发生症状性 PVC 或 NSVT 患者		
可应用胺碘酮	IIa	B
可考虑导管消融	IIa	B
导致左心功能不全的 PVC 建议行导管消融	IIa	B
左心功能不全合并持续 VT，先依据心衰指南优化药物治疗	I	C
无论患者是否植入 ICD，可应用胺碘酮预防 VT 复发	IIa	C
左心功能不全患者发生无休止 VT 或电风暴引起 ICD 频繁放电时，建议在有经验的中心行紧急导管消融	I	B
持续 VT 引起 ICD 反复放电，或植入 ICD 患者发生第一次持续 VT，可应用胺碘酮治疗	I	B
持续 VT 引起 ICD 反复放电，或植入 ICD 患者发生第一次持续室速，可考虑行导管消融	IIa	B
导管消融后，满足 ICD 植入指征者建议植入 ICD	I	C
反复发生束支折返性心动过速时建议首选导管消融	I	C

注：PVC：室性早搏；NSVT：非持续性室性心动过速；VT：室性心动过速；ICD：埋藏式心脏复律除颤器

（许　静　马　薇）

参考文献

[1] EckartRE，ShryEA，BurkeAP，et al. Sudden death in young adults：an autopsy-based series of a population undergoing active surveillance. J Am Coll Cardiol，2011，58：1254-1261.

[2] Scott PA，Barry J，Roberts PR，et al. Brain natriuretic peptide for the prediction of sudden cardiac death and ventricular arrhythmias：a meta-analysis. Eur J Heart Fail，2009，11：958-966.

[3] Levine YC，Rosenberg MA，et al. β-type natriuretic peptide is a major predictor of ventricular tachyarrhythmias. Heart Rhythm，2014，11：1109-1116.

[4] Dersen CT，Kay GN，Kalman J，et al. EHRA/HRS/APHRS expert consensus on ventriculararrhythmias. Europace，2014，16（9），1257-1283.

[5] Buxton AE，Lee KL，DiCarlo L，et al. Multicenter Unsustained Tachycardia Trial Investigators. Electrophysiologic testing to identify patients with coronary artery disease who are at risk for sudden death. N Engl J Med，2000，342：1937-1945.

[6] Priori SG，Wilde AA，Horie M，et al. HRS/EHRA/APHRS expert consensus statement on the diagnosis and management of patients with inherited primary arrhythmia syndromes. Europace，2013，10：1932-1963.

[7] Zimmerman SL，Nazarian S. Cardiac MRI in the treatment of arrhythmias. Expert Rev Cardiovasc Ther，2013，11：843-851.

[8] McMurray JJ，Adamopoulos S，Anker SD，et al. ESC Guidelines for the diagnosis and treatment of acute and chronic heart failure 2012：The Task Force for the Diagnosis and Treatment of Acute and Chronic Heart Failure 2012 of the European Society of Cardiology. Developed in collaboration with the Heart Failure Association（HFA）of the ESC. Eur Heart J，2012，33：1787-1847.

[9] Garg R，Yusuf S. Overview of randomized trials of angiotensin-converting enzyme inhibitors on mortality and morbidity in patients with heart failure. Collaborative Group on ACE Inhibitor Trials. JAMA，1995，273：1450-1456.

[10] Hohnloser SH，Dorian P，Roberts R，et al. Effect of amiodarone and sotalol on ventricular defibrillation threshold：the optimal pharmacological therapy in cardioverter defibrillator patients（OPTIC）trial. Circulation，2006，114：104-109.

[11] Pitt B，Zannad F，Remme WJ，et al. The effect of spironolactone on morbidity and mortality in patients with severe heart failure. Randomized Aldactone Evaluation Study Investigators. N Engl J Med，1999，341：709-717.

[12] Zannad F，McMurray JJ，Krum H，et al. Eplerenone in patients with systolic heart failure and mild symptoms. N Engl J Med，2011，364：11-21.

[13] Bapoje SR，Bahia A，Hokanson JE，et al. Effects of mineralocorticoid receptor antagonists on the risk of sudden cardiac death in patients with left ventricular systolic dysfunction：a meta-analysis of randomized controlled trials. Circ Heart Fail，2013，6：166-173.

[14] Brignole M，Auricchio A，Baron-Esquivias G，et al. 2013 ESC Guidelines on cardiac pacing and cardiac resynchronization therapy：the Task Force on cardiac pacing and resynchronization therapy of the European Society of Cardiology（ESC）. Developed in collaboration with the European Heart Rhythm Association（EHRA）. Eur Heart J，2013，34：2281-2329.

[15] Bristow MR，Feldman AM，Saxon LA. Heart failure management using implantable devices for ventricular resynchronization：comparison of medical therapy，pacing，and defibrillation in chronic heart failure（COMPANION）trial. COMPANION Steering Committee and COMPANION Clinical Investigators. J Card Fail，2000，6：276-285.

[16] Cleland JG，Daubert JC，Erdmann E，et al. The effect of cardiac resynchronization on morbidity and mortality in heart failure. N Engl J Med，2005，352：1539-1549.

[17] Bristow MR，Saxon LA，Boehmer J，et al. Cardiac-resynchronization therapy with or without an implantable defibrillator in advanced chronic heart failure. N Engl J Med，2004，350：2140-2150.

[18] Sipahi I，Chou JC，Hyden M，et al. Effect of QRS morphology on clinical event reduction with cardiac resynchronization therapy：meta-analysis of randomized controlled trials. Am Heart J，2012，163：260-267.

［19］ 中华医学会心血管病分会等. 中国心力衰竭诊断和治疗指南 2014. 中华心血管杂志. 2014，42（2）：98-122.

［20］ Singh SN，Fletcher RD，Fisher SG，et al. Amiodarone in patients with congestive heart failure and asymptomatic ventricular arrhythmia. Survival Trial of Antiarrhythmic Therapy in Congestive Heart Failure. N Engl J Med，1995，333：77-82.

［21］ Desouza IS，Martindale JL，Sinert R. Antidysrhythmic drug therapy for the termination of stable，monomorphic ventricular tachycardia：a systematic review. EmergMed J，2013，68：392-397.

［22］ Connolly SJ，Dorian P，Roberts RS，et al. Comparison of beta-blockers，amiodarone plus beta-blockers，or sotalol for prevention of shocks from implantable cardioverter defibrillators：the optic study：a randomized trial. J Am Med Assoc，2006，295：165-171.

［23］ Della Bella P，Baratto F，Tsiachris D，al. Management of ventricular tachycardia in the setting of a dedicated unit for the treatment of complex ventricular arrhythmias：long-term outcome after ablation. Circulation，2013，127：1359-1368.

［24］ 2015 ESC Guidelines for the management of patients with ventricular arrhythmias and prevention of sudden cardiac death：The Task Force for the Management of Patients with Ventricular Arrhythmias and the Prevention of Sudden Cardiac Death of the European Society of Cardiology（ESC）Endorsed by：Association for European Paediatric and Congenital Cardiology（AEPC）. Eur Heart J，2015，36（41）：2793-2867.

［25］ Connolly SJ，Dorian P，Roberts RS，et al. Comparison of beta-blockers，amiodarone plus beta-blockers，or sotalol for prevention of shocks from implantable cardioverter defibrillators：the optic study：a randomized trial. J Am Med Assoc，2006，295：165-171.

［26］ 中华医学会心电生理和起搏分会等. 植入型心律转复除颤器治疗的中国专家共识. 中华心律失常学杂志. 2014，18（4）：242-252.

［27］ Bardy GH，Lee KL，Mark DB，et al. Amiodarone or an implantable cardioverter-defibrillator for congestive heart failure. N Engl J Med，2005，352：225-237.

［28］ Goldenberg I，Moss AJ，McNitt S，et al. Time dependence of defibrillator benefit after coronary revascularization in the Multicenter Automatic Defibrillator Implantation Trial（MADIT）-Ⅱ. J Am Coll Cardiol，2006，47：1811-1817.

［29］ Frohlich GM，Holzmeister J，Hubler M，et al. Prophylactic implantable cardioverter defibrillator treatment in patients with end-stage heart failure awaiting heart transplantation. Heart，2013，99：1158-1165.

［30］ Sandner SE，Wieselthaler G，Zuckermann A，et al. Survival benefit of the implantable cardioverter-defibrillator in patients on the waiting list for cardiac transplantation. Circulation，2001，104：I171-I176.

［31］ Kramer DB，Mitchell SL，Monteiro J，et al. Patient activity and survival following implantable cardioverter defibrillator implantation：The ALTITUDE Activity Study. J Am Heart Assoc，2015，4：e001775 doi：10.1161/JAHA.115.001775.

［32］ Carbucicchio C，Santamaria M，Trevisi N，et al. Catheter ablation for the treatment of electrical storm in patients with implantable cardioverter-defibrillators：short-and long-term outcomes in a prospective single-center study. Circulation，2008，117：462-469.

［33］ Calkins H，Epstein A，Packer D，et al. Catheter ablation of ventricular tachycardia in patients with structural heart disease using cooled radiofrequency energy：results of a prospective multicenter study. Cooled RF Multi Center Investigators Group. J Am Coll Cardiol，2000，35：1905-1914.

［34］ Stevenson WG，Wilber DJ，Natale A，et al. Irrigated radiofrequency catheter ablation guided by electroanatomic mapping for recurrent ventricular tachycardia after myocardial infarction：the multicenter thermocool ventricular tachycardia ablation trial. Circulation，2008，118：2773-2782.

［35］ Tanner H，Hindricks G，Volkmer M，et al. Catheter ablation of recurrent scar-related ventricular tachycardia using electroanatomical mapping and irrigated ablation technology：results of the prospective multice Euro-VT-study. J Cardiovasc Electrophysiol，2010，21：47-53.

［36］ Reddy VY，Reynolds MR，Neuzil P，et al. Prophylactic catheter ablation the prevention of defibrillator therapy. N Engl J Med，2007，357：2657-2665.

[37] Kuck KH，Schaumann A，Eckardt L，et al. Catheter ablation of stable ventricular tachycardia before defibrillator implantation in patients with coronary heart disease（VTACH）：a multicentre randomised con-

trolled trial. Lancet，2010，375：31-40.

[38] Tchou P，Jazayeri M，Denker S，et al. Transcatheter electrical ablation of right bundle branch. A method of treating macroreentrant ventricular tachycardia attributed to bundle branch reentry. Circulation，1988，78：246-257.

第七十五章　心肌病相关室性心律失常的治疗策略

一、概述

　　心肌病是指非冠状动脉疾病、高血压、心瓣膜病或先天性心脏病所致的心肌结构或功能异常。心肌病包括多种异性疾病，其解剖和生理学异常及发病机制各不相同。目前，我国采用的是 2007 年中国心肌病诊断与治疗建议工作组制定的分类方法。原发性心肌病分为扩张型心肌病（dilated cardiomyopathy，DCM）、肥厚型心肌病（hypertrophic cardiomyopathy，HCM）、致心律失常性右室心肌病（arrhythmogenic right ventricular cardiomyopathy，ARVC）、限制性心肌病（restrictive cardiomyopathy，RCM）和未分型心肌病（主要包括心肌致密化不全和应激性心肌病）五大类，其中，前三种在临床实践中最为常见。

　　室性心律失常（ventricular arrhythmia，VA）是心肌病最常见的临床表现，甚至可能是患者主要或唯一的临床表现。其发病机制在不同分型及临床阶段存在差异，可能的机制包括：①心肌细胞肥厚，排列紊乱；②心肌细胞被纤维组织代替，电兴奋发生各向异性传导和折返；③离子通道的性状和细胞内离子浓度异常；④心室扩张导致心内膜表面积增大，电活动的不均一性增加；⑤血儿茶酚胺浓度增加；⑥电解质紊乱；⑦药物副作用等。

　　过去的 20 年里，发达国家积极采取措施减少冠心病及心衰的患病率，令人欣慰的是，心血管病的死亡率也有所下降。然而，世界范围内每年仍有 17 000 000 人因心血管病死亡，其中 25% 发生了心脏性猝死（sudden cardiac death，SCD）。

女性每年的猝死率为 1.40/100 000，远低于男性 6.68/100 000；每年有 46 000～370 000 年轻人发生 SCD，其中欧洲每年有 9000～11 000 例，美国有 800～6200 例。究其原因，年轻人倾向于心肌病、离子通道病、心肌炎及药物滥用，而老年人以慢性进展性疾病为主，如冠心病、瓣膜性疾病和心衰。尽管如此，有时很难明确 SCD 的确切原因。老年人往往合并多种慢性心血管病，很难明确其猝死的直接原因；年轻人在猝死时心脏可能还未发生结构性变化，即便是尸检也可能无法明确猝死原因。虽然冠心病仍是 SCD 的主要原因，但心肌病也占有相当的构成比（＞15%）。因此，评估心肌病患者发生致命性室性心律失常危险性的大小，对患者进行危险分层至关重要，可以从以下几个方面进行评估：

　　临床表现：患者可以无症状，或者有轻度症状如心悸、呼吸困难、胸痛等，也可以出现血流动力学不稳定的状态，如晕厥或晕厥前期、休克，甚至出现心搏骤停或心脏性猝死。

　　静息心电图：所有评估 VA 的患者均需做静息心电图检查。一份标准的 12 导联心电图不但能发现与 VA 相关的各种先天性异常（如长 QT 综合征、短 QT 综合征、Brugada 综合征和 ARVC 等），还能得到许多其他心电图参数，如提示电解质异常的参数，或某些提示存在器质性疾病的参数如束支传导阻滞、房室（AV）传导阻滞、心室肥厚、Q 波等。

　　运动心电图：心肌病的患者在运动中或运动后频繁出现室性早搏与较高的严重心血管事件的风险相关，但与 SCD 无特殊相关。

　　动态心电图：可以长程记录心律失常的类型，

发现有无其他类型心律失常，并可以协助判断症状是否与心律失常相关。

其他心电图技术：信号平均心电图、T波电交替、心律变异性、压力反射灵敏度、QT离散度等可能对分辨高危VA有帮助。其中应用前两种方法评估危险性获得了美国FDA的批准。超声心动图和其他影像学检查：此类检查对结构异常的心肌病的诊断有重要价值，并且可以测量左室壁厚度，评价心功能。

心电生理检查：电生理检查记录心内电活动，进行基础电刺激并用药物诱导，已被用于评估心律失常，并进行心脏性猝死的危险性分层。电生理检查被用于记录可诱发的室速，指导消融，评价药物疗效，评估复发性室速或心脏性猝死的危险性，以及评价疑为心律失常所引起的患者意识丧失的情况，并判断是否接受ICD治疗的指征。

总体来说，患者HCM致命性VA发生率不高，年发生率只有0.6%。晕厥病史、SCD家族史和左室室壁厚度是发生SCD的危险因素，有晕厥病史患者的SCD危险是无晕厥病史患者的4.3倍。心功能是DCM患者最好的危险评估手段，左室射血分数（left ventricular ejection fraction，LVEF）低于30%的患者持续性室性心动过速（sustained ventricular tachycardia，SVT）、心室颤动（ventricular fibrillation，VF）和SCD的发生率明显升高，LVEF每降低10%，发生VF、SVT和SCD的相对危险增加2.3倍。反映自主神经功能的压力反射敏感性降低和反映心室复极异常的微伏级T波电交替阳性也预示着患者发生致命性VA的危险性增加。VT病史、晕厥病史和心功能降低是ARVC患者发生致命性VA的危险因素。ARVC患者平均6年的随访资料表明无VT病史患者的年SCD率为0.6%；单纯有VT病史无心功能不全患者的年死亡率是1.4%；同时伴有VT和心功能不全患者的年死亡率为4.7%。

对于SCD高风险的心肌病患者来说，埋藏式心脏复律除颤器（implantable cardioversion defibrillator，ICD）是首选治疗。导管消融和药物治疗主要用于一些SCD低风险的室性心律失常患者，或作为植入ICD后的辅助治疗以减少ICD放电次数。

二、扩张型心肌病

扩张型心肌病（DCM）常在心脏负荷正常的情况下出现左室扩大伴收缩功能异常，也可由冠心病引起左室整体收缩功能异常。基因缺陷相关的DCM出现收缩功能异常时，左室尚未出现明显扩大，可出现心脏磁共振（cardiac magnetic resonance image，CMRI）才能探及的微小心肌瘢痕。

DCM可出现在各年龄阶段，无种族差异性。成年人年发病率约7/100 000，男性高于女性；儿童年发病率约为0.57/100 000。至少20%的成年DCM患者检测出致病基因突变，临床筛查时10%～20%亲属有发病的迹象。肌小节蛋白和桥粒蛋白基因是最常见的突变基因，而核纤层蛋白（LMNA）和肌间线蛋白基因突变常见于伴有房室传导阻滞的患者。肌营养不良蛋白基因突变可导致部分患者出现伴X染色体隐性遗传病。许多获得性原因也可以引起DCM，包括炎症、感染、系统性疾病以及部分药物或毒物。某些患者暴露于一些外源性触发因素（如感染、毒物、酒精和怀孕）后可发展为DCM，这在某种程度上是由遗传决定的。

自从神经内分泌拮抗剂及器械治疗推广应用以来，DCM患者全因死亡率显著下降。1岁DCM患儿的死亡率偏高，但许多患儿后期心功能可恢复或临床情况较为稳定。进行性心衰和继发于VA的心脏性猝死是DCM患者死亡的主要原因，心动过缓导致的死亡较为少见。许多无创检查可以预测猝死，但是最近一项meta分析纳入了45项研究（共6088名患者），结果显示功能性及心电检查在区分高危和低危风险患者时作用较小。碎裂QRS波及T波电交替的意义较大，自主神经测试无显著的预测意义。荟萃分析表明，CMR检查中延迟钆增强与全因死亡、心衰住院率及SCD呈正相关。有创电生理检查在危险分层中也有一定的作用。

（一）药物治疗

药物治疗，如β受体阻滞剂和血管紧张素转化酶抑制剂，改善了心力衰竭患者整体死亡率和降低 SCD 的发生风险。与此相反，对 DCM 患者给予抗心律失常药物作为一级预防并不提高生存率，是不推荐的。在症状性 VA 的患者中，胺碘酮因为缺乏显著的负血流动力学效果和低致心律失常的能力，所以通常是首选的抗心律失常药物。抗心律失常药物治疗可以帮助提高 ICD 患者生活质量。尽管对 DCM 患者而言，胺碘酮可提高其死亡率，降低 SCD 发生率，但 ICD 治疗是室性心动过速和心室颤动的二级预防。

（二）埋藏式心脏复律除颤器治疗

将 DCM 患者 ICD 治疗作为 SCD 二级预防措施已经确立并优于胺碘酮或其他任何药物治疗。对于之前出现过心脏停搏或持续性室性心动过速的患者，即使是接受导管消融的室性心动过速或抗心律失常药物治疗的患者，推荐植入 ICD。

目前正致力于研究一种用来对 DCM 患者发生 SCD 的高风险进行分层的方法。然而，确定患者和各种危险分层工具的价值最好的方法尚不完全清楚。许多已确定的危险因素也与非突发性死亡增加的风险相关。目前，LVEF 还是一个用来识别个人与 SCD 的高风险最重要的危险分层工具，再次强调，它可预测全因死亡率。尽管存在一些不确定性，临床试验和观察信息数据，以及在该

领域的专家意见，支持预防性 ICD 治疗对于 DCM 和射血分数低于 35%、纽约心功能分级（NYHA）Ⅱ 或 Ⅲ 级心力衰竭患者是最佳治疗。

DCM 患者植入 ICD 的适当时机仍然是有争议的。重要的是血管紧张素转化酶抑制剂或醛固酮拮抗剂对于这些患者中死亡率是有所改善的，所以在 ICD 植入前应优化药物治疗。许多患者的临床状况显著改善，并且可能被排除 ICD 优化治疗。最近指南建议在接受长期最佳医疗后才推荐植入 ICD 作为一级预防。至于需要多长时间以达到最佳的治疗效果仍未被确定。

（三）导管消融

DCM 室性心动过速患者行射频消融术的最常见适应证是频繁的 ICD 放电（或电风暴）且抗心律失常药物无效。然而，由于心肌结构破坏导致危及生命的室性心动过速，考虑到未来的风险，导管消融不能替代 ICD，即使在短期内取得良好的效果。此外，一些研究者建议行 ICD 植入的患者，如果记录到一次持续性单形性室性心动过速发作，可考虑同时行导管消融术，以避免未来 ICD 放电。

（四）指南建议[1]

见表 75-1。

表 75-1　ESC 2015 指南：扩张型心肌病相关室性心律失常和心脏性猝死的预防管理

建议	推荐类别	证据等级	建议	推荐类别	证据等级
推荐最佳药物治疗（ACKI，β 受体阻滞剂及盐皮质激素受体拮抗剂）以减少猝死和进行性心衰的风险	I	A	已明确 LMNA 基因突变，伴有临床危险因素，可考虑植入 ICD	Ⅱa	B
出现 VA 时，建议立即识别并治疗致心律失常因素（如药物、低钾血症）和合并症（如甲状腺疾病）	I	C	植入 ICD 后经过调整程控参数后仍反复放电，可考虑加用胺碘酮	Ⅱa	C
新发 VA 伴有中度冠心病风险时，推荐行冠脉造影术	I	B	药物难治性非束支折返性室速，可考虑行导管消融	Ⅱb	C
不能耐受 VT/VF，出现血流动力学紊乱，预期寿命超过 1 年的建议植入 ICD	I	A	有创电生理检查出现室性早搏可作为 SCD 的危险分层	Ⅱb	B
经过＞3 个月最佳药物治疗后仍有症状性心衰（NYHA Ⅱ～Ⅲ），预期寿命超过 1 年的建议植入 ICD	I	B	无症状非持续性室速不推荐使用胺碘酮	Ⅲ	A
伴有药物难治性束支折返性室速时，推荐行导管消融治疗	I	B	不推荐使用钠通道阻滞剂和决奈达隆治疗室性心律失常	Ⅲ	A

三、肥厚型心肌病

肥厚型心肌病（HCM）是一种排除其他原因的导致心肌明显增厚的心脏病或全身疾病（如主动脉瓣狭窄、高血压、运动员心脏表现、浸润或贮积障碍症），以不明原因的左室扩张为特征，伴或不伴左心室流出道梗阻性的心脏病。肥厚型心肌病的特点为心肌细胞排列紊乱。心肌细胞肥大、畸形，从而导致相邻心肌细胞排列方向杂乱无章（而非正常的平行排列），进而形成围绕结缔组织的环形或螺旋形结构。

北美、欧洲、亚洲和非洲报道的成年人左室不明原因肥厚的发病率为 0.02%～0.23%，25 岁以下患者的发病率更低。尽管 HCM 主要是常染色显性遗传，但是大多数研究报道男性患病居多，不同种族的发病率相似。HCM 患者每年心血管总死亡率为 1%～2%，因 VT/VF 死亡或 ICD 适当放电率为 0.81%。其他心血管死亡的主要原因为心衰、血栓栓塞和房室传导阻滞。

接近 25% 的 HCM 患者行动态心电图检查时记录到非持续性室性心动过速（NSVT），其发病率随着年龄增长，与左室厚度及 CMR 延迟钆增强呈正相关。动态记录到 NSVT 提示 SCD 的风险增加。运动期间或运动后当即很少会记录到 NSVT，一旦出现提示猝死的风险更高。SVT 常见于 HCM 合并左室心尖室壁瘤的患者。当心动过速的时程延长或呈症状性发作且伴有冠脉粥样硬化危险因素时，需排除冠心病可能。患者无法耐受 SVT 时需考虑植入 ICD，并联合应用 β 受体阻滞剂或胺碘酮抑制心动过速进一步发作。对于局灶起源的室速，可以考虑行电生理检查及射频消融术。

原先 HCM 猝死风险是通过特定的临床表现构建的评分体制进行评估的。其他的临床特点，比如心肌纤维化（CMR 对比增强）、左室心尖室壁瘤及肌小节蛋白多位点突变，也可指导中危患者的 ICD 治疗，但支持证据较少。欧洲指南推荐应用 HCM Risk-SCD 计分法评估患者 5 年的猝死风险。有创电生理检查出现室性早搏不能预测

HCM 患者猝死的风险。对于 16 岁以下的年轻 HCM 患者，一旦出现致命性 VA 后，建议植入 ICD（必要时可经心外膜）。很少有关于临床风险标记物的资料来指导一级预防，尤其是对于 8 岁以下的儿童。目前的欧洲指南推荐，严重的左室肥厚（左室最大厚度≥30mm，或 Z 评分≥6），不明原因晕厥，NSVT 及猝死家族史是儿童 HCM 患者猝死的主要危险因素。有两个以上主要危险因素的患儿需植入 ICD。有单个危险因素时需充分考虑风险收益比才能植入 ICD。大多情况下，单腔 ICD 就足够并可减少并发症的可能。

（一）一般治疗

目前尚不存在能够防止或逆转肥厚型心肌病病程进展的治疗。治疗目标为改善症状、降低猝死风险以及家系筛查。β 受体阻滞剂、维拉帕米、丙吡胺通过减慢心率和降低心肌收缩力缓解左室流出道梗阻引起的症状，从而用于左心室流出道梗阻或心力衰竭患者的治疗。对药物治疗效果差者，可考虑行室间隔切开/部分切除术或经皮酒精室间隔消融术。

心房颤动的治疗目标是尽可能转复和维持窦性节律。对于不能转复或维持窦性心律者，由于有血栓栓塞并发症可能，需要抗凝治疗。

双腔起搏器通过改变左心室收缩除极同步性，改变左心室激动模式，对有显著左心室压力阶差（静息时＞30mmHg 或激发时＞50mmHg），且药物治疗反应差，同时又不适合行室间隔切除术或经皮酒精室间隔消融术的患者可能有效。尽管最初的观察性研究结果显示，肥厚型心肌病患者行双腔起搏器治疗的效果令人鼓舞，但随后的随机临床研究并未有力证实。目前尚无充分的证据证实双腔起搏器能够改变肥厚型心肌病患者临床病程、提高生存率及改善长期生存质量。因此，除非极少数特殊情况下，双腔起搏器不作为常规治疗方法。

（二）植入式心脏复律除颤器

ICD 是降低肥厚型心肌病患者猝死风险最有效、最可靠的方法，它能够提供二级预防，改变

疾病自然病程。值得注意的是，ICD 植入距其第一次发挥作用的时间差异很大，而且往往相当长。即使发生过心搏骤停而安装 ICD 行二级预防者，也可存活多年，甚至不伴有 ICD 放电。然而，仅仅预防性药物治疗不能够有效防止肥厚型心肌病患者心脏性猝死，通常不被推荐。

发生过心搏骤停或持续性室性心动过速的患者，有较高的再发风险，推荐植入 ICD 行二级预防。对于有心脏性猝死多重危险因素者，推荐植入 ICD 行一级预防。然而，对于只有一种危险因素者，植入 ICD 行一级预防是有争议的。对该组人群，处理决策应个体化，应考虑其他反映疾病严重程度的指标、已知的危险因素（如经皮酒精室间隔消融史、左心室室壁瘤），以及患者和家属的意愿。

需要注意的是，行一级预防植入 ICD 的合理性与其他危险因素的数目无关。只有一个危险因素而行 ICD 一级预防的患者中约有 35% 适合 ICD 治疗。有一个以上危险因素者，ICD 治疗的可能性是相似的。因此，对即使只有单一危险因素的 HCM 患者，即推荐预防性植入 ICD。HCM 患者经皮酒精室间隔消融术后，是否应常规植入 ICD，目前尚无定论。

心脏性猝死危险因素对于不合并心脏性猝死危险因素者的阴性预测价值较为准确。然而，对于没有心脏性猝死危险因素的 HCM 患者，推荐定期随访、动态评估，定期行 Holter、运动试验、心脏超声心动图等检查。但症状发生变化时，尤其是出现持续心悸、晕厥等症状，任何年龄组人群，均应紧急重新评估。

（三）导管消融

对于心尖部室壁瘤和持续性单形性室性心动过速的患者，由于再发率较高，应当考虑抗心律失常药物治疗或导管消融治疗。抗心律失常药物疗效有限。进行导管消融时，对大多数患者，选用心外膜途径成功率较高。新近有报道显示，电生理检查可识别的心外膜瘢痕出现在 80% 的患者，而仅有 60% 患者出现心内膜瘢痕。

（四）指南建议

见表 75-2。

表 75-2　ESC 2015 指南：肥厚型心肌病相关室性心律失常和心脏猝死的预防管理

建议	推荐类别	证据等级	建议	推荐类别	证据等级
HCM 患者应避免竞技性运动	I	C	经过充分评估并发症风险，ICD 对生活方式的影响、社会经济及心理健康状况后，对于 5 年猝死风险 >6%、预期寿命超过 1 年的，考虑植入 ICD	Ⅱa	B
VT/VF 后心搏骤停幸存者或自发性持续性室速晕厥者或血流动力学紊乱者，预期寿命超过 1 年，推荐植入 ICD	I	B	经过充分评估并发症风险，ICD 对生活方式的影响、社会经济及心理健康状况后，对于 4%<5 年猝死风险 <6%、预期寿命超过 1 年的，可植入 ICD	Ⅱb	B
对于 16 岁以下无复苏后 VT/VF 或自发性持续性室速引起的晕厥或血流动力学紊乱者，推荐应用 Risk-SCD 计分法评估其 5 年内的猝死风险	I	B	经过充分评估并发症风险，ICD 对生活方式的影响、社会经济及心理健康状况后，提示 ICD 治疗可获益，对于 5 年猝死风险 <4% 且临床症状与预后相关者，可植入 ICD	Ⅱb	B
推荐 5 年猝死风险初次评估后，每隔 1～2 年或出现新的临床症状时需进行再评估	I	B	有创电生理检查出现室性早搏，不推荐用于猝死危险分层	Ⅲ	C

四、致心律失常性右室心肌病

致心律失常性右室心肌病（ARVC）是一种进行性心肌综合征，以室性心律失常、心衰及心脏性猝死为主要临床表现。其组织学特点为心肌细胞被脂肪纤维组织所取代。ARVC 主要表现为右室结构和功能的异常，50％以上的患者左室可受到累及。现行工作组标准应用组织学、遗传学、心电学及影像学指标将患者分为确定诊断、临界诊断及可疑诊断三大类。

ARVC 主要是由编码桥粒蛋白的基因突变（*plakoglobin*，*desmoplakin*，*plakophilin*-2，*desmoglein*-2，*desmocollin*-2）引起的常染色体显性遗传病。部分患者是由非桥粒基因突变引起的，其临床表现比较隐匿，可合并脚掌和手掌增厚（如 Carvajal 综合征和 Naxos 病）。

ARVC 的人群发病率为 1/1000～1/5000，是运动员及年轻人猝死的重要原因。ARVC 患者往往在 20～40 岁时出现心悸、晕厥、室速甚至猝死等临床表现。疾病进展可导致右心衰或者双心衰。由于纳入人群特点的差异性，不同研究报道的年死亡率差异很大。一项荟萃分析的数据资料显示，ARVC 患者每年的心源性死亡率、非心源性死亡率及心脏移植率分别为 0.9％，0.8％和 0.9％。

多达 2/3 的 ARVC 患者静息心电图、动态心电图或运动试验时心电图可记录到室性心律失常。其往往起源于右室，但室速时 QRS 的电轴方向与右室流出道室速不同，许多患者可出现多形性室速。一项前瞻性 ICD 注册研究表明，大部分情况下 ICD 是因为持续性单形性室速而放电治疗。

（一）药物治疗

β受体阻滞剂、索他洛尔和胺碘酮已被用来减少 ARVC 患者室性心律失常复发的风险，然而抗心律失常药物一级预防的有效性还有待确定。以往的研究（电生理实验室中抗心律失常药物抑制室性心动过速的作用）发现，无论是否诱发室性心动过速，索他洛尔比β受体阻滞剂和胺碘酮的治疗效果更好。因此，索他洛尔被作为 ARVC 一级预防和二级预防的一线抗心律失常药物。然而，这个结论遭到了质疑，最近一项关于症状明显的 ARVC 患者人群经验性抗心律失常药物治疗的队列研究表明，β受体阻滞剂既无保护作用也无有害作用；索他洛尔无效；虽然只是小样本量的研究，但发现胺碘酮能有效防止持续性 VT，减少 ICD 的治疗。

因此，无症状和那些程度较轻的患者可通过降低肾上腺素水平来减小诱发心律失常的可能性，β受体阻滞剂可能仍是一个合理的建议。耐受性良好、非危及生命的室性心律失常和相对低风险的 SCD 患者，在无创性动态监测或电生理检查指导下，可给予抗心律失常药物。最近数据反对经验性应用索他洛尔，尤其是当可能增加 VT/VF 的发作时。胺碘酮是最有效的经验性抗心律失常药物。

对难以耐受频繁 ICD 治疗的患者，也可给予抗心律失常药物来降低室性心律失常发作的频率。当病情已进展到右心室衰竭或双心室衰竭，除了目前治疗，还应包括利尿剂、β受体阻滞剂和血管紧张素转化酶抑制剂。尽管血管紧张素转化酶抑制剂可减缓其他心肌病进展，但尚未证明对 ARVC 有利。右心室部分运动障碍合并右室射血分数减低的患者，长期应用华法林抗凝可防止血栓形成和随后的肺栓塞。对于顽固性右心衰竭，心脏移植可能是唯一选择。

（二）埋藏式心脏复律除颤器

应用 ICD 是对 SCD 最有效的预防。曾发生心搏骤停，心律失常未完全被药物控制且不能耐受抗心律失常药物的患者，建议植入 ICD 作为二级预防措施。在平均 39 个月的随访中发现，近一半的患者接受过有效的 ICD 治疗，16％的患者经过 ICD 治疗无效，14％的患者出现了设备相关的并发症。

对高风险的 SCD 患者还建议植入 ICD 作为一级预防措施。认识到这一点很重要，但是，目前还没有特异性足够的危险因素来明确哪类 ARVC 患者发生 SCD 的概率高，需要植入 ICD 作为一级预防措施。

另外，ARVC 患者植入 ICD 也有一些风险。在 ARVC 患者右心室某些区域心肌薄，无收缩性，可能在右心室放置过程中被穿透，导致心脏压塞。此外，因为右心室本身的纤维脂肪性质，寻找感知及起搏良好的位点可能会较困难。边际参数可能会影响心律失常的感知，从而导致不恰当的 ICD 治疗或失败，因此在右心室间隔或流出道放置一个独立的起搏感知可能是必要的。

（三）导管消融

ARVC 患者单形性室性心动过速的导管消融成功率为 60%～90%。然而，由于长期复发的可能，消融并不能治愈心律失常。因此，对室性心动过速反复发作导致频繁的 ICD 电击、抗心律失常药物无效、室性心动过速电风暴或抗心律失常药物无效的无休止室性心动过速患者，可考虑导管消融。尽管如此，由于标测和消融技术的进步和消融安全性的提高，同时缺乏有效的抗心律失常药物，一些研究人员建议，导管消融可作为复发性单形性室性心动过速患者的一线治疗方法。因为室性心动过速复发的不可预测性，建议同时植入 ICD。一些患者心内膜的条件有限，射频治疗后室性心动过速终止时间较晚，或心内膜激进消融后持续性室性心动过速仍未终止，可考虑心外膜途径消融。

（四）家族筛选

一级亲属应行 12 导联心电图、超声心动图和心脏磁共振成像检查进行临床筛选。鉴于在大多数家庭低外显率，筛选应延伸贯穿整个家族，至新发患者的下一代。无症状家族成员综合评价正常时，遗传基因缺陷可能性小，仍应定期随访（每 2～3 年），直到出现最终能确诊的诊断工具。当致病突变的患者被识别，家族成员应推荐行基因检测。遗传测试结果阴性的家族性突变无需反复随访检查。

因为运动和诱发室性心动过速之间的关联，诊断为 ARVC 的患者不建议参与竞技体育和中至高强度活动。此外，任何导致心悸、晕厥前或晕厥症状的活动，竞技或非竞技类活动应避免。

（五）指南建议

见表 75-3。

表 75-3　ESC 2015 指南：致心律失常右室心肌病相关室性心律失常和心脏性猝死的预防管理

建议	推荐类别	证据等级	建议	推荐类别	证据等级
ARVC 患者应避免竞技性运动	I	C	对于症状性室性早搏或非持续性室速患者，药物治疗无效时，可考虑在经验丰富中心行导管消融以改善症状及预防 ICD 放电	Ⅱa	B
对于频发室性早搏和非持续性室速患者，推荐 β 受体阻滞剂滴定至最大耐受剂量作为一线治疗，以改善症状	I	C	权衡 ICD 风险（长期并发症及患者获益）后，对于血流动力学稳定的持续性室速患者可考虑植入 ICD	Ⅱa	B
突发 SCD 或发作血流动力学不能耐受的 VT 时，推荐植入 ICD	I	C	对于 1 个以上室性心律失常危险因素，预期寿命超过 1 年的患者，经过充分评估并发症风险、ICD 对生活方式的影响、经济状况及心理健康等情况后，可考虑植入 ICD	Ⅱb	C
不能耐受 β 受体阻滞剂或禁忌时，可考虑应用胺碘酮改善频发室性早搏或非持续性室速患者的症状	Ⅱa	C	有创电生理检查出现室性早搏可考虑作为 SCD 猝死的危险分层	Ⅱb	C

（杨平珍）

参考文献

[1] Priori SG, Blomström-Lundquist C, Mazzanti A, et al. 2015 ESC Guidelines for the management of patients with ventricular wrhythmias and the prevention of sudden cardic death. Europace，2015，17（11）：1061-1687.

第七十六章　遗传性原发性心律失常综合征与心脏性猝死

自 2006 年美国心脏病学会/美国心脏学会/欧洲心脏病学会（ACC/AHA/ESC）发布《室性心律失常处理及心脏性猝死预防指南》以来，欧洲心律学会（EHRA）、美国心律学会（HRS）、亚太心律学会（APHRS）及 ESC 再次对室性心律失常的评估、诊断和处理进行了更为全面的推荐，并有部分更新。目前把没有结构性心脏病的遗传性心律失常归为遗传性原发性心律失常综合征，以区别于遗传性心脏病合并心律失常的人群，如先天性右心室发育不良等。遗传性原发性心律失常综合征包括遗传性长 QT 综合征（congenital long QT syndrome，cLQTS）、短 QT 综合征（short QT Syndrome，SQTS）、Brugada 综合征（Brugada syndrome，BrS）、早复极综合征（early repolarization syndrome，ERS）。现根据近年的指南、专家共识，就遗传性原发性心律失常综合征的诊断、风险评估和处理策略进行简要解读。

第一节　遗传性长 QT 综合征

一、概述

LQTS 是由多种致病因素产生心肌细胞复极异常的一组综合征，表现为心电图 QT 间期延长及 T 波或 U 波异常，易产生以尖端扭转型室性心动过速（torsade de points，TdP）为典型表现的恶性心律失常，从而导致晕厥、抽搐甚至猝死[1]。遗传性 LQTS 是因多种编码心脏离子通道的基因发生突变而产生的一组单基因遗传病[2]，大多数具有家族聚集性，少数由散在新发的基因突变引起，发病率接近 1/2000，未经治疗的患者 10 年病死率约 50%，同时也是儿童和年轻人发作性晕厥和心脏性猝死的主要原因[3]。依据目前国际公认的致病基因可将遗传性 LQTS 分为 13 个亚型[4]，这些亚型分别与多种编码钾、钠、钙离子通道等结构蛋白以及相关因子和膜调蛋白的基因突变有关。临床上最为常见的致病基因是 *KCNQ1*（LQT1型）、*KCNH2*（LQT2 型）和 *SCN5A*（LQT3 型），此三者占所有经基因检测确诊患者的 75%～92%[5-6]，故也被称为主要 LQTS 致病基因。国内的研究数据表明 LQT2 型在临床上最为常见[7]。随着分子遗传学研究的进展，越来越多的基因和突变位点正逐步得到证实，LQTS 的诊疗也将逐步由基因特异性向突变特异性转化[8]。LQTS 的临床表现可以分为心电图异常和心律失常事件。心电图表现可呈多样性，各亚型发生突变的离子通道类型和功能不一，但其共同的机制是细胞复极外向电流减少或内向电流增加，从而导致动作电位时程和 QT 间期延长。虽然 QT 间期延长是 LQTS 的特征性改变，但仍有 37% 的 LQT1 型和 10% 的 LQT3 型患者不出现显著的 QT 间期延长。此外还可以观察到 T 波电交替、T 波切迹（LQT2 型）及长时间窦性停搏（LQT3 型）等现象。LQTS 所致心律失常事件以 TdP 最为典型，持续时间长者可引发晕厥、心搏骤停或室颤进而发生猝死。对于部分无症状而首发表现即为猝死的患者尤其需要提高警惕。TdP 的诱发特征也具有基因型差异，在 LQT1 型多出现在运动或情绪激动时，LQT2 型主要出现在睡眠中突遭声音刺激时，LQT3 型则主要发生在休息或睡眠中，其诱发机制与早后除极（EAD）及跨室壁复极离散度增加有关，近年研究提示还可能与组织炎症及免疫调节过程有关[9]。除室性心律失常外，LQTS 患者还能伴发房性心律失常如心房颤动等。

二、诊断与鉴别诊断

（一）诊断的量化标准

Schwartz 等人最初在 1985 年提出了 LQTS 诊断的量化标准，于 1993 年完善后沿用至今。此评分系统通过对临床特点和 ECG 表现进行基于概率的综合计算，其分值用以指导诊断及风险评级（表 76-1）。在 2013 年 HRS/EHRA/APHRS《遗传性原发性心律失常综合征诊断与治疗专家共识》[10]（以下简称 2013HRS/EHRA/APHRS 专家共识）及 2015 年《遗传性原发性心律失常综合征诊断与治疗中国专家共识》[5]（以下简称 2015

中国专家共识）中首次提出了更为系统的诊断标准：①具备以下 1 种或多种情况可明确诊断（Ⅰ类）：Schwartz 诊断评分≥3.5 分且无 QT 间期延长的继发性因素；明确存在至少 1 个致病基因突变；12 导联心电图 QTc≥500ms 且无 QT 间期延长的继发性原因。②以下情况可以诊断（Ⅱa 类）：QTc 在 480～499ms 的不明原因晕厥者，且无 QT 间期延长的继发原因，未发现致病基因突变。

需要注意的是，量化标准在最新的 2015 年 ESC《室性心律失常处理及心脏性猝死预防指南》[4]（以下简称 2015ESC 指南）中出现了进一步放宽：①确诊截点值降低，将 Schwartz 诊断评分＞3 分或 QTc≥480ms 作为确诊的Ⅰ类推荐。②拟诊的截点值降低，将 12 导联心电图 QTc≥460ms 作为不明原因晕厥伴特发性 QT 间期延长者心电图拟诊 LQTS 的Ⅱa 类推荐。这可能与欧洲专家认为前版共识中数值标准过于保守且与高危个体分层的截点值相同有关[4]。

（二）基因检测及诊断价值

目前 80％左右的 LQTS 患者可以通过基因分型检出有意义突变，不但是确诊的依据之一，还是危险分层、治疗方案及预后评估的重要参考。根据 2011 年《遗传性心脏离子通道病与心肌病基因检测中国专家共识》[11]，基因检测的Ⅰ类推荐为：①临床高度疑似者及已排除继发性因素的无症状 QT 间期延长者（青春前期 QTc＞480ms 或成人 QTc＞500ms）建议进行 LQT1～3（KCNQ1、KCNH2、SCN5A）基因检测；②已证实存在致病突变的先证者的家族成员及相关亲属建议进行突变特异性基因检测。Ⅱb 类推荐为：①无症状特发性 QT 间期延长者（青春前期 QTc＞460ms 或成人 QTc＞480ms）可考虑行 LQT1～3 基因检测；②药物诱发 TdP 的先证者应考虑行基因检测，QTc 间期延长者 LQT1-3 突变检测阴性时应考虑基因再评价，包括重复检测或检测更多的致病基因。

2011 年《遗传性心脏离子通道病与心肌病基因检测中国专家共识》与同年的 HRS/EHRA 专家共识[12]相比，首先强调了对有指征的患者先进行

表 76-1 遗传性 LQTS 的 Schwartz 评分表			
	评分		指标
心电图表现	QTc	＞480ms	3.0
		460～470ms	2.0
		＞450ms	1.0
	尖端扭转型室性心动过速		2.0
	T 波	交替	1.0
		切迹型 T 波（3 个导联以上）	1.0
	静息心率低于同龄正常 2 个百分位数		0.5
临床表现	晕厥	与紧张有关	2.0
		与紧张无关	1.0
	先天性耳聋		0.5
家族史	家庭成员中有明确的 LQTS		1.0
	直系亲属中有＜30 岁的心脏性猝死		0.5

LQT1～3 致病基因的检测，阴性时再选择重复或检测其他基因，而国外共识并未明确主要致病基因的首选地位；其次针对药物诱发性 TdP 患者，因约有 10%～20% 存在相关的基因突变，故在国内共识中明确了其亦具有基因检测的 Ⅱb 类指征，而国外共识中并未予明确。同时需要注意的是，Ⅱb 类推荐中的 QTc 截点值在最新版指南（2015ESC 指南）[4]的背景下已显得过于严格。

（三）鉴别诊断

遗传性 LQTS 的诊断首先要排除引起继发性 QT 间期延长的因素，当首发表现为晕厥或猝死，或具有室速、室颤等心电图依据时还需注意要与其他类型的离子通道病或心肌病相鉴别，如 Brugada 综合征、短 QT 综合征、致心律失常性右心室心肌病，以及急性心肌缺血、心功能不全、洋地黄类药物中毒等。

三、危险分层

遗传性 LQTS 的危险分层需要对患者临床资料、心电图特征以及基因或突变特异性因素进行综合分析，包括患者的性别、年龄、静息心率、QTc 值、T 波改变、晕厥和晕厥先兆表现、产后期、绝经期，以及突变基因的类型、位置、表型和功能状态等。

在 2013HRS/EHRA/APHRS 专家共识及 2015 中国专家共识中，QTc>600ms 为极高危组；QTc>500ms，或同时存在两个致病突变，存在 T 波电交替，婴幼儿发生晕厥或心脏停搏，优化治疗下仍有心律失常事件等为高危组；无症状的致病基因突变携带者为低危组。而最新的 2015ESC 指南中建议无症状携带者为中危组，强调了一级预防的重要性。除现有的共识和指南外，Barsheset A 等[13]近期在综述中以临床症状、QTc 值、基因突变位点、性别及年龄为主要参数，对 LQTS 的常见基因型进行了更为直观的危险分层（表 76-2）。例如伴有晕厥史的 LQT1 型或 LQT2 型患者均为高危或极高危人群；无晕厥史但 QTc≥500ms 时，LQT1 型中携带胞质环区基因突变的女性和所有男性，以及 LQT2 型中携带孔区基因突变的男性和 13 岁以上的女性也均属于高危人群。两种基因型人群的心搏骤停及心脏性猝死事件年发生率在高危组中分别为 3.7% 及 3.5%，在极高危组中分别为 5.1% 及 5.3%；而 LQT3 型较前两型则有更高的病死率。

表 76-2　LQTS 危险分层

危险分层	未经基因分型	基于基因型特异性		
	LQTS	LQT1	LQT2	LQT3
极高危	具有心搏骤停史或自发性 TdP	具有晕厥史，且合并以下至少 1 项：QTc≥500ms，胞质环区突变的女性，男性	具有晕厥史，且合并以下至少 1 项：QTc≥500ms，孔区突变的男性，女性>13 岁	引起钠离子通道出现双重功能障碍的突变风险更高，危险分层与年龄、性别无关，且总体致死率显著高于 LQT1 和 LQT2 型
高危	具有晕厥史和（或）QTc>500ms	具有晕厥史，或 QTc≥500ms 且合并以下至少一项：胞质环区突变的女性，男性	具有晕厥史，或 QTc≥500ms 且合并以下至少一项：孔区突变的男性，女性>13 岁	
中危	—	QTc≥500ms，或女性胞质环区突变，或男性	QTc≥500ms，或孔区突变的男性，或女性>13 岁	
低危	无晕厥史和 QTc≤500ms	无晕厥史，QTc<500ms，非胞质环区突变的女性	无晕厥史，QTc<500ms，非孔区突变的男性，女性≤13 岁	

四、治疗

遗传性 LQTS 患者的治疗方案应根据危险分层的结果制定，包括改善生活方式、药物治疗、器械植入和手术治疗四个方面，其最终目的是预防心搏骤停及减少猝死风险。

（一）改善生活方式

2006 年 ACC/AHA/ESC《室性心律失常处理及心脏性猝死预防指南》[14]（以下简称 2006ACC/AHA/ESC 指南）中明确指出，所有诊断成立的遗传性 LQTS 患者均应积极改善生活方式，包括避免应用可能延长 QT 间期或显著降低钾、镁水平的药物，避免剧烈活动和竞技性运动等。2013HRS/EHRA/APHRS 专家共识则强调了须及时识别并处理引起电解质异常的病理生理情况如腹泻、呕吐、饮食体重变化及一些代谢性疾病等；并指出 LQTS 患者是否能参加竞技性运动这一问题尚无定论，应在加强临床咨询的基础上给予个体化的建议。最新的 2015ESC 指南和 2015 中国专家共识则在预防触发事件上再次强调了基因型特异性，例如 LQT1 型患者应避免剧烈运动，尤其是游泳；LQT2 型患者应避免突然的声音刺激如闹钟及电话等。

（二）药物治疗

在所有版本指南和共识中，β受体阻滞剂对不同危险分层的 LQTS 患者均是一线治疗药物。2013HRS/EHRA/APHRS 专家共识对所有出现晕厥症状或有室速、室颤事件记录者，以及 QTc≥470ms 的无症状 LQTS 患者均将其作为Ⅰ类推荐；对 QTc≤470ms 的无症状 LQTS 患者作为Ⅱa 类推荐。在 2015ESC 指南中β受体阻滞剂的地位得到进一步肯定，对所有 LQTS 临床诊断成立者均上升为Ⅰ类推荐，携带致病突变而 QTc 正常的患者作为Ⅱa 类推荐，进一步肯定了在以基因检测阳性为唯一或首发依据的群体中β受体阻滞剂的应用地位。在临床应用中还需要注意的是[5,13]：①β受体阻滞剂的治疗效果存在个体差异，LQT1 型的总体获益要高于 LQT2 型及 LQT3 型；②首选普纳洛尔，对不能坚持服药者可给予长效制剂；③建议使用根据年龄和体重调整后的最大耐受剂量，逐渐加量并避免突然停药；④对哮喘患者应首选心脏选择性β受体阻滞剂。

钠通道阻滞剂包括美西律、氟卡尼和雷诺嗪等可作为缩短 LQT3 型患者 QTc 的附加治疗方案，并在 2013HRS/EHRA/APHRS 专家共识中对急性口服药物试验阳性的患者作为Ⅱa 类推荐。但由于对这些药物的评估仅来自临床观察，缺乏长期的随访结果，其推荐强度在最新版 ESC 指南中降为Ⅱb 类，且指征变化为 QTc＞500ms。此外，钾盐、螺内酯、孕酮等被证实能通过缩短 LQT2 型患者的 QTc 而产生保护作用，但均因缺乏能减少心脏事件的循证医学依据而未获得公认[13]。

（三）ICD

2013HRS/EHRA/APHRS 专家共识中将 ICD 植入作为 LQTS 心搏骤停幸存者的Ⅰ类推荐，β受体阻滞剂治疗下反复出现晕厥事件作为Ⅱa 类推荐。与此相比，2006ACC/AHA/ESC 指南及 2015ESC 指南在Ⅰ类指征中强调了药物与 ICD 的联用关系，同时还明确了对β受体阻滞剂治疗下仍有室速发作的患者也属于 ICD 的Ⅱa 类推荐。总体而言，ICD 作为高危 LQTS 患者以及内科治疗禁忌或效果不佳者的首要治疗手段已逐步得到公认。此外，在 ICD 的一级预防中，上述两版指南均建议 QTc＞500ms 的携带 KCNH2 或 SCN5A 突变的无症状患者可考虑在服用β受体阻滞剂的前提下行 ICD 植入，而其他高危患者也可以在个体化的基础上考虑预防性植入，例如 QTc＞500ms 的女性 LQT2 型或具有心电不稳定性表现者，以及携带高危基因突变者如 JLN 综合征和 Timothy 综合征等；而在 2013HRS/EHRA/APHRS 专家共识中尚未对这部分群体作明确推荐。在临床实践中，还需要在 ICD 植入前考虑猝死风险、ICD 植入相关的短期和远期风险、患者主观意愿等因素，充分讨论并尊重患者的选择，在植入后需要周密设置程控参数和随访间期以减少不适当放电。

（四）左心交感神经切除术（left cardiac sympathetic denervation，LCSD）

左心交感神经切断术能在不影响心率的前提下降低心脏的交感张力，从而减少心脏事件的风险。国内报道其对药物治疗无效的 LQTS 有效率为 81%～91%。在 2006ACC/AHA/ESC 指南中，药物治疗下仍有晕厥、TdP 或心搏骤停者可将其作为 Ⅱb 类推荐。在 2013HRS/EHRA/APHRS 专家共识中，LCSD 推荐级别上升至 Ⅰ 类，且同时适用于 ICD 禁忌或拒绝植入的高危患者。但在最新的 2015ESC 指南中，LCSD 推荐级别又下降至 Ⅱa 类，同时因为 LCSD 能降低 ICD 术后放电次数，增强了在 β 受体阻滞剂治疗情况下仍发生 ICD 频繁放电者中的推荐[4,13]。通过这些变化不难看出，虽然 LCSD 无法撼动 β 受体阻滞剂及 ICD 植入作为一线治疗方案的地位，但仍不失为一种卓然有效的替代或补充方案。

（五）心脏电生理检查

虽然在 2006ACC/AHA/ESC 指南中，对疑似心动过速导致晕厥而又不能靠无创方法确诊者均推荐采用侵入性电生理检查（Ⅱa）[14]，但由于心室程序刺激所诱发出的非持续性多形性室速与自发性室速的频率和形态均存在显著差异，且随访研究证实室速的可诱发性与 LQTS 危险分层和临床预后之间缺乏关联性[15]，因此在两版指南中[4,14]均不建议使用侵入性电生理检查及心室程序刺激对 LQTS 患者进行心脏性猝死的风险分级，并在最新版中明确作为 Ⅲ 类推荐。

五、小结

与遗传性 LQTS 诊疗有关的权威性推荐主要源自 2006 年 ACC/AHA/ESC《室性心律失常处理及心脏性猝死预防指南》[14]、2013 年 HRS/EHRA/APHRS《遗传性原发性心律失常综合征诊断与治疗专家共识》[10]以及最新的 2015 年 ESC《室性心律失常处理及心脏性猝死预防指南》[4]。三份指南和共识在推荐级别和范围上的变化，很好地体现了近年来迅猛发展的基因诊断技术，ICD 植入以及 LCSD 治疗领域内不断累积的循证医学证据对疾病诊疗观念的推动作用（表 76-3）。

表 76-3　LQTS 诊疗推荐在国际指南/共识中的变化

	推荐	2006ACC/AHA/ESC 室性心律失常处理及心脏性猝死预防指南	2013HRS/EHRA/APHRS 遗传性原发性心律失常综合征诊断与治疗专家共识	2015ESC 室性心律失常处理及心脏性猝死预防指南
诊断标准	Ⅰ 类	未作明确推荐	至少满足以下一项，且排除继发性 QT 间期延长因素： Schwartz 诊断评分≥3.5 分； 至少存在 1 个明确的致病基因突变； 多次检查 12 导联心电图 QTc≥500ms	评分截点值下降至 3 分 基本同前，强调与 QT 间期数值无关 QTc 截点值下降至 480ms
	Ⅱa 类	未作明确推荐	多次 12 导联心电图 QTc 为 480～499ms 的不明原因晕厥者，无 QT 间期延长继发原因，未发现致病基因突变	QTc 截点值下降至 460ms
治疗策略	Ⅰ 类	诊断成立者推荐改善生活方式	强调了非药物性因素引起电解质异常；认为前版对 LQTS 者均不参加竞技运动的建议仍存在争议，推荐进行个体化评估	强调应避免基因型特异性的心律失常触发因素
		临床诊断成立者推荐应用 β 受体阻滞剂	β 受体阻滞剂推荐基本同前	β 受体阻滞剂推荐同前
		有心搏骤停史，且预期功能状态良好下的生存时间大于 1 年者推荐联合 β 受体阻滞剂和 ICD 植入	ICD 植入推荐基本同前，但不强调与 β 受体阻滞剂的联用关系	ICD 植入推荐同前
		未作 LCSD 推荐	LCSD 推荐级别上升，不适宜应用 β 受体阻滞剂或 ICD 植入者	未作 LCSD 推荐

表 76-3　LQTS 诊疗推荐在国际指南共识中的变化（续）

推荐	2006ACC/AHA/ESC 室性心律失常处理及心脏性猝死预防指南	2013HRS/EHRA/APHRS 遗传性原发性心律失常综合征诊断与治疗专家共识	2015ESC 室性心律失常处理及心脏性猝死预防指南
Ⅱa 类	基因分子诊断成立的 QTc 正常者可应用 β 受体阻滞剂	β 受体阻滞剂推荐基本同前	β 受体阻滞剂推荐同前
	应用 β 受体阻滞剂后仍有晕厥和（或）VT 发作，且预期生存时间大于 1 年者可在继续应用 β 受体阻滞剂的基础上植入 ICD	ICD 植入适用于反复发作性晕厥患者	ICD 植入推荐基本同前
	未作 LCSD 推荐	LCSD 推荐级别上升，范围放宽至应用 β 受体阻滞剂或 ICD 植入后出现事件者	LCSD 推荐级别上升，服用 β 受体阻滞剂下频繁发生 ICD 电击者
	未作钠通道阻滞剂推荐	新增钠通道阻滞剂推荐，可作为附加治疗用于急性口服药物试验阳性的 LQT3 型患者	未作钠通道阻滞剂推荐
Ⅱb 类	β 受体阻滞剂应用下仍有晕厥、TdP 或心搏骤停发作者可考虑行 LCSD 术	LCSD 推荐级别上升至Ⅰ类及Ⅱa 类	LCSD 推荐级别上升至Ⅱa 类，范围进一步变化
	具有心搏骤停高度风险如 LQT2 型和 LQT3 型患者，且预期功能状态良好下的生存时间大于 1 年者可考虑联合 β 受体阻滞剂与 ICD 一级预防	未做推荐，但明确了极高危人群可考虑 ICD 一级预防	ICD 一级预防推荐范围放宽，明确为 QTc＞500ms 的 LQT2 或 LQT3 型，以及心电不稳定及双重突变者等高风险人群
	未作钠通道阻滞剂推荐	未作钠通道阻滞剂推荐	新增钠通道阻滞剂推荐，作为附加治疗，用于 QTc＞500ms 的 LQT3 型患者
Ⅲ 类	未作明确推荐，但指出侵入性电生理检查无效	特殊情况外，不建议对尚未应用 β 受体阻滞剂的无症状患者行 ICD 植入	不建议侵入性电生理检查及心室程序刺激对 LQTS 患者进行心脏性猝死的危险分层

第二节　短 QT 综合征

一、概述

短 QT 综合征（short QT syndrome，SQTS）是一类单基因突变引起心肌离子通道功能异常，并导致恶性心律失常的常染色体显性遗传疾病。在临床上，SQTS 患者心脏结构无明显异常，主要是心室和（或）心房有效不应期明显缩短，在心电图上表现为 QT 间期缩短及胸导联 T 波对称性高尖，可出现阵发性心房颤动、室性心动过速或心室颤动、晕厥和心脏性猝死等[16]。

临床上很多情况会引起 QT 间期缩短，如心率增快、高钙血症、高钾血症、高热、酸中毒及自主神经张力改变（儿茶酚胺和乙酰胆碱）等[17]。除此之外，编码钾离子通道和钙离子通道的基因突变、功能异常也会导致心肌工作细胞复极加快，QT 间期缩短。迄今为止，SQTS 有 6 种不同的基因型（见表 76-4）[18]。值得注意的是 KCNH2、KCNQ1、KCNJ2 和 CACNA1C、CACNB2 也是长 QT 综合征（LQTS1、LQTS2 及 LQTS7）和 I 型 Brugada 综合征的致病基因。但遗憾的是，在 71％的 SQTS 患者中基因筛查是阴性的，这也意味着在 SQTS 患者中可能有其他未知的突变基因存在[19]。

有文献报道，短 QT 综合征是一类罕见的遗传性原发性心律失常综合征，约占全部遗传性原发性心律失常综合征的 1.97%。半数患者可无症状，往往在健康体检（30%）或家族疾病筛查（20%）时发现，而晕厥（25%）、猝死（16%）、反复发作心律失常（房颤）（4%）等是常见的初次诊治的首发症状。SQTS 在各年龄段均有高度的致命性，包括刚出生数月的婴儿，在 40 岁以上人群出现心脏性猝死的概率大于 40%。但由于此类疾病报道较少，其高致死性可能存在一定的偏倚[20]。

表 76-4　SQTS 的基因型和表型

类型	基因	染色体定位
SQTS1	KCNH2——钾离子电压门控通道，H 亚家族，成员 2	7q36.1
SQTS2	KCNQ1——钾离子电压门控通道，KQT 样亚家族，成员 1	11p15.5～p15.4
SQTS3	KCNJ2——钾离子内向整流通道，J 亚家族，成员 2	17q24.3
SQTS4	CACNA1C——钙通道，电压依赖，L 型，a-1C 亚单位	12p13.3
SQTS5	CACNB2——钙通道，电压依赖，β-2 亚单位	10p12.33～p12.31
SQTS6	CACNA2D1——钙通道，电压依赖，a-2/δ1 亚单位	7q21.11

引自 Comelli 等[18]

二、诊断

早在 2011 年[19]，Gollob 等就尝试从 QTc 间期、J 点-T 峰间期、临床症状、家族史及基因类型五方面来量化 SQTS 的诊断标准（详见表 76-5），并将 QTc≤330ms［正常均值（男性 350ms/女性 365ms）减去 2 倍标准差的下限］定义为最重要的权重因素。在此基础上，2013 年 HRS/EHRA/APHRS 发布《遗传性原发性心律失常综合征诊断与治疗专家共识》[21]，确定了 SQTS 的诊断标准为：① QTc≤330ms，则诊断 SQTS。

表 76-5　Gollob 的 SQTS 诊断标准

标准	得分
QTc（ms）	
＜370	1
＜350	2
＜330	3
J 点-T 峰间期（ms）	
＜120	1
临床病史	
心脏性猝死	2
有记录多形性室速/室颤	2
原因不明的晕厥	1
心房颤动	1
家族史	
一或二级亲属患有 SQTS（强可能性）	2
一或二级亲属有心脏性猝死但尸检阴性	1
婴儿猝死综合征	1
基因类型	
基因筛查阳性	2
罪犯基因未确定显著性突变	1

注：
1. ≥4 分高度可能；3 分中度可能；≤2 分低度可能；
2. 心电图检查时应避免有导致 QT 间期缩短的因素；
3. 选择胸导联中 T 波幅度最大的导联测定 J 点-T 峰间期；
4. 病史中应无结构性心脏病等明确的病因；
5. 病史中同时合并心脏性猝死、多形性室速/室颤和（或）原因不明晕厥时，仅选得分高的一项；
6. 家族史同时符合两项时，选得分高的一项；
7. 总得分中，必须有 1 分来自心电图部分

② QTc＜360ms，且有下列之一或多个情况，可诊断为 SQTS：a. 带有致病基因突变；b. 有 SQTS 家族史；c. 年龄≤40 岁发生猝死的家族史；d. 无器质性心脏病，但发生过室速/室颤的幸存者。2015 年 ESC 发布的《室性心律失常处理及心脏性猝死预防指南》中[22]，又将 SQTS 的诊断标准做了细微修改：① QTc≤340ms，则诊断 SQTS。② QTc＜360ms，且有下列之一或多个情况，可诊断为 SQTS：a. 带有致病基因突变；b. 有 SQTS 家族史；c. 年龄＜40 岁发生猝死的家族史；d. 无器质性心脏病，但发生过室速/室颤的幸存者。但同年由中华医学会发布的《遗传性原发性心律失常综合征诊断与治疗中国专家共识》[5]

仍然沿用 2013HRS/EHRA/APHRS 专家共识中的 SQTS 诊断标准。

值得注意的是，由于 Bazett 公式校正的 QT 间期并非呈线性关系，在心率过快或过慢时会高估或低估 QTc 值，因此应避免在心动过速或过缓情况下计算 QTc 值。

三、治疗

目前 SQTS 的治疗策略非常有限（见表 76-6）。在器械治疗方面，由于有过心脏性猝死的 SQTS 患者，再次发作的概率每年高达 10%，故而植入

ICD 作为二级预防非常必要。但是 SQTS 患者缺乏心脏性猝死的独立危险因素，因此是否需要植入 ICD 进行一级预防目前尚无定论。因此，依据 2013HRS/EHRA/APHRS 专家共识及 2015 中国专家共识[5,21]，SQTS 并伴有下述症状者，推荐植入 ICD：①心搏骤停的幸存者和（或）有自发性持续性室速的证据，伴或不伴晕厥（Ⅰ-C）；②若 SQTS 患者无症状，但有心脏性猝死家族史，也可考虑植入 ICD（Ⅱb-C）。但在 2015 年 ESC 指南[22]中，由于无足够证据支持对有心脏性猝死家族史的 SQTS 患者植入 ICD，故不再将其列为适应证。

表 76-6　SQTS 诊断及治疗指南变迁

	2013HRS/EHRA/APHRS 遗传性原发性心律失常综合征诊断与治疗专家共识	2015 遗传性原发性心律失常综合征诊断与治疗中国专家共识	2015ESC 室性心律失常处理及心脏性猝死预防指南
诊断标准	1. QTc≤330ms，则诊断 SQTS。 2. QTc<360ms，且有下列之一或多个情况，可诊断为 SQTS： （1）带有致病基因突变； （2）有 SQTS 家族史； （3）年龄≤40 岁发生猝死的家族史； （4）无器质性心脏病，但发生过室速/室颤的幸存者。	1. 同 2013HRS/EHRA/APHRS 专家共识 2. 同 2013HRS/EHRA/APHRS 专家共识	1. QTc≤340ms，则诊断 SQTS 2. QTc<360ms，且有下列之一或多个情况，可诊断为 SQTS： （1）同 2013HRS/EHRA/APHRS 专家共识第（1）项； （2）同 2013HRS/EHRA/APHRS 专家共识第（2）项； （3）年龄<40 岁发生猝死的家族史； （4）同 2013HRS/EHRA/APHRS 专家共识第（4）项。
治疗策略	1. SQTS 并伴有下述症状者，推荐植入 ICD： （1）心搏骤停的幸存者（Ⅰ，C） （2）有自发性持续性室速的证据，伴或不伴晕厥（Ⅰ，C） 2. 无症状的 SQTS，并有 SCD 的家族史，可考虑 ICD 治疗（Ⅱb，C） 3. 无症状的 SQTS，若有 SCD 家族史，可考虑应用奎尼丁（Ⅱb，C） 4. 无症状的 SQTS，若有 SCD 家族史，可考虑应用索他洛尔（Ⅱb，C）	1. 同 2013HRS/EHRA/APHRS 专家共识 2. 同 2013HRS/EHRA/APHRS 专家共识 3. 同 2013HRS/EHRA/APHRS 专家共识 4. 同 2013HRS/EHRA/APHRS 专家共识	1. SQTS 并伴有下述症状者，推荐植入 ICD： （1）同 2013HRS/EHRA/APHRS 专家共识第（1）项 （2）有自发性持续性室速的证据（Ⅰ，C） 2. 奎尼丁和索他洛尔可用于有 ICD 植入指征，但拒绝 ICD 植入或有 ICD 植入禁忌的 SQTS 患者（Ⅱb，C） 3. 同 2013HRS/EHRA/APHRS 专家共识 4. 无资料支持电生理检查可预测发生心脏性猝死事件的危险性（Ⅲ，C）

在药物治疗方面，由于奎尼丁能延长 QT 间期，可能对治疗 SQTS 有效，但目前尚需大规模队列研究加以确认。有报道认为其 QT 间期的延长作用只限于 KCNH2 突变的 SQTS1 患者。此外，在服用奎尼丁的患者需密切监测 QT 间期，

一旦过度延长将可能导致新的心律失常。另外，Ⅲ类抗心律失常药物（如索他洛尔），对延长 SQTS1 型患者 QTc 的作用有限，但可能在其他 SQTS 类型中有治疗效果。因此，按照美国/欧洲/中国的《遗传性原发性心律失常综合征诊断与

治疗专家共识》推荐[5,21]：无症状的 SQTS，若有心脏性猝死家族史，可考虑应用奎尼丁或索他洛尔（Ⅱb，C）。在 2015 年 ESC 指南[22]中，则将奎尼丁和（或）索他洛尔的适应证扩展到：有

ICD 植入指征，但拒绝 ICD 植入或有 ICD 植入禁忌的 SQTS 患者（Ⅱb，C）。另外，无资料支持电生理检查可预测发生心脏性猝死事件的危险性（Ⅲ，C）。

第三节　Brugada 综合征

一、概述

Brugada 综合征（BrS）是一类以特殊的心电图表现和潜在的心脏性猝死风险为特征的遗传性疾病。该病由西班牙医生 Brugada 兄弟首先报道，是成人不明原因猝死的主要原因之一，在一些东南亚国家甚至是最常见的死因。BrS 发病率为 1/10 000～1/1 000[23]，多见于成人，亚洲和东南亚国家发病率明显高于西方国家，男性发病率是女性的 8 倍[24]。在我国，Brugada 心电图见于 0.075%～1.82% 的汉族人群[25]。

室颤可以发生于 BrS 人群的各个年龄段，但平均发病年龄在（41±15）岁，通常在休息或睡眠时发生[26]，发热、过量饮酒和饱食均可能诱发Ⅰ型 Brugada 心电图，并增加室颤风险。最近的一个 meta 分析发现，有心搏骤停病史的 BrS 患者中，每年恶性心律失常事件的发生率是 13.5%，而在有晕厥病史的患者中发生率是 3.2%，在无症状的 BrS 患者中发生率是 1%[27]。

BrS 是常染色体显性遗传疾病，目前已发现至少 12 个致病基因与其相关，其中较常见的是 *SCN5A* 和 *CACN1Ac*[28]。但目前基因检测结果对预后和治疗策略尚无帮助。

Brugada 心电图：传统上，根据 V_1～V_3 导联心电图形态，Brugada 心电图分为 3 型：Ⅰ型（穹窿型），下斜型 ST 段抬高>2mm，T 波负向（图 76-1A）；Ⅱ型，马鞍型 ST 段抬高，起始部分抬高>2mm，下凹部分抬高>1mm，T 波正向或双向（图 76-1B）；Ⅲ型，马鞍型或下斜型 ST 段抬高<1mm（图 76-1C）。

2012 年《Journal of Electrocardiology》发表

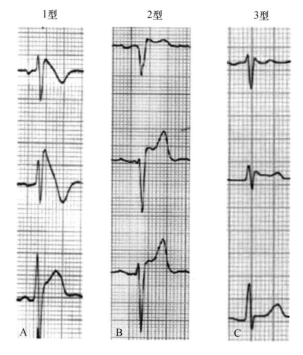

图 76-1　**Brugada 心电图**（摘自 Brugada P et al Circulation 2005，112：279-92）。**A：**Ⅰ型（穹窿型），下斜型 ST 段抬高>2mm，T 波负向；**B：**Ⅱ型，马鞍型 ST 段抬高，起始部分抬高>2mm，下凹部分抬高>1mm，T 波正向或双向；**C：**Ⅲ型，马鞍型或下斜型 ST 段抬高<1mm

了关于 Brugada 心电图的新标准专家共识，把 Brugada 心电图分为两型，原来的Ⅰ型仍为Ⅰ型，原来的Ⅱ型和Ⅲ型合为新的Ⅱ型[29]。

二、诊断与鉴别诊断

（一）诊断

BrS 指基线状态时或应用钠通道阻滞剂后，V_1～V_3 导联（可以放置在第 2 肋间、第 3 肋间或第 4 肋间）至少 1 个出现典型的Ⅰ型 Brugada 心

特征：①同一导联出现两种形态的宽 QRS 波群（时限≥0.12s），其额面电轴呈左偏、右偏交替出现；②V₁ 导联常呈右束支传导阻滞图形。而部分 CPVT 患者发生双向性室速时的 QRS 波群交替仅在部分导联表现显著，应结合多导联分析。近来研究表明，CPVT 患者也可表现为不规则的 pVT。

3. 药物激发试验

2015 中国专家共识指出：肾上腺素或异丙肾上腺素激发试验可以诱发 CPVT 发作，有助于不能进行运动试验检查患者（如心肺复苏后或年龄较小的患者）的诊断。有文献报道肾上腺素激发试验的阳性率高于运动试验。

4. 心脏电生理检查

心脏程序刺激一般不能诱发 CPVT，无助于该病的诊断和危险分层。2013HRS/EHRA/APHRS 专家共识推荐：不建议对 CPVT 患者进行电生理检查（EPS）。2015ESC 指南也推荐：不建议对发生过 SCD 的 CPVT 患者应用侵入性 EPS 及程序性心室刺激（PVS）进行风险分级。

5. 其他

动态心电图（Holter）、植入式 Holter 等长程检测有助于检出 CPVT。

6. 家族成员的评估和基因检测

CPVT 是一种遗传性疾病，致病基因的筛查十分必要。2011HRS/EHRA《心脏离子通道病与心肌病基因检测专家共识》推荐以下情况需要进行基因检测：①根据病史、家族史、运动或药物激发试验中的心电图变化怀疑 CPVT 的患者；②先证者检测到携带 CPVT 相关基因突变，应对家族成员进行基因检测，如果已有家庭成员检测到携带 CPVT 相关基因突变，应对一级和二级亲属进行临床评估（包括运动激发试验）和基因检测，一级亲属即使无临床症状也应行基因检测。2013HRS/EHRA/APHRS 专家共识也建议：家庭成员检测到携带 CPVT 相关基因突变，应对一级亲属进行临床评估和基因检测。

三、危险分层

目前尚无 CPVT 的危险分层标准，但有一些如下的参考指标。2006ACC/AHA/ESC 指南指出：①发生过室颤、反复发作持续性室速、反复发作血流动力学不稳定的室速均提示高危。2013HRS/EHRA/APHRS 专家共识及 2015 中国专家共识均指出：②发生过心搏骤停提示以后发生心律失常事件的危险性增高；③发病年龄越小预后越差；④未服用 β 受体阻滞剂是再次发生心脏事件的独立预测因素；⑤运动试验时出现持续的复杂室性心律失常者预后差[45]。除此，2015 中国专家共识首次提出：⑥位于 RyR2 C 末端的突变和 N 末端的突变相比，有更高发生室性心律失常的风险；⑦以隐性方式遗传的 CPVT，携带纯合突变或复合突变者发病，而携带单个 CASQ2 杂合突变的携带者则为健康个体或是室性心律失常的潜在易感因素。

四、治疗

（一）生活方式

2013HRS/EHRA/APHRS 专家共识与 2015ESC 指南对已确诊的 CPVT 患者的生活方式都作了Ⅰ类推荐：①限制或避免竞技性体育运动，②限制或避免剧烈活动，③避免精神紧张；从而避开日常生活中将心率增加至心律失常水平的阈值。

（二）药物治疗

（1）β 受体阻滞剂：CPVT 的首选治疗是选择无内在拟交感活性的 β 受体阻滞剂。2006 ACC/AHA/ESC 指南、2015ESC 指南、2013HRS/EHRA/APHRS 专家共识均推荐（Ⅰ类）：所有有症状的 CPVT 患者应使用 β 受体阻滞剂。2006ACC/AHA/ESC 指南把儿童期由基因检测诊断的无症状的 CPVT 患者服用 β 受体阻滞剂作为Ⅱa 类推荐，成年期由基因检测诊断的无室性心律失常发作的 CPVT 患者服用 β 受体阻滞剂作为Ⅱb 类推荐。2013HRS/EHRA/APHRS 专家共识不根据年龄分期，而把携带 CPVT 突变基因的无症状的患者接受 β 受体阻滞剂治疗作为Ⅱa 类推荐。

2015ESC 指南把 CPVT 基因筛查阳性的家族成员在运动试验阴性时进行 β 受体阻滞剂治疗作为 Ⅱa 类推荐。因此，指南建议除了有症状的 CPVT 患者应使用 β 受体阻滞剂外，对于基因筛查阳性的家族成员即使无症状，运动试验阴性，也建议进行 β 受体阻滞剂治疗（表 76-8）。

（2）维拉帕米：2013HRS/EHRA/APHRS 专家共识及 2015 年中国专家共识指出：短期随访发现维拉帕米可以使一部分 CPVT 患者获益。在 β 受体阻滞剂治疗的基础上，维拉帕米可以降低室性心律失常的负荷，其每日用量可达 240mg，但是对维拉帕米的长期效益仍然存在争议。

（3）氟卡尼：Ⅰc 类抗快速性心律失常药氟卡尼通过抑制心肌 RyR2 受体从而抑制钙离子释放，在部分 CPVT 患者中可明显降低其室性心律失常负荷[10]。研究表明，氟卡尼也可阻止 CPVT2 患者发生运动性室性心律失常，并能预防高危患者的 ICD 反复放电。KCNJ2 导致的 CPVT，对于氟卡尼和美西律的初始治疗效果优于 β 受体阻滞剂。2013HRS/EHRA/APHRS 专家共识指出在应用 β 受体阻滞剂治疗后若仍出现反复晕厥、bVT 或 pVT 的 CPVT 患者，考虑联合应用氟卡尼可能是有效的（Ⅱa）。2015 ESC 指南也推荐氟卡尼可应用于植入或未植入 ICD 的 CPVT 患者：①禁忌或拒绝 ICD 植入的 CPVT 患者，若反复发生晕厥、bVT 或 pVT，可考虑服用氟卡尼（Ⅱa）；②对于已植入 ICD 的 CPVT 患者为减少 ICD 适当放电，在应用 β 受体阻滞剂治疗的同时考虑联合应用氟卡尼（Ⅱa）。因此，虽然还没有大型研究全面阐明氟卡尼的药物效应，最新指南目前仍然建议：在不能完全控制心律失常的情况下，氟卡尼是联合 β 受体阻滞剂治疗的首选药物[4]。

（三）ICD 治疗

长期足量的 β 受体阻滞剂治疗能防止多数患者再次发生晕厥。但是约 40% 的患者即使进行优化药物治疗，心律失常仍然得不到有效控制，对这些患者需要 ICD 治疗。研究表明接受药物治疗的 ICD 植入患者平均随访 2 年，有一半患者在此期间有 ICD 的放电治疗。2006 ACC/AHA/ESC 指南将发生过心搏骤停且预期寿命大于 1 年的 CPVT 患者列为 ICD 治疗的 Ⅰ 类适应证，而服用 β 受体阻滞剂期间出现晕厥或有持续性室速记录、预期生存期大于 1 年的 CPVT 患者列为 ICD 治疗的 Ⅱa 类适应证。2013HRS/EHRA/APHRS 专家共识及 2015ESC 指南把有过心搏骤停史或服用 β 受体阻滞剂（或同时服用氟卡尼）后仍反复发生晕厥、bVT 或 pVT 的 CPVT 患者都列为 ICD 治疗的 Ⅰ 类适应证。ICD 治疗的有效性取决于 ICD 参数的合理设置和室性心律失常的机制。最新文献表明，在 CPVT 患者中 ICD 恰当放电率只有 32%，且 ICD 治疗仅对 VF 有效，对 bVT 或 pVT 几乎无效[47]。

（四）左心交感神经切除术（left cardiac sympathetic denervation，LCSD）

2013HRS/EHRA/APHRS 专家共识把 LCSD 作为 Ⅱb 类推荐：在服用 β 受体阻滞剂的情况下，仍反复发生晕厥、bVT 或 pVT，有数次 ICD 适当放电记录，或不能耐受 β 受体阻滞剂或有 β 受体阻滞剂禁忌证的 CPVT 患者可进行 LCSD。2015ESC 指南进行了类似推荐：在单独服用 β 受体阻滞剂或 β 受体阻滞剂联合氟卡尼的情况下，仍反复发生晕厥、bVT 或 pVT，有数次 ICD 适当放电记录，或不能耐受 β 受体阻滞剂或有 β 受体阻滞剂禁忌证的 CPVT 患者进行 LCSD 作为 Ⅱb 类推荐。

当 β 受体阻滞剂（或联合氟卡尼的情况下）和 ICD 仍不能控制原发症状，或 ICD 频繁放电时，可考虑 LCSD：切除左侧星状神经节，或切除左胸第 1 至第 3，或第 1 至第 4 交感神经节，此手术操作比较复杂。左侧心脏交感神经切除具有心脏保护和抗室颤作用，这种效应在 CPVT1 患者中更为明显。小列队短期随访研究显示 LCSD 能显著减少心律失常事件[48]。但是 LCSD 的长期效益及能否取代药物治疗还需要进一步研究。目前认为是一种很有前途的治疗方法。

（五）射频消融

射频消融可作为难治性患者的辅助治疗方法。目前这方面的经验很少，有待于进一步的验证与评价。

表 76-8　CPVT 诊断和治疗的指南变迁

	推荐内容	2006ACC/AHA/ESC 室性心律失常处理及心脏性猝死预防指南	2013HRS/EHRA/APHRS 遗传性原发性心律失常综合征诊断与治疗专家共识	2015ESC 室性心律失常处理及心脏性猝死预防指南
诊断标准		无推荐内容	符合以下一条即可诊断 CPVT：①年龄＜40 岁，心脏结构、静息心电图无异常，不能用其他原因解释的由运动或儿茶酚胺诱发的 VPB、bVT 或 pVT。②携带致病性基因突变的患者（先证者或家庭成员）。③CPVT 先证者的家族成员在排除器质性心脏疾病，表现有运动诱发的 VPB、bVT 或 pVT。④年龄＞40 岁，心脏结构和冠状动脉无异常，静息心电图正常，不能用其他原因解释的由运动或儿茶酚胺诱发的 VPB、bVT 或 pVT。	符合以下一条即可诊断 CPVT：①心脏结构、静息心电图无异常，由运动或情绪激动诱发的 bVT 或 pVT 可诊断 CPVT。②携带致病性 RyR2 或 CASQ2 基因突变的患者可诊断 CPVT。
治疗策略	生活方式	无推荐内容	Ⅰ类推荐：已确诊的 CPVT 患者应遵循下列生活方式：①限制或避免竞技性体育运动；②限制或避免剧烈活动；③避免精神紧张。	Ⅰ类推荐：已确诊的 CPVT 患者应遵循下列生活方式：①避免竞技性体育运动；②避免剧烈活动；③避免精神紧张。
	β受体阻滞剂	Ⅰ类推荐：有记录的自发或应激导致的室性心律失常的 CPVT 患者。	Ⅰ类推荐：所有有症状的 CPVT 患者。	Ⅰ类推荐：有记录的自发性或应激导致的室性心律失常的 CPVT 患者。
		Ⅱa 类推荐：由基因检测明确诊断、无临床症状的儿童 CPVT 患者。	Ⅱa 类推荐：无临床症状，携带 CPVT 致病的突变基因者。	Ⅱa 类推荐：基因筛查阳性的家族成员即使运动试验阴性，也应考虑进行β受体阻滞剂治疗。
		Ⅱb 类推荐：由基因检测明确诊断、无临床症状的成年 CPVT 患者。		
	氟卡尼	无推荐内容	Ⅱa 类推荐：在服用β受体阻滞剂后若仍出现反复晕厥、bVT 或 pVT 的 CPVT 患者，考虑联合应用氟卡尼。	Ⅱb 类推荐：①在服用β受体阻滞剂的情况下，仍反复发生晕厥、bVT 或 pVT，有数次 ICD 适当放电记录；②不能耐受或有β受体阻滞剂禁忌证。
	ICD	Ⅰ类推荐：有心搏骤停史且预期寿命大于 1 年的 CPVT 患者，建议服用β受体阻滞剂的同时植入 ICD。		
		Ⅱa 类推荐：服用β受体阻滞剂的 CPVT 患者若出现晕厥或有持续性室速记录。		
	LCSD	无推荐内容	Ⅱb 类推荐：①在服用β受体阻滞剂的情况下，仍反复发生晕厥、bVT 或 pVT，有数次 ICD 适当放电记录；②不能耐受或有β受体阻滞剂禁忌证。	Ⅱb 类推荐：①在单独服用β受体阻滞剂或β受体阻滞剂联合氟卡尼的情况下，仍反复发生晕厥、bVT 或 pVT，有数次 ICD 适当放电记录；②同前

第五节 早复极综合征（ERS）

一、概述

早复极（early repolarization，ER）由 Shipley 和 Haellaran 于 1936 年首次报道，此后由 Meyers 和 Goldman 命名为早复极综合征（early repolarization syndrome，ERS），以明显的 J 波和 ST 段弓背向下抬高为主要特征，无明显临床意义。但近 10 年来，陆续有文献报道 ERS 与恶性心律失常有关[49-51]，逐渐颠覆了其良性预后的认识。2010 年，由 Stanley Nattel[52] 教授明确提出早复极和早复极综合征的概念：约 95% 以上的早复极或早复极图形是良性的，是正常心电图变异，预后良好，极少数的早复极和特发性室速/室颤密切相关，是特发性室速/室颤预测信号，定义为早复极综合征。未发生室速/室颤的早复极则称为早复极图形或早复极。2013 年 HRS/EHRA/APHRS 发布的《遗传性原发性心律失常综合征诊断与治疗专家共识》[53]，将 ERS 正式列入遗传性心律失常综合征。该共识明确了早复极和早复极综合征不是一个概念，并建议统一使用早复极图形和早复极综合征的命名。

ERS 有家族遗传倾向，从家系与心电图表现上可显示出其与 J 波综合征和 Brugada 综合征存在相同的遗传背景与发生机制。有报道，11%～15% 的 Brugada 综合征患者合并有下壁和侧壁导联早复极。SQTS 患者中早复极现象也很常见，很多有早复极或早复极综合征的患者虽不能诊断为 SQTS，但其 QT 间期相对较短。现代研究提示 ERS 可能是多基因相关疾病，并受环境因素影响。目前发现 ERS 与 7 种基因突变相关，具体见表 76-9。

威胁生命的室性心律失常通常是早复极综合征的首发临床表现。早复极综合征的患者在发生室颤之前 J 点抬高的幅度往往显著增加，且室颤容易发生在短-长-短周期现象之后。早复极图形

表 76-9 ERS 的相关基因突变

	致病基因座	离子通道	基因/蛋白	概率/%
ERS1	12p11.23	IK-ATP	KCNJ8/Kir6.1	—
ERS2	12p13.3	ICa	CACNA1C/CuV1.2	4.1
ERS3	10p12.33	ICa	CACNB2b/CaVβ2b	8.3
ERS4	7q21.11	ICa	CACNA2D1/CuVα2d	4.1
ERS5	12p12.1	IK-ATP	ABCC9，SUR2A	—
ERS6	3p21	INa	SCN5A，NaV1.5	—
ERS7	3p22.2	INa	SCN10A，NaV1.8	—

在普通人群中的发生率约为 1%～13%，特发性室颤患者中为 15%～70%；95% 的早复极为良性，5% 患者有室或室颤，称为 ESR。

心电图特征：国内专家认为至少 2 个相邻导联具有以下表现[54]：①QRS 波终末部出现切迹、粗钝、J 点抬高或 J 波，振幅≥0.1mV；②ST 段抬高≥0.1mV，多呈凹面向上或上斜型抬高（约占≥90%）；③QRS 波时限和 QTc 间期较短，至少分别≤0.10s 和≤0.44s；④T 波增高，尤以胸导联为著，常≥0.5mV；⑤良性 ERS 在相同情况下，J 点和 ST 段抬高等表现可持续数年无明显动态改变。而遗传性和恶性 ERS 在室速/室颤等发作期前可有 J 点和 ST 段进行性抬高、J 波振幅进行性增高，发作期后 J 点、ST 段、J 波又回复到发作前状态；⑥动态心电图显示 24h 平均 QT/RR 斜率降低（<0.13），夜间 QT/RR 斜率反较日间 QT/RR 斜率降低，与单纯早复极和健康者比较有显著差异。

2013 年 HRS/EHRA/APHRS 专家共识强调以下几点：①在下壁或侧壁（Ⅱ、Ⅲ、aVF、Ⅰ、V₄～V₆）导联中连续 2 个导联 J 点抬高≥0.1mV；

②不再强调 ST 段抬高；③常伴有心动过缓，QRS 间期延长和 QT 间期缩短；④J 点抬高一般持续多年，运动或应用异丙肾上腺素加快心率可使 J 点正常。

二、诊断

1. 早复极图形的诊断

2013HRS/EHRA/APHRS 专家共识指出：标准 12 导联心电图中有≥2 个连续下壁或侧壁导联 J 点抬高≥1mm 时，即可诊断。

2. 早复极综合征的诊断

（1）2013HRS/EHRA/APHRS 专家共识提出如下诊断推荐（符合以下一条即可诊断）：①不明原因的室颤/多形性室速复苏后的患者，标准 12 导联心电图上连续 2 个或 2 个以上的下壁和（或）侧壁导联上出现 J 点抬高≥1mm。②尸检无阳性发现的 SCD 患者，生前标准 12 导联心电图上连续 2 个或 2 个以上的下壁和（或）侧壁导联出现 J 点抬高≥1mm。

（2）2015 中国专家共识的诊断建议前两条与 2013HRS/EHRA/APHRS 专家共识一致；增加了第 3 条：标准 12 导联心电图上连续 2 个或 2 个以上的下壁和（或）侧壁导联 J 点抬高≥2mm。

需要强调的是，对于室颤的幸存者，要进行包括超声心动图、冠状动脉血管造影、磁共振成像（MRI），乃至心内膜活检在内的检查以尽可能排除其他原因引起的室颤。此外，还应通过药物激发试验等手段除外 Brugada 综合征等其他遗传性心律失常。目前没有相关的手段可以诱发早复极的表现。对于携带早复极综合征致病基因，且心电图上有早复极表现的无症状患者和那些具有典型心电图改变的早复极综合征患者的亲属，需警惕其可能会进展为早复极综合征。

三、危险分层

早复极图形临床上很常见，但发生猝死者很罕见，目前主要从家族史、个人史及早复极心电图特征来进行危险分层。

心电图高危指标[55-57]：①下侧壁导联 J 点抬高≥0.2mV；②近期 J 波振幅明显增高（静息心电图 J 波≥0.2mV）；③J 波分布导联广泛；④J 波的形态：切迹型 J 波比顿挫型和无切迹型危险性高；⑤近期出现长间隙后 J 波振幅明显增高；⑥J 波后 ST 段呈水平或下斜型的早复极患者；⑦伴有 QT 间期明显缩短的早复极患者；⑧近期出现频繁的成对或短联律间期室早的早复极患者；⑨近期出现 $V_4 \sim V_6$ 导联的 R 波切迹（>0.2mV）；

临床高危指标：①有原因不明的晕厥史；②有原因不明的心搏骤停史；③有晕厥或猝死家族史；④有 ER 家族史的男性。

近期研究表明电生理检查对 ERS 危险分层没有帮助[58]，详见表 76-10。

表 76-10　ER 的危险分层建议

		低危 ER	高危 ER
临床表现	晕厥史	无	有
	恶性室性心律失常/心搏骤停史	无	有
	猝死家族史	无	有
	ER 家族史	无	有
心电图特点	J 波分布导联	左胸	下壁、侧壁、左胸
	J 波（点）上移幅度	<0.2mV	≥0.2mV
	长 RR 间期后 J 波幅度明显增高	无	有
	J 波的形态	无顿挫和无切迹型	切迹型
	J 波后 ST 段形态	上升型	水平或下斜型
	基因突变	无	有
	电生理检查		没有临床意义

四、治疗

包括一级预防、二级预防（表 76-11）和其他方法。

一级预防[53]包括：①对于有晕厥的早复极综合征患者的家族成员，如其心电图上有至少 2 个下壁或侧壁导联 ST 段抬高≥1mm 可考虑植入

ICD（Ⅱb类推荐）。②对于有高危心电图表现（J波振幅高，水平型或下斜型ST段抬高），有明确的猝死家族史的无症状患者，无论有无致病基因突变，也可考虑植入ICD（Ⅱb类推荐）。③单纯ERS表现的无症状者不需ICD（Ⅲ类推荐）。

二级预防[53]包括：①ICD植入适用于心搏骤停幸存者（Ⅰ类推荐）；②异丙肾上腺素对于抑制早复极综合征患者的电风暴有效（Ⅱa类推荐），对于已经植入ICD的早复极综合征患者，奎尼丁可作为二级预防措施抑制室颤（Ⅱa类推荐）。

其他方法：①临时起搏对于抑制早复极综合征患者的电风暴有效[59-60]。②消融室颤相关的室早可能是治疗早复极综合征患者电风暴的潜在方法[61]，但目前缺乏长期随访结果的证据支持。③接受上述药物治疗并植入ICD的患者，心律失常电风暴顽固发作，也可选择左心辅助装置或心脏移植。

表76-11	ERS治疗方案（2013HRS/EHRA/APHRS专家共识）
Ⅰ类推荐	ICD植入适用于心搏骤停幸存者
Ⅱa类推荐	异丙肾上腺素能有效抑制早复极综合征患者的电风暴
	对于已经植入ICD的早复极综合征患者，奎尼丁可作为二级预防措施
Ⅱb类推荐	1. 对于有晕厥的早复极综合征患者的家族成员，如其心电图上有至少2个下壁或侧壁导联ST段抬高≥1mm，可考虑植入ICD
	2. 对于有高危心电图表现和明确的猝死家族史的无症状患者，无论有无致病基因突变，也可考虑植入ICD
Ⅲ类推荐	单纯ERS表现的无症状者不需ICD

五、家族成员筛查

不推荐对于无症状的早复极综合征家族成员进行相关筛查。

（郑良荣　张必祺　周冬辰
吴　涛　韩　杰　杨　剑）

参考文献

[1] Schwartz PJ，Stramba-Badiale M，Crotti L，et al. Prevalence of the congenital long-QT syndrome. Circulation，2009，120（18）：1761-1767.

[2] Khan IA. Clinical and therapeutic aspects of congenital and acquired long QT syndrome. Am J Med，2002，112（1）：58-66.

[3] Schwartz PJ，Stramba-Badiale M，Crotti L，et al. Prevalence of the congenital long-QT syndrome. Circulation，2009，120（18）：1761-1767.

[4] Priori SG，Blomström-Lundqvist C，Mazzanti A，et al. 2015 ESC Guidelines for the Management of Patients With Ventricular Arrhythmias and the Prevention of Sudden Cardiac Death. Rev Esp Cardiol（Engl Ed），2016，69（2）：176.

[5] 中华心血管病杂志编辑委员会，心律失常循证工作组. 遗传性原发性心律失常综合征诊断与治疗中国专家共识. 中华心血管病杂志，2015，43（1）：5-21.

[6] Tester DJ，Ackerman MJ. Genetics of long QT syndrome. Methodist Debakey Cardiovasc J，2014，10（1）：29-33.

[7] Gao Y，Liu W，Li C，Qiu X，et al. Common Genotypes of Long QT Syndrome in China and the Role of ECG Prediction. Cardiology，2016，133（2）：73-78.

[8] Baskar S，Aziz PF. Genotype-phenotype correlation in long QT syndrome. Glob Cardiol Sci Pract，2015，2015（2）：26.

[9] Lazzerini PE，Capecchi PL，Laghi-Pasini F. Long QT Syndrome：An Emerging Role for Inflammation and Immunity. Front Cardiovasc Med，2015，2：26.

[10] Priori SG，Wilde AA，Horie M，et al. Executive summary：HRS/EHRA/APHRS expert consensus statement on the diagnosis and management of patients with inherited primary arrhythmia syndromes. Europace，2013，15（10）：1389-1406.

[11] 中华医学会心血管病学分会，中华心血管病杂志编辑委员会. 遗传性心脏离子通道病与心肌病基因检测中国专家共识. 中华心血管病杂志，2011，39（12）：1073-1082.

[12] Ackerman MJ，Priori SG，Willems S，et al. HRS/EHRA expert consensus statement on the state of genetic testing for the channelopathies and cardiomyopathies. Europace，2011，13（8）：1077-1109.

［13］ Barsheshet A，Dotsenko O，Goldenberg I. Genotype-specific risk stratification and management of patients with long QT syndrome. Ann Noninvasive Electrocardiol，2013，18（6）：499-509.

［14］ Zipes DP，Camm AJ，Borggrefe M，et al. ACC/AHA/ESC 2006 guidelines for management of patients with ventricular arrhythmias and the prevention of sudden cardiac death：a report of the American College of Cardiology/American Heart Association Task Force and the European Society of Cardiology Committee for Practice Guidelines. J Am Coll Cardiol，2006，48（5）：e247-346.

［15］ Bhandari AK，Shapiro WA，Morady F，et al. Electrophysiologic testing in patients with the long QT syndrome. Circulation，1985，71（1）：63-71.

［16］ Mazzanti A，Kanthan A，Monteforte N，et al. Novel insight into the natural history of short QT syndrome. J Am Coll Cardiol，2014，63（13）：1300-1308.

［17］ Gaita F，Giustetto C，Bianchi F，et al. Short QT syndrome A familial of sudden death. Circulation，2003，108：965-970.

［18］ Comelli l，Lippi G，Mossini G，et al. The dark side of the QT interval. The short QT syndrome：pathophysiology，clinical presentation and management. Emerg Care J，2012，3：41-47.

［19］ Gollob M，Redpath C，Roberts J. The short QT syndrome-proposed diagnostic criteria. JACC，2011，57：802-812.

［20］ Hocini M，Pison L，Prolemer A，et al. Diagnosis and management of patients with inherited arrhythmia syndromes in Europe：results of the European Heart Rhythm Association Survey. Europace，2014，16：600-603.

［21］ Priori S，Wilde A，Horie M，et al. HRS/EHRA/APHRS Expert Consensus Statement on the Diagnosis and Management of Patients with Inherited Primary Arrhythmia Syndromes. Heart Rhythm，2013，10（12）：1932-1963.

［22］ Priori SG，Blomström-Lundqvist C，Mazzanti A，et al. 2015 ESC Guidelines for the management of patients with ventricular arrhythmias and the prevention of sudden cardiac death：The Task Force for the Management of Patients with Ventricular Arrhythmias and the Prevention of Sudden Cardiac Death of the European Society of Cardiology（ESC）Endorsed by：Association for European Paediatric and Congenital Cardiology（AEPC）. Eur Heart J，2015，36（41）：2793-2867.

［23］ Fowler SJ，Priori SG. Clinical spectrum of patients with a Brugada ECG. Curr Opin Cardiol，2009，24：74-81.

［24］ Gehi AK，Duong TD，Mehta D. Risk stratification of individuals with the Brugada electrocardiogram：a meta-analysis. J Cardiovasc Electrophysiol，2006，17：577-583.

［25］ Gao Y，Xue X，Hu D，et al. Inhibition of late sodium current by mexiletin：a novel phamotherapeutical approach in timothy syndrome. Circ Arrhythm Electrophysiol，2013，6：614-622.

［26］ Priori SG，Napolitano C，Nastoli J，et al. Natural history of Brugada syndrome：insights for risk stratification and management. Circulation，2002，105：1342-1347.

［27］ Fauchier L，Isorni MA，Babuty D. Prognostic value of programmed ventricular stimulation in Brugada syndrome according to clinical presentation：an updated meta-analysis of worldwide published data. Int J Cardiol，2013，168：3027-3029.

［28］ Ackerman MJ，Priori SG，Zipes DP，et al. HRS/EHRA expert consensus statement on the state of genetic testing for the channelopthies and cardiomyopathies. Europace，2011，13：1077-1109.

［29］ Luna AB De，Brugada J，Baranchuk A，et al. Current electrocardiographic criteria for diagnosis of Brugada pattern：a consensus report. Journal of Electrocardiology，2012，45：433-442.

［30］ Antzelevitch C，Brugada P，Borggrefe M，et al. Brugada syndrome：report of the second consensus conference. Heart Rhythm，2005，2：429-440.

［31］ Priori SG，Wilde AA，Horie M，et al. HRS/EHRA/APHRS expert consensus statement on the diagnosis and management of patients with inherited primary arrhythmia syndromes. Heart Rhythm，2013，10：1932-1963.

［32］ Priori SG，Blomström-Lundqvist C，Van Veldhuisen DJ，et al. 2015 ESC Guidelines for the management of patients with ventricular arrhythmias and the prevention of sudden cardiac death，2015，36：2793-2867.

[33] Priori SG. Natural History of Brugada Syndrome：Insights for Risk Stratification and Management. Circulation，2002，105：1342-1347.

[34] Brugada J，Brugada R，Brugada P. Determinants of sudden cardiac death in individuals with the electrocardiographic pattern of Brugada syndrome and no previous cardiac arrest. Circulation，2003，108：3092-3096.

[35] SG Priori，M Gasparini，C Napolitano，et al. Risk Stratification in Brugada Syndrome：Results of the PRELUDE（Programmed ELectrical stimUlation preDictive valuE）Registry. J Am Coll Cardiol，2012，59：37-45.

[36] Zipes DP，Camm a J，Borggrefe M，et al. ACC/AHA/ESC 2006 guidelines for management of patients with ventricular arrhythmias and the prevention of sudden cardiac death：a report of the American College of Cardiology/American Heart Association Task Force and the European Society of Cardiology Com. Europace，2006，8：746-837.

[37] ProBrSt V，Veltmann C，Eckardt L，et al. Long-term prognosis of patients diagnosed with Brugada syndrome：Results from the FINGER Brugada Syndrome Registry. Circulation，2010，121：635-643.

[38] Márquez MF，Bonny A，Hernández-Castillo E，et al. Long-term efficacy of low doses of quinidine on malignant arrhythmias in Brugada syndrome with an implantable cardioverter-defibrillator：a case series and literature review. Heart Rhythm，2012，9：1995-2000.

[39] Nademanee K，Veerakul G，Chandanamattha P，et al. Prevention of ventricular fibrillation episodes in Brugada syndrome by catheter ablation over the anteriorright ventricular outflow tract epicardium. Circulation，2011，123：1270-1279.

[40] 李桂云，孙建霞，郑秀菊，等. 儿茶酚胺敏感性室性心动过速心电图分析. 中国心血管病研究，2011，9（8）：615-616.

[41] 赵东生，沈建华，陆敬平，等. 儿茶酚胺敏感性多形性室性心动过速临床特征分析. 中华心血管病杂志，2012，40（10）：844-848.

[42] Priori SG，Wilde AA，Horie M，et al. Executive summary：HRS/EHRA/APHRS expert consensus statement on the diagnosis and management of patients with inherited primary arrhythmia syndromes. Europace，2013，15：1389-1406.

[43] Priori SG，Napolitano C，Memmi M，et al. Clinical and molecular characterization of patients with catecholaminergicpolymorphic ventricular tachycardia. Circulation，2002，106：69-74.

[44] Zipes DP，Camm AJ，Borggrefe M，et al. ACC/AHA/ESC 2006 guidelines for management of patients with ventricular arrhythmias and the prevention of sudden cardiac death：a report of the American College of Cardiology/American Heart Association Task Force and the European Society of Cardiology Committee for Practice Guidelines（Writing Committee to Develop Guidelines for Management of Patients With Ventricular Arrhythmias and the Prevention of Sudden Cardiac Death），J Am Coll Cardiol，2006，48（5）：e247-346.

[45] Hayashi M，Denjoy I，Extramiana F，et al. Incidence and risk factors of arrhythmic events in catecholaminergic polymorphicventricular tachycardia. Circulation，2009，119：2426-2434.

[46] Watanabe H，Chopra N，Laver D，et al. Flecainide prevents catecholaminergicpolymorphic ventricular tachycardia in mice and humans. Nat Med，2009，15：380-383.

[47] Roses-Noguer F，Jarman JW，Clague JR，et al. Outcomes of defibrillator therapy in catecholaminergic polymorphic ventricular tachycardia. Heart Rhythm，2014，11（1）：58-66.

[48] Olde Nordkamp LR，Driessen AH，Odero A，et al. Left cardiac sympathetic denervation in the Netherlands for the treatment of inherited arrhythmia syndromes. Neth Heart J，2014，22：160-166.

[49] Haössaguerre M，Derval N，SacherF，et al. Sudden cardiac arrest associated with early repolarization. N Engl J Med，2008，358（19）：2016-23.

[50] Nam GB，Kim YH，Antzelevitch C. Augmentation of J waves and electrical storms in patients with early repolarization. N Engl J Med，2008，358（19）：2078-2079.

[51] Tikkanen JT，Anttonen O，Junttila MJ，et al. Long-term outcome associated with early repolarization on electrocardiography. N Engl J Med，2009，361（26）：2529-2537.

［52］Stanley Nattel. When normol ECG variants turn lethal. Nature Medicine，2010，16：646-647.

［53］Priori SG，Wilde AA，Horie M，et al. Executive summary：HRS/EHRA/APHRS expert consensus statement on the diagnosis and management of patients with inherited primary arrhythmia syndromes. Europace，2013，15：1389-1406.

［54］鲁端. 心电图与早复极综合征. 临床心电学杂志，2014，3（1）：18-21.

［55］郭继鸿. 早复极波的进展与 Heng 分型. 临床心电学杂志，2014，4（23）：299-312.

［56］刘彤，李广平. 恶性早复极综合征的心电图特点. 心电图杂志，2013，2（2）：82-85.

［57］郭继鸿. 早复极波患者的危险分层. 临床心电学杂志，2015，24（2）：147-155.

［58］Mahida S，Derval N，Sacher F，et al. Role of electrophysiological studies in predicting risk of ventricular arrhythmia in early repolarization syndrome. J Am Coll Cardiol，2015，65（2）：151-9.

［59］Nam GB，Kim YH，Antzelevitch C. Augmentation of J waves and electrical storms in patients with early repolarization. N Engl J Med，2008，358：2078-2079.

［60］Haissaguerre M，Sacher F，Nogami A，et al. Characteristics of recurrent ventricular fibrillation associated with inferolateral early repolarization role of drug therapy. J Am Coll Cardiol，2009，53：612-619.

［61］Latcu DG，Bun SS，Zarqane N，et al. Ablation of Left Ventricular Substrate in Early Repolarization Syndrome. J Cardiovasc Electrophysiol，2015，doi：10.1111/jce. 12857.

第七十七章　儿童先天性心脏病相关心律失常的诊治

先天性心脏病作为目前最常见的出生缺陷，发生率可达 $0.7\% \sim 0.8\%$。随着诊断技术的提高和外科治疗的进步，先天性心脏病患儿的生存预期较前有了很大的改善。然而，预期寿命的延长使得先天性心脏病伴发的各类心律失常成为导致青年患者心脏性死亡的原因之一。

近十年来随着对心脏电生理学和心律失常机制的深入研究，以及大型随机双盲临床试验等循证医学证据的积累，欧美心脏病协会等权威学术组织关于室上性心律失常、室性心律失常、心脏传导障碍这些心律失常疾病的诊治指南或共识也在不断更新和修订。

根据对心律失常疾病诊疗的临床实践和大型临床试验研究等成果，美国心脏病学会（ACC）、美国心脏协会（AHA）和欧洲心脏病学会（ESC）在 2003 年联合制定了《室上性心律失常的管理指南》[1]，又于 2006 年联合制定了《室性心律失常处理及心脏性猝死（SCD）预防指南》[2]。这些指南代表了这些领域最权威的共识，并且均涵盖了儿童先天性心脏病相关心律失常的内容。随着心脏电生理学的不断进展，2015 年 ACC、AHA 及美国心律协会（HRS）再次更新和制定了《成人室上性心动过速管理指南》[3]，其中涉及儿童的内容偏少；ESC 更新和制定了《室性心律失常处理及心脏性猝死（SCD）预防指南》[4]，则涵盖了儿童先天性心脏病相关心律失常诊治的内容。

在过去的 50 年内，随着外科治疗的推广普及，先天性心脏病儿童的生存预期显著改善，大部分可存活至成人。心律失常已成为成人先天性心脏病患者发病和死亡的主要因素，2008 年 ACC 联合 AHA[5]，2009 年加拿大心血管协会（CCS）[6-10] 先后制定并发布了《成人先天性心脏病管理指南及专家共识》。由于心脏结构异常的儿童心律失常日益增多，关于儿童先天性心脏病相关的心律失常及诊治方案也越来越受到关注和重视。2013 年欧洲心律协会（EHRA）与欧洲儿科协会和先天性心脏病协会（AEPC）心律失常工作组联合[11] 发布了《儿童心律失常药物与非药物治疗共识》，这是国际上首部关于儿童心律失常的专家共识，也为儿童先天性心脏病相关心律失常提供了目前来说最全面和最权威的评述和诊疗策略。但这一领域的文献仍然局限于小样本研究和病例报道，缺乏大规模的前瞻性对照研究。

查阅近 15 年万方数据库显示[12-28]，随着国内先天性心脏病诊治技术的发展和普及，儿童先天性心脏病相关心律失常亦日益受到关注，相关单中心研究时有报道，早期报道主要是外科直视术后发生的心律失常，发病率 $7.7\% \sim 47.5\%$，为各类激动起源异常的快速性心律失常，不同程度的房室传导阻滞和窦房结功能障碍，主要见于房间隔缺损、室间隔缺损、Ebstein 畸形、Fontan 术后、矫正型大动脉转位等先天性心脏病患儿。近年来关于先天性心脏病介入治疗术后发生的心律失常报道逐渐增多，主要见于房间隔缺损和（或）室间隔缺损封堵术后，发病率 $5.3\% \sim 45.45\%$。尽管发病率较高，发病儿童较多，然而目前国内相关专门研究报道较少，也未见关于儿童先天性心脏病相关心律失常的诊治指南发布，最佳诊疗策略尚无定论。因此本章主要参考上述国际指南对儿童先天性心脏病心律失常的诊治进行归纳和总结。

第一节 病理生理机制及流行病学

先天性心脏病相关心律失常主要与潜在的心脏结构异常或外科手术相关。此类患者心脏特殊的畸形结构会导致血流动力学改变，这种慢性改变能造成心脏电解剖重构，易促发各类折返性心律失常。

一、室上性心动过速

2003 年 ACC、AHA 及 ESC 指南[1]指出室上性心动过速是儿童先天性心脏病一种常见的心律失常，尤其先心病术后，最常见为房颤和房扑。心房充盈压增高可能是导致心律失常发生的原因。先心病术后切口易诱发手术切口瘢痕相关的房扑。接受心房调转手术（Mustard 或 Senning 术）的大动脉转位患者，发生心脏性猝死的风险每 10 年不超过 5%。房性心律失常是导致心脏性猝死的最重要高危因素之一，其潜在机制为快速的房律伴房室 1∶1 下传而蜕变为室颤和原发的室性心律失常。Fontan 术后的单心室患者，较易继发复杂的房性心动过速，而且病情会随着年龄增长而恶化。Fontan 术后患者心律失常相关的心脏性猝死并不罕见，一项随访 12 年的研究中其发生率为 9%。2015 年 ACC、AHA、HRS 再次更新制定了《成人室上性心动过速管理指南》，较 2003 年指南强调了成人概念，仅对儿童室上速作了简短讨论和比较。指南指出儿童房扑主要见于先心病患者。房颤在儿童罕见，不超过室上速的 3%，主要见于先天性心脏病术后患者。与 2003 年指南不同之处在于关注了交界性异位心动过速，这种心律失常主要见于室间隔缺损、房室间隔缺损、法洛四联症、大动脉转位和 Norwood 矫治术后的患者，发生率为 2%～10%。

2013 年 EHRA 与 AEPC 心律失常工作组《儿童心律失常药物与非药物治疗共识》[11]首次对儿童先心病相关心律失常进行了较全面的分析和讨论。这部专家共识较 2003 年指南对儿童先心病相关心律失常讨论得更加细致和具体，并增加了较详实的相关临床数据。由于血流动力学状态的改变和（或）手术瘢痕，先心病术后早期及晚期发生的快速性心律失常仍为术后最为常见的并发症。

综合指南和文献详述如下：

（一）交界性异位心动过速

交界性异位心动过速（JET）是一类恶性心律失常，最常见于先心病矫治术后，亦可与先心病伴发。术后早期 JET 的发生率为 2%（12/580例）。其发生与以下因素相关：小于 1 个月龄，有心衰病史，体温升高，术后肌钙蛋白 T 或肌酸激酶升高，长时间的机械通气支持以及应用大量的正性肌力药物。JET 可见于任何一种先心病手术，但最常见于室间隔缺损修补术（4%），房室间隔缺损修补术（2%），以及法洛四联症矫治术（22%）。其发生最有可能的原因是由于希氏束自主兴奋性增强，其他潜在的致病机制包括缝线导致房室结区域的出血、水肿或者炎症反应；房室结的直接损伤；外科手术暴露室间隔或疏通右心室流出道切术肌束时对房室结区域的纵向牵拉。

（二）术后晚期室上性心律失常

术后晚期最常见房性心律失常，包括房扑和心房内折返性心动过速，可发生于术后数月至数年。最常见于 Fontan、Mustard、Senning 术和法洛四联症矫治术后，也可见于室间隔缺损修补术，特别是心房扩大的患者。术后晚期心律失常发生与先心病复杂程度、手术术式/数量、血流动力学状态及术后时间等因素相关。而术后晚发房性心动过速主要是由围绕手术瘢痕的折返引起；诱发因素包括异物的存在和心房结构的电解剖改变。

（三）Fontan 术后的室上性心动过速

Fontan 手术是通过导管或直接吻合右心房与

肺动脉，将腔静脉直接导入肺循环，避开肺动脉下的心室。Fontan术后最常见的晚期心律失常是房性心律失常，包括房扑、房颤和心房内折返性心动过速。发生心房内折返性心动过速的危险因素包括右心房扩大、心房压增高、心房不应期离散度增加、窦房结功能障碍、手术时年龄偏大、肺动脉高压、低氧饱和度、术前心律失常以及术后时间延长。导管的使用、较长的缝合线路或瘢痕组织作为折返环路的屏障，增加了房内折返性心动过速发生的可能性。心律失常的发生率随着术后时间推移有所增加。Fontan术后长达15年的随访心律失常发生率约21%。

（四）大动脉转位术后的室上性心动过速

大动脉转位的儿童在术前就可发生各类心律失常，如窦性心动过缓、窦房传导阻滞、窦房文氏阻滞、交界性逸搏心律以及房性早搏。自1964年，Mustard手术被用来进行大动脉转位的生理矫治。这种外科术式分割范围广泛，需要很长的心房内缝线。研究报道术后心动过缓和心动过速的发生率高达30%～100%。心脏性猝死的发生率为2%～8%。术后心动过速常见房扑、房颤及异位心房节律，多与心房内手术范围广泛，易损伤窦房结及其血供、房内传导通路、房室结及其血供或心房肌有关。Senning术后窦房结功能障碍及房性心动过速的发生与Mustard术式相同。现今，心房重新分流术已被大动脉调转术（Jatenne术）所替代。随访研究显示该术式房性心动过速发生率为5%，并能保留窦房结功能。这主要是由于Jatenne术式在心房内的操作范围局限。

（五）房间隔缺损术后的室上性心动过速

继发孔型房间隔缺损儿童术前电生理检查可见窦房结功能障碍、房室结功能障碍、房内传导异常及不应期异常。这些心脏电生理的病理改变能促发折返性心动过速的发生，特别是右心房容量负荷过重导致心房过度牵张时。由于术后这些病理改变可部分逆转，及早手术可预防此类心律失常的发生。房性心动过速是房间隔缺损修补术后的常见并发症。除了之前存在心脏电生理的病

理改变外，手术切口对心房肌束的损害进一步促发了房性心动过速的发生。儿童继发孔型房间隔缺损术后晚期心动过速发生率约8%～71%，常见于术前就存在心动过速的患儿。房扑和房颤是最常见的类型。术后晚期心动过速更常见于伴有肺静脉异位引流的患者。术式对术后心律失常的发生也有影响，研究报道经右心耳插管变换为直接上腔静脉插管可减少心律失常的发生。

（六）法洛四联症术后的室上性心动过速

法洛四联症外科矫治可经心房入路，也可经心室入路操作。现多选择心房入路，可降低发生室性心律失常的风险。术后室上速是常见的心律失常之一，两种入路途径都可发生。室上速发生的相关因素为肺动脉瓣反流、心房容量负荷过重、手术年龄较长或者术前接受过Waterston或Potts吻合姑息治疗。

（七）Ebstein畸形相关的室上性心动过速

Ebstein畸形在活产婴儿中发病率约为1/200 000[29]，在所有先心病中所占比例低于1%[30]。最易合并室上性心动过速，25%的三尖瓣Ebstein畸形患者合并房室旁路或房束旁路，旁路多位于心脏右侧，多旁路发生率高于非Ebstein畸形人群。Legius B[29]等报道52.1%的Ebstein患者合并有室上性心动过速，预激综合征的发生率为31.2%，15%～20%为多旁路[31]。房室旁路的部位最多见于右后侧壁（56.4%）、右后间隔（32.5%）和右前间隔（6.8%），还有少数旁路分布于右前壁、右中间隔及左侧[32-34]。

二、室性心律失常

2006年ACC、AHA及ESC制定的《室性心律失常处理及心脏性猝死（SCD）预防指南》[2]对先心病的诊治单列一节进行分析和总结，未进行年龄分类，但指出关于先心病术后猝死的绝大多数研究依据都是关于青少年和青年的。室性心律失常是先心病患者常见的心律失常，显著增加低LVEF患者的死亡率。广泛心脏结构异常，尤其

伴有二尖瓣反流的患者，多形性室速常见。室速可起源于任何的心室肌组织，包括缺血的不均匀瘢痕组织。单发室早或非持续室速会增加先心病患者的死亡率。法洛四联症术后晚发心脏性猝死的研究最多。一组多中心（39 个研究单位）4627病例的 meta 分析显示心功能不全和多发的室性异位节律是术后晚发猝死的最主要影响因素。由于肺功能不全导致的容量负荷过重和 QRS 时限大于160ms 增加了室性心律失常导致心脏性猝死的风险。心脏电生理检查对患者进行危险分层的效果仍有争议。

2013 年 EHRA 与 AEPC 心律失常工作组《儿童心律失常药物与非药物治疗共识》[11] 提出对于儿童先心病患者，术前或术后出现室性心动过速都是较为少见的情况。随着年龄的增长，室速的发生率逐步升高，至成人时期，发病率已相当高。最典型的例子为法洛四联症根治术后出现的室速，对于该组患者进行长达 21 年的随访发现室速的发生率高达 12%，而猝死的发生率接近 8%。

2015 年 ESC《室性心律失常处理及心脏性猝死（SCD）预防指南》[4] 将儿童先天性心脏病相关室性心律失常和猝死内容与成人分开，单列一节进行分析和总结，重点是有关心脏性猝死。指南指出先心病患者心脏性猝死的发生率较低（每年0.09%），但高于正常对照组。心脏性猝死的风险有时间依赖性，在生命的第 2 个十年内逐渐增加。迄今，没有关于心脏性猝死危险因素或一级有效防治的随机对照研究。

发生心脏性猝死风险最高的先心病为法洛四联症、完全性或矫正性大动脉转位、左心梗阻性病变和单心室类疾病。绝大部分关于危险因素的研究是针对于法洛四联症的患者，显示心脏性猝死每 10 年的发生率为 2%～3%，在矫治术后晚期逐渐增加。虽然大量的危险因素被报道，但导致心脏性猝死风险最高的因素为 QRS 波时限大于180ms、右心室容量负荷过重、左心室功能不全和持续的室性心动过速。

接受心房调转手术（Mustard 或 Senning 术）的大动脉转位患者，发生心脏性猝死的风险每 10年不超过 5%。房性心律失常和系统性右心衰竭是导致心脏性猝死的最重要的高危因素。导致心脏性猝死的潜在机制为快速心房节律伴 1∶1 房室下传而蜕化成室颤和原发的室性心律失常。现行的射频消融方法治疗房性心动过速效果肯定，可以降低此类患者心脏性猝死的风险。心室程序刺激对心脏性猝死的危险分层风险评估作用不明显。ICD 作为二级预防方案有效，但是作为心功能不全患者一级预防方案疗效不明显，每年适当电击的发生率仅为 0.5%。现今，心房调转的手术方案并不常用，因而此类患者逐渐减少。

三、心动过缓

关于儿童先心病心动过缓如窦房结功能障碍或房室传导阻滞的指南罕见报道。

（一）2008 年 ACC 与 AHA《成人先天性心脏病管理指南》[5]

1. 窦房结功能障碍

先天性窦房结缺如或功能不全可见于内脏异位综合征，但较为罕见。病理性窦性心动过缓多为获得性，为外科手术所致窦房结或窦房结动脉直接损伤，常见于 Mustard、Senning、Glenn 和Fontan 手术。窦性心动过缓同时增加了患者出现房内折返性心动过速或房颤的可能。

2. 房室传导阻滞

外科手术可直接损伤房室结组织。随着对各类先天性心脏病房室结和希氏束解剖学的深入了解，术中房室结损伤的发生率明显减少，但室间隔缺损修补、左心室流出道梗阻、房室瓣置换或修复等手术中仍可能发生。幸运的是，半数以上损伤可逆，于术后 7～10 天内恢复。先天性传导系统异常也可见于一些特殊类型的先心病，常见有矫正型大动脉转位、房室间隔缺损，尤其是唐氏综合征患者，其传导系统十分脆弱，容易在外科手术及导管检查时受损而出现房室传导阻滞，也可从胎儿期至成人期任何时间内自发出现房室传导阻滞。

（二）2013 年 EHRA 与 AEPC 心律失常工作组《儿童心律失常药物与非药物治疗共识》[11]

对大动脉转位生理矫治的 Mustard 手术，心房内手术范围广泛，可损害窦房结及其血供、房内传导通路、房室结及其血供引起双结病变。Senning 术后窦房结功能障碍及房性心动过速的发生与 Mustard 术式相同。因严重的心律失常并发症，心房分流术逐渐被大动脉调转术取代。

完全性心脏传导阻滞可见于未行矫治术的先天性心脏畸形，最常见于先天性矫正型转位畸形、心耳异构和一些房室间隔缺损。研究报道继发孔型房间隔缺损的儿童术前电生理检查可见窦房结功能障碍、房室结功能障碍、房内传导异常及不应期异常。大动脉转位的儿童在术前就可发生窦性心动过缓、窦房传导阻滞、窦房文氏阻滞。

第二节　先天性心脏病心律失常的管理

先天性心脏病患者心律失常的机制与心脏结构先天性特殊畸形、手术后的间隔补片、缝线等多因素有关，增加了诊治难度。近年来介入电生理学迅猛发展，包括导管和外科消融手术，抗心动过速装置植入技术等，显著拓宽了治疗方案的选择范围。但在这一领域的文献仍然局限于小样本研究和病例报告，缺乏大型的前瞻性试验，因此对儿童先心病心律失常的管理建议的制定通常要类比成人相关研究推论而来。这种思路虽然是不错的开端，但是却没有充分考虑到先心病儿童独特的解剖和病理生理特点。因此关于先心病患者心律失常的管理，需要多中心研究支持，同时结合儿科和内科等交叉学科培养有关电生理专家，以适应这类患者的特殊诊疗需要。在这些相关知识被深入认识和广泛应用之前，对这类患者的合理建议是，介入心律失常操作应在对先心病复杂的解剖结构和特殊的电生理机制均有充分认识的中心进行。

国内有关儿童先心病相关心律失常的药物或介入治疗的研究报道较少，且局限于小样本研究。

一、先天性心脏病儿童合并心律失常的治疗建议[11]

（一）房性快速性心律失常

大多数先天性心脏病矫治手术须行心房切口，因此房颤成为最常见的先天性心脏病术后晚发的心律失常。这种心律失常一旦发生，通常不具有自限性，须长期接受药物治疗，而药物的选择有限，可实施射频消融根治。抗心律失常药物长期治疗效果令人失望，应用胺碘酮后一方面可能出现药物副作用（减慢房率，使之更易发生房室 1：1 传导），另外疗效欠佳。一组小样本先心病术后晚期发生房颤的患者予索他洛尔治疗，有效率 78%，但复发率较高，最终需要行射频消融治疗。

（二）儿童交界区异位性心动过速

儿童交界区异位性心动过速通常出现于先心病术后早期，多见于婴儿，通常具有自限性，在术后数天之内消失，但由于可导致血流动力学异常，需要积极处理。多种抗心律失常药物被试用于治疗该类心动过速，其中胺碘酮被证实可有效降低患儿心率，62% 的患儿需联合用药治疗婴儿患者的死亡率 4%，显著低于未采用胺碘酮治疗时的 35% 的死亡率。因此口服或静脉注射胺碘酮为治疗交界区异位性心动过速的首选药物，对于治疗效果欠佳的患儿，可联合应用地高辛、β 受体阻滞剂或氟卡尼（Ⅰ，B）。药物治疗转复窦性心律的百分比仅为 11%，相当一部分患儿最终还是需要射频消融治疗。

（三）室性心动过速

法洛四联症矫治手术所造成的手术切口及血

流动力学改变是发生心律失常的关键因素。单形性及多形性室速较为常见。对于症状轻微的室性早搏应给予β受体阻滞剂治疗。症状严重或可诱发出室速的患者应采用射频消融治疗，效果满意。这种治疗方案基于回顾性的观察研究，样本量也较为有限。胺碘酮可用于消融术后心律失常复发的预防及ICD的辅助用药。

二、先天性心脏病儿童合并快速性心律失常的射频消融[11]

（一）房室折返或房室结折返性心动过速的射频消融

1. Ebstein 畸形

20%～30%的Ebstein畸形的儿童合并预激综合征或房室折返性心动过速。这些患儿的房室旁路位于三尖瓣环周围，包括较为罕见的Mahaim纤维束。当Ebstein畸形心动图无典型右束支传导阻滞图形时，通常是由于心室预激引起的"伪正常化"，可作为诊断预激综合征的一种间接征象。由于扩大的右心房、心房化右心室的碎裂电位，以及高达50%的患儿具有多旁路，使得Ebstein畸形患儿的射频消融在技术上颇具难度：①这类患者右心结构扩大使得消融电极很难固定贴靠于靶点位置；②射频消融靶点须选择在正常三尖瓣环部位（即真正的房室沟部位），而非下移三尖瓣叶附着的部位，由于右心结构严重变异，寻找该部位有一定难度；③多数患者三尖瓣环右后间隔至右后壁及向下的房化心室区域局部电位形态碎裂，影响消融靶点的判断；④消融靶点处心肌菲薄，且有损伤右冠状动脉的可能性，因此消融的强度及深度受到限制。有报道采用右冠状动脉造影法及采用较细的电极导管在右冠状动脉内标测房室沟的部位，能够清晰显示A波及V波，从而确定消融靶点[30]。应用Swartz鞘可增加消融电极的稳定性，可提高消融成功率[21]。冷冻消融可能会降低冠状动脉损伤的风险，而且，由于冷冻消融导管的冷冻黏附效应，具有增加导管稳定性的优势。

Chang YM等[35]报道77例Ebstein畸形合并室上性心动过速的患者，随访26年显示，射频消融成功率为81%，复发率为41%。Leo Bockeria等[33]报道的这类患者，射频消融后复发率为7%～30%。Tammo D等[32]报道Ebstein畸形儿童合并室上性心动过速射频消融成功率为85%，低于心脏结构正常的右侧房室旁路患者，而远期复发率则高达25%。国内李小梅等[28]报道对8例Ebstein合并房室折返性心动过速的患儿射频消融结果显示成功率为88.9%。

2. 先天性矫正型大动脉转位

2%～5%的先天性矫正型大动脉转位儿童存在房室旁路。这些患儿房室旁路沿左侧房室瓣环（解剖上的三尖瓣环）分布。如果同时合并Ebstein畸形，则患儿多房室旁路可能性更大。射频消融操作过程中，冠状静脉窦是提示左侧房室瓣环方位的一项重要的解剖标志。由于心脏的起源和解剖结构具有高度变异性，消融术前首先对冠状静脉窦进行定位十分必要，可采用直接冠状静脉窦选择性造影或通过冠状动脉造影记录静脉晚期显相，以及增强心脏CT或MRI检查。先天性矫正型大动脉转位儿童的房室结位于二尖瓣环和右心室交界处的前部。合并房室结折返性心动过速的病例少见，由于考虑到并发房室传导阻滞的风险以及房室结慢径的所在区域仅能通过推测寻找，因此，仅对药物无效的房室结折返性心动过速患者谨慎选择射频消融。在上述情况下，冷冻消融很可能更具安全优势。

（二）房性心动过速的射频消融

房性心动过速是先心病儿童室上性心动过速的主要形式，尤其是外科修补术后、心房水平矫治术后或经心房入路操作术后的患儿。外科操作导致的心肌结构不均一性及外科术后心脏的电生理特性发生改变，会导致几乎任何类型的大折返心律失常的发生。这就要求电生理医师应对先心病的解剖畸形结构、外科手术后发生的心脏结构改变及手术操作过程均有详细的了解。

1. 电生理机制

（1）简单先心病经心房入路外科手术后的房

性心动过速：对于无房室异位，房室连接正常、房室瓣膜位置正常、有规则静脉回流（例如房间隔缺损或室间隔缺损）的简单先心病的大折返性房性心动过速，目前认为绝大部分病例是沿三尖瓣环峡部折返或沿心房手术切口瘢痕尾部与下腔静脉口部之间的右心房下侧游离壁折返。由插管操作、心房切开术和房间隔缺损修补术导致的心肌瘢痕是典型的心肌电传导屏障，在外科术后，上述结构与心脏本身存在的传导屏障共同组成了持续性的折返环路。

②复杂先心病经心房水平扩展性外科手术后的房性心动过速：复杂先心病的外科手术操作会更为复杂。因此，须仔细阅读外科手术记录，以及对每例先心病的个体特征和相关解剖变异进行详细了解。这类患儿术后的心脏电解剖很可能更为复杂，存在多个大折返环路，典型代表病例为心脏完全性转位（右型完全性大动脉转位）经Senning 或 Mustard 心房重定向手术及单心室心脏经 Fontan 缓解术后。

2. 电生理检查标测方法

（1）Senning 或 Mustard 术后的房性心动过速行心房和心室程序刺激以观察房室结和希氏束的传导特性、观察窦房结的反应、排除房室旁路以及诱发心房内折返性心动过速（IART）。应用三维标测技术重建所有持续性房性心动过速的激动过程，应用拖带标测识别出每种心动过速的参与折返的缓慢传导区域。

（2）Fontan 术后的房性心动过速存在多个心房大折返环路，有时一处心肌区域共连接 8 个折返环甚至更为复杂的通路。此外，在分析心动过速电生理机制时也常见由局灶性自律性增高和微折返机制参与的现象，不同折返环或不同机制相互转变（仅表现为心动过速周长或激动顺序的轻微改变）。右心房的 MRI 或 CT 影像可提供具体的解剖信息。将上述影像学资料与现代三维标测系统整合可对电生理操作和选择性肺静脉造影有所帮助。电生理操作的首要步骤是明确窦房结和希氏束的位置，以避免操作意外损伤正常传导组织。在观察窦性或基础节律及心房起搏时，需识别出激动沿增大的心房心肌传导的总过程，尤其

要注意低电压区、以碎裂电位为表现的缓慢传导区及以获得性或先天性传导屏障为边界的潜在电传导通路的存在。舒张中期的拖带起搏及标测和局部碎裂电位能够帮助识别维持心动过速大折返的关键传导区域。成功消融的典型位置为心房切开手术瘢痕的下部（尾部）靠近下腔静脉处、三尖瓣环峡部，如果存在先天性三尖瓣环闭锁或其外科术后，靶点则可能位于右心房与肺动脉干连接处的头端以及扩张的下腔静脉周围。如果激动传导提示心动过速机制为局灶自律性增高或微折返，则电生理检查需标测出与体表心电图 P 波起始部相比的最早激动点。

对于典型 Fontan 术后患儿，影响射频消融成功率的因素通常为心动过速机制复杂化、异常兴奋起源的多样化以及由于右心房心肌增厚导致的消融损伤程度有限，这种局限性需要选择消融反应性更好的部位作为靶点。冷盐水灌注消融和使用配备大功率射频发生器的消融导管可改善射频消融成功率，但要注意应用高射频能量时应与心脏正常传导系统保持安全距离。

3. 先心病合并房性心动过速的射频消融结果

近年来，合并先天性心脏病的房性心动过速的射频消融结果肯定，成功率可达 80%～90%。这是由于三维标测系统的使用提高了对心动过速折返环路和心脏解剖基质的理解，新型消融导管的使用也增加了消融损伤程度。由于心动过速机制的多样化以及由右心房心肌明显增厚导致的消融损伤程度受限，Fontan 术后心动过速患儿的射频消融成功率显著偏低。消融术后首个 3 年内的复发率为 20%～30%，原因为消融靶点组织的部分恢复或新的心动过速的产生。目前的文献报道中尚无关于消融并发症的数据。可能出现的并发症包括：窦房结或房室结组织的损伤、经房间隔或房间隔穿刺相关的心肌穿孔、外周静脉或动脉的闭塞或损伤以及来自于肺静脉心房水平的血栓栓塞（尤其易发生于消融术后），为降低血栓栓塞并发症的风险，建议对于所有左侧操作的肺静脉病灶在射频消融术后给予 3～6 个月的全身抗凝治疗。

（三）室性心动过速的射频消融

室性心动过速易发生于外科心室切开术或心室肌切除术后。多见于法洛四联症外科矫治术后患儿，亦可见于右心室双出口矫治术、室间隔缺损修补术和 Rastelli 术后患儿。室性心动过速的主要机制为大折返环路的形成，而非局灶性自律性增高。折返环路围绕先天性电传导屏障与获得性外科术后电传导屏障。

大折返性心动过速通常可被心室程序刺激诱发，如果心动过速持续且患儿能够耐受，则可采用与房性心动过速中描述的相同的电生理标测方法。对于无法诱发或患儿血流动力学不稳定的心动过速，只能通过位置标测识别瘢痕、先天性电传导屏障、慢传导和不均一传导区以及正常心肌。采用现代三维电解剖标测系统能够在无法诱发或患儿血流动力学不稳定室性心动过速的情况下指导消融。关于先心病术后室性心动过速的射频消融报道极少，最大样本量研究包括 11 例和 14 例因室性心动过速试行射频消融的患儿，主要为法洛四联症外科术后患儿。射频消融即刻成功率为 50%～100%，平均随访时间 30.4～45.6 个月，复发率为 9%～40%。

对于先心病术后室性心动过速，通常选择射频消融作为血流动力学稳定及心功能良好的单形性室速的治疗。

（四）国内先天性心脏病儿童快速性心律失常的射频消融现状

目前国内相关的资料鲜有报道，关于儿童先心病术后心律失常的消融疗效探讨仅有四篇报道[36-38]。李小梅等[36]回顾了 6 例儿童先心病合并快速性心律失常的早期二维标测射频消融资料。曾少颖等[37]总结了 12 例婴幼儿先心病术后 1 周到 2 年发生房速的病例，其中先心病外科手术治疗 11 例和房间隔缺损介入封堵术 1 例。其中 6 例体重大于 10 kg 的患儿接受了射频消融并获成功，包括"切口"折返性房速 2 例、峡部依赖性房扑 4 例。其中 1 例 3 个月后复发后再次线性消融峡部成功。高路等[38]回顾了 8 例儿童室间隔缺损修补

术后 1～5 年出现心房内折返性心动过速，予以射频消融。折返环关键部位：6 例位于三尖瓣环峡部，1 例于右心房界嵴至下腔静脉间，1 例于三尖瓣环 9 点位置至界嵴间。所有患儿手术即刻成功。平均随访（25.2±16.5）个月，2 例复发，其中 1 例再次消融成功，总成功率 7/8（87.5%）。2014 年李小梅等[39]集国内 8 家医院小儿心内科 1994 年 4 月 26 日至 2012 年 9 月 30 日接受心内电生理检查及射频消融的快速性心律失常患儿 3058 例，合并先心病（术前/术后）44 例（1.4%），包括房室折返性心动过速 26 例、房室结折返性心动过速 6 例、大折返房扑 3 例及房内折返性心动过速（IRAT）9 例。其中先心病术后 IRAT 首次消融成功率达 100%，随访无复发。

三、埋藏式心脏复律除颤器（implantable cardioverter defibrillator，ICD）[11]

在儿童人群中心脏性猝死的发生率约为每年（1.3～8.5）/100 000，每年作为一线或二线治疗 ICD 的植入率不足百万分之一，而 ICD 的植入确实降低了儿童猝死的发生率。有心脏性猝死风险的儿童可以同时合并各类潜在的器质性心脏病，包括遗传性离子通道病、心肌病和各种先心病。

有关 ICD 在成人患者中的大样本研究已显示其有效性，ICD 目前也应用于儿童和先心病患者。心脏再同步化治疗已成为儿童心衰患者的重要辅助治疗手段，尤其适用于有心动过缓病史需要起搏治疗的患者。心脏再同步化除颤治疗可能对部分人群有益，尤其先心病术后的患者，目前尚缺少相应的数据支持，国内未见儿童相关报道。

ICD 在成人中应用的指南已被类推至儿童和先心病患者中。大部分关于儿童心脏病患者的植入建议证据等级为 B 级或 C 级。由于儿童的大小和心脏解剖不同，电极植入更具挑战性，有较高的并发症发生率。指南特别指出成人一级预防植入 ICD 的适应证不能类推至儿童和先心病患者，但是在个体植入 ICD 时可作为参考。

综合 2008 年北美《心律失常装置治疗指

南》[28]和 2006 年《室性心律失常处理及心脏性猝死预防指南》[2]关于儿童和先心病患者植入 ICD 的Ⅰ类适应证如下：

1. 发生在心脏结构正常、先心病、心肌病或离子通道病的心脏停搏，找不到可逆原因，作为二级预防（证据等级 B）。

2. 室速持续发作的先心病患者。要进行全面的血流动力学和心脏解剖评估，如果可能可进行外科手术或介入治疗。在一些患者中进行射频消融可避免 ICD 的植入（证据等级 C）。

3. 严重左心室功能不全的心肌病患者持续发作室速并伴有症状（证据等级 A）。

四、心动过缓

自 1958 年第一台心脏起搏器植入人体以来，随着心脏起搏器的发展以及植入技术的进步，使得起搏治疗应用越来越普遍，挽救了无数患者的生命。

（一）国外指南的变迁和变化依据

《心律失常器械治疗指南》首次于 1984 年[40-41]由美国心脏病学会/美国心脏协会（ACC/AHA）的工作组联合制定，并分别于 1991 年[42]、1998 年[43]、2002 年[44-45]、2008 年[46]、2012 年[47]进行了更新和修订。

1984 年 ACC/AHA 联合首次发布了《心律失常器械治疗指南》[40-41]，该指南仅对儿童和青少年先心病外科术后房室传导阻滞植入起搏器给出了建议：植入心脏起搏器的Ⅰ类指征为先心病术后 10～14 天尚未恢复正常传导的无症状高度或三度房室传导阻滞患者。Ⅱ类指征为外科术后短暂的二度或三度房室传导阻滞后恢复为双分支阻滞的患者，但未详细说明是Ⅱa 类推荐还是Ⅱb 类推荐。Ⅲ类指征即不建议植入起搏器者，分为三类：①先心病外科术后双分支阻滞的无症状患者；②先心病外科术后双分支阻滞合并一度房室传导阻滞的无症状患者；③先心病外科术后短暂房室传导阻滞后在一周内恢复正常房室传导的患者。

1991 年 ACC/AHA 更新了 1984 年发布的《心律失常器械治疗指南》[42]，在先心病外科术后

房室传导阻滞患者植入起搏器指征方面，并未做出改变。

1998 年 ACC/AHA 第 2 次更新了《心律失常器械治疗指南》[43-44]，在植入起搏器指征方面，Ⅱ类指征细化为Ⅱa 类和Ⅱb 类，并提出证据等级。在儿童和青少年先心病外科术后房室传导阻滞植入起搏器指征方面，变动较大，Ⅰ类指征：为先天性心脏病术后高度或三度房室传导阻滞无望恢复或持续至术后 7 天无恢复者，建议植入起搏器，证据等级为 B 和 C，这与前两版指南提出的时间点 10～14 天不同。无Ⅱa 类适应证。Ⅲ类指征仅1 个，为术后短暂房室传导阻滞，术后 7 天内恢复正常房室传导，证据等级为 B。

2008 年美国心脏病学会/美国心脏协会/美国心律协会（ACC/AHA/HRS）发布的《心脏节律异常的装置治疗指南》[46]，对于儿童、青少年（年龄＜19 岁）以及成人先心病患者，术后植入永久性心脏起搏器指征与之前几版基本相同，但提出，对于先心病术后不能解释的晕厥，并有一过性完全性房室传导阻滞，建议植入永久性心脏起搏器，为Ⅱa 类推荐。

2012 年美国心脏病学院基金会/美国心脏协会/美国心律协会（ACCF/AHA/HRS）《心脏起搏器植入治疗指南》更新[47]，该指南在先心病术后房室传导阻滞植入心脏起搏器指征方面与前版基本相同。

2013 年欧洲 EHRA/AEPC 心律失常工作组[11]联合发布的《儿童心律失常药物与非药物治疗共识》，是国际上首部针对儿童心律失常的治疗的专家共识，提出了儿童先心病术后心动过缓起搏器植入的适应证，内容全面细致，充分考虑了儿童特点。详述如下。

1. 房室传导阻滞

Ⅰ类适应证：术后高二度房室传导阻滞或三度房室传导阻滞无望恢复或者持续至心脏外科术后 7 天（证据等级 B）。

Ⅱb 类适应证：术后短暂三度房室传导阻滞，恢复后遗留双束支传导阻滞（证据等级 C）。

2. 病态窦房结综合征

Ⅰ类适应证病态窦房结综合征患者出现与年

龄不匹配的心动过缓的症状（证据等级 B）。

Ⅱa 类适应证：①在合并先心病的病态窦房结综合征儿童患者中出现症状时安静状态心室率低于 40 次/分，或者心脏停搏大于 3s（证据等级 C）。②病态窦房结综合征患儿合并心房内折返性心动过速，用射频消融等其他治疗方法无效，需药物抗心律失常治疗（证据等级 C）。③先天性心脏病由于心动过缓或房室失同步而出现血流动力学障碍（证据等级 C）。

Ⅱb 类适应证：①合并先心病的病态窦房结综合征青少年无心动过缓症状，安静状态时心室率低于 40 次/分，或者心脏停搏大于 3s（证据等级 C）。②在合并先天性心脏病和（或）体循环心室功能障碍的儿童中首次植入起搏器时应考虑植入双腔起搏器。

专家共识针对儿科特点，还提出了以下几点讨论：

1. 在 3 岁以下的儿童中植入心内膜起搏器，所穿刺的静脉闭塞或狭窄的发生率可高达 25％，因此，在小年龄儿童中经静脉途径植入心内膜起搏器尚没有明确的适应证。

2. 在需要几十年起搏的儿科患儿中如何避免长期副作用的重要性是不言而喻的。右心室起搏可能会导致不可逆的心室功能障碍，因此有必要寻找其他部位进行起搏以更好地保护左心室功能。被提议的部位有右心室其他部位（如右心室流出道、右心室间隔部、His 束部位）和左心室。在动物实验和术后早期的儿童研究显示，左心室心尖部起搏比右心室起搏产生更好的血流动力学效应（表 77-1）。

表 77-1　儿童患者起搏器植入入路、起搏方式和心室起搏电极位置推荐表[11]

儿童体重（kg）	入路	起搏方式	心室电极位置
<10	心外膜 心内膜——特定情况下（心外膜失败）	VVIR DDD（R）——特定的血流动力学要求	左心室心尖部 右心室间隔部
10～20	心外膜 心内膜	VVIR DDD（R）——特定的血流动力学要求	左心室心尖部 右心室间隔部
>20	心内膜 心外膜——特定情况下（与心脏外科手术同时进行）	DDD（R） VVIR	右心室间隔部 左心室心尖部或游离壁——取决于外科手术植入的简易程度

（二）国外指南与我国指南的差异

中华医学会心电生理和起搏分会（CSPE）植入性器械工作组于 2003 年首次制定并公布了我国《植入性心脏起搏器治疗建议》[48]。其借鉴了 2002 年 ACC/AHA/NASPE《抗心律失常装置植入指南》，对于先心病术后房室传导阻滞起搏器植入的适应证相同。但该治疗建议针对我国儿童和青少年患者特别提出，考虑到复杂的先心病外科手术结果只是改善而非纠正循环生理功能；受损心室的生理功能异常可能会引起症状性心动过缓，而在相同的心率时循环生理功能正常的患者却不会出现症状，因此，对于这些患者起搏器植入的适应证需要建立在与症状相关的相对心动过缓而不是绝对心率标准的基础上。相当一部分患儿合并先心病或为先心病手术后，其心脏循环状态不同于正常情况，定义婴幼儿及儿童"心动过缓"频率标准应考虑到患儿的年龄。

随着心脏起搏工程技术的不断改进，国外大规模临床试验等循证医学证据不断积累，以及对缓慢性心律失常自然病程认识的不断深化，参照 2008 年 ACC/AHA/HRS 最新公布的《心律失常器械治疗指南》，结合我国植入性心脏起搏器工作现状，中华医学会心电生理和起搏分会起搏学组于 2010 年发表了《植入性心脏起搏器治疗：目前认识和建议》[49]。文中提出儿童和青少年患者先心病手术后高二度或三度房室传导阻滞持续 7d 以上或预计不能恢复是起搏器植入的Ⅰ类适应证，证据等级 B。先心病外科术后发生的不明原因的晕厥，合并一过性完全性房室传导阻滞和残留的分支阻滞，除外其他原因引起者，是起搏器植入的 Ⅱa 适应证，证据等级 B。其余均同 2003 年国内指南。

（三）我国指南应用现状

由于我国儿科领域心律失常治疗水平的落后，儿科医护人员对起搏治疗认识的局限性，以及患儿家长对起搏治疗的心理抗拒，儿童起搏治疗规模远低于国际水平。基于国内医疗领域的现状和医患环境的特殊性，先心病术后发生未恢复的高度或三度房室传导阻滞植入起搏器的时间一般较国际指南推荐的要长。

国内关于先心病术后植入心脏起搏器的文献报道较少，报告病例数有限，均为小样本的研究[50-56]。综合了 7 篇文献报道，均为先心病术后患儿高度或三度房室传导阻滞。蒋萍等[52]报道起搏器植入时间最早为术后 10 天，有描述的最晚时间为术后 60 天。植入的起搏器类型和路径为右心室心内膜或右心室心外膜单腔起搏器。

李小梅等[57]于 2013 年在国内首先报道了小儿经胸植入左心房左心室心外膜永久双腔起搏器研究，其中先心病手术并发完全性房室传导阻滞 7 例，年龄（3.6±2.5）岁。结果提示心外膜左心室起搏优于右心室起搏，可有效避免或逆转起搏器综合征，符合国际指南关于左心室心外膜起搏的建议。国内尚未见其他相关报道。

（李小梅）

参考文献

[1] Blomstrom-Lundqvist C, Scheinman MM, Aliot EM, et al. ACC/AHA/ESC guidelines for the management of patients with supraventricular arrhythmias-executive summary. a report of the American college of cardiology/American heart association task force on practice guidelines and the European society of cardiology committee for practice guidelines (writing committee to develop guidelines for the management of patients with supraventricular arrhythmias) developed in collabora-

tion with NASPE-Heart Rhythm Society . J Am Coll Cardiol, 2003, 42 (8): 1493-531.

[2] European Heart Rhythm Association; Heart Rhythm Society, Zipes DP, et al. ACC/AHA/ESC 2006 guidelines for management of patients with ventricular arrhythmias and the prevention of sudden cardiac death: a report of the American College of Cardiology/American Heart Association Task Force and the European Society of Cardiology Committee for Practice Guidelines (Writing Committee to Develop Guidelines for Management of Patients With Ventricular Arrhythmias and the Prevention of Sudden Cardiac Death) . J Am Coll Cardiol, 2006, 48 (5): e247-346.

[3] Page RL, Joglar JA, Caldwell MA, et al. 2015 ACC/AHA/HRS Guideline for the Management of Adult Patients With Supraventricular Tachycardia: A Report of the American College of Cardiology/American Heart Association Task Force on Clinical Practice Guidelines and the Heart Rhythm Society. J Am Coll Cardiol, 2015, pii: S0735-1097 (15) 05840-4.

[4] Priori SG, Blomstrm-Lundqvist C, Mazzanti A, et al. 2015 ESC Guidelines for the management of patients with ventricular arrhythmias and the prevention of sudden cardiac death: The Task Force for the Management of Patients with Ventricular Arrhythmias and the Prevention of Sudden Cardiac Death of the European Society of Cardiology (ESC) Endorsed by: Association for European Paediatric and Congenital Cardiology (AEPC). Europace, 2015, 17 (11): 1601-87.

[5] Warnes CA, Williams RG, Bashore TM, et al. ACC/AHA 2008 Guidelines for the Management of Adults with Congenital Heart Disease: a report of the American College of Cardiology/American Heart Association Task Force on Practice Guidelines (writing committee to develop guidelines on the management of adults with congenital heart disease). Circulation, 2008, 118 (23): e714-833.

[6] Silversides CK, Marelli A, Beauchesne L, et al. Canadian Cardiovascular Society 2009 Consensus Conference on the management of adults with congenital heart disease: executive summary . Can J Cardiol, 2010, 26 (3): 143-50.

[7] Marelli A, Beauchesne L, Mital S, et al. Canadian Cardiovascular Society 2009 Consensus Conference on

the management of adults with congenital heart disease：introduction . Can J Cardiol，2010，26（3）：e65-9.

［8］Silversides CK，Dore A，Poirier N，et al. Canadian Cardiovascular Society 2009 Consensus Conference on the management of adults with congenital heart disease：shunt lesions. Can J Cardiol，2010，26（3）：e70-9.

［9］Silversides CK，Kiess M，Beauchesne L，et al. Canadian Cardiovascular Society 2009 Consensus Conference on the management of adults with congenital heart disease：outflow tract obstruction，coarctation of the aorta，tetralogy of Fallot，Ebstein anomaly and Marfan's syndrome. Can J Cardiol，2010，26（3）：e80-97.

［10］Silversides CK，Salehian O，Oechslin E，et al. Canadian Cardiovascular Society 2009 Consensus Conference on the management of adults with congenital heart disease：complex congenital cardiac lesions. Can J Cardiol，2010，26（3）：e98-117.

［11］Brugada J，Blom N，Sarquella-Brugada G，et al. Pharmacological and non-pharmacological therapy for arrhythmias in the pediatric population：EHRA and AEPC-Arrhythmia Working Group joint consensus statement. Europace，2013，15（9）：1337-82.

［12］竺胜伟，金惠铭，俞承忠，等. 小儿先天性心脏病直视术后心律失常及其防治. 现代实用医学，2001，13（2）：89-90.

［13］李筠，周爱卿，黄美蓉，等. 三尖瓣下移畸形的诊断与治疗：附 17 例报告. 临床儿科杂志，2001，19（4）：199-200.

［14］徐卓明，苏肇伉，陈玲，等. 小婴儿危重复杂先天性心脏病的术后治疗措施. 中华小儿外科杂志，2002，23（5）：404-406.

［15］郭颖，周爱卿，李奋，等. 法洛四联症根治术后远期心律失常的随访. 中华儿科杂志，2003，41（10）：728-731.

［16］李莉，张宝仁，梅举，等. 经心内膜永久起搏治疗儿童矫正性大动脉转位合并三度房室阻滞. 中华心律失常学杂志，2003，7（3）：171-173.

［17］陈兆鸿，李小英，谢嘉儿，等. 小儿先天性心脏病直视手术后心律失常的影响因素及处理. 中国心血管杂志，2004，9（6）：400-402.

［18］孙宪军，高伟，周爱卿，等. 膜周部室间隔缺损经导管封堵术后早期心律失常危险因素的探讨. 中华儿科杂志，2005，43（10）：767-771.

［19］韩宏光，张南滨，朱洪玉，等. 婴幼儿室间隔缺损术后心律失常的相关因素及处理. 实用儿科临床杂志，2005，20（3）：231-233.

［20］孙宪军，李筠，杨健萍，等. 改良 Fontan 术后早期心律失常的发生及其相关因素. 临床儿科杂志，2006，24（9）：773-775.

［21］曹黎明，秦玉明，王凤鸣，等. 小儿膜周部室间隔缺损介入治疗并发心律失常 22 例分析. 中国实用儿科杂志，2007，22（2）：141-142.

［22］陈纲，陈张根，贾兵，等. 不同年龄组儿童法洛四联症根治术治疗效果比较. 中华胸心血管外科杂志，2008，24（1）：12-14.

［23］胡坚，龚方戚，解春红，等. 儿童膜周部室间隔缺损介入治疗并发症的分析. 临床心血管病杂志，2009，25（8）：630-631.

［24］邓洁，盖起明，张伟华，等. 儿童先天性心脏病矫治术后三度房室阻滞起搏器植入的随访. 中华心律失常学杂志，2009，13（6）：438-440.

［25］柳宏波，韩波，张建军，等. 经导管膜周部室间隔缺损封堵术患儿术后早期心律失常的发生因素. 实用儿科临床杂志，2010，25（13）：983-985.

［26］王慧深，李淑娟，林约瑟，等. 小儿膜周部室间隔缺损封堵术后心电图长期随访. 中华临床医师杂志，2012，6（11）：2863-2867.

［27］钟庆华，郑鸿雁，张智伟，等. 儿童室间隔缺损经导管封堵术后心律失常的随访研究. 中华心血管病杂志，2014，42（10）：840-845.

［28］李小梅，张宴，包敏. 射频消融治疗小儿 Ebstein 畸形合并房室折返性心动过速 8 例分析. 中国实用儿科杂志，2012，27（2）：106-108.

［29］Legius B1，Van De Bruaene A，Van Deyk K，et al. Behavior of Ebstein's anomaly：single-center experience and midterm follow-up. Cardiology，2010，117（2）：90-95.

［30］Frescura C，Angelini A，Daliento L，et al. Morphological aspects of Ebstein's anomaly in adults. Thorac Cardiovasc Surg，2000，48：203-208

［31］Edward P. Interventional cardiac electrophysiology in patients with congenital heart disease. Circulation，2007，115：3224-3234.

［32］Tammo D，Gideon J，Marry ER，et al. A multicenter，long-term study on arrhythmias in children with Ebstein anomaly. Pediatr Cardiol，2010，31

（2）：229-233.

［33］ Leo B，Elena G，Madina D，et al. Advantages and disadvantages of one-stage and two-stage surgery for arrhythmias and Ebstein's anomaly. Eur J Cardiovasc Surg，2005，28：536-540.

［34］ Rivera RL，Iturralde P，Caldern CJ，et al. Surgical radiofrequency catheter ablation of accessory pathways in Ebstein's anomaly. Arch Cardiol Mex，2005，75（4）：421-424.

［35］ Chang YM，Wang JK，Chiu SN，et al. Clinical spectrum and long-term outcome of Ebstein's anomaly based on a 26-year experience in an Asian cohort. Eur J Pediatr，2009，168（6）：685-690.

［36］ 李小梅，郭宝静，丁燕生，等. 小儿先天性心脏病合并快速型心律失常的射频导管消融. 中国心脏起搏与心电生理杂志，2000，14（4）.

［37］ 曾少颖，杨平珍，石继军，等. 应用 Carto 系统标测和消融先天性心脏病术后"切口"性房性心动过速及心房扑动. 中华儿科杂志，2003，41（10）：732-734.

［38］ 高路，袁越，林利，等. 儿童室间隔修补术后远期心房内折返性心动过速的消融. 中华心律失常学杂志，2011，15（6）：414-417.

［39］ 李小梅，李奋，曾少颖，等. 全国儿童心内电生理检查及射频消融多中心资料分析. 中华心律失常学杂志，2014，18（1）：9-16.

［40］ Frye RL，Collins JJ，DeSanctis RW，et al. Guidelines for permanent cardiac pacemaker implantation，May 1984. A Report of the Joint American College of Cardiology/American Heart Association Task Force on Assessment of Cardiovascular Procedures（Subcommittee on Pacemaker Implantation）. Circulation，1984，70（2）：331A-339A.

［41］ Frye RL，Collins JJ，DeSanctis RW，et al. Guidelines for permanent cardiac pacemaker implantation，May 1984. A Report of the Joint American College of Cardiology/American Heart Association Task Force on Assessment of Cardiovascular Procedures（Subcommittee on Pacemaker Implantation）. J Am Coll Cardiol，1984，4（2）：434-442.

［42］ Dreifus LS，Fisch C，Griffin JC，et al. Guidelines for Implantation of Cardiac Pacemakers and Antiarrhythmia Devices：A Report of the Joint American College of Cardiology/American Heart Association Task Force on Assessment of Diagnostic and Therapeutic Cardiovascular Procedures（Committee on Pacemaker Implantation）. J Am Coll Cardiol，1991，18（1）：1-13.

［43］ Gregoratos G，Cheitlin MD，Conill A，et al. ACC/AHA guidelines for implantation of cardiac pacemaker and antiarrhythmia devices：a report of the American College of Cardiology/American Heart Association Task Force on Practice Guidelines（Committee on Pacemaker lmplantation）. J Am Colll Cardiol，1998，31（5）：1175-1209.

［44］ Gregoratos G，Cheitlin MD，Conill A，et al. ACC/AHA guidelines for implantation of cardiac pacemaker and antiarrhythmia devices：a report of the American College of Cardiology/American Heart Association Task Force on Practice Guidelines（Committee on Pacemaker lmplantation）. Circulation，1998，97（13）：1325-1335.

［45］ Gregoratos G，Abrams J，Epstein AE，et al. ACC/AHA/NASPE 2002 guideline update for implantation of cardiac pacemakers and antiarrhythmia devices：summary article：a report of the American College of Cardiology/American Heart Association Task Force on Practice Guidelines（ACC/AHA/NASPE Committee to Update the 1998 Pacemaker Guidelines）. Circulation，2002，106：2145-2161.

［46］ Epstein A E，DiMarco J P，Ellenbogen K A，et al. ACC/AHA/HRS 2008 Guidelines for Device-Based Therapy of Cardiac Rhythm Abnormalities：a report of the American College of Cardiology/American Heart Association Task Force on Practice Guidelines（Writing Committee to Revise the ACC/AHA，NASPE 2002 Guideline Update for Implantation of Cardiac Pacemakers and Antiarrhythmia Devices）：developed in collaboration with the American Association for Thoracic Surgery and Society of Thoracic Surgeons. J Am Coll Cardiol，2008，51（21）：e1-e62.

［47］ Epstein AE，DiMarco JP，Ellenbogen KA，et al. 2012 ACCF/AHA/HRS focused update incorporated into the ACCF/AHA/HRS 2008 guidelines for device-based therapy of cardiac Rhythm abnormalities：a report of the American College of Cardiology Foundation/American Heart Association Task Force on Practice Guidelines and the Heart Rhythm Society. Circulation，2013，127（3）：e283-352.

[48] 张澍，王方正，黄德嘉，等. 植入性心脏起搏器治疗——目前认识和建议. 中华心律失常学杂志，2003，7：8-21.

[49] 中华医学会心电生理和起搏分会起搏学组. 植入性心脏起搏器治疗：目前认识和建议（2010 年修订版）. 中国继续医学教育，2011，11：40-54.

[50] 李大连，耿仁义，朱中林. 14 例永久性心脏起搏在儿童病例中应用的体会. 中华心律失常学杂志，2001，5（3）：157-159.

[51] 邓洁，盖起明，张伟华，等. 儿童先天性心脏病矫治术后三度房室阻滞起搏器植入的随访. 中华心律失常学杂志，2009，13（6）：438-440.

[52] 蒋萍，苏晞，韩宏伟，等. 心外膜电极在心脏永久起搏中的应用. 中国心脏起搏与心电生理杂志，2011，25（4）：303-305.

[53] 张惠丽，李守军，花中东，等. 23 例先天性心脏病患儿围术期永久起搏器的植入及随访. 北京医学，2014，36（4）：265-268.

[54] 张浩，张涛，李守军，等. 先天性心脏病外科围术期心外膜永久性起搏器植入原因及远期效果分析. 中国循环杂志，2015，30（8）：777-780.

[55] 曾少颖，区曦，石继军，等. 儿童安装永久性心脏起搏器方法的临床探讨. 中国小儿急救医学，2006，13（1）：41-43.

[56] 李莉，张宝仁，梅举，等. 儿童矫正性大动脉转位合并Ⅲ度房室阻滞的经心内膜永久起搏治疗. 中国心脏起搏与心电生理杂志，2004，18（2）：149.

[57] 李小梅，张宴，潘广玉，等. 小儿经胸植入左房左室心外膜永久双腔起搏器疗效探讨. 中华儿科杂志，2013，51（8）578-583.

第七十八章 心脏结构正常患者的室性心动过速和心室颤动

心脏结构正常的室性心动过速（室速）和心室颤动（室颤）包括流出道室速、特发性左心室室速、乳头肌室速、二尖瓣环及三尖瓣环室速、特发性室颤以及短配对间期尖端扭转型室速[1]。这些心动过速大多数为良性过程（除外特发性室颤和短配对间期尖端扭转型室速），心脏性猝死的风险较小。有症状的患者可接受药物治疗，但效果有限，经导管射频消融是有效的根治方法。

一、流出道室速

心室流出道是特发性室速或室性早搏最常见的起源部位[2-5]，大约 70％ 起源于右心室流出道[5]，其他起源部位包括主动脉窦[6-9]、左心室流出道[8-10]、心大静脉[8,10]、心外膜心肌[8,10-11]、主动脉-二尖瓣环连接处[12-13]以及肺动脉[14-16]。特发性局灶性流出道室速通常发生于无器质性心脏病的患者，但部分患者心脏磁共振影像上可观察到轻微的室壁异常[17-18]。局灶性室速的机制包括自律性、微折返和触发活动[19-22]。特发性右心室流出道室速好发于 20~50 岁，女性多见[23]，包括运动或紧张诱发的室速和静息状态下反复发作的单形性室速两种类型。60％~92％的患者表现为反复发作的非持续性室速，无休止性室速少见[19-22]。

阵发性持续性室速相对少见。运动和（或）情绪紧张时室速的发作频率和持续时间延长。运动试验过程中，运动阶段或恢复阶段均可诱发局灶性流出道室速。其典型的 QRS 形态为左束支传导阻滞伴电轴向下偏[2-9]。室性早搏或室速的第一个激动通常与紧随其后的 QRS 波群有较长的配对间期[23]。室速为单形性，但 QRS 形态可有轻微

不同。多种不同形态的室速非常罕见，多见于瘢痕相关性室速，如致心律失常性右心室心肌病[4]。特发性流出道室速多为良性过程，但致命性室速也可见[21,23]。窦性心律时的心电图多正常，但有 10％ 左右表现为完全性或不完全性右束支传导阻滞[24]。应进行运动试验和心脏影像学检查排除潜在的器质性心脏病，部分患者可能需要行心导管检查。

患者有症状时需要进行治疗。需要注意患者的症状可能与左心功能不全有关，即特发性室速可能导致心动过速依赖性心肌病[25]。可考虑应用 I c 类钠通道阻滞剂或进行导管消融。右心室流出道室速/室性早搏首选导管消融治疗；左心室流出道室速/室性早搏在抗心律失常药物治疗无效时可考虑导管消融治疗。

由于右心室流出道、左心室流出道及心大静脉解剖上的毗邻关系，除了典型的右心室流出道室速，很难通过体表心电图 QRS 形态对室速的起源部位进行准确定位。在电生理检查中，室速的准确定位需要在激动标测和（或）起搏标测的指导下进行。首先从右心室流出道开始（包括肺动脉窦），依次标测心大静脉、主动脉窦及左心室流出道。在心室激动提前的部位放电消融不能消除临床室速应考虑心外膜标测。

（一）右心室流出道室速

右心室流出道室速的周长比左心室流出道室速短，更容易发生晕厥[20-22]。典型的右心室流出道室速/室性早搏的心电图移行导联晚于左心室流出道室速/室性早搏，通常在 V_4 导联。经验丰富的术者，心脏结构正常的右心室流出道室速/室性早搏导管消融的急性成功率在 95％ 以上[2-9]，但远

期成功率的资料有限[26-27]。导管消融并发症发生率低，右心室流出道破裂尤其是游离壁破裂非常罕见[2]。因此，心电图高度提示右心室流出道室速且有症状的患者应行电生理检查。当标测确定为右心室流出道室速/室性早搏应进行导管消融。

（二）左心室流出道室速

左心室流出道室速/室性早搏的消融需要深入理解解剖和仔细标测左心室流出道、主动脉窦、肺动脉及心外膜[28-29]。左心室流出道间隔部主要为肌性组织，同时包含膜部室间隔；后壁包含了纤维组织的延伸；侧壁和前壁为肌性结构。在心外膜，冠状动脉左前降支和回旋支走行于左心室流出道主动脉的前方并分布于左心室前壁的大部分区域[30]。典型的左心室流出道室速/室性早搏心电图表现为电轴向下偏，胸导联（V_1 或 V_2）移行早，呈左束支（70%）或右束支（30%）传导阻滞[6-11,13,28,30-35]。

要格外注意导管消融并发症。左心室流出道室速/室性早搏消融的主要并发症包括心脏破裂、心脏压塞、卒中、瓣膜损伤和冠状动脉损伤。由于解剖结构的复杂性，左心室流出道室速/室性早搏的标测和消融可能需要联合穿间隔途径和逆行主动脉途径完成。当至少一种Ⅰc类钠通道阻滞剂治疗无效时考虑在有经验的中心行导管消融[28]。

（三）主动脉窦室速

起源于主动脉窦的室速约占特发性流出道室速的20%，最常见于左冠窦，其次为右冠窦和左、右冠窦交界处，无冠窦罕见[6-13,30]。心电图表现为宽 QRS，移行导联位于 $V_1 \sim V_2$[6-7]。主动脉窦消融的主要并发症为冠状动脉左主干的急性闭塞。在消融前通过冠状动脉造影、心腔内超声或 CT 明确左、右冠状动脉开口至关重要。消融位点应距离左主干至少 6mm，采用能量滴定法消融。主动脉瓣损伤罕见[36]。消融应在有经验的中心进行以减少并发症的发生。当至少一种Ⅰc类钠通道阻滞剂治疗无效时考虑行导管消融。

（四）心外膜室速

心内膜消融失败应考虑心外膜途径消融流出道室速/室性早搏。大部分心外膜室速的起源部位靠近心大静脉或冠状动脉[8-10,30]，消融时需警惕冠状动脉损伤[37-39]。左心耳和心外膜脂肪垫的叠压可能成为消融的解剖障碍。

（五）肺动脉室速

肺动脉室速的典型心电图表现为左束支传导阻滞，下壁导联 R 波高大，移行导联位于 V_4 或 V_5[14-16]。肺动脉室速成功消融仅见于个案和系列病例报道[14-16]。导管消融通常在有经验的中心进行，但因病例数量较少，消融并发症尚不清楚。

流出道室速的治疗建议如表78-1所示。

表 78-1　流出道室速的治疗建议[1]

治疗建议	推荐类别	证据等级
有症状、抗心律失常药物治疗无效或导致左心室功能降低的右心室流出道室性早搏/室速推荐行导管消融	Ⅰ	B
有症状的左心室流出道、主动脉窦及心外膜室速/室性早搏推荐应用Ⅰc类钠通道阻滞剂	Ⅰ	C
至少一种Ⅰc类钠通道阻滞剂治疗无效或不愿接受长期抗心律失常药物治疗的有症状的左心室流出道、主动脉窦及心外膜室速/室性早搏患者推荐由经验丰富的术者行导管消融	Ⅱa	B

二、特发性左心室室速

单形性和多形性特发性左心室室速可发生于有或无器质性心脏病的患者。特发性左心室室速可分为不同类型：维拉帕米敏感性左心室分支室速、束支折返性室速、分支折返性室速以及局灶浦肯野纤维室速。

左后分支室速是最常见的类型（＞90％），主要发生于无器质性心脏病的年轻患者。体表心电图表现为右束支传导阻滞，电轴向上偏，QRS波群较窄。左后分支室速长期口服维拉帕米效果不佳[40-44]，导管消融是一线治疗。成功消融后复发率为0～20％不等[41,45-47]。

左前分支室速占左心室分支性室速的比例不到10％，左心室间隔上部分支室速所占比例不到1％。前者体表心电图特点为右束支传导阻滞伴电轴右偏，后者表现为窄QRS波伴电轴正常或右偏。导管消融是这两种室速的一线治疗[48-50]。

束支折返性室速通常见于存在室内传导障碍如H-V间期延长或束支传导阻滞的患者[51-53]。在有经验的中心，可对左束支或右束支行导管消融治疗束支折返性室速，消融后室速不再诱发可作为治愈的标准[51-52,54]。不建议对心脏结构正常的患者行ICD植入。

三、乳头肌室速

在少部分患者，特发性室速或室性早搏可能起源于左心室或右心室乳头肌[55-57]。起源于左心室后乳头肌的室速体表心电图表现为右束支传导阻滞伴电轴偏向右上或左上，QRS波群时限＞150ms[55]。对Ⅰc类钠通道阻滞剂和（或）β受体阻滞剂无效的患者，导管消融是有效的治疗方法[57]。然而，在乳头肌的标测和消融中导管的稳定性是最大的挑战。穿间隔途径和心腔内超声指导有助于消融。二尖瓣反流是导管消融罕见的并发症。

四、二尖瓣环和三尖瓣环室速

二尖瓣环室速约占所有特发性室性早搏和室速的5％[3,58-60]。心电图表现为右束支传导阻滞，V_6导联S波，胸前移行导联位于V_1或$V_1 \sim V_2$之间。三尖瓣环室速约占所有特发性室性早搏和室速的8％[60]。心电图表现为左束支传导阻滞伴电轴左偏。对Ⅰc类钠通道阻滞剂和（或）β受体阻滞剂无效的患者可选择导管消融。最早心室激动部位或起搏标测完全一致的部位是有效消融靶点[60]。

特发性室速的治疗建议如表78-2所示。

表78-2 特发性室速的治疗建议[1]		
治疗建议	推荐类别	证据等级
推荐由经验丰富的术者行导管消融作为有症状的特发性左心室室速患者的一线治疗	Ⅰ	B
若无法或不愿行导管消融，推荐β受体阻滞剂、维拉帕米或Ⅰc类钠通道阻滞剂治疗有症状的特发性左心室室速患者	Ⅰ	C
推荐β受体阻滞剂、维拉帕米或Ⅰc类钠通道阻滞剂治疗有症状的乳头肌室速患者	Ⅰ	C
推荐β受体阻滞剂、维拉帕米或Ⅰc类钠通道阻滞剂治疗有症状的二尖瓣环和三尖瓣环室速患者	Ⅰ	C
至少一种Ⅰc类钠通道阻滞剂治疗无效或不愿接受长期抗心律失常药物治疗的有症状的乳头肌室速患者推荐由经验丰富的术者在超声指导下行导管消融	Ⅱa	B
至少一种Ⅰc类钠通道阻滞剂治疗无效或不愿接受长期抗心律失常药物治疗的有症状的二尖瓣环和三尖瓣环室速患者推荐由经验丰富的术者在超声指导下行导管消融	Ⅱa	B

五、特发性室颤

特发性室颤为一排除性诊断。随着对潜在器质性心脏病的诊断水平的不断提高以及离子通道病的新证据的出现，这一概念在将来可能有所改变。ICD植入被强烈推荐用于二级预防。

对于反复发作的室颤，抗心律失常药物如β受体阻滞剂和（或）Ⅲ类抗心律失常药物可能降低室颤事件的发生但很少起到预防作用。合并器质性心脏病的室颤患者以及特发性室颤患者，起源于浦肯野系统不同部位或右心室流出道的室性早搏可作为室颤的触发因子和导管消融的靶点[61-67]。对于反复发作室颤的患者，可考虑对触发室颤的室性早搏进行导管消融。但导管消融依赖于室性早搏的存在。若患者无自发的室性早搏，术前可行12导联动态心电图记录室性早搏的形态以指导消融。

大于5年的随访显示，特发性室颤导管消融的远期成功率在82%[65,67]。远期成功定义为无室颤、多形性室速或心脏性猝死。不考虑导管消融的结果，所有特发性室颤患者应行ICD植入。

特发性室颤的治疗建议如表78-3所示。

表 78-3　特发性室颤的治疗建议[1]

治疗建议	推荐类别	证据等级
特发性室颤幸存者推荐ICD植入	I	B
推荐由经验丰富的术者对触发室颤并导致ICD放电的室性早搏进行导管消融	I	B
推荐由经验丰富的术者对触发电风暴的室性早搏进行导管消融	I	B

六、短配对间期尖端扭转型室速

短配对间期尖端扭转型室速是多形性室速的一个罕见变异，具体病因尚不清楚。尖端扭转型室速的典型心电图表现为不均一而有规律的电活动伴QRS形态、振幅和极性的进行性改变。短配对间期尖端扭转型室速的特点为引发心动过速的第一个室性早搏的配对间期非常短（<300ms）。这种心动过速通常见于年轻患者，表现为不明原因晕厥和有心脏性猝死家族史[68-70]。在大部分患者，尖端扭转型室速可蜕变为室颤。其机制尚未完全清楚，可能与自主神经失衡有关[71]。静注维拉帕米似乎是唯一可以抑制心动过速的药物[69-70]，但不能降低心脏性猝死的风险。因此，强烈推荐植入ICD[68]。药物治疗后仍被单形性室性早搏触发的室速患者，应考虑对触发尖端扭转型室速的室性早搏进行导管消融。

短配对间期尖端扭转型室速的治疗建议如表78-4所示。

表 78-4　短配对间期尖端扭转型室速的治疗建议[1]

治疗建议	推荐类别	证据等级
确诊为短配对间期尖端扭转型室速的患者应行ICD植入	I	B
静脉注射维拉帕米用于急性期抑制电风暴或反复ICD放电	IIa	B
导管消融可用于长期预防电风暴或反复ICD放电	IIa	B

（江　洪）

参考文献

[1] Priori SG，Blomström-Lundqvist C，Mazzanti A，et al. 2015 ESC Guidelines for the management of patients with ventricular arrhythmias and the prevention of sudden cardiac death：The Task Force for the Management of Patients with Ventricular Arrhythmias and the Prevention of Sudden Cardiac Death of the European Society of Cardiology（ESC）Endorsed by：Association for European Paediatric and Congenital Cardiology（AEPC）. Eur Heart J, 2015，36（41）：2793-867.

[2] Morady F，Kadish AH，DiCarlo L，et al. Long-term results of catheter ablation of idiopathic right ventricu-

lar tachycardia. Circulation, 1990, 82: 2093-2099.

[3] Callans DJ, Menz V, Schwartzman D, et al. Repetitive monomorphic tachycardia from the left ventricular outflow tract: electrocardiographic patterns consistent with a left ventricular site of origin. J Am Coll Cardiol, 1997, 29: 1023-1027.

[4] Tada H, Hiratsuji T, Naito S, et al. Prevalence and characteristics of idiopathic outflow tract tachycardia with QRS alteration following catheter ablation requiring additional radiofrequency ablation at a different point in the outflow tract. Pacing Clin Electrophysiol, 2004, 27: 1240-1249.

[5] Yamada T, McElderry HT, Doppalapudi H, et al. Idiopathic ventricular arrhythmias originating from the aortic root prevalence, electrocardiographic and electrophysiologic characteristics, and results of radiofrequency catheter ablation. J Am Coll Cardiol, 2008, 52: 139-147.

[6] Kanagaratnam L, Tomassoni G, Schweikert R, et al. Ventricular tachycardias arising from the aortic sinus of valsalva: an under-recognized variant of left outflowtract ventricular tachycardia. J Am Coll Cardiol, 2001, 37: 1408-1414.

[7] Ouyang F, Fotuhi P, Ho SY, et al. Repetitivemonomorphic ventricular tachycardia originating from the aortic sinus cusp: electrocardiographic characterization for guiding catheter ablation. J Am Coll Cardiol, 2002, 39: 500-508.

[8] Tada H, Nogami A, Naito S, et al. Left ventricular epicardial outflow tract tachycardia: a new distinct subgroup of outflow tract tachycardia. Jpn Circ J, 2001, 65: 723-730.

[9] Yamada T, Litovsky SH, Kay GN. The left ventricular ostium: an anatomic concept relevant to idiopathic ventricular arrhythmias. Circ Arrhythm Electrophysiol, 2008, 1: 396-404.

[10] Yamada T, McElderry HT, Doppalapudi H, et al. Idiopathic ventricular arrhythmias originating from the left ventricular summit: anatomic concepts relevant to ablation. Circ Arrhythm Electrophysiol, 2010, 3: 616-623.

[11] Ouyang F, Bansch D, Schaumann A, et al. Catheter ablation of subepicardial ventricular tachycardia using electroanatomic mapping. Herz, 2003, 28: 591-597.

[12] Steven D, Roberts-Thomson KC, Seiler J, et al. Ventricular tachycardia arising from the aortomitral continuity in structural heart disease: characteristics and therapeutic considerations for an anatomically challenging area of origin. Circ Arrhythm Electrophysiol, 2009, 2: 660-666.

[13] Kumagai K, Yamauchi Y, Takahashi A, et al. Idiopathic left ventricular tachycardia originating from the mitral annulus. J Cardiovasc Electrophysiol, 2005, 16: 1029-1036.

[14] Tada H, Tadokoro K, Miyaji K, et al. Idiopathic ventricular arrhythmias arising from the pulmonary artery: prevalence, characteristics, and topography of the arrhythmia origin. Heart Rhythm, 2008, 5: 419-426.

[15] Sekiguchi Y, Aonuma K, Takahashi A, et al. Electrocardiographic and electrophysiologic characteristics of ventricular tachycardia originating within the pulmonary artery. J Am Coll Cardiol, 2005, 45: 887-895.

[16] Timmermans C, Rodriguez LM, Crijns HJ, et al. Idiopathic left bundle-branch block-shaped ventricular tachycardia may originate above the pulmonary valve. Circulation, 2003, 108: 1960-1967.

[17] Krittayaphong R, Saiviroonporn P, Boonyasirinant T, et al. Magnetic resonance imaging abnormalities in right ventricular outflow tract tachycardia and the prediction of radiofrequency ablation outcome. Pacing Clin Electrophysiol, 2006, 29: 837-845.

[18] Proclemer A, Basadonna PT, Slavich GA, et al. Cardiac magnetic resonance imaging flndings in patients with right ventricular outflow tract premature contractions. Eur Heart J, 1997, 18: 2002-2010.

[19] Lerman BB, Belardinelli L, West GA, et al. Adenosine-sensitive ventricular tachycardia: evidence suggesting cyclic AMP-mediated triggered activity. Circulation, 1986, 74: 270-280.

[20] Lerman BB. Response of nonreentrant catecholamine-mediated ventricular tachycardia to endogenous adenosine and acetylcholine. Evidence for myocardial receptor-mediated effects. Circulation, 1993, 87: 382-390.

[21] Sung RJ, Keung EC, Nguyen NX, et al. Effects of

beta-adrenergic blockade on verapamil-responsive and verapamil-irresponsive sustained ventricular tachycardias. J Clin Invest, 1988, 81: 688-699.

[22] Wilber DJ, Baerman J, Olshansky B, et al. Adenosine-sensitive ventricular tachycardia. Clinical characteristics and response to catheter ablation. Circulation, 1993, 87: 126-134.

[23] Marchlinski FE, Deely MP, Zado ES. Sex-specific triggers for right ventricular outflow tract tachycardia. Am Heart J, 2000, 139: 1009-1013.

[24] O'Donnell D, Cox D, Bourke J, et al. Clinical and electrophysiological differences between patients with arrhythmogenic right ventricular dysplasia and right ventricular outflow tract tachycardia. Eur Heart J, 2003, 24: 801-810.

[25] Khasnis A, Jongnarangsin K, Abela G, et al. Tachycardia-induced cardiomyopathy: a review of literature. Pacing Clin Electrophysiol, 2005, 28: 710-721.

[26] Ventura R, Steven D, Klemm HU, et al. Decennial follow-up in patients with recurrent tachycardia originating from the right ventricular outflow tract: electrophysiologic characteristics and response to treatment. Eur Heart J, 2007, 28: 2338-2345.

[27] Krittayaphong R, Sriratanasathavorn C, Dumavibhat C, et al. Electrocardiographic predictors of long-term outcomes after radiofrequency ablation in patients with right-ventricular outflow tract tachycardia. Europace, 2006, 8: 601-606.

[28] Ouyang F, Mathew S, Wu S, et al. Ventricular arrhythmias arising from the left ventricular outflow tract below the aortic sinus cusps: mapping and catheter ablation via transseptal approach and electrocardiographic characteristics. Circ Arrhythm Electrophysiol, 2014, 7: 445-455.

[29] Ho YS. Overview of cardiac anatomy relevant to catheter ablation. In: Wilber D, Packer D, Stevenson W, eds. Catheter Ablation of Cardiac Arrhythmias, 3rdedn. Cambridge, MA: Blackwell Scientific, 2008, 3-17.

[30] Daniels DV, Lu YY, Morton JB, et al. Idiopathic epicardial left ventricular tachycardia originating remote from the sinus of Valsalva: electrophysiological characteristics, catheter ablation, and identification from the 12-lead electrocardiogram. Circulation, 2006, 113: 1659-1666.

[31] Steven D, Roberts-Thomson KC, Seiler J, et al. Ventricular tachycardia arising from the aortomitral continuity in structural heart disease: characteristics and therapeutic considerations for an anatomically challenging area of origin. Circ Arrhythm Electrophysiol, 2009, 2: 660-666.

[32] Hachiya H, Hirao K, Sasaki T, et al. Novel ECG predictor of difficult cases of outflow tract ventricular tachycardia: peak deflection index on an inferior lead. Circ J, 2010, 74: 256-261.

[33] Kamakura S, Shimizu W, Matsuo K, et al. Localization of optimal ablation site of idiopathic ventricular tachycardia from right and left ventricular outflow tract by body surface ECG. Circulation, 1998, 98: 1525-1533.

[34] McAlpine WA. Heart and Coronary Arteries. New York: Springer-Verlag, 1975.

[35] Ito S, Tada H, Naito S, et al. Development and validation of an ECG algorithm for identifying the optimal ablation site for idiopathic ventricular outflow tract tachycardia. J Cardiovasc Electrophysiol, 2003, 14: 1280-1286.

[36] Pons M, Beck L, Leclercq F, Ferriere M, et al. Chronic left main coronary artery occlusion: a complication of radiofrequency ablation of idiopathic left ventricular tachycardia. Pacing Clin Electrophysiol, 1997, 20: 1874-1876.

[37] Koruth JS, Aryana A, Dukkipati SR, et al. Unusual complications of percutaneous epicardial access and epicardial mapping and ablation of cardiac arrhythmias. Circ Arrhythm Electrophysiol, 2011, 4: 882-888.

[38] Roberts-Thomson KC, Steven D, Seiler J, et al. Coronary artery injury due to catheter ablation in adults: presentations and outcomes. Circulation, 2009, 120: 1465-1473.

[39] Makimoto H, Zhang Q, Tilz RR, et al. Aborted sudden cardiac death due to radiofrequency ablation within the coronary sinus and subsequent total occlusion of the circumflex artery. J Cardiovasc Electrophysiol, 2013, 24: 929-932.

[40] Klein LS, Shih HT, Hackett FK, et al. Radiofre-

quency catheter ablation of ventricular tachycardia in patients without structural heart disease. Circulation, 1992, 85: 1666-1674.

[41] Lin D, Hsia HH, Gerstenfeld EP, et al. Idiopathic fascicular left ventricular tachycardia: linear ablation lesion strategy for noninducible or nonsustained tachycardia. Heart Rhythm, 2005, 2: 934-939.

[42] Crijns HJ, Smeets JL, Rodriguez LM, et al. Cure of interfascicular reentrant ventricular tachycardia by ablation of the anterior fascicle of the left bundle branch. J Cardiovasc Electrophysiol, 1995, 6: 486-492.

[43] Ohe T, Shimomura K, Aihara N, et al. Idiopathic sustained left ventricular tachycardia: clinical and electrophysiologic characteristics. Circulation, 1988, 77: 560-568.

[44] Ouyang F, Cappato R, Ernst S, et al. Electroanatomic substrate of idiopathic left ventricular tachycardia: unidirectional block and macroreentry within the Purkinje network. Circulation, 2002, 105: 462-469.

[45] Nogami A, Naito S, Tada H, et al. Demonstration of diastolic and presystolic Purkinje potentials as critical potentials in a macroreentry circuit of verapamil-sensitive idiopathic left ventricular tachycardia. J Am Coll Cardiol, 2000, 36: 811-823.

[46] Ma FS, Ma J, Tang K, et al. Left posterior fascicular block: a new endpoint of ablation for verapamil-sensitive idiopathic ventricular tachycardia. Chin Med J (Engl), 2006, 119: 367-372.

[47] Kottkamp H, Chen X, Hindricks G, et al. Idiopathic left ventricular tachycardia: new insights into electrophysiological characteristics and radiofrequency catheter ablation. Pacing Clin Electrophysiol, 1995, 18: 1285-1297.

[48] Nogami A, Naito S, Tada H, et al. Verapamil-sensitive left anterior fascicular ventricular tachycardia: results of radiofrequency ablation in six patients. J Cardiovasc Electrophysiol, 1998, 9: 1269-1278.

[49] Reithmann C, Hahnefeld A, Ulbrich M, et al. Different forms of ventricular tachycardia involving the left anterior fascicle in nonischemic cardiomyopathy: critical sites of the reentrant circuit in low-voltage areas. J Cardiovasc Electrophysiol, 2009, 20: 841-849.

[50] Bogun F, El-Atassi R, Daoud E, et al. Radiofre-

quency ablation of idiopathic left anterior fascicular tachycardia. J Cardiovasc Electrophysiol, 1995, 6: 1113-1116.

[51] Caceres J, Jazayeri M, McKinnie J, et al. Sustained bundle branch reentry as a mechanism of clinical tachycardia. Circulation, 1989, 79: 256-270.

[52] Tchou P, Jazayeri M, Denker S, et al. Transcatheter electrical ablation of right bundle branch. A method of treating macroreentrant ventricular tachycardia attributed to bundle branch reentry. Circulation, 1988, 78: 246-257.

[53] Mizusawa Y, Sakurada H, Nishizaki M, et al. Characteristics of bundle branch reentrant ventricular tachycardia with a right bundle branch block configuration: feasibility of atrial pacing. Europace, 2009, 11: 1208-1213.

[54] Nogami A. Purkinje-related arrhythmias part I: monomorphic ventricular tachycardias. Pacing Clin Electrophysiol, 2011, 34: 624-650.

[55] Doppalapudi H, Yamada T, McElderry HT, et al. Ventricular tachycardia originating from the posterior papillary muscle in the left ventricle: a distinct clinical syndrome. Circ Arrhythm Electrophysiol, 2008, 1: 23-29.

[56] Crawford T, Mueller G, Good E, et al. Ventricular arrhythmias originating from papillary muscles in the right ventricle. Heart Rhythm, 2010, 7: 725-730.

[57] Bogun F, Desjardins B, Crawford T, et al. Post-infarction ventricular arrhythmias originating in papillary muscles. J Am Coll Cardiol, 2008, 51: 1794-1802.

[58] Yeh SJ, Wen MS, Wang CC, et al. Adenosine-sensitive ventricular tachycardia from the anterobasal left ventricle. J Am Coll Cardiol, 1997, 30: 1339-1345.

[59] Kondo K, Watanabe I, Kojima T, et al. Radiofrequency catheter ablation of ventricular tachycardia from the anterobasal left ventricle. Jpn Heart J, 2000, 41: 215-225.

[60] Tada H, Ito S, Naito S, et al. Idiopathic ventricular arrhythmia arising from the mitral annulus: a distinct subgroup of idiopathic ventricular arrhythmias. J Am Coll Cardiol, 2005, 45: 877-886.

[61] Prystowsky EN, Padanilam BJ, Joshi S, et al. Ventricular arrhythmias in the absence of structural heart

disease. J Am Coll Cardiol，2012，59：1733-1744.

[62] Meissner MD，Lehmann MH，Steinman RT，et al. Ventricular fibrillation in patients without significant structural heart disease：a multicenter experience with implantable cardioverter-defibrillator therapy. J Am Coll Cardiol，1993，21：1406-1412.

[63] Haissaguerre M，Shah DC，Jais P，et al. Role of Purkinje conducting system in triggering of idiopathic ventricular fibrillation. Lancet，2002，359：677-678.

[64] Bogun F，Good E，Reich S，et al. Role of Purkinje fibers in post-infarction ventricular tachycardia. J Am Coll Cardiol，2006，48：2500-2507.

[65] Knecht S，Sacher F，WrightM，et al. Long-term follow-up of idiopathic ventricular fibrillation ablation：a multicenter study. J Am Coll Cardiol，2009，54：522-528.

[66] Nogami A，Sugiyasu A，Kubota S，et al. Mapping and ablation of idiopathic ventricular fibrillation from the Purkinje system. Heart Rhythm，2005，2：646-649.

[67] Haissaguerre M，Shoda M，Jais P，et al. Mapping and ablation of idiopathic ventricular fibrillation. Circulation，2002，106：962-967.

[68] Wever EF，Robles de Medina EO. Sudden death in patients without structural heart disease. J Am Coll Cardiol，2004，43：1137-1144.

[69] Leenhardt A，Glaser E，Burguera M，et al. Short-coupled variant of torsade de pointes. A new electrocardiographic entity in the spectrum of idiopathic ventricular tachyarrhythmias. Circulation，1994，89：206-215.

[70] Eisenberg SJ，Scheinman MM，Dullet NK，et al. Sudden cardiac death and polymorphous ventricular tachycardia in patients with normal QT intervals and normal systolic cardiac function. Am J Cardiol，1995，75：687-692.

[71] Van den Branden B，Wever E，Boersma L. Torsade de pointes with short coupling interval. Acta Cardiol，2010，65：345-346.

第七十九章　炎症性、风湿性和瓣膜性心脏病患者的室性心动过速和心室颤动

　　炎症性、风湿性和瓣膜性心脏病本属于器质性心脏病中的不同类别，各自由不同的发病机制导致了心脏结构的病变。越来越多的临床研究发现，这三类疾病患者室性心动过速和心室颤动的发生率明显高于一般人群，在临床诊治上也存在一定的特殊性和共通性。在大量循证医学证据基础上，2015 年 ESC《室性心律失常处理及心脏性猝死预防指南》[1]中首次将上述三种疾病共同纳入同一章节中，系统性地阐述了这一系列和室性心律失常密切相关疾病的诊治重点。本章内容也将结合国外最新指南和中国诊治现状，从发病、诊断、治疗、预防等多个角度进行分析，力求提高广大心血管医生对炎症性、风湿性和瓣膜性心脏病患者室性心动过速和心室颤动的认识水平。

一、国外及国内相关指南演变过程及应用现状

　　针对于炎症性、风湿性和瓣膜性心脏病，各自分别有不同指南指导临床诊治过程，但目前均未特别就与之相关的室性心律失常做出推荐。2006 年，ACC/AHA/ESC 联合发布了《室性心律失常处理及心脏性猝死预防指南》[2]。在本版指南的《特殊情况下室性心脏性猝死和心脏性猝死》一部分中，专家学者单独用两个章节的篇幅介绍了瓣膜性心脏病及代谢、炎症相关性心脏病患者发生室性心动过速、室颤等情况的诊治推荐意见；后者中包括了心肌炎、风湿性心脏病、心内膜炎、结节病、淀粉样变、法布里病、血色病等多种情况，具有很高的指导价值。2014 年 EHRA/HRS/APHRS 联合发布了《室性心律失常专家共识》[3]，但可惜的是该指南并未对炎症性、风湿性和瓣膜性心脏病与室性心律失常的关系做特别表述。终于，在距上次指南 9 年之后，ESC 于 2015 年再次发布了更新后的《室性心律失常处理及心脏性猝死预防指南》。2015 版 ESC 指南将这几种疾病归为一个大的章节，删减了淀粉样变、法布里病、血色病相关室性心律失常的内容，但是对心肌炎的病原、分类、治疗原则进行了更加详细的说明。在参考了更新的循证医学证据，同时也综合了更多临床医生的建议之后，本版指南的临床指导作用和实用性更强。

　　在国内，至今仍然没有与此相关的指南或专家共识的颁布；因此，我们更多地参考国外指南或者沿袭室性心律失常一般处理原则来管理这类特殊患者，针对性和特效性相对较差。鉴于亚洲尤其中国人群结构和发病特点的特殊性，我们未来制定出符合我们具体国情的指南势在必行。

二、2015 年 ESC《室性心律失常处理及心脏性猝死预防指南》中的推荐意见概述

（一）心肌炎

　　心肌炎指的是由于心肌感染、自身免疫等多种原因导致的心肌细胞炎症损伤的病理状态。在病原学方面，病毒、细菌、衣原体、立克次体、真菌甚至原生动物都可能导致疾病的发生；其中，柯萨奇病毒 B、细小病毒 B19、人类疱疹病毒 6 型是最为常见的病因[4]。目前指南中，心肌组织病理结果是心肌炎诊断的金标准，镜下主要表现为

肌细胞的炎症及坏死。近些年来，心脏磁共振凭借其无创、敏感度高等优势已经逐渐在心肌炎的诊断过程中扮演越来越重要的角色。此外，心电图、超声心动图、包括肌钙蛋白在内的心脏生化学指标、红细胞沉降率（血沉）、C反应蛋白等仍作为一线辅助检查手段在临床诊治中发挥重要作用。

由于心肌炎缺乏典型的临床症状，因此早期极易漏诊、误诊；然而该病与室速、室颤等严重心律失常之间的密切关系，又使得临床医生必须充分重视。根据发病特点和病程的不同，心肌炎可以呈急性暴发性发作，也可因长期炎症刺激进展为心肌病。

1. 急性暴发性心肌炎

急性暴发性心肌炎发病急骤、病死率高，心衰和恶性室性心律失常的发生是影响患者预后的最主要原因。根据日本的一项注册研究，急性暴发性心肌炎短期存活率仅为58%[5]。另外有学者对各种类型心肌炎患者进行了长达11年的随访，结果发现暴发性心肌炎患者的长期存活率高达93%，远高于其他类型心肌炎患者的45%。笔者认为，造成上述情况的一个很重要的原因就在于该疾病急性期致死性室性心律失常的发病率特别高。在急性心肌炎病程中发生心律失常的患者里，室速占据了76%的比例。此外，对于莱姆病、白喉性心肌炎等患者而言，最容易出现的心律失常是不同严重程度的房室传导阻滞，而严重传导阻滞也可诱发室性心动过速的发生，增加死亡风险。当然，这也在一定程度上提示我们后续治疗方式的选择。

在疾病诊断过程中，除了常规心电图、超声心动图、心脏损伤标志物之外，指南中特别强调了长时程心电监测的重要性，这也从侧面反映了室性心律失常对于急性心肌炎预后的影响。

急性暴发性心肌炎的治疗原则包括抗心律失常药物、起搏器植入、ICD植入和血流动力学支持几个方面。药物治疗主要针对于室性心律的预防和心衰的纠正，包括神经激素阻滞剂、β受体阻滞剂、ACEI等。鉴于上文中提到的部分患者存在高度甚至完全性房室传导阻滞可能诱发室性心律失常的情况，指南中已经将其列入植入临时或永久起搏器的Ⅰ类指征，旨在通过提升基础心率来预防室速、室颤的发生。在起搏器植入之前，临床医生需要综合考虑患者心律失常发作的严重程度及左心室功能水平，从而决定选择植入普通起搏器、ICD还是CRT。ICD对于及时终止恶性心律失常、延长患者生存期很有必要，但植入时机的选择非常关键。一般情况下，指南建议在心肌炎急性期渡过之后考虑ICD植入，以避免ICD不适当的频繁放电。在急性期过后，如果患者仍频繁发作可能导致血流动力学障碍的室性心律失常，且预计存活1年以上，推荐植入ICD预防心脏性猝死。对于处在心肌炎急性暴发期，同时存在严重的左心室功能不全及心室电活动不稳定的患者，可考虑通过穿戴式除颤仪来协助渡过ICD植入前的过渡期。对于明确诊断的巨细胞病毒性心肌炎和心脏结节病患者，如果仍有恶性心律失常发作甚至心脏性猝死发生，由于其预后相对较差，可考虑在早期植入ICD。

2. 心肌炎导致的炎症性心肌病

在扩张型心肌病的患者当中有10%的诱因是前期罹患心肌炎，而心肌炎患者有21%最终进展成为扩张型心肌病。这种炎症相关的心肌病在扩张型心肌病整体患者群中预后相对较差。Kindermann等的研究[6]表明，如果病理免疫组化结果提示心肌细胞炎症浸润，患者后期发生心脏性猝死或者接受心脏移植的风险要比对照组高3倍以上。在5年的随访过程中，有61%的免疫组化结果阳性且未应用β受体阻滞剂的心功能NYHA分级Ⅲ～Ⅳ级患者发生死亡或者接受心脏移植。

由于本病和室性心律失常的密切相关性，指南推荐对不明原因的症状性持续性室速患者应该常规除外心肌炎可能，而且应该完善心脏核磁检查以明确有无心脏局部组织异常纤维化。这种异常纤维化往往位于心外膜下和室壁内部区域。Schumm J等的研究发现，405例怀疑心肌炎且临床上发生猝死、猝死生还以及ICD放电的患者心脏磁共振成像结果均存在异常。

关于炎症性心肌病相关室性心律失常的药物和器械治疗原则，这和指南中推荐的其他情况下的整体治疗策略基本一致。炎症性心肌病植入ICD的指征可参考非缺血性扩张型心肌病的推荐意见。如果患者曾发生室颤或者症状性室速导致的心脏性猝死，植入ICD可以作为有效的二级预防措施。心功能Ⅱ～Ⅳ级（NYHA分级）的心衰患者如果LVEF小于35%，同时心电图上表现为左束支传导阻滞，可考虑植入CRT-D作为心脏性猝死的一级预防。当然，指南中也提到，由于炎症性心肌病自然病程中左心室功能可能自发或者在充分药物治疗后缓解，所以我们不宜过早决定植入ICD或者CRT-D。

（二）瓣膜性心脏病

瓣膜性心脏病导致室性心律失常发作的原因有很多，包括心肌质量和室壁压力增加、心室扩张、心内膜下缺血、长期慢性心肌损伤以及术后瘢痕形成等。如果患者同时合并有冠心病、心力衰竭等器质性心脏病，则会增加发生恶性心律失常的概率。

瓣膜性心脏病患者无论在术前还是接受手术治疗以后发生各种类型室性心律失常的危险性仍然很高。国外20世纪80年代的统计就已经发现，存在主动脉瓣和二尖瓣病变的患者非持续性室速的发生率相对较高。在有临床症状且未接受手术的主动脉瓣狭窄患者当中，心脏性猝死的发生率高达34%。另有统计结果显示，未接受手术治疗的严重三尖瓣反流患者在随访过程中一旦发生心脏相关性死亡，有60%表现为猝死。

同样，二尖瓣病变同室性心律失常的关系也很密切。Grigioni F团队在1999年发表的临床研究曾纳入了348例由于连枷瓣叶导致二尖瓣反流患者，结果发现部分高龄患者即使在接受充分的医疗和护理保障情况下，仍然难以避免心脏性猝死的发生。然而，如果通过手术修复瓣膜病变，猝死的风险会有明显下降；因此，指南中也强调了早期手术的重要性。此外，瓣膜术后发生室性心动过速、室颤的风险仍然存在，需要引起我们的警惕。在接受瓣膜置换的患者当中，后续发生心脏性猝死的比例高达15%～30%，估计年度危险为0.2%～0.9%。另有统计数据表明，接受二

尖瓣或主动脉瓣置换的患者中有6%发生心律失常相关的心脏性猝死。在二尖瓣反流修复术后的随访过程中，如果动态心电图记录到大于两次非持续性室速的发作，那么可将其视作远期猝死的危险因素。

关于瓣膜术后室性心律失常的发生机制，目前尚不明确，但有接近30%是基于电信号在局部束支之间的折返。因此，对术后发生室速的患者常规行电生理检查是十分必要的，而且可以根据检查结果决定是否进行导管消融治疗。目前指南认为，对于上述瓣膜修复手术后的患者可以通过植入ICD作为心脏性猝死的一级和二级预防措施（Ⅰ类推荐）。

（三）其他

感染性心内膜炎如果合并室性心律失常提示预后不佳，但指南对此类患者尚未提出特别有针对性的处理意见。多数心内膜炎患者发生室速的机制可能与炎症侵袭瓣膜进一步影响血流动力学相关。在疾病早期接受外科手术治疗，对于患者血流动力学的改善和室性心律失常的预防至关重要。

急性风湿热可累及心包、心肌和心内膜组织，但风湿性心脏病和室性心律失常之间是否存在必然联系目前尚不明确。少数风湿性心脏病患者可能发生一过性的完全性房室传导阻滞，当患者临床症状明显或者诱发出频发室速、室颤时，需要考虑植入临时起搏器。

部分心包炎患者可能发生心脏性猝死，但其最主要的原因可能是和心包疾病导致的血流动力学障碍有关；而且也没有证据表明心包炎会导致室性心律失常的发生率升高。

心脏结节病是一种少见的可以导致室性心律失常发生的疾病，而且在临床上诊断难度很大。通过对心脏各部位电压标测发现，心脏结节病患者的右心室存在广泛且相互汇通的瘢痕组织，尤其在心外膜部分；此外，左心室室间隔基底部、前壁及瓣膜周围区域同样存在瘢痕组织。这样的结构基础促使了电信号传导环路生成，这也是室性心律失常发生和维持的结构基础。在治疗方面，射频消融联合药物治疗是一线选择；而对于反复发作室性心律的患者，可考虑植入ICD以降低猝死风险。

三、指南在预防-治疗-康复一体化中的作用

从指南的多项推荐意见中可以看出，目前倡导对炎症性、风湿性和瓣膜性心脏病患者在疾病初期进行风险评估，评价室性心动过速、室颤以及心脏性猝死的风险，及时采取植入临时或永久起搏器、ICD 等预防措施，改善患者预后，延长生存期。另一方面，对于这些存在心脏基础结构病变的患者，如何更早识别出发生室性心律失常的可能，通过改善生活方式或者应用药物等损伤更小、代价更低的方式达到更好的预防效果，仍然值得探索。

近些年来，心脏康复已经成为冠心病、心功能不全等疾病患者的重要治疗措施，康复计划日趋完善、康复手段日益增多，大大提高了患者的长期生存质量。然而，由于室性心律失常发病的特殊性和后果的严重性，该领域心脏康复的发展相对缓慢，炎症性、风湿性、瓣膜性心脏病患者发生室性心动过速、室颤后的康复治疗也处在尝试探索阶段。相信在未来积累足够临床经验、研究数据的基础上，指南肯定会在预防-治疗-康复一体化的方向做出进一步的突破，为临床医生提供更多的指导和帮助。

（孙玉杰　张海澄）

参考文献

[1] Priori SG，Blomstrom-Lundqvist C，Mazzanti A，et al. 2015 ESC guidelines for the management of patients with ventricular arrhythmias and the prevention of sudden cardiac death：The task force for the management of patients with ventricular arrhythmias and the prevention of sudden cardiac death of the european society of cardiology. European heart journal，2015，36：2793-2867.

[2] Zipes DP，Camm AJ，Borggrefe M，et al. ACC/AHA/ESC 2006 guidelines for management of patients with ventricular arrhythmias and the prevention of sudden cardiac death：A report of the american college of cardiology/american heart association task force and the european society of cardiology committee for practice guidelines. Journal of the American College of Cardiology，2006，48：e247-346.

[3] Pedersen CT，Kay GN，Kalman J，et al. EHRA/HRS/APHRS expert consensus on ventricular arrhythmias. Heart rhythm：the official journal of the Heart Rhythm Society，2014，11：e166-196.

[4] Sagar S，Liu PP，Cooper LT. Myocarditis. Lancet (London，England)，2012，379：738-747.

[5] Aoyama N，Izumi T，Hiramori K，et al. National survey of fulminant myocarditis in Japan：Therapeutic guidelines and long-term prognosis of using percutaneous cardiopulmonary support for fulminant myocarditis (special report from a scientific committee). Circulation journal：official journal of the Japanese Circulation Society，2002，66：133-144.

[6] Kindermann I，Kindermann M，Kandolf R，et al. Predictors of outcome in patients with suspected myocarditis. Circulation，2008，118：639-648.

第八十章　某些特定人群患心律失常及心脏性猝死的风险

第一节　国外指南的概述

2015年8月29日欧洲心脏病学会（ESC）年会上公布了新版《室性心律失常（VA）管理和心脏性猝死（SCD）预防指南》，该指南定义了特定人群，包括精神病患者、神经系统疾病患者、妊娠合并VA患者、睡眠呼吸暂停综合征患者、药物致心律失常者、心脏移植术后患者、运动员、预激综合征患者以及老年患者，内容包括流行病学、诊断、治疗等方面。

一、精神病患者合并VA

精神分裂症、神经性厌食症和患有其他心理健康疾病患者的猝死率高于预期[1]，可能与疾病本身和疾病治疗均相关。此外，许多抗精神病和抗抑郁症药物可增加VA和SCD的风险[2]，二者之间存在剂量依赖效应[3]。与选择性5-羟色胺相比，三环类抗抑郁药显著延长QTc间期和增加尖端扭转型室速发生率。指南推荐抗精神病药物治疗开始前及剂量滴定期间应先评估QT间期（Ⅱa，C），同时避免联合应用1种以上的延长QT间期的药物（Ⅰ，C）。一旦发现抗精神病药物治疗后QTc间期＞500ms或延长＞60ms建议将药物减量或停药（Ⅰ，C）。在应用抗精神病药物期间应监测血钾，以避免低钾血症（Ⅰ，C）。

二、神经系统疾病患者合并VA

癫痫猝死即癫痫患者的无法解释的猝死，多见于夜间发作[4]，临床预防主要是控制癫痫大发作的发作频率。指南推荐肌营养不良患者每年均应进行随访，即使是在疾病隐匿期（Ⅰ，B），而VA合并神经肌肉疾病患者的治疗方案可同单纯的VA患者（Ⅰ，C）。指南也强调，肌营养不良一旦累及呼吸功能，应考虑安装起搏器治疗。

三、妊娠合并VA

妊娠是患有结构性心脏疾病患者的主要危险因素[5-6]。而孕妇心悸症状可由房性早搏或室性早搏及窦性心动过速引起，但大多是良性的[7-8]。此时应给予患者安慰，并嘱其避免咖啡、烟酒等刺激物。有症状的心动过速应在计划怀孕之前进行导管消融治疗。如果推荐药物治疗，应尽量在孕晚期开始并小剂量使用治疗药物。无结构性心脏病的孕妇的心律失常通常对β受体阻滞剂的治疗反应较好[5,9-10]。同时指南对孕妇抗心律失常药物进行了分级[11]。符合ICD的植入指征的患者建议植入ICD（Ⅰ，C）。长QT综合征或多形性VT者在妊娠期间或产后建议应用β受体阻滞剂（Ⅰ，C）。

对于围生期心肌病相关的VA[12]，指南推荐孕妇若发生血流动力学不稳定的室速或室颤应进行电转复或电除颤（Ⅰ，B）；应对孕妇心衰进行标准化治疗[13]，同时避免禁忌药物（血管转化酶抑制剂、血管紧张素Ⅱ受体拮抗剂和肾素阻滞药）的使用（Ⅰ，C）。

四、睡眠呼吸暂停综合征合并 VA

由于研究人群的高度异质性，现存睡眠呼吸暂停综合征在人群中患病率的相关数据并不准确[14]。该类患者最常见的心律失常是窦性心动过缓、窦性停搏等[15-16]。指南推荐对缓慢性心律失常进行鉴别诊断时需考虑睡眠呼吸暂停综合征（Ⅱa，B）。睡眠呼吸暂停综合征患者出现睡眠呼吸暂停及氧饱和度降低是 SCD 的危险因素（Ⅱb，C）。但持续正压通气用于睡眠呼吸暂停综合征的治疗对于预防 VA 和 SCD 效果仍然是不确定的[17]。

五、药物致心律失常作用

指南推荐怀疑药物诱导的 VA，首先应停药（Ⅰ，B）。许多作用于钾离子通道的非心脏疾病药物（如喹诺酮类和大环内酯类抗生素）可增加 VA 患者发生 SCD 风险[18-19]，钠通道阻滞剂（如三环类抗抑郁药）的心脏毒性作用有剂量依赖效应[20]，应该谨慎使用该类药物。指南推荐尽管 VA 原因可纠正，考虑到致命 VA 的危险性仍可预防性植入 ICD（Ⅱa，C）。

六、心脏移植术后的 SCD

指南提到心脏移植术后患者可由于严重的免疫排斥反应引起猝死[21]。对于该类患者应考虑植入 ICD 进行预防[22]。

七、运动员的 SCD

运动员与同龄人相比，SCD 发生率较高[23]。大多年轻运动员猝死是遗传性心脏病和冠状动脉疾病所致。指南推荐运动员应详尽采集病史，从而识别出潜在的心血管疾病、心律紊乱、晕厥发作及家族史（Ⅰ，C）；当心电图提示结构性心脏病时，建议进一步行超声心动图和（或）心脏磁共振成像（CMR）（Ⅰ，C），年轻运动员在参赛前应进行体检及 12 导联心电图的筛查（Ⅱa，C）；而中年运动员进行高强度训练前，应当进行病史、体检、冠状动脉风险及静息心电图的筛查（Ⅱa，C）；同时，应对运动场馆的相关工作人员进行心肺复苏及正确使用体外自动除颤器的培训（Ⅱa，C）。

八、预激综合征

预激综合征极少会导致 SCD，患者每年 SCD 的发生率仅为 0.05%～0.2%[24]。由于快速室速、房颤经旁路的快速传导可导致 VF 及突发心搏骤停者[25]，指南推荐对旁路行导管消融（Ⅰ，B）；有症状和（或）旁路不应期≤240ms 者考虑行导管消融（Ⅱa，B）。预激综合征患者应避免使用钙通道阻滞剂和地高辛药物。

九、老年患者 SCD 的预防

老年患者抗心律失常药物的使用剂量调整，应依据患者的肝、肾血浆清除率及身体状况改变，及是否有合并疾病。ICD 除颤装置广泛应用于老年患者[26-27]，植入 ICD 应当考虑装置对生活质量的影响[28]，但是年龄因素不应作为有 ICD 植入指征的患者拒绝手术的原因。

十、临终问题

疾病晚期患者常出现各种诱发心律失常的因素（缺氧、疼痛、电解质紊乱等），因此他们临终一周内 ICD 放电次数可提高 20%，这将加重患者的痛苦[29-31]。因此指南建议，应在植入 ICD 前和疾病病程重要转折点，对有植入指征的临终患者进行讨论（Ⅱa，C）；同时临终患者疾病恶化时应考虑使 ICD 失活（Ⅱa，C）。

第二节　国外指南各个版本之间的变迁和变化依据

继 2006 年 ACC/AHA/ESC 联合发布的《室性心律失常及心脏性猝死的预防管理指南》之后，时隔 9 年，ESC 又于 2015 年对该指南进行了更新。对于某些特定人群的心律失常，指南不仅引入了一些最新的医疗器械技术，并扩大并修正了 ICD、CRT 等治疗和预防的适应证，治疗推荐的变化包含了从"既病防变"到"未病先防"医学治疗观念的逐渐转变。

首先对于特定人群，新指南有了更加详细的定义及治疗建议。2015 年的指南相较于 2006 年的指南，完善了对神经肌肉疾病患者、阻塞性呼吸暂停患者、心脏移植术后患者、预激综合征患者及对 ICD 植入患者疾病终末期的临终关怀的定义，并且给予了详细的指导。

其中对神经肌肉疾病患者的重视，体现了十年来对该疾病的认识的深入。神经系统的疾病不仅仅牵涉到神经系统，还涉及全身各处的肌肉，其中也包括心肌。这也是对心肌病发病机制的进一步认识。我们可以看到，在 2006 年的指南中，仅在药物所致的心律失常下简略提及"癫痫"，认为其 SCD 发生率较普通人群增加，是由于疾病的特殊改变，如解剖结构的变化、高心血管疾病发生率或者由治疗方法导致的，尚不能确定[32-35]。而在 2015 年的指南中，对神经肌肉疾病的患者有了更加详细的指导，包括三条Ⅰ类治疗建议及两条Ⅱb类治疗建议。例如对于患有肌萎缩症的患者，建议每年随访，即使在患者处于无症状及心电图正常的隐匿期[36-39]。这是由于肌萎缩症是一组先天性疾病，通常侵犯骨骼肌及心肌。心肌病变通常表现为心肌被纤维及脂肪组织所替代的退行性改变[37]。

对 ICD 患者的治疗建议，2015 年的指南增加了临终关怀这一主题，包括两条Ⅱa类适应证，即在有 ICD 适应证的患者中在进行植入术前及在疾病发生发展的重要转折点，都应当对其进行生命临终话题的探讨[40-41]。当患者的基础条件恶化时，应考虑减少 ICD 的工作[40-41]。处于疾病终末期的患者基础条件（缺氧、疼痛及电解质紊乱）易导致心律失常的发生，有大于 20% 的 ICD 患者在死亡前几周会经历 ICD 电击治疗[40,42-43]。频繁电击不仅不能延长患者远期寿命，反而会增加患者痛苦。所以与患者商榷临终事宜是不可忽视的。这也体现了 2015 年新指南对于生命的尊重，体现了医学的人文精神。

而对于 2006 年指南中已详细介绍的特殊人群，在 2015 年指南中治疗建议也发生了变化。

首先对于处于妊娠状态的患者，Ⅰ类适应证从两条增加到四条，除了肯定了口服 β 受体阻滞剂及电转复、电除颤的作用外，增加的首条也肯定了 ICD 的积极应用。植入 ICD 的妇女可以在不增加对胎儿的危害下成功妊娠[44-46]。如果怀孕期间有 ICD 适应证，为避免 X 线辐射，可考虑应用皮下 ICD，但应权衡目前仍有限的经验[47]。而对特发性室速的口服药物管理，指南推荐了美托洛尔、普萘洛尔或维拉帕米[48]。

对于精神病患者的治疗推荐，2015 年指南产生了巨大的变化。ICD 于 2006 年指南中的Ⅰ类治疗推荐，对猝死生还的精神病患者推荐植入 ICD，而在 2015 年的指南中完全摈弃了对精神病患者的 ICD 治疗及电生理检查。早在 2008 年的 ACC/AHA/HRS《心脏器械治疗指南》中，患有精神疾病的患者被列为 ICD 的Ⅲ类治疗建议，主要考虑到 ICD 放电对精神病患者的激惹作用，且不能很好地对植入 ICD 的精神病患者进行随访与程控。2015 年的新指南加强了对 QT 间期有影响的精神病药物的控制。

对药物所致的心律失常的治疗建议，从原先杂乱无章的 2006 年指南分类，浓缩成为一条Ⅰ类治疗推荐及一条Ⅱa类治疗建议。Ⅰ类治疗建议为去除诱因，即在除外其他致心律失常原因后，停止使用可能导致心律失常的药物[49]。Ⅱa类的治疗建议则是在仔细评估是否将来可能发生致命性室性心律失常后，使用预防性 ICD 治疗[50-51]。

第三节　国外指南在我国的应用情况

特殊人群主要包括精神病患者、妊娠合并 VA 患者、睡眠呼吸暂停综合征患者、运动员以及预激综合征患者。以下分节论述目前我国针对这部分特殊人群合并心律失常及心脏性猝死的诊治策略。

一、精神病患者

1. 流行病学

国内多项研究证实，精神分裂症患者心脏性猝死的风险较高，同时许多抗精神病和抗抑郁症药物可增加室性心律失常和心脏性猝死的风险。目前国内外心脏病专家一致认为 QTc 间期长于 500ms 或者相对于基线延长了 60ms 以上与显著增加的尖端扭转型室性心动过速、心室颤动及猝死的风险相关。

2. 心律失常风险的监测

国内抗精神病药物治疗指南指出，在应用抗精神病药物前，需常规评估患者心律失常的临床风险。有 QTc 间期延长、心律失常、SCD 高风险人群需进行常规心电图监测。此外，已知有心脏疾病的患者，个人史中有晕厥、家族史中有早期 SCD 或有先天性长 QT 综合征的患者更需引起重视。

3. 治疗

目前参照国外指南建议[52]，服用抗精神病药物时或服用后引起的 QTc 间期＞500ms 或与基线显著延长＞60ms，需要调整药物剂量或停药（Ⅰ，C）；服用抗精神病药物期间需要检测血钾浓度以避免低钾血症（Ⅰ，C）；避免同时服用可引起 QT 间期延长的抗心律失常药物（Ⅰ，C）；在初次服用抗心律失常或剂量滴定时需要考虑评估 QT 间期（Ⅱa，C）。

二、神经病患者

癫痫猝死（SUDEP）

目前我国对于降低 SUDEP 发生率的干预措施仍然缺乏相关前瞻对照研究，如何预防 SUDEP 并不十分明确。抗癫痫药物与 SUDEP 之间的关系复杂，不同研究间存在争议。然而适当应用药物控制发作仍是预防的重点。改善呼吸通气功能、加强疾病宣教及保持健康生活方式等均有可能预防癫痫患者猝死发生，然而其有效性需进一步证实。癫痫患者进行常规心电图检查目前无确切价值。对于临床上出现偶发意识丧失的患者，如果颅脑磁共振和脑电图正常或无特异性表现，应进一步行心电图检查以排除 LQTS。若将 LQTS 误诊为癫痫不仅妨碍有效治疗，且抗癫痫药物的不当使用可反过来诱发或加重心律失常[53]。

三、妊娠患者

1. 流行病学

心律失常是重要的妊娠合并症，国外研究显示心血管疾病是导致妊娠期死亡最主要的病因，大约有 0.2%～4% 的妊娠患者合并有心血管疾病，其中不到 1% 为心律失常，最常见的是窦性心动过速。国内先后于 1989—1995 年和 1996—2000 年对孕产妇进行的死亡监测显示，心血管病导致的孕产妇死亡仅次于产后出血。

2. 诊断

目前国内指南建议，当妊娠患者心电图发现心律失常后，首先要明确心律失常的性质：房性还是室性，快速性还是缓慢性。结合患者的症状、心室率的快慢和基础心脏病评估病情的严重性和风险。积极寻找和去除潜在的病因或诱因。

大多数妊娠期心律失常是良性、无症状的，无需特殊干预[54]。有器质性心脏病基础的心律失常患者容易在妊娠期持续或恶化；纽约心功能分级Ⅲ/Ⅳ级者提示血流动力学失代偿，孕妇猝死风险显著增加，均应严密监测，及时干预。

3. 治疗

结合国外指南，我国目前针对妊娠期心律失

常治疗已进一步细化，具体推荐如下[55]：①妊娠期房室结或房室折返性心动过速，可先手法刺激迷走神经，无效时可快速静推腺苷。选择性β受体阻滞剂或地高辛也是一线用药。药物治疗无效者可以考虑直流电复律10～50J。一般不用预防性抗心律失常药物。②心房扑动和心房颤动，多见于有基础心脏病或甲状腺功能亢进的患者，治疗首先应针对基础疾病。心室率控制方面，首选β受体阻滞剂，地高辛亦可应用，维拉帕米仅作为次选药物。心率控制后症状仍严重者可以考虑给予预防性抗心律失常药物，氟卡胺和普罗帕酮应和房室结阻滞剂联用。③室性心动过速，妊娠前即有症状的室性心动过速建议在妊娠前接受导管消融治疗，妊娠期选择终止还是继续药物治疗需权衡风险和获益。室性心动过速发作时血流动力学稳定的患者可先给予药物治疗，推荐应用普鲁卡因胺。特发性右心室/左心室流出道型VT者可用维拉帕米。症状严重或血流动力学紊乱者需即刻电复律，即使是血流动力学稳定的室性心动过速，及时用药物或电复律也是可取的。④缓慢性心律失常，无基础心脏病的孕妇出现缓慢性心律失常或传导障碍预后通常良好。有结构性心脏病的孕妇，由于妊娠期需要较高的心排血量，患者可能出现新的症状或原有症状加重。症状持续者可给予临时起搏支持。二度房室传导阻滞常见于有结构性心脏病或药物治疗后，患者多无症状，心脏传导阻滞可能会在妊娠期进展，因此，尽管不是所有患者都需要起搏治疗，但密切监测是必需的。

四、睡眠呼吸暂停综合征（OSAHS）

1. 流行病学

我国的OSAHS患病率在4%左右，实际患病率可能会更高一些，同时随着超重和肥胖人群的不断增多，本病的患病率必然会相应升高[56]。国外研究显示睡眠呼吸暂停综合征所致的夜间平均氧饱和度<93%及夜间最低氧饱和度<78%是心脏性猝死的独立危险因素（$P<0.0001$）。因此阻塞性睡眠呼吸暂停应列入SCD的危险分层中。

2. 诊断

睡眠呼吸暂停-低通气综合征患者最常见的心律失常是窦性心动过缓、窦性停搏、一度和莫氏Ⅰ型的二度房室传导阻滞并增加室性早搏的发生率[57-58]。有报道称该病患者的室性心律失常具有昼夜节律和高猝死发生率（特别是睡眠时）[59]。

3. 治疗

我国根据具体国情，目前已制定了OSAHS相关的诊治指南。然而，目前国内外尚未确立睡眠呼吸暂停-低通气综合征患者合并室性心律失常的规范化管理；此外，持续正压通气治疗对于预防VA和SCD的效果仍然是不确定的[60]。对于心律失常仅与阻塞性呼吸事件相关的患者，治疗睡眠呼吸暂停是否可以适当减缓临床症状尚未确定[61]。

五、运动员的心脏性猝死

目前我国对于运动员猝死实施三级预防体系[64]，一级预防是指在无心脏疾病既往史的运动员中进行的预防，是针对全体运动员的预防策略。二级预防是在心电图和心脏超声有异常和（或）存在心血管危险因素的运动员中进行的预防。三级预防是对训练和比赛中出现急重症心脏临床表现的运动员进行急救，目的是预防心脏性猝死的发生。

我国在治疗方面基本参照国外指南建议，对运动员应进行仔细的病史采集，识别潜在的心血管疾病、心律紊乱、晕厥发作或家族史（Ⅰ，C）；当心电图提示结构性心脏病时，建议行超声心动图和（或）CMR（Ⅰ，C）；年轻运动员参赛前应进行体检及12导联心电图的筛查（Ⅱa，C）；中年运动员进行高强度训练前，应进行病史、体检、冠状动脉风险及静息心电图的筛查（Ⅱa，C）；应对运动场馆的工作人员进行心肺复苏及正确使用体外自动除颤器的培训（Ⅱa，C）[62]。

六、预激综合征

1. 流行病学

预激综合征是临床上一种常见的急症，反复

第八十一章 心电图对肺栓塞预后判断的初步价值

尽管目前心血管疾病的诊疗技术有了突飞猛进的发展，但是急性肺栓塞的发病率及死亡率仍旧很高，而且早期诊断率低。随着诊断技术的不断提高，急性肺栓塞的总死亡率已经下降至12%左右[1]。但在急性大块肺栓塞这一亚组，死亡率仍高达52%[2]。急性肺栓塞导致肺动脉管腔阻塞，血流减少或中断，引起不同程度的血流动力学和气体交换障碍。轻者几乎无任何症状，重者因肺血管阻力突然增加，肺动脉压升高，压力超负荷导致右心室衰竭（右心衰），右心衰是严重肺栓塞的主要死亡原因[3]。

一、指南对急性肺栓塞的预后评估

纵观目前国内外的急性肺栓塞指南，都在强调重视提高诊断意识，力争早期诊断，同时更强调在对肺栓塞的诊断及治疗过程中，要及时对患者进行危险分层，所以危险评估以及预后分层是现代急性肺栓塞诊断及治疗的基石。在 ESC2014 年《急性肺栓塞指南》中，除了详细讨论了肺栓塞的诊断工具，还描述了预后评估工具：包括临床指标（推荐应用肺栓塞严重指数 PESI 或简化的肺栓塞严重指数 sPESI）（见表81-1）；超声心动图和 CT 对右心室的影像学评估；心脏生物标志物和合并症。该指南对预后评估的建议：推荐对怀疑肺栓塞或确诊肺栓塞但伴有休克或持续性低血压的患者进行危险分层，以筛选出早期死亡率高者；对于非高危患者，应使用有效的临床风险预测评分，优选 PESI 或 sPESI，区分低危和中危肺栓塞患者；对于中危患者，用超声心动图和 CT 影像学评估右心功能和用心肌损伤生物标志物进一步进行危险分层[3]。

表 81-1 肺栓塞严重指数 PESI（原始和简化版）

指标	原始版本	简化版本
年龄	以年龄为分数	1 分（若年龄＞80 岁）
男性	+10 分	—
癌症	+30 分	1 分
慢性心力衰竭	+10 分	
慢性肺部疾病	+10 分	1 分
脉搏≥110 次/分	+20 分	1 分
收缩压＜100mmHg	+30 分	1 分
呼吸频率＞30 次/分	+20 分	
温度＜36℃	+20 分	
精神状态改变	+60 分	
动脉血氧饱和度＜90%	+20 分	1 分

注：PESI 分级方法：≤65 分为 Ⅰ 级，66～85 分为 Ⅱ 级，86～105 分为 Ⅲ 级，106～125 分为 Ⅳ 级，＞125 分为 Ⅴ 级。

sPESI 共 6 个项目，0 分 30 天死亡率为 1%，≥1 分 30 天死亡率为 10.9%，≥1 分为中危

二、急性肺栓塞的心电图改变

ESC2014 年《急性肺栓塞指南》中对于预后判断推荐应用肺栓塞严重指数 PESI 进行临床评估（表81-1），其中仅仅包括脉搏（心率）≥110 次/分一项与心电图有关的指标，其他心电图表现都未在指南中涉及。

ESC2014 年《急性肺栓塞指南》的评估工具中，并没有应用心电图。心电图具有快速、无创、低价等优势，而且在缺乏现代诊断技术的地区更适用。尽管急性肺栓塞的心电图表现对于诊断没有特异性，但是心电图是临床上最基本的检查，心电图异常有一定临床指导价值。当然，仍应注

意心电图诊断上存在陷阱，容易误诊为左心疾病，特别是急性心肌梗死（AMI），必须仔细鉴别。排除上述疾病基础上，现有研究表明：急性肺栓塞的心电图异常可能是血流动力学失代偿、右心室失代偿、平均动脉压升高、院内并发症、心源性休克以及死亡的预测因子[4-7]。因此，应该尽早明确心电图在急性肺栓塞预后判断方面的价值。

急性肺栓塞不同程度的血流动力学和气体交换障碍，可以引起心肌除极和复极异常，从而引起一系列心电图表现。这些异常变化包括节律、心率、复极、间期以及传导的异常[8]（表81-2）。

表81-2　急性肺栓塞的心电图改变

指标	心电图改变的类型
节律	窦性心动过速 室性期前收缩 房性心律失常（房颤、房扑、室上性心动过速）
电轴	电轴左偏 胸前导联过渡区左移
传导	一度房室传导阻滞 完全性右束支传导阻滞（持续性或暂时性） 不完全性右束支传导阻滞 原先存在的完全性左束支传导阻滞消失
QRS波	S_1Q_3 $S_1Q_3T_3$ 肢体导联低电压 V_1 导联 QR V_1 导联 R>S 胸前导联 QS V_{4R} 导联 rS
心室复极	胸前导联 T 波倒置 下壁导联 T 波倒置 Ⅲ导联 ST 段抬高 右胸前导联 T 波改变 前壁缺血改变（ST 段抬高） QT 间期延长，T 波倒置
其他	肺性 P 波（Ⅲ导联>0.25mV） 正常心电图

三、关于 21 分心电图积分系统

尽管很多研究表明，心电图对于急性肺栓塞患者的临床进展、治疗反应以及预后的评估具有重要作用，但是所有单一心电图变化的敏感性和阳性预

测值都是偏低的，这就限制了其在临床应用。基于上述情况，Daniel 等[9]提出了应用 21 分心电图积分系统（如表81-3）来评估肺栓塞的严重性。

表81-3　Daniel 21 分心电图积分系统

心电图表现	分值
心动过速（>100 次/分）	2
不完全性右束支传导阻滞	2
完全性右束支传导阻滞	3
$V_1 \sim V_4$ 导联 T 波倒置	4
V_1 导联 T 波倒置（mm）	
<1	0
1~2	1
>2	2
V_2 导联 T 波倒置（mm）	
<1	1
1~2	2
>2	3
V_3 导联 T 波倒置（mm）	
<1	1
1~2	2
>2	3
Ⅰ导联 S 波	0
Ⅲ导联 Q 波（>1.5mm）	1
Ⅲ导联 T 波倒置	1
$S_1Q_3T_3$ 综合波	2

Daniel 等[9]发现：如果积分分值≥10 分，则右心导管测得的肺动脉收缩压（RVSP）超过50mmHg（敏感性 23.5%，特异性 97.7%），死亡率超过 50%。而且心电图积分分值与 RVSP 也存在正相关。

基于 Daniel 等的研究，许多学者尝试应用 Daniel 等的 21 分心电图积分系统来判断急性肺栓塞的严重性和预后。有研究表明，心电图积分高是右心室低动力的有用的预测因子，如心电图积分分值>3 分，可以预测超声右心室室壁异常的收缩功能，并且与院内较高的并发症相关。可能是因为右心室室壁低动力以及右心室扩张与更加广泛的肺动脉阻塞有关[10]。在 Toosi 等研究中右心室功能不良（RVD）组心电图积分更高（$P<0.001$），有院内不良事件组心电图积分更高（$P<0.05$），但是心电图积分与死亡率间无明显相关性。

他们的结论：21 分心电图积分系统虽然对于院内不良事件的预测价值有限，但可以很好地预测急性肺栓塞 RVD。Toosi 等的研究显示，心电图积分≤3 分，对于稳定的急性肺栓塞可以排除 RVD，故心电图积分对于 RVD 的阴性预测值更高[11]。

四、心电图作为肺栓塞预后评估工具的最新证据

目前除了 Daniel 等提出的 21 分心电图积分系统，已报告了许多新的心电图现象可能与急性肺栓塞预后相关，比如：V_1 导联 QR 波，碎裂 QRS 波，Ⅲ、V_1 和 aVR 导联 ST 段抬高（STE）等。因此，需要重新评估心电图对于急性肺栓塞严重度的价值。

（一）包括在 21 分积分系统的心电图异常

1. 窦性心动过速

心率加快与心排血量生理需要增加有关。Daniel 等的 21 分积分系统中窦性心动过速积分为 2 分[9]。但是，窦性心动过速对于急性肺栓塞的预后价值的证据结论并不一致。在肺栓塞严重指数 PESI 中，对于脉搏≥110 次/分，并没有限定为窦性心动过速，也可以为其他快速性心律失常。当评价心动过速对于肺栓塞的预后价值时，需注意有些患者因为年龄、药物以及伴随疾病而达不到心动过速的标准。

2. 右束支传导阻滞（RBBB）

肺栓塞患者出现 RBBB 常是一过性的，随着右心血流动力学参数的恢复而消失。文献报道不完全或完全性 RBBB 在 PE 的发生率，从 6％到 69％不等[12]。Zhan 等[6]报告 RBBB 在血流动力学不稳定的 PE 中的发生率为 30％。另外，Yoshinaga 等[13]报告出现 RBBB 的患者更可能出现肺动脉平均压（MPAP）≥40mmHg。另一个研究表明：有 RVD 出现 RBBB 的发生率为 35％，无 RVD 出现 RBBB 的发生率为 7％（$P=0.007$）[14]。不完全或完全性 RBBB 对于死亡率的 OR 为 2.49（$P=0.006$），而完全性 RBBB 对于心源性休克的 OR 为 2.46（$P=0.004$）[4]，是心源性休克的独立

预测因子。

3. T 波倒置（TWI）

（1）前壁导联 TWI：前壁导联 TWI 的病理生理机制并没有完全明确，但是可能与右心室扩张、应力增加导致低心排血引起心肌缺血有关。前壁导联 TWI 的发生率差别很大，从 16％到 68％不等[15]。前壁导联 TWI 在 Daniel 等提出的 21 分心电图积分系统中所占分值最大，依据 V_1～V_3 导联的 TWI 的导联数及深度可达 15 分[9]。但是，关于此心电图现象对于急性肺栓塞的预后价值的结果还存在矛盾，有些研究认为前壁导联 TWI 对于急性肺栓塞的预后判断有意义，而另一些研究认为没有意义。比如，Toosi 等[11]发现 V_1～V_4 导联 TWI 与右心室收缩异常相关，但是，他们发现仅仅 V_1 导联 TWI 与院内并发症高度相关（45％ *vs.* 22％，$P<0.05$），而其他前壁导联 TWI 与院内并发症无相关，V_1～V_4 导联 TWI 与院内死亡亦无相关性。

（2）其他导联 T 波倒置以及 T 波深度：Kosuge 等[16]依据入院时 T 波倒置（TWI）的导联数将患者分为 3 组（低危≤3 个导联，中危 4～6 个导联，高危≥7 个导联），他们发现：RVD 发生率与 TWI 导联数相关（上述三组 RVD 发生率分别为 47％、92％和 100％，$P<0.01$），院内并发症发生率也与 TWI 导联数相关（三组院内并发症发生率分别为 0％、8％和 46％，$P=0.004$）。在多元回归分析中，入院时高危组（TWI≥7 个导联）院内并发症的 OR 为 16.8（$P=0.037$）。另外，Kukla 等[17]发现肌钙蛋白阳性的急性 PE 患者 TWI 导联数多于肌钙蛋白阴性的患者（$P=0.0001$）。TWI 导联数是院内并发症（OR 1.46，$P=0.001$）及死亡（OR 1.68，$P=0.00068$）的独立预测因子。这个研究小组还发现在 5 个或以上导联 TWI 可预测院内并发症（OR 2.07，$P=0.004$）和死亡（OR 2.92，$P=0.002$）。

Zhan 等[6]发现Ⅱ、Ⅲ和 aVF 导联 TWI 与血流动力学不稳定没有相关性。并且 Kukla 等[18]发现Ⅱ、Ⅲ和 aVF 或 V_2～V_4 导联 TWI 与死亡、院内并发症或心脏生物标志物之间没有相关性。可能 TWI 的总导联数更有预后价值。

Daniel 等提出的 21 分心电图积分系统对于 TWI 幅度给予分值。Kukla 等[17]评估了该心电图表现的重要性。他们发现：TWI 幅度的总值是院内并发症（OR 0.88，$P=0.022$）和死亡（OR 0.81，$P=0.0098$）的独立预测因子；TWI 幅度总值≥5mm 可以预测院内并发症（OR2.06，$P=0.002$）以及死亡（OR 2.17，$P=0.023$）；TWI 幅度总值≥5mm 的患者比 TWI 幅度总值<5mm 的患者溶栓率更高（OR 3.9，$P<0.001$）、机械通气率更高（OR 2.57，$P=0.002$）、心脏生物标志物水平更高（OR 2.44，$P<0.001$）。但是需要注意的是，该研究的例数较少。

TWI 的总导联数可能更有预后意义。由于评估 TWI 幅度的研究数量有限，TWI 幅度的预后价值还不十分清楚。

4. S1Q3T3 和 S1Q3

肺栓塞最经典的心电图表现是 S1Q3T3 征，由 McGinn 和 White 于 1935 年首次提出，是急性肺栓塞常见而重要的心电图改变，但不是确诊图形。其发生率约为 15%～25%[12]，该图形的特征是Ⅰ导联出现 S 波或 S 波变深，Ⅲ导联出现 Q 波和 T 波倒置。Q3T3 图形也可扩展到 aVF 导联，也可合并下壁 ST 段轻度抬高。有证据表明：S1Q3T3 征在肺栓塞急性期更常见，在 RVD 急性期出现一过性 S1Q3T3 征，并且在肺栓塞的慢性期 S1Q3T3 有消失的趋势[19]。

关于 S1Q3 对急性肺栓塞的预后判断价值，Toosi 等[11]发现：Ⅰ导联 S 波和Ⅲ导联 Q 波的发生率与异常的右心室收缩相关（分别为 58% *vs.* 23%，$P<0.001$；55% *vs.* 25%，$P<0.05$）。S1Q3 可能是肺栓塞出现血流动力学不稳定的更敏感的指标，对于肺栓塞危险分层有用。

总之，尽管 S1Q3T3 征对于诊断肺栓塞并不敏感，但是特异性高（97%）[5]，更易出现在肺栓塞的急性期，预后价值明显。S1Q3 对于肺栓塞的危险分层更有用。

（二）心电图积分系统未包括的内容

1. ST 段压低（STD）

有研究发现：Ⅰ、Ⅱ和 V_4～V_6 导联出现 STD 在急性肺栓塞的存活组中发生率为 38%，死亡组中为 49%（$P=0.03$），30 天死亡的阴性预测值为 81%[20]。Zhan[6]等报告在肺栓塞诊断确立时，10% 患者在 V_4～V_6 导联出现 STD，但是，当血流动力学恶化时，90% 的患者出现 V_4～V_6 导联 STD（$P=0.001$）。他们还发现：在肺栓塞诊断确立时，没有患者 V_5 和 V_6 导联出现 STD，但是，一旦血流动力学恶化，90% 患者出现 V_5 和 V_6 导联 STD（$P=0.001$）。对于Ⅰ导联 STD，PE 诊断确立时，仅 5% 患者出现Ⅰ导联 STD，但是，一旦出现血流动力学恶化，100% 患者出现Ⅰ导联 STD。他们还报告，STD 可能更容易在急性肺栓塞而不是慢性肺栓塞中出现。

目前大多数研究对于 STD 出现在哪个导联并没有区分，这就使其应用价值受限。需进一步研究。

2. ST 段抬高（STE）

除了 aVR 导联以外的任意导联 STE 抬高达到 1mm 或更多，其发生率在急性肺栓塞为 16%～48%，但是预后价值尚不明确[16]。Ⅲ、V_1 及 aVR 导联 STE 对于急性肺栓塞的可能预后价值的最直接支持证据如下：

（1）Ⅲ导联 STE：据报道急性肺栓塞中Ⅲ导联 STE 的发生率仅 13%，但死亡组发生率达 30%，而存活组仅 11%（$P=0.03$）。Ⅲ导联 STE 预测院内死亡的 OR 为 2.64（$P=0.048$）。Ⅲ导联 STE 也与院内并发症（23% *vs.* 10%，$P=0.000$）、心源性休克（29% *vs.* 9%，OR2.46，$P=0.004$）、血流动力学不稳定（$P=0.001$）及肌钙蛋白升高（$P=0.0006$）相关[4,7]。

（2）V_1 导联 STE：V_1 导联 STE 在急性肺栓塞中的发生率为 25%～34%。有研究报告 V_1 导联 STE 是院内死亡（OR 4.47，$P=0.0003$）以及院内并发症发生（OR 3.99，$P=0.00017$）的独立心电图预测指标。V_1 导联 STE 与心源性休克也相关（57% *vs.* 16%，OR 6.78，$P<0.001$），但是，V_1 导联 STE 不能预测心源性休克患者的生存率。另有研究报告 V_1 导联 STE 分别与血流动力学不稳定（$P=0.001$）、肌钙蛋白阳性（$P=0.002$）、RVD（12% *vs.* 3%，$P<$

0.05)、治疗升级 (40% *vs.* 13%，*P* = 0.02) 相关[4,7]。

（3）aVR 导联 STE：aVR 导联 STE 在急性肺栓塞的发生率为 30%～43%[4,7,21]。有研究发现 aVR 导联 STE 与死亡率高 (67% *vs.* 40%，*P* = 0.004)、院内并发症高 (70% *vs.* 6%，*P* = 0.000；OR 2.49，*P* = 0.002)、血流动力学恶化 (*P* = 0.001) 以及心源性休克 (65% *vs.* 30%，OR 4.35，*P* < 0.001) 相关[4,7]。

3. V₁ 导联 qR/QR/Qr

2003 年 Kucher 等发现 V₁ 导联 QR 波在肺栓塞中发生率为 19%，而无肺栓塞时为 0 (*P* < 0.0001)，敏感性仅为 19%，但特异性达 100%[22]。他们还发现这个心电图征象与 RVD 相关 (*P* < 0.01)，也与肌钙蛋白相关 (*P* = 0.008)。Kukla 等[4]也发现肺栓塞患者如肌钙蛋白阳性者比肌钙蛋白阴性者更易表现为 V₁ 导联 qR (16% 与 5%，*P* = 0.007)，在 logistic 回归分析中，该心电图表现预测院内死亡率的 OR 为 4.45 (*P* = 0.0039)。该研究小组的另一项研究发现：肺栓塞患者 V₁ 导联 qR 或 QR 波在有心源性休克的患者中更多出现 (25% *vs.* 8%，*P* < 0.001)，对于心源性休克的 OR 为 3.63。V₁ QR 还与需要治疗升级 (55% *vs.* 6%，*P* < 0.0001)、院内并发症 (21% *vs.* 8%，*P* = 0.004)、总死亡率 (*P* = 0.0002) 相关[4,22]。最近，Zhan 等报告：有血流动力学不稳定的肺栓塞新发 Qr 征发生率为 35%，Zhan 等推测 Qr 波可能与更严重的肺栓塞有关[6]。

4. 低 QRS 电压

肢体导联低 QRS 电压在急性肺栓塞中发生率报道非常不一致，为 3%～30%。据报道，在肺栓塞合并急性冠状动脉综合征 (ACS) 中最常见[23]。和其他心电图表现一样，低 QRS 电压与更严重的肺栓塞相关。有研究表明：低 QRS 电压发生率仅为 19%，但 75% 的这样的患者平均肺动脉压 (MPAP) ≥40mmHg。肢体导联低电压在急性肺栓塞死亡患者中比存活者明显增多 (35% *vs.* 22%，*P* = 0.005)[20]，肢体导联低电压与心源性休克相关，OR 为 3.44 (*P* < 0.001)[4]。

另些研究发现低 QRS 电压与肺栓塞严重性有

相关趋势，但无明显统计学意义。并发现低 QRS 波在慢性肺栓塞中有多于急性肺栓塞中的趋势[24]。

5. 电轴偏移

对于电轴偏移在急性肺栓塞中的预后价值的研究，既包括电轴右偏 (RAD)，也包括电轴左偏 (LAD)。对于 RAD 的预后价值，Agarwal 等[25]发现：肺栓塞存活者 RAD 发生率为 38.4%，死亡组为 72%，临床病情严重组为 48.7% (*P* = 0.002)。Kumasaka 等[24]发现：RAD 对于院内死亡的 OR 为 10.5 (*P* = 0.006)。Ermis 等[26]也发现：RAD 发生率与严重肺栓塞相关，低危肺栓塞为 3%，次大块肺栓塞为 15%，大块肺栓塞为 28% (*P* = 0.009)。

对于 LAD 的预后价值，未发现 LAD 与心脏标志物、右心室扩大、肺栓塞严重性、复杂的临床经过及死亡相关[7]。实际上目前仅有一项研究发现 LAD 与肺栓塞严重性相关：Kosuge 等[16]发现急性肺栓塞的总 LAD 发生率为 8%，且都发生在高危组 (*P* = 0.024)。

Kucher 等[22]研究发现：生物标志物升高与胸前导联 QRS 向量顺钟向转位或 QRS 电轴 >50° 相关，但是与治疗升级或院内死亡无关。

6. 碎裂 QRS 波

碎裂 QRS 波或 QRS 切迹，对于血流动力学不稳定的肺栓塞患者存在相关性，尤其是在有心源性休克的肺栓塞中发生率为 20%，无心源性休克的肺栓塞中发生率为 8%，多因素分析中，对于心源性休克的 OR 为 3.00[4]。V₁ 导联异常的 QRS 波发生率在肺栓塞诊断确立时达 20%，当进展为血流动力学不稳定后发生率达 95%，提示碎裂 QRS 波与肺栓塞严重性相关，但是未发现其与死亡率及生物标志物阳性相关[4,6]。

7. 室上性心动过速

目前评估心动过速对于肺栓塞的预后价值，并没有限定是窦性心动过速还是其他心律失常。Kucher 等[22]发现：心率 >100 次/分与治疗升级相关 (70% *vs.* 27%)。有研究[27]报告心动过速与死亡率相关 (40% 死亡 *vs.* 23% 存活，RR 为 2.4，*P* = 0.003；OR 4.21，*P* = 0.026)。但是，其他研究并未发现心动过速与肺栓塞分层、院内死亡或心脏标志物阳性相关[22,26]。

同时，Kukla 等[28]最近完成的 975 例大型研究表明：急性肺栓塞心房颤动的发生率为 24%，其与高死亡风险（23% vs. 12%，OR 2.1，P<0.001）以及并发症（31% vs. 20%，OR 1.8，P<0.001）相关。但其他例数较小的研究未发现存在相关性[4]。

8. 肺性 P 波

肺性 P 波由肺高压引起右心房大所致，急性肺栓塞出现肺性 P 波的发生率为 0～19%。有研究评估了肺性 P 波在急性肺栓塞中的预后价值，但没有发现二者的相关性[13]，相关研究例数太少，存在局限性。

9. 长 QT 间期

越来越多研究评价了长 QT 间期对于急性肺栓塞的预后价值。Punukollu 等[29]描述了 5 例急性肺栓塞存在 QT 间期延长以及广泛导联 TWI（发生率为 3.5%）。所有病例都是血流动力学恶化的严重肺栓塞，包括右心室顿抑或低动力以及右心室扩张或矛盾运动。其中 1 例死亡，其他患者约 1 周后随病情好转，心电图异常逐渐消失。Buppajarntham 等做了 300 例诊断肺栓塞的回顾性研究，发现 QTc 间期（>460ms）延长者与右心室扩大（OR 1.8）以及收缩功能不良（OR 3.1）相关。此外，在 QTc 间期延长组，住院及重症监护时间更长（分别为 OR 4.1 和 OR 2.3），更易出现低血压以及更多接受溶栓治疗（分别为 OR 4.3和 OR 7.7），住院死亡率无明显差异[30]。对于长QT 间期对急性肺栓塞的预后价值还需进一步研究。

10. QT 间期离散度（QTcd）

Ermis 等[26]应用 Daniel 等提出的 21 分积分系统将患者划分为不同的危险分层，发现：QTcd 在高危组（95.9±33.2）高于低危组（59.5±23.4，P<0.001）及中危组（69.2±21，P=0.01）。他们还发现：因急性肺栓塞死亡组比存活组的 QTcd值明显增高（89.1±45.5 vs. 65±22.9，P=0.001），预测死亡的敏感性及特异性分别为 71%和 73%（P=0.001）。他们也发现 QTcd 与心电

图积分存在很强的相关性（r=0.69，P<0.001），与肺动脉压力也相关（r=0.27，P=0.05）。

11. Brugada 波

关于 Brugada 波拟表型对于急性肺栓塞的预后价值，目前的研究例数较少，仅有病例报道及小型病例研究报告了二者的相关性[31-32]。急性肺栓塞中 Brugada 波拟表型的特点需要进一步研究，以确定是否对于急性肺栓塞预后有相关性。

12. 联合指标

有研究观察心电图的联合指标对于肺栓塞的预后价值。Kukla 等[18]发现：Ⅲ、aVR 及 V$_1$～V$_4$ 导联中至少 1 个导联 STE 或至少 2 个侧壁导联STD 与死亡率相关（OR 6.35，P=0.007），还发现"普遍导联缺血"或"T 波倒置"与死亡相关。Stein 等[5]发现"非特异性 T 波改变"与右心室扩大相关（33% vs. 24%，P=0.002），也发现"ST 段或 T 波改变"与右心室扩大（52% vs.28%，P<0.0001）相关。Zhan 等[6]发现：预测血流动力学不稳定的联合指标包括："aVR 导联STE 同时合并Ⅰ和 V$_4$～V$_6$ 导联 STD""V$_1$～V$_3$/V$_4$ 导联 STE""Ⅲ和（或）V$_1$、V$_2$ 导联 STE 同时合并 V$_4$、V$_5$ 和 V$_6$ 导联 STD""STE 和 STD同时合并 S1Q3 和（或）V$_1$ 导联异常 QRS 形态"（P≤0.001）。同时，Escobar 等[27]未发现"ST 段或 T 波异常"与生存相关，现有研究也未发现"V$_1$～V$_4$ 导联 ST 段压低以及 TWI"与主干及外周栓塞之间存在相关性，未发现"ST-T 改变"与肌钙蛋白升高相关[33-34]。

心电图联合指标对于肺栓塞的预后价值仍需要进一步研究。

五、 结论

急性肺栓塞仍是心血管发病率及死亡率很高的疾病。心电图表现常常是一过性、时序性（动态变化），大量证据表明心电图对于肺栓塞预后有价值。Daniel 等应用 21 分心电图积分系统对于急性肺栓塞的预后判断做了大胆的尝试。但是，最近证据提示：一些心电图异常有预后价值，但未包括在该积分系统中。包括：胸前导联以外导联

的 TWI、STD、STE、QR 波、碎裂 QRS 波以及
房颤等。其他心电图表现需要更多的证据来支持
是否有预后价值，包括：QRS 低电压，电轴偏
移，肺性 P 波，长 QT 间期，QT 间期离散度和
Brugada 波拟表型[30]，需要我们在治疗和随访中
密切关注。总之，心电图对于急性肺栓塞预后判
断的价值还需进一步研究。

（周　虹　张承宗　车京津

李广平　刘　彤）

参考文献

[1] Wiener RS，Schwartz LM，Woloshin S. Time trends in pulmonary embolism in the United States：evidence of over diagnosis. Arch Intern Med，2011，171：831-837.

[2] Goldhaber SZ，Visani L，De Rosa M. Acute pulmonary embolism：clinical outcomes in the International Cooperative Pulmonary Embolism Registry（ICOPER）. Lancet，1999，353：1386-1389.

[3] Konstantinides SV，Torbicki A，Agnelli G，et al. 2014 ESC Guidelines on the diagnosis and management of acute pulmonary embolism：The Task Force for the Diagnosis and Management of Acute Pulmonary Embolism of the European Society of Cardiology（ESC）Endorsed by the European Respiratory Society（ERS）. Eur heart J，2014，35：3033-3073.

[4] Kukla P，McIntyre WF，Fijorek K，et al. Electrocardiographic abnormalities in patients with acute pulmonary embolism complicated by cardiogenic shock. Am J Emerg Med，2014，32：507-510.

[5] Stein PD，Matta F，SabraMJ，et al. Relation of electrocardiographic changes in pulmonary embolism to right ventricular enlargement. Am J Cardiol，2013，112：1958-1961.

[6] Zhan ZQ，Wang CQ，Nikus KC，et al. Electrocardiogram patterns during hemodynamic instability in patients with acute pulmonary embolism. Ann Noninvas Electrocardiol，2014，19：541-551.

[7] Kukla P，Dlugopolski R，Krupa E，et al. Electrocardiography and prognosis of patients with acute pulmonary embolism. Cardiol J，2011，18：648-653.

[8] Gopikrishna Punukollu，Ramesh M. Gowda，et al. Role of Electrocardiography in Identifying Right Ventricular Dysfunction in Acute Pulmonary Embolism. Am J Cardiol，2005，96（3）：450-452.

[9] Daniel KR，Courtney DM，Kline JA. Assessment of cardiac stress from massive pulmonary embolism with 12-lead ECG. Chest，2001，120（2）：474-481.

[10] Maciej Kostrubiec，Anna Hrynkiewicz，Justyna Pedowska-Wloszek，et al. Is it possible to use standard electrocardiography for risk assessment of patients with pulmonary embolism? Kardiol Pol，2009，67：744-750.

[11] Toosi MS，Merlino JD，Leeper KV. Electrocardiographic score and short-term outcomes of acute pulmonary embolism. Am J Cardiol，2007，100（7）：1172-1176.

[12] Sinha N，Yalamanchili K，Sukhija R，et al. Role of the 12-lead electrocardiogram in diagnosing pulmonary embolism. Cardiol Rev，2005，13：46-49.

[13] Yoshinaga T，Ikeda S，Shikuwa M，et al. Relationship between ECG findings and pulmonary artery pressure in patients with acute massive pulmonary thromboembolism. Circ J，2003，67：229-232.

[14] Choi BY，Park DG. Normalization of negative T-wave on electrocardiography and right ventricular dysfunction in patients with an acute pulmonary embolism. Kor J Inter Med，2012，27：53-59.

[15] Vanni S，Polidori G，Vergara R，et al. Prognostic value of ECG among patients with acute pulmonary embolism and normal blood pressure. Am J Med，2009，122：257-264.

[16] Kosuge M，Kimura K，Ishikawa T，et al. Prognostic significance of inverted T waves in patients with acute pulmonary embolism. Circ J，2006，70：750-755.

[17] Kukla P，McIntyreWF，Fijorek K，et al. T-wave inversion in patients with acute pulmonary embolism：prognostic value. Heart Lung，2015，44：68-71.

[18] Kukla P，McIntyre WF，Fijorek K，et al. Use of ischemic ECG patterns for risk stratification in intermediate-risk patients with acute PE. Am J Emerg Med，2014，32：1248-1252.

[19] Lassnig E，Weber JT，Berent R，et al. Uncommon electrocardiogram in a patient with right atrial thrombus and pulmonary embolism. Inter J Cardiol，2005，103（3）：345-347.

[20] Geibel A，Zehender M，Kasper W，et al. Prognostic value of the ECG on admission in patients with acute major pulmonary embolism. Eur Respir J，2005，25：843-848.

[21] Janata K，Hochtl T，Wenzel C，et al. The role of ST-segment elevation in lead aVR in the risk assessment of patients with acute pulmonary embolism. Clin Res Cardiol，2012，101：329-337.

[22] Kucher N，Walpoth N，Wustmann K，et al. QR in V1—an ECG sign associated with right ventricular strain and adverse clinical outcome in pulmonary embolism. Eur Heart J，2003，24：1113-1119.

[23] Kosuge M，Kimura K，Ishikawa T，et al. Electrocardiographic differentiation between acute pulmonary embolism and acute coronary syndromes on the basis of negative T waves. Am J Cardiol，2007，99：817-821.

[24] Kumasaka N，Sakuma M，Shirato K. Clinical features and predictors of in-hospital mortality in patients with acute and chronic pulmonary thromboembolism. Inter Med，2000，39：1038-1043.

[25] Agrawal N，Ramegowda RT，Patra S，et al. Predictors of in hospital prognosis in acute pulmonary embolism：keeping it simple and effective！Blood Coag Fibrinol，2014，25：492-500.

[26] Ermis N，Ermis H，Sen N，et al. QT dispersion in patients with pulmonary embolism. Wiener klinische Wochenschrift，2010，122：691-697.

[27] Escobar C，Jimenez D，Marti D，et al. Prognostic value of electrocardiographic findings in hemodynamically stable patients with acute symptomatic pulmonary embolism. Rev Esp Cardiol，2008，61：244-250.

[28] Kukla P，McIntyreWF，Koracevic G，et al. Relation of atrial fibrillation and right-sided cardiac thrombus to outcomes in patients with acute pulmonary embolism. Am J Cardiol，2015，115：825-830.

[29] Punukollu G，Gowda RM，Khan IA，et al. QT interval prolongation with global T-wave inversion：a novel ECG finding in acute pulmonary embolism. Ann Noninvas Electrocardiol，2004，9：94-98.

[30] Digby. The Value of Electrocardiographic Abnormalities in the Prognosis of Pulmonary Embolism：A Consensus Paper. Ann Noninvasive Electrocardiol，2015，20（3）：207-223.

[31] Wynne J，Littmann L. Brugada electrocardiogram associated with pulmonary embolism. Int J Cardiol，2013，162：e32-e33.

[32] Zhan ZQ，Wang CQ，Nikus KC，et al. Brugada phenocopy in acute pulmonary embolism. Int J Cardiol，2014，177：e153-e155.

[33] Petrov DB. Appearance of right bundle branch block in electrocardiograms of patients with pulmonary embolismas a marker for obstruction of the main pulmonary trunk. J Electrocardiol，2001，34：185-188.

[34] Kilinc G，Dogan OT，Berk S，et al. Significance of serum cardiac troponin I levels in pulmonary embolism. J Thoracic Dis，2012，4：588-593.

第八十二章　心率变异性分析进展

在生理状态下，心跳的节奏受着窦房结自律性的控制，而窦房结又接受交感神经和迷走神经的双重支配。交感神经末梢释放去甲肾上腺素兴奋细胞膜上肾上腺素能受体，使窦房结自律性升高，心率加快。迷走神经末梢释放乙酰胆碱作用于细胞膜的 M 型胆碱能受体，使窦房结自律性下降、心率变慢。由于心脏窦房结自律性活动通过交感神经和迷走神经不断受到中枢、压力反射和呼吸活动等调节作用的影响，致正常心脏每搏间期在一定范围内变动。心率变异性（HRV）是反映自主神经系统活性和定量评估心脏交感神经与迷走神经张力及其平衡性，从而判断其对心血管疾病的病情及预防，可能是预测心脏性猝死和心律失常性事件的一个有价值的指标。致命性的心律失常与交感神经的兴奋性增加、迷走神经的兴奋性减少有关，自主神经系统活动的量化可以通过心率变化的程度表现出来。心率变异性（HRV）代表了这样一种量化标测，即通过测量连续正常 R-R 间期变化的变异性来反映心率变化程度、规律，从而用以判断其对心血管活动的影响[1]。

一、什么是心率变异性（heart rate variability）

人体在正常的状态下，交感神经与迷走神经的活动处于一种协调的动态平衡过程，以适应机体的各种病理生理需要，不同水平的应激状态使交感神经与迷走神经的活动产生相应的强弱变化并相互抑制。这种交感神经、迷走神经间兴奋与抑制的相互作用在心脏所产生的效应首先表现在心率快慢的变化上，对正常机体而言，心率的快

慢变化应有相对程度的差异，心率变异性是指逐次心跳周期差异的变化情况，它含有神经体液因素对心血管系统调节的信息。心率变异性的大小实质上是反映神经体液因素对窦房结的调节作用，也就是反映自主神经系统交感神经活性与迷走神经活性及其平衡协调的关系。在迷走神经活性增高或交感神经活性减低时，心率变异性增高，反之相反。HRV 分析的实质就是分析这种差异性大小及变化规律。

二、历史回顾

追溯 HRV 的研究史，在很久以前人们就知道并且逐渐掌握了记录及分析的方法——心电图（ECG）。特别是随着现代医疗科技的不断进步，动态心电图（Holter）的应用为人们提供了长程监测的手段。就在这种发展过程中，人们注意观察到一些有意义的现象，即每搏心跳之间的时间间期不一致，其中蕴含着一定的生理信息。远在 1933 年即有人注意到呼吸困难、血压变化与瞬间心率变化相关。1963 年更有人发现产妇产程中胎儿 HRV 变小时反映宫内窘迫。1965 年 Hon 和 Lee 最先在临床上证实了窦性心律不齐或心率变异性的重要性，他们发现胎儿存活率降低与心律变异性减小有关[2]。Sayers 等（1973）研究了精神负荷对 RR 间期变异的作用，Ewing 等（1976）和李之源等（1983）对糖尿病患者测试 RR 间期差异以检测自主神经受损情况[3]。1977 年 Wolf 等首先发现了 HRV 降低与心梗死亡高危性有联系。1978 年 Wolf 等报道了心肌梗死后 HRV 减小与严重心律失常事件和心脏性猝死密切相关[4]。1981 年 Akselrod 等使用功率谱分析方法来定量评

价心脏逐跳之间的心血管调控情况。到 20 世纪 80 年代末，HRV 开始在临床医学上受到重视[5]，1987 年，Kleiger 发表了有关急性心肌梗死患者心率变异指标 SD<50ms 时猝死率比 SD>100ms 者高 5 倍之多的文章后，引起了医学界的极大关注，被认为是判断急性心梗预后的有效和独立指标[6]。20 世纪 90 年代以来，国内相继开始了 HRV 的广泛研究。近年来随着计算机技术和数字信号处理等技术的应用，实现了对连续 R-R 间期的分析，HRV 的研究进展很快，并由于其简便、无创，被日益广泛应用和发展。

三、心率变异性的产生机制

尽管心脏的自主活动性与各种起搏组织有关，但心率及其节律受自主神经系统（autonomic nervous system，ANS）即副交感神经系统（parasympathetic nervous system，PNS）和交感神经系统（sympathetic nervous system，SNS）共同控制。副交感神经系统对心率的作用是通过迷走神经释放的乙酰胆碱而产生的，导致心率、传导减慢的抑制性效应。交感神经对心率的影响是由释放的去甲肾上腺素所调节的。在安静的情况下，迷走神经兴奋占优势，心率的变化主要受到迷走神经调节；而在运动、情绪紧张、疼痛等情况下，交感神经兴奋占优势。HRV 反映了窦性心律不齐的程度，它的产生主要是由于神经体液因素对心血管系统精细调节的结果，反映神经体液因素与窦房结相互作用的平衡关系，体现神经调节变化程度，而不代表神经紧张性。如临床研究发现安装有心脏起搏器的患者 HRV 消失，表现为心率完全脱离了自主神经与体液调节。以往研究认为 HRV 主要与三个生理因素有关：呼吸、血压和温度控制。自主神经系统按日常生理活动调节心功能，使心率昼夜不断变化。肾素-血管紧张素及其他体液因素按新陈代谢的需要调节心血管功能，使心率的变化呈现更长周期的规律性。

窦房结是心脏的主要起搏点，窦房结内起搏细胞固有的自动激动能力受自主神经系统的调节，交感神经系统增加其自发激动，副交感神经系统

则降低其激动。因此，在交感神经和副交感神经活动之间的平衡决定了它的实际心率。交感神经及其所释放的递质儿茶酚胺对心脏的作用主要表现为使心肌收缩加强（正性变力作用）与心率加快（正性变时作用），在一定情况下可产生致心律失常作用。迷走神经与其释放的递质乙酰胆碱使心肌的兴奋阈值增大，心室致颤阈值降低，故迷走神经具有保护性抗室颤作用。人的固有心率（intrinsic heart rate，IHR）即不受自主神经影响时的心率均为 100～120 次/分。在安静条件下，迷走及交感神经均参加对心率的影响，而以迷走神经作用占优势。为此，安静时心率常较固有心率为慢。

许多研究表明，交感与迷走神经同时对心脏的效应具有复杂的相互关系。这种相互关系可表现于两种神经对心率，心房与心室的收缩，P-R 间期以及窦房结、房室结、心室的特性，室颤易感性等方面的影响。提高交感神经活动水平可加强迷走神经冲动-抑制效应，而提高迷走神经活动水平则使交感冲动的兴奋调节加快。窦房结对迷走刺激的反应延迟时限很短，单个迷走刺激脉冲的最大效应出现在刺激后 400ms 之内。人体迷走神经受刺激时，在第一次或第二次心跳时即出现高峰反应，停止刺激后，反应的恢复略慢，但也在 5s 之内。对迷走神经刺激频率的增加，增强其降低心率的作用。这是 HRV 频域分析中，高频部分代表迷走神经张力的生理基础。交感神经节后纤维支配整个心脏，包括窦房结、房室交界区、心房肌及心室肌。刺激交感神经可使心率加快及心肌收缩力增强，同时脉冲传导速度加快，传导时间缩短。与迷走神经效应不同，刺激交感神经后，起效延迟约 5s，此后，心率逐渐增加达到稳定状态并持续 20～30s，在 HRV 的频域功率谱中处于低频段[7]。

四、心率变异性分析方法新进展

HRV 分析方法主要包括：时域分析、频域分析或频谱分析、几何分析和非线性分析。另外，压力反射敏感性（BRS）和心率紊乱度也可以作

为 HRV 的分析方法[7]。

（一）时域分析

HRV 的时域分析是指一段时期内相邻正常 RR 间期的变异性，据此我们可以用各种统计方法得出一系列时域统计指标。

1. 正常 RR 间期标准差　正常 RR 间期标准差（SDNN）是基于 24h 长程心电图的 HRV 分析，是 HRV 时域分析最简单的指标。SDNN 的准确统计分析，必须排除异位搏动、人为影响和逸搏等干扰因素，并且大多数实验室要求 24h 心电图记录中至少需要 18h 的有效记录来分析计算 SDNN，时程越短，准确性越低。

2. 5min 均值标准差　相比 SDNN，均值标准差（SDANN）在控制和反映异位搏动、人为影响和逸搏等干扰因素上有所不足，因为大量的样本均值统计减小了这一影响，尽管如此，5min 均值标准差（SDANN）仍然较少受异常节律的干扰，甚至还可用于心房颤动的危险分层。

3. SDANN 的平均值（ASDNN 或 SDNN index）　它反映 5min 内，正常 RR 间期变化的平均值，它和 SDNN 以及 SDANN 都密切相关，因为 HRV 的升高和降低直接影响所有指标。

4、NN50、pNN50、rMSSD 这三个指标是时域分析最常用指标。NN50 是指相邻 RR 间期相差 >50ms 的个数，pNN50 是指相邻 RR 间期相差 >50ms 的个数占总心跳数的百分比，这两者都是描述心动周期的逐搏变异，是 HRV 中快速变化成分。rMSSD 是指全程相邻 RR 间期之差的均方根，用于反映快速变化成分的大小。

（二）频域分析（频谱分析）

一般来说，频域分析多做短程研究，通常取 5min 心电图记录分析，对心电信号做快速傅里叶转换或自回归分析技术处理可得到频谱图，分为高频功率（0.15～0.40Hz）和低频功率（0.04～0.15Hz）。高频功率反映迷走神经调节功能，与呼吸性窦性心律不齐有关，高频功率的峰值随着呼吸频率的改变而变化，峰值幅度受呼吸影响。低频功率与压力反射调节有关，它反映交感和副

交感神经系统对窦房结的复合调节作用。除此之外，频谱标准化以及低频功率/高频功率等处理方法也开始用于评价交感神经和迷走神经的均衡性。除了传统的短程（5minute）频域分析，HRV 也可以做 24h 频域分析，该分析所得频谱图可分为总功率（0.00～0.40Hz）、超低频功率（≤0.0033Hz）、极低频功率（0.0033～0.04Hz）、低频功率（0.04～0.15Hz）、高频功率（0.15～0.40Hz）。总体来说，24h 频谱分析方法比 5min 频域分析方法更有预测价值，并且在心血管疾病预后方面，超低频和极低频功率已被证实比高频和低频功率更具危险预测价值。极低频功率与体温调节、外周血管舒缩及肾素-血管紧张素系统活动有关，超低频功率可反映人的昼夜周期调节及神经内分泌节律影响[8]。

（三）几何分析指标

所谓 HRV 的几何分析方法即 HRV 的三角指数，它主要用于解决 HRV 分析过程中遇到的异位搏动、逸搏以及人为影响等干扰因素。采用做直方图的方式，以 7.8ms 为组距，将 RR 间期进行分组，所得 RR 间期总个数除以 RR 间期直方图高度即 HRV 三角指数或 HRV 指数，用于评估心率总体变化的大小。该项指标也可用直方图的基线宽度代替。HRV 指数的计算减小了无关 RR 间期（太长或太短 RR 间期）的影响，因而大大降低了异位搏动、逸搏及人为影响带来的干扰，它和 SDNN 联系紧密，都是心肌梗死后危险分层的重要因子。

五、心率变异性临床应用新进展

HRV 分析在临床上常被用来定量评价自主神经功能，并对造成自主神经功能紊乱的各种心源性及非心源性因素做出危险分层评价，包括脑卒中、多元性硬化、终末期肾病、糖尿病、高血压、缺血性心脏病，尤其是心肌梗死、心肌病、心脏移植患者、瓣膜性心脏病以及先天性心脏病等。另外，HRV 分析也用作药物对自主神经功能影响评价，比如 β 受体阻滞剂、钙通道阻滞剂以及抗

心律失常药物等[9]。

（一）HRV 与心肌梗死

在心肌梗死的早期，机体的自主神经系统常发生复杂的功能紊乱现象：迷走神经占优势，出现心动过缓，伴或不伴低血压状态；交感神经活性增强时，特别是前壁心肌梗死的患者，常出现心动过速发作，且伴一过性高血压状态。自主神经系统的这些早期变化，被认为是梗死区局部化学、机械感受器的直接反射作用或肾上腺髓质分泌肾上腺素的作用引起的。心梗后及时纠正患者的自主神经功能紊乱，可显著提高其生存率。急性期后，由于传入、传出神经失支配及压力感觉神经末梢的激活导致自主神经的持续受损，失神经超敏反应及神经重构使自主神经功能障碍更加复杂。动物实验证明，心肌梗死可以引起有意义的 HRV 降低，心梗患者亦被证明 HRV 降低，尤其在梗死后几小时到 2～3 周时最明显，在梗死后 6～12 个月的时间内，HRV 有所恢复，但仍低于正常。研究认为：HRV 减小是估测预后不良的一个独立良好指标[10]。Kleiger 等随访 808 例 AMI 后存活的患者，平均 2.5 年，发现 SDNN<50ms 者是 SDNN>100ms 者死亡率的 5.3 倍，HRV 频域减低者的病死率相对危险度增加 2～5 倍[11]。HRV 的短程、长程预测价值都已得到大量临床实验的证实。目前认为，β 受体阻滞剂正是通过提高 HRV 才降低了缺血或梗死后室颤的发生率，有的研究结果表明，HRV 降低不仅可以反映出心梗后心肌损害的严重程度，且与室颤或室速的发生率密切相关。

Bigger 等报告 long-range 相关性和分形标度在急性心肌梗死生存分析中，a>1.372 增加随访期间的死亡率。随后，Huikuri 等报道称，在急性心肌梗死患者左心室射血分数（LVEF）≤35%，a>1.5 为全因死亡率的最有力的预测。他们还表明，DFA a1<0.65 是急性心肌梗死幸存者死亡率的最有力预测工具。在同一组的后续研究中，多变量分析表明，临床变量调整后，DFA a1<0.65 和 a>1.55 可预测心脏性死亡[12]。

目前对心肌梗死后患者 HRV 变化与程度控制诱发心律失常之间的研究不多。有学者通过研究证明，AMI 后伴有持续性室速、心搏骤停史或电生理诱发出室速的患者 HRV 的低频成分，尤其是极低频成分显著降低[13]。

（二）HRV 与慢性心力衰竭

传统的观点认为，心衰患者的高发病率与死亡率的病理基础是由于心排血量的降低，导致交感神经活性增强与迷走神经活性降低，循环血浆去甲肾上腺素浓度与死亡率和症状的严重程度密切相关，但近期的基础研究及临床观察表明：自主神经失衡的机制相当复杂且个体差异很大。对缺血性左心室功能障碍的犬进行研究发现，在左心室损害程度相似的情况下，交感神经功能亢进仅发生在猝死组的犬，因此可以认为心衰的自主神经反应代表了一个复杂的病理生理机制，它还包括其他神经-内分泌的影响[14-15]。

有关 HRV 在中度及重度心力衰竭的预测价值的研究给人们以深刻的印象，Adamson 对 102 例心力衰竭患者观察（584±40）天，19% 死亡。心力衰竭程度、EF、最大耗氧量、室性心动过速等都对死亡有预测价值，但发现 HRV 中 SDNN（$P=0.004$）、SDANN（$P=0.003$）、LF（$P=0.03$）是独立于上述危险因素的更为敏感的危险指标。HRV 对心衰患者的预后判定有重要价值，但由于技术的限制以往对 HRV 的测量很难获得超过 48h 的稳定可靠的数据。近年随着技术的进步，人们可以利用心衰患者体内永久性植入设备，通过遥测获得生理数据[16-18,42-44]。Philip 等对接受心脏再同步治疗的患者进行研究，利用植入再同步设备对患者的 HRV 进行连续监测，这是一种很优越的方法，因为该设备是通过心房感知功能计算 HRV 的值，未进行心房起搏，能可靠排除非窦性干扰。应用这种长期连续的 HRV 监测，就可以跟踪自主神经对心脏的控制，判断出何时处于稳定期，何时处于降低期。这使得 HRV 成为了一种更加实用的临床工具，通过它可获得慢性心衰患者的可靠临床信息。利用心脏再同步设备监测 SDAAM 的长程 HRV 可以准确反映出心率的极低频振荡，这种极低频振荡是迷走神经变化的反映，它还受肾素-血管紧张素系统的影响。在心衰患者临床失代偿期阶段表现出的 SDAAM 减低很可能是交感神经激活、迷走神经活性降低及肾素-血管紧张素系统激活的综合反应，哪一种因素起主要作用，还不能得出结论。慢性心衰患者存在一个稳定的自主神经活性状态，在出现临床症状以前这种神经稳定状态首先被打破，这种神经内分泌激活常发生在患者出现临床失代偿需要住院治疗的前几天至几周的时间，这种失代偿可被 SDAAM 减低所反映。心脏再同步化装置可监测 SDAAM，通过遥测设备可了解心衰患者重要的病理生理信息，协助控制临床症状的发生。临床表明，心脏再同步化治疗可增加患者所有的时域 HRV 指标，这些指标代表了交感及迷走的双重支配，尽管在短期双心室起搏的电生理实验中，交感神经活性降低，心脏再同步化的长期治疗不影响循环儿茶酚胺含量，这些发现表明心脏再同步化治疗对自主神经的影响主要作用于迷走神经系统[19]。

在 DIAMOND 研究中，Mäkikallio 等人报道称，DFA a1，以及常规的 HRV 参数，可以单变量预测死亡率。经过年龄、心功能分级、药物和左心室射血分数调整，DFA a1＜0.9 仍然是一个独立的死亡的预测因子，最严重的功能障碍的患者也是如此[20]。Guzzetti 等人报道，幂律指数 a≥1.33 是心室功能障碍显著相关的单变量，而传统的光谱参数（特别是低频成分）有更大的预后价值。一项研究比较几种 HRV 非线性参数在 CHF 患者中的预测价值，Maestri 等人表明，其象征性增加传统的临床参数的预后信息。因此，在 CHF 里，已知 HRV 的减小反映了疾病的进展[21-22]。

（三）HRV 对心脏性猝死的预测价值

心肌细胞的电稳定性依赖于交感神经、迷走神经和体液调节之间的平衡。交感神经兴奋可降低室颤阈值，迷走神经兴奋可提高室颤阈值。一旦自主神经对心脏的调节能力降低，特别是迷走神经活性降低，则心肌细胞电不稳定性增强，室颤阈值减低，易发生猝死。Yoshioka 等发现，刺激交感神经可使部分失神经支配心脏复极离散度

进一步扩大，这与失神经支配的心肌组织中有部分心肌可对附近交感神经释放的去甲肾上腺素产生高敏反应有关，从而引起心肌细胞自律性增加，出现后除极电流和心律失常。因此，自主神经系统失调对于启动室性心动过速性心律失常，最终导致猝死至关重要[23]。

Algra 等对心血管疾病患者进行 HRV 分析，在两年的随访中发生心脏性猝死 245 人，他们发现 HRV 可作为显示心脏性猝死高危因素的独立指标，SDNN＜25ms 者较＞40ms 者猝死危险性增加 4.1 倍。AMI 患者伴自主神经功能失衡易发生心脏性猝死，Shusterman 等观察心肌梗死患者在室性心动过速发作前 30min 有自主神经变化，表现为 HRV 异常和平均心率增快。Tsuji 等研究进一步证实，HRV 减低与心脏性猝死密切相关[12,24-28]。在庞加莱图的预测值方面，对传统危险因素（年龄、左心室射血分数和 NYHA 心功能分级、药物）调整后，SD2＜55 是急性心肌梗死幸存者的全因死亡和非心律失常的心脏病死亡率的重要预测因子。同样的研究表明，传统的 HRV 参数，包括 VLF 和 LF 的功率，显示出类似的或更高的预测价值[29,15]。

（四）HRV 与心肌缺血

对心肌缺血发作时 HRV 变化的研究，似可部分阐明自主神经失调对冠状动脉的影响。研究发现自主神经对缺血的耐受性很差，在动物实验中有冠脉狭窄造成的心肌顿抑可引起自主神经的分布减少，这说明神经比心肌细胞对缺血的耐受性更差。临床研究发现在不伴有心肌梗死的冠心病患者中，自主神经已存在分布异常现象，冠心病患者的短暂缺血发作能够诱发有意义的 HRV 变化。冠心病患者对自主神经控制表现出异常的心率反应：例如，32％的稳定性冠心病患者，在深吸气时表现出低的心率反应；在冠脉成形术的手术过程中，冠脉的短暂闭塞亦可诱发出 HRV 的变化，表现为心率及 LF/HF 增加，HF 减低，且这些变化出现在短暂缺血发作以前。有研究报告，HRV 降低与冠脉疾病的严重程度相关，但这一观点未被其他研究证实。单支病变的冠心病患

者接受冠脉成形术后，在左心室功能明显改善的患者，其 HRV 很快恢复，这表明 HRV 变化受心脏局部状况的影响[30]。

变异型心绞痛是由于冠状动脉痉挛导致心肌灌注不足，它的临床特征是静息时反复发作心绞痛，伴随心电图一过性 ST 段抬高。静脉注射自主神经递质或刺激 α 受体可引起实验性冠状动脉痉挛，这说明自主神经功能异常在变异型心绞痛的发病机制中起重要作用。既往研究发现变异型心绞痛患者在症状发作前产生有意义的 HRV 变化；Yoshio 等观察 7 例变异型心绞痛患者发现在缺血发作前 30min 即出现有意义的 HRV 变化，HF 成分于缺血前 10min 显著增加，继而 LF 成分于缺血前 5min 增强。Kubota 等观察 10 例者，发现在缺血发作前 50min LF 和 LF/HF 均增加。Miwa 等报道，18 例患者缺血发作前 60min RR 间期缩短，LF/HF 比值增加。这些研究表明在变异型心绞痛患者缺血发作前存在交感和（或）迷走神经活性增强现象。以上研究都是通过傅立叶转换完成 HRV 分析的，傅立叶转换要求所获得的信号稳定且受窦房结功能的影响，近年研制成功一种新的通过微波转换方式分析心率变异性的方法，它不受窦房结功能的影响，不需要傅立叶转换，可以可靠地分析动态心电信号，因而能够获得任意时段的 HRV 数据。Bihua Tan 等应用这一技术研究 21 例变异型心绞痛患者 ST 段抬高前 30min 的 HRV 变化情况，他们每间隔 10s 计算一次 HRV 指标，发现在患者 ST 段抬高前 4min 时 HF（0.15～2.00Hz）成分增高；5～10min 时 LF（0.004～0.15Hz）成分降低，但在最后的 2min 时 LF 成分出现增高现象；3～10min 时 LF/HF 出现有意义的降低，但在最后的 2min 时亦增高，且 RR 间期在 ST 段抬高前的最后 2min 降低，这些结果表明，变异型心绞痛患者自发性冠状动脉痉挛与自主神经功能的急性变化密切相关，交感神经活性降低及随后的迷走神经活性增加可能触发冠状动脉痉挛，当交感神经再次激活时，促使冠状动脉痉挛情况加重，引起心绞痛发作[28,31-33,56-59]。

（五）HRV 与原发性高血压

自主神经参与调节高血压的发病过程，检测

HRV 可研究高血压的发病机制，也可以评估病情。研究表明，原发性高血压的 HRV 中 LF 成分明显增大，HF 成分则减少，LF/HF 比值也增大，表明交感神经活性增高，迷走神经活性降低，也就是其促发因素增加，保护机制减少。而且此 HRV 变化与高血压程度呈正相关。与正常对照者相比，高血压患者的心率变异低频成分较大，而高频成分较小。由被动斜位引起的 LF/HF 的相关变化，高血压组小于对照组。而且低频成分的意义和体位对心率变异组成的影响程度都与高血压程度密切相关[34-35]。Mandawat 等调查了 154 例左心室肥厚者（高血压 94 例、主动脉瓣膜病变 60 例）发现有心率变异的明显降低，且这种降低与左心室重量指数之间存在负相关。另有报道，心率变异下降也可作为进行冠状血管造影患者死亡的危险预测因素。Rich 等报道对 100 例 4 周内无心肌梗死、无缺血性心脏病或瓣膜病的稳定期患者进行选择性冠状动脉造影，结果 SDNN<50ms 与>50ms 组相比，前者 1 年的死亡率为后者的 18 倍[36]。

（六）HRV 与糖尿病

Ataoka 等对 3089 例 2 型糖尿病患者及 5828 名非糖尿病个体急性观察，随访 5.2 年时共 56 人发生心脏性猝死，发现心率变异系数（CVRR）减低的 2 型糖尿病患者心脏性猝死发生率显著增高，提示 HRV 减低是 2 型糖尿病患者心脏性猝死的危险因素之一。Ottsater 等对 61 例 2 型糖尿病患者的研究显示，LF 成分和颈动脉粥样硬化的程度及其进展有关，LF 减低可预测 2 型糖尿病患者动脉粥样硬化的进展程度。Frontoni 等研究发现自主神经功能受损与胰岛素抵抗有关。Perciac-cante 等的研究亦显示，与对照组比较，胰岛素抵抗患者的 SDNN 显著降低，夜间 LF 显著增高，提示胰岛素抵抗与交感神经过度激活有关，尤其是夜间。研究还发现随着糖代谢功能的降低，胰岛素抵抗可以引起自主神经功能的进行性损害[46-49,83]。

（七）药物对 HRV 的影响

β 受体阻滞剂可降低心血管传入交感神经对血

流动力学及机械刺激的反应能力，并增加中枢及心脏传出迷走神经的张力，从而调整交感-迷走神经系统的平衡，应用 β 受体阻滞剂可以显著增加 HRV，减少心肌梗死后心脏性猝死的发生，降低心血管事件的危险。交感神经突触前膜上有血管紧张素（Ang）Ⅱ受体，血管紧张素转化酶抑制剂通过阻断 Ang Ⅱ 的作用，能抑制中枢及外周的交感神经张力，增加迷走神经张力，改善 HRV。

六、HRV 应用的局限性

尽管 HRV 的降低对心血管疾病死亡率及心肌梗死后恶性心律失常具有重要预测价值，甚至在某些研究中发现其价值优于传统的射血分数检查，但它仍然具有明显的局限性。HRV 分析要求窦性心律，并且需要相当长时间的心电图记录，以便能够完整分析白天和夜晚的 HRV。另外，检测心肌梗死后患者 HRV 的最佳时间并不确定，尽管大多数研究者倾向于在心肌梗死后亚急性期检测，但是一些研究者在心肌梗死 1 年后检测 HRV 发现它仍然与心肌梗死后死亡率显著相关。另外，最佳的 HRV 分析方法仍不确定，传统的时域指标、频域指标，以及 BRS、心率紊乱度分析、几何分析指标和一系列非线性分析指标都各自反映 HRV 的不同方面，并且和某些疾病具有特定的相关性。作为一个独立的预测因子，HRV 的准确性和敏感性都比较低，但是公认的事实是与射血分数、运动试验等传统心血管检测方法结合，HRV 对心肌梗死后危险分层及预后具有重要临床价值，并且最近的一些关于通过运动疗法提高 HRV 的研究也表明，HRV 的提高能有效改善心肌梗死、慢性心力衰竭患者的预后。

综上所述，作为一种无创性自主神经功能评价指标，HRV 近年来越来越受到临床工作者的关注，它对于众多影响自主神经功能的疾病，特别是心血管疾病的预后具有一定预测评价功能，尽管由于本身检测条件的限制以及相关机制的研究尚不成熟，HRV 的临床应用具有一定局限性，但是随着测量方法的标准化，以及相关机制的进一步明确，我们可以期待 HRV 分析为我们临床工

作带来更大帮助。

（吴岳平 李 煜 张锡兰）

参考文献

[1] Thayer JF, Yamamoto SS, Brosschot JF. The relationship of autonomic imbalance, heart rate variability and cardiovascular disease risk factor. Int J Cardiol, 2010, 141 (2): 122-131.

[2] Hon EH, Lee ST. Electronic evaluation of the fetal heart rate patterns preceding fetal death: further observations. Am J Obste Gynecol, 1965, 87: 814.

[3] 李之源, 臧益民, 唐桂芬, 等. 糖尿病患者心血管系统植物神经功能检查的意义. 天津医学, 1983, 11 (3): 144.

[4] Wolf MM, Varigos GA, Hunt D, et al. Sinus arrhythmia in acute myocardial infarction. Med J Aust, 1978, 2: 52.

[5] Akselord S, Gordon D, Ubel FA, et al. Power spectrum analysis of heart rate fluctuation: a quantitative probe of beat to beat cardiovascular control. Science, 1981, 213: 22.

[6] Bigger JT, Kleiger RE, Fleisis JL, et al. Predicting mortality after myocardial infarction from the response of RR Variability to antiarrhythmic drug therapy. J Am Coll Cardiol, 1994, 23 (7): 733.

[7] Task Force of the European Society of Cardiology and the North American Society of Pacing and lectrophysiology. Heart rate variability standards of measurement, physiological interpretation, and clinical use. Circulation, 1996, 93: 1043-65.

[8] Wichterle D, Simek J, La Rovere MT, et al. Prevalent low-frequency oscillation of heart rate novel predictor of mortality after myocardial infarction. Circulation, 2004, 110: 1183-1190.

[9] 黄永麟, 曲秀芬. 心率变异性的临床应用评价. 中华心律失常杂志, 1999, 3: 71.

[10] Bulow HP, Stahl F, Lauer B, et al. Alterations of myocardial presynaptic sympathetic innervation in patients with multivessel coronary artery disease but without history of myocardial infarction. Nucl Med Commun, 2003, 24 (3): 233-239.

[11] Luisi AJ Jr, Fallavollita JA, Suzuki G, et al. Spa-

tial inhomogeneity of sympathetic nerve function in hibernating myocardium. Circulation, 2002, 106 (7): 779-781.

[12] Bigger JT, Steinman RC, Rolnitzky LM, et al. Power law behavior of RR-interval variability in healthy middle-aged persons, patients with recent acute myocardial infarction, and patients with heart transplants. Circulation, 1996, 93: 2142-2151.

[13] Gohn JN. Sympathetic nervous system in heart failure. Circulation, 2002, 106: 2417-2418.

[14] Bouvy ML, Heerdink ER, Leufkens HG, et al. Predicting mortality in patients with heart failure: a pragmatic approach. Heart, 2003, 89 (6): 605-609.

[15] La Rovere MT, Pinna GD, Maestri R, et al. Short-term heart rate variability Strongly predicts sudden cardiac death in chronic heart failure patients. Circulation, 2003, 107 (4): 565-570.

[16] Adamson PB, Vanoli E. Early autonomic and repolarization abnormalities contribute to lethal arrhythmias in chronic ischemic heart failure: characteristics of a novel heart failure model in dogs with postmyocardial infarction left ventricular dysfunction. J Am Coll Cardiol, 2001, 37: 1741-1748.

[17] Adamson PB, Kleckner K, VanHout WL, et al. Cardiac resynchronization therapy improves heart rate variability in patients with symptomatic heart failure. Circulation, 2003, 108: 266-269.

[18] Adamson PB, Magalski A, Braunschwerig F, et al. Ongoing right ventricular hemodynamics heart failure: clinical value of measurements derived from an implantable monitoring system. J Am Coll Cardiol, 2003, 41: 563-567.

[19] Philip B, Andrew L, William T, et al. Continuous autonomic assessment in patients with symptomatic heart failure. Circulation, 2004, 110: r39-r44.

[20] Mäkikallio TH, Huikuri HV, Mäkikallio A, et al. Prediction of sudden cardiac death by fractal analysis of heart rate variability in elderly subjects. J Am Coll Cardiol 2001; 37: 1395-1402.

[21] Huikuri HV, Mäkikallio TH, Peng CK, et al. Fractal correlation properties of R-R interval dynamics and mortality in patients with depressed left ventricular function after an acute myocardial infarction. Circulation, 2000, 101: 47-53.

[22] Maestri R, Pinna GD, Accardo A, et al. Nonlinear indices of heart rate variability in chronic heart failure patients: redundancy and comparative clinical value. J Cardiovasc Electrophysiol, 2007, 18: 425-33.

[23] Yoshioka K, Gao DW, Chin M, et al. Heterogeneous sympathetic innervations influences local myoxardial repolarization in normally perfused rabbit hearts. Circulation, 2000, 101: 1060-1066.

[24] Papaioannou VE. Heart rate variability, baroreflex function and heart rate turbulence: possible origin and implications. Hellenic J Cardiol, 2007, 48 (5): 278-289.

[25] Kleiger RE, Stein PK, Bigger JT Jr. Heart rate variability: measurement and clinical utility. Ann Noninvasive Electrocardiol, 2005, 10 (1): 88-101.

[26] Voss A, Schulz S, Schroeder R, et al. Methods derived from nonlinear dynamics for analysing heart rate variability [J]. Philos Transact A Math Phys Eng Sci, 2009, 367 (1887): 277-296.

[27] Huikuri HV, Mäkikallio TH, Peng CK, et al. Fractal correlation properties of R-R interval dynamics and mortality in patients with depressed left ventricular function after an acute myocardial infarction. Circulation, 2000, 101 (1): 47-53.

[28] Karmakar CK, Khandoker AH, Voss A, et al. Sensitivity of temporal heart rate variability in poincare plot to changes in parasympathetic nervous system activity. Biomed Eng Online, 2011, 10: 17.

[29] Kantelhardt JW, Bauer A, Schumann AY, Barthel P, Schneider R, Malik M et al. Phaserectified signal averaging for the detection of quasiperiodicities and the prediction of cardiovascular risk. Chaos, 2007, 17: 015112-015112-9.

[30] Bi-Hua T, Hiroki S, Kenji H, et al. Wavelet transform analysis of heart rate variability to assess the autonomic changes associated with spontaneous coronary spasm of variant angina. Journal of Electrocardiology, 2003, 36 (2): 117.

[31] Watanabe MA, Schmidt G. Heart rate turbulence: a 5-year review. Heart Rhythm, 2004, 1 (6): 732-738.

[32] La Rovere MT, Pinna GD, Hohnloser SH, et al. Baroreflex sensitivity and heart rate variability in the identification of patients at risk for life-threatening ar-

rhythmias：implications for clinical trials. Circulation，2001，103 (16)：2072-2077.

［33］Camm AJ，Pratt CM，Schwartz PJ，et al. Mortality in patients after a recent myocardial infarction：a randomized，placebo-controlled trial of azimilide using heart rate variability for risk stratification. Circulation，2004，109 (8)：990-996.

［34］吕聪敏. 原发性高血压合并 ST-T 改变者心律失常检测与心率变异性分析. 中国实用神经疾病杂志，

2009，12 (14)：12-15.

［35］隋敏生，王良玉，张钰. 高血压病心率变异性与临床心血管事件发生的关系的研究. 现代预防医学，2005，32 (8)：906-907.

［36］Banach T，Kolasinska-Kloch W，Furgala A，et al. The effect of the year angiotensin-converting enzyme inhibitors (ACE I) intake on circadian heart rate variability in patients with primary hypertension. Folia Med Cracov，2001，42 (3)：129-140. 36.

索　引